序

在中医药发展进程中，历代医药学家都把以自然资源为主体的中药材研究称为本草学，从原始采集到种植养殖，一部本草学发展史，实质上就是从自然资源的发现、利用到农耕文明时代的驯化，并具有典型区域特征的历史。

中药资源大多是动植物资源。动植物在千万年的进化过程中，表现出强大的自然选择和生态适应能力，这就必然形成了典型的区域性特征。这种区域性既有不同经度纬度的分布规律，又有不同地形地貌的生长特征，并且还随着海拔高度的变化而形成群落。在交通不便和医药一体的发展路径中，历代医家大多形成了就近发现、就近研究、就近应用的学术方向，不同地区的道地药材被确认下来。换言之，所谓道地药材说到底就是具有区域特征的优质药材。正所谓天有晦明，地有厚薄，年有四时，气有高下，自然造化，物竞天择，人参离开关东长白则不藩，虫草离开青藏高原则不优，橘生淮南则为橘，生淮北则为枳，此之谓也。

中医药研究区域本草学具有悠久的传统，早在晋代就有嵇含所著的《南方草木状》问世。该书以研究两广地区及越南等地的植物为主，是岭南本草学研究的起始。晋代以降，岭南本草学研究持续发展。及至清代，又有《生草药性备要》问世，此后，《本草求原》特别增收了岭南地区主产以及民间习用的特色中草药数十种，民国时期，《岭南采药录》和《山草药指南》相继出版，从而使岭南本草学成为具有学科特色的体系。早在五代时期，后蜀国孟昶指令韩保昇等编撰《蜀本草》，成为目前所见最早以区域命名的本草学专著，该书虽然曾经散佚，但在《证类本草》《本草纲目》中依然能够窥其一斑，后人将散见于各种本草著作中的文稿汇集成册，始能面世。成书于明代的《滇南本草》，是主要研究云南地区中草药的著作，该书由兰茂编撰，曾佚，目前可见的是清务本堂刊本及《云南丛书》

两种，为研究我国滇南地方药和民间验方的重要参考文献。

吕梁山脉，一座耸立在黄土高原上的神奇山脉，这里，东耸巍巍太行，西临滔滔黄河，北望莽原大漠，南守辽阔中原，绵延四百公里，海拔最高2831米。大禹在这里掘流治水，神农在这里尝验百草，在中华本草学发展中具有独特的地位。《图经本草》首次使用“绵黄芪”之名称,《本草纲目》转引宋代陈承所说“黄芪本出绵上者良……今图经所绘宪州者，地与绵上相邻也”，所谓绵上，即太行与吕梁相连接的介休、绵山地区，而所谓宪州，就是吕梁山中段的娄烦、静乐一带。又如杏仁,《名医别录》最先指出“生晋山川谷”,《证类本草》记载“生晋川山谷今处处有之”，“晋山”变为“晋川”,《救荒本草》沿用《别录》“晋山”之说，指出“生晋山川谷今处处有之”，此处“晋山”“晋川”，当然包括八百里吕梁。更有意思的是，从宋代开始，医药学家开始以绘图形式表征本草特征，典型的如《图经本草》中的“宪州黄芪”图、“隰州知母”图等，形成了以图证文、以文说图的模式，这一模式一直延续到清末民国。惜因历史局限，历代典籍所收之图互有出入，一些典籍属于失传后再由后人收集整理，其图亦由后人补做，恐非原貌，实为憾事。幸得时代发展科技进步，影像技术进入数字化时代，为准确记录本草性状提供了强大的技术支持。

今有王兵、李翠红二君，禀其扎实的传统本草学学术功底，又借数字影像学先进技术，遍历吕梁山山水水、沟壑川塬，坚持数年而不辍，详考吕梁本草学的发展源流，谨察吕梁本草学的生态背景，全景式描绘记录吕梁本草的性状特征，著成《山西中药资源图鉴》(吕梁山卷)，收录吕梁山脉主产中药材300余种，图文并茂，诚为二位学者的成就而欣慰。付梓刊刻之际，嘱余作序，通读文稿之后，欣然命笔，草成一篇，置于卷首，是为序。

施怀生拙笔

辛丑年丙申月于并州

山西中药资源图鉴

吕梁山卷

王 兵　李翠红◎编著

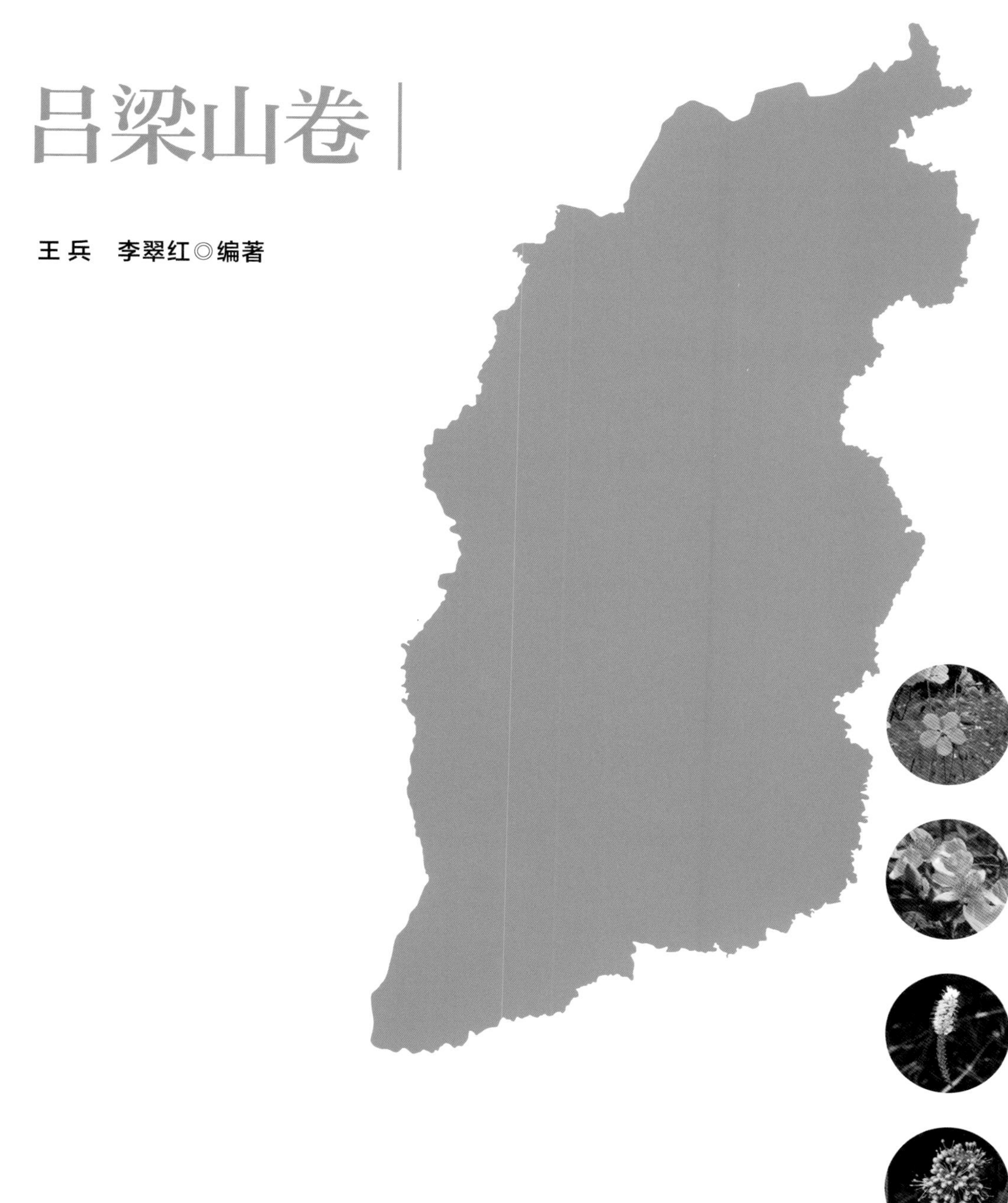

山西出版传媒集团　山西科学技术出版社
·太原·

前 言

为贯彻落实中共中央、国务院《关于促进中医药传承创新发展的意见》，传承精华，守正创新，继承好、发展好、利用好中医药，助力打造高品质生活，造福三晋人民群众，2020 年 3 月 24 日山西省委、省政府印发了《关于建设中医药强省的实施方案》。在中药资源保护和生产方面，《关于建设中医药强省的实施方案》强调，要加强中药资源保护和合理利用，推进中药资源普查，建立中药资源数据库，完善动态监测机制。合理规划中药材种植养殖区域。启动中药材原产地标记工作，评定一批省级道地药材良种繁育和生态种植基地；提升中药材生产规模和水平，制定中药材种植养殖、采集、储藏技术标准，加强中药材标准化基地建设，创建中药材标准园。示范带动向规模化、规范化发展。到 2030 年，全面建成中医药强省。

吕梁山脉地处中国山西省西部，位于黄河与汾河之间，北东走向，南北延长约 400 千米，东西宽 80～120 千米。南低北高，南段海拔多在 1000～1500 米。北段不少山峰海拔超过 2700 米，其中主峰关帝山海拔 2831 米。地质构造为吕梁背斜褶皱断块山地。向北伸为两支，近东北方向为管涔山和芦芽山，其东面为云中山，向东北至雁门关与恒山相接。中段为关帝山，南段为火焰山、龙门山，端点为黄河东岸的禹门口。

吕梁山脉具有明显地理纬度地带性特征，以芦芽山为代表的北段分布为寒温带针叶林，中段关帝山为温带针阔叶混交林，南段的五鹿山为暖温带阔叶林。具有丰富的动植物资源，是各种乔木、灌木和各种有性、无性、宿根、木本、草类、蕨类繁殖的最佳生存环境和土壤选择区，囊括了华北地区大多数植物品种。鸟类 130 多种，兽类 23 种，两栖动物有 10 余种，属于国家一级保护的动物有褐马鸡、金雕、金钱豹，属于国家二级保护的动物有原麝等，还有狼、雉鸡、山斑鸡、野猪、野羊、獾等野生动物资源。

书中主要对吕梁山脉的药用资源进行了重点的介绍，从别名、来源、采收加工、生境分布、植物形态、性味归经、功能主治等方面进行了详细介绍。涉及75科，300余种，其中药用菌类15种，药用植物270余种，药用动物16种，首次比较完整地对吕梁山脉进行了系统的普查研究，其中包括道地药材蒙古黄芪、党参、小秦艽、苍术、南柴胡、北柴胡、细叶百合、中国林蛙等常见大宗品种，还有药效好、比较稀少名贵的手掌参、鬼见愁、石耳、羊肚菌、松杉灵芝、小丛红景天等民族药品种。

本书的药用资源普查属于基础性研究，具有耗时长，强度大等特点。由于时间的关系，品种还不够全面，还需要进一步的调查研究，希望能为山西乡村振兴和服务山西经济转型发展提供参考依据，为实现山西中医药强省贡献微薄之力。

编者

2021年5月

目录

百合科——LILIACEAE

通常为具根状茎、块茎或鳞茎的多年生草本，很少为亚灌木、灌木或乔木状。叶基生或茎生，后者多为互生，较少为对生或轮生，通常具弧形平行脉，极少具网状脉。花两性，很少为单性异株或杂性，通常辐射对称，极少稍两侧对称；花被片 6，少有 4 或多数，离生或不同程度的合生（成筒），一般为花冠状；雄蕊通常与花被片同数，花丝离生或贴生于花被筒上；花药基着或丁字状着生；药室 2，纵裂，较少会合成 1 室而为横缝开裂；心皮合生或不同程度离生；子房上位，极少半下位，一般 3 室（很少为 2、4、5 室），具中轴胎座，少有 1 室而具侧膜胎座；每室具一至多数倒生胚珠。果实为蒴果或浆果，较少为坚果。种子具丰富的胚乳，胚小。

本科许多种类有重要的经济价值，如黄精、玉竹、知母、芦荟、麦门冬、天门冬、土茯苓、藜芦、贝母、重楼等是著名的中药材，葱、蒜、韭、黄花菜、百合等是很好的菜蔬食品，各地常见栽培。至于作为观赏用的就更多了，如玉簪、吊兰、郁金香、萱草等，在园艺上很受欢迎。

葱 属 *Allium*

茖葱

别名 格葱、山葱、隔葱、鹿耳葱、角葱、天蒜

【生长环境】 生于海拔 1000 ~ 2500 m 的阴湿山坡、林下、草地或沟边。

【植物形态】 鳞茎单生或 2 ~ 3 枚聚生，近圆柱状；鳞茎外皮灰褐色至黑褐色，破裂成纤维状，呈明显的网状。叶 2 ~ 3 枚，倒披针状椭圆形至椭圆形，长 8 ~ 20 cm，宽 3 ~ 9.5 cm，基部楔形，沿叶柄稍下延，先端渐尖或短尖，叶柄长为叶片的 1/5 ~ 1/2。花葶圆柱状，高 25 ~ 80 cm，1/4 ~ 1/2 被叶鞘；总苞 2 裂，宿存；伞形花序球状，具多而密集的花；小花梗近等长，比花被片长 2 ~ 4 倍，果期更长，基部无小苞片；花白色或带绿色，极稀带红色；内轮花被片椭圆状卵形，长（4.5）5 ~ 6 mm，宽 2 ~ 3 mm，先端钝圆，常具小齿；外轮的狭而短，舟状，长 4 ~ 5 mm，宽 1.5 ~ 2 mm，先端钝圆；花丝比花被片长 1/4 至 1 倍，基部合生并与花被片贴生，内轮的狭长三角形，基部宽 1 ~ 1.5 mm，外轮的锥形，基部比内轮

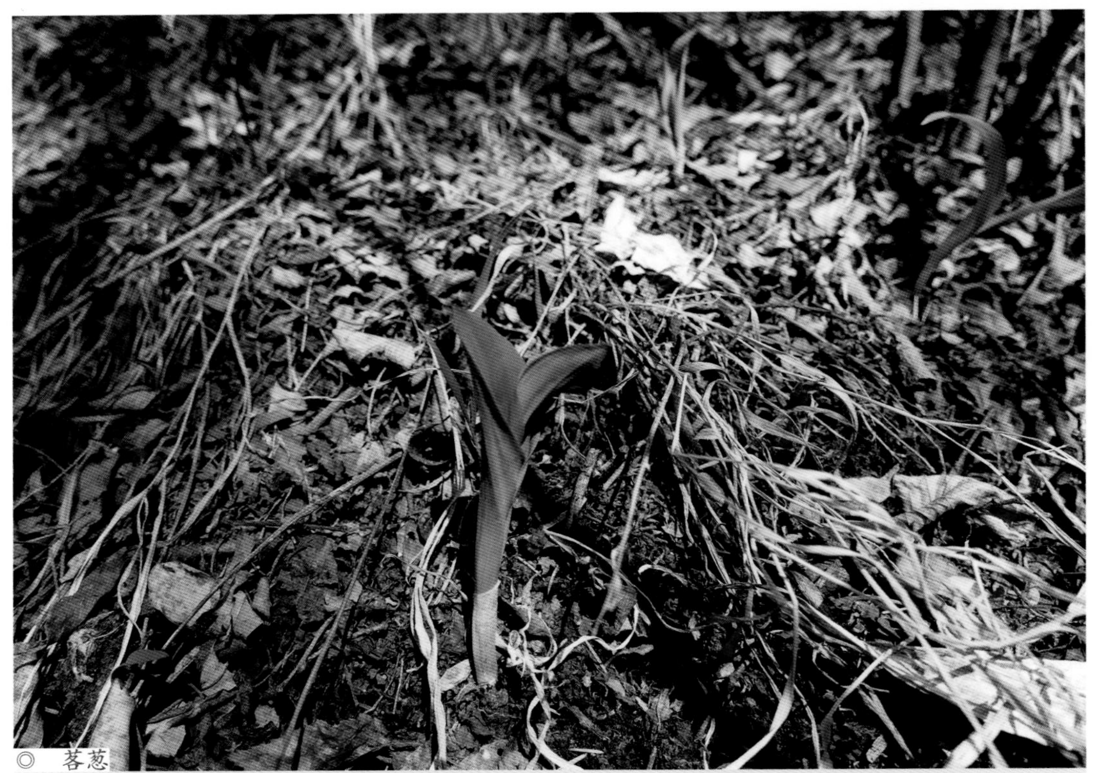

◎ 茖葱

来源 本品为百合科植物茖葱 *Allium victorialis* 的鳞茎。6 ~ 10 月采挖，鲜用。

的窄；子房具3圆棱，基部收狭成短柄，柄长约1 mm，每室具一胚珠。花果期6～8月。

【性味归经】辛，温。归肺经。

【功能主治】散瘀，止血，解毒。主治跌打损伤、血瘀肿痛、衄血、疮痈肿痛。

【用法用量】内服：煎汤，鲜品15～30 g。外用：适量，捣敷。

【注意】阴虚火旺者慎用。

天蒜

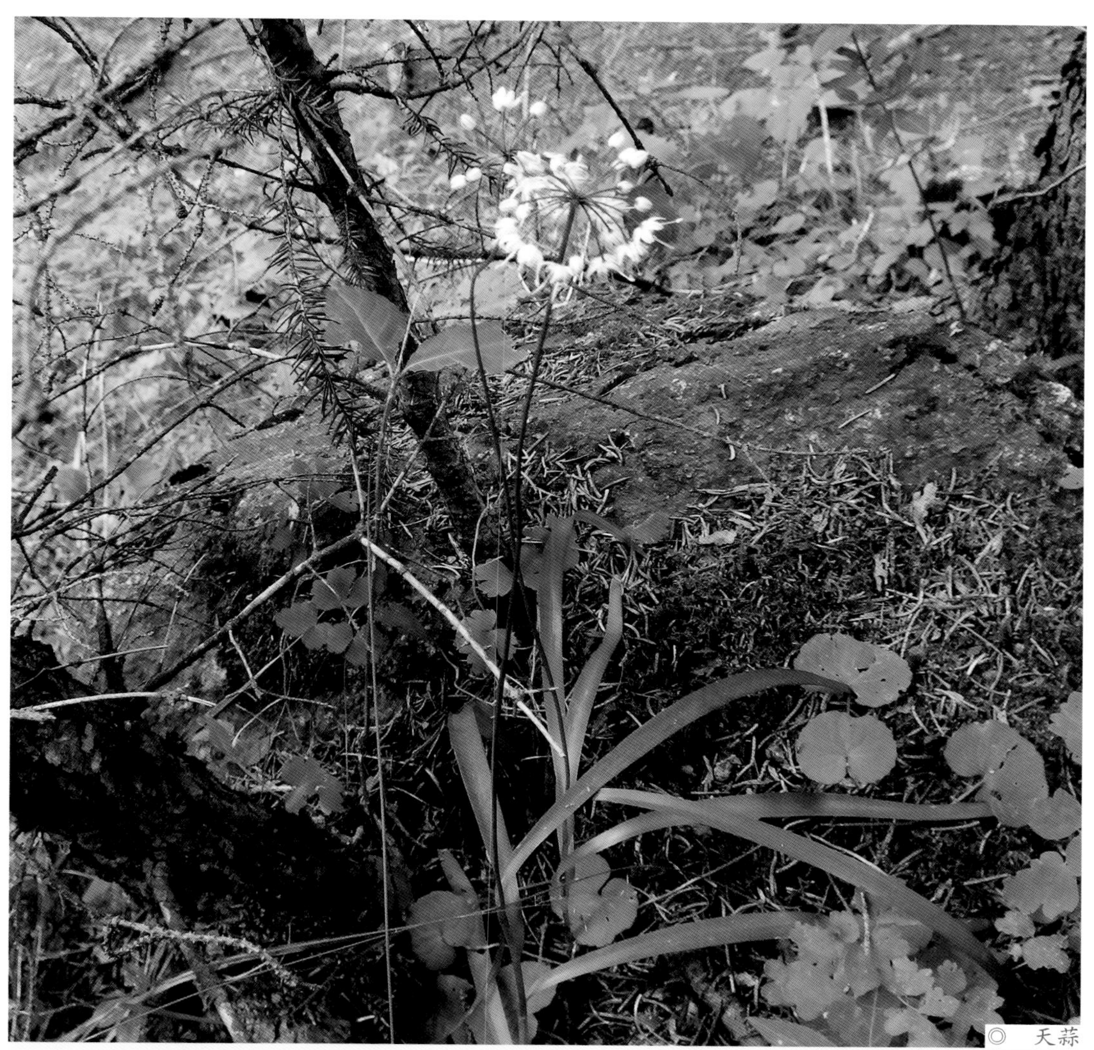

◎ 天蒜

来源　本品为百合科植物天蒜 *Allium paepalanthoides* 的全草。6～10月采挖，鲜用。

【生长环境】生于海拔 1400～2000 m 的阴湿山坡、沟边或林下。

【植物形态】鳞茎单生，狭卵状圆柱形，粗 0.5～1.5 cm；鳞茎外皮黄褐色或黑褐色，有时带红色，纸质，条裂，有时近纤维状，在标本上常因外皮脱落而仅余灰白色的膜质内皮。叶宽条形至条状披针形，比花葶短或近等长，宽 0.5～1.5（2.3）cm，先端渐尖，钝头。花葶圆柱状，高（15）30～50 cm，中部以下被叶鞘，稀仅下部被叶鞘；总苞单侧开裂，具长喙，有时喙长可达 7 cm，宿存或早落；伞形花序多花，松散；小花梗近等长，比花被片长 2～4 倍，果期更长，基部无小苞片；花白色；花被片常具绿色中脉，长 3～5 mm，宽 1.5～2.5 mm，内轮呈卵状矩圆形，先端平截或钝圆，外轮呈卵形，舟状，稍短；花丝等长，为花被片长度的 1.5～2 倍，仅基部合生并与花被片贴生，内轮的基部扩大，扩大部分每侧各具一齿片，齿片高 1.5～2.5 mm，顶端具 2 至数枚不规则的小齿，外轮呈锥形；子房倒卵状，腹缝线基部具有帘的凹陷蜜穴；花柱伸出花被外。花果期 8～9 月。

【性味归经】辛，温。归肺经。

【功能主治】散瘀止痛，止血解毒。主治跌打损伤、血瘀肿痛、衄血、漆疮、疮痈肿痛。

【用法用量】内服：煎汤，鲜品 15～30 g。外用：捣敷或绞汁涂。

长柱韭

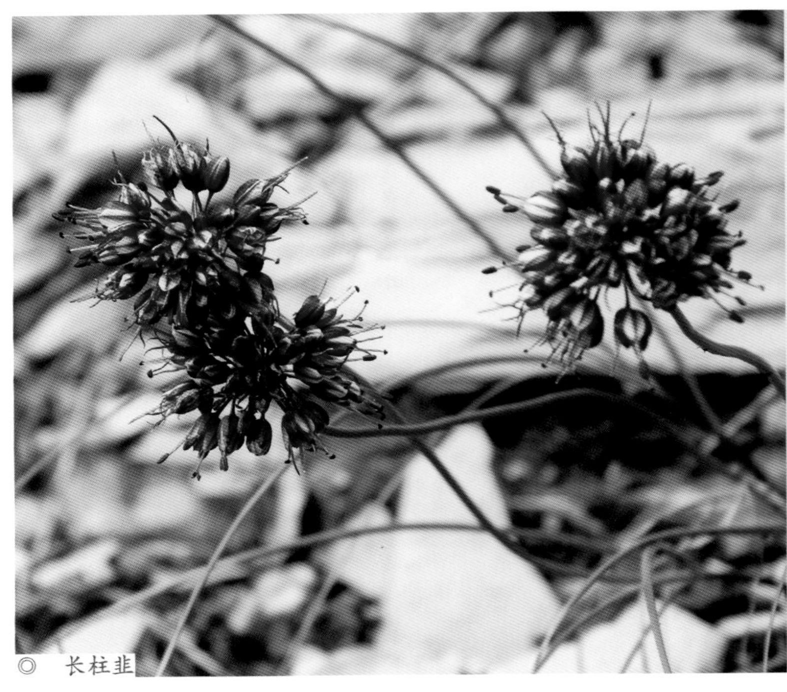

◎ 长柱韭

来源 本品为百合科植物长柱韭 *Allium longistylum* 的全草。6～10 月采挖，鲜用。

【生长环境】生于海拔 1500 ~ 3000 m 的山坡草地上。

【植物形态】鳞茎常数枚聚生，圆柱状，粗 0.4 ~ 0.8 cm；鳞茎外皮红褐色，干膜质至近革质，有光泽，条裂。叶半圆柱状，中空，与花葶近等长或略长，宽 2 ~ 3 mm。花葶较细，圆柱状，高（10）30 ~ 50 cm，中部以下被叶鞘；总苞 2 裂，比花序短；伞形花序球状，通常具多而密集的花，有时花较少而松散；小花梗近等长，从与花被片近等长直到比其长 3 倍，基部具小苞片；花红色至紫红色；花被片长（3.5）4 ~ 5 mm，宽 1.8 ~ 2.5 mm，外轮呈矩圆形，钝头，背面呈舟状隆起，内轮呈卵形，钝头，比外轮的略长而宽；花丝等长，约为花被片的 1 倍长，锥形，在最基部合生并与花被片贴生；子房倒卵状，腹缝线基部具有帘的凹陷蜜穴；花柱伸出花被外。花果期 8 ~ 9 月。

细叶韭

别名　细丝韭、丝葱、贼麻花、摘麻花、天香花、崔面花、乍蒙花、贼贼面、茶麻花、麻麻花

【生长环境】生于海拔 2000 m 以下的山坡、草地或沙丘上。

【植物形态】鳞茎数枚聚生，近圆柱状；鳞茎外皮紫褐色、黑褐色至灰黑色，膜质，顶端常有不规则的破裂，内皮带紫红色，膜质。叶半圆柱状至近圆柱状，与花葶近等长，粗 0.3 ~ 1 mm，光滑，稀沿纵棱具细糙齿。花葶圆柱状，具细纵

来源　本品为百合科植物细叶韭 *Allium tenuissimum* 的花序。6 ~ 10 月采挖，鲜用或晒干。

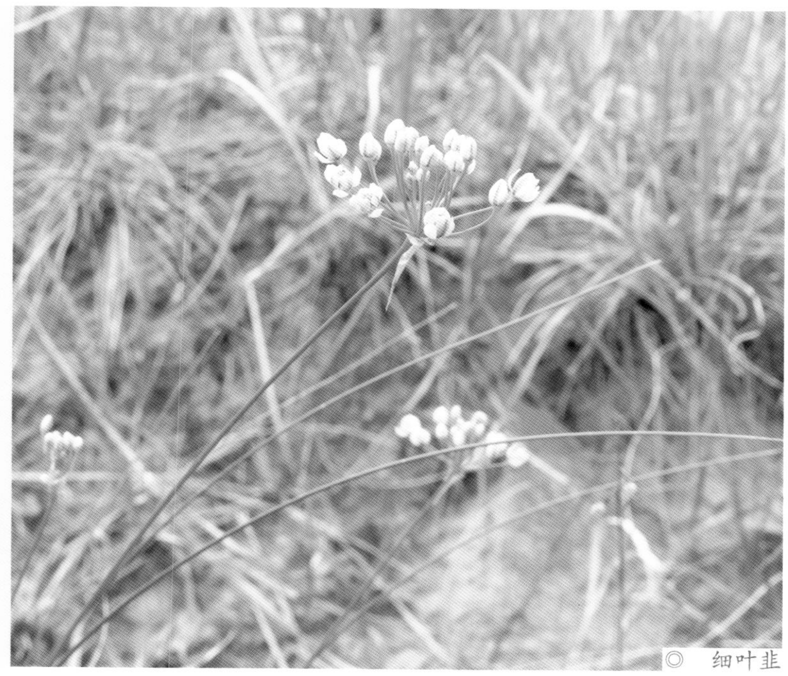

◎　细叶韭

棱，光滑，高 10 ~ 35（50）cm，粗 0.5 ~ 1 mm，下部被叶鞘；总苞单侧开裂，宿存；伞形花序半球状或近扫帚状，松散；小花梗近等长，长 0.5 ~ 1.5 cm，果期略增长，具纵棱，光滑，罕沿纵棱具细糙齿，基部无小苞片；花白色或淡红色，稀为紫红色；外轮花被片呈卵状矩圆形至阔卵状矩圆形，先端钝圆，长 2.8 ~ 4 mm，宽 1.5 ~ 2.5 mm，内轮呈倒卵状矩圆形，先端平截或为钝圆状平截，稍长，长 3 ~ 4.2 mm，宽 1.8 ~ 2.7 mm；花丝为花被片长度的 2/3，基部合生并与花被片贴生，外轮呈锥形，有时基部略扩大，比内轮的稍短，内轮下部扩大成卵圆形，扩大部分约为花丝长度的 2/3；子房卵球状；花柱不伸出花被外。花果期 7 ~ 9 月。

【用途】山西晋北地区和子饭、搁锅面、炒菜、火锅、面食、拌凉菜的调味品。

山韭

别名　岩葱、藿、藿菜

【生长环境】生于海拔 2000 m 以下的草原、草甸或山坡上。

【植物形态】具粗壮的横生根状茎。鳞茎单生或数枚聚生，近狭卵状圆柱形或近圆锥状，粗 0.5 ~ 2（2.5）cm；鳞茎外皮灰黑色至黑色，膜质，不破裂，内皮白色，有时带红色。叶狭条形至宽条形，肥厚，基部近半圆柱状，上部扁平，有时略呈镰状弯曲，短于或稍长于花葶，宽 2 ~ 10 mm，先端钝圆，叶缘和纵脉有时具极细的糙齿。花葶圆柱状，常具 2 纵棱，有时纵棱变成窄翅而使花葶成为二棱柱状，高度变化很大，有的不到 10 cm，而有的则可高达 65 cm，粗 1 ~ 5 mm，下

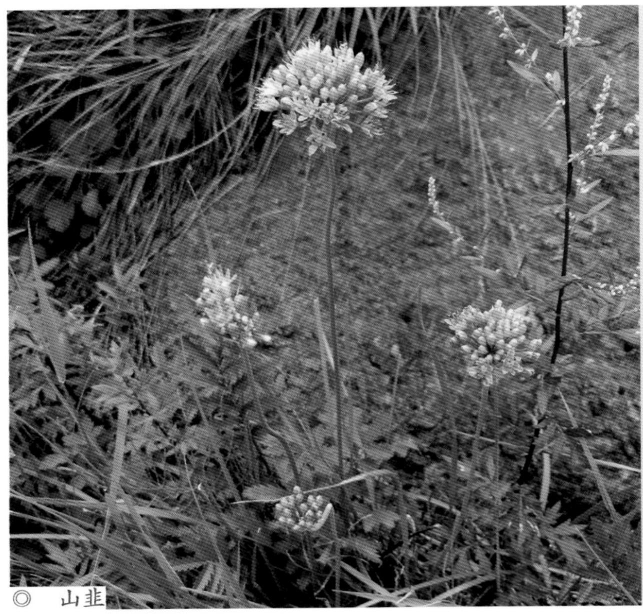
◎　山韭

来源　本品为百合科植物山韭 *Allium senescens* 的全草。6 ~ 10 月采挖，鲜用。

部被叶鞘；总苞2裂，宿存；伞形花序半球状至近球状，具多而稍密集的花；小花梗近等长，比花被片长2~4倍，稀更短，基部具小苞片，稀无小苞片；花紫红色至淡紫色；花被片长3.2~6 mm，宽1.6~2.5 mm，内轮呈矩圆状卵形至卵形，先端钝圆并常具不规则的小齿，外轮呈卵形，舟状，略短；花丝等长，从比花被片略长直至为其长的1.5倍，仅基部合生并与花被片贴生，内轮的扩大成披针状狭三角形，外轮呈锥形；子房倒卵状球形至近球状，基部无凹陷的蜜穴；花柱伸出花被外。花果期7~9月。

【性味归经】咸，平。归脾、肾经。

【功能主治】健脾开胃，补肾缩尿。主治脾胃气虚、饮食减少、肾虚不固、小便频数。

【用法用量】内服：煎汤，10~20 g。或煮作羹。

蓝花葱

别名 白狼葱、野葱、野韭菜

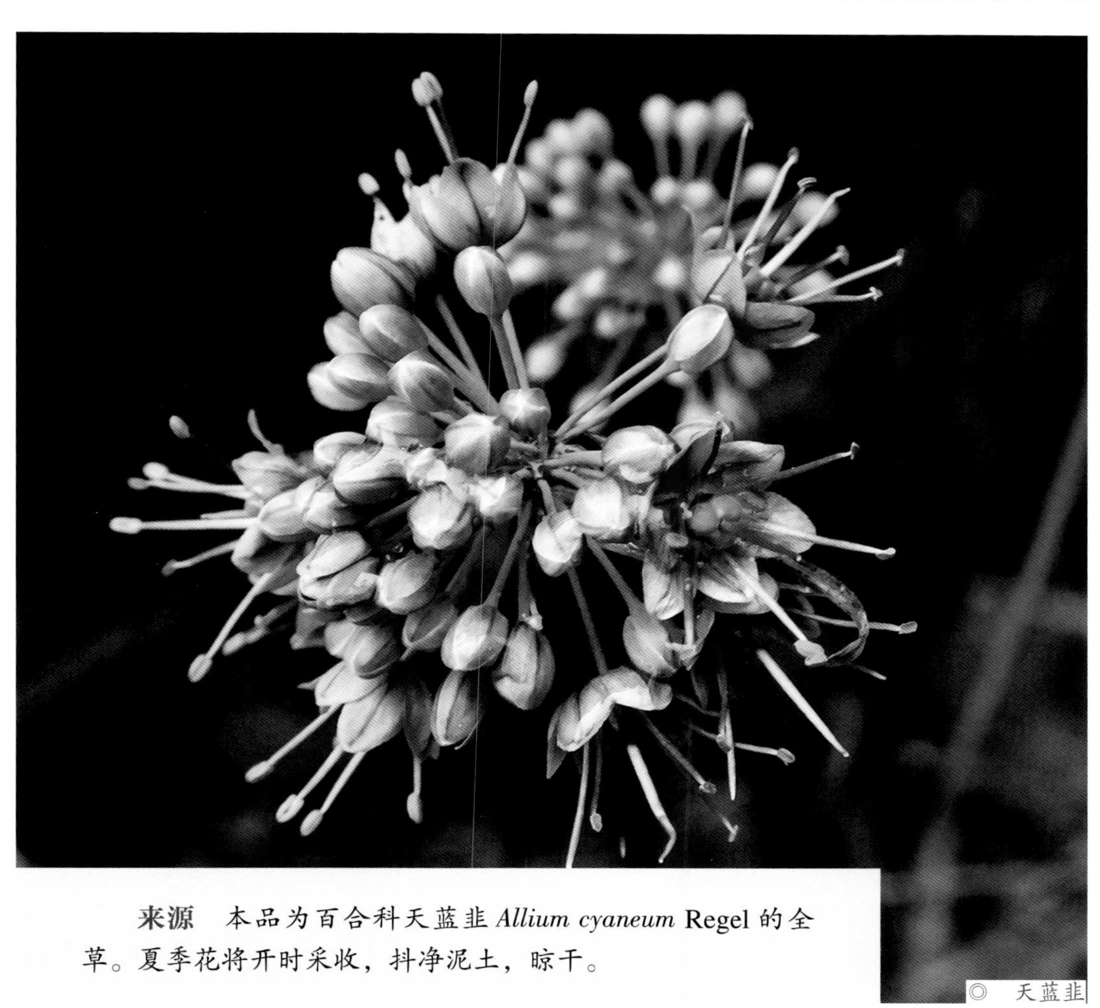

◎ 天蓝韭

来源 本品为百合科天蓝韭 *Allium cyaneum* Regel 的全草。夏季花将开时采收，抖净泥土，晾干。

【生长环境】生于海拔 2100 ~ 5000 m 的山坡、草地、林下或林缘。

【植物形态】鳞茎数枚聚生，圆柱状，细长，粗 2 ~ 4（6）mm；鳞茎外皮暗褐色，老时破裂成纤维状，常呈不明显的网状。叶半圆柱状，上面具沟槽，比花葶短或超过花葶，宽 1.5 ~ 2.5（4）mm。花葶圆柱状，高 10 ~ 30（45）cm，常在下部被叶鞘；总苞单侧开裂或 2 裂，比花序短；伞形花序近扫帚状，有时半球状，少花或多花，常疏散；小花梗与花被片等长或长为其 2 倍，稀更长，基部无小苞片；花天蓝色；花被片卵形，或矩圆状卵形，长 4 ~ 6.5 mm，宽 2 ~ 3 mm，稀更长或更宽，内轮稍长；花丝等长，从比花被片长 1/3 直到比其长 1 倍，常为花被片长度的 1.5 倍，仅基部合生并与花被片贴生，内轮基部扩大，无齿或每侧各具一齿，外轮呈锥形；子房近球状，腹缝线基部具有帘的凹陷蜜穴；花柱伸出花被外。花果期 8 ~ 10 月。

【性味归经】辛，温。归肺、胃、肝经。

【功能主治】散风寒，通阳气。主治感冒风寒、阴寒腹痛、四肢逆冷、小便不通。

【用法用量】内服：煎汤，6 ~ 15 g。外用：适量，捣敷。

知 母 属 *Anemarrhena*

知母

别名　蚳母、连母、野蓼、地参、水参、水浚、货母、蝭母、芪母、女雷、女理、鹿列、韭逢

【生长环境】生于海拔 1450m 以下的山坡、草地或路旁较干燥或向阳的地方。

【植物形态】根状茎粗 0.5 ~ 1.5 cm，为残存的叶鞘所覆盖。叶长 15 ~ 60 cm，宽 1.5 ~ 11 mm，向先端渐尖而成近丝状，基部渐宽而成鞘状，具多条平行脉，没有明显的中脉。花葶比叶长得多；总状花序通常较长，可达 20 ~ 50 cm；苞片小，卵形或卵圆形，先端长渐尖；花粉红色、淡紫色至白色；花被片条形，长 5 ~ 10 mm，中央具 3 脉，宿存。蒴果狭椭圆形，长 8 ~ 13 mm，宽 5 ~ 6 mm，顶端有短喙。种子长 7 ~ 10 mm。花果期 6 ~ 9 月。

【性味归经】苦、甘，寒。归肺、胃、肾经。

【功能主治】清热泻火，生津润燥。用于外感热病、高热烦渴、肺热燥咳、骨蒸潮热、内热消渴、肠燥便秘。

【用法用量】内服：6 ~ 12 g。

【注意】脾虚便溏者不宜。

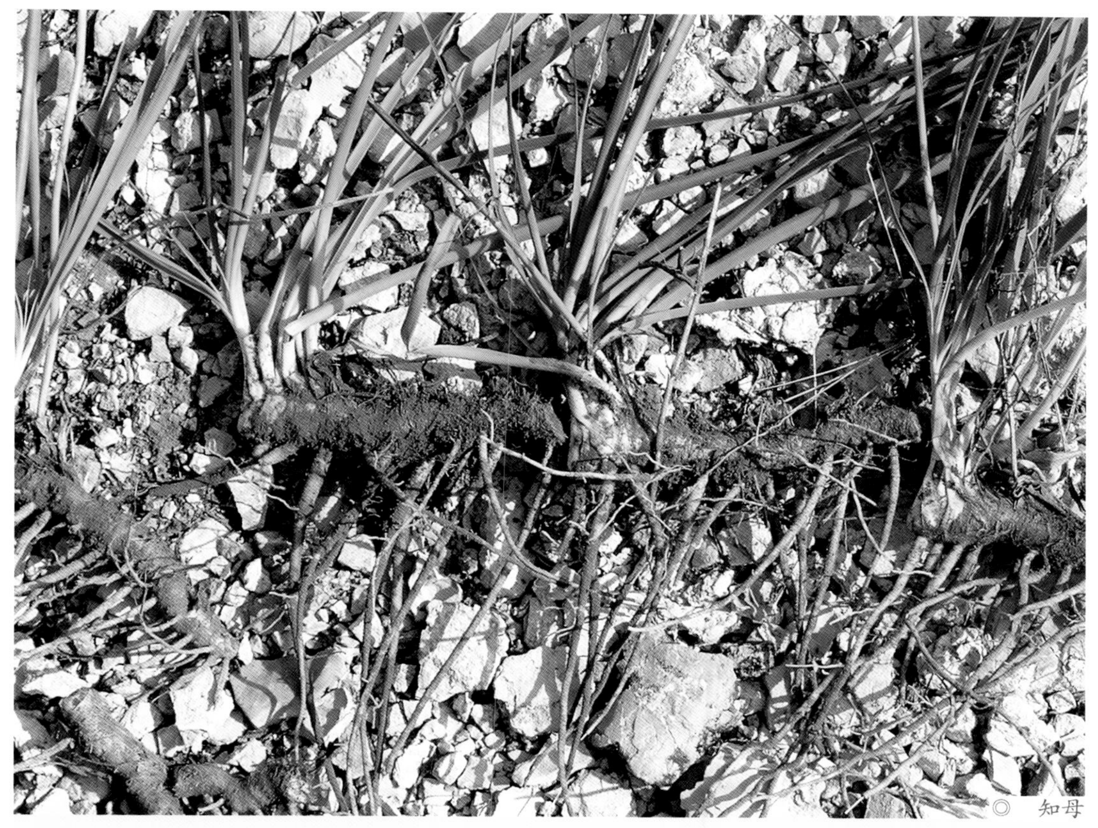

◎ 知母

来源 本品为百合科植物知母 *Anemarrhena asphodeloides* Bunge. 的干燥根茎。春、秋二季采挖，除去须根及泥沙，晒干，习称“毛知母”；或除去外皮，晒干。

天门冬属 *Asparagus*

曲枝天门冬

【生长环境】生于海拔 2100 m 以下的山地、路旁、田边或荒地上。

【植物形态】草本，近直立，高 60 ~ 100 cm。根较细，粗 2 ~ 3 mm。茎平滑，中部至上部强烈回折状，有时上部疏生软骨质齿；分枝先下弯而后上升，靠近基部这一段形成强烈弧曲，有时近半圆形，上部回折状，小枝多少具软骨质齿。叶状枝通常每 5 ~ 8 枚成簇，刚毛状，略有 4 ~ 5 棱，稍弧曲，长 7 ~ 18 mm，粗 0.2 ~ 0.4 mm，通常稍伏贴于小枝上，有时稍具软骨质齿；茎上的鳞片状叶基部有长 1 ~ 3 mm 的刺状距，极少成为硬刺，分枝上的距不明显。花每 2 朵腋生，绿黄色而稍带紫色；花梗长 12 ~ 16 mm，关节位于近中部；雄花花被长 6 ~ 8 mm，花丝中部以下贴生于花被片上；雌花较小，花被长 2.5 ~ 3.5 mm。浆果直径 6 ~ 7 mm，熟时红色，有 3 ~ 5 颗种子。花期 5 月，果期 7 月。

【性味归经】甘、苦，凉。归肝经。

【功能主治】祛风除湿。主治风湿性腰腿痛、局部性水肿；外用治瘙痒性、渗出性皮肤病，各种疮疖红肿。

【用法用量】内服：9 ~ 12 g。外用：捣敷患处。

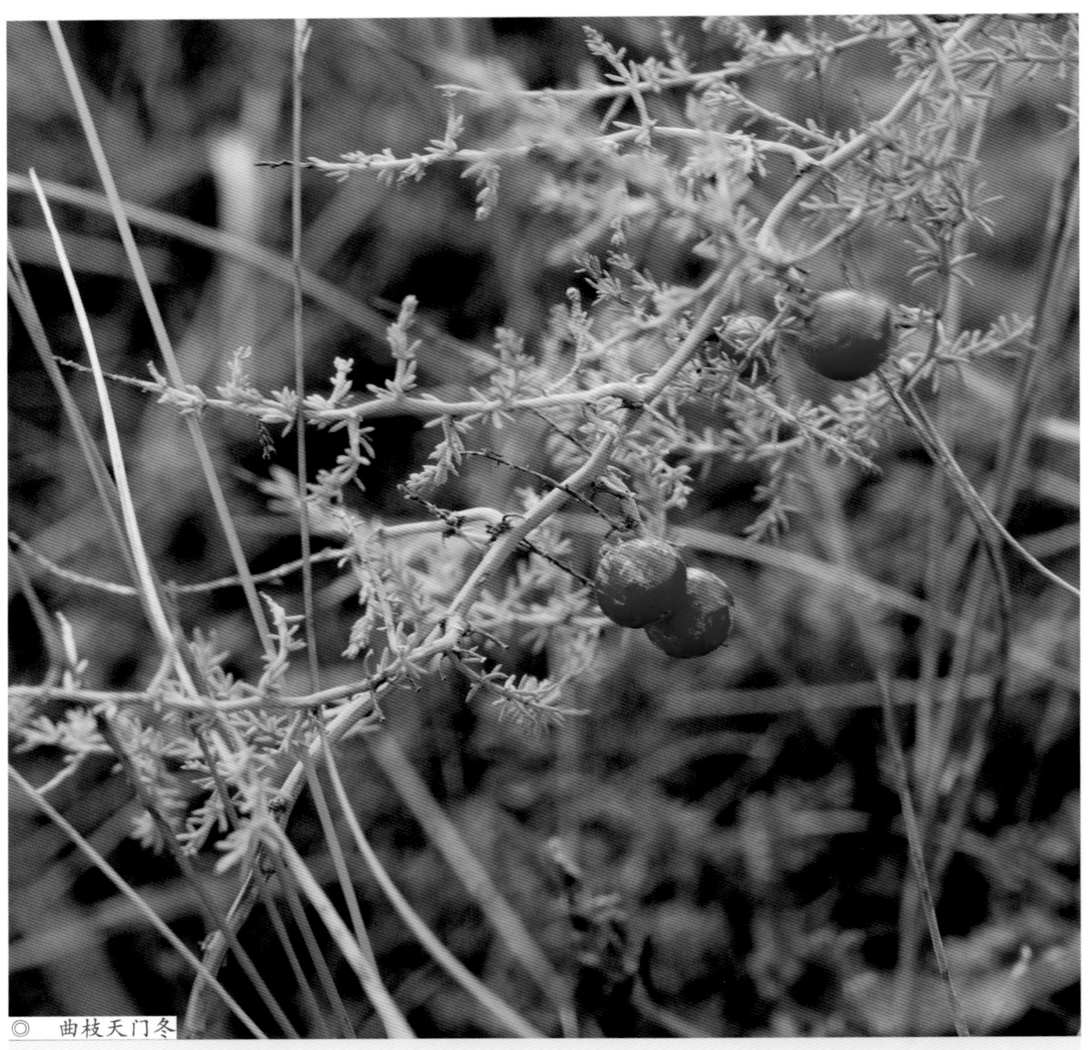
◎ 曲枝天门冬

来源 本品为百合科植物曲枝天门冬 *Asparagus trichophyllus* Bunge 的干燥块根。秋、冬二季采挖，洗净，除去茎基和须根，洗净，干燥。

顶冰花属 Gagea

顶冰花

【生长环境】

生于田边、路旁、河滩、湖边沙地、水沟边、向阳山坡及干草原等地，海拔870–4500 m。

【植物形态】

植株高 8–28 cm，全株多少有微柔毛，下部尤其明显。鳞茎狭卵形，上端延伸成圆筒状，多少撕裂，抱茎。基生叶 1 枚，长 10–25 cm，宽 1–1.5 mm，通常脉上和边缘疏生微柔毛；茎生叶通常 1–3 枚，下部 1 枚长可达 6–7 cm，披针状条形，比基生叶稍宽，上部的渐小而为苞片状，基部边缘具疏柔毛。花 1–3 朵，排成近似总状花序；花被片条形，绿黄色，长 9–20（25）mm，宽 3–5 mm，先端锐尖；雄蕊长为花被片的一半；子房矩圆形，长 2.5–3.5 mm；花柱与子房近等长或略短，柱头 3 深裂，裂片长度通常超过 1 mm。蒴果近倒卵形，长为宿存花被的 1/2–3/5，长 7–16 mm，宽 6–10 mm。种子三角状，扁平，长宽各约 1 mm。花期 4–6 月，果期 6–7 月。

【性味归经】：甘，平，有小毒。心经。

【功能主治】：养心安神。常用于血不养心所致的虚烦不眠、惊悸怔忡等症。可用情志所伤的忿怒忧郁、虚烦、失眠症。

【用法用量】：内服：煎汤 1 ~ 3 g。

来源　本品为百合科植物少花顶冰花 Gagea pauciflora 的鳞茎。早春采挖鳞茎，洗净晒干。

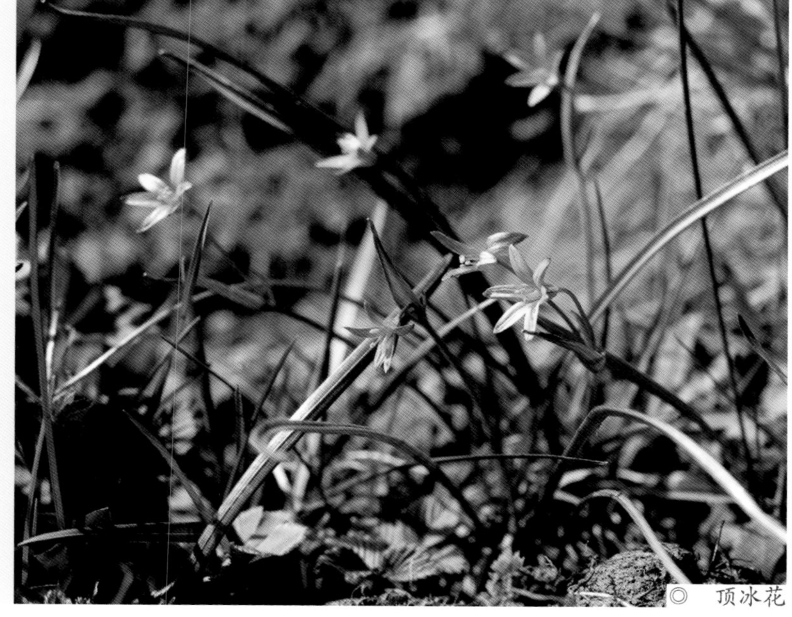

◎　顶冰花

萱草属 *Hemerocallis*

萱草根

别名　漏芦果、漏芦根果、黄花菜根、天鹅孵蛋、绿葱兜、水大蒜、皮蒜、地冬、玉葱花根、竹叶麦冬、多儿母、红孩儿、爬地龙、绿葱根、镇心丹、昆明漏芦

【生长环境】北黄花菜生于海拔 500 ~ 2300 m 的草甸、湿草地、荒坡或灌丛下。黄花菜生于海拔 2000 m 以下的山坡、山谷、荒地或林缘。

【植物形态】

北黄花菜　根大小变化较大，但一般稍肉质，多为绳索状，粗 2 ~ 4 mm。叶长 20 ~ 70 cm，宽 3 ~ 12 mm。花葶长于或稍短于叶；花序分枝，常为假二歧状的总状花序或圆锥花序，具 4 至多朵花；苞片披针形，在花序基部的长可达 3 ~ 6 cm，上部的长 0.5 ~ 3 cm，宽 3 ~ 5（7）mm；花梗明显，长短不一，一般长 1 ~ 2 cm；花被淡黄色，花被管一般长 1.5 ~ 2.5 cm，绝不超过 3 cm；花被裂片长 5 ~ 7 cm，内 3 片宽约 1.5 cm。蒴果椭圆形，约 2 cm，宽约 1.5 cm 或更宽。花果期 6 ~ 9 月。

黄花菜　植株一般较高大；根近肉质，

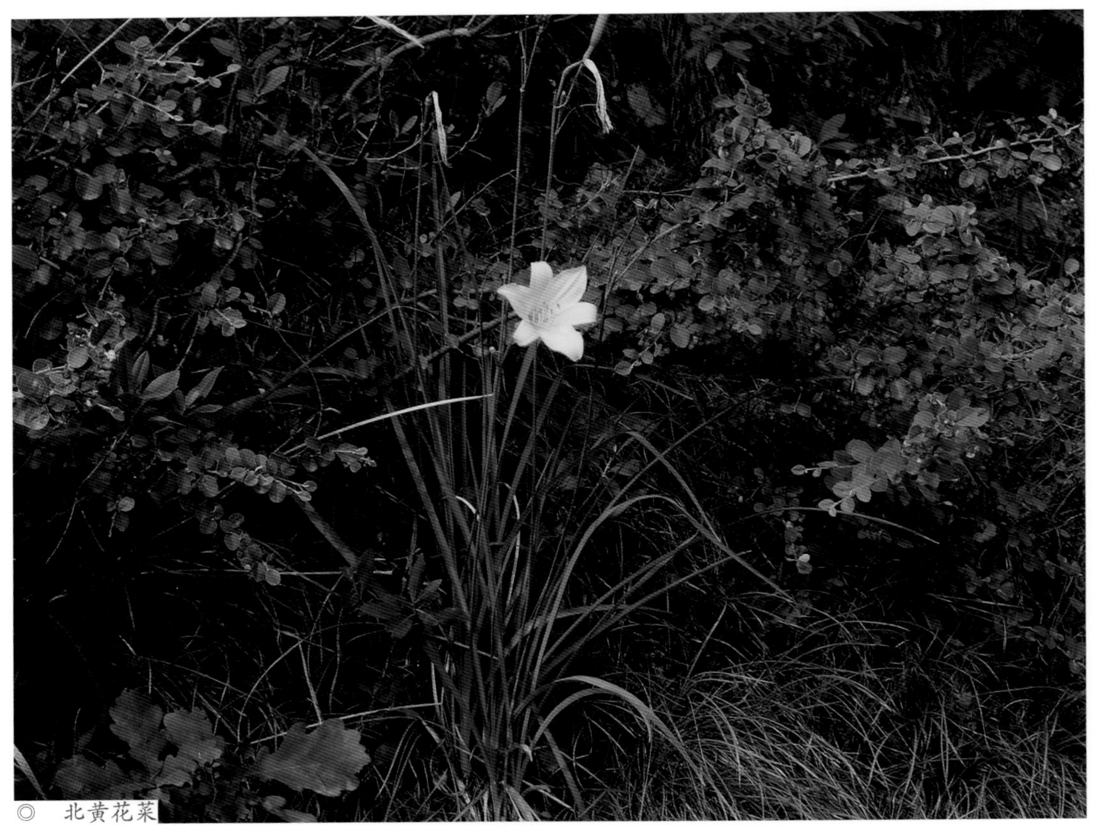

◎ 北黄花菜

中下部常有纺锤状膨大。叶 7 ~ 20 枚，长 50 ~ 130 cm，宽 6 ~ 25 mm。花葶长短不一，一般稍长于叶，基部三棱形，上部多为圆柱形，有分枝；苞片披针形，下面长可达 3 ~ 10 cm，自下向上渐短，宽 3 ~ 6 mm；花梗较短，通常长不到 1 cm；花多朵，最多可达 100 朵以上；花被淡黄色，有时在花蕾时顶端带黑紫色；花被管长 3 ~ 5 cm，花被裂片长（6）7 ~ 12 cm，内 3 片宽 2 ~ 3 cm。蒴果钝三棱状椭圆形，长 3 ~ 5 cm。种子约 20 个，黑色，有棱，从开花到种子成熟需 40 ~ 60 天。花果期 5 ~ 9 月。

【性味】甘，凉。

【功能主治】清热利尿，凉血止血。用于腮腺炎、黄疸、膀胱炎、尿血、小便不利、乳汁少、月经不调、衄血、便血。外用治乳腺炎。

【用法用量】内服：10 ~ 20 g。外用：适量，捣烂敷患处。

【备注】萱草根，有些品种具有毒性，服用过量可致瞳孔扩大、呼吸抑制，甚至失眠和死亡，因此必须加以谨慎，要在医师指导下使用，以免发生事故。

黄花菜是重要的经济作物。它的花经过蒸、晒，加工成干菜，即金针菜或黄花菜，远销国内外，是很受欢迎的食品，还有健胃、利尿、消肿等功效。

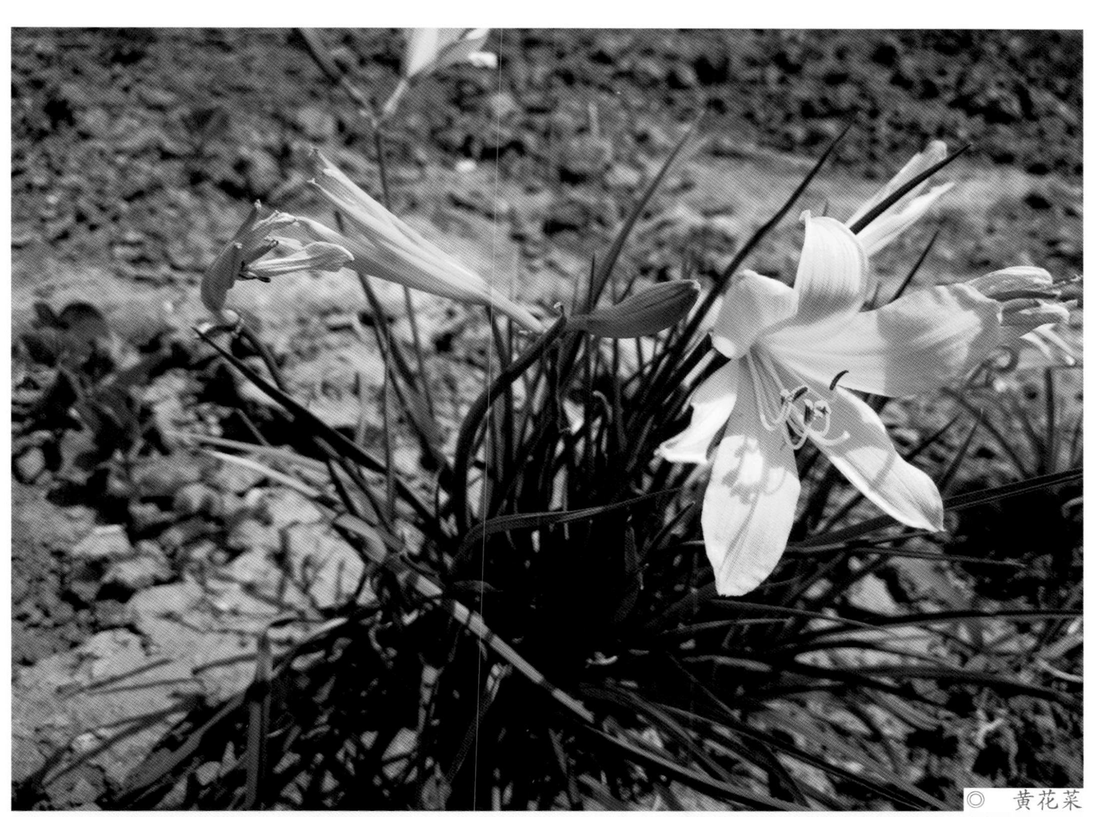

◎ 黄花菜

来源 本品为百合科植物北黄花菜 *Hemerocallis lilioasphodelus*、黄花菜 *Hemerocallis citrina* 的根。夏、秋采挖，除去残茎、须根，洗净泥土，晒干。

百合属 *Lilium*

山丹

别名 重迈、中庭、重箱、摩罗、强瞿、百合蒜、蒜脑薯

【生长环境】生于山坡草地或林缘，海拔 400 ~ 2600 m。

【植物形态】鳞茎卵形或圆锥形，高 2.5 ~ 4.5 cm，直径 2 ~ 3 cm；鳞片矩圆形或长卵形，长 2 ~ 3.5 cm，宽 1 ~ 1.5 cm，白色。茎高 15 ~ 60 cm，有小乳头状突起，有的带紫色条纹。叶散生于茎中部，条形，长 3.5 ~ 9 cm，宽 1.5 ~ 3 mm，中脉下面突出，边缘有乳头状突起。花单生或数朵排成总状花序，鲜红色，通常无斑点，有时有少数斑点，下垂；花被片反卷，长 4 ~ 4.5 cm，宽 0.8 ~ 1.1 cm，蜜腺两边有乳头状突起；花丝长 1.2 ~ 2.5 cm，无毛，花药长椭圆形，长约 1 cm，黄色，花粉近红色；子房圆柱形，长 0.8 ~ 1 cm；花柱稍长于子房或长 1 倍多，长 1.2 ~ 1.6 cm，柱头膨大，径 5 mm，3 裂。蒴果矩圆形，长 2 cm，宽 1.2 ~ 1.8 cm。花期 7 ~ 8 月，果期 9 ~ 10 月。

【性味归经】甘，寒。归心、肺经。

百合鳞叶

【功能主治】养阴润肺，清心安神。用于阴虚燥咳、痨嗽咯血、虚烦惊悸、失眠多梦、精神恍惚。

【用法用量】内服：煎汤，6 ~ 12 g。

【贮藏】置通风干燥处。

百合花

【功能主治】清热润肺，宁心安神。主治咳嗽痰少或黏，眩晕，夜寐不安，天疱湿疮。

【用法用量】内服：煎汤，6 ~ 12 g。外用：研末调敷。

【备注】《滇南本草》：“味酸者，敛肺，有风邪者忌用。”

百合子

【性味归经】甘、苦，凉。归大肠经。

【功能主治】清热凉血。主治肠风下血。

【用法用量】内服：煎汤、研末，3 ~ 9 g。

来源 本品为百合科植物细叶百合 *Lilium pumilum* DC. 的干燥肉质鳞叶、花蕾、种子。秋季采挖，洗净，剥取鳞叶，置沸水中略烫，干燥。

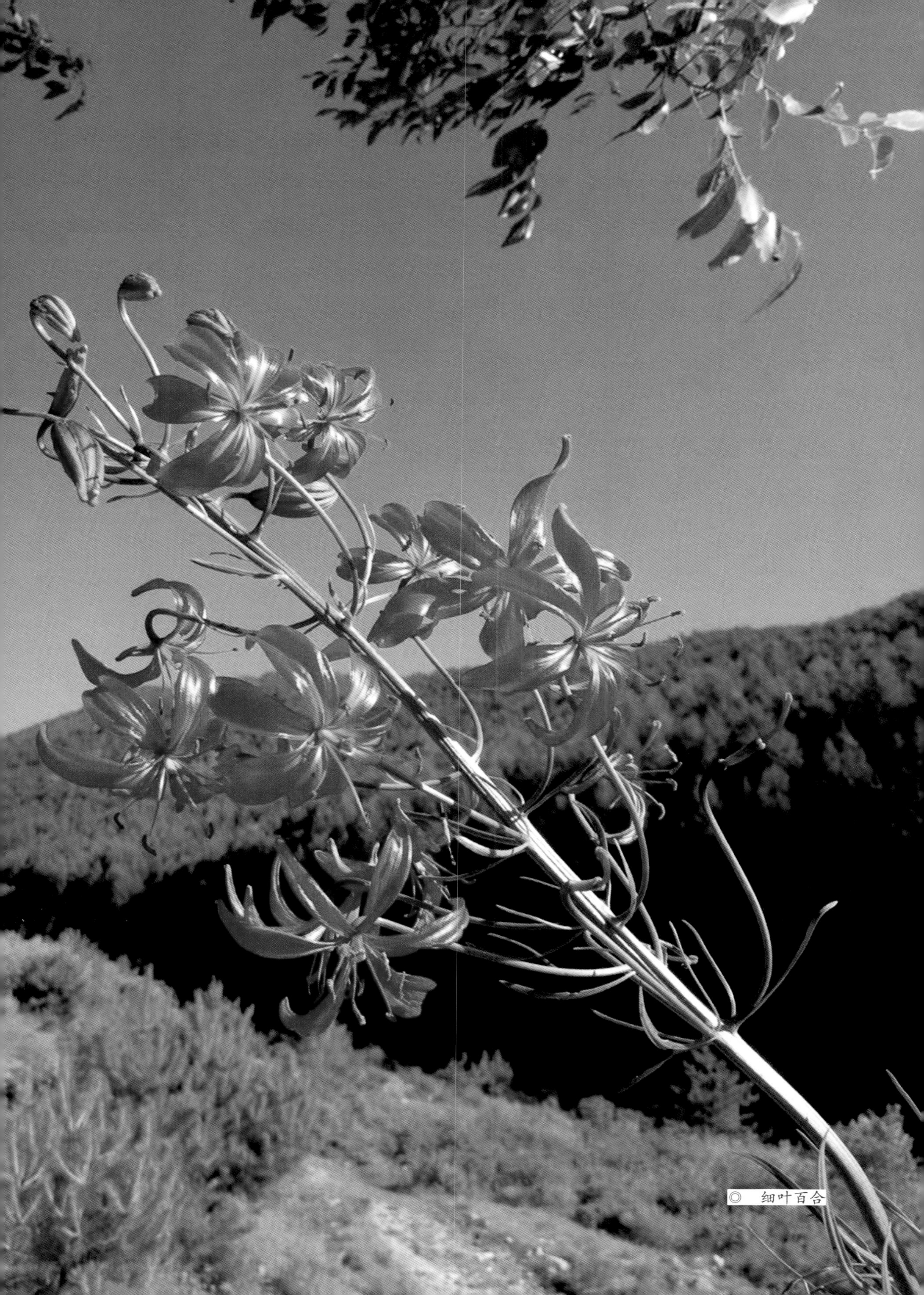

◎ 细叶百合

舞鹤草属 *Maianthemum*

二叶舞鹤草

【生长环境】生于高山阴坡林下。

【植物形态】根状茎细长，有时分叉，长可达 20 cm 或更长，直径 1 ~ 2 mm，节上有少数根，节间长 1 ~ 3 cm。茎高 8 ~ 20（25）cm，无毛或散生柔毛。基生叶有长达 10 cm 的叶柄，到花期已凋萎；茎生叶通常 2 枚，极少 3 枚，互生于茎的上部，呈三角状卵形，长 3 ~ 8（10）cm，宽 2 ~ 5（9）cm，先端急尖至渐尖，基部心形，平行弧曲，下面脉上有柔毛或散生微柔毛，边缘有细小的锯齿状乳突或具柔毛；叶柄长 1 ~ 2 cm，常有柔毛。总状花序直立，长 3 ~ 5 cm，有 10 ~ 25 朵花；花序轴有柔毛或乳头状突起；花白色，直径 3 ~ 4 mm，单生或成对。花梗细，长约 5 mm，顶端有关节；花被片矩圆形，长 2 ~ 2.5 mm，有 1 脉；花丝短于花被片；花药卵形，长 0.5 mm，黄白色；子房球形；花柱长约 1 mm。浆果直径 3 ~ 6 mm。种子卵圆形，直径 2 ~ 3 mm，种皮黄色，有颗粒状皱纹。花期 5 ~ 7 月，果期 8 ~ 9 月。

【性味】酸、涩，微寒。

【功能主治】凉血，止血。内服用于治疗吐血、尿血、月经过多；外用治外伤出血。

【用法用量】内服：5 ~ 50 g。外用：适量，研末，敷伤口。

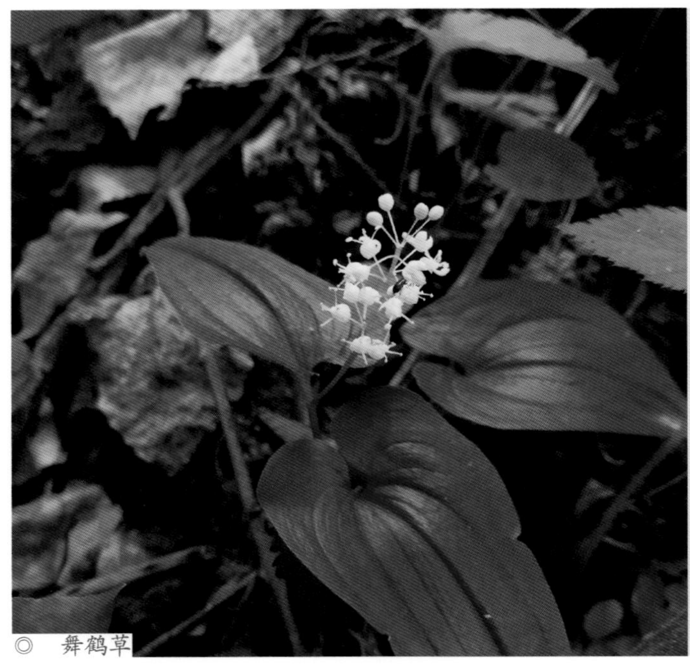

◎ 舞鹤草

来源 本品为百合科植物舞鹤草 *Maianthemum bifolium* 的全草。6 ~ 10 月采挖，洗净，晒干。

重楼属 *Paris*

北重楼

别名　露水一颗珠

【生长环境】生于山坡林下、草丛、阴湿地或沟边，海拔 1100～2300 m。

【植物形态】植株高 25～60 cm；根状茎细长，直径 3～5 mm。茎绿白色，有时带紫色。叶（5）6～8 枚轮生，披针形、狭矩圆形、倒披针形或倒卵状披针形，长（4）7～15 cm，宽 1.5～3.5 cm，先端渐尖，基部楔形，具短柄或近无柄。花梗长 4.5～12 cm；外轮花被片绿色，极少带紫色，叶状，通常 4（5）枚，纸质，平展，倒卵状披针形、矩圆状披针形或倒披针形，长 2～3.5 cm，宽（0.6）1～3 cm，先端渐尖，基部圆形或宽楔形；内轮花被片黄绿色，条形，长 1～2 cm；花药长约 1 cm，花丝基部稍扁平，长 5～7 mm；药隔突出部分长 6～8（10）mm；子房近球形，紫褐色，顶端无盘状花柱基，花柱具 4～5 分枝，分枝细长，并向外反卷，比不分枝部分长 2～3 倍。蒴果浆果状，不开裂，直径约 1 cm，具几颗种子。花期 5～6 月，果期 7～9 月。

【性味】苦，寒，有小毒。

【性味归经】祛风利湿，清热定惊，解毒消肿。用于痈肿疔毒、毒蛇咬伤、淋巴结肿大、风湿痹痛、热病抽搐。

【用法用量】内服：煎汤，3～6 g；或入丸、散服。外用：适量，捣敷；或以醋磨汁服。

来源　本品为百合科植物北重楼 *Paris verticillata* 的根状茎。夏秋采挖，除去叶及须根，洗净，鲜用或晒干、烘干。

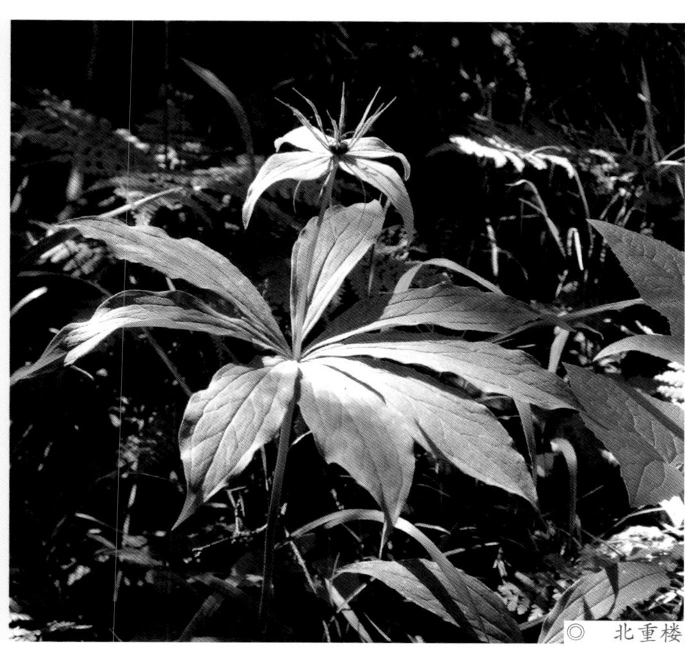

◎ 北重楼

黄精属 *Polygonatum*

黄精

别名　龙衔、白及、兔竹、垂珠、鸡格、米脯、菟竹、鹿竹、救穷、戊己芝、苟格、马箭、仙人余粮、气精、生姜、野生姜、野仙姜、山生姜、白及黄精、阳誉蕻、土灵芝、老虎姜、山捣臼、鸡头参、赖姜

【生长环境】生于海拔 1000 ~ 2500 m 的阴湿坡山坡、林下、草地或沟边。

【植物形态】

黄精　根状茎圆柱状，由于结节膨大，因此节间一头粗、一头细，在粗的一头有短分枝（《中药志》称这种根状茎类型所制成的药材为鸡头黄精），直径 1 ~ 2 cm。茎高 50 ~ 90 cm，或可达 1m 以上，有时呈攀援状。叶轮生，每轮 4 ~ 6 枚，条状披针形，长 8 ~ 15 cm，宽（4）6 ~ 16 mm，先端拳卷或弯曲成钩。花序通常具 2 ~ 4 朵花，似成伞形状，总花梗长 1 ~ 2 cm，

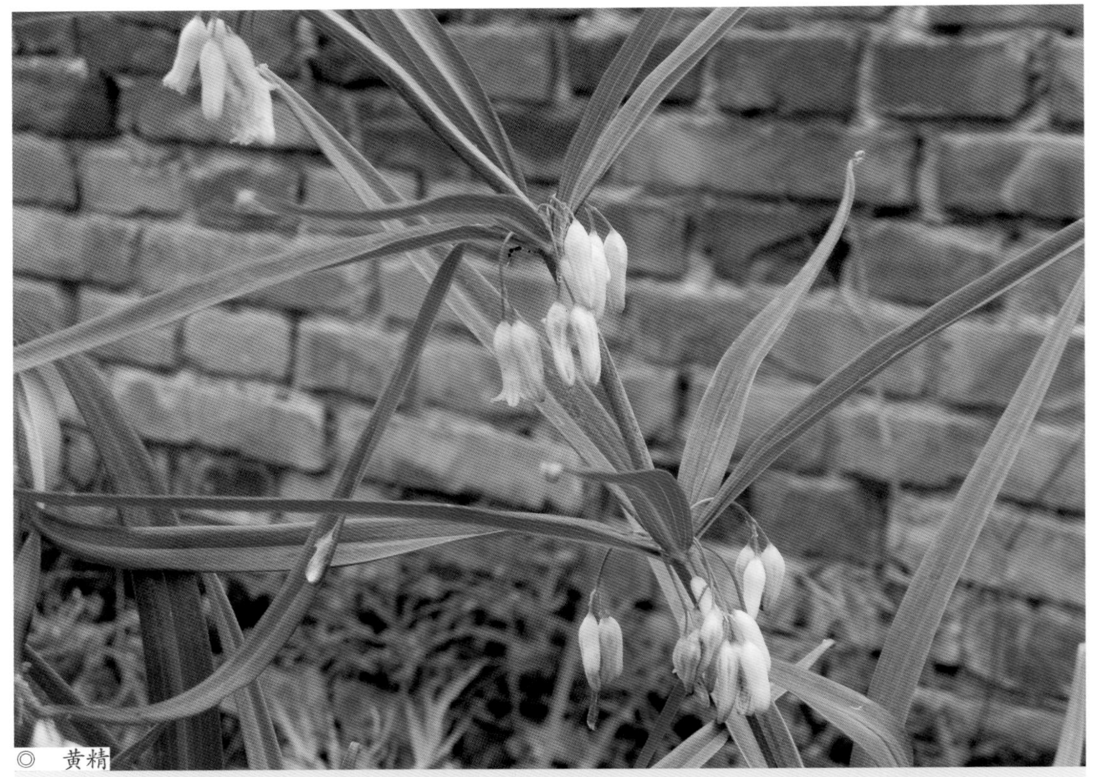

◎　黄精

来源　本品为百合科植物轮叶黄精 *Polygonatum verticillatum*、黄精 *Polygonatum sibiricum* 或多花黄精 *Polygonatum cyrtonema* 的干燥根茎。春、秋二季采挖，除去须根，洗净，置沸水中略烫或蒸至透心，干燥。

花梗长（2.5）4～10 mm，俯垂；苞片位于花梗基部，膜质，钻形或条状披针形，长3～5 mm，具一脉；花被乳白色至淡黄色，全长9～12 mm，花被筒中部稍缢缩，裂片长约4 mm；花丝长0.5～1 mm，花药长2～3 mm；子房长约3 mm，花柱长5～7 mm。浆果直径7～10 mm，黑色，具4～7颗种子。花期5～6月，果期8～9月。

轮叶黄精 根状茎的节间长2～3 cm，一头粗、一头较细，粗的一头有短分枝，直径7～15 mm，少有根状茎为连珠状。茎高（20）40～80 cm。叶通常为3叶轮生，或间有少数对生或互生的，少有全株为对生的，矩圆状披针形（长6～10 cm，宽2～3 cm）至条状披针形或条形（长达10 cm，宽仅5 mm），先端尖至渐尖。花单朵或2～3（4）朵成花序，总花梗长1～2 cm，花梗（指生于花序上的）长3～10 mm，俯垂；苞片不存在，或微小而生于花梗上；花被淡黄色或淡紫色，全长8～12 mm，裂片长2～3 mm；花丝长0.5～1（2）mm，花药长约2.5 mm；子房长约3 mm，具约与之等长或稍短的花柱。浆果红色，直径6～9 mm，具6～12颗种子。花期5～6月，果期8～10月。

【性味归经】甘，平。归脾、肺、肾经。

【功能主治】补气养阴，健脾，润肺，益肾。用于脾胃气虚、体倦乏力、胃阴不足、口干食少、肺虚燥咳、痨嗽咯血、精血不足、腰膝酸软、须发早白、内热消渴。

【用法用量】内服：煎汤，10～15 g，鲜品30～60 g；或入丸、散熬膏。外用：适量，煎汤洗；熬膏涂；或浸酒搽。

【贮藏】置通风干燥处，防霉，防蛀。

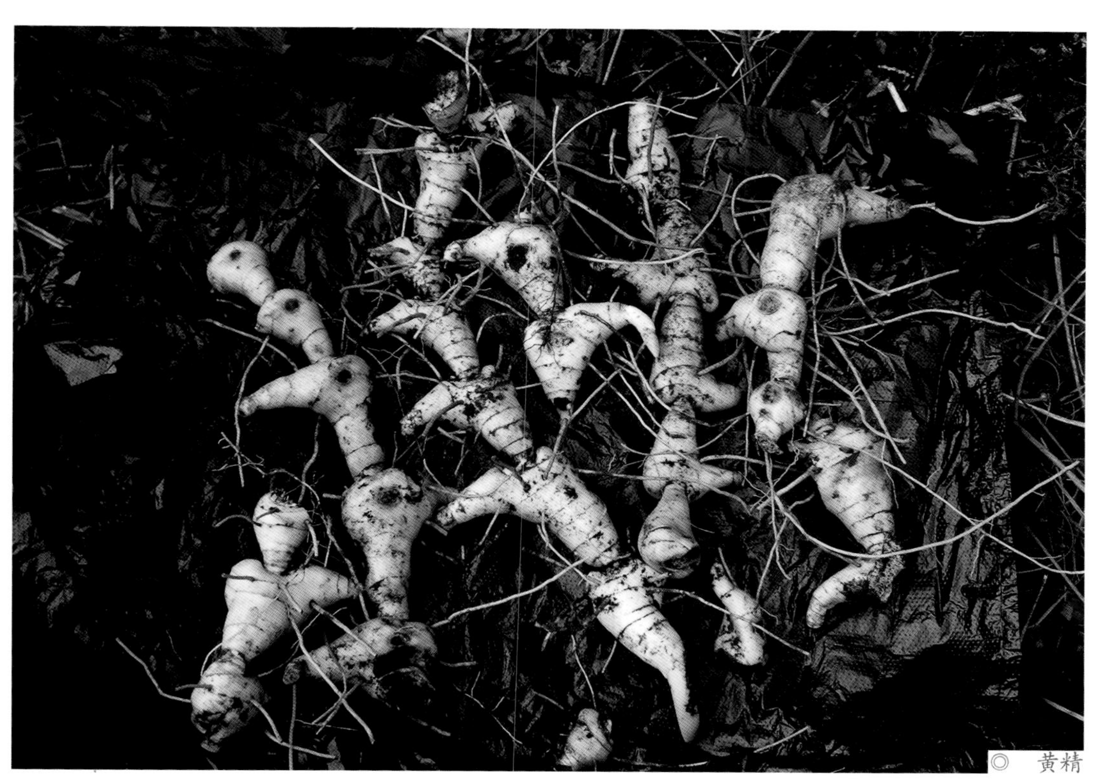

◎ 黄精

玉竹

别名 玉术、山玉竹、笔管子、竹七根、竹节黄、黄脚鸡、百解药、山姜

【生长环境】生林下或山野阴坡，海拔500 ~ 3000 m。

【植物形态】根状茎圆柱形，直径5 ~ 14 mm。茎高20 ~ 50 cm，具7 ~ 12叶。叶互生，椭圆形至卵状矩圆形，长5 ~ 12 cm，宽3 ~ 16 cm，先端尖，下面带灰白色，下面脉上平滑至呈乳头状粗糙。花序具1 ~ 4花（在栽培情况下，可多至8朵），总花梗（单花时为花梗）长1 ~ 1.5 cm，无苞片或有条状披针形苞片；花被黄绿色至白色，全长13 ~ 20 mm，花被筒较直，裂片长约3 ~ 4 mm；花丝丝状，近平滑至具乳头状突起，花药长约4 mm；子房长3 ~ 4 mm，花柱长10 ~ 14 mm。浆果蓝黑色，直径7 ~ 10 mm，具7 ~ 9颗种子。花期5 ~ 6月，果期7 ~ 9月。

【性味归经】甘，微寒。归肺、胃经。

【功能主治】养阴润燥，生津止渴。用于肺胃阴伤、燥热咳嗽、咽干口渴、内热消渴。

【用法用量】内服：煎汤，6 ~ 12 g；熬膏、浸酒或入丸、散。外用：适量，鲜品捣敷；或熬膏涂。阴虚有热者宜生用，热不甚者宜制用。

【备注】痰湿气滞者禁服，脾虚便溏者慎服。

【贮藏】置通风干燥处，防霉，防蛀。

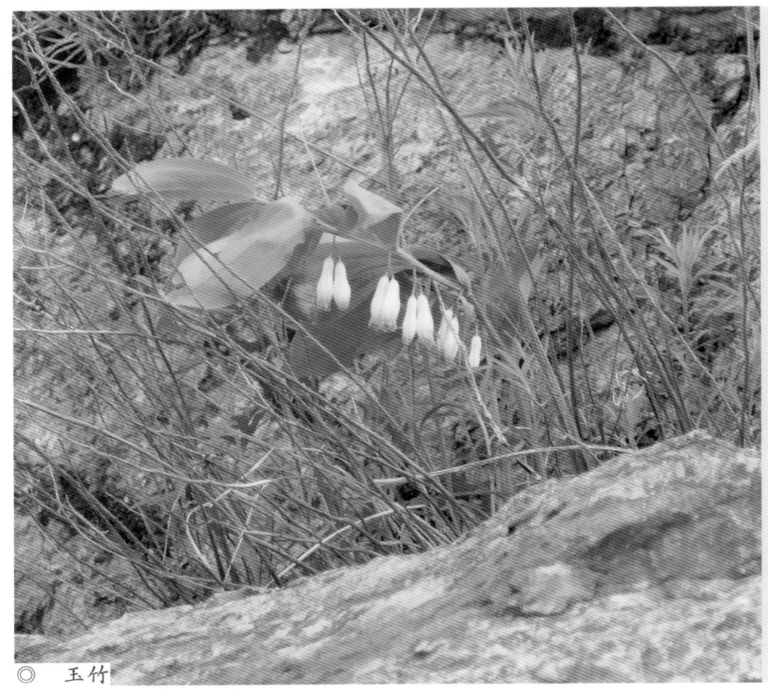

◎ 玉竹

来源 本品为百合科植物玉竹 *Polygonatum odoratum* (Mill.) Druce 的干燥根茎。秋季采挖，除去须根，洗净，晒至柔软后，反复揉搓、晾晒至无硬心，晒干；或蒸透后，揉至半透明，晒干。

藜芦属 *Veratrum*

藜芦

别名　葱苒、葱葵、山葱、丰芦、蕙葵、公苒、葱苒、葱炎、藜卢、鹿白藜芦、鹿葱、憨葱、葱芦、葱管藜芦、旱葱、人头发、毒药草、七厘丹

【生长环境】生于海拔 1200 ~ 3300 m 的山坡林下或草丛中。

【植物形态】植株高可达 1 m，通常粗壮，基部的鞘枯死后残留为有网眼的黑色纤维网。叶椭圆形、宽卵状椭圆形或卵状披针形，大小常有较大变化，通常长 22 ~ 25 cm，宽约 10 cm，薄革质，先端锐尖或渐尖，基部无柄或生于茎上部的具短柄，两面无毛。圆锥花序密生黑紫色花；侧生总状花序近直立伸展，长 4 ~ 12（22）cm，通常具雄花；顶生总状花序常较侧生花序长 2 倍以上，几乎全部着生两性花；总轴和枝轴密生白色绵状毛；小苞片披针形，边缘和背面有毛；生于侧生花序上的花梗长约 5 mm，约等长于小苞片，密生绵状毛；花被片开展或在两性花中略反折，矩圆形，长 5 ~ 8 mm，宽约 3 mm，先端钝或浑圆，基部略收狭，全缘；雄蕊长为花被片的一半；子房无毛。蒴果长 1.5 ~ 2 cm，宽 1 ~ 1.3 cm。花果期 7 ~ 9 月。

【性味归经】苦、辛，寒，有毒。归肺、胃、肝经。

【功能主治】涌吐风痰，杀虫。主治中风痰壅、癫痫、疟疾、疥癣、恶疮。

【用法用量】内服：入丸、散，0.3 ~ 0.6 g。外用：适量，研末，油或水调涂。

【注意】体虚气弱者及孕妇忌服。

来源　本品为百合科植物藜芦 *Veratrum nigrum* 的根及根茎。5~6 月未抽花葶前采挖，除去叶，晒干或烘干。

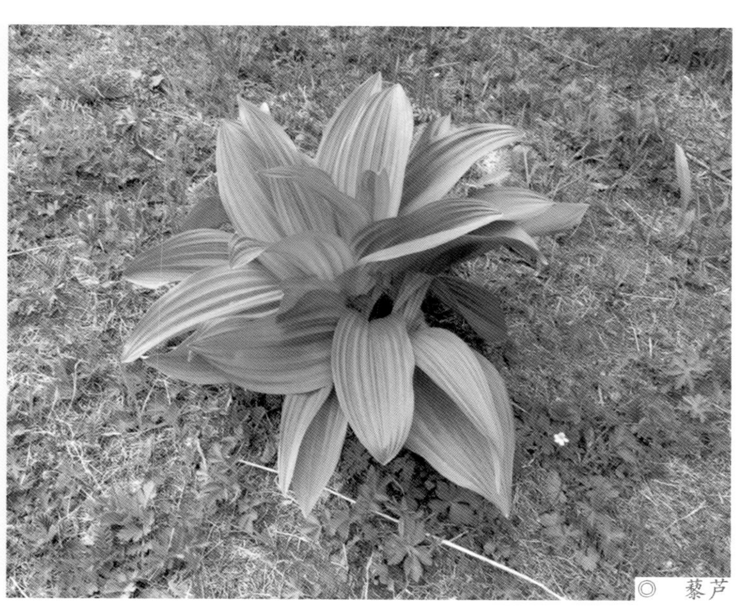

◎ 藜芦

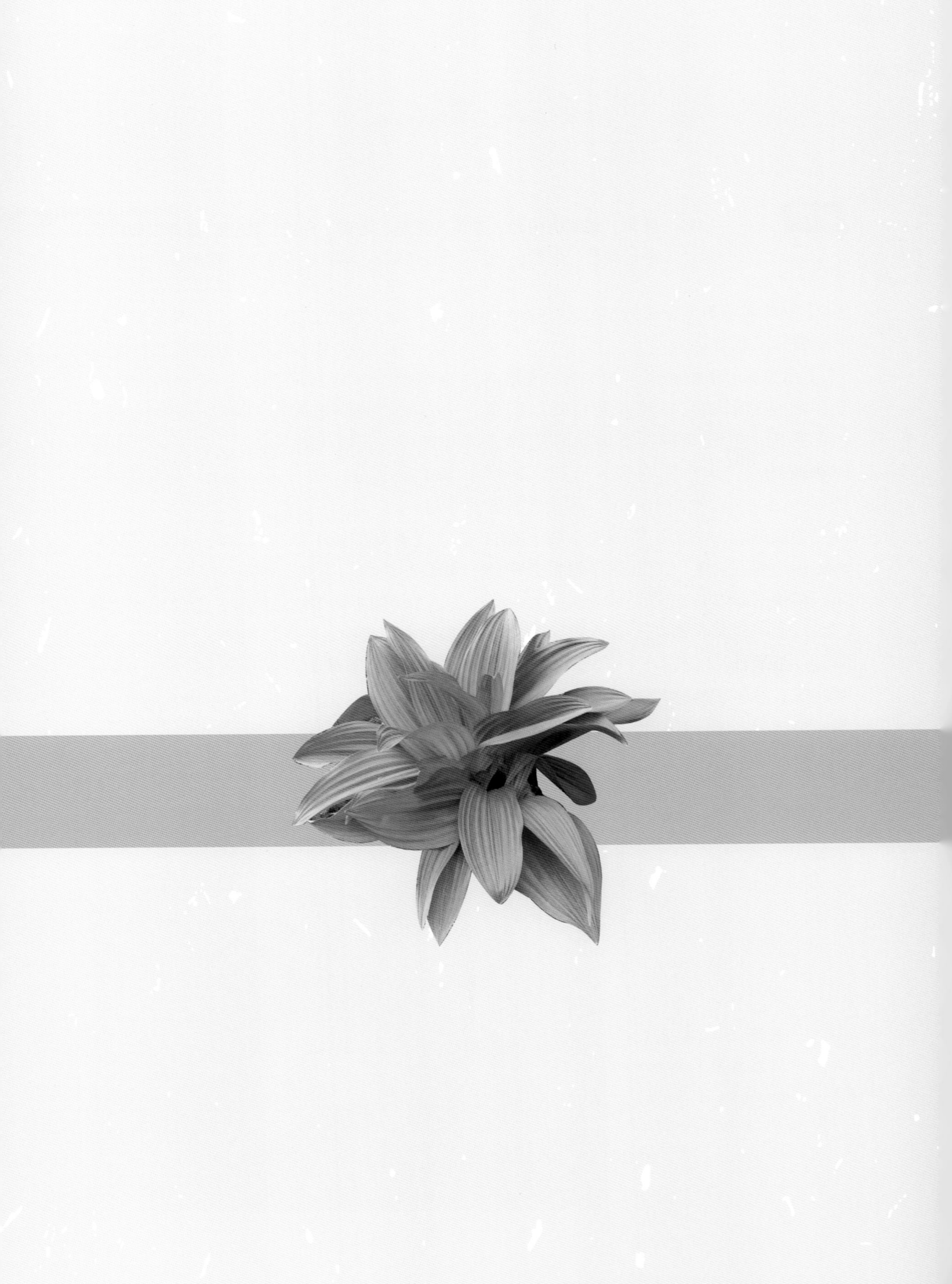

柏科——CUPRESSACEAE

常绿乔木或灌木。叶交叉对生或3~4片轮生，稀螺旋状着生，鳞形或刺形，或同一树本兼有两型叶。球花单性，雌雄同株或异株，单生枝顶或叶腋；雄球花具3~8对交叉对生的雄蕊，每雄蕊具2~6花药，花粉无气囊；雌球花有3~16枚交叉对生或3~4片轮生的珠鳞，全部或部分珠鳞的腹面基部有1至多数直立胚珠，稀胚珠单心生于两珠鳞之间，苞鳞与珠鳞完全合生。球果圆球形、卵圆形或圆柱形；种鳞薄或厚，扁平或盾形，木质或近革质，熟时张开，或肉质合生呈浆果状，熟时不裂或仅顶端微开裂，发育种鳞有1至多粒种子；种子周围具窄翅或无翅，或上端有一长一短之翅。

侧柏属 *Platycladus*

柏子仁

别名　柏实、柏子、柏仁、侧柏子

【生长环境】生于海拔 1000 ~ 1200m 的湿润肥沃地，石灰岩石地也有生长。

【植物形态】乔木，高达 20 余米，胸径 1 m；树皮薄，浅灰褐色，纵裂成条片；枝条向上伸展或斜展，幼树树冠卵状尖塔形，老树树冠则为广圆形；生鳞叶的小枝细，向上直展或斜展，扁平，排成 1 平面。叶鳞形，长 1 ~ 3 mm，先端微钝，小枝中央的叶的露出部分呈倒卵状菱形或斜方形，背面中间有条状腺槽，两侧的叶船形，先端微内曲，背部有钝脊，尖头的下方有腺点。雄球花黄色，卵圆形，长约 2 mm；雌球花近球形，径约 2 mm，蓝绿色，被白粉。球果近卵圆形，长 1.5 ~ 2（2.5）cm，成熟前近肉质，蓝绿色，被白粉，成熟后木质，开裂，红褐色；中间两对种鳞倒卵形或椭圆形，鳞背顶端的下方有一向外弯曲的尖头，上部 1 对种鳞窄长，近柱状，顶端有向上的尖头，下部 1 对种鳞极小，长达 13 mm，稀退化而不显著；种子卵圆形或近椭圆形，顶端微尖，灰褐色或紫褐色，长 6 ~ 8 mm，稍有棱脊，无翅或有极窄之翅。花期 3 ~ 4 月，球果 10 月成熟。

【性味归经】甘，平。归心、肾、大肠经。

【功能主治】养心安神，止汗，润肠。用于虚烦失眠、心悸怔忡、阴虚盗汗、肠燥便秘。

【用法用量】内服：煎汤，3 ~ 9 g。

【注意】便溏及痰多者忌服。

来源　本品为柏科植物侧柏 *Platycladus orientalis*（L.）Franco 的干燥成熟种仁。秋、冬二季采收成熟种子，晒干，除去种皮，收集种仁。

侧柏叶

别名　柏叶、扁柏叶、丛柏叶

【来源】本品为柏科植物侧柏 *Platycladus orientalis*（L.）Franco 的干燥枝梢及叶。多在夏、秋二季采收，阴干。

【性味归经】苦、涩，寒。归肺、肝、脾经。

【功能主治】凉血止血，生发乌发。用于吐血、衄血、咯血、便血、崩漏下血、血热脱发、须发早白。

【用法用量】内服：煎汤，6 ~ 12 g。外用：适量。

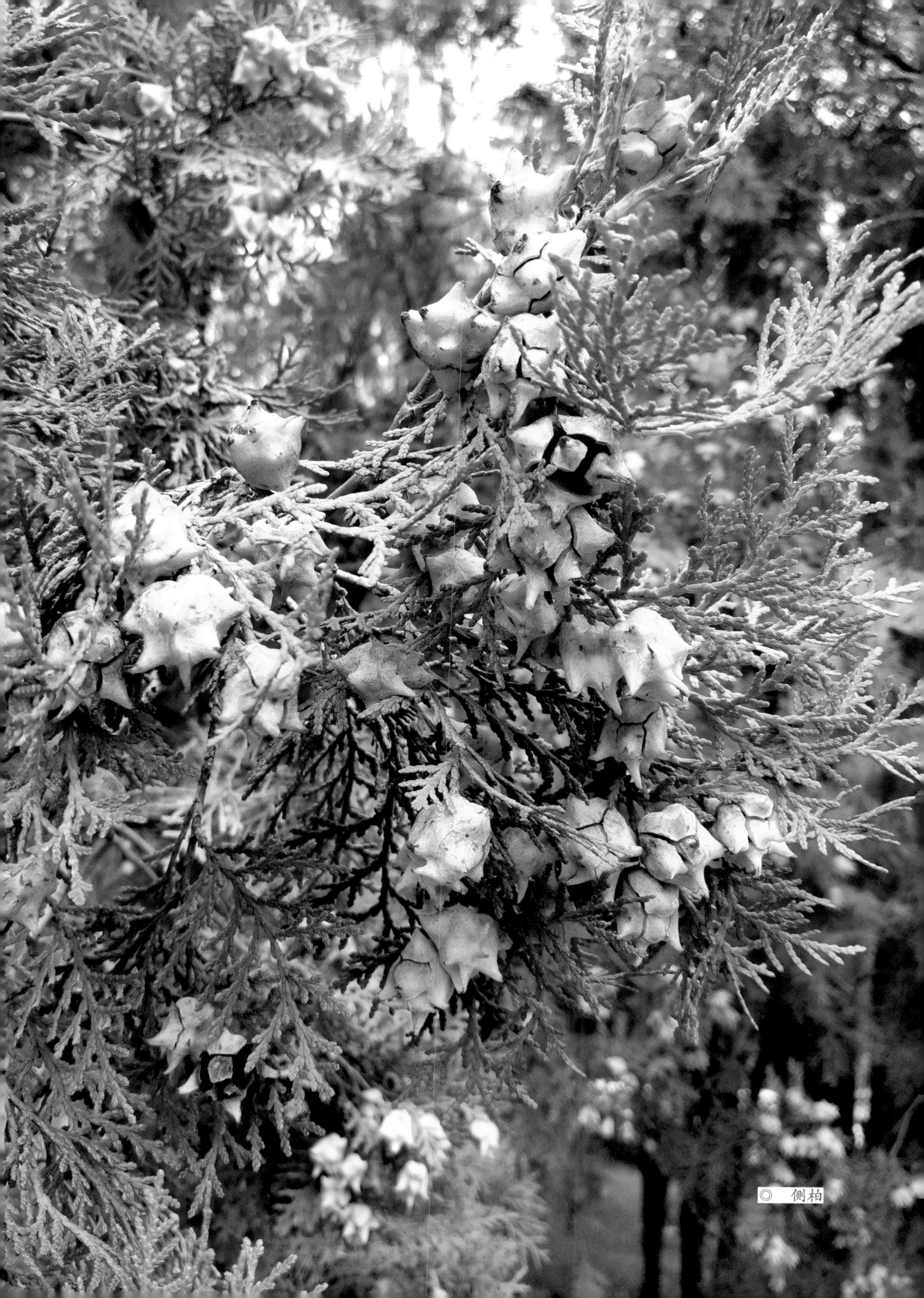
◎ 侧柏

败酱科——VALERIANACEAE

二年生或多年生草本，极少为亚灌木，有时根茎或茎基部木质化；根茎或根常有陈腐气味、浓烈香气或强烈松脂气味。茎直立，常中空，极少蔓生。叶对生或基生，通常一回奇数羽状分裂，具1～3对或4～5对侧生裂片，有时二回奇数羽状分裂或不分裂，边缘常具锯齿；基生叶与茎生叶、茎上部叶与下部叶常不同形，无托叶。花序为聚伞花序组成的顶生密集或开展的伞房花序、复伞房花序或圆锥花序，稀为头状花序，具总苞片。花小，两性或极少单性，常稍左右对称；具小苞片；花萼小，萼筒贴生于子房，萼齿小，宿存，果时常稍增大或呈羽毛状冠毛；花冠钟状或狭漏斗形，黄色、淡黄色、白色、粉红色或淡紫色，冠筒基部一侧囊肿，有时具长距，裂片3～5，稍不等形，花蕾时覆瓦状排列；雄蕊3或4枚，有时退化为1～2枚，花丝着生于花冠筒基部，花药背着，2室，内向，纵裂；子房下位，3室，仅1室发育，花柱单一，柱头头状或盾状，有时2～3浅裂；胚珠单生，倒垂。果为瘦果，顶端具宿存萼齿，并贴生于果时增大的膜质苞片上，呈翅果状，有种子1颗；种子无胚乳，胚直立。

败酱属 Patrinia

墓头回

别名　追风箭、脚汗草、铜班道、虎牙草、摆子草

【生长环境】生于海拔（200）400～1800（2500）m 的小丘顶部、石质山坡岩缝、草地、草甸草原、山坡桦树林缘及杨树林下。

【植物形态】多年生草本，高 20～60（100）cm；根状茎稍斜升，长达 10 cm 以上；茎多数丛生，连同花序梗被短糙毛，基生叶开花时常枯萎脱落，叶片倒卵状长圆形、长圆形、卵形或倒卵形，长 2～6（7）cm，宽 1～2（2.5）cm，羽状浅裂、深裂至全裂或不分裂而有缺刻状钝齿，裂片条形、长圆状披针形或披针形，顶生裂片常具缺刻状钝齿或浅裂至深裂，柄长 2～4 cm 或几无柄；茎生叶长圆形或椭圆形，长 3～7 cm，羽状深裂至全裂，通常具 3～6 对侧生裂片、裂片条形、长圆状披针形或条状披针形，常疏具缺刻状钝齿或全缘，顶生裂片与侧生裂片同形或较宽大，常全裂成 3 个条形裂片或羽状分裂，叶柄短，上部叶无柄。花密生，顶生伞房状聚伞花序具 3～7 级对生分枝，花序宽（2.5）4～15（20）cm，最下分枝处总苞叶羽状全裂，具 3～5 对较窄的条形裂片，上部分枝总苞叶较小，长条形或窄条形或具 1～2 对侧生条形或窄条形裂片；萼齿 5，截形、波状或卵圆形，长 0.1～0.2 mm；花冠黄色，漏斗状钟形，长（2.5）3～4 mm，盛开时直径 3～5（5.5）mm，花冠筒长 1.8～2 mm，上部宽 1.5～2 mm，下部宽 0.6～0.8 mm，基部一侧有浅的囊

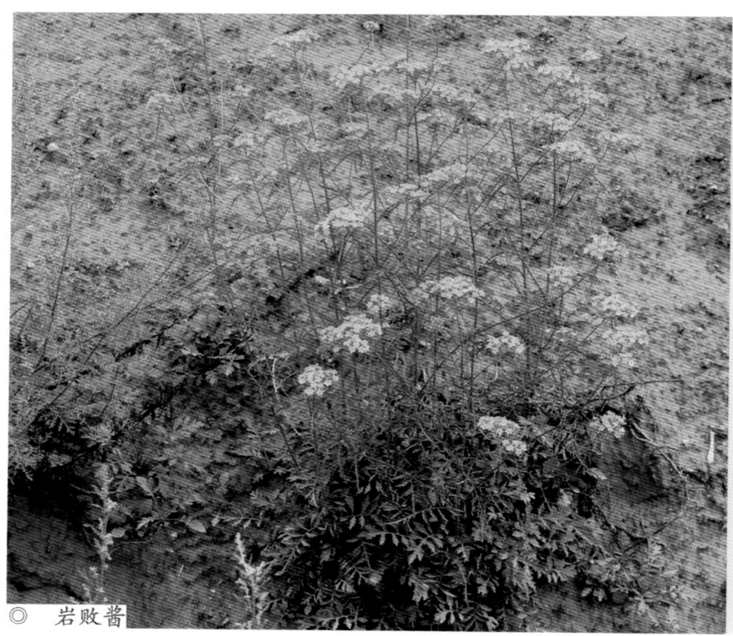
◎　岩败酱

来源　本品为败酱科植物岩败酱 *Patrinia rupestris* 的带根全草。秋季采根，去净泥土，晒干。

肿，花冠裂片长圆形、卵状椭圆形、卵状长圆形、卵形或卵圆形，长 1.2 ~ 2 mm，宽 1 ~ 1.5 mm；花药长圆形，长 0.7 ~ 0.8 mm，近蜜囊 2 花丝长 3 ~ 4 mm，下部有柔毛，另 2 花丝稍短，长 2.6 ~ 3.5 mm，无毛；花柱长 2.2 ~ 3.3 mm，柱头盾头状；子房圆柱状，长 0.5 ~ 1.3 mm，能育子室下面及上面边缘被微糙毛或几无毛，不育子室上端有微糙毛或无毛；小苞片长 1 ~ 1.6 mm，倒卵状长圆形、长圆形或卵状长圆形。瘦果倒卵圆柱状，长 2.4 ~ 2.6 mm，宽 1.5 ~ 1.8 mm，果柄长 0.5 ~ 1 mm，与下面的增大干膜质苞片贴生；果苞长圆形、卵形、卵状长圆形或倒卵状长圆形、倒卵圆形或倒卵形，顶端有时浅 3 裂或微 3 裂，长 3.5 ~ 5.1 mm，宽 3.5 ~ 3.6 mm，网脉常具 3 条主脉。花期 7 ~ 9 月，果熟期 8 ~ 9 月中旬（10 月上旬）。

【性味归经】苦、微酸、涩，凉。归心、肝经。

【功能主治】燥湿止带，收敛止血，清热解毒。主治赤白带下、崩漏、泄泻、痢疾、黄疸、疟疾、肠痈、疮疡肿毒、跌打损伤、子宫颈癌、胃癌。

【用法用量】内服：煎汤，9 ~ 15 g。外用：适量，捣敷。

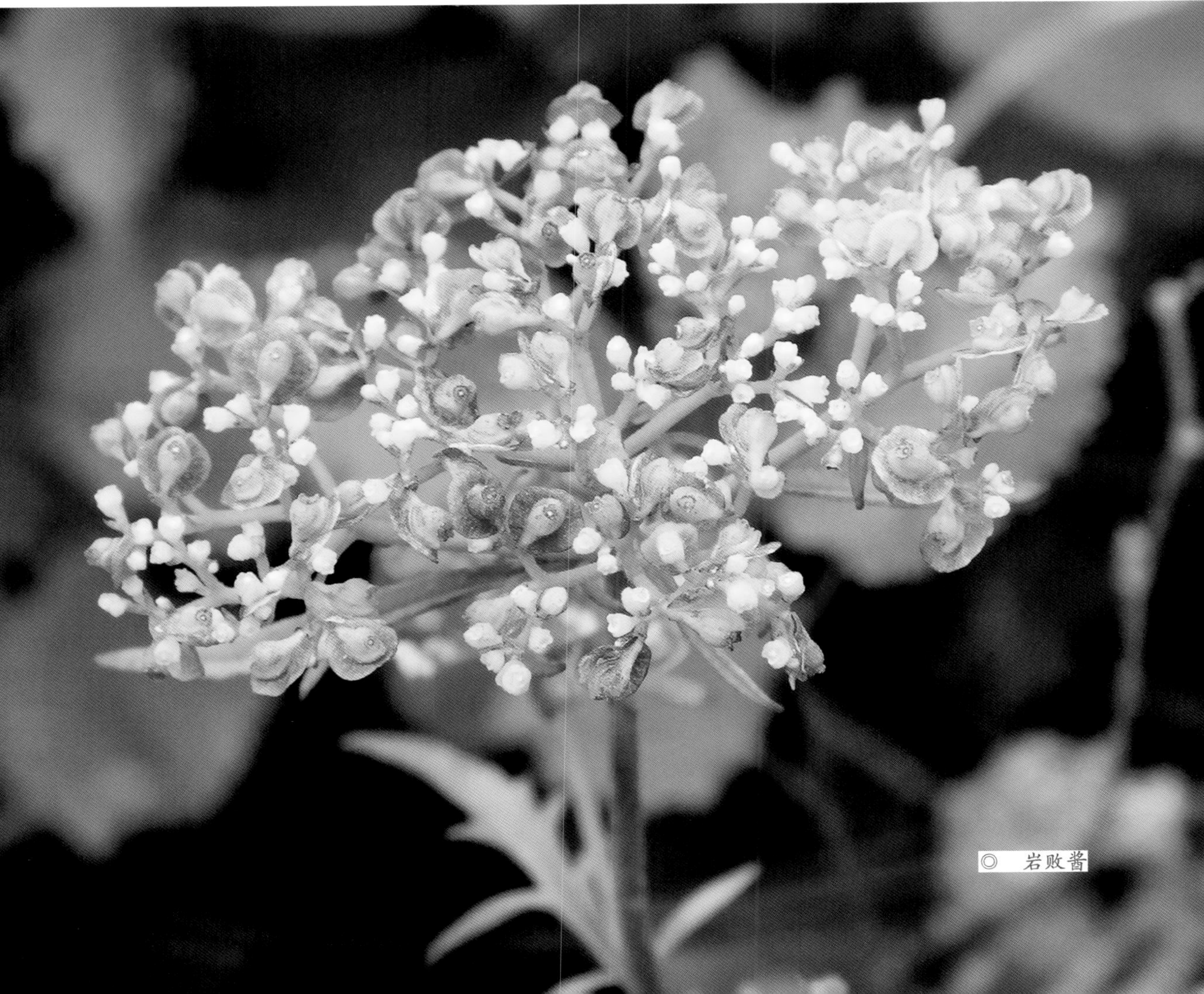

◎ 岩败酱

缬草属 *Valeriana*

缬草

别名 穿心排草、鹿子草、甘松、猫食菜、潢山香、抓地虎、拔地麻、七里香、大救驾、小救驾、香草、蜘蛛香、潢坡香、五里香

【生长环境】 生于山坡草地、林下、沟边，海拔2500 m以下，在西藏可分布至4000 m。

【植物形态】 多年生高大草本，高可达100～150 cm；根状茎粗短呈头状，须根簇生；茎中空，有纵棱，被粗毛，尤以节部为多，老时毛少。匍枝叶、基出叶和基部叶在花期常凋萎。茎生叶卵形至宽卵形，羽状深裂，裂片7～11；中央裂片与两侧裂片近同形同大小，但有时与第1对侧裂片合生成3裂状，裂片披针形或条形，顶端渐窄，基部下延，全缘或有疏锯齿，两面及柄轴多少被毛。花序顶生，成伞房状三出聚伞圆锥花序；小苞片中央纸质，两侧膜质，长椭圆状长圆形、倒披针形或线状披针形，先端芒状突尖，边缘多少有粗缘毛。花冠淡紫红色或白色，长4～5（6）mm，花冠裂片椭圆形，雌雄蕊约与花冠等长。瘦果长卵形，长4～5 mm，基部近平截，光秃或两面被毛。花期5～7月，果期6～10月。

【性味归经】 辛、苦，温。归心、肝经。

【功能主治】 安心神。主治心神不安、心悸失眠、癫狂、脏躁、风湿痹痛、痛经、经闭、跌打损伤。

【用法用量】 内服：煎汤，3～9 g；或入丸、散；或浸酒。外用：适量，研末调敷。

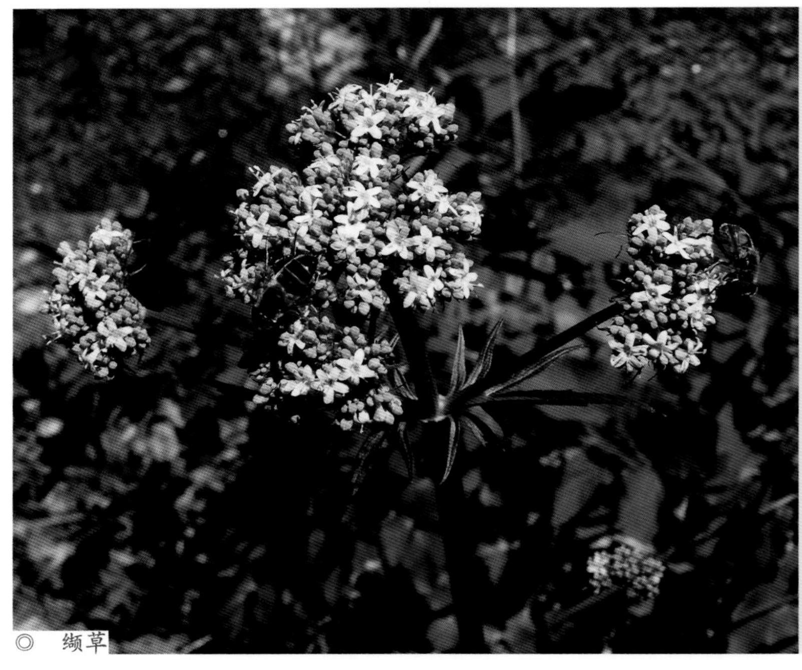

◎ 缬草

来源 本品为败酱科植物缬草 *Valeriana officinalis* L. 的根及根茎。

报春花科——PRIMULACEAE

多年生或一年生草本，稀为亚灌木。茎直立或匍匐，具互生、对生或轮生之叶，或无地上茎而叶全部基生，并常形成稠密的莲座丛。花单生或组成总状、伞形或穗状花序，两性，辐射对称；花萼通常 5 裂，稀 4 或 6~9 裂，宿存；花冠下部合生成短或长筒，上部通常 5 裂，稀 4 或 6~9 裂，仅 1 单种属（海乳草属）无花冠；雄蕊多少贴生于花冠上，与花冠裂片同数而对生，极少具一轮鳞片状退化雄蕊，花丝分离或下部连合成筒；子房上位，仅 1 属（水茴草属）半下位，1 室；花柱单一；胚珠通常多数，生于特立中央胎座上。蒴果通常 5 齿裂或瓣裂，稀盖裂；种子小，有棱角，常为盾状，种脐位于腹面的中心；胚小而直，藏于丰富的胚乳中。

点地梅属 *Androsace*

点地梅

别名 喉咙草、白花珍珠草、天星草

【生长环境】生于林缘、草地和疏林下。

【植物形态】一年生或二年生草本。主根不明显，具多数须根。叶全部基生，叶片近圆形或卵圆形，直径 5 ~ 20 mm，先端钝圆，基部浅心形至近圆形，边缘具三角状钝牙齿，两面均被贴伏的短柔毛；叶柄长 1 ~ 4 cm，被开展的柔毛。花葶通常数枚自叶丛中抽出，高 4 ~ 15 cm，被白色短柔毛。伞形花序 4 ~ 15 花；苞片卵形至披针形，长 3.5 ~ 4 mm；花梗纤细，长 1 ~ 3 cm，果时伸长可达 6 cm，被柔毛并杂生短柄腺体；花萼杯状，长 3 ~ 4 mm，密被短柔毛，分裂近达基部，裂片菱状卵圆形，具 3 ~ 6 纵脉，果期增大，呈星状展开；花冠白色，直径 4 ~ 6 mm，筒部长约 2 mm，短于花萼，喉部黄色，裂片倒卵状长圆形，长 2.5 ~ 3 mm，宽 1.5 ~ 2 mm。蒴果近球形，直径 2.5 ~ 3 mm，果皮白色，近膜质。花期 2 ~ 4 月，果期 5 ~ 6 月。

【性味归经】苦、辛，寒。归肺、肝、脾经。

【功能主治】清热解毒，消肿止痛。用于扁桃体炎、咽喉炎、风火赤眼、跌扑损伤，以及咽喉肿痛等症。

【用法用量】内服：煎汤，15 ~ 25 g。

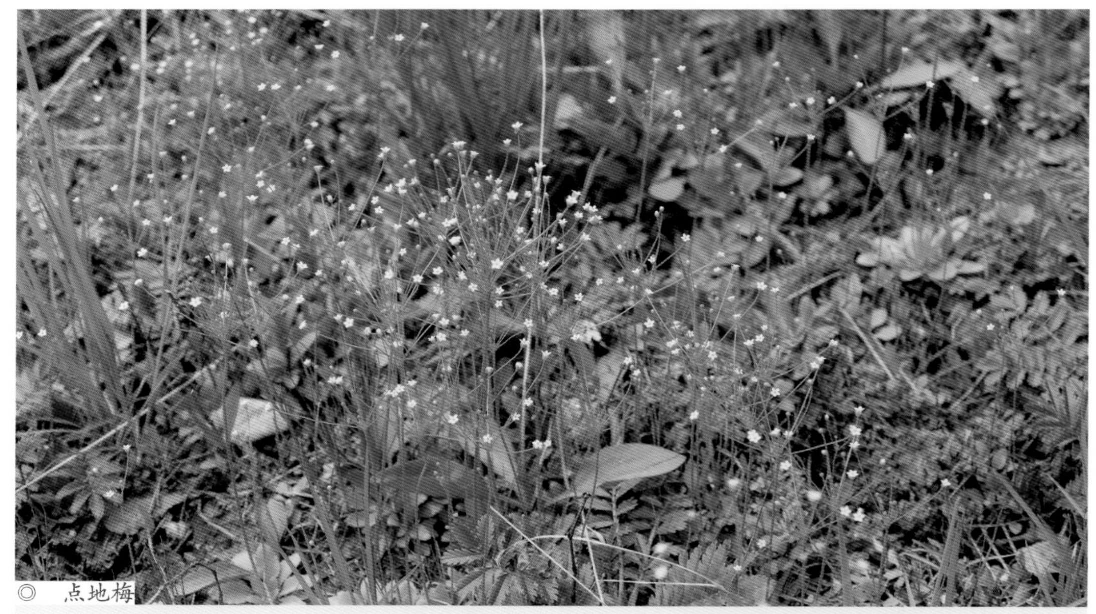

◎ 点地梅

来源 本品为报春花科植物点地梅 *Androsace umbellata*（Lour.）Merr. 的全草。春季开花时采集，除去泥土，晒干。

假报春属 *Cortusa*

假报春花

【生长环境】生于溪边、林缘和灌丛中。

【植物形态】多年生草本。株高20～25 cm，有时高达40 cm。叶基生，轮廓近圆形，长3.5～8 cm，宽4～8（9）cm，基部深心形，边缘掌状浅裂，裂深不超过叶片的1/4，裂片三角状半圆形，边缘具不整齐的钝圆或稍锐尖牙齿，上面深绿色，被疏柔毛或近于无毛，下面淡灰色，被柔毛；叶柄长为叶片的2～3倍，被柔毛。花葶直立，通常高出叶丛1倍，被稀疏柔毛或近于无毛；伞形花序5～8（10）花；苞片狭楔形，顶端有缺刻状深齿；花梗纤细，不等长；花萼长4.5～5 mm，分裂略超过中部，裂片披针形，锐尖；花冠漏斗状钟形，紫红色，长8～10 cm，分裂略超过中部，裂片长圆形，先端钝；雄蕊着生于花冠基部，花药长达3.5 mm，纵裂，先端具小尖头；花柱长达8 mm，伸出花冠外。蒴果圆筒形，长于宿存花萼。花期5～7月，果期7～8月。

【性味】甘、微苦，寒。

【功能主治】解热镇惊。主治高热、神昏抽搐。

【用法用量】内服：20～50 g。

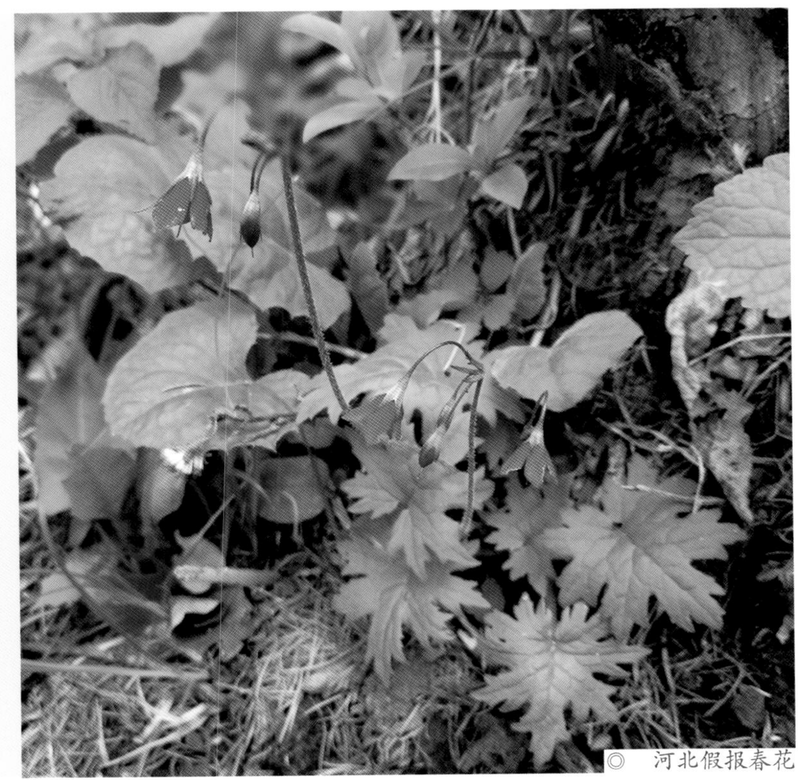

◎ 河北假报春花

来源 本品为报春花科河北假报春花 *Cortusa matthioli* subsp. *pekinensis*，以全草入药。

报春花属 *Primula*

胭脂花

【生长环境】生长于林下和林缘湿润处，垂直分布上限可达 2900 m。

【植物形态】多年生草本，全株无粉。根状茎短，具多数长根。叶从基部无鳞片。叶倒卵状椭圆形、狭椭圆形至倒披针形，连柄长（3）5 ~ 20（27）cm，宽 1.5 ~ 3（4）cm，先端钝圆或稍锐尖，基部渐狭窄，边缘具三角形小牙齿，稀近全缘，中肋稍宽，侧脉纤细，不明显；叶柄具膜质宽翅，通常甚短，有时与叶柄近等长。花葶稍粗壮，高 20 ~ 45（70）cm；伞形花序 1 ~ 3 轮，几每轮 6 ~ 10（20）花；苞片披针形，长 37 mm，先端渐尖，基部互相连合；花梗长 1 ~ 3（4）cm；花萼狭钟状，长 6 ~ 10 mm，分裂达全长的 1/3，裂片三角形，边缘具腺状小缘毛；花冠暗朱红色，冠筒管状，裂片狭矩圆形，长 4 ~ 8 mm，宽 2.5 ~ 3 mm，全缘，通常反折贴于冠筒上；长花柱花：冠筒长 11 ~ 13 mm，雄蕊着生于冠筒中下部，距基部 4 ~ 5 mm，花柱长近达冠筒口；短花柱花：冠筒长 4 ~ 19 mm，雄蕊着生于冠筒上部，花药顶端距筒口约 2 mm，花柱长 34 mm。蒴果稍长于花萼。花期 5 ~ 6 月，果期 7 月。

【性味归经】辛，平。归肝、肾经。

【功能主治】祛风定痫，止痛。主治癫痫、头痛。

【用法用量】内服：煎汤，9 ~ 15 g。

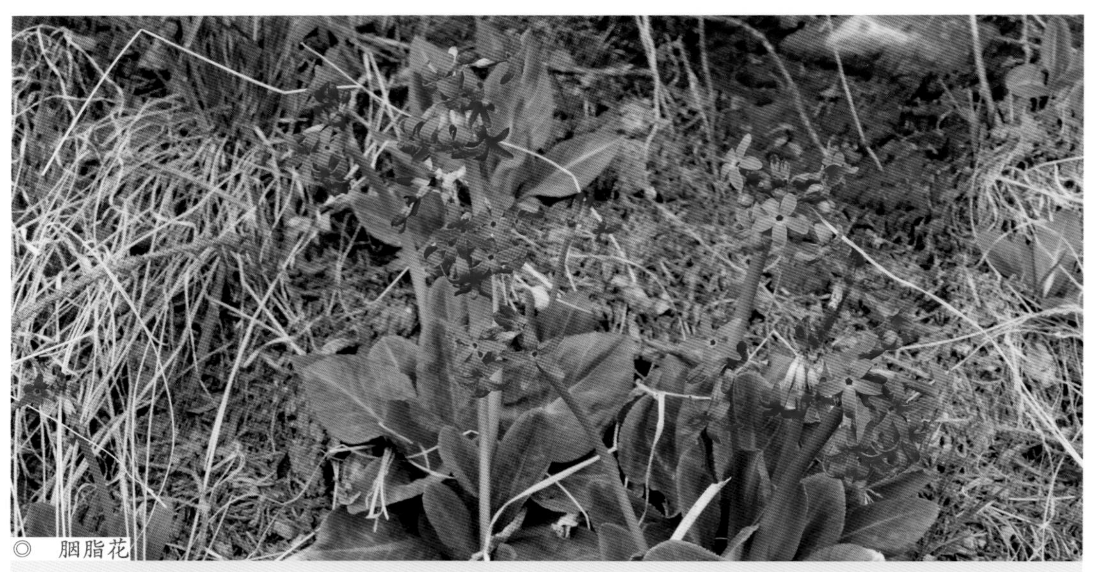
◎ 胭脂花

来源　本品为报春花科植物胭脂花 *Primula maximowiczii* Regel 的全草。

车前科——PLANTAGINACEAE

一年生、二年生或多年生草本，稀为小灌木，陆生、沼生，稀为水生。根为直根系或须根系。茎通常变态成紧缩的根茎，根茎通常直立，稀斜伸，少数具直立和节间明显的地上茎。叶螺旋状互生，通常排成莲座状，或于地上茎上互生、对生或轮生；单叶，全缘或具齿，稀羽状或掌状分裂，弧形脉3~11条，少数仅有1中脉；叶柄基部常扩大成鞘状；无托叶。穗状花序狭圆柱状、圆柱状至头状，偶尔简化为单花，稀为总状花序；花序梗通常细长，出自叶腋；每花具一苞片。花小，两性，稀杂性或单性，雌雄同株或异株，风媒，少数为虫媒，或闭花受粉。花萼4裂，前对萼片与后对萼片常不相等，裂片分生或后对合生，宿存。花冠干膜质，白色、淡黄色或淡褐色，高脚碟状或筒状，筒部合生，檐部（3~）4裂，辐射对称，裂片覆瓦状排列，开展或直立，多数于花后反折，宿存。雄蕊4，稀1或2，相等或近相等，无毛；花丝贴生于冠筒内面，与裂片互生，丝状，外伸或内藏；花药背着，丁字药，先端骤缩成1个三角形至钻形的小突起，2药室平行，纵裂，顶端不会合，基部多少心形；花粉粒球形，表面具网状纹饰，萌发孔4~15个。花盘不存在。雌蕊由背腹向2心皮合生而成；子房上位，2室，中轴胎座，稀为1室基底胎座；胚珠1~40余个，横生至倒生；花柱1，丝状，被毛。果通常为周裂的蒴果，果皮膜质，无毛，内含1~40余个种子，稀为含1种子的骨质坚果。种子盾状着生，卵形、椭圆形、长圆形或纺锤形，腹面隆起、平坦或内凹成船形，无毛；胚直伸，稀弯曲，肉质胚乳位于中央。

车前属 *Plantago*

车前子

别名 车前实、虾蟆衣子、猪耳朵穗子、凤眼前仁、平车前

【生长环境】生于草地、河滩、沟边、草甸、田间及路旁，海拔 5 ~ 4500 m。

【植物形态】一年生或二年生草本。直根长，具多数侧根，多为肉质。根茎短。叶基生呈莲座状，平卧、斜展或直立；叶片纸质，椭圆形、椭圆状披针形或卵状披针形，长 3 ~ 12 cm，宽 1 ~ 3.5 cm，先端急尖或微钝，边缘具浅波状钝齿、不规则锯齿或牙齿，基部宽楔形至狭楔形，下延至叶柄，脉 5 ~ 7 条，上面略凹陷，于背面明显隆起，两面疏生白色短柔毛；叶柄长 2 ~ 6 cm,基部扩大成鞘状。花序 3 ~ 10 余个；花序梗长 5 ~ 18 cm，有纵条纹，疏生白色短柔毛；穗状花序细圆柱状，上部密集，基部常间断，长 6 ~ 12 cm；苞片三角状卵形，长 2 ~ 3.5 mm，内凹，无毛，龙骨突宽厚，宽于两侧片，不延至或延至顶端。花萼长 2 ~ 2.5 mm，无毛，龙骨突宽厚，不延至顶端，前对萼片狭倒卵状椭圆形至宽椭圆形，后对萼片倒卵状椭圆形至宽椭圆形。花冠白色，无毛，冠筒等长或略长于萼片，裂片极小，椭圆形或卵形，长 0.5 ~ 1 mm，于花后反折。雄蕊着生于冠筒内面近顶端，同花柱明显外伸，花药卵状椭圆形或宽椭圆形，长 0.6 ~ 1.1 mm，先端具宽三角状小突起，新鲜时白色或绿白色，干后变淡褐色。胚珠 5。蒴果卵状椭圆形至圆锥状卵形，长 4 ~ 5 mm，于基部上方周裂。种子 4 ~ 5,椭圆形,腹面平坦，长 1.2 ~ 1.8 mm，黄褐色至黑色；子叶背腹向排列。花期 5 ~ 7 月，果期 7 ~ 9 月。

【性味归经】甘，微寒。归肝、肾、肺、小肠经。

【功能主治】清热利尿，渗湿通淋，明目，祛痰。用于水肿胀满、热淋涩痛、暑湿泄泻、目赤肿痛、痰热咳嗽。

【用法用量】内服：9 ~ 15 g，入煎剂宜包煎。

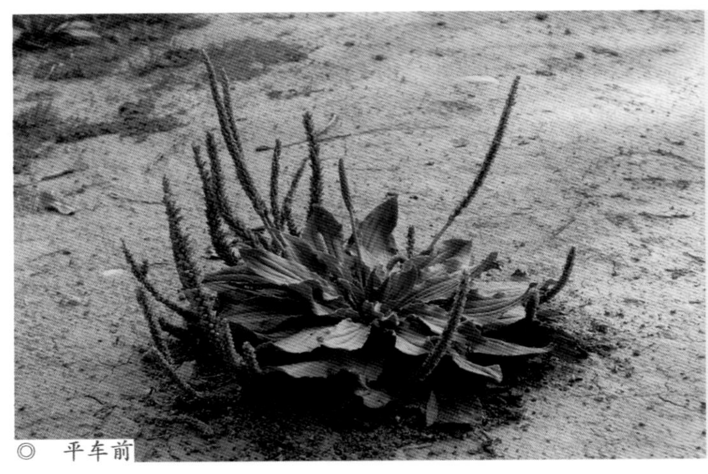

◎ 平车前

来源 本品为车前科植物平车前 *Plantago asiatica* 的干燥成熟种子。

柽柳科——TAMARICACEAE

灌木、半灌木或乔木。叶小，多呈鳞片状，互生，无托叶，通常无叶柄，多具泌盐腺体。花通常集成总状花序或圆锥花序，稀单生，通常两性，整齐；花萼 4～5 深裂，宿存；花瓣 4～5，分离，花后脱落或有时宿存；下位花盘常肥厚，蜜腺状；雄蕊 4、5 或多数，常分离，着生在花盘上，稀基部结合成束，或连合到中部成筒，花药 2 室，纵裂；雌蕊 1，由 2～5 心皮构成，子房上位，1 室，侧膜胎座，稀具隔，或基底胎座；胚珠多数，稀少数，花柱短，通常 3～5，分离，有时结合。蒴果圆锥形，室背开裂。种子多数，全面被毛或在顶端具芒柱，芒柱从基部或从一半开始被柔毛；有或无内胚乳，胚直生。

水柏枝属 Myricaria

翁波

别名　河柏、水怪柳、西河柳、柽柳、山川柳、温木卜、水柏枝、臭红柳

【生长环境】生于河谷砂砾质河滩，湖边砂地以及山前冲积扇砂砾质戈壁上，海拔 1100 ~ 3300 m。

【植物形态】灌木，高 0.5 ~ 3 m，多分枝；老枝灰褐色或紫褐色，多年生枝红棕色或黄绿色，有光泽和条纹。叶密生于当年生绿色小枝上，卵形、卵状披针形、线状披针形或狭长圆形，长 2 ~ 4（7）mm，宽 0.5 ~ 2 mm，先端钝或锐尖，基部略扩展或不扩展，常具狭膜质的边。总状花序顶生于当年生枝条上，密集呈穗状；苞片通常宽卵形或椭圆形，有时呈菱形，长 7 ~ 8 mm，宽 4 ~ 5 mm，先端渐尖，边缘为膜质，后膜质边缘脱落，露出中脉而呈凸尖头或尾状长尖，伸展或向外反卷，基部狭缩，具宽膜质的啮齿状边缘，中脉粗厚；易脱落，基部残留于花序轴上，常呈龙骨状脊；花梗长约 1 mm；萼片披针

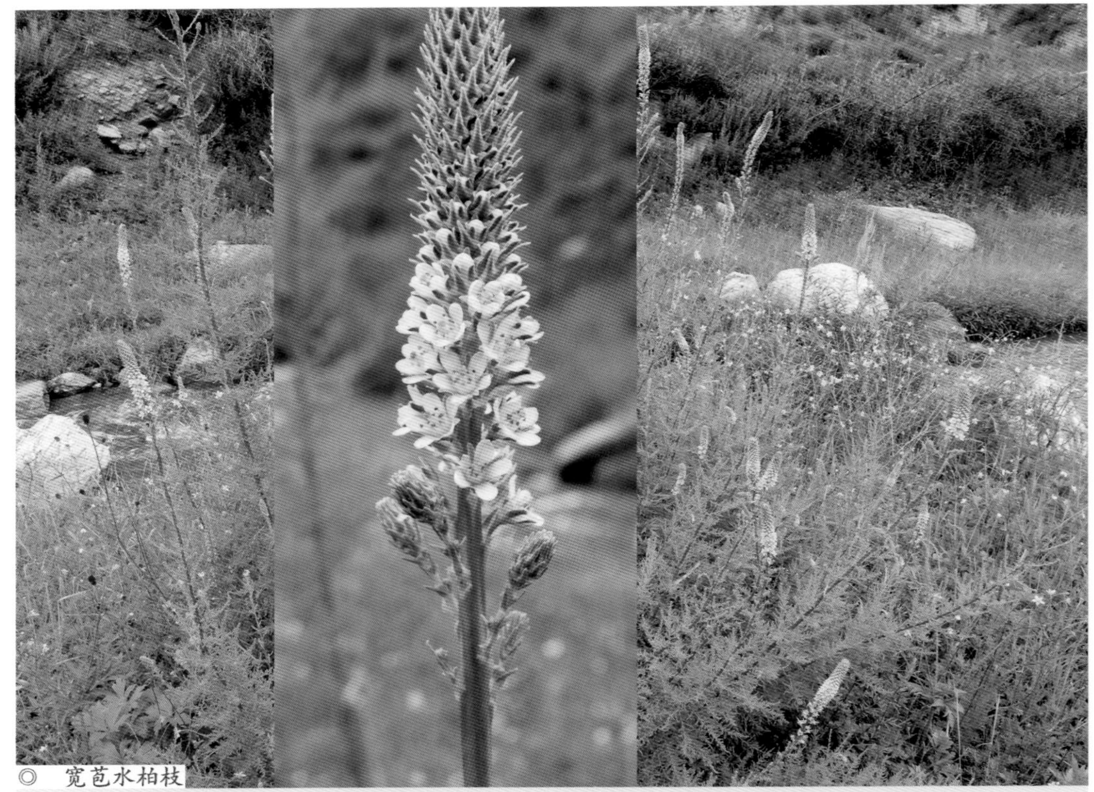

◎　宽苞水柏枝

来源　本品为柽柳科植物宽苞水柏枝 *Myricaria bracteata* Royle 的嫩枝。春、夏两季采收，剪取幼嫩枝条，阴干或晒干。

形、长圆形或狭椭圆形，长约 4 mm，宽 1 ~ 2 mm，先端钝或锐尖，常内弯，具宽膜质边；花瓣倒卵形或倒卵状长圆形，长 5 ~ 6 mm，宽 2 ~ 2.5 mm，先端圆钝，常内曲，基部狭缩，具脉纹，粉红色、淡红色或淡紫色，果时宿存；雄蕊略短于花瓣，花丝 1/2 或 2/3 部分合生；子房圆锥形，长 4 ~ 6 mm，柱头头状。蒴果狭圆锥形，长 8 ~ 10 mm。种子狭长圆形或狭倒卵形，长 1 ~ 1.5 mm，顶端芒柱一半以上被白色长柔毛。花期 6 ~ 7 月，果期 8 ~ 9 月。

【性味】甘，温。

【功能主治】升阳发散，解毒透疹，祛风止痒。主治麻疹不透、高热、咳嗽、腮腺炎、风湿性关节炎、风疹瘙痒、癣证、血热酒毒。

【用法用量】内服：煎汤，3 ~ 9 g。外用：适量，煎服。

柽 柳 属 *Tamarix*

柽柳

别名　柽、河柳、殷柽、雨师、人柳、赤柽木、三春柳、春柳、三眠柳、长寿仙人柳、观音柳、垂丝柳、雨丝、蜀柳、西河柳、赤树柳、山柽柳

【生长环境】喜生于河流冲积平原，海滨、滩头、潮湿盐碱地和沙荒地。

【植物形态】乔木或者是灌木，高 3 ~ 6（8）m；老枝直立，暗褐红色，光亮，幼枝稠密细弱，常开展而下垂，红紫色或暗紫红色，有光泽；嫩枝繁密纤细，悬垂。叶鲜绿色，从去年生木质化生长枝上生出的绿色营养枝上的叶长圆状披针形或长卵形，长 1.5 ~ 1.8 mm，稍开展，先端尖，基部背面有龙骨状隆起，常呈薄膜质；上部绿色营养枝上的叶呈钻形或卵状披针形，半贴生，先端渐尖而内弯，基部变窄，长 1 ~ 3 mm，背面有龙骨状突起。每年开花两三次。春季开花：总状花序侧生在去年生木质化的小枝上，长 3 ~ 6 cm，宽 5 ~ 7 mm，花大而少，较稀疏而纤弱点垂，小枝亦下倾；有短总花梗，或近无梗，梗生有少数苞叶或无；苞片线状长圆形，或长圆形，渐尖，与花梗等长或稍长；花梗纤细，较萼短；花 5 出；萼片 5，狭长卵形，具短尖头，略全缘，外面 2 片，背面具隆脊，长 0.75 ~ 1.25 mm，较花瓣略短；花瓣 5，粉红色，通常卵状椭圆形或椭圆状倒卵形，稀倒卵形，长约 2 mm，较花萼微长，果时宿存；花盘 5 裂，裂片先端圆或微凹，紫红色，肉质；雄蕊 5，长于或略长于花瓣，花丝着生在花盘裂片间，自其下方近边缘

处生出；子房圆锥状瓶形，花柱 3，呈棍棒状，长约为子房之半。蒴果圆锥形。夏、秋季开花；总状花序长 3.5 cm，较春生者细，生于当年生幼枝顶端，组成顶生大圆锥花序，疏松而通常下弯；花 5 出，较春季者略小，密生；苞片绿色，草质，较春季花的苞片狭细，较花梗长，线形至线状锥形或狭三角形，渐尖，向下变狭，基部背面有隆起，全缘；花萼三角状卵形；花瓣粉红色，直而略外斜，远比花萼长；花盘 5 裂，或每 1 裂片再 2 裂成 10 裂片状；雄蕊 5，长等于花瓣或为其 2 倍，花药钝，花丝着生在花盘主裂片间，自其边缘和略下方生出；花柱棍棒状，其长等于子房的 2/5 ~ 3/4。花期 4 ~ 9 月。

【性味归经】甘、辛，平。归肺、胃、心经。

【功能主治】疏风，解表，透疹，解毒。主治风热感冒、麻疹初起、疹出不透、风湿痹痛、皮肤瘙痒。

【用法用量】内服：煎汤，10 ~ 15 g；或入散剂。外用：适量，煎汤擦洗。

【注意】麻疹已透及体虚多汗者禁服。

柽柳花

【来源】为柽柳科植物柽柳 *Tamarix chinensis* 的花。

【性味】辛、苦，温，有毒。

【功能主治】治中风，又清热毒、发麻疹。

【用法用量】内服：煎汤，5 ~ 15 g。

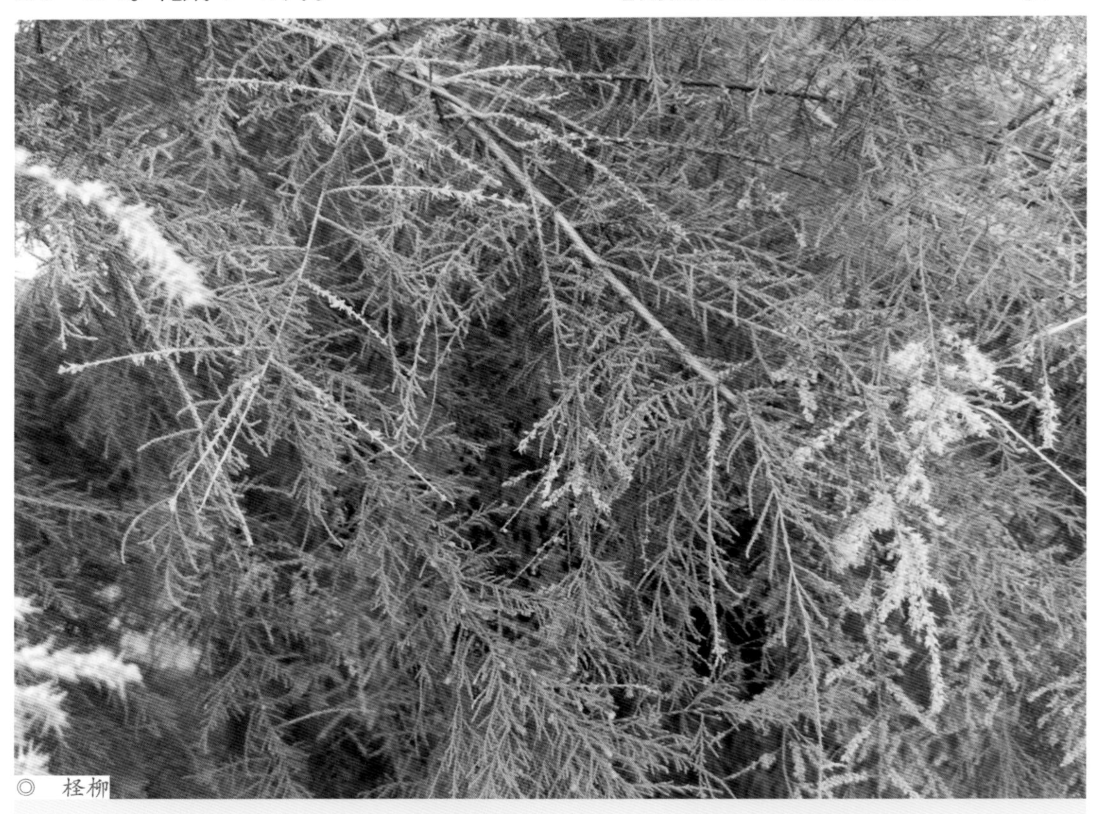

◎ 柽柳

来源 本品为柽柳科植物柽柳 *Tamarix chinensis* 的细嫩枝叶。4 ~ 5 月花未开时，折取细嫩枝叶，阴干。

川续断科——DIPSACACEAE

一年生、二年生或多年生草本植物，有时呈亚灌木状，稀为灌木；茎光滑、被长柔毛或有刺，少数具腺毛。叶通常对生，有时轮生，基部相连；无托叶；单叶全缘或有锯齿、浅裂至深裂，很少成羽状复叶。花序为1密集具总苞的头状花序或为间断的穗状轮伞花序，有时成疏松聚伞圆锥花序；花生于伸长或球形花托上，花托具鳞片状小苞片或毛；两性，两侧对称，同形，或边缘花与中央花异形，每花外围以由两个小苞片结合形成的小总苞副萼，小总苞萼管状，具沟孔或棱脊，有时成囊状，包于花外，檐部具膜质的冠、刚毛或齿，极少具2层小总苞；花萼整齐，杯状或不整齐筒状，上口斜裂，边缘有刺或全裂成具5~20条针刺状或羽毛状刚毛，成放射状；花冠合生成漏斗状，4~5裂，裂片稍不等大或呈二唇形，上唇2裂片较下唇3裂片为短，在芽中成覆瓦状排列；雄蕊4枚，有时因退化而成2枚，着生在花冠管上，和花冠裂片互生，花药2室，纵裂；子房下位，2心皮合生，1室，包于宿存的小总苞内，花柱线形，柱头单一或2裂，胚珠1枚，倒生，悬垂于室顶。瘦果包于小总苞内，顶端常冠以宿存的萼裂；种子下垂，种皮膜质，具少量肉质胚乳，胚直伸，子叶细长或呈卵形。

蓝盆花属 *Scabiosa*

华北蓝盆花

别名　山萝卜

【生长环境】生于海拔 300 ~ 1500 m 山坡草地或荒坡上。

【植物形态】多年生草本，高 30 ~ 60 cm，茎自基部分枝，具白色卷伏毛。根粗壮，木质，长 5 ~ 15 cm，粗可达 2 cm，表面棕褐色，里面黄色。基生叶簇生，连叶柄长 10 ~ 15 cm；叶片卵状披针形或窄卵形至椭圆形，先端急尖或钝，有疏钝锯齿或浅裂片，偶成深裂，长 2.5 ~ 7 cm，宽 1.5 ~ 2 cm，基部楔形，两面疏生白色柔毛，下面较密，老时近光滑；叶柄长 4 ~ 10 cm，较叶片为长；茎生叶对生，羽状深裂至全裂，侧裂片披针形，长 1.5 ~ 2.5 cm，宽 3 ~ 4 mm，有时具小裂片，顶裂片卵状披针形或宽披针形，长 5 ~ 6 cm，宽 0.5 ~ 1 cm，先端急尖，叶柄短或向上渐无柄；近上部叶羽状全裂，裂片条状披针形，宽 1.5 ~ 2 mm，下面疏生柔毛。总花梗长 15 ~ 30 cm，上面具浅纵沟，密生白色卷曲伏柔毛，近花序处最密；头状花序在茎上部成三出聚伞状，花时扁球形，直径 2.5 ~ 4 cm（连边

来源　本品为川续断科华北蓝盆花（原变种）*Scabiosa comosa* 的花。夏季时采收，晒干。

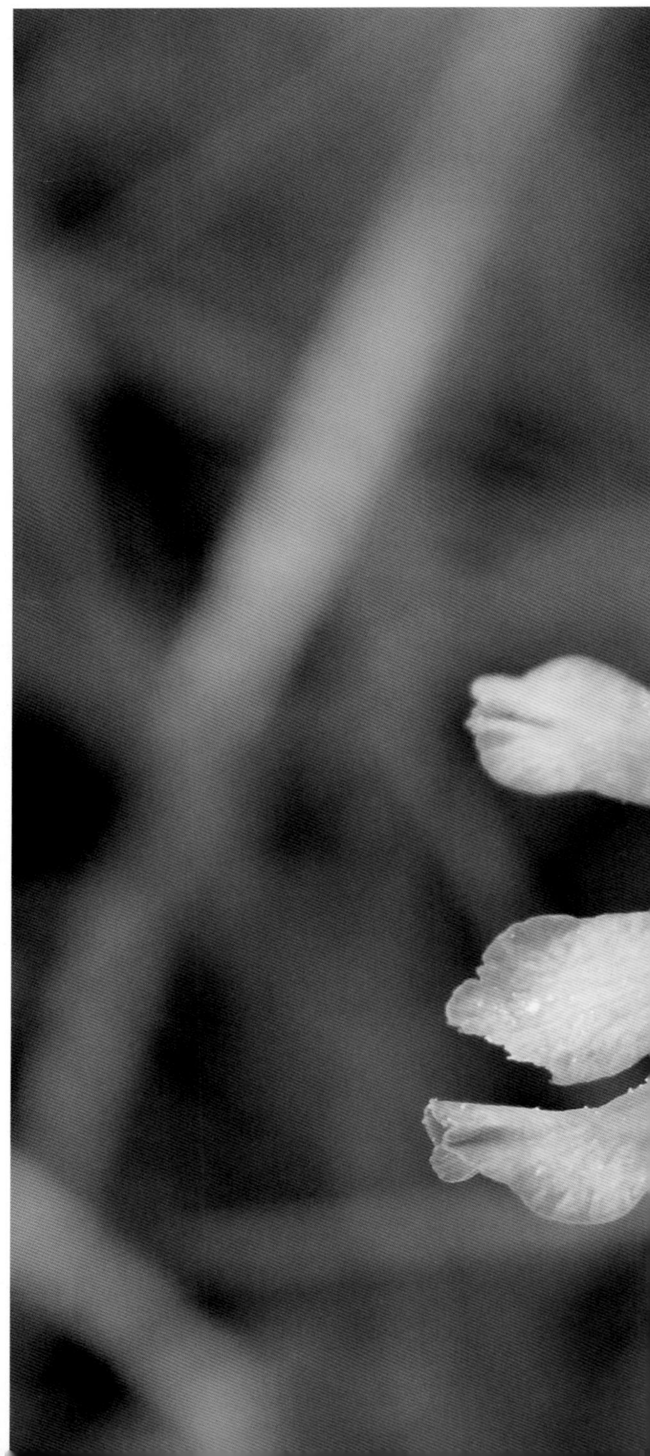

缘辐射花）；总苞苞片 10 ~ 14 片，披针形，长 5 ~ 10 mm，宽 1 ~ 1.5 mm，具 3 脉，先端渐尖，基部宽，外面及边缘密生短柔毛；花托苞片披针形，长 3.5 mm，具不明显的 3 脉，被短柔毛；小总苞果时方柱状，具 8 条肋，肋上生白色长柔毛，长 2.5 ~ 3 mm（不连冠部），顶端具 8 窝孔，膜质冠直伸，白色或紫色，边缘牙齿状，长约 1.2 mm，具 16 ~ 19 条棕褐色脉，脉上疏生短柔毛；萼 5 裂，刚

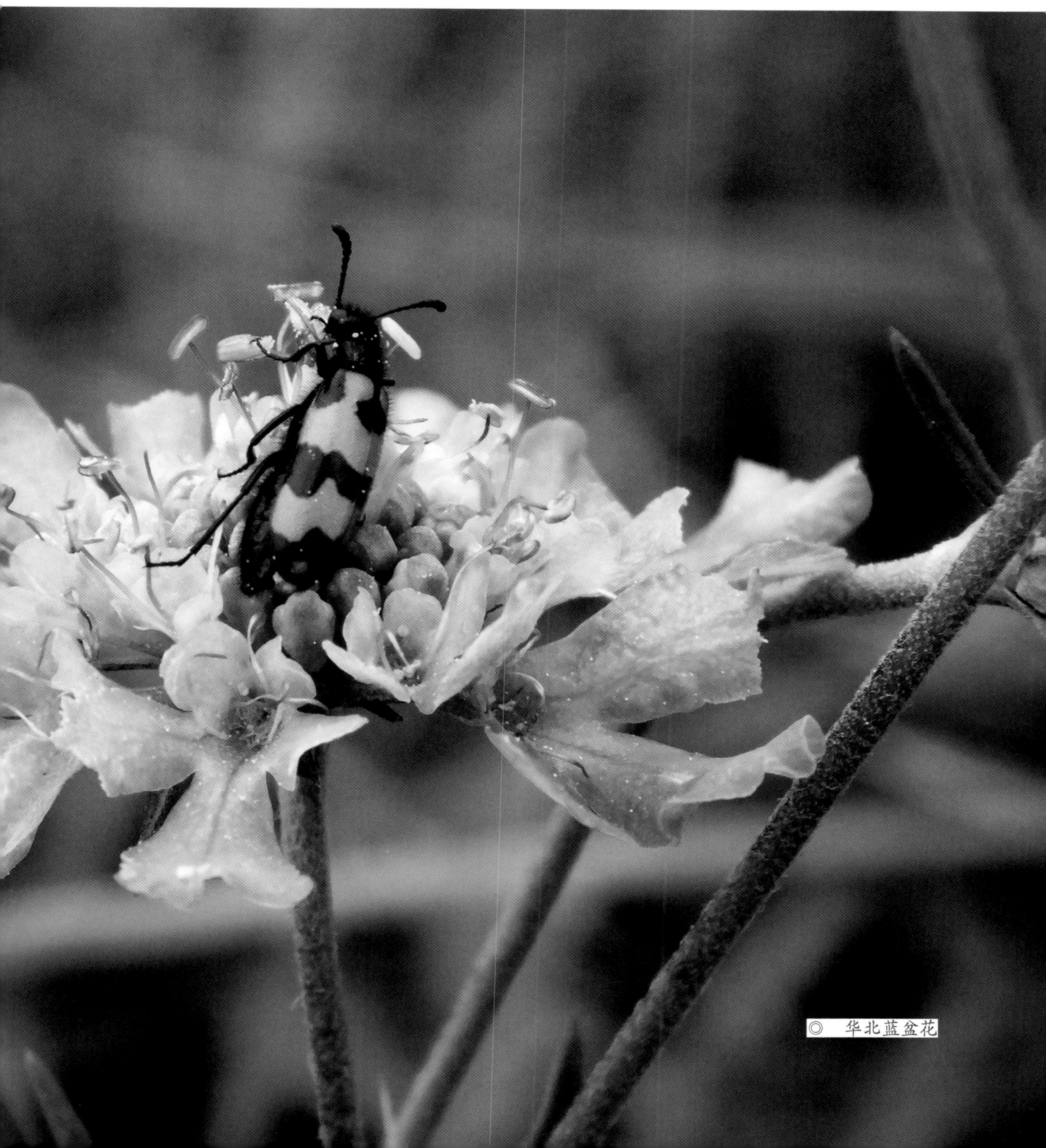

◎ 华北蓝盆花

毛状，果时长 2 ~ 2.5 cm，基部五角星状，棕褐色，上面疏生白色短柔毛；边花花冠二唇形，蓝紫色，筒部长 6 ~ 7 mm，外面密生白色短柔毛，裂片 5，不等大，上唇 2 裂片较短，长 3 ~ 4 mm，下唇 3 裂，中裂片最长达 1 cm，倒卵状长圆形，侧裂片长约 5 mm；中央花筒状，筒部长约 2 mm，裂片 5，近等长，长约 1 mm；雄蕊 4，花开时伸出花冠筒外，花药长圆形，紫色，长 2 mm；花柱细长，伸出花外，柱头头状，下位子房包藏在小总苞内。瘦果椭圆形，长约 2 mm。头花在结果时径约 1 cm，卵形或卵状椭圆形，果脱落时花托呈长圆棒状，长约 1.3 cm。花期 7 ~ 8 月，果期 8 ~ 9 月。

【性味】甘、微苦，凉。

【功能主治】清热泻火。用于肺热、肝热、咽喉热。

【用法用量】内服：6 ~ 9 g。

川续断属 *Dipsacus*

日本续断

【生长环境】生于山坡、路旁和草坡。

【植物形态】多年生草本，高 1 m 以上；主根长圆锥状，黄褐色。茎中空，向上分枝，具 4 ~ 6 棱，棱上具钩刺。基生叶具长柄，叶片长椭圆形，分裂或不裂；茎生叶对生，叶片椭圆状卵形至长椭圆形，先端渐尖，基部楔形，长 8 ~ 20 cm，宽 3 ~ 8 cm，常为 3 ~ 5 裂，顶端裂片最大，两侧裂片较小，裂片基部下延成窄翅，边缘具粗齿或近全缘，有时全为单叶对生，正面被白色短毛，叶柄和叶背脉上均具疏的钩刺和刺毛。头状花序顶生，圆球形，直径 1.5 ~ 3.2 cm；总苞片线形，具白色刺毛；小苞片倒卵形，开花期长达 9 ~ 11 mm，顶端喙尖长 5 ~ 7 mm，两侧具长刺毛；花萼盘状，4 裂，被白色柔毛；花冠管长 5 ~ 8 mm，基部细管明显，长 3 ~ 4 mm，4 裂，裂片不相等，外被白色柔毛；雄蕊 4，着生在花冠管上，稍伸出花冠外；子房下位，包于囊状小总苞内，小总苞具 4 棱，长 5 ~ 6 mm，被白色短毛，顶端具 8 齿。瘦果长圆楔形。花期 8 ~ 9 月，果期 9 ~ 11 月。本种根不能入药。

来源　本品为川续断科日本续断 *Dipsacus japonicus* Miq.

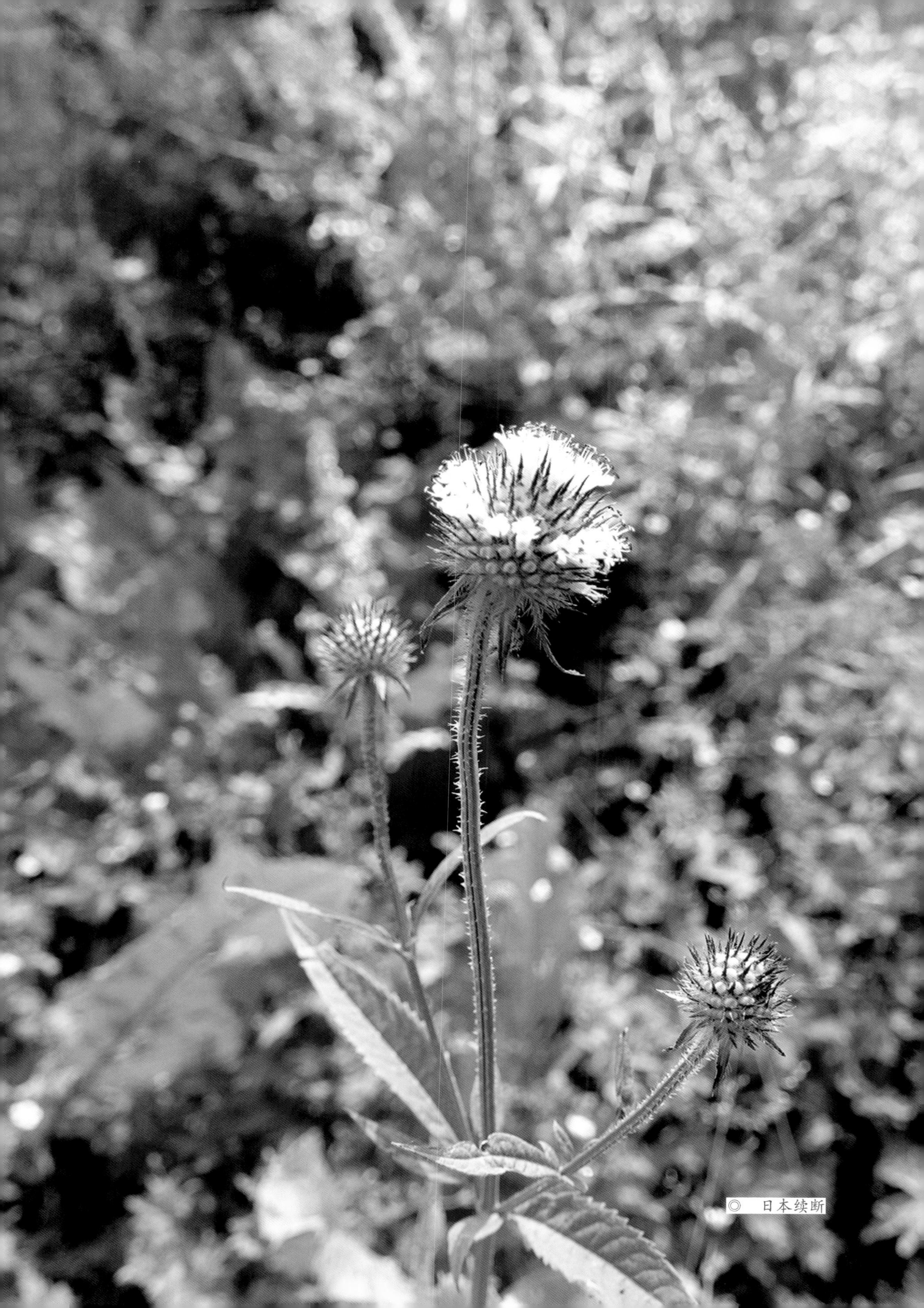
◎ 日本续断

唇形科——LAMIACEAE

一年生至多年生草本，半灌木或灌木，极稀乔木或藤本，常具含芳香油的表皮，有柄或无柄的腺体，及各种各样的单毛、具节毛，甚至于星状毛和树枝状毛，常具有四棱及沟槽的茎和对生或轮生的枝条。根纤维状，稀增厚成纺锤形，极稀具小块根。偶有新枝形成具多少退化叶的气生走茎或地下匍匐茎，后者往往具肥短节间及无色叶片。叶为单叶，全缘至具有各种锯齿，浅裂至深裂，稀为复叶，对生（常交互对生），稀 3~8 枚轮生，极稀部分互生。花很少单生。花序聚伞式，通常由两个小的 3 至多花的二歧聚伞花序在节上形成明显轮状的轮伞花序（假轮）；或多分枝而过渡到成为 1 对单歧聚伞花序，稀仅为 1~3 枚花的小聚伞花序，后者形成每节双花的现象。由于主轴完全退化而形成密集的无柄花序，或主轴及侧枝均或多或少发达，苞叶退化成苞片状，而由数个至许多轮伞花序聚合成顶生或腋生的总状、穗状、圆锥状、稀头状的复合花序，稀由于花向主轴一面聚集而成背腹状（开向一面），极稀每苞叶承托 1 花，由于花亦互生而形成真正的总状花序。

筋骨草属 *Ajuga*

白苞筋骨草(原变种)

别名　甜格缩缩草

【生长环境】生于河滩沙地、高山草地或陡坡石缝中，海拔通常在 1900 ~ 3200 m，少有在 1300 m 以下或 3500 m 以上。

【植物形态】多年生草本，具地下走茎。茎粗壮，直立，高 18 ~ 25 cm，四棱形，具槽，沿棱及节上被白色具节长柔毛。叶柄具狭翅，基部抱茎，边缘具缘毛；叶片纸质，披针状长圆形，长 5 ~ 11 cm，宽 1.8 ~ 3 cm，先端钝或稍圆，基部楔形，下延，边缘疏生波状圆齿或几全缘，具缘毛，上面无毛或被极少的疏柔毛，下面仅叶脉被长柔毛或仅近顶端有星散疏柔毛。穗状聚伞花序由

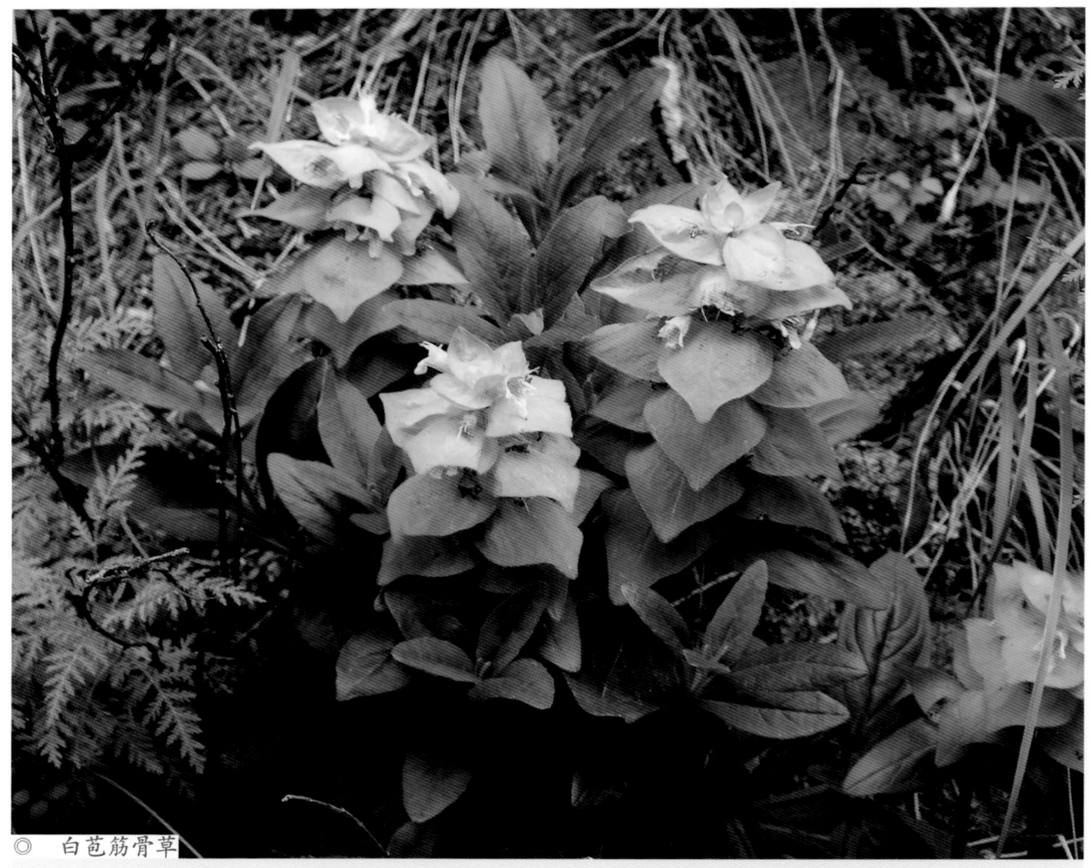

◎　白苞筋骨草

来源　本品为唇形科白苞筋骨草 *Ajuga lupulina* Maxim.，以全草入药。夏、秋季时采收晒干。

多数轮伞花序组成；苞叶大，向上渐小，白黄、白或绿紫色，卵形或阔卵形，长3.5～5 cm，宽1.8～2.7 cm，先端渐尖，基部圆形，抱轴，全缘，上面被长柔毛，下面仅叶脉或有时仅顶端被疏柔毛；花梗短，被长柔毛。花萼钟状或略呈漏斗状，长7～9 mm，基部前方略膨大，具10脉，其中5脉不甚明显，萼齿5，狭三角形，长为花萼之半或较长，整齐，先端渐尖，边缘具缘毛。花冠白、白绿或白黄色，具紫色斑纹，狭漏斗状，长1.8～2.5 cm，外面被疏长柔毛，冠筒基部前方略膨大，内面具毛环，从前方向下弯，冠檐二唇形，上唇小，直立，2裂，裂片近圆形，下唇延伸，3裂，中裂片狭扇形，长约6.5 mm，顶端微缺，侧裂片长圆形，长约3 mm。雄蕊4，2强，着生于冠筒中部，伸出，花丝细，挺直，被长柔毛或疏柔毛，花药肾形，1室。花柱无毛，伸出，较雄蕊略短，先端2浅裂，裂片细尖。花盘杯状，裂片近相等，不明显，前方微膨大。子房4裂，被长柔毛。小坚果倒卵状或倒卵长圆状三棱形，背部具网状皱纹，腹部中间微微隆起，具一大果脐，而果脐几达腹面之半。花期7～9月，果期8～10月。

【性味】苦，寒。

【功能主治】解热消炎，活血消肿。主治痨伤咳嗽、吐血气痛、跌损瘀凝、面神经麻痹、梅毒、炭疽。

【用法用量】内服：煎汤，10～20 g。

水棘针属 *Amethystea*

水棘针

别名　土荆芥、细叶山紫苏、山油子

【生长环境】生于田边旷野、河岸沙地、开阔路边及溪旁，海拔200～3400 m。

【植物形态】一年生草本，基部有时木质化，高0.3～1 m，呈金字塔形分枝。茎四棱形，紫色，灰紫黑色或紫绿色，被疏柔毛或微柔毛，以节上较多。叶柄长0.7～2 cm，紫色或紫绿色，有沟，具狭翅，被疏长硬毛；叶片纸质或近膜质，三角形或近卵形，3深裂，稀不裂或5裂，裂片披针形，边缘具粗锯齿或重锯齿，中间的裂片长2.5～4.7 cm，宽0.8～1.5 cm，无柄，两侧的裂片长2～3.5 cm，宽0.7～1.2 cm，无柄或几无柄，基部不对称，下延，叶片上面绿色或紫绿色，被疏微柔毛或几无毛，下面略淡，无毛，中肋隆起，明显。花序为由松散具长梗的聚伞花序所组成的圆锥花序；苞叶与茎叶同形，变小；小苞片微小，线形，长约1 mm，具缘毛；花梗短，长1～2.5 mm，与总梗被疏腺毛。花萼钟形，长约2 mm，外面被乳头状突起及腺毛，内而无毛，具10脉，其中5肋明显隆起，中间脉不明显，萼齿5，近整齐，三角形，渐尖，长约1 mm或略短，边缘具缘毛；果时花萼增大。花冠蓝色或紫蓝色，冠筒内藏或略长于花萼，外面无毛，冠檐二唇形，外面被腺毛，上唇 2 裂，长圆状卵形或卵形，下唇略大，3 裂，中裂片近圆形，侧裂片与上唇裂片近圆形。雄蕊 4，前对能育，着生于下唇基部，花芽时内卷，花时向后伸长，自上唇裂片间伸出，花丝细弱，无毛，伸出雄蕊约 1/2，花药 2 室，室叉开，纵裂，成熟后贯通为 1 室，后对为退化雄蕊，着生于上唇基部，线形或几无。花柱细弱，略超出雄蕊，先端不相等 2 浅裂，前裂片细尖，后裂片短或不明显。花盘环状，具相等浅裂片。小坚果倒卵状三棱形，背面具网状皱纹，腹面具棱，两侧平滑，合生面大，高达果长 1/2 以上。花期 8～9 月，果期 9～10 月。

【性味归经】辛，平。归肺经。

【功能主治】疏风解表，宣肺平喘。主治感冒、咳嗽气喘。

【用法用量】内服：煎汤，3～9 g。

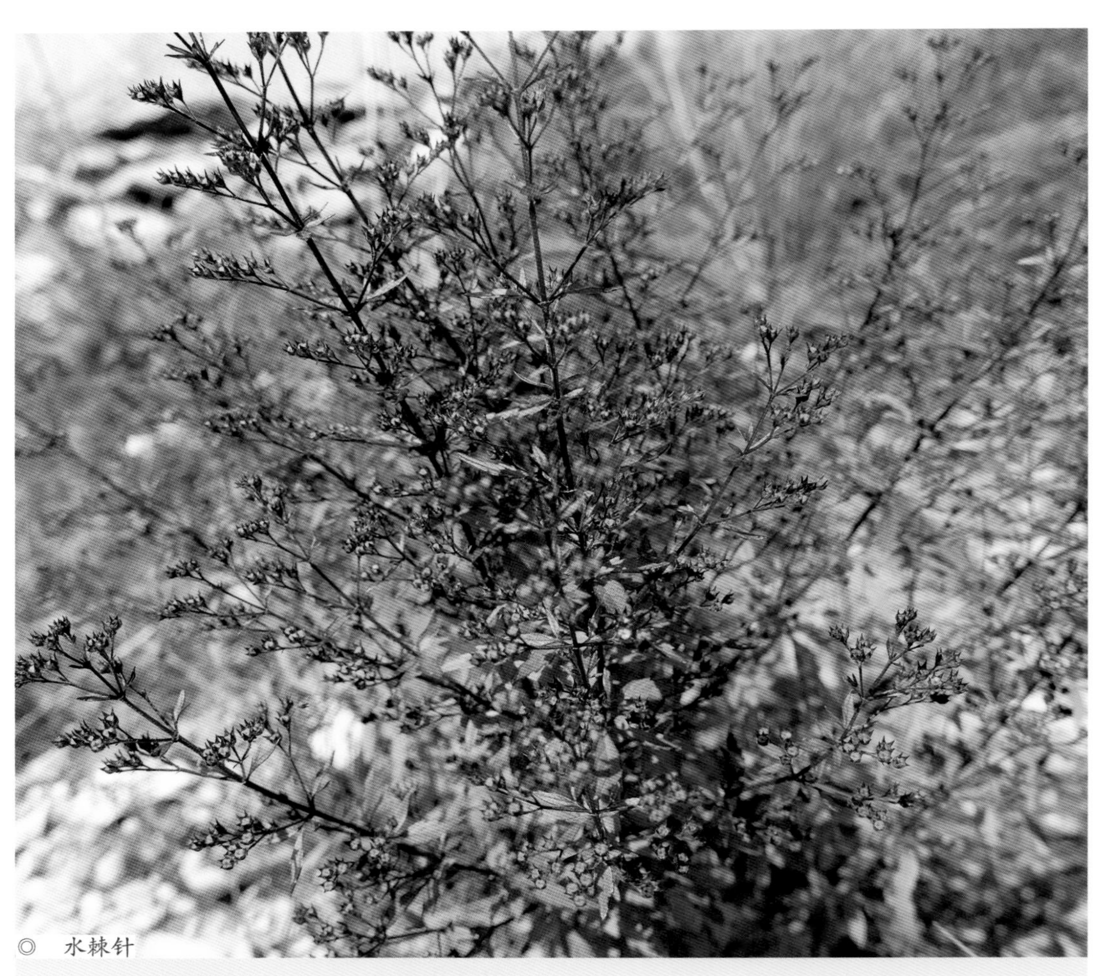

◎ 水棘针

来源 本品为唇形科植物水棘针 *Amethystea caerulea* L. 的全草。夏季采收，切段，晒干。

青 兰 属 *Dracocephalum*

香青兰

别名 青兰、摩眼子、枝子花、山薄荷、炒面花、山香

【生长环境】生于干燥山地、山谷、河滩多石处，海拔 220 ~ 1600 m。

【植物形态】一年生草本，高（6）22 ~ 40 cm；直根圆柱形，茎 2 ~ 4.5 mm。茎数个，直立或渐升，常在中部以下具分枝，不明显四棱形，被倒向的小毛，常带紫色。基生叶卵圆状三角形，先端圆钝，基部心形，具疏圆齿，具长柄，很快枯萎；下部茎生叶与基生叶近似，具与叶片等长之柄，中部以上者具短柄，柄为叶片之 1/4 ~ 1/2 以下，叶片披针形至线状披针形，先端钝，基部圆形或宽楔形，长 1.4 ~ 4 cm，宽 0.4 ~ 1.2 cm，两面只在脉上疏被小毛及黄色小腺点，边缘通常具不规则至规则

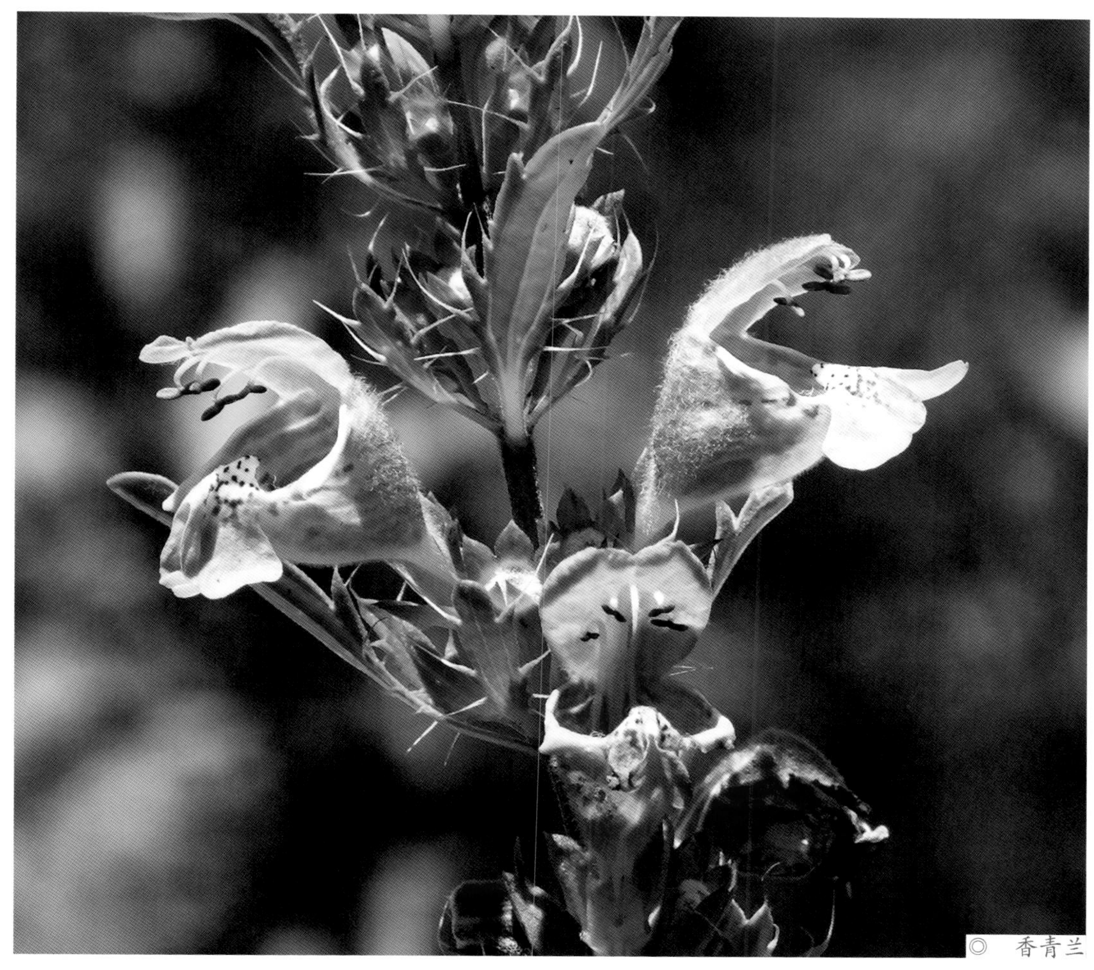

◎ 香青兰

的三角形牙齿或疏锯齿，有时基部的牙齿呈小裂片状，分裂较深，常具长刺。轮伞花序生于茎或分枝上部 5 ~ 12 节处，占长度 3 ~ 11 cm，疏松，通常具 4 花；花梗长 3 ~ 5 mm，花后平折；苞片长圆形，稍长或短于萼，疏被贴伏的小毛，每侧具 2 ~ 3 小齿，齿具长 2.5 ~ 3.5 mm 的长刺。花萼长 8 ~ 10 mm，被金黄色腺点及短毛，下部较密，脉常带紫色，2 裂近中部，上唇 3 浅裂至本身 1/4 ~ 1/3 处，3 齿近等大，三角状卵形，先端锐尖，下唇 2 裂近本身基部，裂片披针形。花冠淡蓝紫色，长 1.5 ~ 2.5（3）cm，喉部以上宽展，外面被白色短柔毛，冠檐二唇形，上唇短舟形，长约为冠筒的 1/4，先端微凹，下唇 3 裂，中裂片扁，2 裂，具深紫色斑点，有短柄，柄上有 2 突起，侧裂片平截。雄蕊微伸出，花丝无毛，先端尖细，药平叉开。花柱无毛，先端 2 等裂。小坚果长约 2.5 mm，长圆形，顶平截，光滑。

【性味归经】辛、苦，凉。归肺、肝经。

【功能主治】清肺解表，凉肝止血。用于感冒、头痛、喉痛、气管炎、哮喘、黄疸、吐血、衄血、痢疾、心脏病、神经衰弱、狂犬咬伤。

【用法用量】内服：5 ~ 15 g。

来源　本品为唇形科植物香青兰 *Dracocephalum moldavica* L. 的干燥地上部分。夏季盛花期采割，除去杂质，晒干。

岩青兰

别名　毛尖、毛尖茶

【生长环境】生于海拔 650 ~ 2400 m（青海达 2650 ~ 3100 m）的高山草原、草坡或疏林下阳处。

【植物形态】根茎直，直径约 10 mm，生出多数茎。茎不分枝，渐升，长 15 ~ 42 cm，四棱形，疏被倒向的短柔毛，常带紫色。基出叶多数，花后仍多数存在，具长柄，柄长 3 ~ 14 cm，被不密的伸展白色长柔毛，叶片三角状卵形，先端钝，基部常为深心形，或为浅心形，长 1.4 ~ 5.5 cm，宽 1.2 ~ 4.5 cm，边缘具圆锯齿，两面疏被柔毛；茎中部叶具明显的叶柄，叶柄通常长过叶片，有时较叶片稍短，长 2 ~ 6 cm，叶片似基出叶，长 2.2 ~ 3.5 cm；花序处之叶变小，具鞘状短柄，柄长 4 ~ 8 mm，或几无柄。轮伞花序密集，通常呈头状，稀疏离而长达 9 cm，呈穗状，此时茎的节数常增加，腋多具花轮甚至个别的有分枝花序；花具短梗；苞片大者倒卵形，长达 1.6 cm，疏被短柔毛及睫毛，每侧具 4 ~ 6 带长 1 ~ 2 mm 刺的小齿，小者倒披针形，长 7 ~ 10 mm，每侧有 2 ~ 3 带刺小齿。花萼长 2 ~ 2.4 cm，常带紫色，被短柔毛及睫毛，2 裂至 2/5 处，上唇 3 裂至本身基部，中齿倒卵状椭圆形，先端锐短渐尖，宽为侧齿的 2 倍，侧齿披针形，先端锐渐尖，下唇 2 裂稍超过本身基部，齿狭披针形。花冠紫蓝色，长

3.8～4 cm，最宽处 5～10 mm，外面被短毛，下唇中裂片较小，无深色斑点及白长柔毛。花丝疏被柔毛，顶端具尖的突起。花期 7～9 月。

【性味归经】辛、苦，凉。归肺、脾经。

【功能主治】疏风清热，凉肝止血。主治风热感冒、头痛、咽喉肿痛、咳嗽、黄疸、痢疾、吐血、衄血。

【用法用量】内服：煎汤，9～15 g；或代茶饮。

来源 本品为唇形科植物毛建草 *Dracocephalum* Hance 的全草。7～8 月采全草，洗净，晒干。

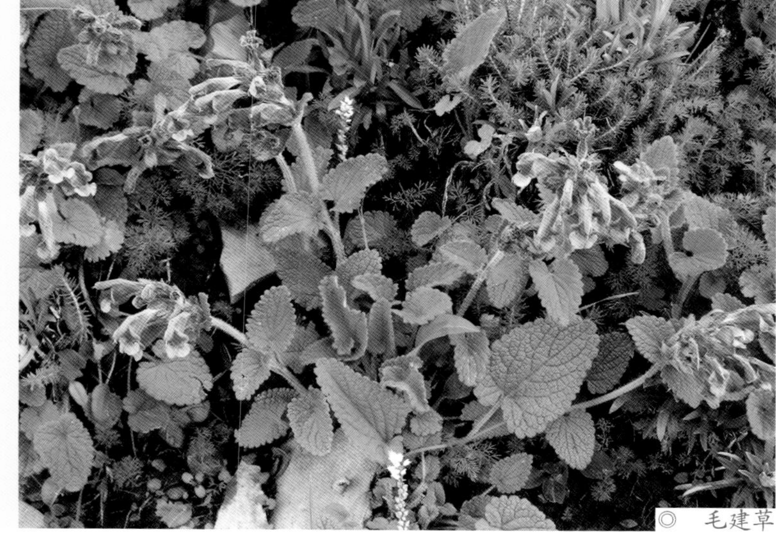

◎ 毛建草

香薷属 *Elsholtzia*

北香薷(土香薷)

别名 水芳花、山苏子、青龙刀香薷、拉拉香、小叶苏子、蜜蜂草、水荆芥、臭香麻、真荆芥、臭荆芥、边枝花(浙江)、酒饼叶、排香草、香草、野芭子

【生长环境】生于路旁、山坡、荒地、林内、河岸，海拔达 3400 m。

【植物形态】直立草本，高 0.3～0.5 m，具密集的须根。茎通常自中部以上分枝，钝四棱形，具槽，无毛或被疏柔毛，常呈麦秆黄色，老时变紫褐色。叶卵形或椭圆状披针形，长 3～9 cm，宽 1～4 cm，先端渐尖，基部楔状下延成狭翅，边缘具锯齿，上面绿色，疏被小硬毛，下面淡绿色，主沿脉上疏被小硬毛，余部散布松脂状腺点，侧脉 6～7 对，与中肋两面稍明显；叶柄长 0.5～3.5 cm，背平腹凸，边缘具狭翅，疏被小硬毛。穗状花序长2~7 cm，宽达1.3 cm，偏向一侧，由多花的轮伞花序组成；苞片宽卵圆形或扁圆形，长宽约4 mm，先端具芒状突尖，尖头长达2 mm，多半退色，外面近无毛，疏布松脂状腺点，内面无毛，边缘具缘毛；花梗纤细，长1.2 mm，近无毛，序轴密被白色短柔毛。花萼钟形，长约1.5 mm，外面被疏柔毛，疏生腺点，内面无毛，萼齿5，三角形，前2齿较长，先端具针状尖头，边缘具缘毛。花冠淡紫色，约为花萼长之3倍，外面被柔毛，上部夹生有稀疏腺点，喉部被疏柔毛，冠筒自基部向上渐宽，至喉部宽约1.2 mm，冠檐二唇形，上唇直立，先端微缺，下唇开展，3裂，中裂片半圆形，侧裂片弧形，较中裂片短。雄蕊4，前对较长，外伸，花丝无毛，花药紫黑色。花柱内藏，先端2浅裂。小坚果长圆形，长约1 mm，棕黄色，光滑。花期7~10月，果期10月至翌年1月。

【性味归经】辛，微温。归肺、胃经。

【功能主治】发汗解表，和中利湿。用于发热恶寒、伤暑、头痛、腹痛、吐泻。

【用法用量】内服：煎汤，9~15 g；鲜品加倍。外用：适量，捣敷；煎水含漱或熏洗。

【贮藏】置阴凉干燥处。

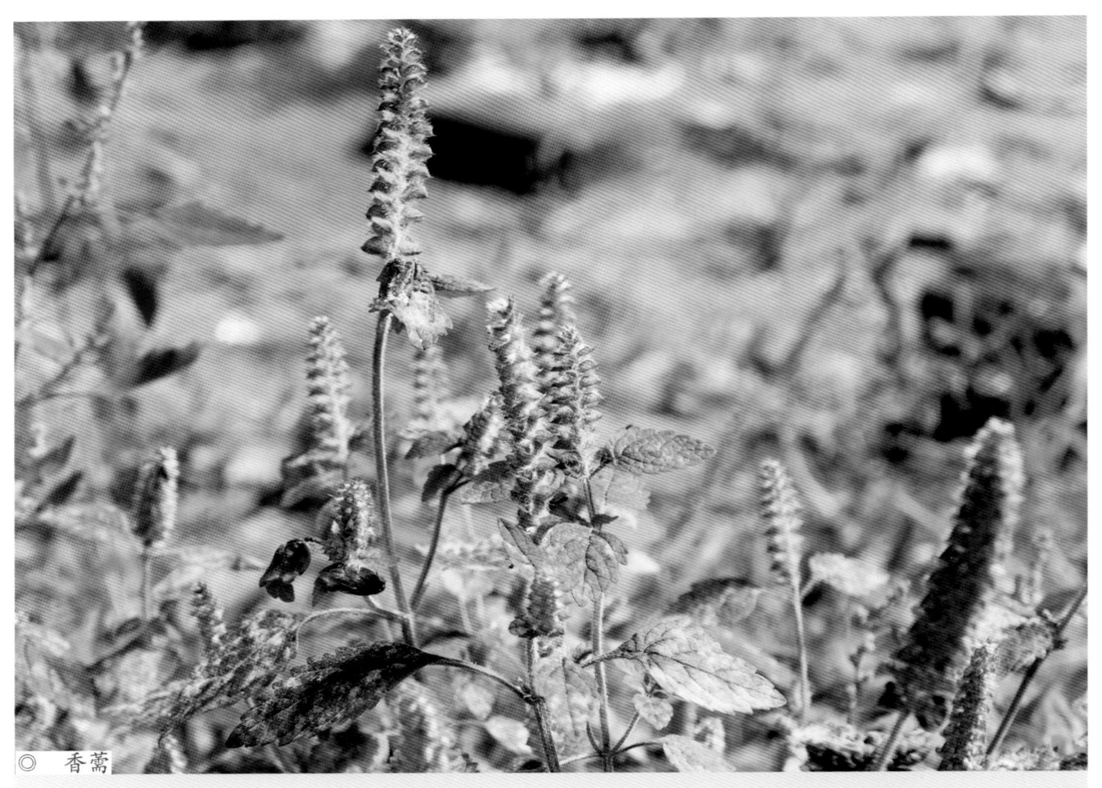

◎ 香薷

来源　本品为唇形科植物香薷 *Elsholtzia ciliata* (Thunb.) Hyland. 的干燥地上部分。夏、秋二季茎叶茂盛、果实成熟时采割，除去杂质，晒干。

黄花香薷

别名　**野紫苏、臭香茹、熄蟋巴**

【**生长环境**】生于林缘、高山草甸、林下、河边及山坡荒地，海拔 1800 ~ 4100 m。

【**植物形态**】草本，高 20 ~ 60 cm，密生须根。茎直立，自基部多分枝，分枝细长，茎及枝均四棱形，具槽，被短柔毛。叶长圆状披针形至椭圆形，长 1 ~ 4 cm，宽 0.5 ~ 1.5 cm，先端急尖或微钝，基部宽楔形或近圆形，边缘在基部以上具锯齿，草质，上面绿色下面较淡，两面被短柔毛，侧脉 6 ~ 9 对，与中脉在上面下陷下面明显隆起；叶柄长 0.3 ~ 1.3 cm，背腹扁平，被短柔毛。穗状花序长圆形或近圆形，长 2 ~ 6 cm，宽 1 cm，密被紫色串珠状长柔毛，由密集的轮伞花序组成；最下的一对苞叶与叶同形，向上呈苞片状，卵圆状，长约 1.5 mm，先端圆，外面及边缘被具节长柔毛。花萼钟状，长约 1 mm，外面及边缘密被紫色串珠状长柔毛，萼齿 5，后 3 齿稍长，近三角形，果时花萼膨大，近球形，长 4 mm，宽达 3 mm，外面极密被串珠状紫色长柔毛。花冠小，淡紫色，长约 2.5 mm，外面及边缘密被紫色串珠状长柔毛，内面在花丝基部具不明显的小疏柔毛环，冠筒向上渐宽大，冠檐二唇形，上唇直立，先端微缺，下唇稍开展，3 裂，中裂片较侧裂片短。雄蕊 4，前对较长，微露出，花药近圆形。花柱微伸出，先端近相等 2 裂。小坚果卵珠形，长 2 mm，宽 1.2 mm，暗褐色，被极细微柔毛，腹面略具棱，顶端具小疣突起。花、果期 7 ~ 10 月。

【**性味归经**】辛，微温。归肺、胃二经。

【**功能主治**】化湿健胃，杀虫止痒。主治湿滞痞满食少、腹痛吐泻、虫积、疥癣湿痒、阴道滴虫。

【**用法用量**】内服：煎汤，3 ~ 9 g；或研末。外用：适量，捣烂敷；或研末调敷；煎汤洗。

来源　本品为唇形科植物密花香薷 *Elsholtzia densa* Benth. 的全草。7~8 月采收地上部分，洗净，晒干，或鲜用。

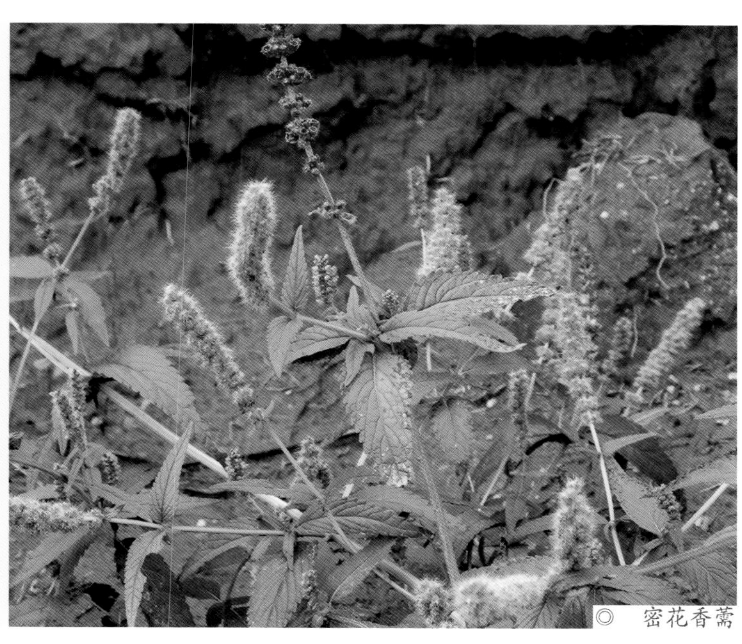

◎　密花香薷

鼬瓣花属 *Galeopsis*

鼬瓣花

别名　壶瓶花、引子香、十二槐花、金槐、野苏子、野芝麻

【生长环境】生于林缘、路旁、田边、灌丛、草地等空旷处，在我国西南山区，可生长至海拔 4000 m。

【植物形态】草本。茎直立，通常高 20 ~ 60 cm，有时可达 1 m，多为分枝，粗壮，钝四棱形，具槽，在节上加粗但在干时则明显收缢，此处密被多节长刚毛，节间其余部分混生具节长刚毛及贴生的短柔毛，在茎上部间或常混杂腺毛。茎叶卵圆状披针形或披针形，通常长 3 ~ 8.5 cm，宽 1.5 ~ 4 cm，先端锐尖或渐尖，基部渐狭至宽楔形，边缘有规则的圆齿状锯齿，上面贴生具节刚毛，下面疏生微柔毛，间夹有腺点，侧脉 6 ~ 8 对，上面不明显，下面突出；叶柄长 1 ~ 2.5 cm，腹平背凸，被短柔毛。轮伞花序腋生，多花密集；小苞片线形至披针形，长 3 ~ 6 mm，基部稍膜质，先端刺尖，边缘有刚毛。花萼管状钟形，连齿长约 1 cm，外面有平伸的刚毛，内面被微柔毛，齿 5，近等大，长约 5 mm，与萼筒近等长，长三角形，先端为长刺状。花冠白、黄或粉紫红色，长约 1.4 cm，冠筒漏斗状，喉部增大，长 8 mm，冠檐二唇形，上唇卵圆形，先端钝，具不等的数齿，外被刚毛，下唇 3 裂，中裂片长圆形，宽度与侧裂片近相等，约 2 mm 宽，先端明显微凹，紫纹直达边缘，基部略收缩，侧裂片长圆形，全缘。雄蕊 4，均延伸至上唇片之下，花丝丝状，下部被小疏毛，花药卵圆形，2 室，二瓣横裂，内瓣较小，具纤毛。花柱先端近相等 2 裂。花盘前方呈指状增大。子房无毛，褐色。小坚果倒卵状三棱形，褐色，有秕鳞。花期 7 ~ 9 月，果期 9 月。

【性味】甘、微苦，微寒。

【功能主治】清热解毒，明目退翳。主治目赤肿痛、翳障、梅毒、疮疡。

【用法用量】内服：煎汤，3 ~ 9 g。外用适量，捣敷；或研末敷。

来源　本品为唇形科植物鼬瓣花 *Galeopsis bifida* Boenn. 的全草。8 ~ 9 月采收全草，洗净，切段，晒干。

鼬瓣花根

别名　壶瓶花、引子香、十二槐花、金槐、野苏子、野芝麻

【性味】甘、微辛，温。

【功能主治】补虚，止咳，调经。主治体虚羸弱、肺虚久咳、月经不调。

【用法用量】内服：煎汤，15 ~ 30 g。

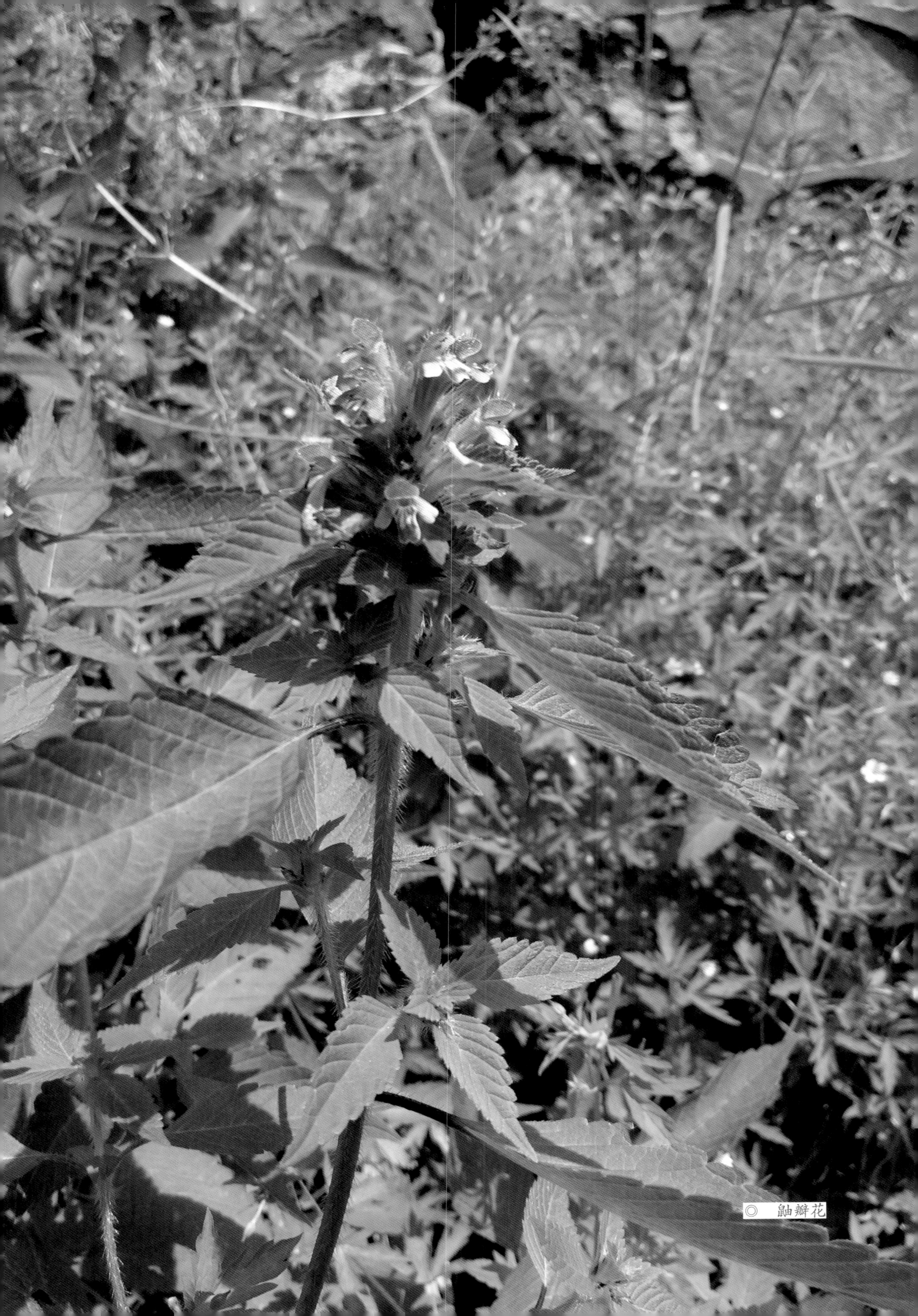

◎ 鼬瓣花

夏至草属 *Lagopsis*

夏至草

别名 夏枯草、白花夏枯草、白花益母、灯笼棵、风轮草、小益母草、假茺蔚、假益母草

【生长环境】生于路旁、旷地上，在西北、西南各省区海拔可高达 2600 m 以上。

【植物形态】多年生草本，披散于地面或上升，具圆锥形的主根。茎高 15 ~ 35 cm，四棱形，具沟槽，带紫红色，密被微柔毛，常在基部分枝。叶轮廓为圆形，宽 1.5 ~ 2 cm，先端圆形，基部心形，3 深裂，裂片有圆齿或长圆形犬齿，有时叶片为卵圆形，3 浅裂或深裂，裂片无齿或有稀疏圆齿，通常基部越冬叶远较宽大，叶片两面均绿色，上面疏生微柔毛，下面沿脉上被长柔毛，余部具腺点，边缘具纤毛，脉呈掌状，3 ~ 5 出；叶柄长，基生叶的长 2 ~ 3 cm，上部叶的较短，通常在 1 cm 左右，扁平，上面微具沟槽。轮伞花序疏花，径约 1 cm，在枝条上部者较密集，在下

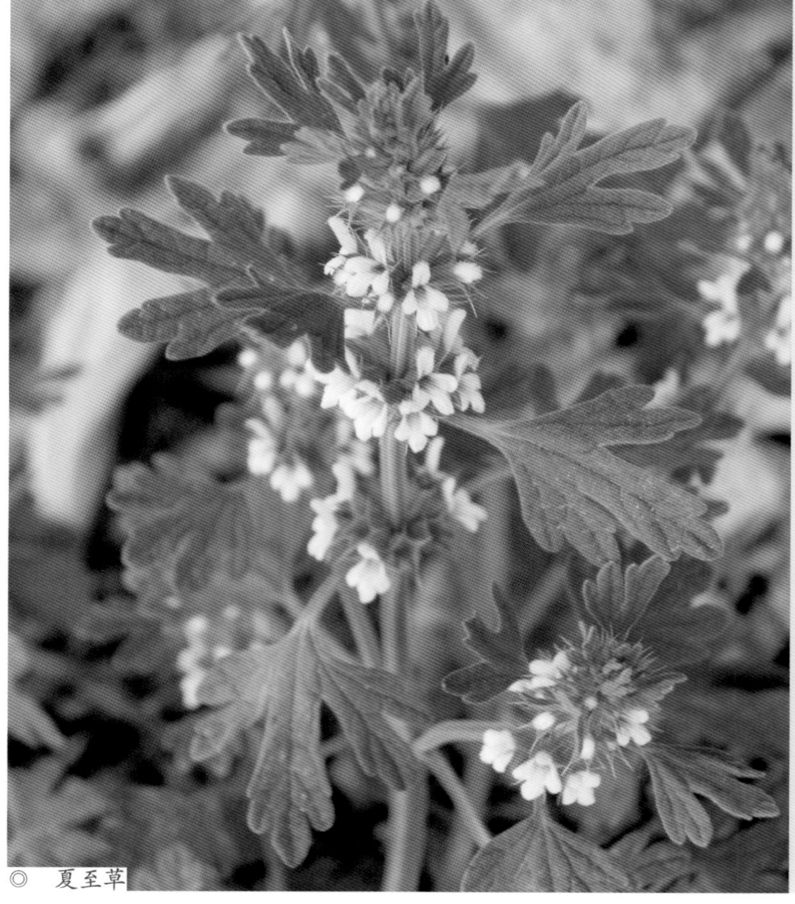

◎ 夏至草

来源 本品为唇形科植物夏至草 *Lagopsis supina* 的全草。夏至前盛花期采收，晒干或鲜用。

部者较疏松；小苞片长约 4 mm，稍短于萼筒，弯曲，刺状，密被微柔毛。花萼管状钟形，长约 4 mm，外密被微柔毛，内面无毛，脉 5，凸出，齿 5，不等大，长 1 ~ 1.5 mm，三角形，先端刺尖，边缘有细纤毛，在果时明显展开，且 2 齿稍大。花冠白色，稀粉红色，稍伸出于萼筒，长约 7 mm，外面被绵状长柔毛，内面被微柔毛，在花丝基部有短柔毛；冠筒长约 5 mm，径约 1.5 mm；冠檐二唇形，上唇直伸，比下唇长，长圆形，全缘，下唇斜展，3 浅裂，中裂片扁圆形，2 侧裂片椭圆形。雄蕊 4，着生于冠筒中部稍下，不伸出，后对较短；花药卵圆形，2 室。花柱先端 2 浅裂。花盘平顶。小坚果长卵形，长约 1.5 mm，褐色，有秕鳞。花期 3 ~ 4 月，果期 5 ~ 6 月。

【性味归经】辛、微苦，寒。归肝经。

【功能主治】养血活血，清热利湿。主治月经不调、产后瘀滞腹痛、血虚头昏、半身不遂、跌打损伤、水肿、小便不利、目赤肿痛、疮痈、冻疮、牙痛、皮疹瘙痒。

【用法用量】内服：煎汤，9 ~ 12 g；或熬膏。

野芝麻属 *Lamium*

野芝麻

别名 野油麻、山麦胡、地蚤

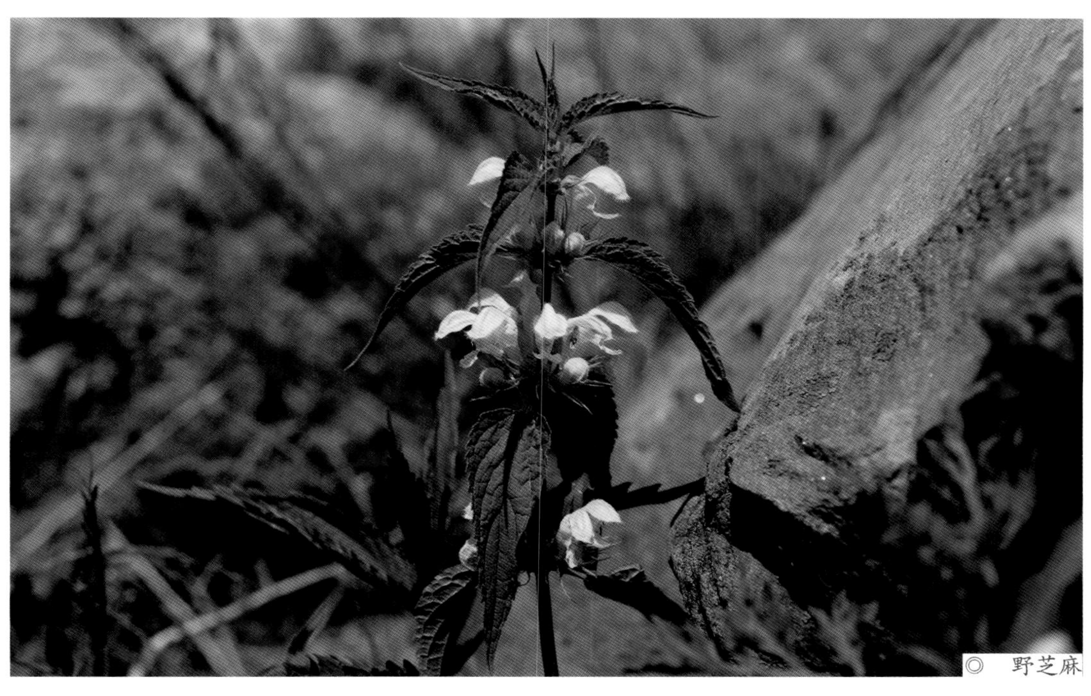

◎ 野芝麻

【生长环境】生于路边、溪旁、田埂及荒坡上，海拔可达 2600 m。

【植物形态】多年生植物；根茎有长地下匍匐枝。茎高达 1 m，单生，直立，四棱形，具浅槽，中空，几无毛。茎下部的叶卵圆形或心脏形，长 4.5 ~ 8.5 cm，宽 3.5 ~ 5 cm，先端尾状渐尖，基部心形，茎上部的叶卵圆状披针形，较茎下部的叶为长而狭，先端长尾状渐尖，边缘有微内弯的牙齿状锯齿，齿尖具胼胝体的小突尖，草质，两面均被短硬毛，叶柄长达 7 cm，茎上部的渐变短。轮伞花序 4 ~ 14 花，着生于茎端；苞片狭线形或丝状，长 2 ~ 3 mm，锐尖，具缘毛。花萼钟形，长约 1.5 cm，宽约 4 mm，外面疏被伏毛，膜质，萼齿披针状钻形，长 7 ~ 10 mm，具缘毛。花冠白或浅黄色，长约 2 cm，冠筒基部直径 2 mm，稍上方呈囊状膨大，筒口宽至 6 mm，外面在上部被疏硬毛或近绒毛状毛被，余部几无毛，内面冠筒近基部有毛环，冠檐二唇形，上唇直立，倒卵圆形或长圆形，长约 1.2 cm，先端圆形或微缺，边缘具缘毛及长柔毛，下唇长约 6 mm，3 裂，中裂片倒肾形，先端深凹，基部急收缩，侧裂片宽，浅圆裂片状，长约 0.5 mm，先端有针状小齿。雄蕊花丝扁平，被微柔毛，彼此粘连，花药深紫色，被柔毛。花柱丝状，先端近相等的 2 浅裂。花盘杯状。子房裂片长圆形，无毛。小坚果倒卵圆形，先端截形，基部渐狭，长约 3 mm，直径 1.8 mm，淡褐色。花期 4 ~ 6 月，果期 7 ~ 8 月。

【性味】甘、微苦，微寒。

【功能主治】全草：散瘀，消积，调经，利湿。用于跌打损伤、小儿疳积、白带、痛经、月经不调、肾炎、膀胱炎。

花：调经，利湿。用于月经不调、白带、子宫颈炎、小便不利。

【用法用量】全草 50 ~ 100 g，花 15 ~ 25 g。

来源 本品为唇形科植物野芝麻 *Lamium barbatum* Sieb. et Zucc. 以地上全草或花入药。夏季采花；夏秋采全草，晒干。

益母草属 *Leonurus*

益母草

别名 益母蒿、益母艾、红花艾、坤草、茺蔚、三角胡麻、四楞子棵

【生长环境】生长于多种生境，尤以阳处为多，海拔可高达 3400 m。

【植物形态】一年生或二年生草本，有于其上密生须根的主根。茎直立，通常高 30 ~ 120 cm，钝四棱形，微具槽，有倒向糙伏毛，在节及棱上尤为密集，在基部

有时近于无毛，多分枝，或仅于茎中部以上有能育的小枝条。叶轮廓变化很大，茎下部叶轮廓为卵形，基部宽楔形，掌状3裂，裂片呈长圆状菱形至卵圆形，通常长2.5 ~ 6 cm，宽1.5 ~ 4 cm，裂片上再分裂，上面绿色，有糙伏毛，叶脉稍下陷，下面淡绿色，被疏柔毛及腺点，叶脉突出，叶柄纤细，长2 ~ 3 cm，由于叶基下延而在上部略具翅，腹面具槽，背面圆形，被糙伏毛；茎中部叶轮廓为菱形，较小，通常分裂成3个或偶有多个长圆状线形的裂片，基部狭楔形，叶柄长0.5 ~ 2 cm；花序最上部的苞叶近于无柄，线形或线状披针形，长3 ~ 12 cm，宽2 ~ 8 mm，全缘或具稀少牙齿。轮伞花序腋生，具8 ~ 15花，轮廓为圆球形，径2 ~ 2.5 cm，多数远离而组成长穗状花序；小苞片刺状，向上伸出，基部略弯曲，比萼筒短，长约5 mm，有贴生的微柔毛；花梗无。花萼管状钟形，长6 ~ 8 mm，外面有贴生微柔毛，内面于离基部1/3以上被微柔毛，5脉，显著，齿5，前2齿靠合，长约3 mm，后3齿较短，等长，长约2 mm，齿均宽三角形，先端刺尖。花冠粉红至淡紫红色，长1 ~ 1.2 cm，外面于伸出萼筒部分被柔毛，冠筒长约6 mm，等大，内面在离基部

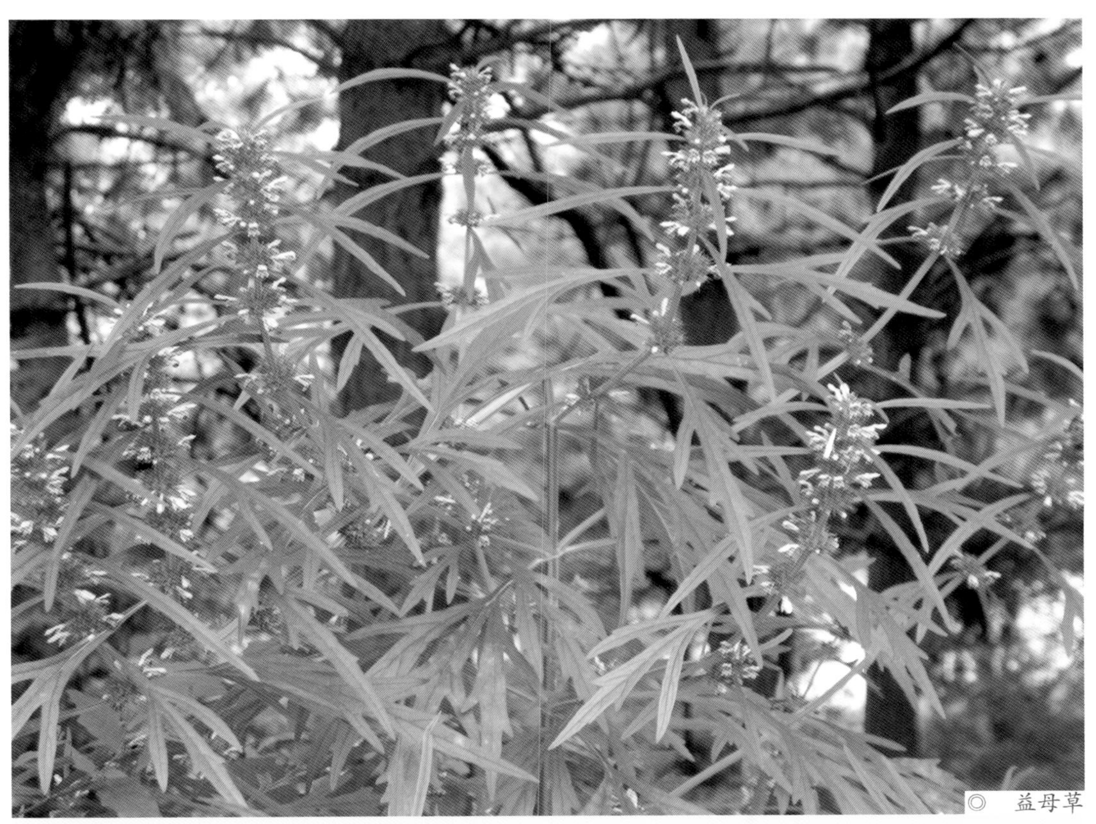

◎ 益母草

来源　本品为唇形科植物益母草 *Leonurus japonicus* Houttuyn. 的新鲜或干燥地上部分。鲜品春季幼苗期至初夏花前期采割；干品夏季茎叶茂盛、花未开或初开时采割，晒干，或切段晒干。

1/3处有近水平向的不明显鳞毛毛环，毛环在背面间断，其上部多少有鳞状毛，冠檐二唇形，上唇直伸，内凹，长圆形，长约7 mm，宽4 mm，全缘，内面无毛，边缘具纤毛，下唇略短于上唇，内面在基部疏被鳞状毛，3裂，中裂片倒心形，先端微缺，边缘薄膜质，基部收缩，侧裂片卵圆形，细小。雄蕊4，均延伸至上唇片之下，平行，前对较长，花丝丝状，扁平，疏被鳞状毛，花药卵圆形，2室。花柱丝状，略超出于雄蕊而与上唇片等长，无毛，先端相等2浅裂，裂片钻形。花盘平顶。子房褐色，无毛。小坚果长圆状三棱形，长2.5 mm，顶端截平而略宽大，基部楔形，淡褐色，光滑。花期通常在6~9月，果期9~10月。

【性味归经】苦、辛，微寒。归肝、心包经。

【功能主治】活血调经，利尿消肿。用于月经不调、痛经、经闭、恶露不尽、水肿尿少、急性肾炎水肿。

【用法用量】内服：干品9~30 g；鲜品12~40 g。

【注意】孕妇禁用。

薄荷属 *Mentha*

薄荷

别名　蕃荷菜、菝蔄、吴菝蔄、南薄荷、猫儿薄荷、野薄荷、升阳菜、蔢荷

【生长环境】生于水旁潮湿地，海拔可高达3500 m。

【植物形态】多年生草本。茎直立，高30~60 cm，下部数节具纤细的须根及水平匍匐根状茎，锐四棱形，具4槽，上部被倒向微柔毛，下部仅沿棱上被微柔毛，多分枝。叶片长圆状披针形、披针形、椭圆形或卵状披针形，稀长圆形，长3~5（7）cm，宽0.8~3 cm，先端锐尖，基部楔形至近圆形，边缘在基部以上疏生粗大的牙齿状锯齿，侧脉5~6对，与中肋在上面微凹陷，下面显著，上面绿色；沿脉上密生微柔毛，余部疏生微柔毛，或除脉外余部近于无毛，上面淡绿色，通常沿脉上密生微柔毛；叶柄长2~10 mm，腹凹背凸，被微柔毛。轮伞花序腋生，轮廓球形，花时径约18 mm，具梗或无梗，具梗时梗可长达3 mm，被微柔毛；花梗纤细，长2.5 mm，被微柔毛或近于无毛。花萼管状钟形，长约2.5 mm，外被微柔毛及腺点，内面无毛，10脉，不明显，萼齿5，狭三角状钻形，先端长锐尖，长1 mm。花冠淡紫，长4 mm，外面略被微柔毛，内面在喉部以下被微柔毛，冠檐4裂，上裂片先端2裂，较大，其余3裂片近等大，长圆形，先端钝。雄蕊4，前对较长，长约5 mm，均伸出于花冠之外，花丝丝状，无毛，花药卵圆形，2室，室平行。花柱

略超出雄蕊，先端近相等2浅裂，裂片钻形。花盘平顶。小坚果卵珠形，黄褐色，具小腺窝。花期7~9月，果期10月。

【**性味归经**】辛，凉。归肺、肝经。

【**功能主治**】宣散风热，清头目，透疹。用于风热感冒、风温初起、头痛、目赤、喉痹、口疮、风疹、麻疹、胸胁胀闷。

【**用法用量**】内服：3~6 g，入煎剂宜后下。

【**贮藏**】置阴凉干燥处。

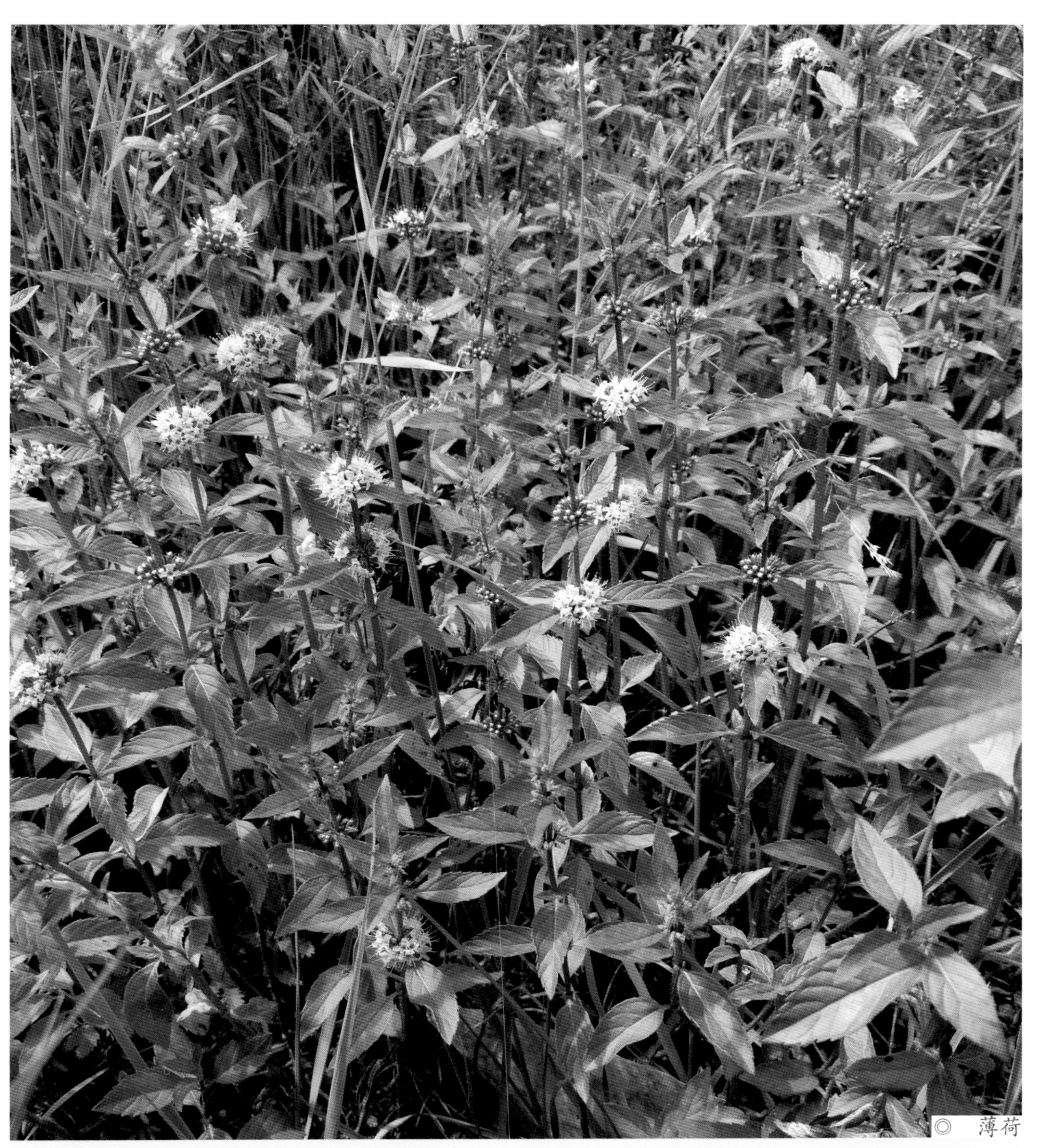

◎ 薄荷

来源　本品为唇形科薄荷属植物薄荷 *Mentha canadensis* L. 的干燥地上部分。夏、秋二季茎叶茂盛或花开至三轮时，选晴天，分次采割，晒干或阴干。

荆 芥 属 *Nepeta*

裂叶荆芥

别名 香荆荠、线荠、四棱杆蒿、假苏

【生长环境】生于山坡路边或山谷、林缘，海拔 540 ~ 2700 m。

【植物形态】一年生草本。茎高 0.3 ~ 1 m，四棱形，多分枝，被灰白色疏短柔毛，茎下部的节及小枝基部通常微红色。叶通常为指状 3 裂，大小不等，长 1 ~ 3.5 cm，宽 1.5 ~ 2.5 cm，先端锐尖，基部楔状渐狭并下延至叶柄，裂片披针形，宽 1.5 ~ 4 mm，中间的较大，两侧的较小，全缘，草质，上面暗橄榄绿色，被微柔毛，下面带灰绿色，被短柔毛，脉上及边缘较密，有腺点；叶柄长 2 ~ 10 mm。花序为多数轮伞花序组成的顶生穗状花序，长 2 ~ 13 cm，通常生于主茎上的较长大而多花，生于侧枝上的较小而疏花，但均为间断的；苞片叶状，下部的较大，与叶同形，上部的渐变小，乃至与花等长，小苞片线形，极小。花萼管状钟形，长约 3 mm，径

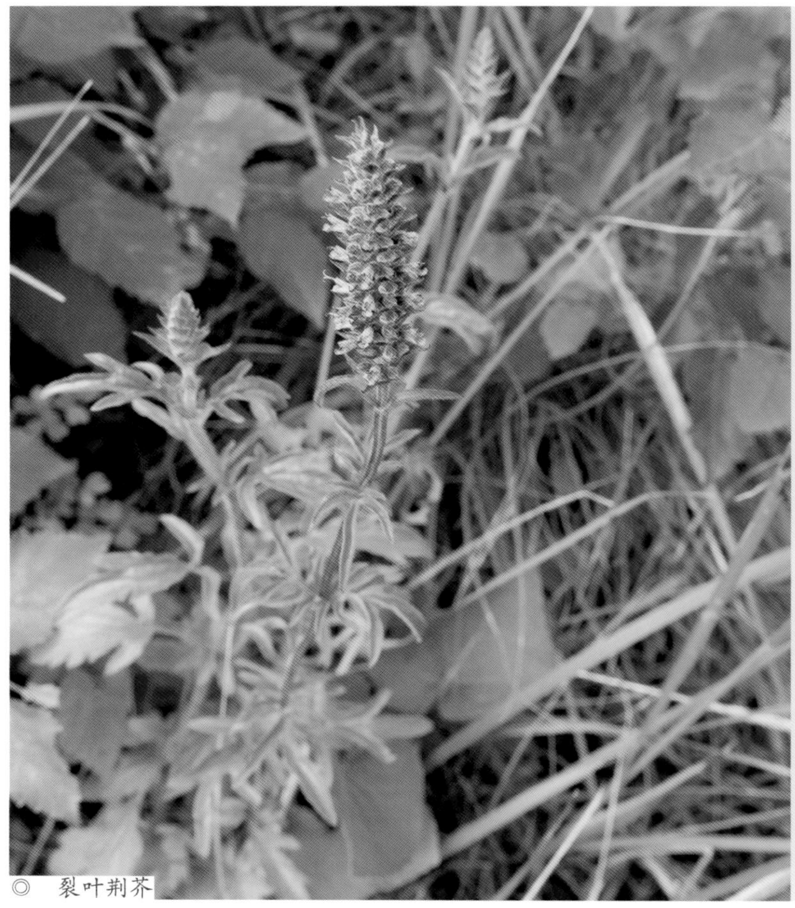

◎ 裂叶荆芥

来源 本品为唇形科植物裂叶荆芥 *Nepeta tenuifolia* 以地上全草或花入药。夏季采花；夏秋采全草，晒干。

1.2 mm，被灰色疏柔毛，具15脉，齿5，三角状披针形或披针形，先端渐尖，长约0.7 mm，后面的较前面的为长。花冠青紫色，长约4.5 mm，外被疏柔毛，内面无毛，冠筒向上扩展，冠檐二唇形，上唇先端2浅裂，下唇3裂，中裂片最大。雄蕊4，后对较长，均内藏，花药蓝色。花柱先端近相等2裂。小坚果长圆状三棱形，长约1.5 mm，径约0.7 mm，褐色，有小点。花期7~9月，果期在9月以后。

【**性味归经**】辛，微温。归肺、肝经。

【**功能主治**】解表散风，透疹。用于感冒、头痛、麻疹、风疹、疮疡初起。炒炭治便血、崩漏、产后血晕。

【**用法用量**】内服：煎汤，4.5~9 g；或入丸、散。外用：适量，煎水熏洗；捣敷；或研末调散。

【**贮藏**】置阴凉干燥处。

糙苏属 *Phlomis*

糙苏（原变种）

别名　续断、常山、白莶、山芝麻、小兰花烟

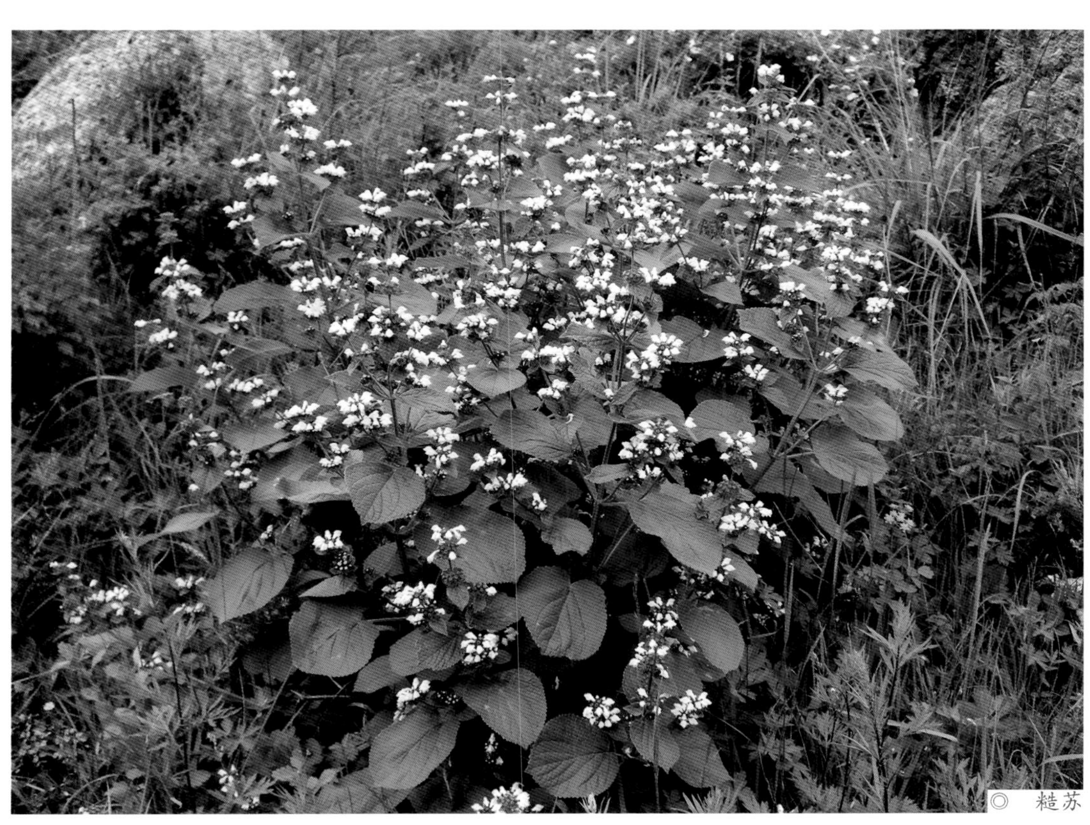

◎　糙苏

【生长环境】生于路边、溪旁、田埂及荒坡上，海拔可达 2600 m。

【植物形态】多年生草本；根粗厚，须根肉质，长至 30 cm，粗至 1 cm。茎高 50~150 cm，多分枝，四棱形，具浅槽，疏被向下短硬毛，有时上部被星状短柔毛，常带紫红色。叶近圆形、圆卵形至卵状长圆形，长 5.2~12 cm，宽 2.5~12 cm，先端急尖，稀渐尖，基部浅心形或圆形，边缘为具胼胝尖的锯齿状牙齿，或为不整齐的圆齿，上面橄榄绿色，疏被疏柔毛及星状疏柔毛，下面较淡，毛被同叶上面，但有时较密，叶柄长 1~12 cm，腹凹背凸，密被短硬毛；苞叶通常为卵形，长 1~3.5 cm，宽 0.6~2 cm，边缘为粗锯齿状牙齿，毛被同茎叶，叶柄长 2~3 mm。轮伞花序通常 4~8 花，多数生于主茎及分枝上；苞片线状钻形，较坚硬，长 8~14 mm，宽 1~2 mm，常呈紫红色，被星状微柔毛、近无毛或边缘被具节缘毛。花萼管状，长约 10 mm，宽约 3.5 mm，外面被星状微柔毛，有时脉上疏被具节刚毛，齿先端具长约 1.5 mm 的小刺尖，齿间形成两个不十分明显的小齿，边缘被丛毛。花冠通常粉红色，下唇较深色，常具红色斑点，长约 1.7 cm，冠筒长约 1 cm，外面除背部上方被短柔毛外余部无毛，内面近基部 1/3 具斜向间断的小疏柔毛毛环，冠檐二唇形，上唇长约 7 mm，外面被绢状柔毛，边缘具不整齐的小齿，自内面被髯毛，下唇长约 5 mm，宽约 6 mm，外面除边缘无毛外密被绢状柔毛，内面无毛，3 圆裂，裂片卵形或近圆形，中裂片较大。雄蕊内藏，花丝无毛，无附属器。小坚果无毛。花期 6~9 月，果期 9 月。

【性味】甘、辛，平。

【功能主治】全草：散瘀，消积，调经，利湿。用于跌打损伤、小儿疳积、白带、痛经、月经不调、肾炎、膀胱炎。

【用法用量】内服：煎汤，3~10 g。

来源　本品为唇形科植物糙苏 *Phlomis umbrosa* Turcz. 的干燥地上部分。夏、秋二季花开到顶、穗绿时采割，除去杂质，晒干。

黄芩属 *Scutellaria*

黄芩

别名　山茶根、黄芩茶、土金茶根

【生长环境】生于向阳草坡地、休荒地上，海拔 60~1300（1700~2000）m。

【植物形态】多年生草本；根茎肥厚，肉质，径达 2 cm，伸长而分枝。茎基部伏地，上升，高（15）30~120 cm，基部径 2.5~3 mm，钝四棱形，具细条纹，近无

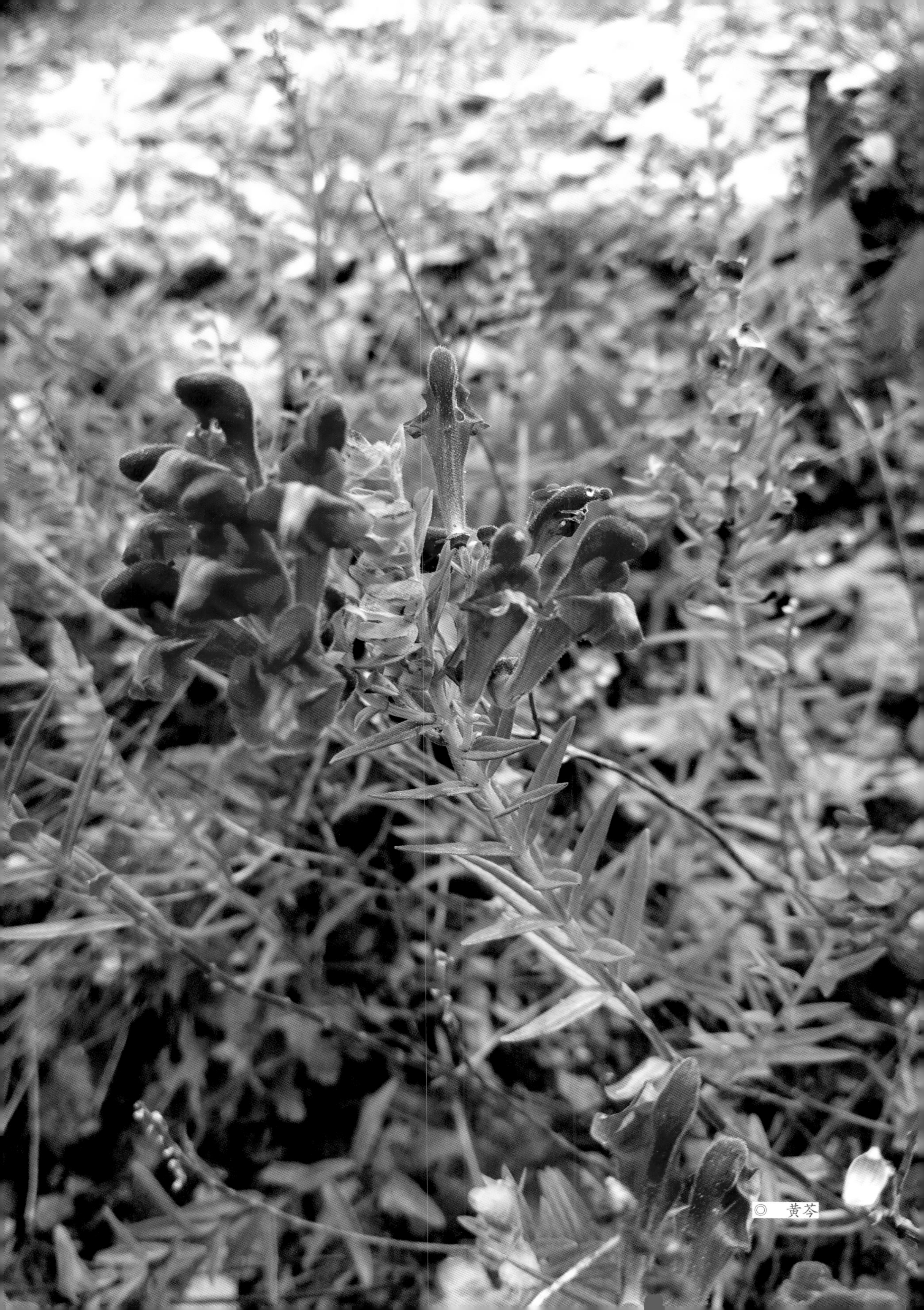
◎ 黄芩

毛或被上曲至开展的微柔毛，绿色或带紫色，自基部多分枝。叶坚纸质，披针形至线状披针形，长 1.5 ~ 4.5 cm，宽（0.3）0.5 ~ 1.2 cm，顶端钝，基部圆形，全缘，上面暗绿色，无毛或疏被贴生至开展的微柔毛，下面色较淡，无毛或沿中脉疏被微柔毛，密被下陷的腺点，侧脉 4 对，与中脉上面下陷下面凸出；叶柄短，长 2 mm，腹凹背凸，被微柔毛。花序在茎及枝上顶生，总状，长 7 ~ 15 cm，常再于茎顶聚成圆锥花序；花梗长 3 mm，与序轴均被微柔毛；苞片下部者似叶，上部者远较小，卵圆状披针形至披针形，长 4 ~ 11 mm，近于无毛。花萼开花时长 4 mm，盾片高 1.5 mm，外面密被微柔毛，萼缘被疏柔毛，内面无毛，果时花萼长 5 mm，有高 4 mm 的盾片。花冠紫、紫红至蓝色，长 2.3 ~ 3 cm，外面密被具腺短柔毛，内面在囊状膨大处被短柔毛；冠筒近基部明显膝曲，中部径 1.5 mm，至喉部宽达 6 mm；冠檐 2 唇形，上唇盔状，先端微缺，下唇中裂片三角状卵圆形，宽 7.5 mm，两侧裂片向上唇靠合。雄蕊 4，稍露出，前对较长，具半药，退化半药不明显，后对较短，具全药，药室裂口具白色髯毛，背部具泡状毛；花丝扁平，中部以下前对在内侧，后对在两侧，被小疏柔毛。花柱细长，先端锐尖，微裂。花盘环状，高 0.75 mm，前方稍增大，后方延伸成极短子房柄。子房褐色，无毛。小坚果卵球形，高 1.5 mm，径 1 mm，黑褐色，具瘤，腹面近基部具果脐。花期 7 ~ 8 月，果期 8 ~ 9 月。

【性味归经】苦，寒。归肺、胆、脾、大肠、小肠经。

【功能主治】清热燥湿，泻火解毒，止血，安胎。用于湿温、暑温导致的胸闷呕恶，以及湿热痞满、泻痢、黄疸、肺热咳嗽、高热烦渴、血热吐衄、痈肿疮毒、胎动不安。

【用法用量】内服：煎汤，3 ~ 9 g。

【贮藏】置通风干燥处，防潮。

来源　本品为唇形科植物黄芩 *Scutellaria baicalensis* Georgi 的干燥根。春、秋二季采挖，除去须根及泥沙，晒后撞去粗皮，晒干。

头巾草

别名　山麻子、半枝莲

【生长环境】生于草地或湿草甸，海拔 2100 m 以下。

【植物形态】根茎斜行或近直伸，节上生须根。茎直立，高 12 ~ 36 cm，四棱形，基部粗 1 ~ 2 mm，常带紫色，在棱上疏被上曲的微柔毛，或几无毛，不分枝，或具或多或少或长或短的分枝。叶具很短的柄或近无柄，柄长 1 ~ 3 mm，腹凹背凸，被小柔毛；叶片三角状狭卵形，三角状卵形，或披针形，长 1.5 ~ 3.8 cm，宽 0.4 ~ 1.4 cm，先端大多钝，稀微尖，基部浅心形，近截形，边缘大多具浅锐牙齿，稀生少数不明显的波状齿，极少近全缘，上面绿色，无毛，下面较淡，沿中脉及侧脉疏被小柔毛，有时几无毛，具多数凹点，有时又不具凹点，侧脉约 3 对，上面凹陷，下面明显凸起。花单生于茎上部的叶腋内，偏向一侧；花梗长 2 ~ 4 mm，被短柔毛，近基部有 1 对长约 1 mm 的针状小苞片。花萼开花时长 3 ~ 4 mm，被短柔毛及缘毛，盾片高约 1 mm，果时花萼长 4.5 mm，盾片高 2 mm。花冠蓝紫色，长 2 ~ 2.2 cm，外面被短柔毛，内面无毛；冠筒基部浅囊状膝曲，宽约 2 mm，向上渐宽，至喉部宽达 6.5 mm；冠檐 2 唇形，上唇盔状，内凹，先端微缺，下唇中裂片圆状卵圆形，先端微缺，最宽处 7 mm，2 侧裂片卵圆形，先端微缺，宽 2.5 mm。雄蕊 4，均内藏，前对较长，具能育半药，退化半药明显，后对较短，具全药，药室裂口具髯毛；花丝扁平，前对内侧、后对两侧下部被疏柔毛。花柱细长，先端锐尖，微裂。

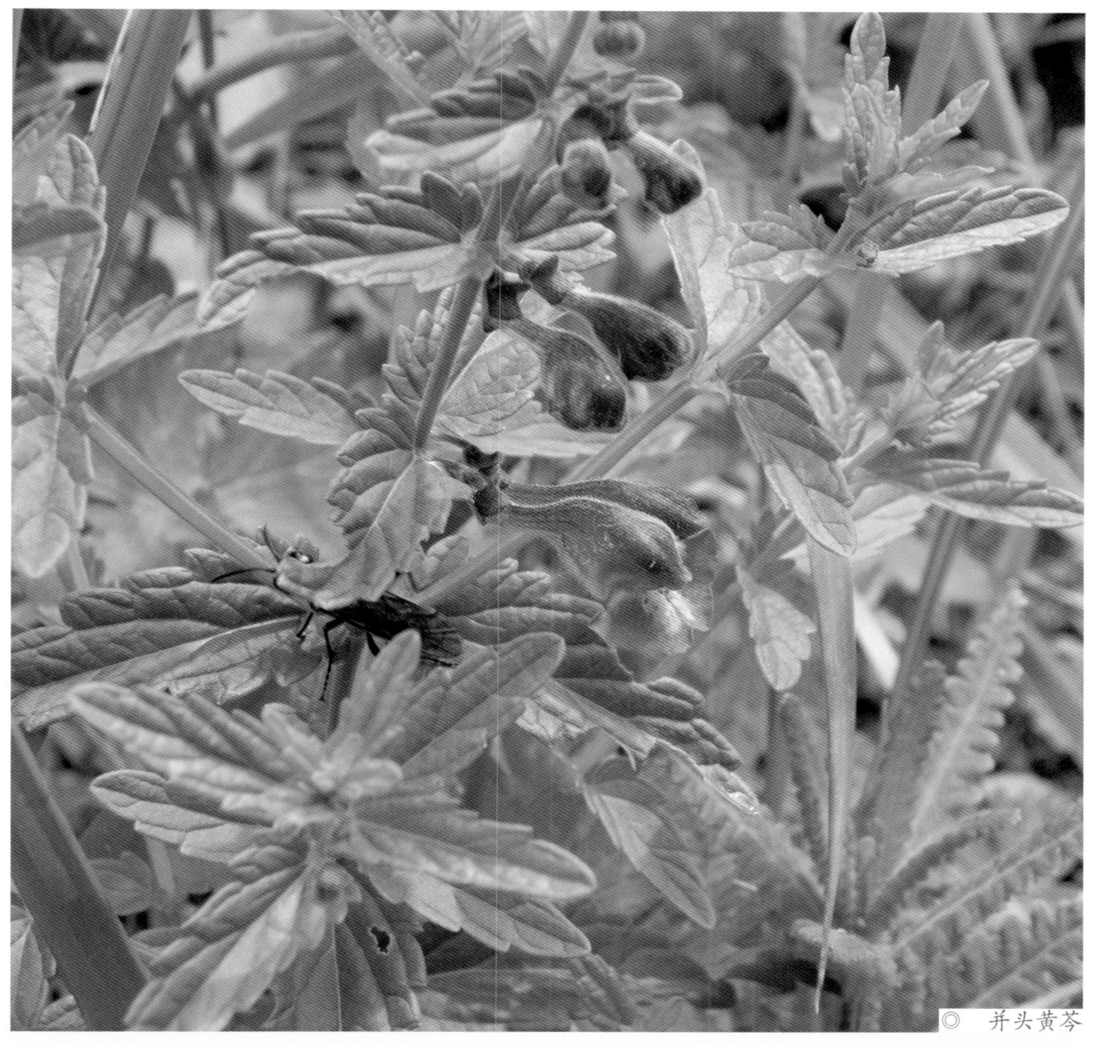

◎ 并头黄芩

来源 本品为唇形科植物并头黄芩 *Scutellaria scordifolia* 的全草。7 ~ 9 月采收，鲜用或晒干。

花盘前方隆起，后方延伸成短子房柄。子房4裂，裂片等大。小坚果黑色，椭圆形，长1.5 mm，径1 mm，具瘤状突起，腹面近基部具果脐。花期6～8月，果期8～9月。

【性味】微苦，凉。

【功能主治】清热利湿，解毒消肿。主治肝炎、肝硬化腹水、阑尾炎、乳腺炎、蛇虫咬伤、跌打损伤。

【用法用量】内服：煎汤，15～30 g；或绞汁。外用：适量，鲜品捣敷。山西五台民间用根茎入药，叶可代茶用。

黄芩子

别名 腺毛黄芩、黄花黄芩、下巴子

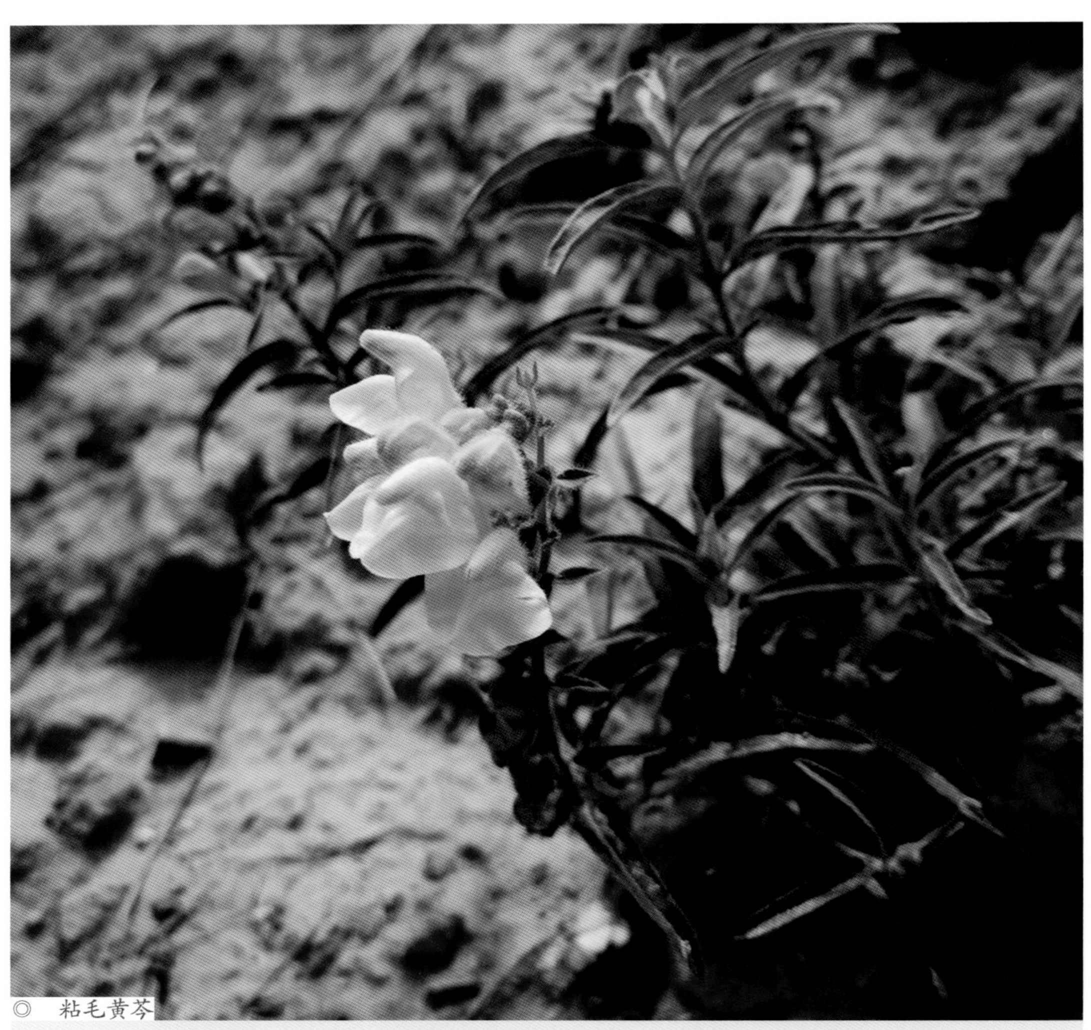

◎ 粘毛黄芩

来源 本品为唇形科植物粘毛黄芩 *Scutellaria viscidula* 的果实。夏、秋季果产成熟后采摘，晒干备用。

【生长环境】生于海拔 700～1400m 的沙砾地、荒地或草地。

【植物形态】多年生草本。根茎直生或斜行，通常粗 2.5～4 mm，有时可达 1.8 cm，自上部生出数茎。茎直立或渐上升，高 8～24 cm，四棱形，粗 0.8～1.2 mm，被疏或密、倒向或有时近平展、具腺的短柔毛，通常生出多数伸长而斜向开展的分枝。叶具极短的柄或无柄，下部叶通常具柄，柄长达 2 mm；叶片披针形、披针状线形或线状长圆形至线形，长 1.5～3.2 cm，宽 2.5～8 mm，顶端微钝或钝，基部楔形或阔楔形，全缘，密被短睫毛，上面疏被紧贴的短柔毛或几无毛，下面被疏或密生的短柔毛，两面均有多数黄色腺点，侧脉 3～4 对，与中脉在上面凹陷下面凸起。花序顶生，总状，长 4～7 cm；花梗长约 3 mm，与序轴均密被具腺平展短柔毛；苞片下部者似叶，上部者远较小，椭圆形或椭圆状卵形，长 4～5 mm，密被具腺小疏柔毛。花萼开花时长约 3 mm，盾片高 1～1.5 mm，密被具腺小疏柔毛，结果时花萼长达 6 mm，盾片高 4 mm。花冠黄白或白色，长 2.2～2.5 cm，外面被疏或密的具腺短柔毛，内面在囊状膨大处疏被柔毛；冠筒近基部明显膝曲，中部径 2.5 mm，至喉部甚增大，宽达 7 mm；冠檐 2 唇形，上唇盔状，先端微缺，下唇中裂片宽大，近圆形，径 13 mm，两侧裂片卵圆形，宽 3 mm。雄蕊 4，前对较长，伸出，具半药，退化半药不明显，后对较短，内藏，具全药，药室裂口具髯毛；花丝扁平，中部以下具疏柔毛。花柱细长，先端锐尖，微裂。花盘肥厚，前方隆起，后方延伸成长 0.5 mm 的子房柄。子房褐色，无毛。小坚果黑色，卵球形，具瘤，腹面近基部具果脐。花期 5～8 月，果期 7～8 月。

【功能主治】止痢。主治痢下脓血。

【用法用量】内服：煎汤，5～10 g。

水苏属 *Stachys*

甘露子

别名　宝塔菜、地蚕、草石蚕、土人参、地牯牛草

【生长环境】生于湿润地及积水处，海拔可达 3200 m。

【植物形态】多年生草本，高 30～120 cm，在茎基部数节上生有密集的须根及多数横走的根茎；根茎白色，在节上有鳞状叶及须根，顶端有念珠状或螺蛳形的肥大块茎。茎直立或基部倾斜，单一，或多分枝，四棱形，具槽，在棱及节上有平展的或疏或密的硬毛。茎生叶卵圆形或长椭圆状卵圆形，长 3～12 cm，宽 1.5～6 cm，先端微锐尖或渐尖，基部平截至浅心形，有时宽楔形或近圆形，边缘有规则

的圆齿状锯齿，内面被或疏或密的贴生硬毛，但沿脉上仅疏生硬毛，侧脉 4 ~ 5 对，上面不明显，下面显著，叶柄长 1 ~ 3 cm，腹凹背平，被硬毛；苞叶向上渐变小，呈苞片状，通常反折（尤其栽培型），下部者无柄，卵圆状披针形，长约 3 cm，比轮伞花序长，先端渐尖，基部近圆形，上部者短小，无柄，披针形，比花萼短，近全缘。轮伞花序通常 6 花，多数远离组成长 5 ~ 15 cm 顶生穗状花序；小苞片线形，长约 1 mm，被微柔毛；花梗短，长约 1 mm，被微柔毛。花萼狭钟形，连齿长 9 mm，外被具腺柔毛，内面无毛，10 脉，多少明显，齿 5，正三角形至长三角形，长约 4 mm，先端具刺尖头，微反折。花冠粉红至紫红色，下唇有紫斑，长约 1.3 cm，冠筒筒状，长约 9 mm，近等粗，前面在毛环上方略呈囊状膨大，外面在伸出萼筒部分被微柔毛，内面在下部 1/3 被微柔毛毛环，冠檐二唇形，上唇长圆形，长 4 mm，宽 2 mm，直伸而略反折，外面被柔毛，内面无毛，下唇长、宽约 7 mm，外面在中部疏被柔毛，内面无毛，3 裂，中裂片较大，近圆形，径约 3.5 mm，侧裂片卵圆形，较短小。雄蕊 4，前对较长，均上升至上唇片之下，花丝丝状，扁平，先端略膨大，被微柔毛，花药卵圆形，2 室，室纵裂，极叉开。花柱丝状，略超出雄蕊，先端近相等 2 浅裂。小坚果卵珠形，径约 1.5 cm，黑褐色，具小瘤。花期 7 ~ 8 月，果期 9 月。

【性味归经】甘，平。归肺、胃经。

【功能主治】祛风热利湿，活血散瘀。内服用于黄疸、尿路感染、风热感冒、肺结核；外用治疮毒肿痛、蛇虫咬伤。

【用法用量】内服：10 ~ 25 g。外用：鲜根茎适量，捣烂，敷患处。

来源　本品为唇形科水苏属植物甘露子 *Stachys sieboldii* Miquel 的全草或块茎。夏、秋采全草，秋季采挖块茎，洗净，鲜用或晒干。

百里香属 *Thymus*

地椒

别名　地花椒、百里香、山椒、山胡椒

【生长环境】生于多石山地、斜坡、山谷、山沟、路旁及杂草丛中，海拔 1100 ~ 3600 m。

【植物形态】半灌木。茎多数匍匐或上升；不育枝从茎的末端或基部生出，匍匐或上升，被短柔毛；花枝高（1.5）

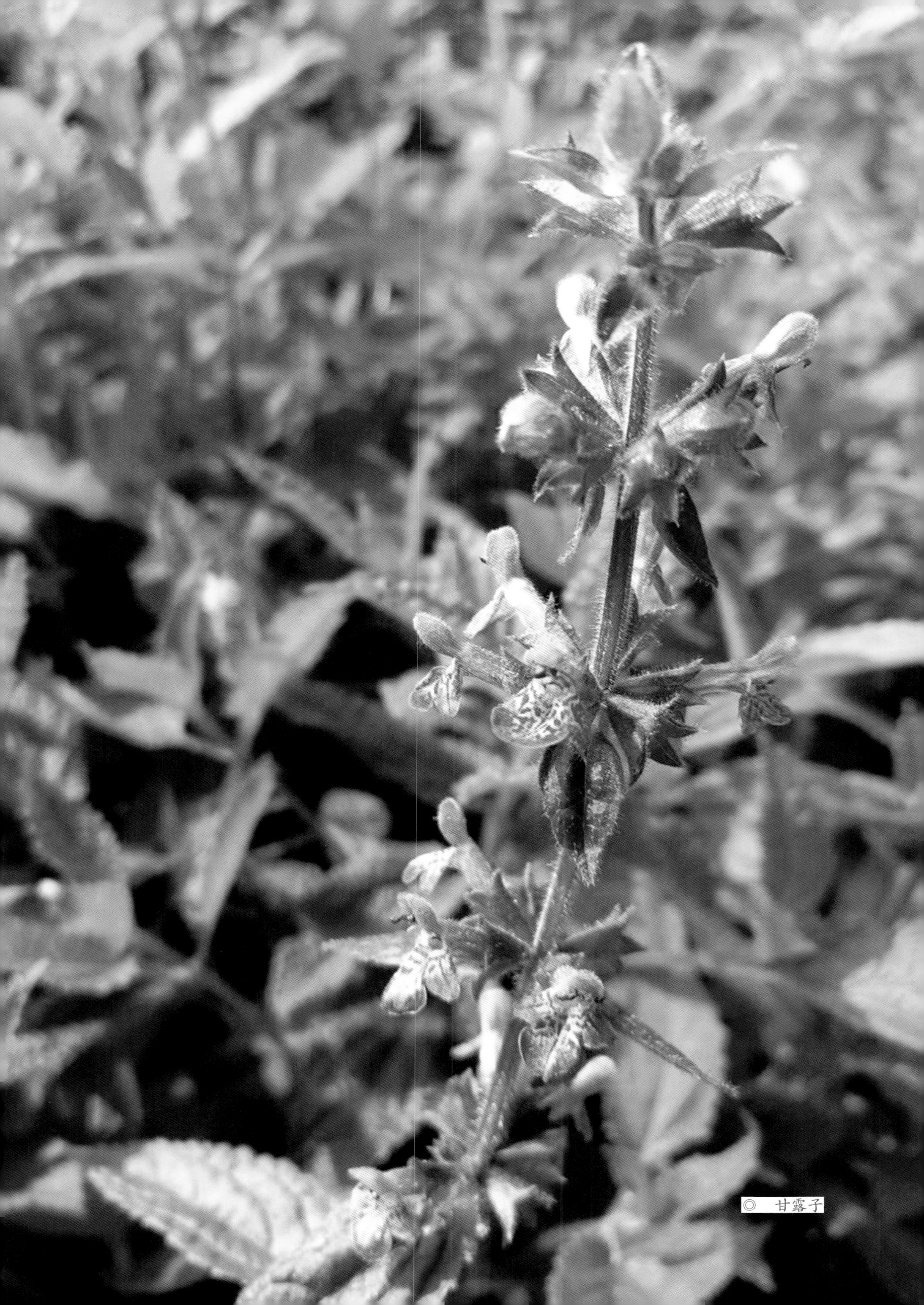

◎ 甘露子

2～10 cm，在花序下密被向下曲或稍平展的疏柔毛，下部毛变短而疏，具2～4叶对，基部有脱落的先出叶。叶为卵圆形，长4～10 mm，宽2～4.5 mm，先端钝或稍锐尖，基部楔形或渐狭，全缘或稀有1～2对小锯齿，两面无毛，侧脉2～3对，在下面微突起，腺点多少有些明显，叶柄明显，靠下部的叶柄长约为叶片长度的1/2，在上部则较短；苞叶与叶同形，边缘在下部1/3具缘毛。花序头状，多花或少花，花具短梗。花萼管状钟形或狭钟形，长4～4.5 mm，下部被疏柔毛，上部近无毛，下唇较上唇长或与上唇近相等，上唇齿短，齿不超过上唇全长1/3，三角形，具缘毛或无毛。花冠紫红、紫或淡紫、粉红色，长6.5～8 mm，被疏短柔毛，冠筒伸长，长4～5 mm，向上稍增大。小坚果近圆形或卵圆形，压扁状，光滑。花期7～8月。

【性味】辛，平，小毒。

【功能主治】祛风止咳，健脾行气，利湿通淋。主治感冒头痛、咳嗽、百日咳、脘腹疼痛、消化不良、呕吐腹泻、牙痛、小便涩痛、湿疹瘙痒、疮痈肿痛。

【用法用量】内服：煎汤，9～12 g；或研末；或浸酒。外用：适量，研末撒敷；或煎水洗。

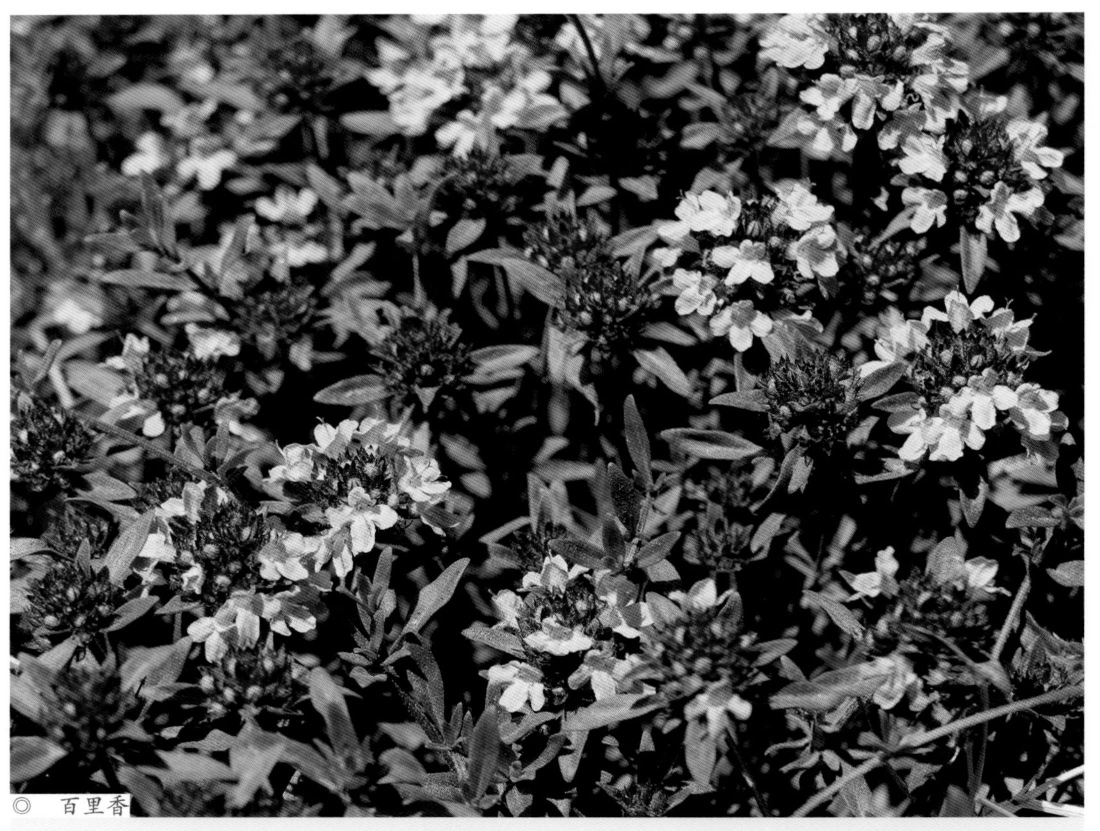

◎ 百里香

来源 本品为唇形科植物百里香 *Thymus mongolicus* Ronn. 的全草。7～8月采收，洗净，鲜用或晒干。

大戟科——EUPHORBIACEAE

乔木、灌木或草本，稀为木质或草质藤本；木质根，稀为肉质块根；通常无刺；常有乳状汁液，白色，稀为淡红色。叶互生，少有对生或轮生，单叶，稀为复叶，或叶退化呈鳞片状，边缘全缘或有锯齿，稀为掌状深裂；具羽状脉或掌状脉；叶柄长至极短，基部或顶端有时具有1~2枚腺体；托叶2，着生于叶柄的基部两侧，早落或宿存，稀托叶鞘状，脱落后具环状托叶痕。花单性，雌雄同株或异株，单花或组成各式花序，通常为聚伞或总状花序，在大戟类中为特殊化的杯状花序（此花序由1朵雌花居中，周围环绕以数朵或多朵仅有1枚雄蕊的雄花所组成）；萼片分离或在基部合生，覆瓦状或镊合状排列，在特化的花序中有时萼片极度退化或无；花瓣有或无；花盘环状或分裂成腺体状，稀无花盘；雄蕊1枚至多数，花丝分离或合生成柱状，在花蕾时内弯或直立，花药外向或内向，基生或背部着生，药室2，稀3~4，纵裂，稀顶孔开裂或横裂，药隔截平或突起；雄花常有退化雌蕊；子房上位，3室，稀2或4室或更多或更少，每室有1~2颗胚珠着生于中轴胎座上，花柱与子房室同数，分离或基部连合，顶端常2至多裂，直立、平展或卷曲，柱头形状多变，常呈头状、线状、流苏状、折扇形或羽状分裂，表面平滑或有小颗粒状凸体，稀被毛或有皮刺。果为蒴果，常从宿存的中央轴柱分离成分果爿，或为浆果状或核果状；种子常有显著种阜，胚乳丰富，肉质或油质，胚大而直或弯曲，子叶通常扁而宽，稀卷叠式。

铁苋菜属 *Acalypha*

铁苋菜

别名　血见愁、海蚌念珠、叶里藏珠

【生长环境】生长于海拔 20 ~ 1200（1900）m 平原或山坡较湿润的耕地和空旷草地，有时生于石灰岩山疏林下。

【植物形态】一年生草本，高 0.2 ~ 0.5 m，小枝细长，被贴毛柔毛，毛逐渐稀疏。叶膜质，长卵形、近菱状卵形或阔披针形，长 3 ~ 9 cm，宽 1 ~ 5 cm，顶端短渐尖，基部楔形，稀圆钝，边缘具圆锯，上面无毛，下面沿中脉具柔毛；基出脉 3 条，侧脉 3 对；叶柄长 2 ~ 6 cm，具短柔毛；托叶披针形，长 1.5 ~ 2 mm，具短柔毛。雌雄花同序，花序腋生，稀顶生，长 1.5 ~ 5 cm，花序梗长 0.5 ~ 3 cm，花序轴具短毛，雌花苞片 1 ~ 2（4）枚，卵状心形，花后增大，长 1.4 ~ 2.5 cm，宽 1 ~ 2 cm，边缘具三角形齿，外面沿掌状脉具疏柔毛，苞腋具雌花 1 ~ 3 朵；花梗无；雄花生于花序上部，排列呈穗状或头状，雄花苞片卵形，长约 0. 5 mm，苞腋具雄花 5 ~ 7 朵，簇生；花梗长 0.5 mm；雄花：花蕾时近球形，无

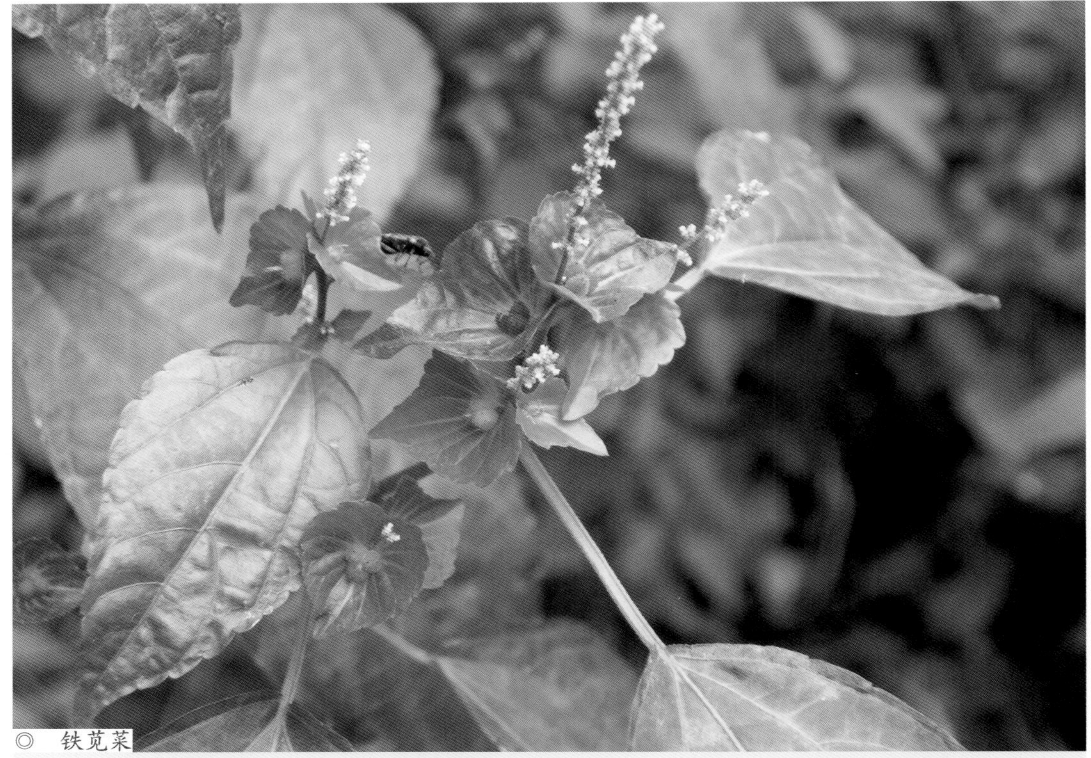

◎　铁苋菜

来源　本品为大戟科铁苋菜属植物铁苋菜 *Acalypha australis* L. 的全草。

毛，花萼裂片4枚，卵形，长约0.5 mm；雄蕊7~8枚；雌花：萼片3枚，长卵形，长0.5~1 mm，具疏毛；子房具疏毛，花柱3枚，长约2 mm，撕裂5~7条。蒴果直径4 mm，具3个分果爿，果皮具疏生毛和毛基变厚的小瘤体；种子近卵状，长1.5~2 mm，种皮平滑，假种阜细长。花果期4~12月。

【性味归经】苦、涩，凉。归心、肺经。

【功能主治】清热解毒，利湿，收敛止血。用于肠炎、痢疾、吐血、衄血、便血、尿血、崩漏；外治痈疖疮疡、皮炎湿疹。

【用法用量】内服：10~30 g。外用：鲜品适量，捣烂敷患处。

【贮藏】置干燥处。

大 戟 属 *Euphorbia*

猫眼草

别名　猫儿眼、打碗花、打碗棵、打盆打碗、肿手棵

来源　本品为大戟科植物乳浆大戟 *Euphorbia esula* 的全草。夏秋采集，晒干。

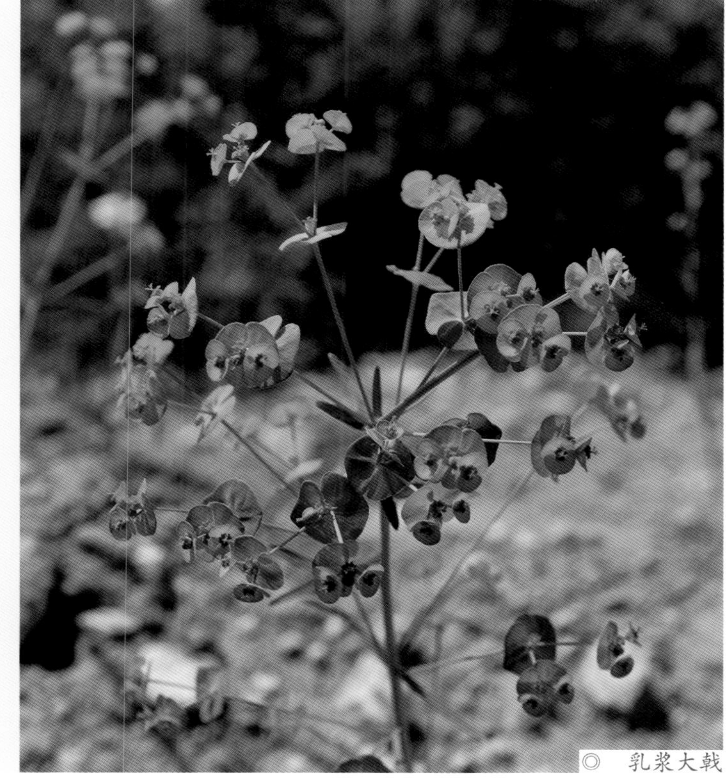

◎　乳浆大戟

【生长环境】生于山坡、山谷或河岸向阳处。

【植物形态】多年生草本，高达 40 cm。茎通常分枝，基部坚硬。下部叶鳞片状，早落；中上部叶狭条状披针形，长 2~5 cm，宽 2~3 mm，先端钝或具短尖，两面无毛。杯状聚伞花序顶生者通常有 4~9 伞梗，基部有轮生叶与茎上部叶同形；腋生者具伞梗 1；每伞梗再 2~3 分叉，各有扇状半圆形或三角状心形苞叶 1 对；总苞杯状，无毛，先端 4 裂，裂片间无片状附属物，腺体 4，新月形，黄褐色，两端有短角；雄蕊 1；子房 3 室，花柱 3，分离，柱头 2 浅裂。蒴果扁球形，无毛；种子长圆形，长约 2 mm，光滑，一边有纵沟，无网纹及斑点。花期 4~6 月，果期 6~8 月。

【性味归经】苦，微寒，有毒。归肺、肝经。

【功能主治】镇咳，祛痰，散结，逐水，拔毒，杀虫。主治痰饮咳喘、水肿、瘰疬、疥癣、无名肿毒。

【用法用量】内服：煎汤，3~9 g；或入丸剂。外用：适量，熬膏外敷或研末调敷。

地锦草

别名　**奶浆草、铺地锦、铺地红、血见愁、卧蛋草、雀儿卧单、小虫儿卧单**

【生长环境】

地锦草　生于原野荒地、路旁、田间、沙丘、海滩、山坡等地，较常见，特别是长江以北地区。

斑地锦　生于平原或低山坡的路旁。

【植物形态】

地锦草　一年生草本。根纤细，长 10~18 cm，直径 2~3 mm，常不分枝。茎匍匐，自基部以上多分枝，偶而先端斜向上伸展，基部常红色或淡红色，长达 20~30 cm，直径 1~3 mm，被柔毛或疏柔毛。叶对生，矩圆形或椭圆形，长 5~10 mm，宽 3~6 mm，先端钝圆，基部偏斜，略渐狭，边缘常于中部以上具细锯齿；叶面绿色，叶背淡绿色，有时淡红色，两面被疏柔毛；叶柄极短，长 1~2 mm。花序单生于叶腋，基部具 1~3 mm 的短柄；总苞陀螺状，高与直径各约 1 mm，边缘 4 裂，裂片三角形；腺体 4，矩圆形，边缘具白色或淡红色附属物。雄花数枚，近与总苞边缘等长；雌花 1 枚，子房柄伸出至总苞边缘；子房三棱状卵形，光滑无毛；花柱 3，分离；柱头 2 裂。蒴果三棱状卵球形，长约 2 mm，直径约 2.2 mm，成熟时分裂为 3 个分果爿，花柱宿存。种子三棱状卵球形，长约 1.3 mm，直径约 0.9 mm，灰色，每个棱面无横沟，无种阜。花果期 5~10 月。

斑地锦　一年生草本。根纤细，长 4~7 cm，直径约 2 mm。茎匍匐，长 10~17 cm，直径约 1 mm，被白色疏柔毛。叶对生，长椭圆形至肾状长圆形，长 6~12 mm，宽 2~4 mm，先端钝，基部偏斜，不对称，略呈渐圆形，边缘中部以下全缘，中部以上常具细小疏锯齿；叶面绿色，中部常具有 1 个长圆形的紫色斑点，叶背淡绿色或灰绿色，新鲜时可见紫色斑，干时不清楚，两面无毛；叶柄极短，长约 1 mm；托叶钻状，不分裂，边缘具睫毛。花序单生于叶腋，基部具短柄，柄长 1 ~ 2 mm；总苞狭杯状，高 0.7 ~ 1 mm，直径约 0.5 mm，外部具白色疏柔毛，边缘 5 裂，裂片三角状圆形；腺体 4，黄绿色，横椭圆形，边缘具白色附属物。雄花 4 ~ 5，微伸出总苞外；雌花 1，子房柄伸出总苞外，且被柔毛；子房被疏柔毛；花柱短，近基部合生；柱头 2 裂。蒴果三角状卵形，长约 2 mm，直径约 2 mm，被稀疏柔毛，成熟时易分裂为 3 个分果爿。种子卵状四棱形，长约 1 mm，直径约 0.7 mm，灰色或灰棕色，每个棱面具 5 个横沟，无种阜。花果期 4 ~ 9 月。

【性味归经】辛，平。归肝、大肠经。

【功能主治】清热解毒，凉血止血。用于痢疾、泄泻、咳血、尿血、便血、崩漏、疮疖痈肿。

【用法用量】内服：煎汤，9 ~ 20 g；鲜品 30 ~ 60 g；或浸酒。外用：适量，煎水洗；或磨汁涂；或捣烂敷。

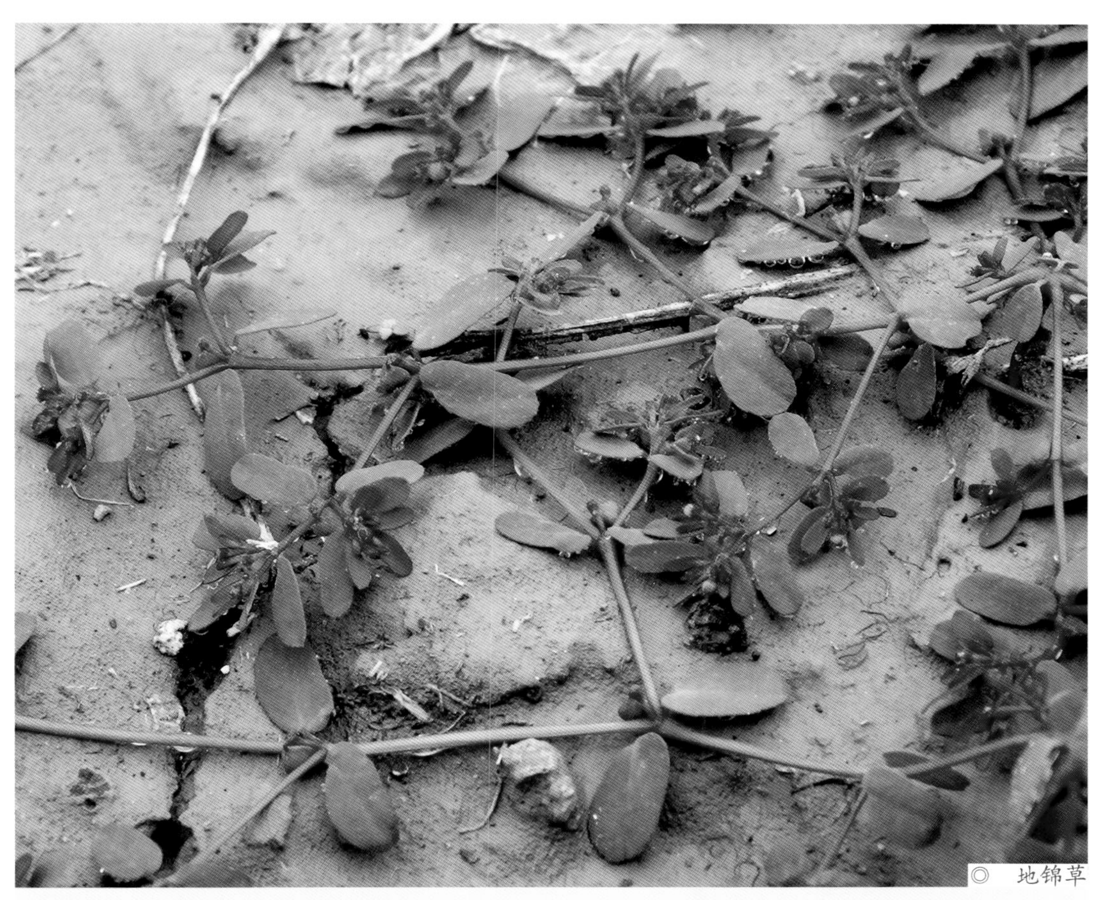

◎ 地锦草

来源 本品为大戟科植物地锦草 *Euphorbia humifusa* Willd. 或斑地锦 *Euphorbia maculata* L. 的干燥全草。

豆科——LEGUMINOSAE

乔木、灌木、亚灌木或草本，直立或攀援，常有能固氮的根瘤。叶常绿或落叶，通常互生，稀对生，常为一回或二回羽状复叶，少数为掌状复叶或3小叶、单小叶，或单叶，罕可变为叶状柄，叶具叶柄或无；托叶有或无，有时叶状或变为棘刺。花两性，稀单性，辐射对称或两侧对称，通常排成总状花序、聚伞花序、穗状花序、头状花序或圆锥花序；花被2轮；萼片（3）5~6，分离或连合成管，有时二唇形，稀退化或消失；花瓣（0）5~6，常与萼片的数目相等，稀较少或无，分离或连合成具花冠裂片的管，大小有时可不等，或有时构成蝶形花冠，近轴的1片称旗瓣，侧生的2片称翼瓣，远轴的2片常合生，称龙骨瓣，遮盖住雄蕊和雌蕊；雄蕊通常10枚，有时5枚或多数（含羞草亚科），分离或连合成管，单体或二体雄蕊，花药2室，纵裂或有时孔裂，花粉单粒或常连成复合花粉；雌蕊通常由单心皮所组成，稀较多且离生，子房上位，1室，基部常有柄或无，沿腹缝线具侧膜胎座，胚珠2至多颗，悬垂或上升，排成互生的2列，为横生、倒生或弯生的胚珠；花柱和柱头单一，顶生。果为荚果，形状多样，成熟后沿缝线开裂或不裂，或断裂成含单粒种子的荚节；种子通常具革质或有时膜质的种皮，生于长短不等的珠柄上，有时由珠柄形成1多肉质的假种皮，胚大，内胚乳无或极薄。

黄芪属 Astragalus

黄芪

别名　绵芪、绵黄芪

【生长环境】生于向阳草地及山坡上。

【植物形态】草本或半灌木状，高0.5~1.5m，全体近于平滑或在幼嫩部分被短柔毛。茎粗壮，圆柱状，淡绿色或带紫色，下部木质化。叶广卵形，顶端渐尖，基部不对称楔形，边缘有不规则波状浅裂，裂片顶端急尖，有时亦有波状牙齿，侧脉每边3~5条，直达裂片顶端，长8~17 cm，宽4~12 cm；叶柄长3~5 cm。花单生于枝叉间或叶腋，直立，有短梗；花萼筒状，长4~5 cm，筒部有5棱角，两棱间稍向内陷，基部稍膨大，顶端紧围花冠筒，5浅裂，裂片三角形，花后自近基部断裂，宿存部分随果实而增大并向外反折；花冠漏斗状，下半部带绿色，上部白色或淡紫色，檐部5浅裂，裂片有短尖头，长6~10 cm，檐部直径3~5 cm；雄蕊不伸出花冠，花丝长约3 cm，花药长约4 mm；子房密生柔针毛，花柱长约6 cm。蒴果直立生，卵状，长3~4.5 cm，直径2~4 cm，表面生有坚硬针刺或有时无刺而近平滑，成熟后淡黄色，规则4瓣裂。种子卵圆形，稍扁，长约4 mm，黑色。花期6~10月，果期7~11月。

【性味归经】甘，温。归肺、脾经。

【功能主治】补气固表，利尿托毒，排脓，敛疮生肌。用于气虚乏力、食少便溏、中气下陷、久泻脱肛、便血、崩漏、表虚自汗、气虚水肿、痈疽难溃或久溃不敛、血虚萎黄、内热消渴、慢性肾炎蛋白尿、糖尿病。

【用法用量】内服：煎汤，9~30 g。

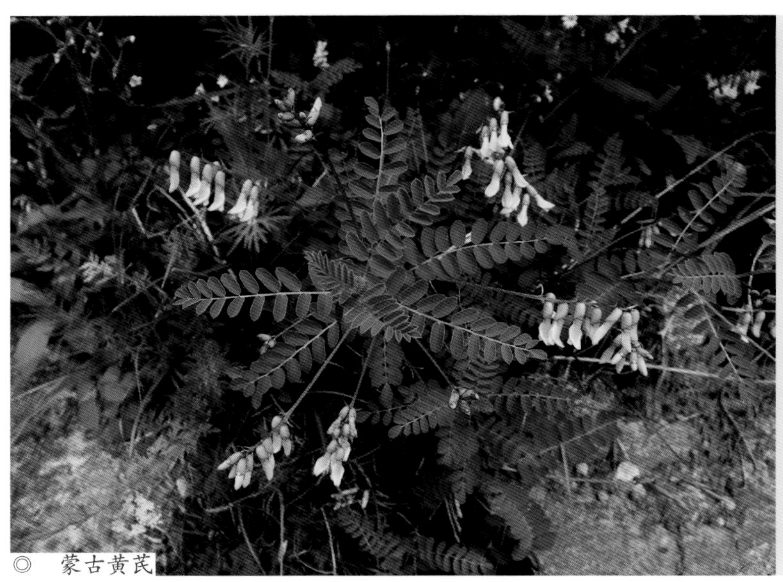

◎　蒙古黄芪

来源　本品为豆科植物蒙古黄芪 *Astragalus mongholicus* Bunge 的干燥根。春、秋二季采挖，除去须根及根头，晒干。

金翼黄芪

【备注】其根河北称小黄芪，甘肃南部作小白芪入药。

【生长环境】生于海拔1600～3700m的山坡、灌丛、林下及沟谷中。

【植物形态】多年生草本，高30～70 cm。根茎粗壮，直径可达2 cm，黄褐色。茎细弱，具条棱，多少被伏贴的柔毛。羽状复叶有12～19片小叶，长4～8.5 cm；叶柄长1～2 cm，向上逐渐变短；托叶离生，狭披针形，长4～6 mm，下面疏被柔毛；小叶宽卵形或长圆形，长7～20 mm，宽3～8 mm，顶端钝圆或微凹，具小凸尖，基部楔形，上面无毛，下面粉绿色，疏被白色伏贴柔毛。总状花序腋生，生3～13花，疏松；总花梗通常较叶长；苞片小，披针形，长1～2 mm，背面被白色柔毛；花萼钟状，长约4.5 mm，被稀疏白色柔毛，萼齿狭披针形，长约为萼筒的一半，毛稍密；花冠黄色，旗瓣倒卵形，长8.5～12 mm，宽4～8 mm，先端微凹，基部渐狭成瓣柄，翼瓣与旗瓣近等长，瓣片长圆形，具与瓣柄近等长的耳，瓣柄较瓣片略短，龙骨瓣明显较旗瓣、翼瓣长，长达15 mm，瓣片半卵形，具短耳；子房无毛，具长柄。荚果倒卵形，长约9 mm，宽约4 mm，先端有尖喙，无毛，有网纹，果颈远较荚果长；种子2～4颗。花果期6～8月。

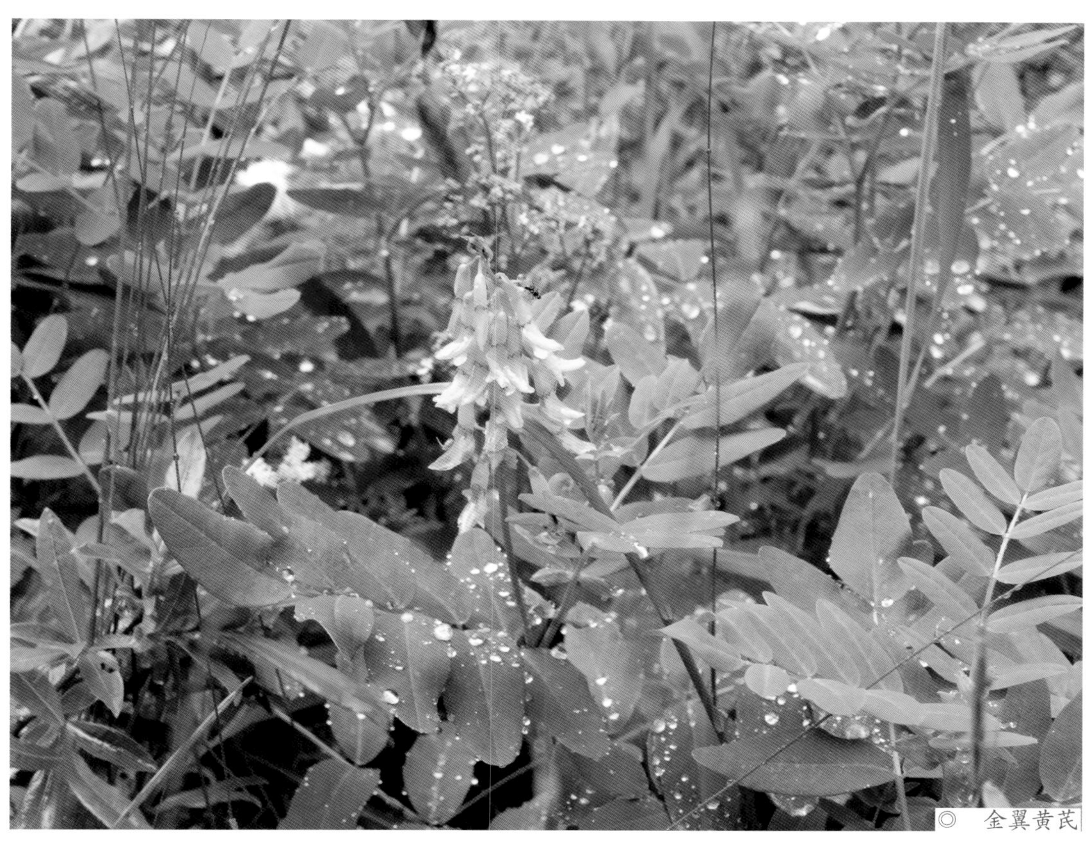

◎ 金翼黄芪

锦鸡儿属 *Caragana*

鬼箭锦鸡儿

别名　**鬼见愁、狼麻**

【生长环境】生于海拔 2400 ~ 3000 m 的山坡、林缘。

【植物形态】灌木，直立或伏地，高 0.3 ~ 2m，基部多分枝。树皮深褐色、绿灰色或灰褐色。羽状复叶有 4 ~ 6 对小叶；托叶先端刚毛状，不硬化成针刺；叶轴长 5 ~ 7 cm，宿存，被疏柔毛。小叶长圆形，长 11 ~ 15 mm，宽 4 ~ 6 mm，先端圆或尖，具刺尖头，基部圆形，绿色，被长柔毛。花梗单生，长约 0.5 mm，基部具关节，苞片线形；花萼钟状管形，长 14 ~ 17 mm，被长柔毛，萼齿披针形，长为萼筒的 1/2；花冠玫瑰色、淡紫色、粉红色或近白色，长 27 ~ 32 mm，旗瓣宽卵形，基部渐狭成长瓣柄，翼瓣近长圆形，瓣柄长为瓣片的 2/3 ~ 3/4，耳狭线形，长为瓣柄的 3/4，龙骨瓣先端斜截平而稍凹，瓣柄与瓣片近等长，耳短，三角形；子房被长柔毛。荚果长约 3 cm，宽 6 ~ 7 mm，密被丝状长柔毛。花期 6 ~ 7 月，果期 8 ~ 9 月。

【性味归经】辛、苦、涩，微寒。归肝、脾、肾经。

【功能主治】清热解毒，降压。主治乳痈、疮疖肿痛、高血压病。

【用法用量】内服：煎汤，9 ~ 15 g。外用：适量，熬膏敷。

【注意】孕妇禁用。

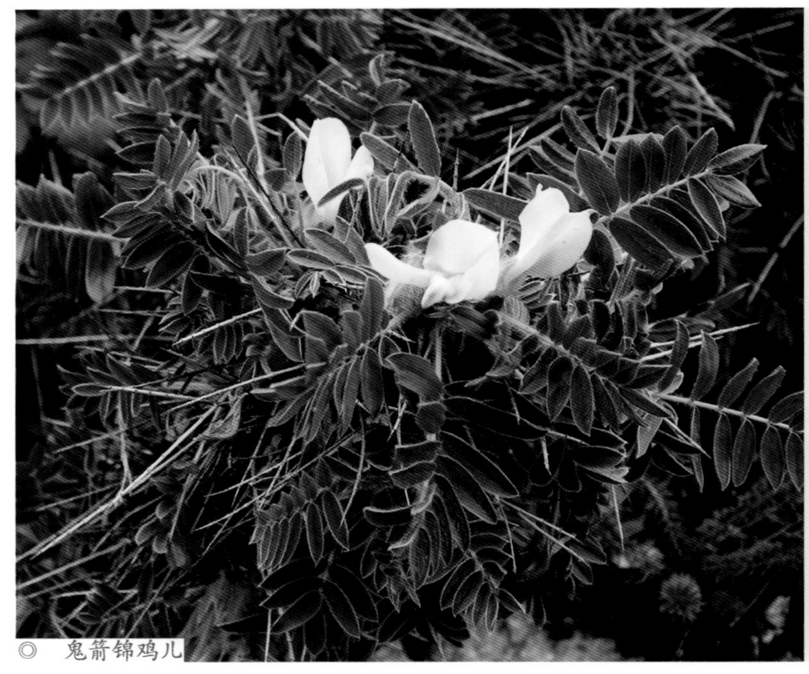

◎　鬼箭锦鸡儿

来源　本品为豆科植物鬼箭锦鸡儿 *Caragana jubata* (Pall.) Poir. 的根及枝叶。8 ~ 9 月采收。

甘草属 Glycyrrhiza

甘草

别名　美草、蜜甘、蜜草、蕗草、国老、灵通、粉草、甜草、甜根子、棒草

【生长环境】常生于干旱沙地、河岸砂质地、山坡草地及盐渍化土壤中。

【植物形态】多年生草本；根与根状茎粗状，直径 1～3 cm，外皮褐色，里面淡黄色，具甜味。茎直立，多分枝，高 30～120 cm，密被鳞片状腺点、刺毛状腺体及白色或褐色的茸毛，叶长 5～20 cm；托叶三角状披针形，长约 5 mm，宽约 2 mm，两面密被白色短柔毛；叶柄密被褐色腺点和短柔毛；小叶 5～17 枚，卵形、长卵形或近圆形，长 1.5～5 cm，宽 0.8～3 cm，上面暗绿色，下面绿色，两面均密被黄褐色腺点及短柔毛，顶端钝，具短尖，基部圆，边缘全缘或微呈波状，多少反卷。总状花序腋生，具多数花，总花梗短于叶，密生褐色的鳞片状腺点和短柔毛；苞片长圆状披针形，长 3～4 mm，褐色，膜质，外面被黄色腺点和短柔毛；花

来源　本品为豆科植物甘草 *Glycyrrhiza uralensis* Fisch. 的干燥根。春、秋二季采挖，除去须根，晒干。

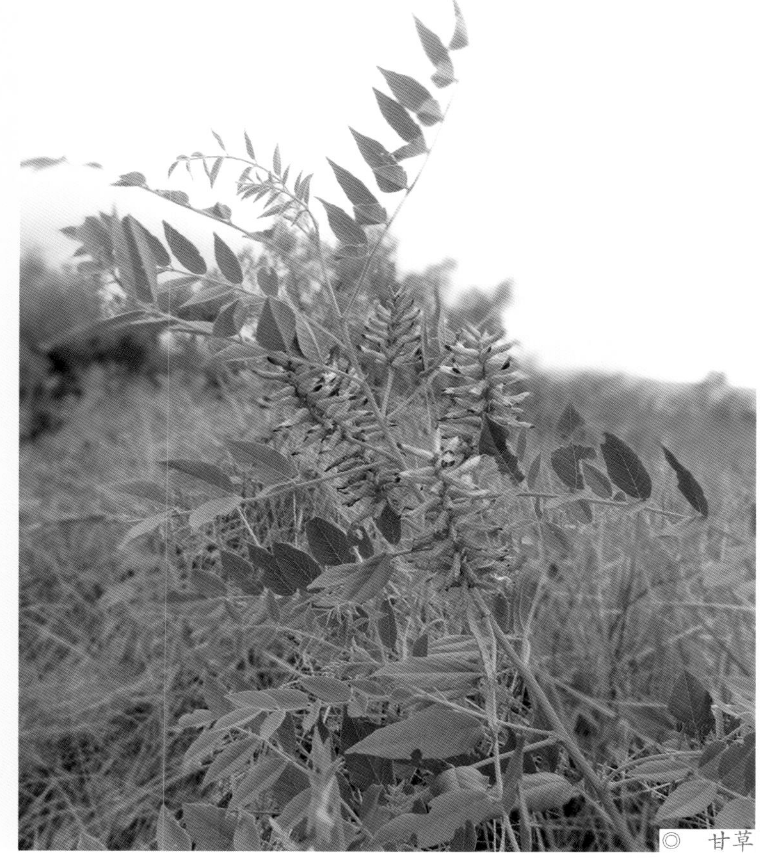

◎　甘草

萼钟状，长 7 ~ 14 mm，密被黄色腺点及短柔毛，基部偏斜并膨大呈囊状，萼齿 5，与萼筒近等长，上部 2 齿大部分连合；花冠紫色、白色或黄色，长 10 ~ 24 mm，旗瓣长圆形，顶端微凹，基部具短瓣柄，翼瓣短于旗瓣，龙骨瓣短于翼瓣；子房密被刺毛状腺体。荚果弯曲呈镰刀状或呈环状，密集成球，密生瘤状突起和刺毛状腺体。种子 3 ~ 11，暗绿色，圆形或肾形，长约 3 mm。花期 6 ~ 8 月，果期 7 ~ 10 月。

【**性味归经**】甘，平。归心、肺、脾、胃经。

【**功能主治**】补脾益气，清热解毒，祛痰止咳，缓急止痛，调和诸药。用于脾胃虚弱，倦怠乏力，心悸气短，咳嗽痰多，脘腹、四肢挛急疼痛，痈肿疮毒，缓解药物毒性、烈性。

【**用法用量**】内服：1.5 ~ 9 g。

【**贮藏**】置通风干燥处，防蛀。

【**注意**】不宜与京大戟、芫花、甘遂同用。

木 蓝 属 *Indigofera*

铁扫竹

别名　铁扫帚、山红蓝靛、野绿豆、木蓝芥、鸡骨柴、岩豆柴、味药、女儿红

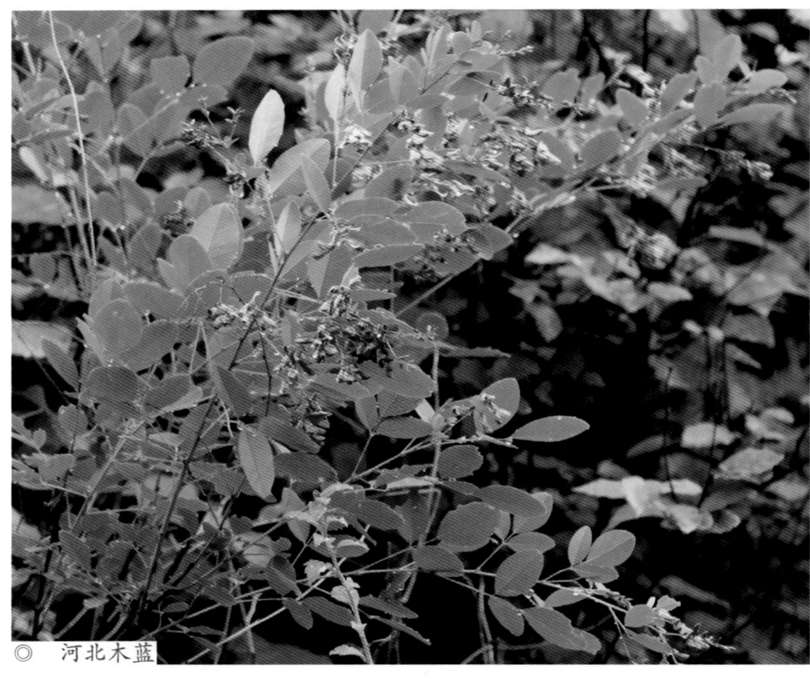

◎　河北木蓝

来源　本品为豆科植物河北木蓝 *Indigofera bungeana* Walp. 的根及全草。春、秋季采收，洗净，鲜用或切段晒干。

【生长环境】生于山坡、草地或河滩地，海拔 600 ~ 1000 m。

【植物形态】直立灌木，高 40 ~ 100 cm。茎褐色，圆柱形，有皮孔，枝银灰色，被灰白色丁字毛。羽状复叶长 2.5 ~ 5 cm；叶柄长达 1 cm，叶轴上面有槽，与叶柄均被灰色平贴丁字毛；托叶三角形，长约 1 mm，早落；小叶 2 ~ 4 对，对生，椭圆形，稍倒阔卵形，长 5 ~ 1.5 mm，宽 3 ~ 10 mm，先端钝圆，基部圆形，上面绿色，疏被丁字毛，下面苍绿色，丁字毛较粗；小叶柄长 0.5 mm；小托叶与小叶柄近等长或不明显。总状花序腋生，长 4 ~ 6（8）cm；总花梗较叶柄短；苞片线形，长约 1.5 mm；花梗长约 1 mm；花萼长约 2 mm，外面被白色丁字毛，萼齿近相等，三角状披针形，与萼筒近等长；花冠紫色或紫红色，旗瓣阔倒卵形，长达 5 mm，外面被丁字毛，翼瓣与龙骨瓣等长，龙骨瓣有距；花药圆球形，先端具小凸尖；子房线形，被疏毛。荚果褐色，线状圆柱形，长不超过 2.5 cm，被白色丁字毛，种子间有横隔，内果皮有紫红色斑点；种子椭圆形。花期 5 ~ 6 月，果期 8 ~ 10 月。

【性味归经】苦、涩，凉。归心、脾经。

【功能主治】止血敛疮，清热利湿。主治吐血、创伤、无名肿毒、口疮、臁疮、痔疮、泄泻腹痛。

【用法用量】内服：煎汤，9 ~ 15 g，鲜品 30 ~ 60 g。外用：适量，研末调敷；或鲜品捣敷；或煎水洗。

胡枝子属 *Lespedeza*

山豆花

别名　绒毛胡枝子、白胡枝子、白土子、白萩、小雪人参

【生长环境】生于海拔 1000 m 以下的干山坡草地及灌丛间。

【植物形态】灌木，高达 1 m。全株密被黄褐色茸毛。茎直立，单一或上部少分枝。托叶线形，长约 4 mm；羽状复叶具 3 小叶；小叶质厚，椭圆形或卵状长圆形，长 3 ~ 6 cm，宽 1.5 ~ 3 cm，先端钝或微心形，边缘稍反卷，上面被短伏毛，下面密被黄褐色茸毛或柔毛，沿脉上尤多；叶柄长 2 ~ 3 cm。总状花序顶生或于茎上部腋生；总花梗粗壮，长 4 ~ 8（12）cm；苞片线状披针形，长 2 mm，有毛；花具短梗，密被黄褐色茸毛；花萼密被毛，长约 6 mm，5 深裂，裂片狭披针形，长约 4 mm，先端长渐尖；花冠黄色或黄白色，旗瓣椭圆形，长约 1 cm，龙骨瓣与旗瓣近等长，翼瓣较短，长圆形；闭锁花生于茎上部叶腋，簇生成球状。荚果倒卵形，长 3 ~ 4 mm，宽 2 ~ 3 mm，先端有短尖，表面密被毛。

【性味】甘，平。

【**功能主治**】健脾补虚。主治虚痨、虚肿。

【**用法用量**】虚痨：50 g，炖肉吃。虚肿：50 g，水煎服。

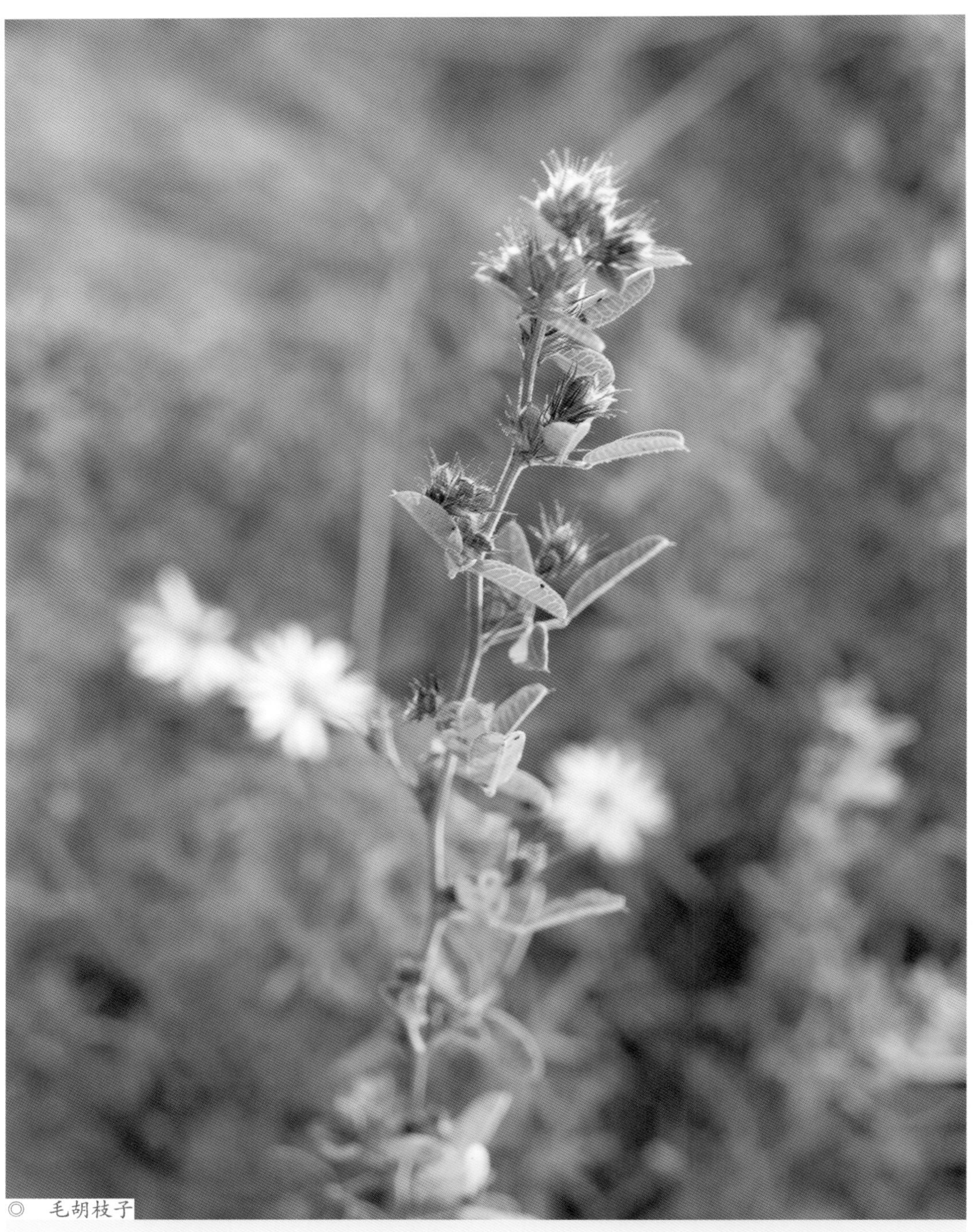

◎ 毛胡枝子

来源　本品为豆科绒毛胡枝子 *Lespedeza tomentosa*（Thunb.）Sieb 的根。

棘豆属 *Oxytropis*

蓝花棘豆

【生长环境】生于海拔 1200 m 左右的山坡或山地林下。

【植物形态】多年生草本，高 10 ~ 20 cm。主根粗壮而直伸。茎缩短，基部分枝呈丛生状。羽状复叶长 5 ~ 15 cm；托叶披针形，被绢状毛，于中部与叶柄贴生，彼此分离；叶柄与叶轴疏被贴伏柔毛；小叶 25 ~ 41，长圆状披针形，长 7 ~ 15 mm，宽（1.5）2 ~ 4 mm，先端渐尖或急尖，基部圆形，上面无毛或几无毛，下面疏被贴伏柔毛。12 ~ 20 花组成稀疏总状花序；花葶比叶长 1 倍，稀近等长，无毛或疏被贴伏白色短柔毛；苞片较花梗长，长 2 ~ 5 mm；花长 8 mm；花萼钟状，长 4 ~ 5 mm，疏被黑色和白色短柔毛，萼齿三角状披针形，比萼筒短 1

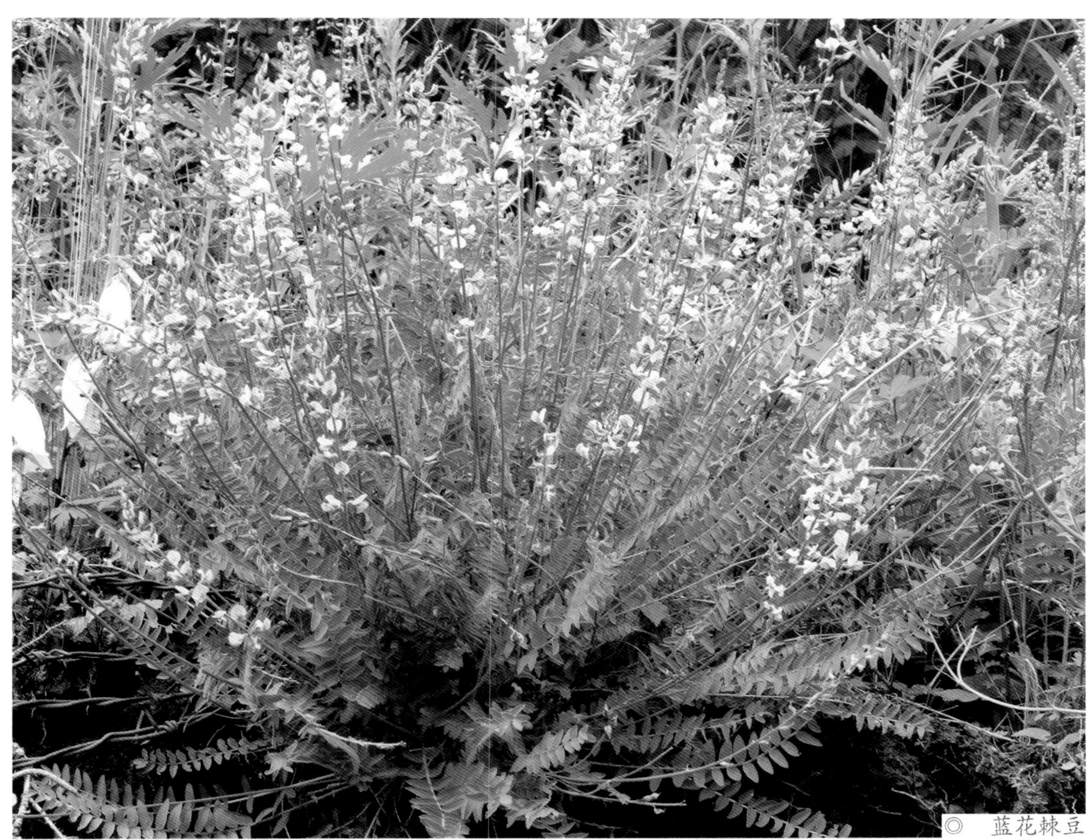

◎ 蓝花棘豆

来源 本品为豆科植物蓝花棘豆 *Oxytropis caerulea* 的根。

倍；花冠天蓝色或蓝紫色，旗瓣长（8）12～15 mm，瓣片长椭圆状圆形，先端微凹、圆形、钝或具小尖，瓣柄长约3 mm，翼瓣长7 mm，瓣柄线形，龙骨瓣长约7 mm，喙长2～3 mm；子房几无柄，无毛，含10～12胚珠。荚果长圆状卵形膨胀，长（8）10～25 mm，宽（3）5～6 mm，喙长7～9 mm，疏被白色和黑色短柔毛，稀无毛，1室；果梗极短。花期6～7月，果期7～8月。

【性味归经】苦，凉。归脾、肺二经。

【功能主治】利尿逐水。主治水肿、腹水。

【用法用量】内服：煎汤，6～15 g。

泡泡草

别名　尖叶棘豆、山泡泡、羚羊蛋

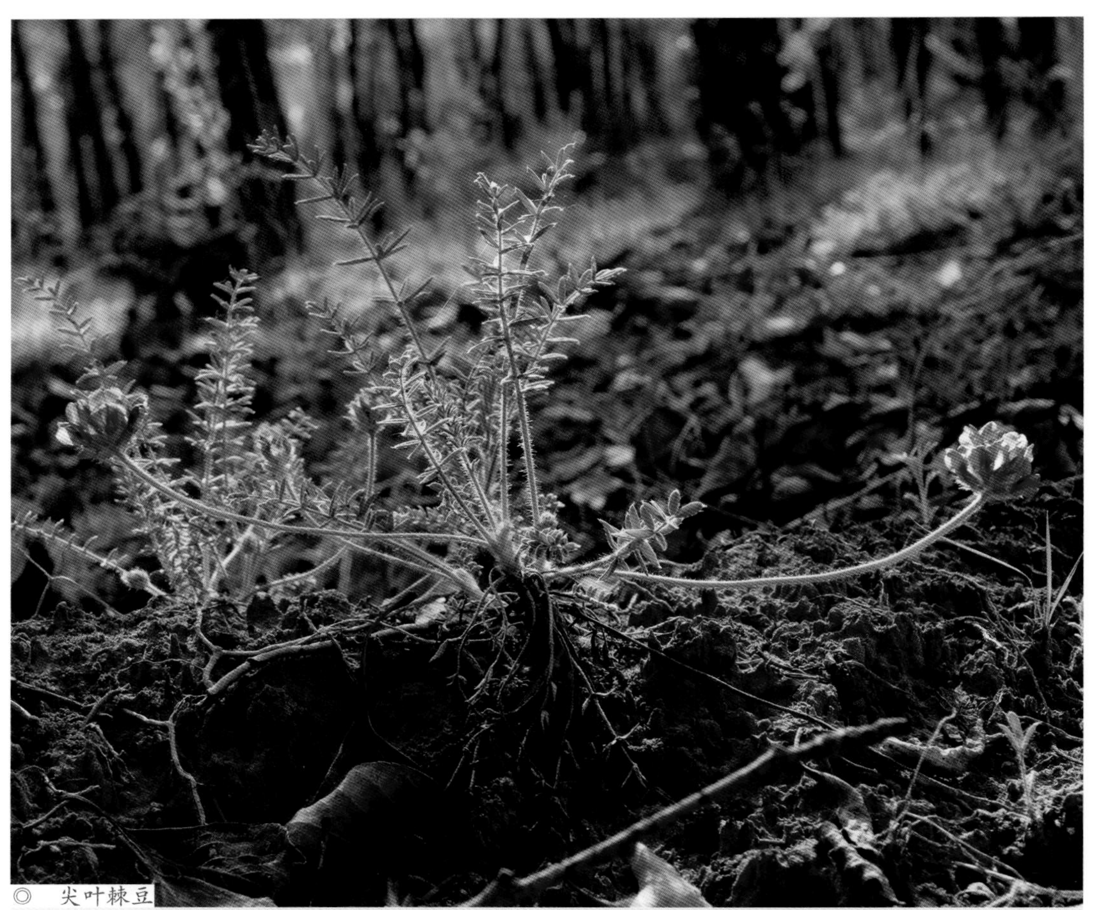

◎　尖叶棘豆

来源　本品为豆科植物尖叶棘豆 *Oxytropis oxyphylla* 的全草。

【生长环境】生于石砾地、草原，常散生，有时在沙丘下部或沙丘间低地形成小群聚。

【植物形态】多年生草本，高 7 ~ 20 cm。根黄褐色至深褐色，根径 5 ~ 8 mm，深达 30 ~ 40 cm，有时可达 50 cm，侧根少。茎短，由基部分枝多，稀少分枝、不分枝或近于缩短，铺散，密被几贴伏绢状柔毛；轮生羽状复叶长 2.5 ~ 14 cm；托叶膜质，宽卵形或三角状卵形，长 5 ~ 9 mm，于基部与叶柄贴生，彼此合生很高，分离部分先端锐尖，密被白色或黄色绢状柔毛；叶轴上面有小沟纹，密被贴伏绢状柔毛；小叶草质，轮生或有时近轮生，3 ~ 9 轮，每轮 3 ~ 4（6）片，线状披针形、长圆状披针形或线形，长 10 ~ 20 mm，宽 1 ~ 3 mm，先端渐尖，基部圆形，边缘常反卷，两面密被绢状长柔毛。多花组成近头形总状花序；总花梗长 14.5 cm，稍弯曲或直立，具沟纹，密被贴伏白色绢状柔毛；苞片膜质，披针形或狭披针形，长 2.5 ~ 6 mm，先端尖，密被白色绢状长柔毛；花长 18 mm；花萼筒状，长 6 ~ 8 mm，基部斜圆形，密被黑色与白色长柔毛，或仅被白色柔毛，萼齿线状披针形，先端稍钝；花冠红紫色、淡紫色或稀为白色，旗瓣长（13）14 ~ 18（21）mm，瓣片椭圆状卵形，先端圆形，基部渐狭成瓣柄，瓣柄长约 7 mm，宽约 3 mm，翼瓣斜宽倒卵形，长 13 ~ 15（17）mm，先端斜截形，耳椭圆形，长 2 mm，瓣柄狭，长 6.5 mm，龙骨瓣近狭倒卵形，长 10 ~ 14 mm，喙长 1.5 ~ 3 mm，耳圆形，长 1 mm，瓣柄长约 6.5 mm；雌蕊长不及 13 mm，子房长圆形，密被贴伏柔毛。荚果膜质，膨胀，宽卵形或卵形，长 10 ~ 18（20）mm，宽 9 ~ 12 mm，被白色或有时混生黑色短柔毛，隔膜宽约 1.5 mm，不完全 2 室。种子近圆肾形，长 1.5 mm，宽 1 mm，红棕色。花期 6 ~ 7 月，果期 7 ~ 8 月。

【性味归经】辛，寒。归肝经。

【功能主治】清热解毒。主治感冒、咽喉痛、疮疖痈肿、瘰疬结核、急慢性湿疹。

【用法用量】内服：煎汤，干品 3 ~ 6 g，鲜品 15 ~ 30 g；或研末。外用：适量，煎水；或研末调涂。

苦参属 *Sophora*

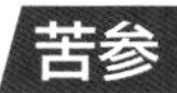

苦参

别名 野槐、好汉枝、苦骨、地骨、地槐、山槐子

【生长环境】生于山坡、沙地草坡灌木林中或田野附近，海拔 1500 m 以下。

【植物形态】草本或亚灌木，稀呈灌木状，通常高 1 m 左右，稀达 2 m。茎具纹棱，幼时疏被柔毛，后无毛。羽状复叶长达 25 cm；托叶披针状线形，渐尖，长

6～8 mm；小叶 6～12 对，互生或近对生，纸质，形状多变，椭圆形、卵形、披针形至披针状线形，长 3～4（6）cm，宽（0.5）1.2～2 cm，先端钝或急尖，基部宽楔形或浅心形，上面无毛，下面疏被灰白色短柔毛或近无毛。中脉下面隆起。总状花序顶生，长 15～25 cm；花多数，疏或稍密；花梗纤细，长约 7 mm；苞片线形，长约 2.5 mm；花萼钟状，明显歪斜，具不明显波状齿，完全发育后近截平，长约 5 mm，宽约 6 mm，疏被短柔毛；花冠比花萼长 1 倍，白色或淡黄白色，旗瓣倒卵状匙形，长 14～15 mm，宽 6～7 mm，先端圆形或微缺，基部渐狭成柄，柄宽 3 mm，翼瓣单侧生，强烈皱褶几达瓣片的顶部，柄与瓣片近等长，长约 13 mm，龙骨瓣与翼瓣相似，稍宽，宽约 4 mm，雄蕊 10，分离或近基部稍连合；子房近无

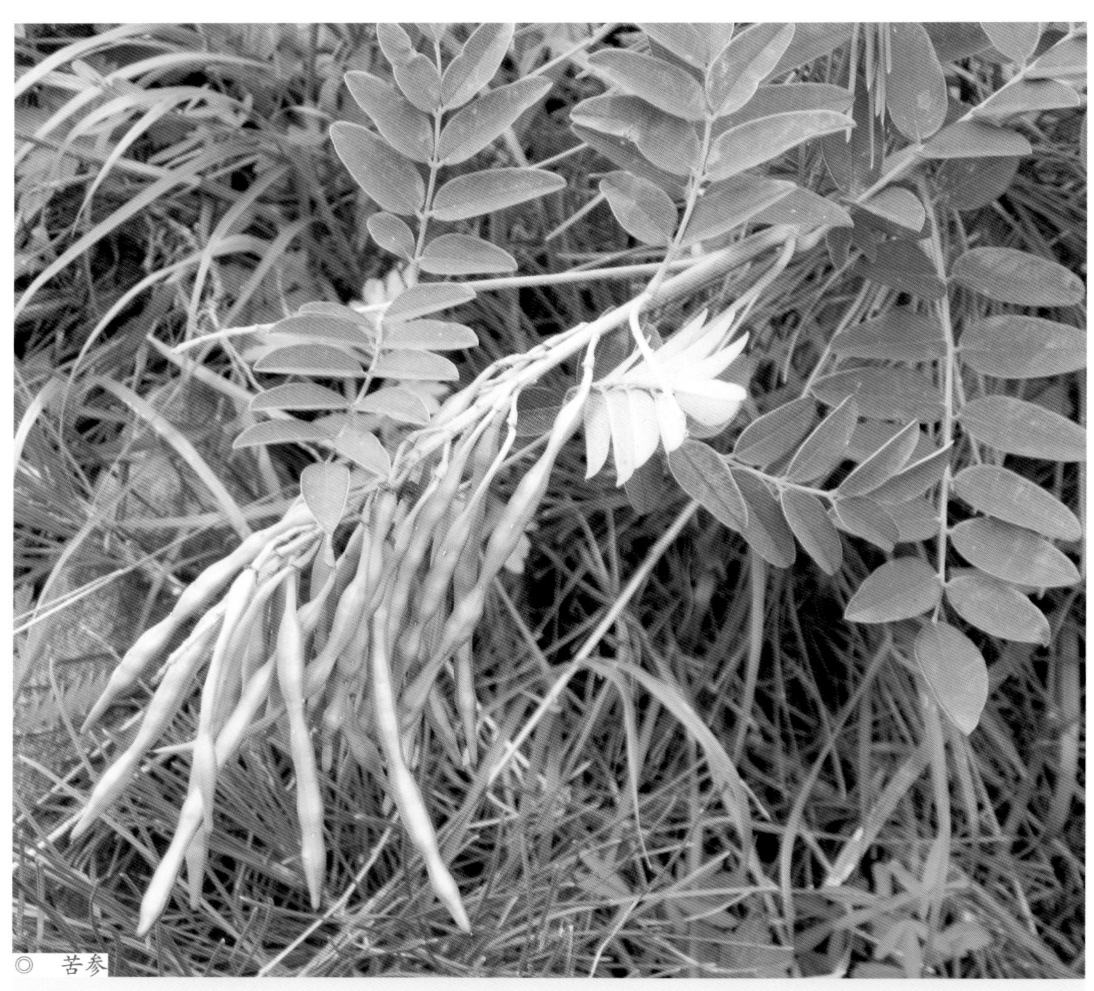

◎ 苦参

来源 本品为豆科植物苦参 *Sophora flavescens* Ait. 的干燥根。春、秋二季采挖，除去根头及小支根，洗净，干燥，或趁鲜切片，干燥。

柄，被淡黄白色柔毛，花柱稍弯曲，胚珠多数。荚果长 5 ~ 10 cm，种子间稍缢缩，呈不明显串珠状，稍四棱形，疏被短柔毛或近无毛，成熟后开裂成 4 瓣，有种子 1 ~ 5 粒；种子长卵形，稍压扁，深红褐色或紫褐色。花期 6 ~ 8 月，果期 7 ~ 10 月。

【性味归经】苦，寒。归心、肝、胃、大肠、膀胱经。

【功能主治】清热燥湿，杀虫，利尿。内服用于热痢、便血、黄疸、尿闭、赤白带下、阴肿阴痒、湿疹、湿疮、皮肤瘙痒、疥癣麻风；外用治滴虫性阴道炎。

【用法用量】内服：4.5 ~ 9 g。外用：适量，煎汤洗患处。

野决明属 *Thermopsis*

野决明

别名 土马豆、牧马豆

【生长环境】生于草原沙丘、河岸和砾滩。

【植物形态】多年生草本，高 12 ~ 30（40）cm。茎直立，分枝或单一，具沟棱，被黄白色贴伏或伸展柔毛。3 小叶；叶柄短，长 3 ~ 8 mm；托叶叶状，卵状披针形，先端渐尖，基部楔形，长 1.5 ~ 3 cm，宽 4 ~ 10 mm，上面近无毛，下面被贴伏柔毛；小叶狭长圆形、倒披针形，长 2.5 ~ 7.5 cm，宽 5 ~ 16 mm，上面通常无毛，下面多少被贴伏柔毛。总状花序顶生，长 6 ~ 17 cm，具花 2 ~ 6 轮，排列疏松；苞片线状卵形或卵形，先端渐尖，长 8 ~ 20 mm，宽 3 ~ 7 mm，宿存；萼钟形，长 1.5 ~ 2.2 cm，密被毛，背部稍呈囊状隆起，上方 2 齿连合，三角形，下方萼齿披针形，与萼筒近等长。花冠黄色，旗瓣近圆形，长 2.5 ~ 2.8 cm，宽 1.7 ~ 2.1 cm，先端微凹，基部渐狭成瓣柄，瓣柄长 7 ~ 8 mm，翼瓣长 2.4 ~ 2.7 cm，先端有 4 ~ 4.3 mm 长的狭窄头，龙骨瓣长 2 ~ 2.5 cm，宽为翼瓣的 1.5 ~ 2 倍；子房密被柔毛，具柄，柄长 2 ~ 3 mm，胚珠 12 ~ 20 粒。荚果线形，长 5 ~ 9 cm，宽 7 ~ 12 mm，先端具尖喙，被细柔毛，黄褐色，种子 6 ~ 14 粒。位于中央。种子圆肾形，黑褐色，具灰色蜡层，有光泽，长 3 ~ 5 mm，宽 2.5 ~ 3.5 mm。花期 5 ~ 7 月，果期 6 ~ 10 月。

【性味归经】苦，寒，有毒。归肺、胃经。

【功能主治】解毒消肿，祛痰催吐。主恶疮、疥癣。

【用法用量】内服：煎汤，3 ~ 6 g。外用：适量，捣敷，或研末调敷。

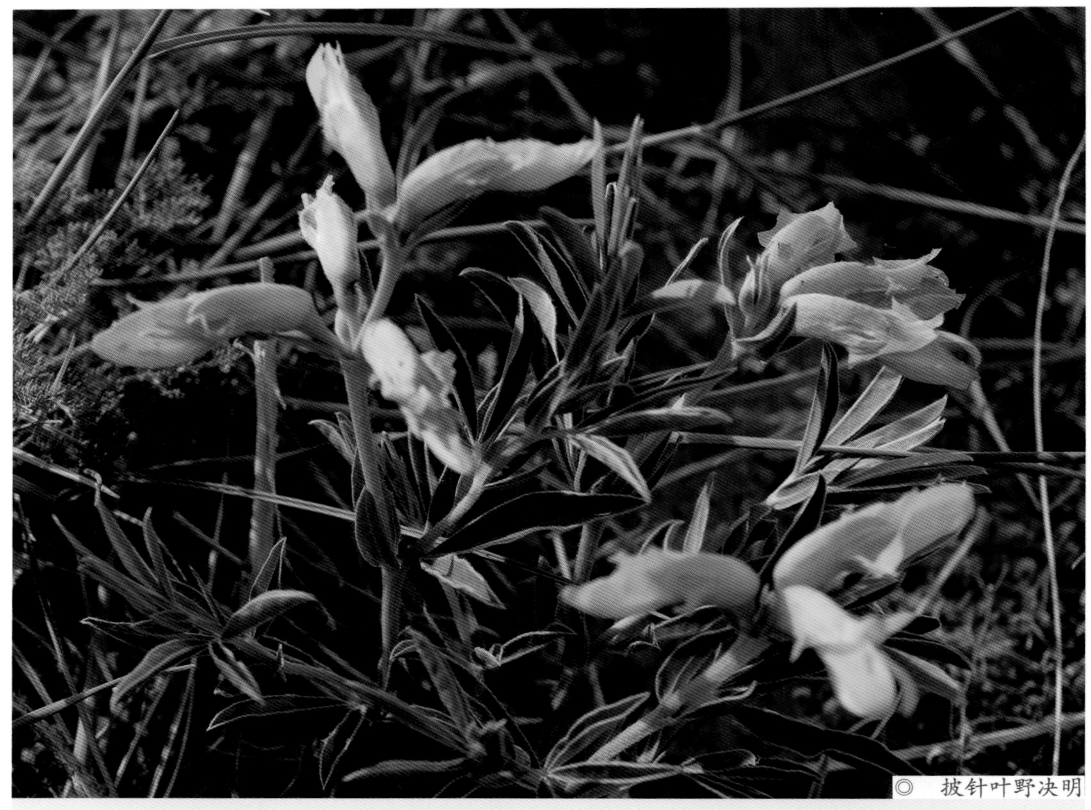
◎ 披针叶野决明

来源 本品为豆科野决明属植物披针叶野决明 *Thermopsis lanceolata* 的全草。夏季茎叶茂盛时采割，切段，晒干。

野豌豆属 *Vicia*

野豌豆

别名 救荒野豌豆、马豆草（云南）、野麻碗（重庆）、大巢菜、野绿豆、野菜豆

【生长环境】生于海拔 50 ~ 3000 m 荒山、田边草丛及林中。

【植物形态】一年生或二年生草本，高 15 ~ 90（105）cm。茎斜升或攀援，单一或多分枝，具棱，被微柔毛。偶数羽状复叶长 2 ~ 10 cm，叶轴顶端卷须有 2 ~ 3 分支；托叶戟形，通常 2 ~ 4 裂齿，长 0.3 ~ 0.4 cm，宽 0.15 ~ 0.35 cm；小叶 2 ~ 7 对，长椭圆形或近心形，长 0.9 ~ 2.5 cm，宽 0.3 ~ 1 cm，先端圆或平截有凹，具短尖

头，基部楔形，侧脉不甚明显，两面被贴伏黄柔毛。花 1～2（4）腋生，近无梗；萼钟形，外面被柔毛，萼齿披针形或锥形；花冠紫红色或红色，旗瓣长倒卵圆形，先端圆，微凹，中部缢缩，翼瓣短于旗瓣，长于龙骨瓣；子房线形，微被柔毛，胚珠 4～8，子房具柄短，花柱上部被淡黄白色髯毛。荚果线长圆形，长 4～6 cm，宽 0.5～0.1 cm，表皮土黄色种间缢缩，有毛，成熟时背腹开裂，果瓣扭曲。种子 4～8，圆球形，棕色或黑褐色，种脐长相当于种子圆周的 1/5。花期 4～7 月，果期 7～9 月。

【**性味**】甘、辛，温。

【**功能主治**】补肾调经，祛痰止咳。用于肾虚腰痛、遗精、月经不调、咳嗽痰多；外用治疔疮。

【**用法用量**】内服：25～50 g。外用：适量，鲜草捣烂敷或煎水洗患处。

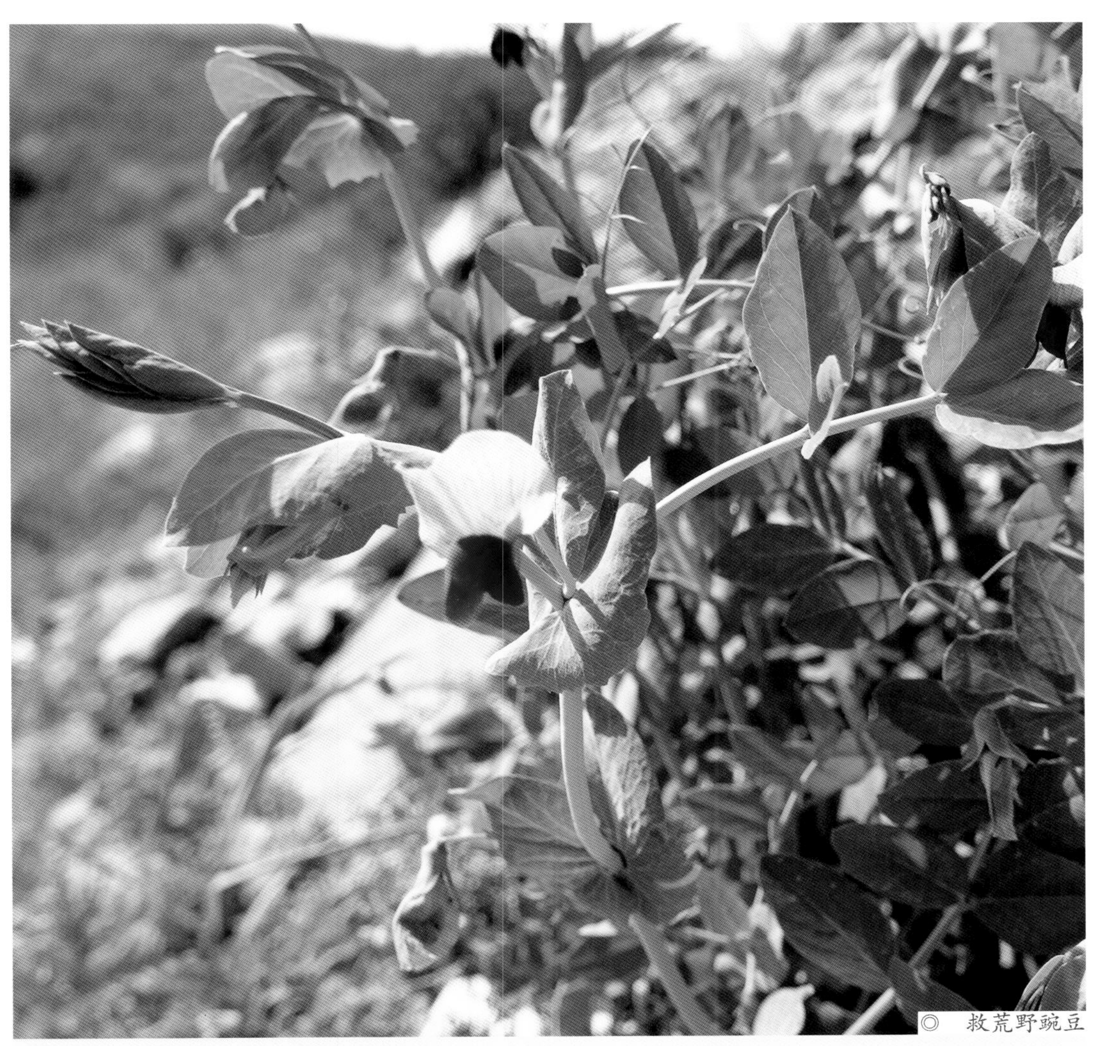
◎ 救荒野豌豆

来源 本品为豆科野豌豆属植物救荒野豌豆 *Vicia sativa* L. 的全草。夏季采收，晒干或鲜用。

歪头菜

别名 两叶豆苗、三铃子、草豆、野豌豆

【生长环境】生于低海拔至 4000 m 山地、林缘、草地、沟边及灌丛。

【植物形态】多年生草本，高（15）40～100（180）cm。根茎粗壮近木质，主根长达 8～9 cm，直径 2.5 cm，须根发达，表皮黑褐色。通常数茎丛生，具棱，疏被柔毛，老时渐脱落，茎基部表皮红褐色或紫褐红色。叶轴末端为细刺尖头；偶见卷须，托叶戟形或近披针形，长 0.8～2 cm，宽 3～5 mm，边缘有不规则齿蚀状；小叶 1 对，卵状披针形或近菱形，长（1.5）3～7（11）cm，宽 1.5～4（5）cm，先端渐尖，边缘具小齿状，基部楔形，两面均疏被微柔毛。总状花序单一，稀有分支，呈圆锥状复总状花序，明显长于叶，长 4.5～7 cm；花 8～20 朵，一面向密集于花序轴上部；花萼紫色，斜钟状或钟状，长约 0.4 cm，直径 0.2～0.3 cm，无毛或近无毛，萼齿明显短于萼筒；花冠蓝紫色、紫红色或淡蓝色，长 1～1.6 cm，旗瓣倒提琴形，中部缢缩，先端圆有凹，长 1.1～1.5 cm，宽 0.8～1 cm，翼瓣先端钝圆，长 1.3～1.4 cm，宽 0.4 cm，龙骨瓣短于翼瓣，子房线形，无毛，胚珠 2～8，具子房柄，花柱上部四周被毛。荚果扁、长圆形，长 2～3.5 cm，宽 0.5～0.7 cm，无毛，表皮棕黄色，近革质，两端渐尖，先端具喙，成熟时腹背开裂，果瓣扭曲。种子 3～7，扁圆球形，直径 0.2～0.3 cm，种皮黑褐色，革质，种脐长相当于种子周长的 1/4。花期 6～7 月，果期 8～9 月。

【性味】甘，平。

【功能主治】补虚调肝，理气止痛，清热利尿。内服用于头晕、体虚浮肿、胃痛；外用治疗疖。

【用法用量】内服：15～25 g。外用：适量，捣烂敷患处。

来源 本品为豆科野豌豆属植物歪头菜 *Vicia unijuga* A. Br. 的全草。夏秋采收，晒干。

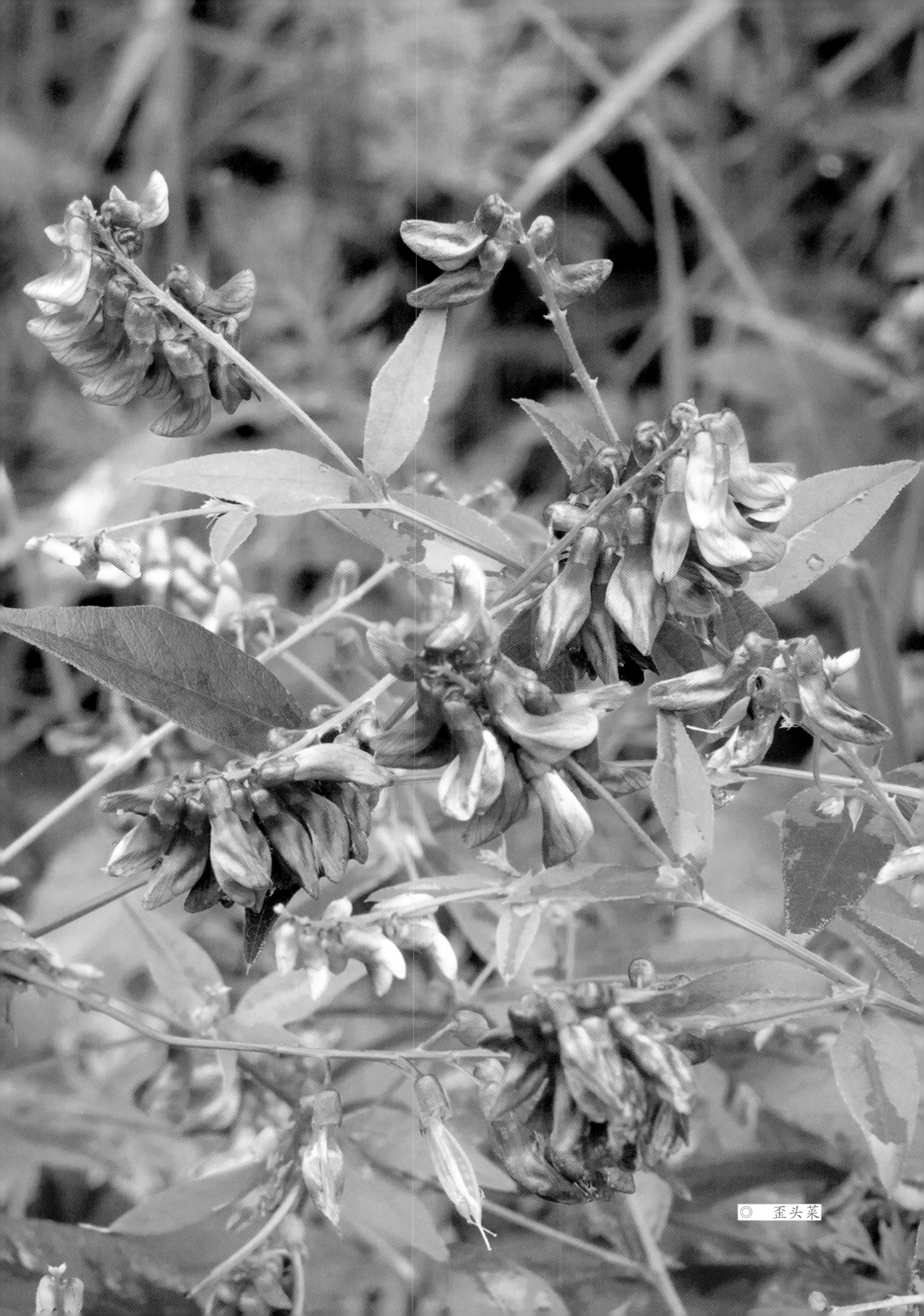

◎ 歪头菜

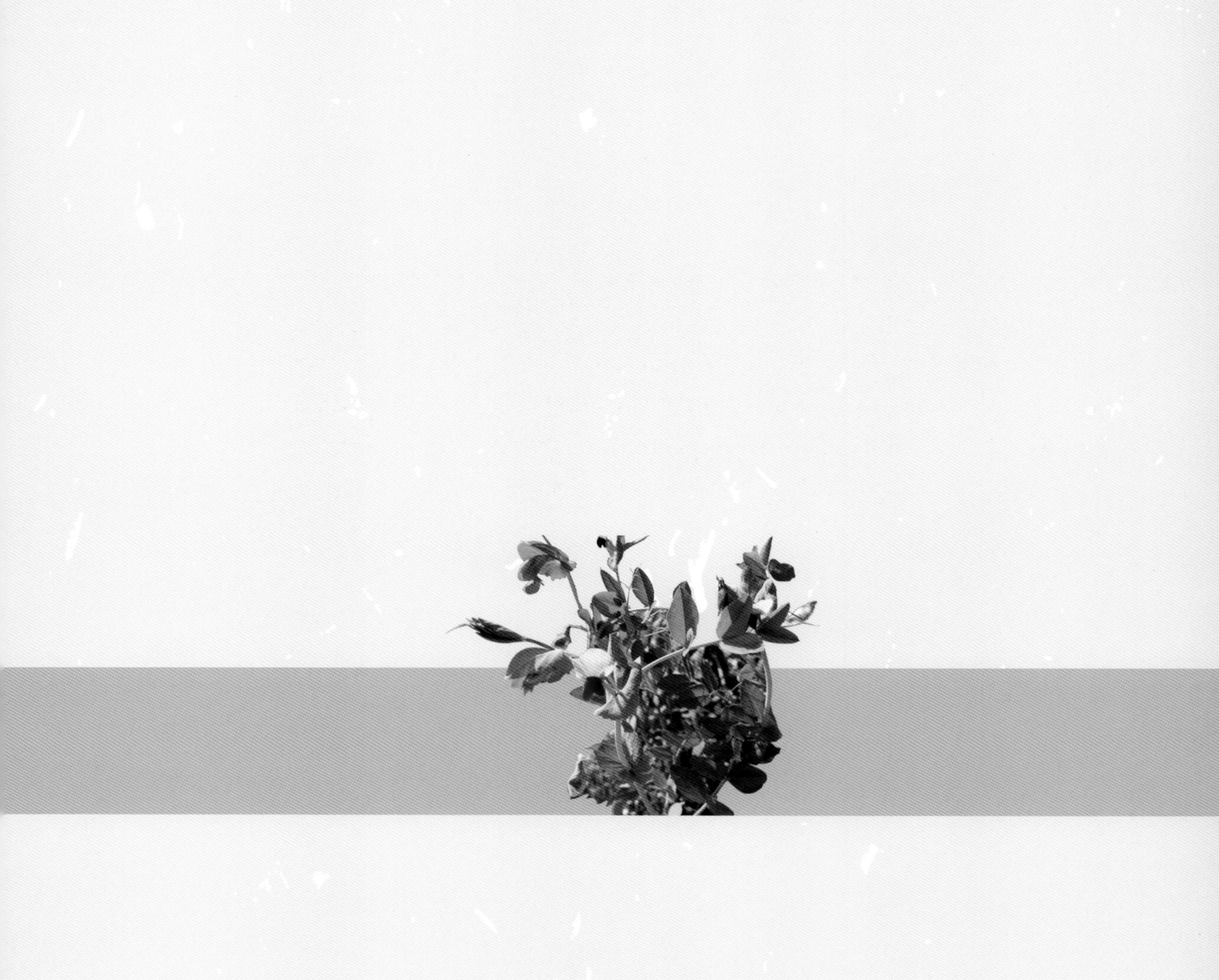

凤尾蕨科——PTERIDACEAE

陆生，大型或中型蕨类植物。根状茎长而横走，有管状中柱（如栗蕨属），或短而直立或斜升，有网状中柱（如凤尾蕨属），密被狭长而质厚的鳞片，鳞片以基部着生。叶一型，少为二型或近二型，疏生（如栗蕨属）或簇生（如凤尾蕨属），有柄；柄通常为禾秆色，间为栗红色或褐色，光滑，罕被刚毛或鳞片；叶片长圆形或卵状三角形，罕为五角形，一回羽状或二至三回羽裂，或罕为掌状，偶为单叶或三叉，从不细裂，草质、纸质或革质，光滑，罕被毛。叶脉分离或罕为网状，网眼内不具内藏小脉；凤尾蕨属的少数种在表皮层下具有脉状异型细胞。孢子囊群线形，沿叶缘生于连接小脉顶端的一条边脉上，有由反折变质的叶边所形成的线形、膜质的宿存假盖，不具内盖，除叶边顶端或缺刻外，连续不断；孢子为四面型，或罕为两面型（如栗蕨属），透明，表面通常粗糙或有疣状突起。

粉背蕨属 *Aleuritopteris*

通经草

别名 金丝草、止惊草、金线铜皮、铁骨草、分经草、小孩拳、伸筋草、金钱铜皮、紫背金牛草、石崖茶、铜丝草、猪棕草、金牛草、卷叶凤尾草、铁丝蕨、岩飞草、明琥珀草、白背连、铁刷子、铁杆草、花叶猪棕草

【生长环境】常生于石灰岩石缝中或墙缝中，海拔可达 3900 m。

【植物形态】植株高 15 ~ 30 cm。根状茎直立或斜升（偶有沿石缝横走），先端被披针形、棕色、有光泽的鳞片。叶簇生；叶柄长 10 ~ 20 cm，粗约 7 mm，红棕色、有光泽，上部光滑，基部疏被棕色披针形鳞片；叶片五角形，长、宽几相等，约 5 ~ 7 cm，先端渐尖，羽片 3 ~ 5 对，基部三回羽裂，中部二回羽裂，上部一回羽裂；基部 1 对羽片直角三角形，长 3 ~ 5 cm，宽 2 ~ 4 cm，水平开展或斜向上，基部上侧与叶轴合生，下侧不下延，小羽片 3 ~ 4 对，以圆缺刻分开，基部以狭翅相连，基部下侧 1 片最大，长 2 ~ 2.5 cm，宽 0.5 ~ 1 cm，长圆披针形，先端长渐尖，有裂片 3 ~ 4 对；裂片三角形或镰刀形，基部 1 对较短，羽轴上侧小羽片较短，不分裂，长仅 1 cm 左右；第 2 对羽片为不整齐的一回羽裂，披针形，基部下延成楔形，往

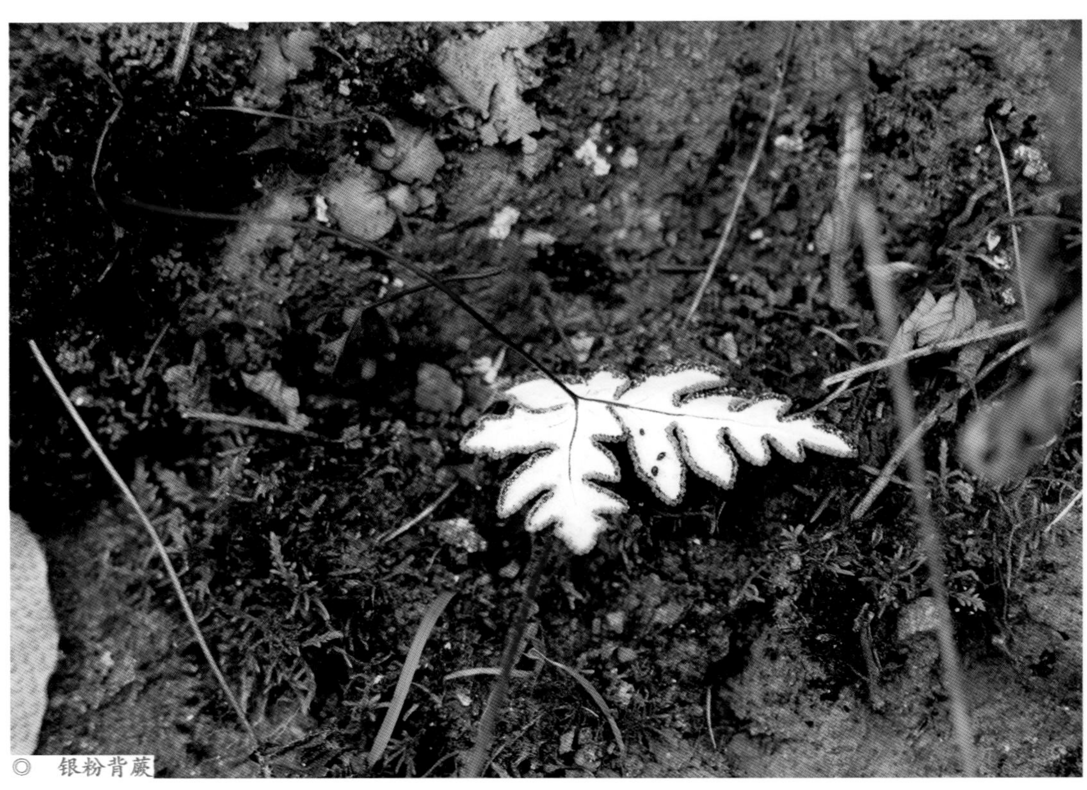

◎ 银粉背蕨

往与基部1对羽片会合，先端长渐尖，有不整齐的裂片3～4对；裂片三角形或镰刀形，以圆缺刻分开；自第2对羽片向上渐次缩短。叶干后草质或薄革质，上面褐色、光滑，叶脉不显，下面被乳白色或淡黄色粉末，裂片边缘有明显而均匀的细齿牙。孢子囊群较多；囊群盖连续，狭，膜质，黄绿色，全缘，孢子极面观为钝三角形，周壁表面具颗粒状纹饰。

【性味归经】辛、甘，平。归肺、肝经。

【功能主治】祛痰止咳，活血通经，利湿，解毒消肿。主治咳嗽、月经不调、经闭腹痛、赤白带下、肺痨咯血、大便泄泻、小便涩痛、肺痈、乳痈、风湿关节痛、跌打损伤、肋间神经痛、暴发火眼、疮肿。

【用法用量】内服：煎汤，9～15 g。外用：适量，水煎熏洗；或捣敷。

【注意】孕妇禁服。

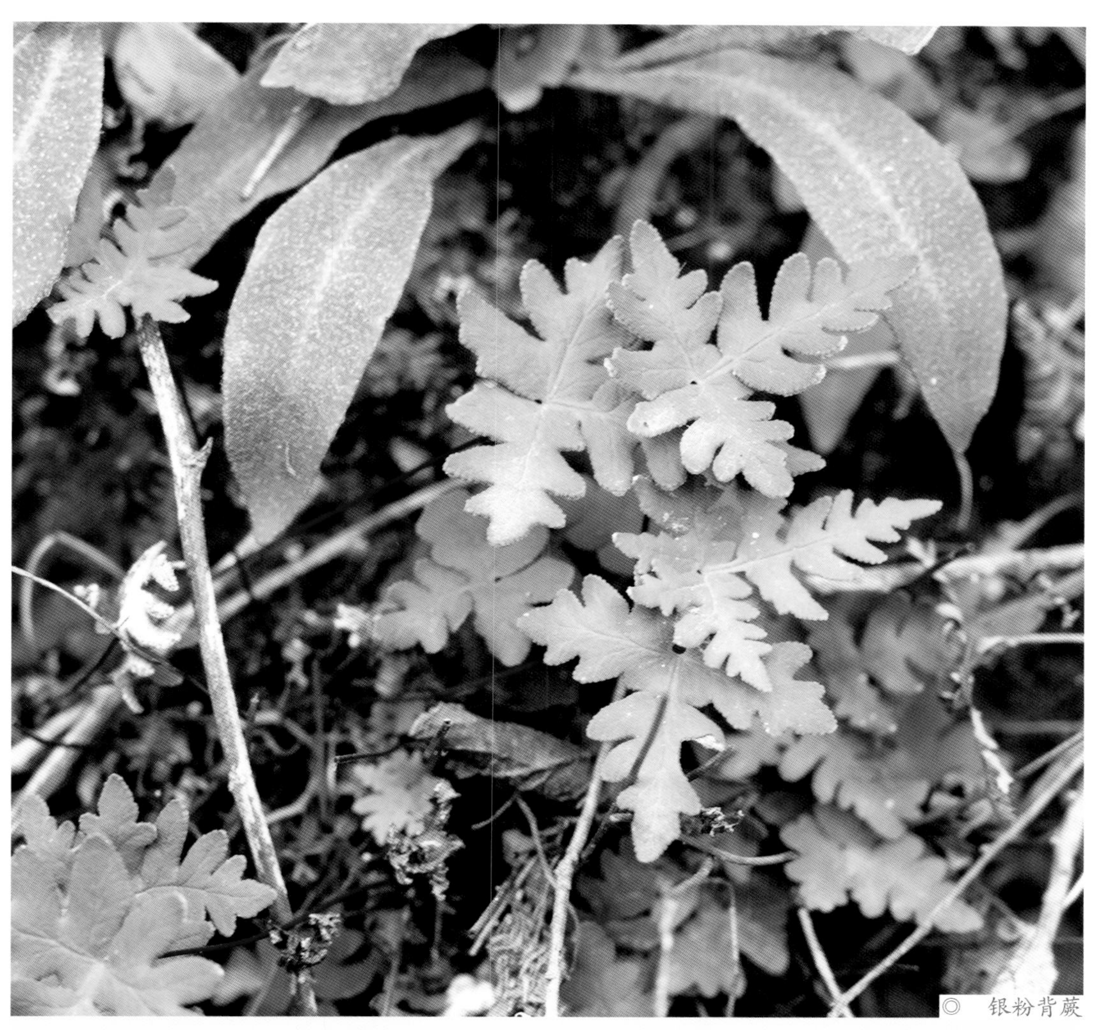

◎ 银粉背蕨

来源 本品为凤尾蕨科植物银粉背蕨 *Aleuritopteris argentea* 的全草。夏、秋季采收，去净泥土，捆成小把，晒干。

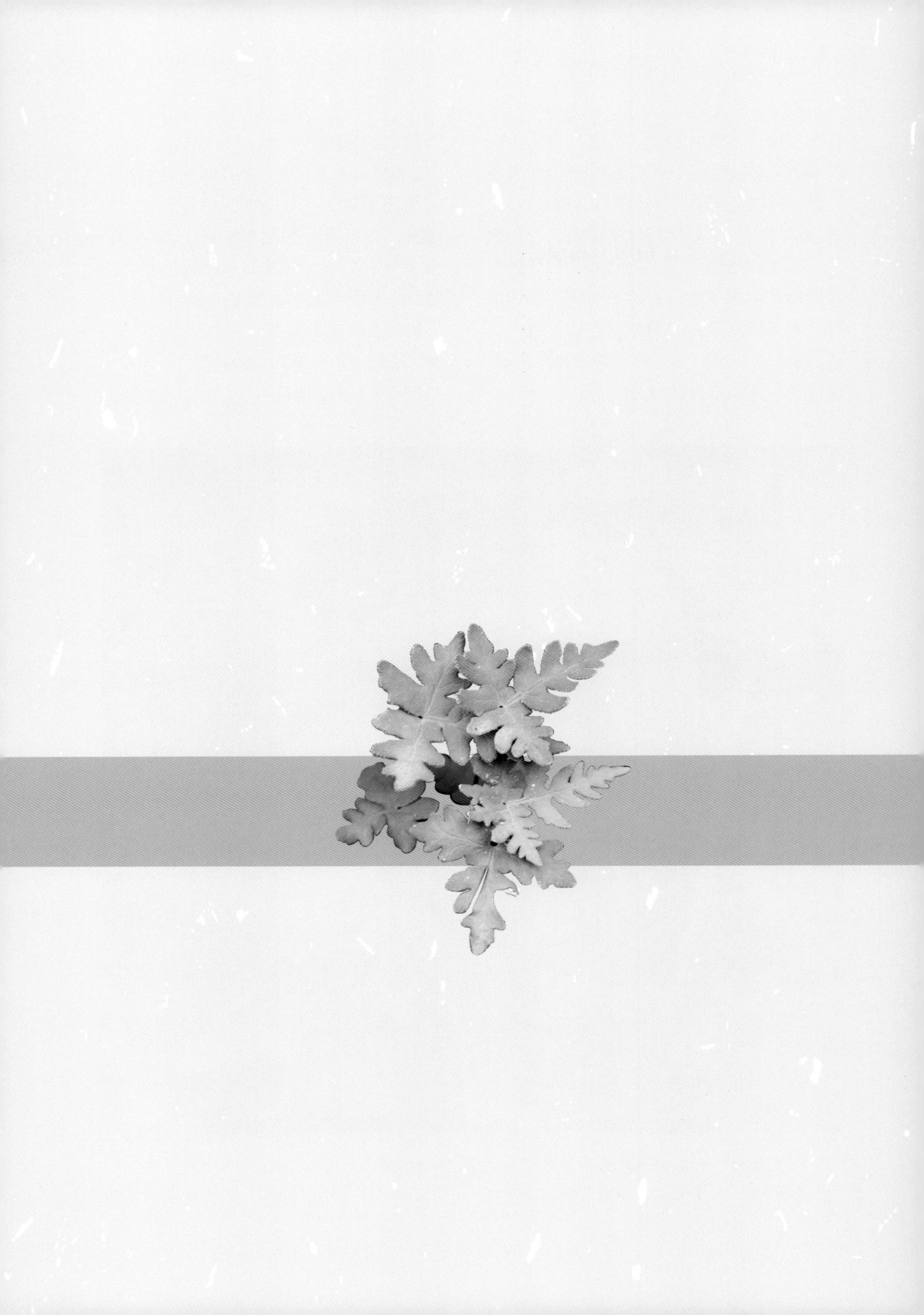

凤仙花科——BALSAMINACEAE

一年生或多年生草本，稀附生或亚灌木，茎通常肉质，直立或平卧，下部节上常生根。单叶，螺旋状排列，对生或轮生，具柄或无柄，无托叶或有时叶柄基具一对托叶状腺体，羽状脉，边缘具圆齿或锯齿，齿端具小尖头，齿基部常具腺状小尖。花两性，雄蕊先熟，两侧对称，常呈 180° 倒置，排成腋生或近顶生总状或假伞形花序，或无总花梗，束生或单生，萼片 3，稀 5 枚，侧生萼片离生或合生，全缘或具齿，下面倒置的 1 枚萼片（亦称唇瓣）大，花瓣状，通常呈舟状，漏斗状或囊状，基部渐狭或急收缩成具蜜腺的距；距短或细长，直，内弯或拳卷，顶端肿胀，急尖或稀 2 裂，稀无距；花瓣 5 枚，分离，位于背面的 1 枚花瓣（即旗瓣）离生，小或大，扁平或兜状，背面常有鸡冠状突起，下面的侧生花瓣成对合生成 2 裂的翼瓣，基部裂片小于上部的裂片，雄蕊 5 枚，与花瓣互生，花丝短，扁平，内侧具鳞片状附属物，在雌蕊上部连合或贴生，环绕子房和柱头，在柱头成熟前脱落；花药 2 室，缝裂或孔裂；雌蕊由 4 或 5 心皮组成；子房上位，4 或 5 室，每室具 2 至多数倒生胚珠；花柱 1，极短或无花柱，柱头 1～5。果实为假浆果或多为肉质，4～5 裂爿弹裂的蒴果。种子从开裂的裂爿中弹出，无胚乳，种皮光滑或具小瘤状突起。

凤仙花属 *Impatiens*

凤仙花

别名 指甲花、急性子、凤仙透骨草、金凤花、灯盏花、好女儿花、指甲花、海莲花、指甲桃花、金童花、竹盏花

【生长环境】常生于住宅旁、路边或草地上，也有作药用或观赏而栽培。

【植物形态】一年生草本，高 60 ~ 100 cm。茎粗壮，肉质，直立，不分枝或有分枝，无毛或幼时被疏柔毛，基部直径可达 8 mm，具多数纤维状根，下部节常膨大。叶互生，最下部叶有时对生；叶片披针形、狭椭圆形或倒披针形，长 4 ~ 12 cm、宽 1.5 ~ 3 cm，先端尖或渐尖，基部楔形，边缘有锐锯齿，向基部常有数对无柄的黑色腺体，两面无毛或被疏柔毛，侧脉 4 ~ 7 对；叶柄长 1 ~ 3 cm，上面有浅沟，两侧具数对具柄的腺体。花单生或 2 ~ 3 朵簇生于叶腋，无总花梗，白色、粉红色或紫色，单瓣或重瓣；花梗长 2 ~ 2.5 cm，密被柔毛；苞片线形，位于花梗的基部；侧生萼片 2，卵形或卵状披针形，长 2 ~ 3 mm，唇瓣深舟状，长 13 ~ 19 mm，宽 4 ~ 8 mm，被柔毛，基部急尖成长 1 ~ 2.5 cm 内弯的距；旗瓣圆形，兜状，先端微凹，背面中肋具狭龙骨状突起，顶端具小尖，翼瓣具短柄，长 23 ~ 35 mm，2 裂，下

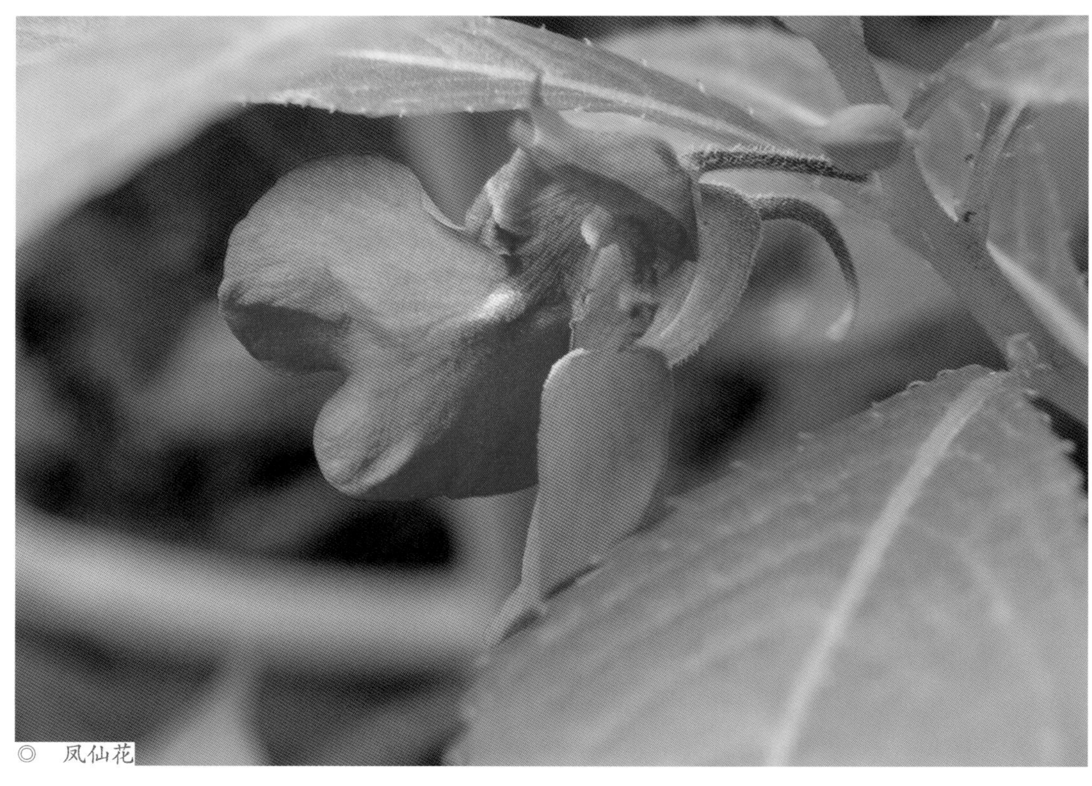

◎ 凤仙花

部裂片小，倒卵状长圆形，上部裂片近圆形，先端2浅裂，外缘近基部具小耳；雄蕊5，花丝线形，花药卵球形，顶端钝；子房纺锤形，密被柔毛。蒴果宽纺锤形，长10～20 mm；两端尖，密被柔毛。种子多数，圆球形，直径1.5～3 mm，黑褐色。花期7～10月。

茎

【性味】苦、辛，温，有小毒。

【功能主治】祛风湿，活血，解毒。主治风湿痹痛、跌打肿痛、闭经、痛经、痈肿、丹毒、鹅掌风、蛇虫咬伤。

【用法用量】内服：煎汤，3～9 g；或鲜品捣汁。外用：适量，鲜品捣敷；或煎汤熏洗。

花

【性味】甘，温，有小毒。

【功能主治】活血通经，祛风止痛，外用解毒。用于闭经、跌打损伤、瘀血肿痛、风湿性关节炎、痈疖疔疮、蛇咬伤、手癣。

【用法用量】内服：5～10 g。外用：适量，鲜花捣烂敷患处。

【注意】孕妇忌服。

根

【性味】苦、辛，平。

【功能主治】活血止痛，利湿消肿。主治跌扑肿痛、风湿骨痛、白带、水肿。

【用法用量】内服：煎汤，6～15 g；或研末，3～6 g；或浸酒。外用：适量，捣敷。

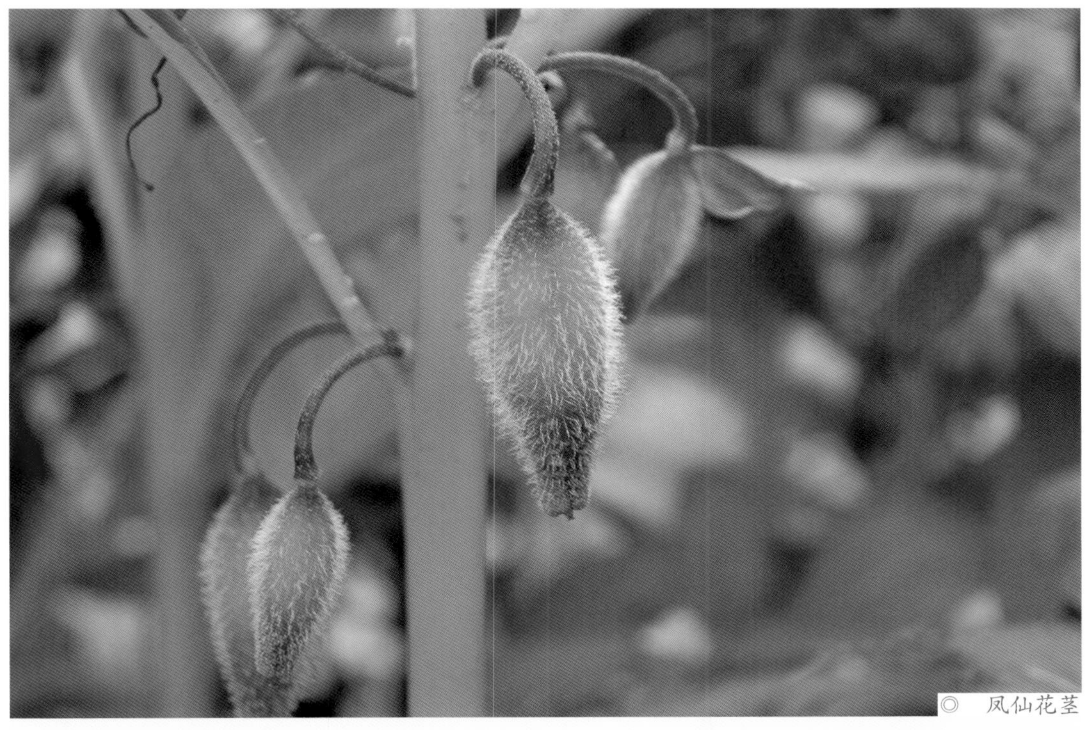

◎ 凤仙花茎

来源　本品为凤仙花科植物凤仙花 *Impatiens balsamina* L. 的茎、花、根。夏、秋间植株生长茂盛时割取地上部分，除去叶及花果，洗净，晒干。

水金凤

别名　**辉菜花**

【生长环境】生于海拔 900～2400 m 的山坡林下、林缘草地或沟边。

【植物形态】一年生草本，高 40～70 cm。茎较粗壮，肉质，直立，上部多分枝，无毛，下部节常膨大，有多数纤维状根。叶互生；叶片卵形或卵状椭圆形，长 3～8 cm，宽 1.5～4 cm，先端钝，稀急尖，基部圆钝或宽楔形，边缘有粗圆齿状齿，齿端具小尖，两面无毛，上面深绿色，下面灰绿色；叶柄纤细，长 2～5 cm。最上部的叶柄更短或近无柄。总花梗长 1～1.5 cm，具 2～4 花，排列成总状花序；花梗长 1.5～2 mm，中上部有 1 枚苞片；苞片草质，披针形，长 3～5 mm，宿存；花黄色；侧生 2 萼片卵形或宽卵形，长 5～6 mm，先端急尖；旗瓣圆形或近圆形，直径约 10 mm，先端微凹，背面中肋具绿色鸡冠状突起，顶端具短喙尖；翼瓣无柄，长 20～25 mm，2 裂，下部裂片小，长圆形，上部裂片宽斧形，近基部散生橙红色斑点，外缘近基部具钝角状的小耳；唇瓣宽漏斗状，喉部散生橙红色斑点，基部渐狭成长 10～15 mm 内弯的距。雄蕊 5，花丝线形，上部稍膨大，花药卵球形，顶端尖；子房纺锤形，直立，具短喙尖。蒴果线状圆柱形，长 1.5～2.5 cm。种子多数，长圆球形，长 3～4 mm，褐色，光滑。花期 7～9 月。

【性味归经】甘，温。归肺、肝经。

【功能主治】活血调经，祛风除湿。主治月经不调、痛经、经闭、跌打损伤、风湿痹痛、脚气肿痛、阴囊湿疹、癣疮、癞疮。

【用法用量】内服：煎汤，9～15 g。外用：适量，煎汤熏洗；或鲜品捣敷。

【各家论述】《滇南本草》：治湿热筋骨疼痛、疥癞等疮。

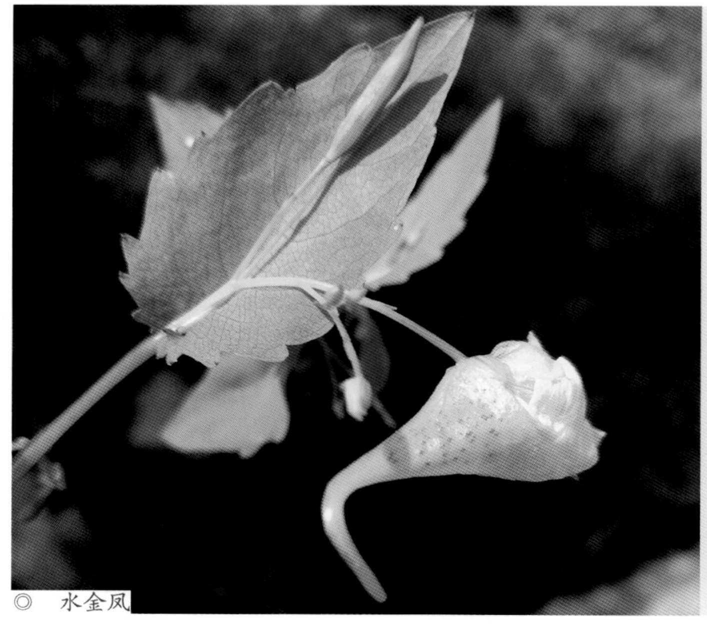

◎　水金凤

来源　本品为凤仙花科凤仙花属植物水金凤 *Impatiens noli-tangere* L.，的根及全草。夏秋采集，洗净晒干。

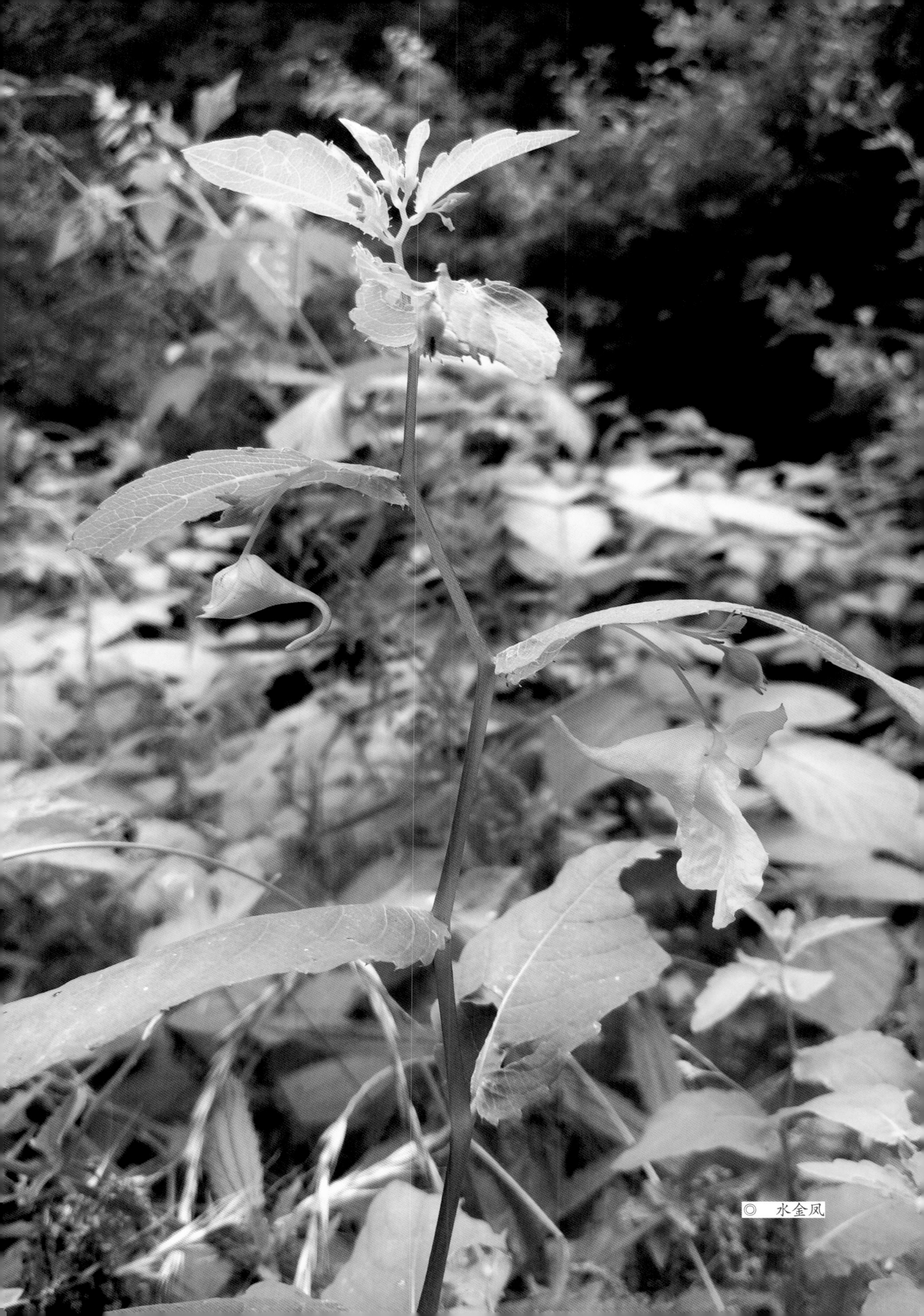

◎ 水金凤

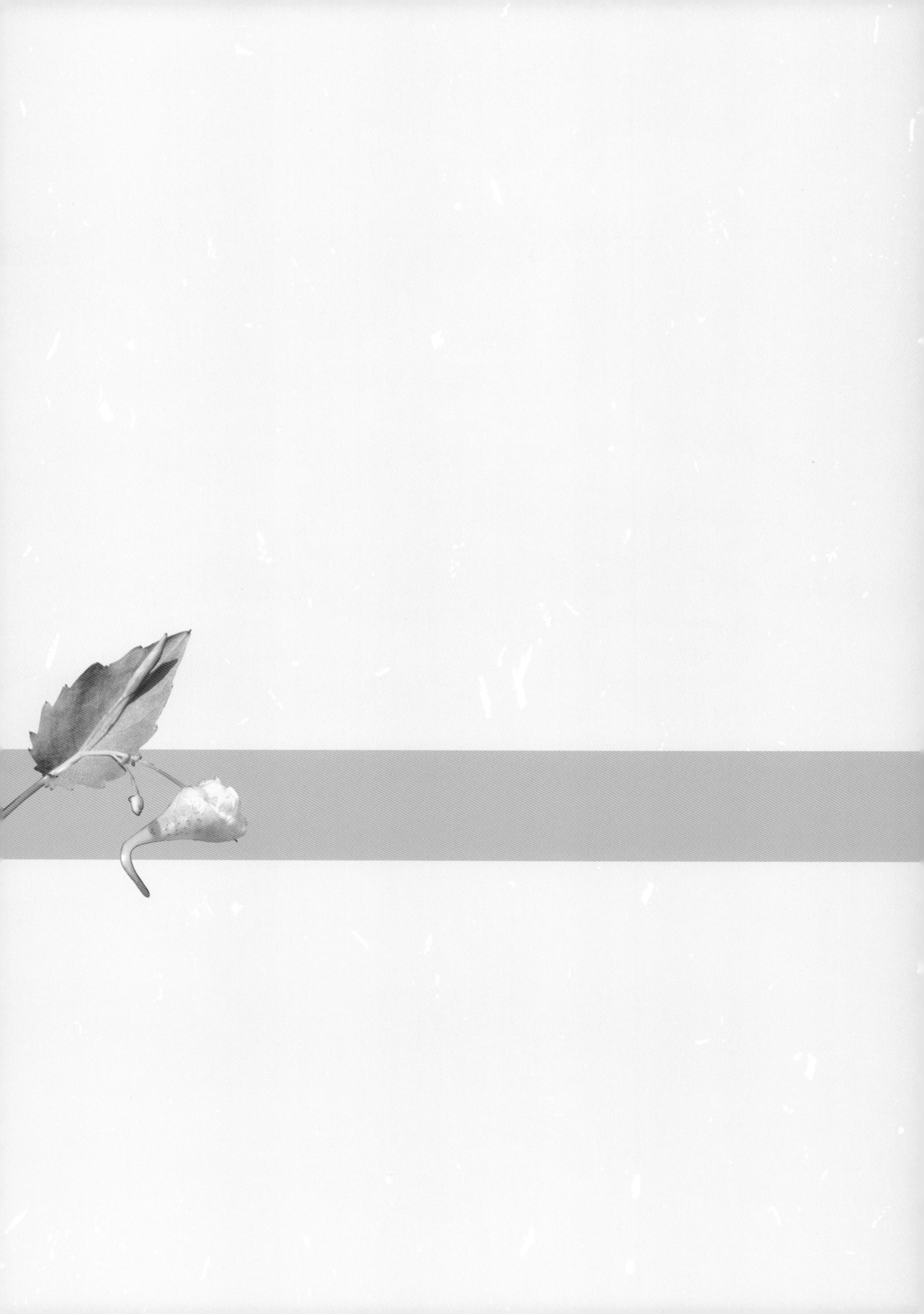

胡颓子科——ELAEAGNACEAE

常绿或落叶直立灌木或攀援藤本，稀乔木，有刺或无刺，全体被银白色或褐色至锈色盾形鳞片或星状绒毛。单叶互生，稀对生或轮生，全缘，羽状叶脉，具柄，无托叶。花两性或单性，稀杂性。单生或数花组成叶腋生的伞形总状花序，通常整齐，白色或黄褐色，具香气，虫媒花；花萼常连合成筒，顶端 4 裂，稀 2 裂，在子房上面通常明显收缩，花蕾时呈镊合状排列；无花瓣；雄蕊着生于萼筒喉部或上部，与裂片互生，或着生于基部，与裂片同数或为其倍数，花丝分离，短或几无，花药内向，2 室纵裂，背部着生，通常为丁字药，花粉粒钝三角形或近圆形；子房上位，包被于花萼管内，1 心皮，1 室，1 胚珠，花柱单一，直立或弯曲，柱头棒状或偏向一边膨大；花盘通常不明显，稀发达成锥状。果实为瘦果或坚果，为增厚的萼管所包围，核果状，红色或黄色；味酸甜或无味，种皮骨质或膜质；无或几无胚乳，胚直立，较大，具 2 枚肉质子叶。

沙棘属 *Hippophae*

沙棘

别名　中国沙棘、醋柳、黄酸刺、酸刺柳、黑刺、酸刺

【生长环境】常生于海拔 800 ~ 3600 m 温带地区向阳的山嵴、谷地、干涸河床地或山坡，多砾石或沙质土壤或黄土上。

【植物形态】落叶灌木或乔木，高 1 ~ 5 m，高山沟谷可达 18 m，棘刺较多，粗壮，顶生或侧生；嫩枝褐绿色，密被银白色而带褐色鳞片或有时具白色星状柔毛，老枝灰黑色，粗糙；芽大，金黄色或锈色。单叶通常近对生，与枝条着生相似，纸质，狭披针形或矩圆状披针形，长 30 ~ 80 mm，宽 4 ~ 10（13）mm，两端钝形或基部近圆形，基部最宽，上面绿色，初被白色盾形毛或星状柔毛，下面银白色或淡白色，被鳞片，无星状毛；叶柄极短，几无或长 1 ~ 1.5 mm。果实圆球形，直径 4 ~ 6 mm，橙黄色或橘红色；果梗长 1 ~ 2.5 mm；种子小，阔椭圆形至卵形，有时稍扁，长 3 ~ 4.2 mm，黑色或紫黑色，具光泽。花期 4 ~ 5 月，果期 9 ~ 10 月。

【性味归经】酸、涩，温。归脾、胃、肺、心经。

【功能主治】止咳祛痰，消食化滞，活血散瘀。用于咳嗽痰多、消化不良、食积腹痛、瘀血经闭，跌扑瘀肿。

【用法用量】内服：煎汤，3 ~ 9 g；或入丸、散。外用：适量，捣敷或研末撒敷。

来源　本品为胡颓子科植物沙棘 *Hippophae rhamnoides* 的果实。秋、冬二季果实成熟或冻硬时采收，除去杂质，干燥或蒸后干燥。

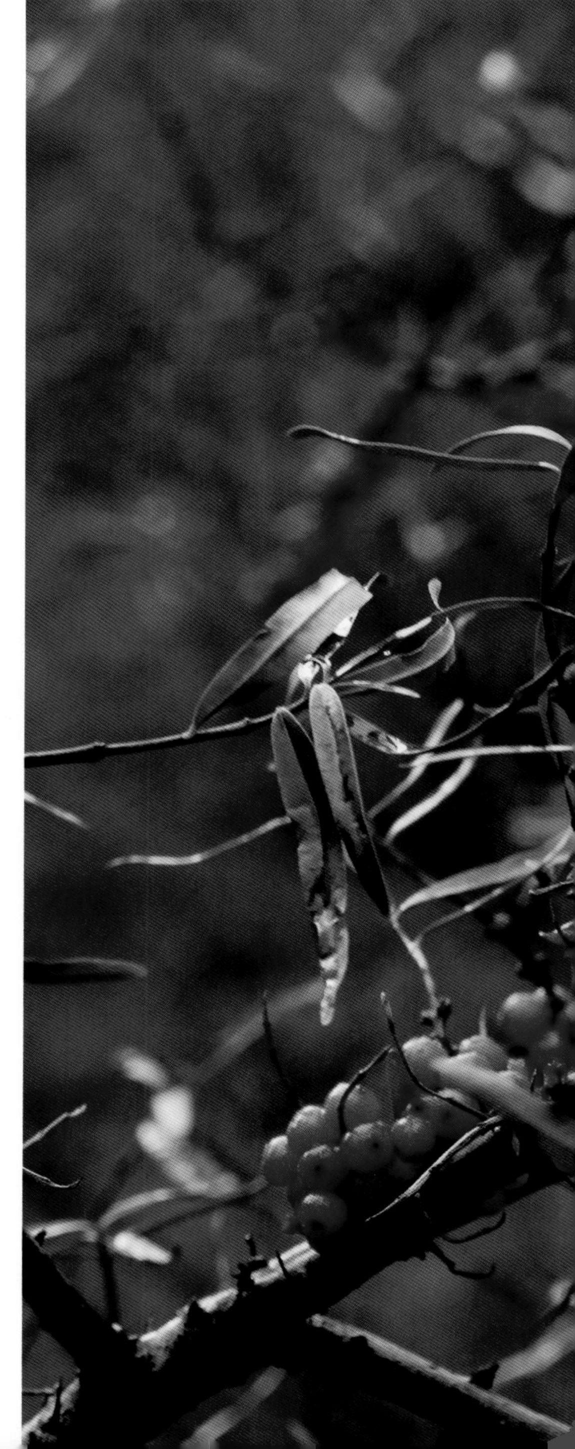

沙棘叶

【来源】为胡颓子科植物沙棘 *Hippophae rhamnoides* 的叶。秋季果实成熟时采摘，除去杂质，干燥。

【性味】酸、涩，温。归脾、胃、肺、心经。

【功能主治】健脾消食，止咳祛痰，活血散瘀。用于脾虚食少、食积腹痛、咳嗽痰多、胸痹心痛、瘀血经闭及跌扑瘀肿。

【用法用量】内服：煎汤，10～30 g。

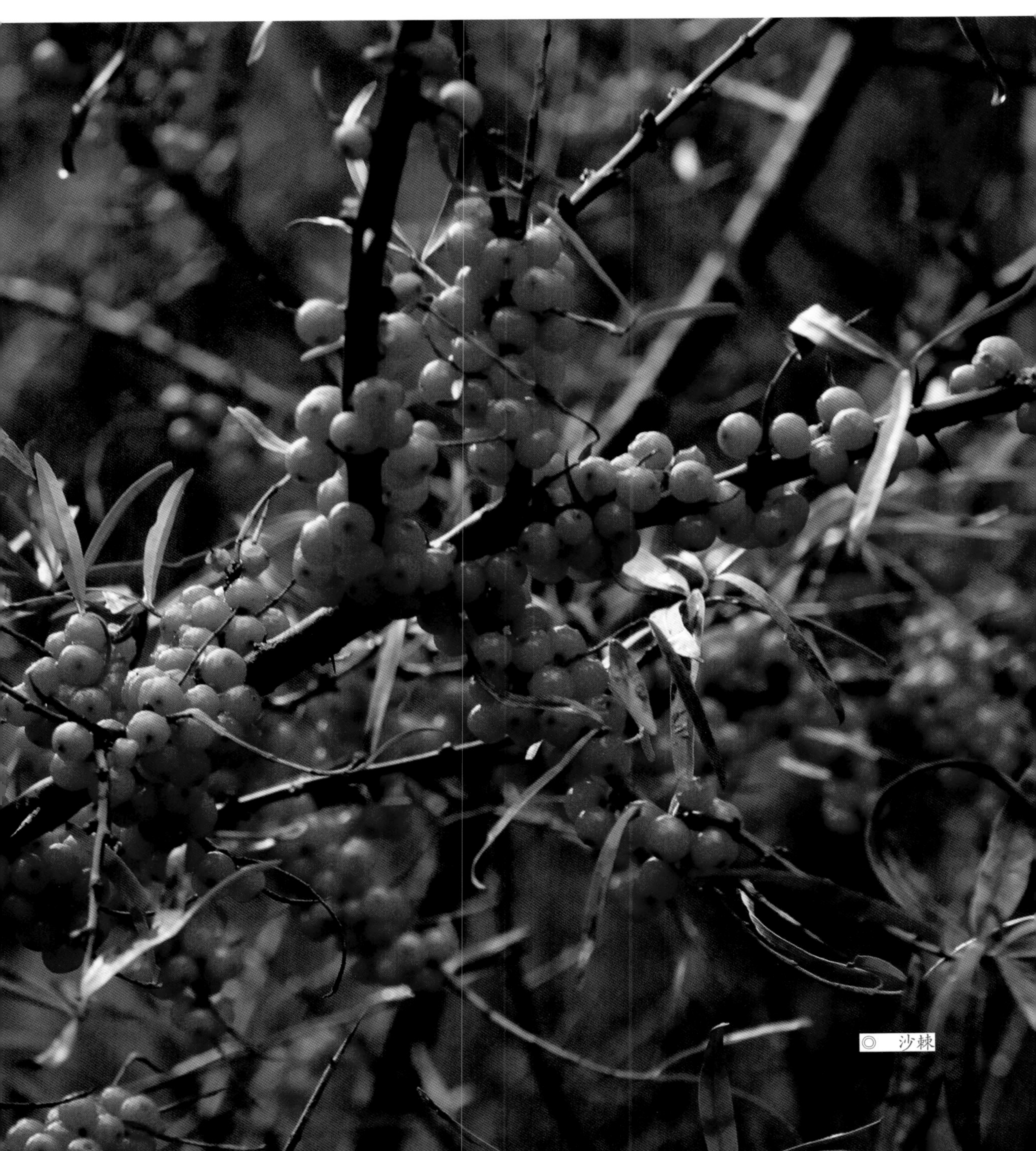

◎ 沙棘

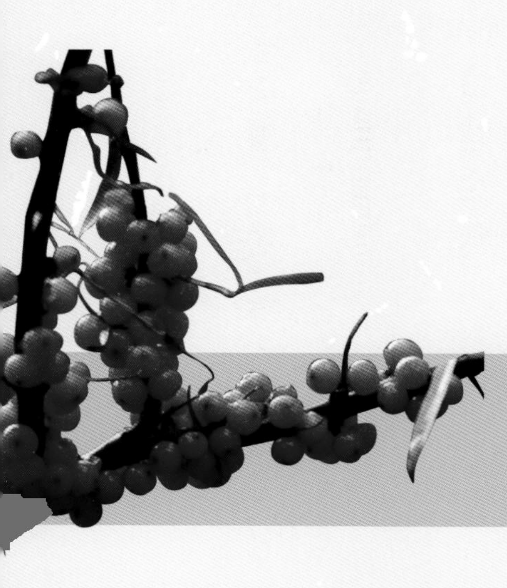

葫芦科——CUCURBITACEAE

一年生或多年生草质或木质藤本，极稀为灌木或乔木状；一年生植物的根为须根，多年生植物常为球状或圆柱状块根；茎通常具纵沟纹，匍匐或借助卷须攀援。具卷须或极稀无卷须，卷须侧生叶柄基部，单1，或2至多歧，大多数在分歧点之上旋卷，少数在分歧点上下同时旋卷，稀伸直、仅顶端钩状。叶互生，通常为2/5叶序，无托叶，具叶柄；叶片不分裂，或掌状浅裂至深裂，稀为鸟足状复叶，边缘具锯齿或稀全缘，具掌状脉。花单性（罕两性），雌雄同株或异株，单生、簇生，或集成总状花序、圆锥花序或近伞形花序。雄花：花萼辐状、钟状或管状，5裂，裂片覆瓦状排列或开放式；花冠插生于花萼筒的檐部，基部合生成筒状或钟状，或完全分离，5裂，裂片在芽中覆瓦状排列或内卷式镊合状排列，全缘或边缘成流苏状；雄蕊5或3，插生在花萼筒基部、近中部或檐部，花丝分离或合生成柱状，花药分离或靠合，药室在5枚雄蕊中，全部1室，在具3枚雄蕊中，通常为1枚1室，2枚2室或稀全部2室，药室通直、弓曲或S形折曲至多回折曲，药隔伸出或不伸出，纵向开裂，花粉粒圆形或椭圆形；退化雌蕊有或无。雌花：花萼与花冠同雄花；退化雄蕊有或无；子房下位或稀半下位，通常由3心皮合生而成，极稀具4～5心皮，3室或1～2室，有时为假4～5室，侧膜胎座，胚珠通常多数，在胎座上常排列成2列，水平生、下垂或上升呈倒生胚珠，有时仅具几个胚珠、极稀具一枚胚珠；花柱单1或在顶端3裂，稀完全分离，柱头膨大，2裂或流苏状。果实大型至小型，常为肉质浆果状或果皮木质，不开裂或在成熟后盖裂或3瓣纵裂，1室或3室。种子常多数，稀少数至1枚，扁压状，水平生或下垂生，种皮骨质、硬革质或膜质，有各种纹饰，边缘全缘或有齿；无胚乳；胚直，具短胚根，子叶大、扁平，常含丰富的油脂。

葫芦属 Lagenaria

葫芦

别名 瓠、瓠瓜、大葫芦、小葫芦、瓠瓜、葫芦壳、抽葫芦、壶芦、蒲芦

【生长环境】常生于住宅旁、路边或草地上，也有作药用或观赏而栽培。

【植物形态】一年生攀援草本；茎、枝具沟纹，被黏质长柔毛，老后渐脱落，变近无毛。叶柄纤细，长 16 ~ 20 cm，有和茎枝一样的毛被，顶端有 2 腺体；叶片卵状心形或肾状卵形，长、宽均 10 ~ 35 cm，不分裂或 3 ~ 5 裂，具 5 ~ 7 掌状脉，先端锐尖，边缘有不规则的齿，基部心形，弯缺开张，半圆形或近圆形，深 1 ~ 3 cm，宽 2 ~ 6 cm，两面均被微柔毛，叶背及脉上较密。卷须纤细，初时有微柔毛，后渐脱落，变光滑无毛，上部分 2 歧。雌雄同株，雌、雄花均单生。雄花：花梗细，比叶柄稍长，花梗、花萼、花冠均被微柔毛；花萼筒漏斗状，长约 2 cm，裂片披针形，长 5 mm；花冠黄色，裂片皱波状，长 3 ~ 4 cm，宽 2 ~ 3 cm，先端微缺而顶端有小尖头，5 脉；雄蕊 3，花丝长 3 ~ 4 mm，花药长 8 ~ 10 mm，长圆形，药室折曲。雌花花梗比叶柄稍短或近等长；花萼和花冠似雄花；花萼筒长 2 ~ 3 mm；

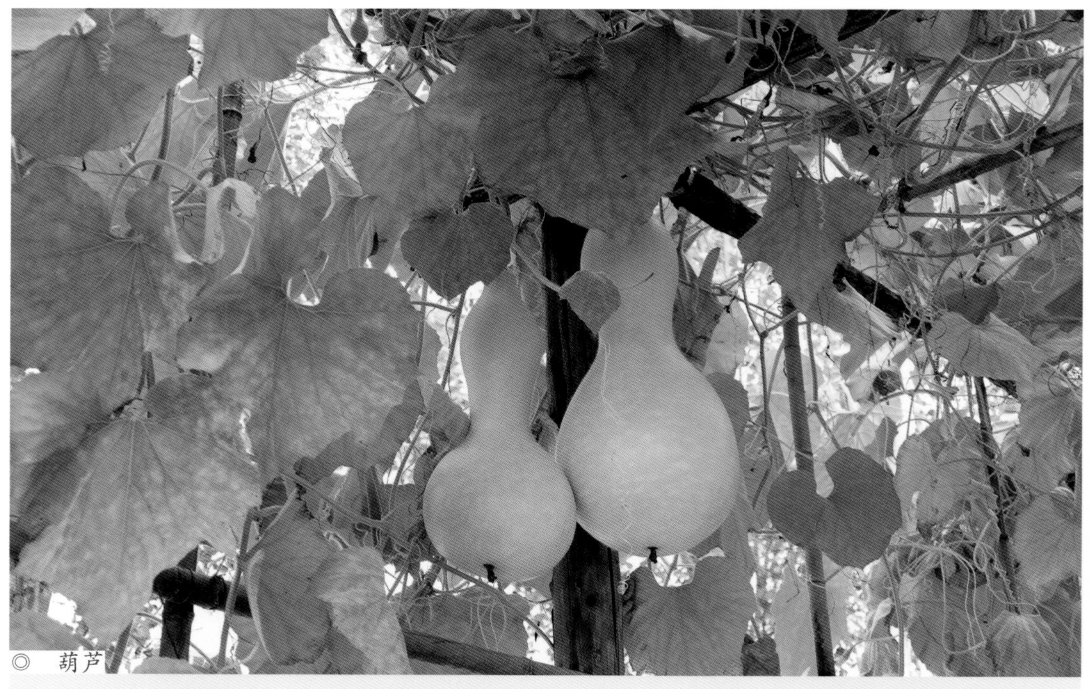

◎ 葫芦

来源 本品为葫芦科葫芦属植物葫芦 *Lagenaria siceraria* 的果皮及种子。立冬前后，摘下果实，剖开，掏出种子，分别晒干。

子房中间缢细，密生黏质长柔毛，花柱粗短，柱头3，膨大，2裂。果实初为绿色，后变白色至带黄色，由于长期栽培，果形变异很大，因不同品种或变种而异，有的呈哑铃状，中间缢细，下部和上部膨大，上部大于下部，长数十厘米，有的仅长10 cm（小葫芦），有的呈扁球状、棒状或构状，成熟后果皮变木质。种子白色，倒卵形或三角形，顶端截形或2齿裂，稀圆，长约20 mm。花期夏季，果期秋季。

【性味归经】甘，平。归肺、肾经。

【功能主治】利尿，消肿，散结。用于水肿、腹水、颈淋巴结结核。

【用法用量】内服：水煎，15～30 g，鲜者加倍。

赤 瓟 属 *Thladiantha*

赤瓟

别名　气包、赤包、山屎瓜、赤雹、屎包子、山土豆、赤包子

【生长环境】常生于海拔300～1800m的山坡、河谷及林缘湿处。

【植物形态】攀援草质藤本，全株被黄白色的长柔毛状硬毛；根块状；茎稍粗壮，有棱沟。叶柄稍粗，长2～6 cm；叶片宽卵状心形，长5～8 cm，宽4～9 cm，边缘浅波状，有大小不等的细齿，先端急尖或短渐尖，基部心形，弯缺深，近圆形或半圆形，深1～1.5 cm，宽1.5～3 cm，两面粗糙，脉上有长硬毛，最基部1对叶脉沿叶基弯缺边缘向外展开。卷须纤细，被长柔毛，单一。雌雄异株；雄花单生或聚生于短枝的上端呈假总状花序，有时2～3花生于总梗上，花梗细长，长1.5～3.5 cm，被柔软的长柔毛；花萼筒极短，近辐状，长3～4 mm，上端径7～8 mm，裂片披针形，向外反折，长12～13 mm，宽2～3 mm，具3脉，两面有长柔毛；花冠黄色，裂片长圆形，长2～2.5 cm，宽0.8～1.2 cm，上部向外反折，先端稍急尖，具5条明显的脉，外面被短柔毛，内面有极短的疣状腺点；雄蕊5，着生在花萼筒檐部，其中1枚分离，其余4枚两两稍靠合，花丝极短，有短柔毛，长2～2.5 mm，花药卵形，长约2 mm；退化子房半球形。雌花单生，花梗细，长1～2 cm，有长柔毛；花萼和花冠雌雄花；退化雌蕊5，棒状，长约2 mm；子房长圆形，长0.5～0.8 cm，外面密被淡黄色长柔毛，花柱无毛，自3～4 mm处分3叉，分叉部分长约3 mm，柱头膨大，肾形，2裂。果实卵状长圆形，长4～5 cm，径2.8 cm，顶端有残留的柱基，基部稍变狭，表面橙黄色或红

棕色，有光泽，被柔毛，具 10 条明显的纵纹。种子卵形，黑色，平滑无毛，长 4 ~ 4.3 mm，宽 2.5 ~ 3 mm，厚 1.5 mm。花期 6 ~ 8 月，果期 8 ~ 10 月。

【**性味**】酸、苦，平。

【**功能主治**】理气，活血，祛痰，利湿。主治反胃吐酸、肺痨咯血、黄疸、痢疾、胸胁疼痛、跌打扭伤、筋骨疼痛、闭经。

【**用法用量**】内服：煎汤，5 ~ 10 g；或研末。

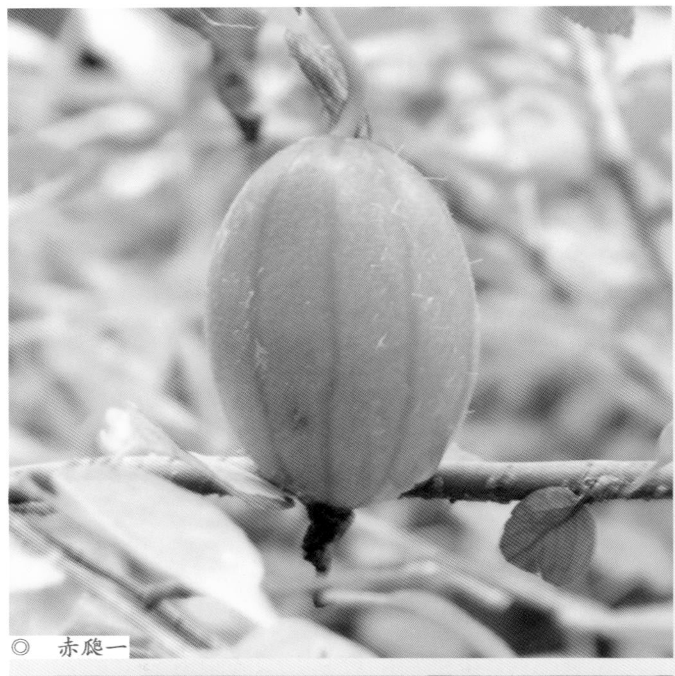
◎ 赤瓟一

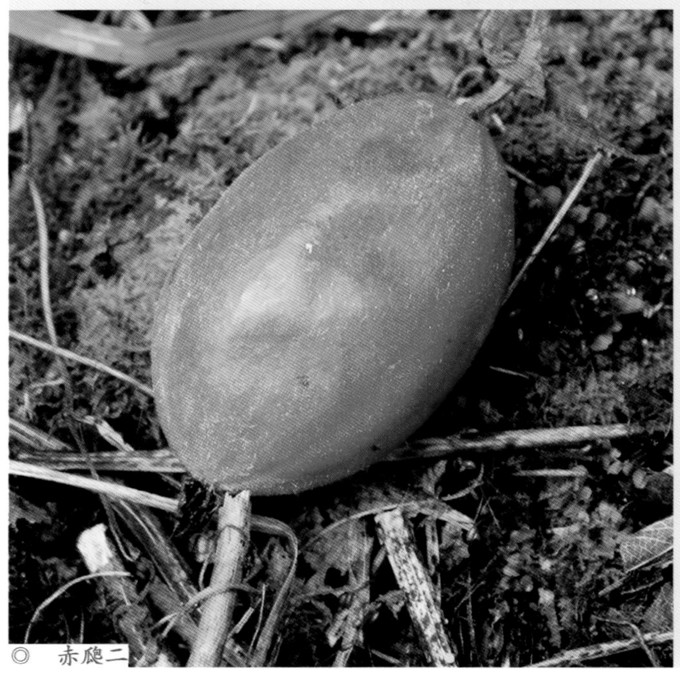
◎ 赤瓟二

来源 本品为葫芦科植物赤瓟 *Thladiantha dubia* 的果实。果实成熟后连柄摘下，防止果实破裂，用线将果柄串起，挂于日光下或通风处晒干为止。置通风干燥处，防止潮湿、霉烂及虫蛀。

虎耳草科——SAXIFRAGACEAE

草本（通常为多年生），灌木，小乔木或藤本。单叶或复叶，互生或对生，一般无托叶。通常为聚伞状、圆锥状或总状花序，稀单花；花两性，稀单性；下位或多少上位，稀周位，一般为双被，稀单被；花被片 4～5 基数，稀 6～10 基数，覆瓦状、镊合状或旋转状排列；萼片有时呈花瓣状；花冠辐射对称，稀两侧对称，花瓣一般离生；雄蕊（4）5～10，或多数，一般外轮对瓣，或为单轮，如与花瓣同数，则与之互生，花丝离生，花药 2 室，有时具退化雄蕊；心皮 2，稀 3～5（10），通常多少合生；子房上位、半下位至下位，多室而具中轴胎座，或 1 室且具侧膜胎座，稀具顶生胎座，胚珠具厚珠心或薄珠心，有时为过渡型，通常多数，2 列至多列，稀 1 粒，具 1～2 层珠被，孢原通常为单细胞；花柱离生或多少合生。蒴果，浆果，小蓇葖果或核果；种子具丰富胚乳，稀无胚乳；胚乳为细胞型，稀核型；胚小。导管在木本植物中，通常具梯状穿孔板；而在草本植物中则通常具单穿孔板。

金腰属 Chrysosplenium

金腰子

别名　中华金腰子

【生长环境】生于海拔 500 ~ 3550m 的林下或山沟阴湿处。

【植物形态】多年生草本，高（3）10 ~ 20（33）cm；不育枝发达，出自茎基部叶腋，无毛，其叶对生，叶片通常阔卵形、近圆形，稀倒卵形，长 0.52 ~ 1.7（7.8）cm，宽 0.85 ~ 1.7（4.5）cm，先端钝，边缘具 11 ~ 29 钝齿（稀为锯齿），基部宽楔形至近圆形，两面无毛，有时顶生叶背面疏生褐色乳头突起，叶柄长（0.5）2 ~ 8（17）mm，顶生叶之腋部具长 0.2 ~ 2.5 mm 之褐色卷曲髯毛。花茎无毛。叶通常对生，叶片近圆形至阔卵形，长 6 ~ 10.5 mm，宽 7.5 ~ 11.5 mm，先端钝圆，边缘具 12 ~ 16 钝齿，基部宽楔形，无毛；叶柄长 6 ~ 10 mm；近叶腋部有时具褐色乳头突起。聚伞花序长 2.2 ~ 3.8 cm，具 4 ~ 10 花；花序分枝无毛；苞叶阔卵

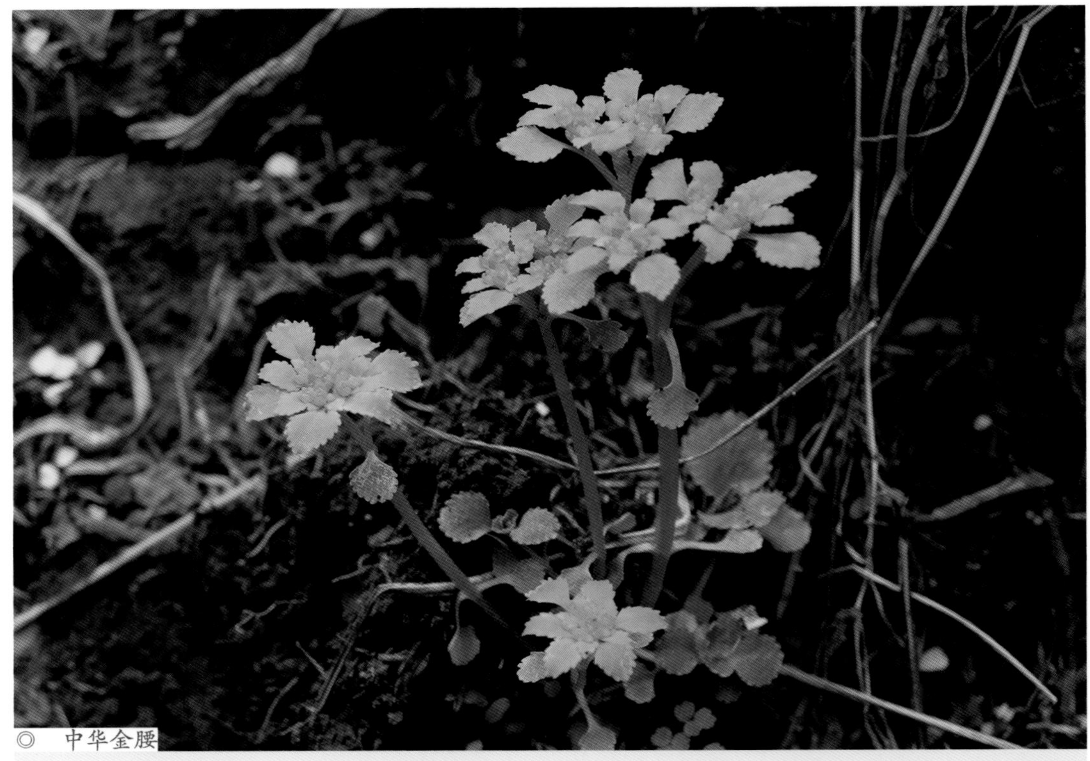

◎　中华金腰

来源　本品为虎耳草科金腰属植物中华金腰 *Chrysosplenium sinicum* Maxim. 的全草。

形、卵形至近狭卵形，长 4 ~ 18 mm，宽 9 ~ 10 mm，边缘具 5 ~ 16 钝齿，基部宽楔形至偏斜形，无毛，柄长 1 ~ 7 mm，近苞腋部具褐色乳头突起；花梗无毛；花黄绿色；萼片在花期直立，阔卵形至近阔椭圆形，长 0.8 ~ 2.1 mm，宽 1 ~ 2.4 mm，先端钝；雄蕊 8，长约 1 mm；子房半下位，花柱长约 0.4 mm；无花盘。蒴果长 7 ~ 10 mm，2 果瓣明显不等大，叉开，喙长 0.3 ~ 1.2 mm；种子黑褐色，椭球形至阔卵球形，长 0.6 ~ 0.9 mm，被微乳头突起，有光泽。花果期 4 ~ 8 月。

【性味】苦，寒。

【功能主治】清热利尿，退黄排石。用于黄疸性肝炎、膀胱炎、胆道结石。

【用法与用量】内服：6 ~ 9 g。

梅花草属 *Parnassia*

梅花草

别名 白侧耳

【生长环境】生于潮湿的山坡草地中，沟边或河谷地阴湿处，海拔 1580 ~ 2000 m。

【植物形态】多年生草本，高 12 ~ 20（30）cm。根状茎短粗，偶有稍长者，其下长出多数细长纤维状和须状根，其上有残存褐色膜质鳞片。基生叶 3 至多数，具柄；叶片卵形至长卵形，偶有三角状卵形，长 1.5 ~ 3 cm，宽 1 ~ 2.5 cm，先端圆钝或渐尖，常带短头，基部近心形，边全缘，薄而微向外反卷，上面深绿色，下面淡绿色，常被紫色长圆形斑点，脉近基部 5 ~ 7 条，呈弧形，下面更明显；叶柄长 3 ~ 6（8）cm，两侧有窄翼，具长条形紫色斑点；托叶膜质，大部贴生于叶柄，边有褐色流苏状毛，早落。茎 2 ~ 4 条，通常近中部具一茎生叶，茎生叶与基生叶同形，其基部常有铁锈色的附属物，无柄半抱茎。花单生于茎顶，直径 2.2 ~ 3（3.5）cm；萼片椭圆形或长圆形，先端钝，全缘，具 7 ~ 9 条脉，密被紫褐色小斑点；花瓣白色，宽卵形或倒卵形，长 1 ~ 1.5（1.8）cm，宽 7 ~ 10（13）mm，先端圆钝或短渐尖，基部有宽而短爪，全缘，有显著自基部发出 7 ~ 13 条脉，常有紫色斑点；雄蕊 5，花丝扁平，长短不等，长者达 7 mm，短者则 2.5 mm，向基部逐渐加宽，花药椭圆形，长约 3 mm；退化雄蕊 5，长可达 1 cm，呈分枝状，有明显主干，干长约 2.5 mm，分枝长短不等，中间长者比主干长 3 ~ 4 倍，两侧者则短。通常（7）9 ~ 11（13）枝，每枝顶端有球形腺体；子房上位，卵球形，花柱极短，柱头 4 裂。蒴果卵球形，干后有紫褐色斑点，呈 4 瓣开裂；种子多数，长圆形，褐色，有光泽。花期 7 ~ 9 月，果期 10 月。

【性味归经】苦，凉。归肺、肝、胆经。

【功能主治】清热凉血，解毒消肿，止咳化痰。主治黄疸性肝炎、细菌性痢疾、咽喉肿痛、脉管炎、疮痈肿毒、咳嗽多痰。

【用法用量】内服：煎汤，3~9 g；或研末，每次 1~3 g。

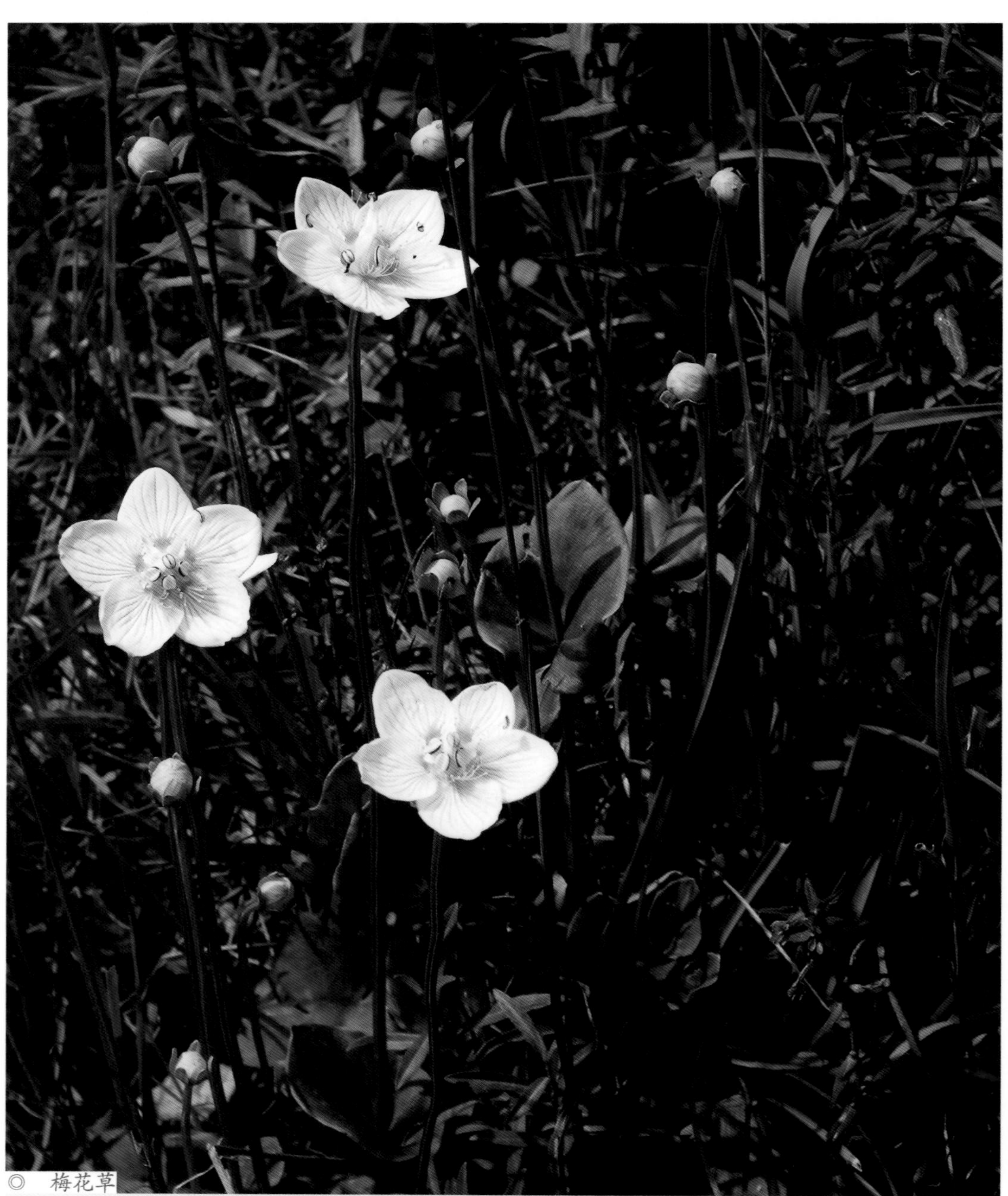

◎ 梅花草

来源 本品为虎耳科梅花草属植物梅花草 *Parnassia palustris* L. 的全草。夏季开花时采收，阴干。

刺李

别名　茶茹

【**生长环境**】生于海拔 2000 ~ 4000 m 的林下及河岸灌丛中或沟谷道旁。

【**植物形态**】落叶灌木，高 1 ~ 3 m。枝节上有 3 枚针刺，刺长达 2 cm，成三叉状，粗大；节间密生长刺毛或无刺毛。叶簇生；叶柄长 1.6 ~ 3 cm。疏被柔毛或腺毛；叶片阔卵形至近圆形，长 2 ~ 2.5 cm，宽 3 ~ 4 cm，基部平截或稍心形，3 深裂，裂片先端钝，上面疏生短柔毛，脉腋处的毛较密，下面被柔毛和腺毛，边缘具齿牙。花 1 ~ 2 朵，通常腋生，绿色或带红色；花梗长约 1 cm，密被柔毛；萼片长圆形，萼片及萼筒外面有腺柔毛，萼裂片反曲；花瓣白色，椭圆形，长为萼的一半；雄蕊伸出花瓣外，先端有杯状腺体；子房下位，有腺质刺毛，花柱长于雄蕊，先端 2 裂。浆果无毛或具稀疏的腺刺毛，近球形或椭圆形，长达 1.6 cm，紫红色。花期 4 ~ 5 月，果期 6 ~ 9 月。

【**性味归经**】酸，平。归肝经。

【**功能主治**】健胃。主治萎缩性胃炎，胆汁缺乏病。

【**用法用量**】内服：煎汤，6 ~ 9 g；或作茶点。

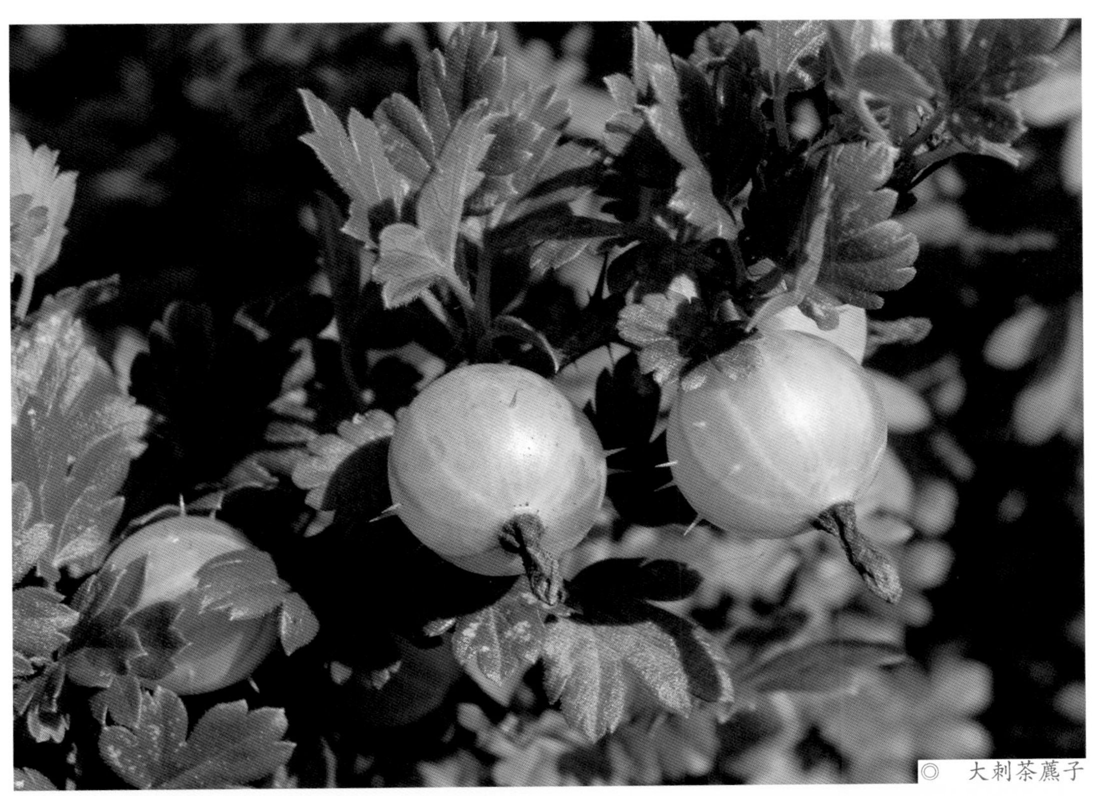

◎　大刺茶藨子

来源　本品为虎耳草科植物大刺茶藨子 *Ribes alpestre* var. *giganteum* 的果实。

灯笼果

别名 狗葡萄、醋栗、山麻子、东北茶藨子、山樱桃

【生长环境】生于山坡或山谷针、阔叶混交林下或杂木林内，海拔 300 ~ 1800 m。

【植物形态】落叶灌木，高 1 ~ 3 m；小枝灰色或褐灰色，皮纵向或长条状剥落，嫩枝褐色，具短柔毛或近无毛，无刺；芽卵圆形或长圆形，长 4 ~ 7 mm，宽 1.5 ~ 3 mm，先端稍钝或急尖，具数枚棕褐色鳞片，外面微被短柔毛。叶宽大，长 5 ~ 10 cm，宽几与长相似，基部心脏形，幼时两面被灰白色平贴短柔毛，下面甚密，成长时逐渐脱落，老时毛甚稀疏，常掌状 3 裂，稀 5 裂，裂片卵状三角形，先端急尖至短渐尖，顶生裂片比侧生裂片稍长，边缘具不整齐粗锐锯齿或重锯齿；叶柄长 4 ~ 7 cm，具短柔毛。花两性，开花时直径 3 ~ 5 mm；总状花序长 7 ~ 16 cm，稀达 20 cm，初直立后下垂，具花多达 40 ~ 50 朵；花序轴和花梗密被短柔毛；花梗长 1 ~ 3 mm；苞片小，卵圆形，几与花梗等长，无毛或微具短柔毛，早落；花萼浅绿色或带黄色，外面无毛或近无毛；萼筒盆形，长 1 ~ 1.5（2）mm，宽 2 ~ 4 mm；萼片倒卵状舌形或近舌形，长 2 ~ 3 mm，宽 1 ~ 2 mm，先端圆钝，边缘无睫毛，反折；花瓣近匙形，长 1 ~ 1.5 mm，宽稍短于长，先端圆钝或截形，浅黄绿色，下面有 5 个分离的突出体；雄蕊稍长于萼片，花药近圆形，红色；子房无毛；花柱稍短或几与雄蕊等长，先端 2 裂，有时分裂几达中部。果实球形，直径 7 ~ 9 mm，红色，无毛，味酸可食；种子多数，较大，圆形。花期 4 ~ 6 月，果期 7 ~ 8 月。

【性味归经】辛，温。归肝经。

【功能主治】疏风解表。主治感冒。

【用法用量】内服：煎汤，9 ~ 15 g。

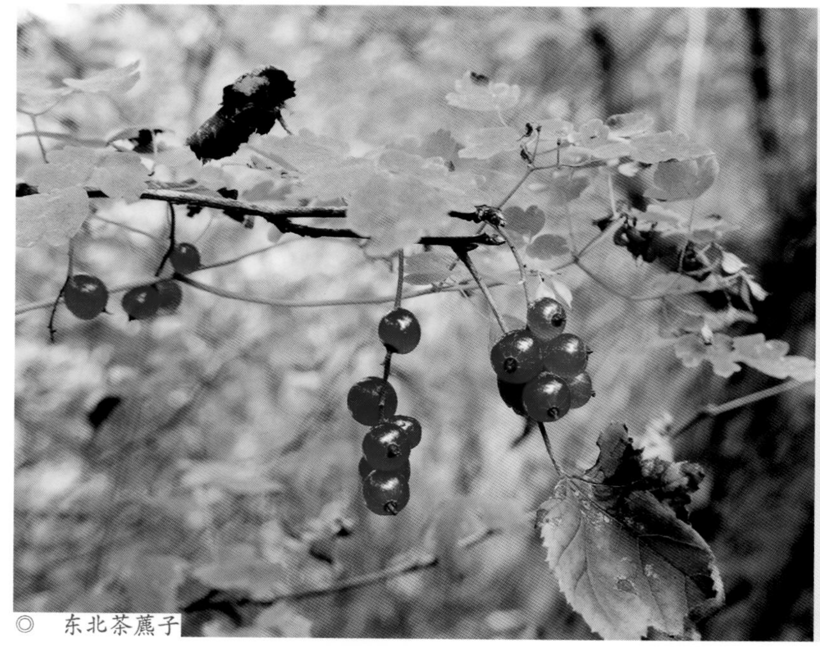

◎ 东北茶藨子

来源 本品为虎耳草科植物东北茶藨子 *Ribes mandshuricum*（Maxim.）Kom. 的果实。

花荵科——POLEMONIACEAE

一年生、二年生或多年生草本或灌木，有时以其叶卷须攀援。叶通常互生，或下方或全部对生，全缘或分裂或羽状复叶；无托叶。花小或大，通常颜色鲜艳，组成二歧聚伞花序，圆锥花序，有时穗状或头状花序，很少单生叶腋；花两性，整齐或微两侧对称；花萼钟状或管状，5 裂，宿存，裂片覆瓦状或镊合状形成 5 翅；花冠合瓣，高脚碟状、钟状至漏斗状，裂片在芽时扭曲，花开后开展，有时不等大；雄蕊 5，常以不同的高度着生于花冠管上，花丝丝状，基部常扩大并被毛，花药 2 室，纵裂；花粉粒球形，表面具网纹；花盘在雄蕊内，通常显著；子房上位，由 3（少有 2 或 5）心皮组成，3（5）室，花柱 1，线形，顶端分裂成为 3 条上表面具乳头状凸起的柱头；中轴胎座，每室有胚珠 1 至多数，倒生，无柄。蒴果室背开裂，仅在电灯花属（Cobaea）为室间开裂，1 室，通常果瓣间有一半的假隔膜。种子与胚珠同数，有各种形态，通常为不规则的棱柱状的具锐尖棱或有翅，外种皮具一层黏液细胞；胚乳肉质或软骨质；胚直，具平坦、稍粗壮而宽的子叶，通常与胚乳等大。

花葱属 Polemonium

花葱

别名 鱼翅菜、手参、穴菜、电灯花

【生长环境】常生于海拔（1000）1700～3700 m 的山坡草丛、山谷疏林下、山坡路边灌丛或溪流附近湿处。

【植物形态】多年生草本，根匍匐，圆柱状，多纤维状须根。茎直立，高 0.5～1 m，无毛或被疏柔毛。羽状复叶互生，茎下部叶长可达 20 多厘米，茎上部叶长 7～14 cm，小叶互生，11～21 片，长卵形至披针形，长 1.5～4 cm，宽 0.5～1.4 cm，顶端锐尖或渐尖，基部近圆形，全缘，两面有疏柔毛或近无毛，无小叶柄；叶柄长 1.5～8 cm，生下部者长，上部具短叶柄或无柄，与叶轴同被疏柔毛或近无毛。聚伞圆锥花序顶生或上部叶腋生，疏生多花；花梗长 3～5（10）mm，连同总梗密生短的或疏长腺毛；花萼钟状，长 5～8 mm，被短的或疏长腺毛，裂片长卵形、长圆形或卵状披针形，顶端锐尖或钝头，稀钝圆，与萼筒近等长；花冠紫蓝色，钟状，长 1～1.8 cm，裂片倒卵形，顶端圆或偶有渐狭或略尖，边缘有疏或密的缘毛或无缘毛；雄蕊着生于花冠筒基部之上，通常与花冠近等长，花药卵圆形，花丝基部簇生黄白色柔毛；子房球形，柱头稍伸出花冠之外。蒴果卵形，长 5～7 mm。种子褐色，纺锤形，长 3～3.5 mm，种皮具有膨胀性的黏液细胞，干后膜质似种子有翅。

【性味归经】苦，平。归肺、心、肝、脾、胃经。

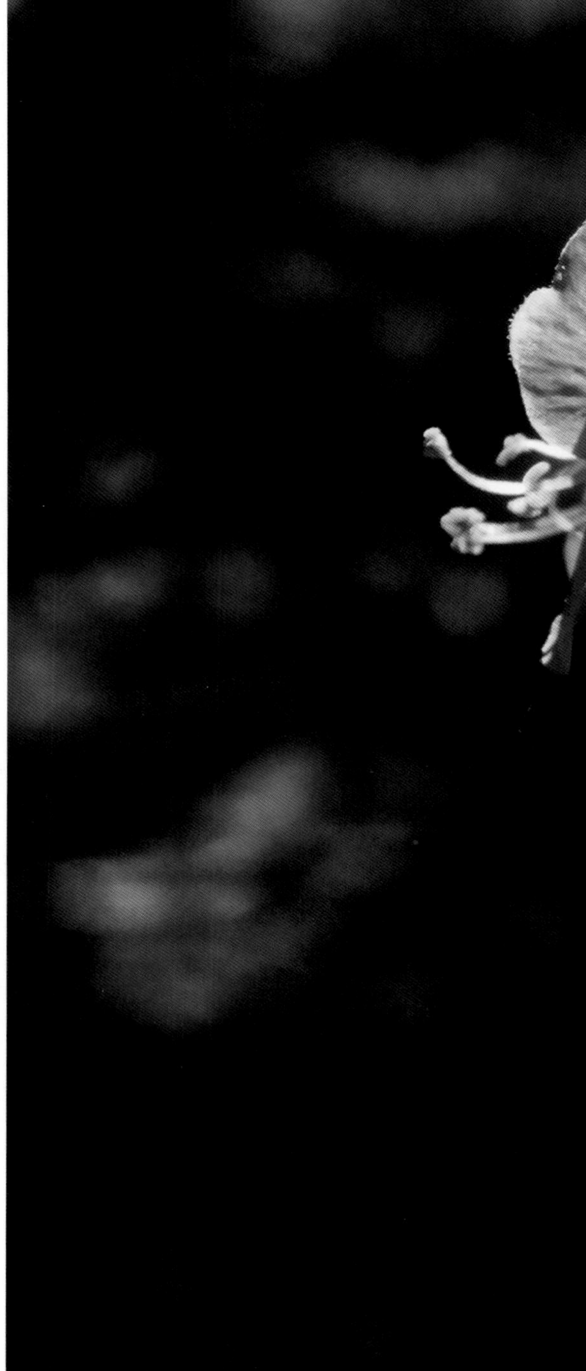

【**功能主治**】化痰，安神，止血。主治咳嗽痰多、癫痫、失眠、咯血、衄血、吐血、便血、月经过多。

【**用法用量**】内服：煎汤，3～10 g。

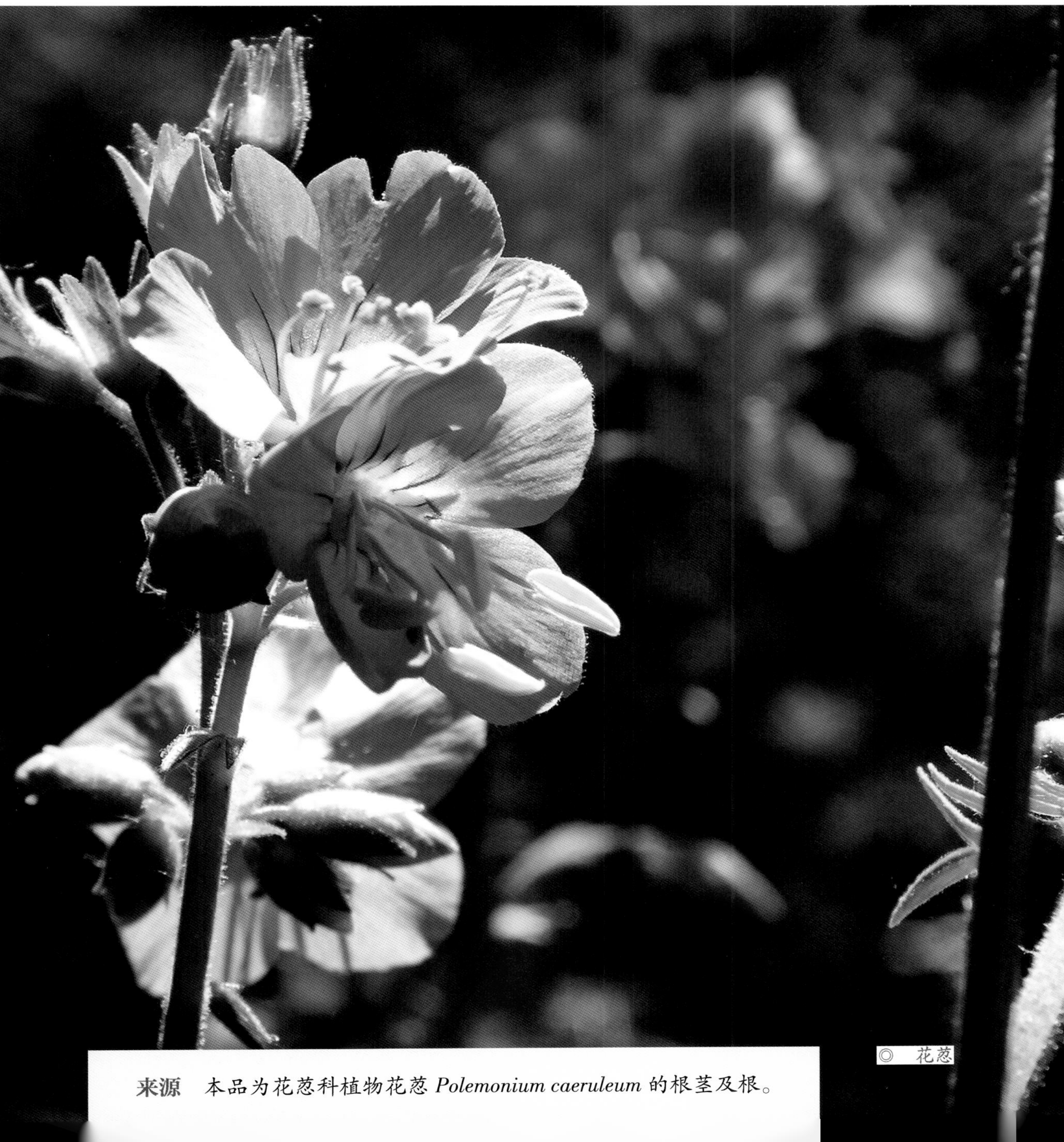

◎ 花荵

来源 本品为花荵科植物花荵 *Polemonium caeruleum* 的根茎及根。

蒺藜科——ZYGOPHYLLACEAE

多年生草本、半灌木或灌木，稀为一年生草本。托叶分裂或不分裂，常宿存；单叶或羽状复叶，小叶常对生，有时互生，肉质。花单生或两朵并生于叶腋，有时为总状花序，或为聚伞花序；花两性，辐射对称或两侧对称；萼片 5，有时 4，覆瓦状或镊合状排列；花瓣 4~5，覆瓦状或镊合状排列；雄蕊与花瓣同数，或比花瓣多 1~3 倍，通常长短相间，外轮与花瓣对生，花丝下部常具鳞片，花药丁字形着生，纵裂；子房上位，3~5 室，稀 2~12 室，极少各室有横隔膜。果革质或脆壳质，或为 2~10 分离或连合果瓣的分果，或为室间开裂的蒴果，或为浆果状核果，种子有胚乳或无胚乳。

蒺藜属 *Tribulus* L.

蒺藜

别名　刺蒺藜、白蒺藜、硬蒺藜、蒺藜狗

【**生长环境**】生于田野、路旁及河边草丛。各地均产。

【**植物形态**】一年生草本。茎平卧，无毛，被长柔毛或长硬毛，枝长 20~60 cm，偶数羽状复叶，长 1.5~5 cm；小叶对生，3~8 对，矩圆形或斜矩圆形，长 5~10 mm，宽 2~5 mm，先端锐尖或钝，基部稍偏斜，被柔毛，全缘。花腋生，花梗短于叶，花黄色；萼片 5，宿存；花瓣 5；雄蕊 10，生于花盘基部，基部有鳞片状腺体，子房 5 棱，柱头 5 裂，每室 3~4 胚珠。果有分果瓣 5，硬，长 4~6 mm，无毛或被毛，中部边缘有锐刺 2 枚，下部常有小锐刺 2 枚，其余部位常有小瘤体。

【**性味归经**】辛、苦，微温，有小毒。归肝、肺经。

【**功能主治**】平肝解郁，活血祛风，明目，止痒。用于头痛眩晕、胸胁胀痛、乳闭乳痈、目赤翳障、风疹瘙痒。

【**用法用量**】内服：煎汤，6 ~ 9 g。

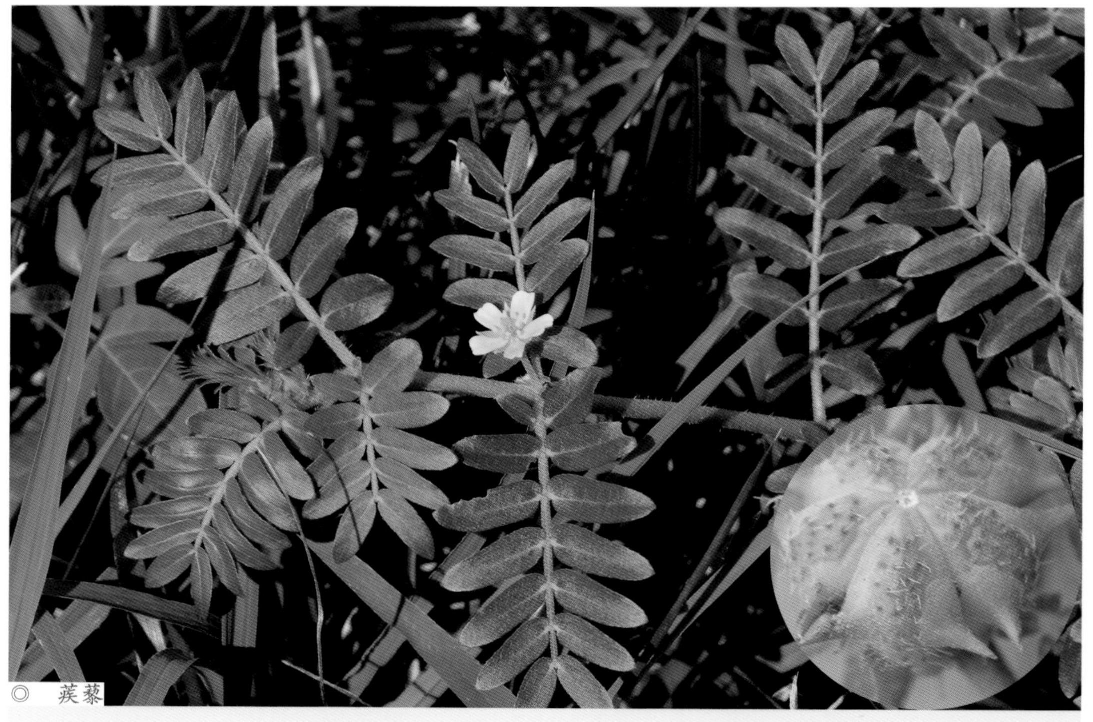

◎ 蒺藜

来源　本品为蒺藜科植物蒺藜 *Tribulus terrestris* L. 的干燥成熟果实。秋季果实成熟时采割植株，晒干，打下果实，除去杂质。

堇菜科——VIOLACEAE

多年生草本、半灌木或小灌木，稀为一年生草本、攀援灌木或小乔木。叶为单叶，通常互生，少数对生，全缘、有锯齿或分裂，有叶柄；托叶小或叶状。花两性或单性，少有杂性，辐射对称或两侧对称，单生或组成腋生或顶生的穗状、总状或圆锥状花序，有 2 枚小苞片，有时有闭花受精花；萼片下位，5，同形或异形，覆瓦状，宿存；花瓣下位，5，覆瓦状或旋转状，异形，下面 1 枚通常较大，基部囊状或有距；雄蕊 5，通常下位，花药直立，分离，或围绕子房成环状靠合，药隔延伸于药室顶端成膜质附属物，花丝很短或无，下方两枚雄蕊基部有距状蜜腺；子房上位，完全被雄蕊覆盖，1 室，由 3~5 心皮连合构成，具 3~5 侧膜胎座，花柱单一稀分裂，柱头形状多变化，胚珠 1 至多数，倒生。果实为沿室背弹裂的蒴果或为浆果状；种子无柄或具极短的种柄，种皮坚硬，有光泽，常有油质体，有时具翅，胚乳丰富，肉质，胚直立。

堇菜属 *Viola*

双花堇菜

别名　谷穗补、短距堇菜、短距黄堇、孪生堇菜、短距黄花堇菜

【生长环境】生于海拔 2500～4000m 高山及亚高山地带草甸、灌丛或林缘、岩石缝隙间。

【植物形态】多年生草本。根状茎细或稍粗壮，垂直或斜生，具结节，有多数细根。地上茎较细弱，高 10～25 cm，2 或数条簇生，直立或斜升，具 3～5 节，通常无毛或幼茎上被疏柔毛。基生叶 2 至数枚，具长 4～8 cm 的长柄，叶片肾形、宽卵形或近圆形，长 1～3 cm，宽 1～4.5 cm，先端钝圆，基部深心形或心形，边缘具钝齿，上面散生短毛，下面无毛，有时两面被柔毛；茎生叶具短柄，叶柄无毛至被短毛，叶片较小；托叶与叶柄离生，卵形或卵状披针形，长 3～6 mm，先端尖，全缘或疏生细齿。花黄色或淡黄色，在开花末期有时变淡白色；花梗细弱，长 1～6 cm，上部有 2 枚披针形小苞片；萼片线状披针形或披针形，长 3～4 mm，先端急尖，基部附属物极短，具膜质缘，无毛或

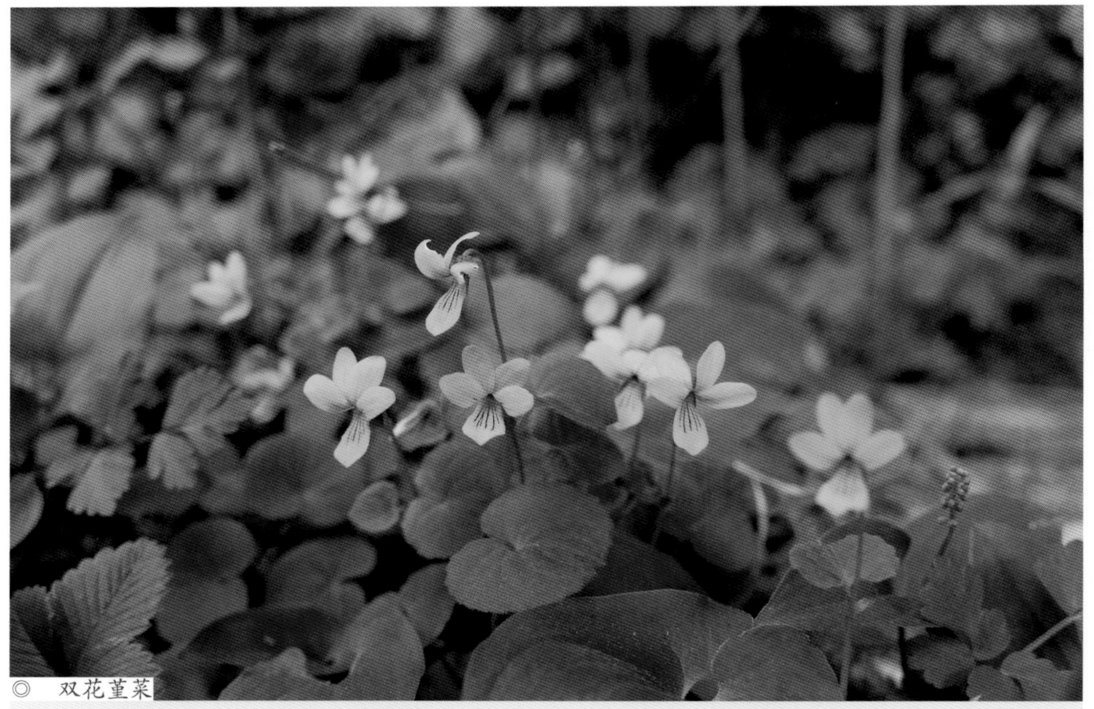

◎　双花堇菜

来源　本品为堇菜科植物双花堇菜 *Viola biflora* 的干燥全草。夏、秋二季采挖，除去杂质，晒干。

中下部具短缘毛；花瓣长圆状倒卵形，长6~8 mm，具紫色脉纹，侧方花瓣里面无须毛，下方花瓣连距长约1 cm；距短筒状，长2~2.5 mm；下方雄蕊之距呈短角状；子房无毛，花柱棍棒状，基部微膝曲，上半部2深裂，裂片斜展，其间具明显的柱头孔。蒴果长圆状卵形，长4~7 mm，无毛。花果期5~9月。

【性味归经】辛、微酸，平。归肺、肝经。

【功能主治】活血散瘀，止血。主治跌打损伤、吐血、急性肺炎、肺出血。

【用法用量】内服：煎汤，9~15 g。外用：适量，捣敷。

裂叶堇菜

别名　疔毒草

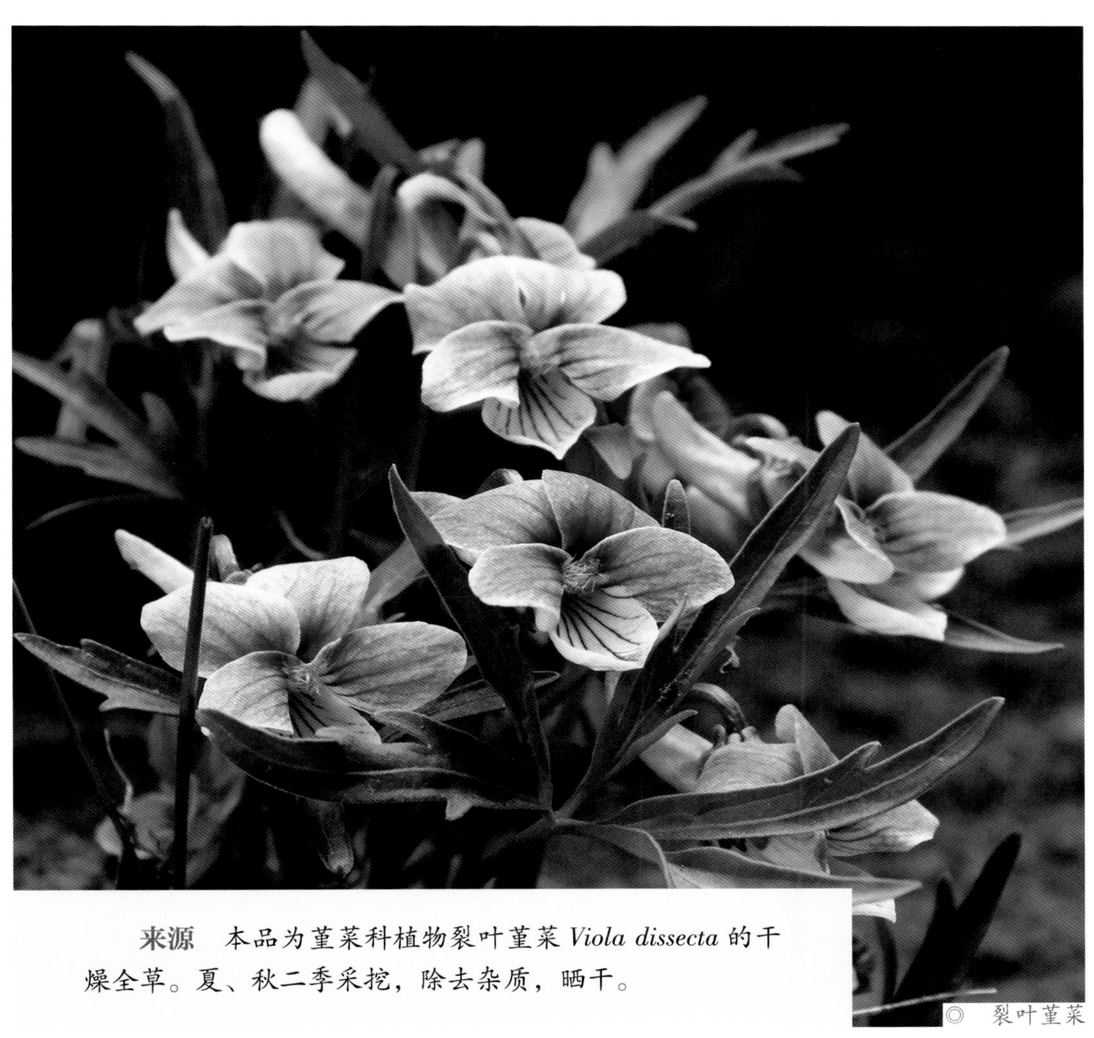

◎　裂叶堇菜

来源　本品为堇菜科植物裂叶堇菜 *Viola dissecta* 的干燥全草。夏、秋二季采挖，除去杂质，晒干。

【生长环境】生于山坡草地、杂木林缘、灌丛下及田边、路旁等地。

【植物形态】多年生草本，无地上茎，高达 30 cm。根状茎短而垂直。叶基生，圆形或宽卵形，长 1.2 ~ 9 cm，宽 1.5 ~ 10 cm，3 或 5 全裂，两侧裂片 2 深裂，中裂片 3 深裂，裂片线形、长圆形或窄卵状披针形，全缘或疏生缺刻状钝齿，或近羽状浅裂，小裂片全缘，幼叶两面被白色柔毛，后渐无毛；叶柄长 1.5 ~ 24 cm，幼时常被短柔毛，后渐无毛，托叶近膜质，约 2/3 与叶柄合生，离生部分窄披针形，疏生细齿。花较大，淡紫或紫堇色；花梗与叶等长或稍高于叶，果期较叶短，中部以下有 2 线形小苞片；萼片卵形或披针形，基部附属物长 1 ~ 1.5 mm，末端平截；上方花瓣长倒卵形，长 0.8 ~ 1.3 cm，侧瓣长圆状倒卵形，内面基部有长毛或疏生须毛，下瓣连圆筒状距长 1.4 ~ 2.2 cm；柱头两侧及后方具直展的缘边，前方具短喙，喙具明显的柱头孔。蒴果长圆形或椭圆形，无毛。花期 4 ~ 9 月，果期 5 ~ 10 月。

【性味归经】微苦，凉。归心、脾、肾经。

【功能主治】清热解毒，消痈肿。主治无名肿毒、疮疖、麻疹热毒。

【用法用量】内服：煎汤，10 ~ 15 g。外用：适量，捣烂敷患处。

早开堇菜

别名　光瓣堇菜

【生长环境】生于山坡草地、沟边、宅旁等向阳处。

【植物形态】多年生草本，无地上茎，高达 10 ~ 20 cm。根状茎垂直。叶多数，均基生，叶在花期长圆状卵形、卵状披针形或窄卵形，长 1 ~ 4.5 cm，基部微心形、平截或宽楔形，稍下延，幼叶两侧常向内卷折，密生细圆齿，两面无毛或被细毛，果期叶增大，呈三角状卵形，基部常宽心形；叶柄较粗，上部有窄翅，托叶苍白色或淡绿色，干后呈膜质，2/3 与叶柄合生，离生部分线状披针形，疏生细齿。花紫堇色或紫色，喉部色淡有紫色条纹，径 1.2 ~ 1.6 cm；花梗高于叶，近中部有 2 线形小苞片；萼片披针形或卵状披针形，长 6 ~ 8 mm，具白色膜质缘，基部附属物末端具不整齐牙齿或近全缘；上方花瓣倒卵形，无须毛，长 0.8 ~ 1.1 cm，向上反曲，侧瓣长圆状倒卵形，内面基部常有须毛或近无毛，下瓣连距长 1.4 ~ 2.1 cm，距粗管状，末端微向上弯；柱头顶部平或微凹，两侧及后方圆或具窄缘，前方具不明显短喙，喙端具较窄的柱头孔。蒴果长椭圆形，无毛。花果期 4 月上中旬至 9 月。

【性味】微苦，凉。

【功能主治】清热解毒，除脓消炎。捣烂外敷可排脓、消炎、生肌。

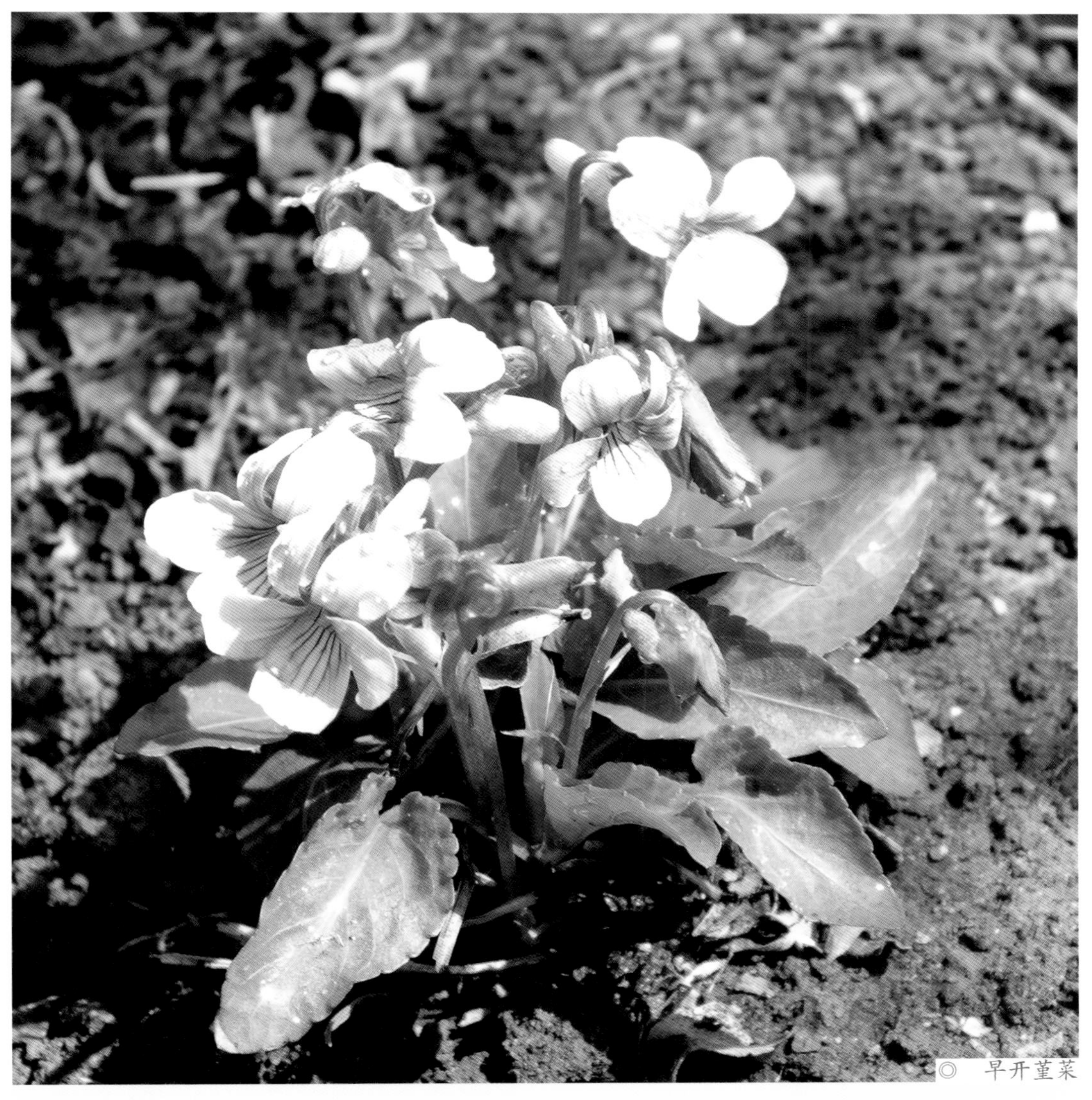
◎ 早开堇菜

来源 本品为堇菜科植物早开堇菜 *Viola prionantha* 的干燥全草。夏、秋二季采挖，除去杂质，晒干。

斑叶堇菜

别名 天蹄

【**生长环境**】生于山坡草地、林下、灌丛中或阴处岩石缝隙中。

【**植物形态**】多年生草本，高 3 ~ 12 cm。根茎通常短而细。叶均基生，呈莲座状；叶柄长短不一，长 1 ~ 7 cm ；托叶淡绿色或苍白色，近膜质，2/3 与叶柄合生，披针形；叶片圆形或卵圆形，长 1.2 ~ 5 cm，宽 1 ~ 4.5 cm，先端圆或钝，基部明显呈心形，边缘具平而圆的钝齿，上面绿色，沿叶脉有明显的白色斑纹，下面通常稍带紫红色，两面通常密被短粗毛。花红紫色或暗紫色，下面通常色较淡；萼片通常带紫色，长圆状披针形或卵状披针形，具 3 脉；花瓣倒卵形，下方花瓣基部白色并有堇色条纹；距筒状，长 3 ~ 8 mm；雄蕊 5，下方 2 枚雄蕊的距细而长；子房近球形，花柱棍棒状。蒴果椭圆形，无毛或疏生短毛；幼果球形，通常被短粗毛。种子淡褐色，附属物短。花期 4 ~ 8 月，果期 6 ~ 9 月。

【性味】甘，凉。

【功能主治】清热解毒，凉血止血。主治痈疮肿毒、创伤出血。

【用法用量】内服：煎汤，9 ~ 15 g。外用：适量，捣敷。

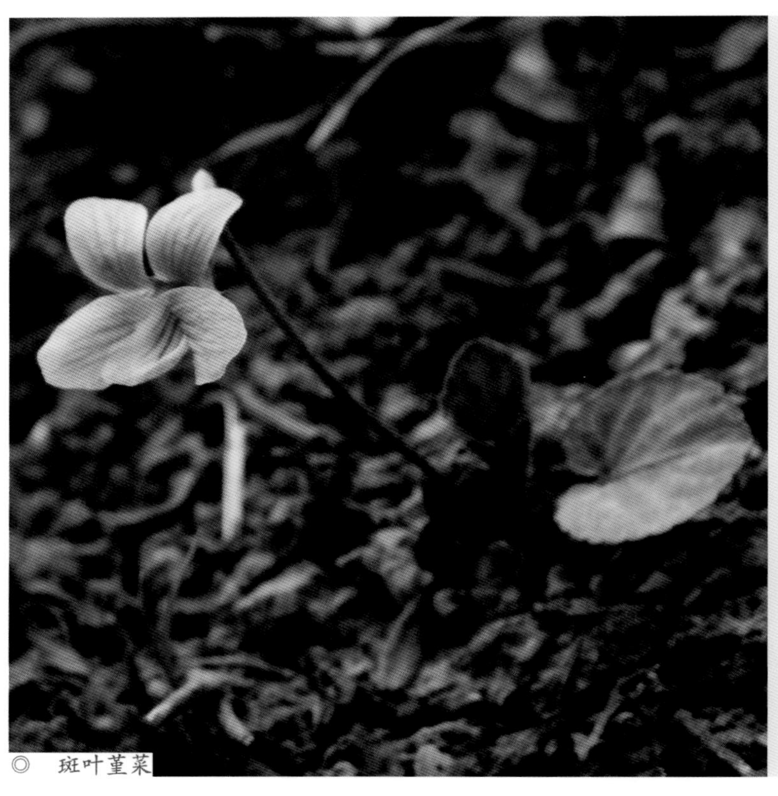

◎ 斑叶堇菜

来源　本品为堇菜科植物斑叶堇菜 *Viola variegata* 的干燥全草。夏、秋季采收，洗净，鲜用或晒干。

蒙古堇菜

别名　白花堇菜

【生长环境】生于阔叶林、针叶林林下及林缘、石砾地等处。

【植物形态】多年生草本，无地上茎，高达 9 ~ 17 cm，花期常有去年残叶宿存。根状茎垂直或斜生，生多条白色细根。叶基生；叶心形、卵状心形或椭圆状心形，长 1.5 ~ 3 cm，宽 1 ~ 2 cm，果期增大，先端钝或尖，具钝锯齿，两面疏生短柔毛，有时下面几无毛；叶柄具窄翅，长 2 ~ 7 cm，托叶 1/2 与叶柄合生，离生部分窄披针形，疏生细齿。花白色；花梗常高出于叶，近中部有 2 线形小苞片；萼片椭圆状披针形或窄长圆形，先端钝或尖，基部附属物末端浅齿裂，具缘毛；侧瓣内面近基部稍有须毛，下瓣连距长 1.5 ~ 2 cm，中下部有时具紫色条纹，有管状距；子房无毛，柱头两侧及后方具较宽缘边，前方具短喙。蒴果卵形，无毛。花果期 5 ~ 8 月。

【功能主治】清热解毒，除脓消炎。捣烂外敷可排脓、消炎、生肌。主治节疮、肿毒等症。

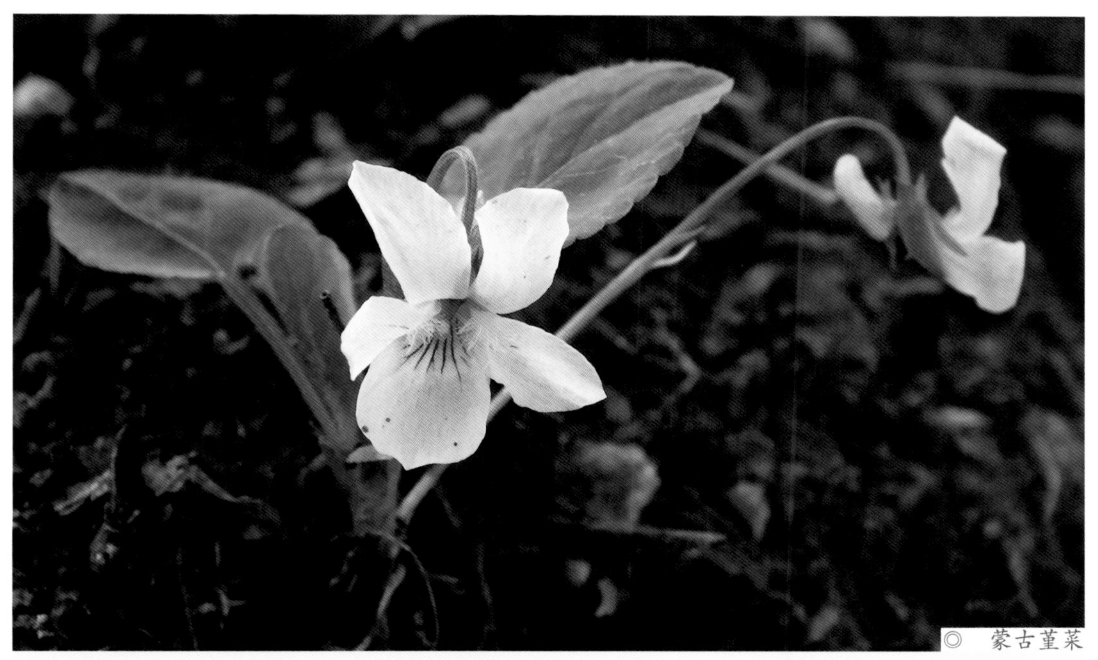

◎ 蒙古堇菜

来源　本品为堇菜科植物蒙古堇菜 *Viola mongolica* 的干燥全草。夏、秋二季采挖，除去杂质，晒干。

紫花地丁

别名　堇堇菜、箭头草、地丁、角子、独行虎、地丁草、宝剑草、犁头草、紫地丁、免耳草、金前刀、小角子花

【生长环境】生于田间、荒地、山坡草丛、林缘或灌丛中，在庭院较湿润处常形成小群落。

【植物形态】多年生草本，高 4 ~ 14 cm；果期高可超过 20 cm。根茎短，垂直，淡褐色，长 4 ~ 13 mm，粗 2 ~ 7 mm；节密生，

有数条细根。叶多数，基生，莲座状；叶柄于花期长于叶片1～2倍，具狭翅，于果期长可超过10 cm，上部者较长，叶呈长圆形、狭卵状披针形或长圆状卵形，长1.5～4 cm，宽0.5～1 cm，先端圆钝，基部截形或楔形，稀微心形，边缘为较平的圆齿，两面无毛或被细短毛，果期叶片增大；托叶膜质，苍白色或淡绿色，2/3～4/5与叶柄合生，离生部分线状披针形。花梗通常多数，细弱，与叶片等长或高出叶片；花紫堇色或淡紫色，稀呈白色，喉部色较淡并带有紫色条纹；萼片5，卵状披针形或披针形，基部附属物短，末端圆或截形；花瓣5，倒卵形或长圆状倒卵形；距细管状，长4～8 mm，末端圆；雄蕊5，花药长约2 mm，药隔先端的附属物长约1.5 mm；子房卵形，花柱棍棒状，柱头三角形。蒴果长圆形，长5～12 mm，无毛。种子卵球形，长1.8 mm，淡黄色。花、果期4月中旬至9月。

【性味归经】苦、辛，寒。归心、肝经。

【功能主治】清热解毒，凉血消肿。用于疔疮肿毒、痈疽发背、丹毒、毒蛇咬伤。

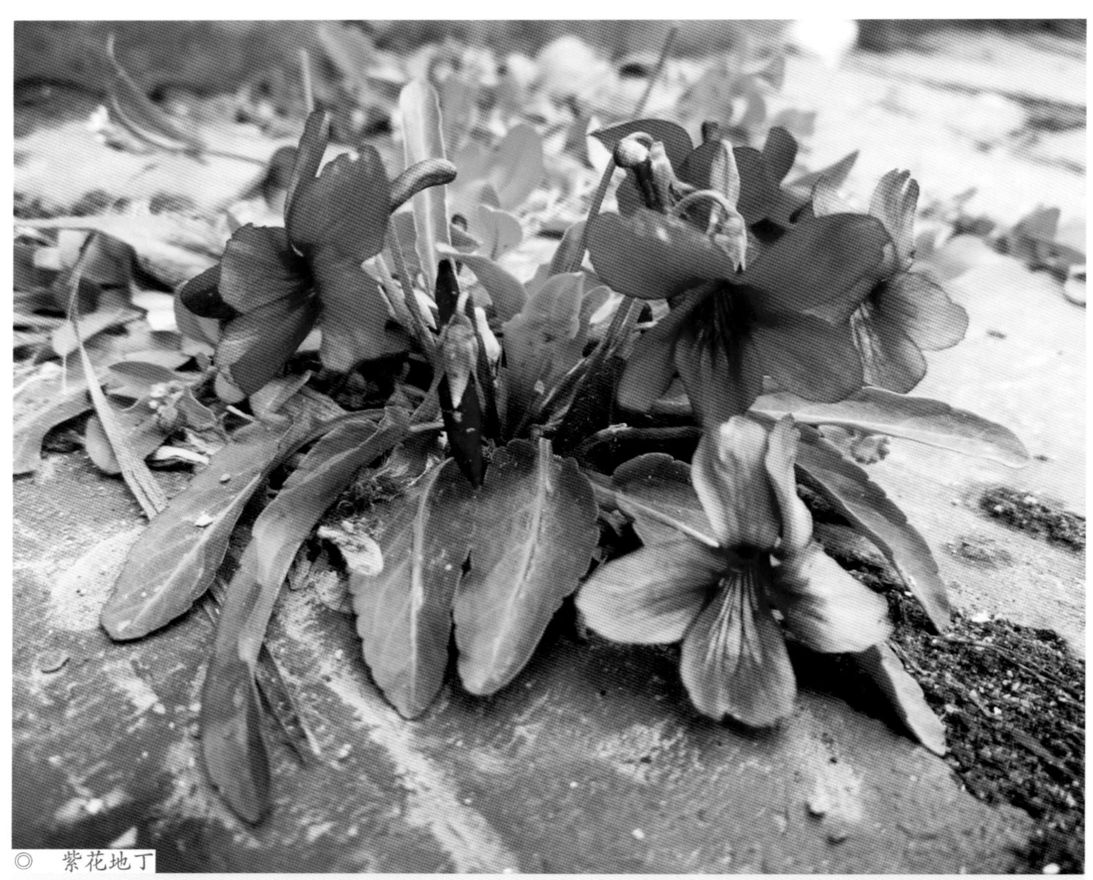

◎ 紫花地丁

来源 本品为堇菜科植物紫花地丁 *Viola philippica* 的干燥全草。春、秋二季采收，除去杂质，晒干。

景天科——CRASSULACEAE

草本、半灌木或灌木，常有肥厚、肉质的茎、叶，无毛或有毛。叶不具托叶，互生、对生或轮生，常为单叶，全缘或稍有缺刻，少有为浅裂或为单数羽状复叶的。常为聚伞花序，或为伞房状、穗状、总状或圆锥状花序，有时单生。花两性，或为单性而雌雄异株，辐射对称，花各部常为 5 数或其倍数，少有为 3、4 或 6 ~ 32 数或其倍数；萼片自基部分离，少有在基部以上合生，宿存；花瓣分离，或多为合生；雄蕊 1 轮或 2 轮，与萼片或花瓣同数或为其两倍，分离，或与花瓣或花冠筒部多少合生，花丝丝状或钻形，少有变宽的，花药基生，少有为背着，内向开裂；心皮常与萼片或花瓣同数，分离或基部合生，常在基部外侧有腺状鳞片 1 枚，花柱钻形，柱头头状或不显著，胚珠倒生，有两层珠被，常多数，分两行沿腹缝线排列，稀少数或 1 个的。蓇葖有膜质或革质的皮，稀为蒴果；种子小，长椭圆形，种皮有皱纹或微乳头状突起，或有沟槽，胚乳不发达或缺。

费菜属 Phedimus

景天三七

别名　费菜、土三七、八仙草、血山草、马三七、白三七、胡椒七、晒不干、吐血草、见血散、活血丹、墙头三七、养心草、回生草、九头三七

【生长环境】生于温暖向阳的山坡岩石上或草地。

【植物形态】多年生草本。根状茎短，粗茎高 20 ~ 50 cm，有 1 ~ 3 条茎，直立，无毛，不分枝。叶互生，狭披针形、椭圆状披针形至卵状倒披针形，长 3.5 ~ 8 cm，宽 1.2 ~ 2 cm，先端渐尖，基部楔形，边缘有不整齐的锯齿；叶坚实，近革质。聚伞花序有多花，水平分枝，平展，下托以苞叶。萼片 5，线形，肉质，不等长，长 3 ~ 5 mm，先端钝；花瓣 5，黄色，长圆形至椭圆状披针形，长 6 ~ 10 mm，有短尖；雄蕊 10，较花瓣短；鳞片 5，近正方形，长 0.3 mm，心皮 5，卵状长圆形，基部合生，腹面凸出，花柱长钻形。蓇葖呈星芒状排列，长 7 mm；种子椭圆形，长约

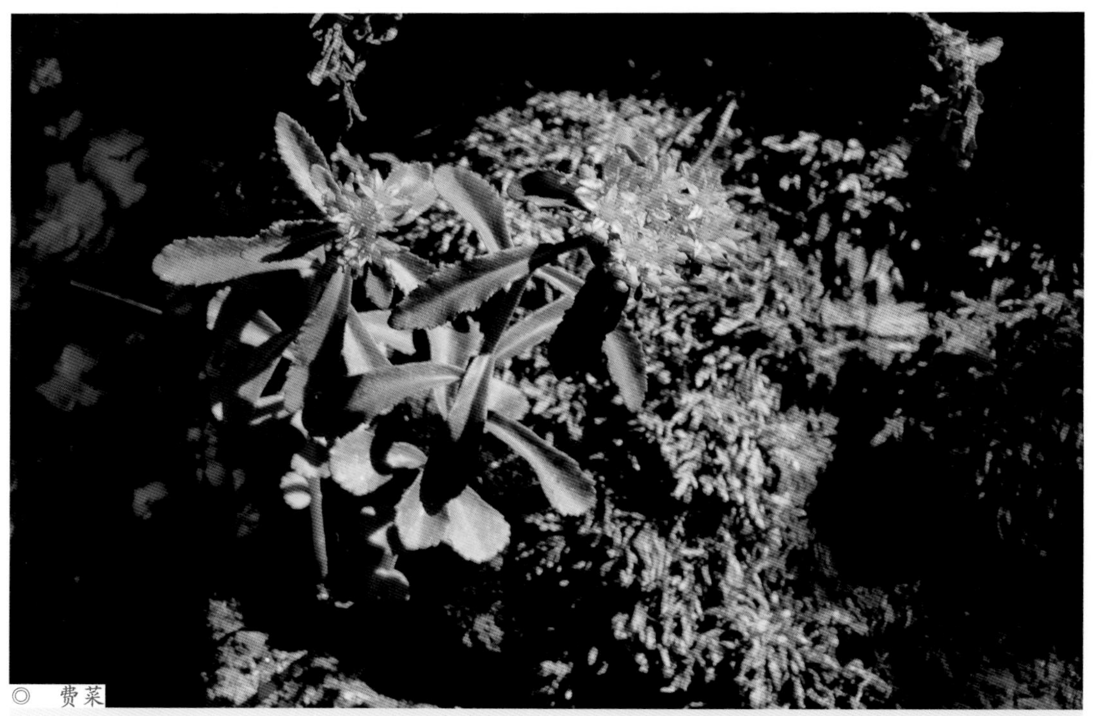

◎　费菜

来源　本品为景天科景天属植物费菜 *Phedimus aizoon* (Linnaeus) 't Hart. 的根或全草。

1 mm。花期6~7月，果期8~9月。

【性味归经】甘、微酸，平。归心、肝、脾经。

【功能主治】散瘀止血，宁心安神，解毒。主治吐血、衄血、便血，尿血、崩漏、紫斑、外伤出血、跌打损伤、心悸、失眠、疮疖痈肿、烫火伤、毒虫螫伤。

【用法用量】内服：煎汤，15~30 g；或鲜品绞汁，30~60 g。外用：适量，鲜品捣敷；或研末撒敷。

瓦松属 *Orostachys*

瓦松

别名　瓦花、瓦塔、狗指甲

【生长环境】生于山坡石上或屋瓦上。

【植物形态】二年生或多年生草本，高10~40 cm。全株粉绿色，无毛，密生紫红色斑点。根多分枝，须根状。茎直立，

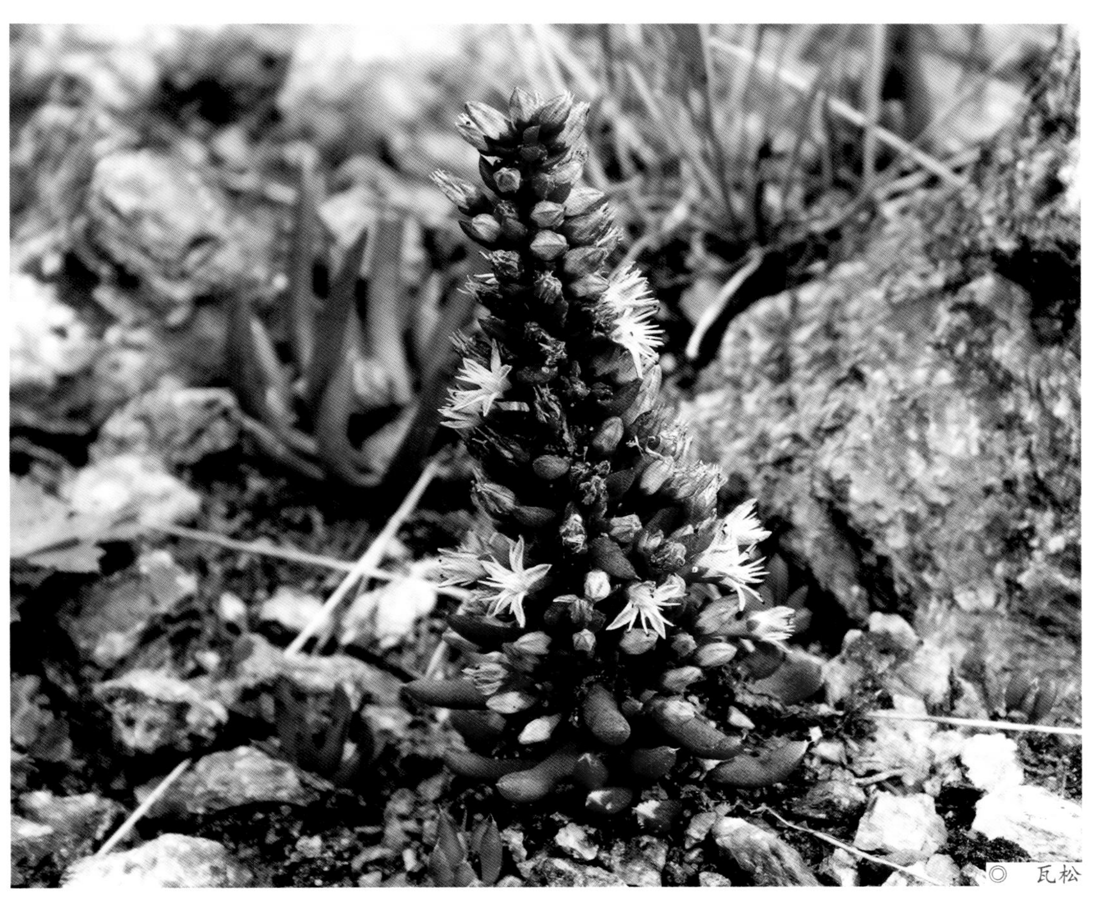

◎　瓦松

不分枝。基生叶莲座状，肉质，匙状线形至倒披针形，长2～4 cm，宽4～5 mm，绿色带紫或具白粉，边缘流苏状，先端具半圆形软骨质附属物，中央有1针状尖刺；茎生叶互生，无柄，线形至披针形，长2～3 cm，宽2～5 mm，先端长渐尖，全缘。总状花序，紧密，下部有分枝组成尖塔形；花小，两性，苞片线状渐尖，叶片状；萼片5，长圆形，长1～3 mm；花瓣5，淡红色，披针状椭圆形，长5～6 mm，基部稍连合；雄蕊10，2轮，与花瓣等长或稍短，花药紫色；心皮5，分离，每心皮基部附生1枚鳞片，近四方形。蓇葖果，长圆形，长约5 mm，喙细，长约1 mm。种子多数，细小，卵形。花期8～9月，果期9～11月。

【性味归经】酸、苦，凉，有毒。归肝、肺经。

【功能主治】凉血止血，清热解毒，收湿敛疮。主治吐血、鼻衄、便血、血痢、热淋、月经不调、疔疮痈肿、痔疮、湿疹、烫伤、肺炎、肝炎、宫颈糜烂、乳糜尿。

【用法用量】内服：煎汤，5～15 g；捣汁；或入丸剂。外用：适量，捣敷；或煎水熏洗；或研末调敷。

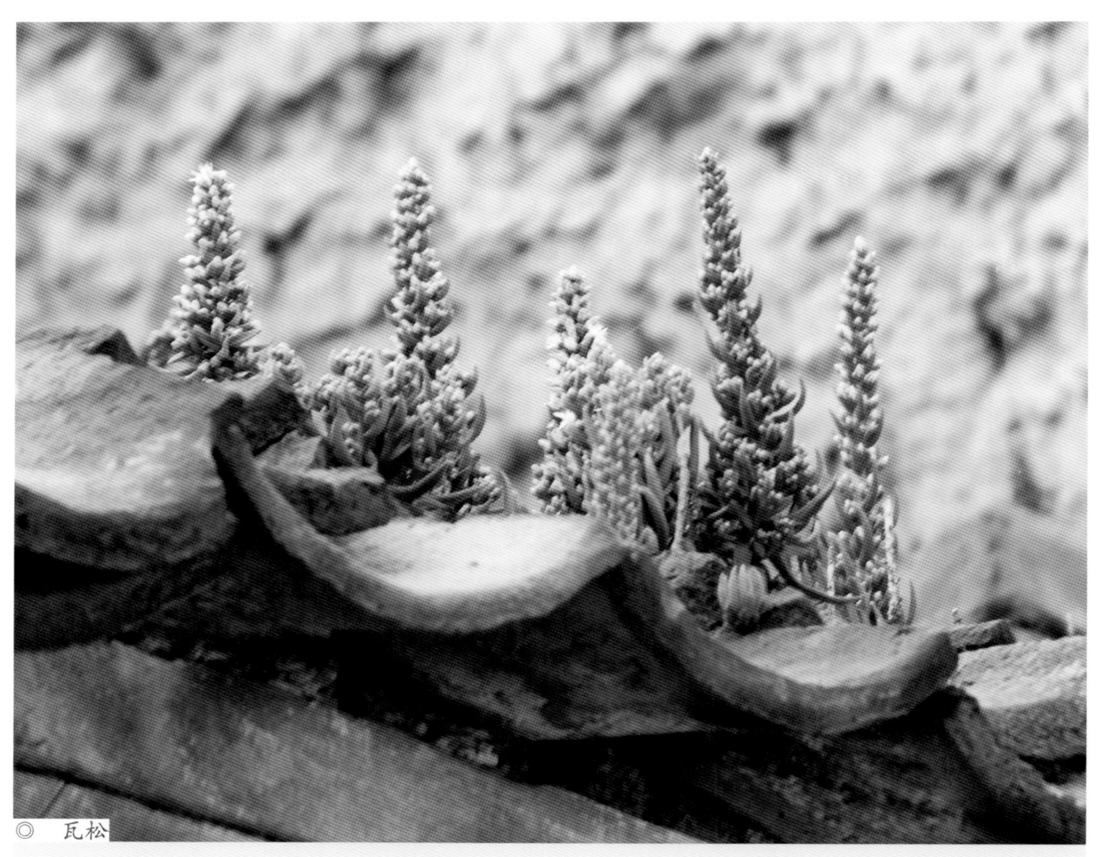

◎ 瓦松

来源 本品为景天科植物瓦松 *Orostachys fimbriata* (Turczaninow) A. Berger 的全草。

红景天属 *Rhodiola*

凤尾七

别名 小丛红景天、凤尾草、凤凰草、香景天

【生长环境】生于海拔 1600 ~ 3900 m 的山坡石上。

【植物形态】多年生草本。根颈粗壮，分枝，地上部分常被有残留的老枝。花茎聚生主轴顶端，长 5 ~ 28 cm，直立或弯曲，不分枝。叶互生，线形至宽线形，长 7 ~ 10 mm，宽 1 ~ 2 mm，先端稍急尖，基部无柄，全缘。花序聚伞状，有 4 ~ 7 花；萼片 5，线状披针形，长 4 mm，宽 0.7 ~ 0.9 mm，先端渐尖，基部宽；花瓣 5，白或红色，披针状长圆形，直立，长 8 ~ 11 mm，宽 2.3 ~ 2.8 mm，先端渐尖，有较长的短尖，边缘平直，或多少呈流苏状；雄蕊 10，较花瓣短，对萼片的长 7 mm，对花瓣的长 3 mm，着生于花瓣基部上 3 mm 处；鳞片 5，横长方形，长 0.4 mm，宽 0.8 ~ 1 mm，先端微缺；心皮 5，卵状长圆形，直立，长 6 ~ 9 mm，基部 1 ~ 1.5 mm 合生；种子长圆形，长 1.2 mm，有微乳头状突起，有狭翅。花期 6 ~ 7 月，果期 8 月。

【性味归经】甘、微苦，平。归肾、肝经。

【功能主治】益肾养肝，调经活血。主治劳热骨蒸、干血痨、头晕目眩、月经不调。

【用法用量】内服：煎汤，6 ~ 12 g。

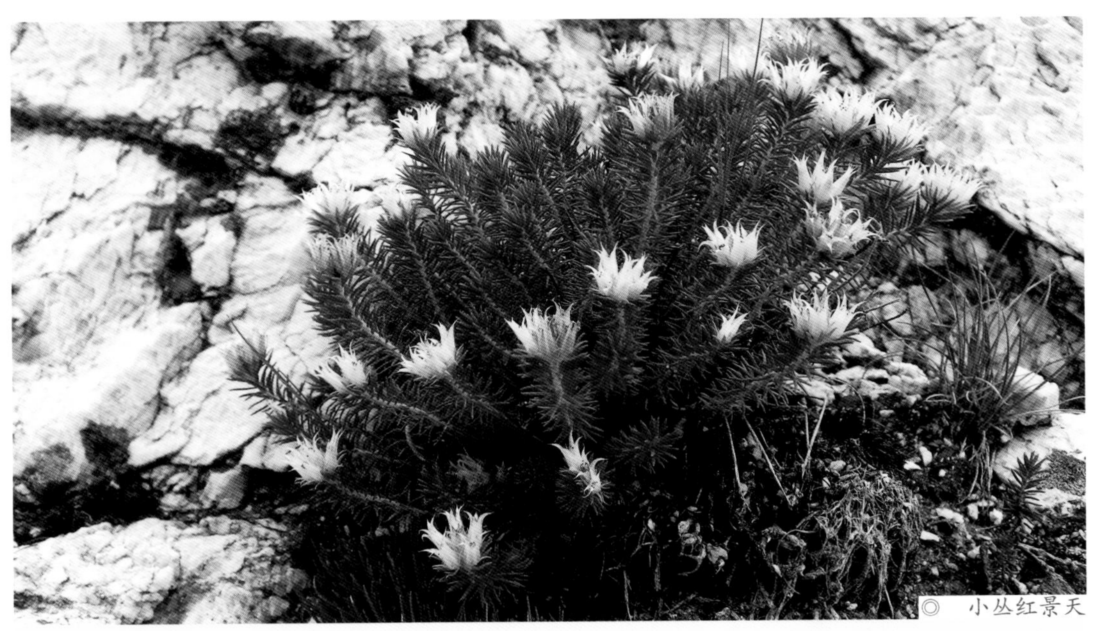

◎ 小丛红景天

来源 本品为景天科红景天属植物小丛红景天 *Rhodiola dumulosa* (Franch.) S. H. Fu 的全草。

狮子七

别名 红景天、土三七

【生长环境】生于海拔 2000～5600 m 的山地多石草地上或石坡上。

【植物形态】多年生草本。根粗，直立。根颈直径 1.5 cm，先端被三角形鳞片。花茎少数，高 15～60 cm，少数可达 90 cm，直径 4～6 mm，叶密生。叶互生，线形至线状披针形，长 4～6 cm，宽 2～5 mm，先端急尖，边缘有疏锯齿，或有时全缘，无柄。花序伞房状，有多花，宽 7～10 cm；雌雄异株；萼片 5 或 4，三角形，长 2～2.5 mm，先端急尖；花瓣 5 或 4，黄绿色，倒披针形，长 3～4 mm，宽 0.8 mm；雄花中雄蕊 10 或 8，与花瓣同长或稍超出，花丝、花药黄色；鳞片 5 或 4，近正方形或长方形，长 0.8 mm，先端钝或有微缺；心皮 5 或 4，直立。蓇葖披针形，长 7～8 mm，有短而外弯的喙；种子长圆状披针形，长 1.5 mm。花期 6～7 月，果期 7～8 月。

【性味归经】苦、涩，温。归肝、肾经。

【功能主治】养心安神，活血化瘀，止血，清热解毒。主治气虚体弱、短气乏力、心悸失眠、头昏眩晕、胸闷疼痛、跌打损伤、月经不调、崩漏、吐血、痢疾、腹泻。

【用法用量】内服：煎汤，9～12 g。

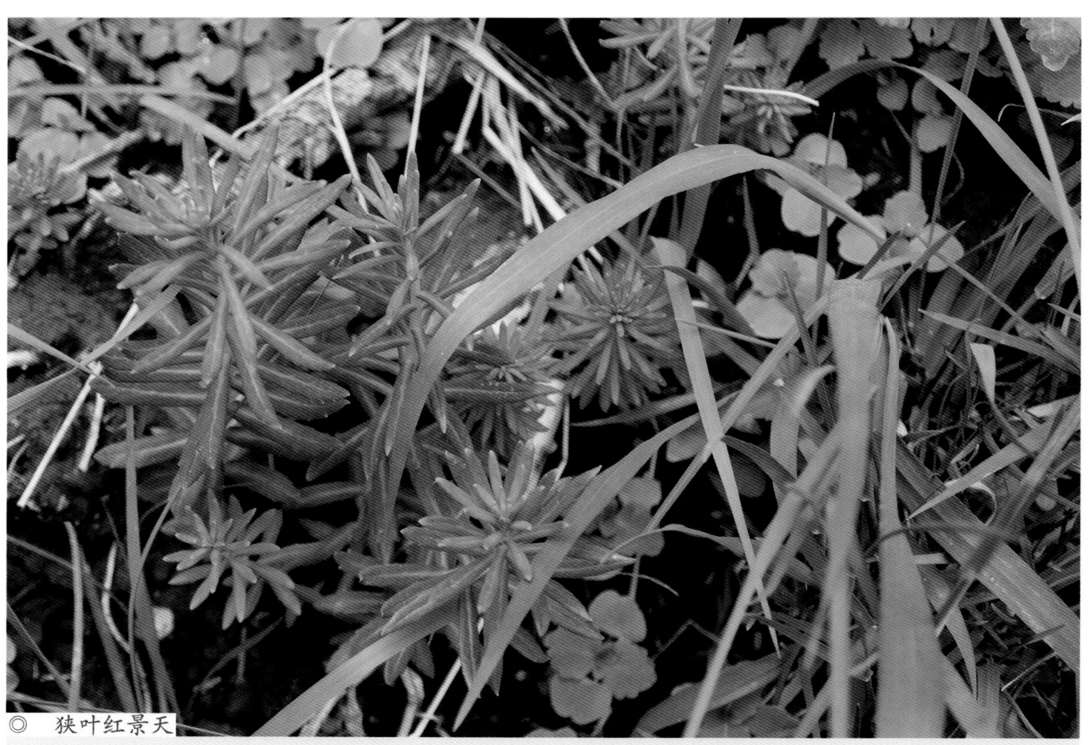

◎ 狭叶红景天

来源 本品为景天科红景天属植物狭叶红景天 *Rhodiola kirilowii*（Regel）Maxim 的根状茎及根。

红景天

别名　蔷薇红景天、扫罗玛布尔（藏名）

【生长环境】生于海拔 1800 ~ 2700 m 的山坡林下或草坡上。

【植物形态】多年生草本。根粗壮，直立。根颈短，先端被鳞片。花茎高 20 ~ 30 cm。叶疏生，长圆形至椭圆状倒披针形或长圆状宽卵形，长 7 ~ 35 mm，宽 5 ~ 18 mm，先端急尖或渐尖，全缘或上部有少数牙齿，基部稍抱茎。花序伞房状，密集多花，长 2 cm，宽 3 ~ 6 cm；雌雄异株；萼片 4，披针状线形，长 1 mm，钝；花瓣 4，黄绿色，线状倒披针形或长圆形，长 3 mm，钝；雄花中雄蕊 8，较花瓣长；鳞片 4，长圆形，长 1 ~ 1.5 mm，宽 0.6 mm，上部稍狭，先端有齿状微缺；雌花中心皮 4，花柱外弯。蓇葖披针形或线状披针形，直立，长 6 ~ 8 mm，喙长 1 mm；种子披针形，长 2 mm，一侧有狭翅。花期 4 ~ 6 月，果期 7 ~ 9 月。

【性味归经】甘、涩，寒。归脾、肺经。

【功能主治】清肺止咳，止血，止带。内服用于肺热咳嗽、咯血、白带；外用治跌打损伤、烧烫伤。

【用法用量】内服：5 ~ 15 g。外用：适量。

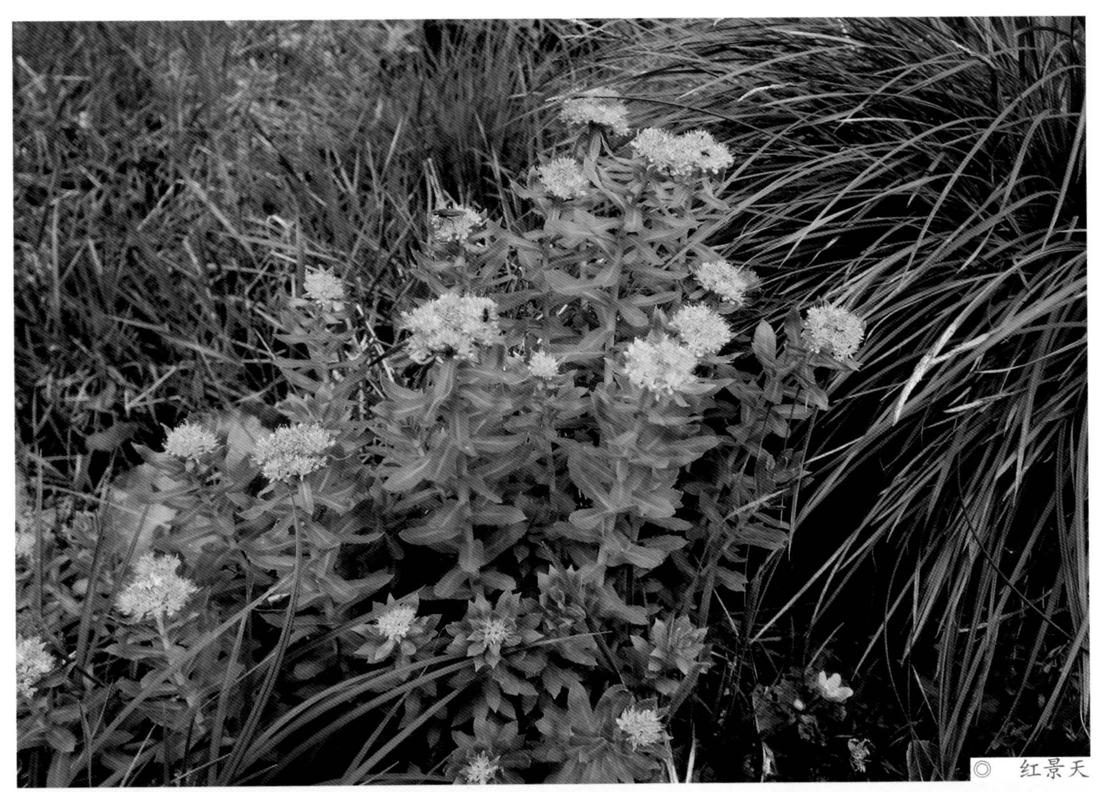

◎　红景天

来源　本品为景天科红景天属植物红景天 *Rhodiola rosea* L. 的全草。

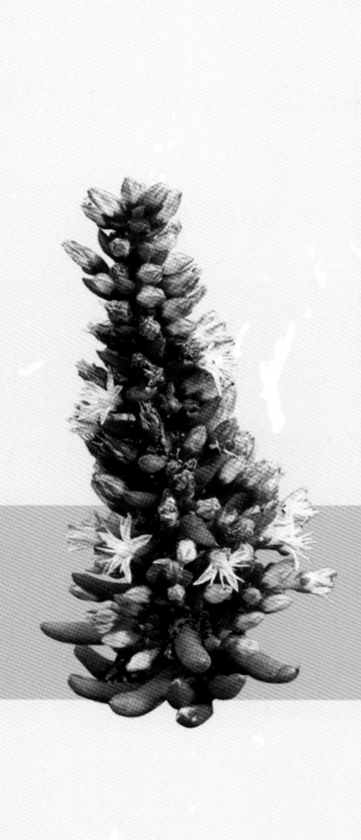

桔梗科——CAMPANULACEAE

花两性，稀少单性或雌雄异株，大多5数，辐射对称或两侧对称。花萼5裂，筒部与子房贴生，有的贴生至子房顶端，有的仅贴生于子房下部，也有花萼无筒，5全裂，完全不与子房贴生，裂片大多离生，常宿存，镊合状排列。花冠为合瓣的，浅裂或深裂至基部而成为5个花瓣状的裂片，整齐，或后方纵缝开裂至基部，其余部分浅裂，使花冠为两侧对称，裂片在花蕾中镊合状排列，极少覆瓦状排列，雄蕊5枚，通常与花冠分离，或贴生于花冠筒下部，彼此间完全分离，或借助于花丝基部的长绒毛而在下部粘合成筒，或花药连合而花丝分离，或完全连合；花丝基部常扩大成片状，无毛或边缘密生绒毛；花药内向，极少侧向，在两侧对称的花中，花药常不等大，常有两个或更多个花药有顶生刚毛，别处有或无毛。花盘有或无，如有则为上位，分离或为筒状（或环状）。子房下位，或半上位，少完全上位的，2~5（6）室；花柱单一，常在柱头下有毛，柱头2~5（6）裂，胚珠多数，大多着生于中轴胎座上。果通常为蒴果，顶端瓣裂或在侧面（在宿存的花萼裂片之下）孔裂，或盖裂，或为不规则撕裂的干果，少为浆果。种子多数，有或无棱，胚直，具胚乳。一年生草本或多年生草本，具根状茎，或具茎基（Caulorhiza 或 Caudex），茎基以沙参属和党参属两属最为典型，有时茎基具横走分枝，有时植株具地下块根。稀少为灌木、小乔木或草质藤本。大多数种类具乳汁管，分泌乳汁。叶为单叶，互生，少对生或轮生。花常常集成聚伞花序，有时聚伞花序演变为假总状花序，或集成圆锥花序，或缩成头状花序，有时花单生。

沙参属 *Adenophora*

南沙参

别名 苦心、识美、虎须、白参、志取、文虎、羊婆奶、泡参

【生长环境】生于砂地、草滩、山坡草地及耕地边。海拔在2400或1800m以下。

【植物形态】茎常数枝丛生，高40~120 cm，有时上部有分枝，通常被倒生糙毛。基生叶心形，边缘有深刻而不规则的锯齿；茎生叶从丝条状到宽椭圆形或卵形，长2~10 cm，宽1~20 mm，全缘或边缘有疏离的刺状尖齿，通常两面被糙毛。花序无分枝，因而呈假总状花序或有分枝而集成圆锥花序。花萼无毛，筒部倒卵状或倒卵状矩圆形，裂片钻状三角形至钻形，长1.5~5（7）mm，全缘或偶有小齿；花冠细，近于筒状或筒状钟形，5浅裂，长10~17 mm，直径5~8 mm，浅蓝色、蓝色、蓝紫色、紫色；雄蕊与花冠近等长；花盘细筒状，长4~7 mm，完全无毛或有柔毛；花柱长20~22 mm。蒴果椭圆状，长7~9 mm，直径3~5 mm。花期8~9月。

【性味归经】甘，微寒。归肺、胃经。

【功能主治】养阴清肺，祛痰止咳。治肺热燥咳、虚痨久咳、阴伤咽干喉痛。

【用法用量】内服：煎汤，9 ~ 15 g。

【注意】不宜与藜芦同用。

来源 本品为桔梗科植物长柱沙参 *Adenophora stenanthina* 的根。

风铃草属 *Campanula*

紫斑风铃草

别名 灯笼花

【生长环境】生于山地林中、灌丛及草地中，在南方可至海拔2300 m处。

【植物形态】多年生草本，全体被刚毛，具细长而横走的根状茎。茎直立，粗壮，高20~100 cm，通常在上部分枝。基生叶具长柄，叶片心状卵形；茎生叶下部有带翅的长柄，上部无柄，三角状卵形至披针形，边缘具不整齐钝齿。花顶生于主

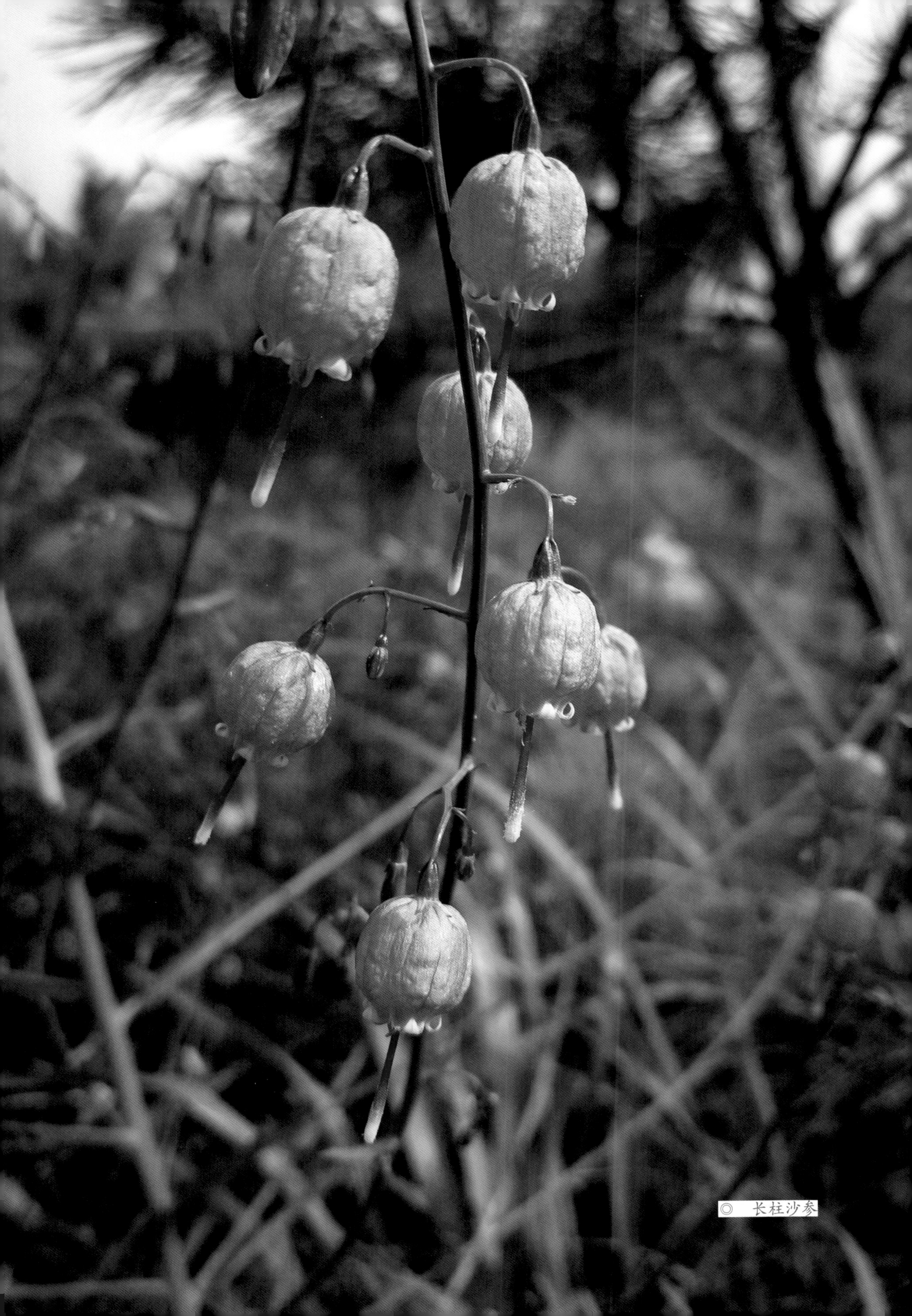
◎ 长柱沙参

茎及分枝顶端，下垂；花萼裂片长三角形，裂片间有 1 个卵形至卵状披针形而反折的附属物，它的边缘有芒状长刺毛；花冠白色，带紫斑，筒状钟形，长 3~6.5 cm，裂片有睫毛。蒴果半球状倒锥形，脉很明显。种子灰褐色，矩圆状，稍扁，长约 1 mm。花期 6~9 月。

【性味归经】苦，凉。归肺经。

【功能主治】清热解毒，止痛。用于咽喉炎、头痛。

【用法用量】内服：煎汤，6~10 g。

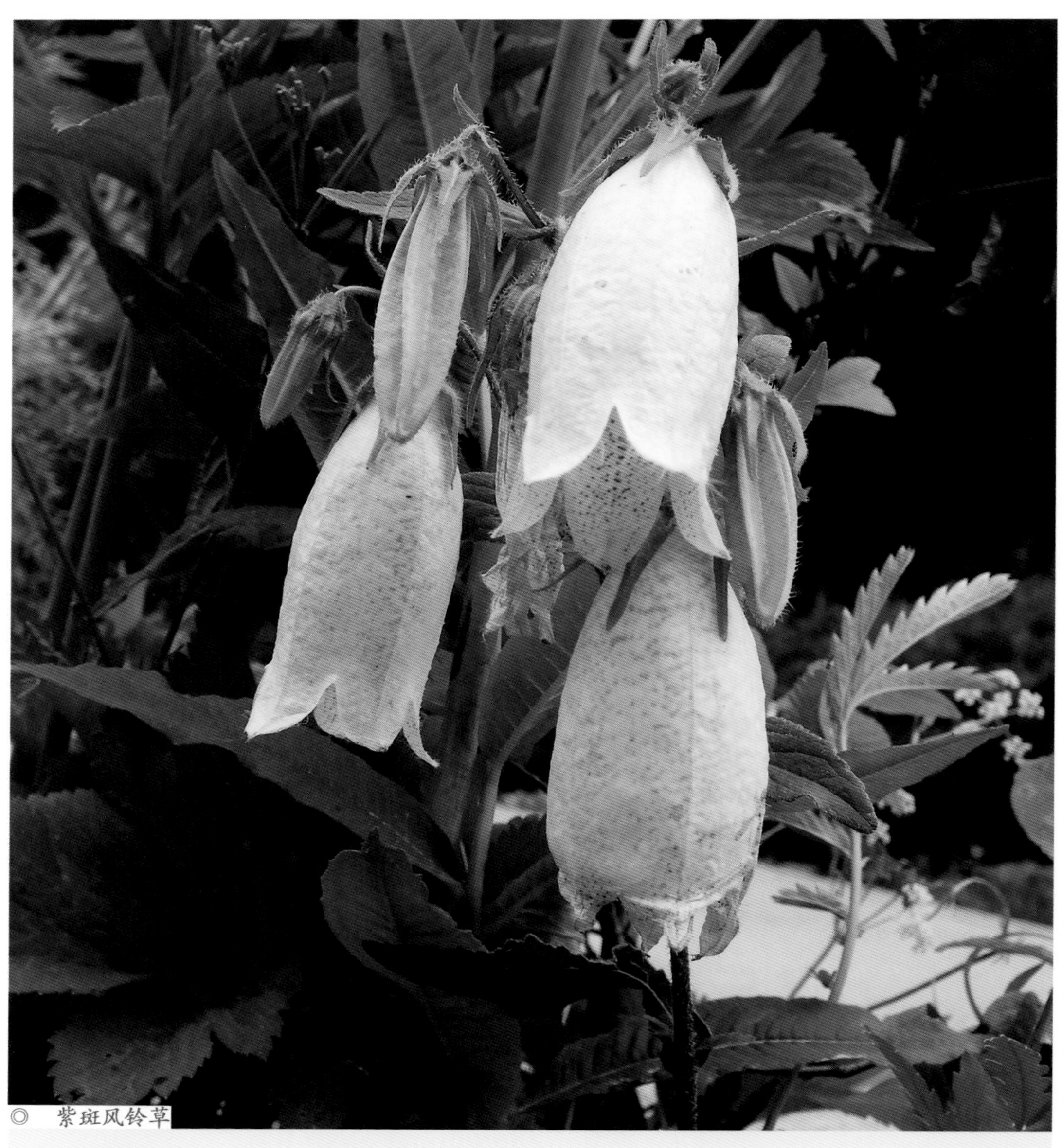

◎ 紫斑风铃草

来源　本品为桔梗科风铃草属植物紫斑风铃草 *Campanula punctata* Lamarck 的全草。

党参属 *Codonopsis*

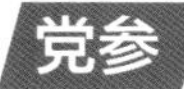

党参

别名　东党、台党、潞党、口党

【生长环境】生于海拔 1560~3100 m 的山地林边及灌丛中。全国各地有大量栽培。

【植物形态】茎基具多数瘤状茎痕，根常肥大呈纺锤状或纺锤状圆柱形，较少分枝或中部以下略有分枝，长 15~30 cm，直径 1~3 cm，表面灰黄色，上端 5~10 cm 部分有细密环纹，而下部则疏生横长皮孔，肉质。茎缠绕，长 1~2m，直径 2~3 mm，有多数分枝，侧枝 15~50 cm，小枝 1~5 cm，具叶，不育或先端着花，黄绿色或黄白色，无毛。叶在主茎及侧枝上的互生，在小枝上的近于对生，叶柄长 0.5~2.5 cm，有疏短刺毛，叶片卵形或狭卵形，长 1~6.5 cm，宽 0.8~5 cm，端钝或微尖，基部近于心形，边缘具波状钝锯齿，分枝上叶片渐趋狭窄，叶基圆形或楔形，上面绿色，下面灰绿色，两面疏或密地被贴伏的长硬毛或柔毛，少为无毛。花单生于枝端，与叶柄互生或近于对生，有

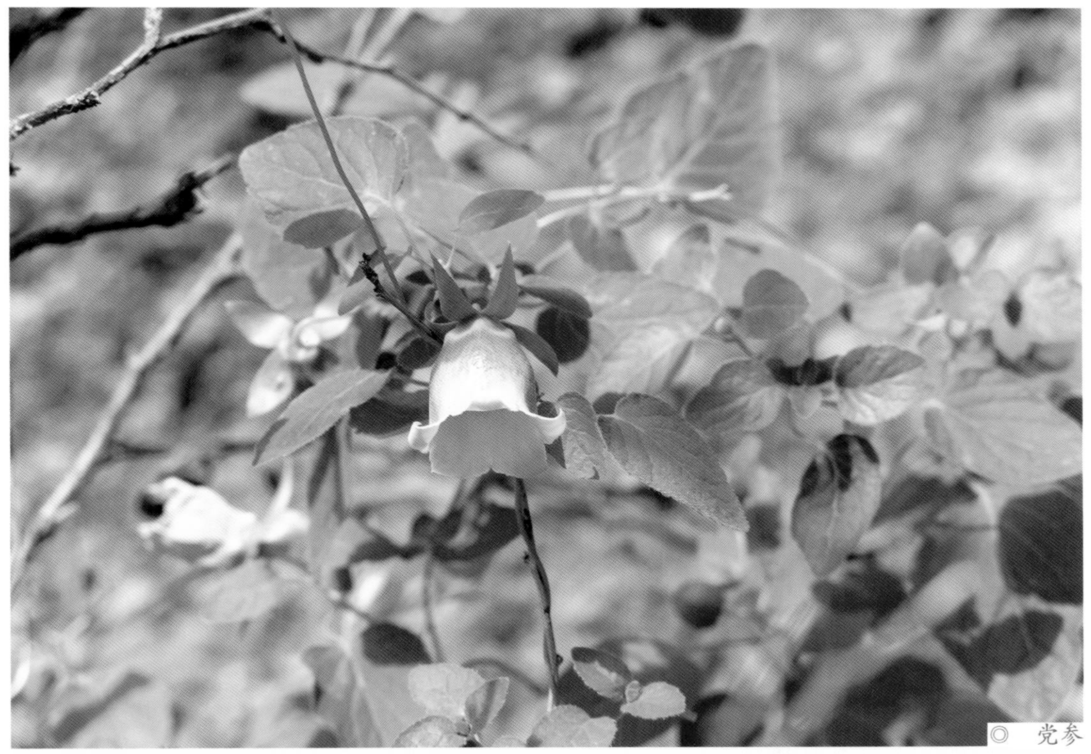

◎ 党参

来源　本品为桔梗科植物党参 *Codonopsis pilosula*（Franch.）Nannf. 的干燥根。

梗。花萼贴生至子房中部，筒部半球状，裂片宽披针形或狭矩圆形，长 1~2 cm，宽 6~8 mm，顶端钝或微尖，微波状或近于全缘，其间弯缺尖狭；花冠上位，阔钟状，长 1.8~2.3 cm，直径 1.8~2.5 cm，黄绿色，内面有明显紫斑，浅裂，裂片正三角形，端尖，全缘；花丝基部微扩大，长约 5 mm，花药长形，长 5~6 mm；柱头有白色刺毛。蒴果下部半球状，上部短圆锥状。种子多数，卵形，无翼，细小，棕黄色，光滑无毛。花果期 7~10 月。

【性味归经】甘，平。归脾、肺经。

【功能主治】补中益气，健脾益肺。用于脾肺虚弱、气短心悸、食少便溏、虚喘咳嗽、内热消渴。

【用法用量】内服：煎汤，9 ~ 30 g。

【贮藏】置通风干燥处，防蛀。

【注意】不宜与藜芦同用。

菊科——ASTERACEAE

草本、亚灌木或灌木，稀为乔木。有时有乳汁管或树脂道。叶通常互生，稀对生或轮生，全缘或具齿或分裂，无托叶，或有时叶柄基部扩大成托叶状；花两性或单性，极少有单性异株，整齐或左右对称，五基数，少数或多数密集成头状花序或为短穗状花序，为 1 层或多层总苞片组成的总苞所围绕；头状花序单生或数个至多数排列成总状、聚伞状、伞房状或圆锥状；花序托平或凸起，具窝孔或无窝孔，无毛或有毛；具托片或无托片；萼片不发育，通常形成鳞片状、刚毛状或毛状的冠毛；花冠常辐射对称，管状，或左右对称，两唇形，或舌状，头状花序盘状或辐射状，有同形的小花，全部为管状花或舌状花，或有异形小花，即外围为雌花，舌状，中央为两性的管状花；雄蕊 4～5 个，着生于花冠管上，花药内向，合生成筒状，基部钝，锐尖，戟形或具尾；花柱上端两裂，花柱分枝上端有附器或无附器；子房下位，合生心皮两枚，1 室，具一个直立的胚珠；果为不开裂的瘦果；种子无胚乳，具两个，稀 1 个子叶。

蓍 属 *Achillea*

蓍草

别名 蓍、蜈蚣草、飞天蜈蚣、乱头发、土一支蒿、羽衣草、千条蜈蚣、锯草、一枝蒿蒿

【生长环境】生于向阳山坡草地、林缘、路旁及灌丛间。

【植物形态】多年生草本，高 50～100 cm。具短根状茎。茎直立，有棱条，上部有分枝。叶互生；无柄；叶片长线状披针形，长 6～10 cm，宽 7～15 mm，栉齿状羽状深裂或浅裂，裂片线形，排列稀疏，半抱茎，两面生长柔毛，下面毛密

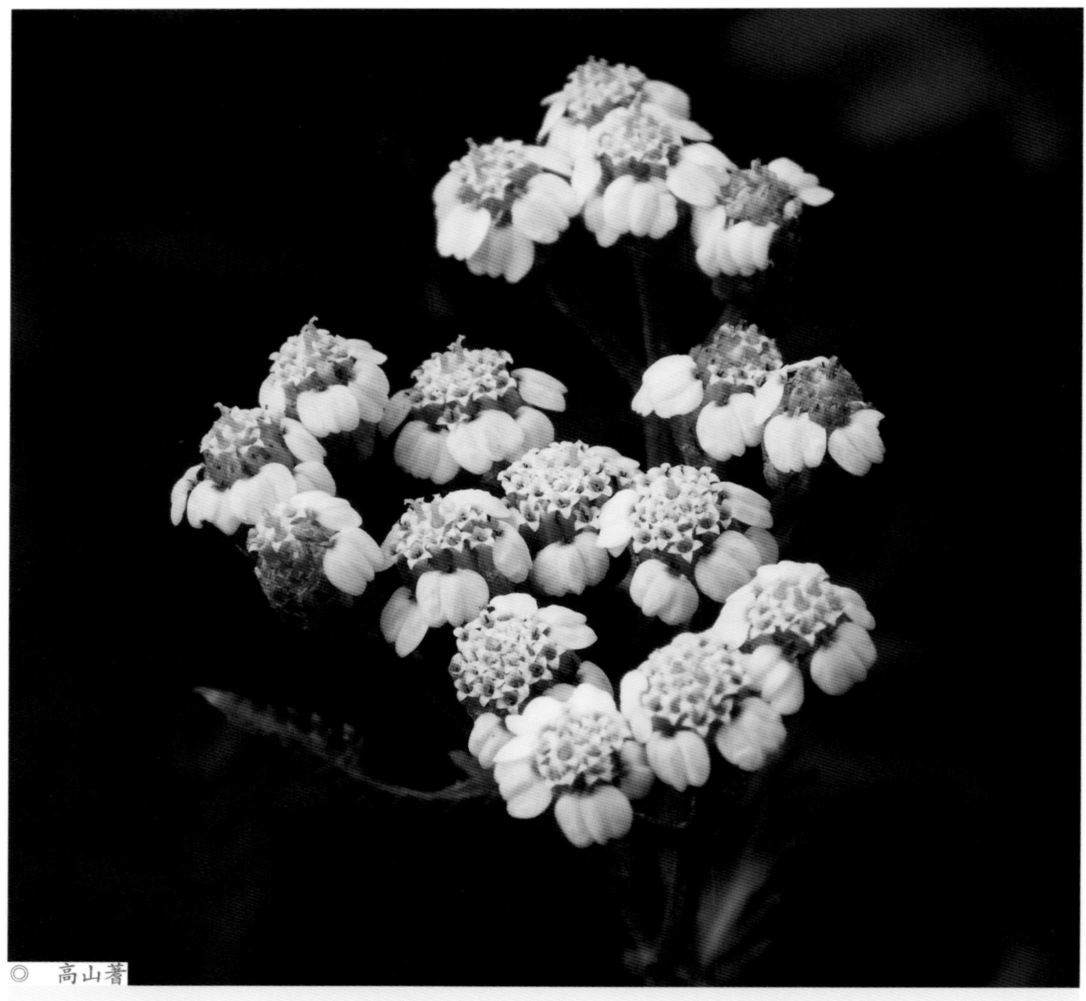

◎ 高山蓍

来源 本品为菊科蓍属植物高山蓍 *Achillea alpina* 的全草。

生，有腺点或几无腺点，下部叶花期常枯萎，上部叶渐小。头状花序多数，花径 5 ~ 6 mm，集生成伞房状；总苞钟状，总苞片卵形，3 层，覆瓦状排列，绿色，草质，有中肋，边缘膜质，疏生长柔毛；边缘舌状花，雌性，5 ~ 11 朵，白色，花冠长圆形，先端 3 浅裂；中心管状花，两性，白色，花药黄色，伸出花冠外面。瘦果扁平，宽倒披针形，有淡色边肋。花期 7 ~ 9 月，果期 9 ~ 10 月。

【性味】辛、苦，平、温，有毒。

【功能主治】祛风止痛，活血，解毒。主治感冒发热、头风痛、牙痛、风湿痹痛、血瘀经闭、腹部痞块、跌打损伤、毒蛇咬伤、痈肿疮毒。

【用法用量】内服：煎汤，10 ~ 15 g；研末，每次 1 ~ 3 g。外用：适量，煎水洗；或捣敷；或研末调敷。

【注意】孕妇慎服。

和尚菜属 *Adenocaulon*

葫芦叶

别名　水葫芦、水马蹄草、和尚菜

【生长环境】生河岸、湖旁、峡谷、阴湿密林下；在干燥山坡亦有生长；从平原到海拔 3400 m 的山地均可见。

【植物形态】根状茎匍匐，直径 1 ~ 1.5 cm，自节上生出多数的纤维根。茎直立，高 30 ~ 100 cm，中部以上分枝，稀自基部分枝，分枝纤细、斜上，或基部的分枝粗壮，被蛛丝状茸毛，有长 2 ~ 4 cm 的节间。根生叶或有时下部的茎叶花期凋落；下部茎叶肾形或圆肾形，长（3）5 ~ 8 cm，宽（4）7 ~ 12 cm，基部心形，顶端急尖或钝，边缘有不等形的波状大牙齿，齿端有突尖，叶上面沿脉被尘状柔毛，下面密被蛛丝状毛，基出 3 脉，叶柄长 5 ~ 17 cm，宽 0.3 ~ 1 cm，有狭或较宽的翼，翼全缘或有不规则的钝齿；中部茎叶三角状圆形，长 7 ~ 13 cm，宽 8 ~ 14 cm，向上的叶渐小，三角状卵形或菱状倒卵形，最上部的叶长约 1 cm，披针形或线状披针形，无柄，全缘。头状花序排成狭或宽大的圆锥状花序，花梗短，被白色茸毛，花后花梗伸长，长 2 ~ 6 cm，密被稠密头状具柄腺毛。总苞半球形，宽 2.5 ~ 5 mm；总苞片 5 ~ 7 个，宽卵形，长 2 ~ 3.5 mm，全缘，果期向外反曲。雌花白色，长 1.5 mm，檐部比管部长，裂片卵状长椭圆形，两性花淡白色，长 2 mm，檐部短于管部 2 倍。瘦果棍棒状，长 6 ~ 8 mm，被多数头状具柄的腺毛。花果期 6 ~ 11 月。

【性味】苦、辛，温。

【功能主治】止咳平喘，利水散瘀。内服用于咳嗽气喘、水肿、产后瘀血腹痛；外用治骨折。

【用法用量】内服：9 ~ 15 g。外用：适量，鲜根捣烂敷患处。

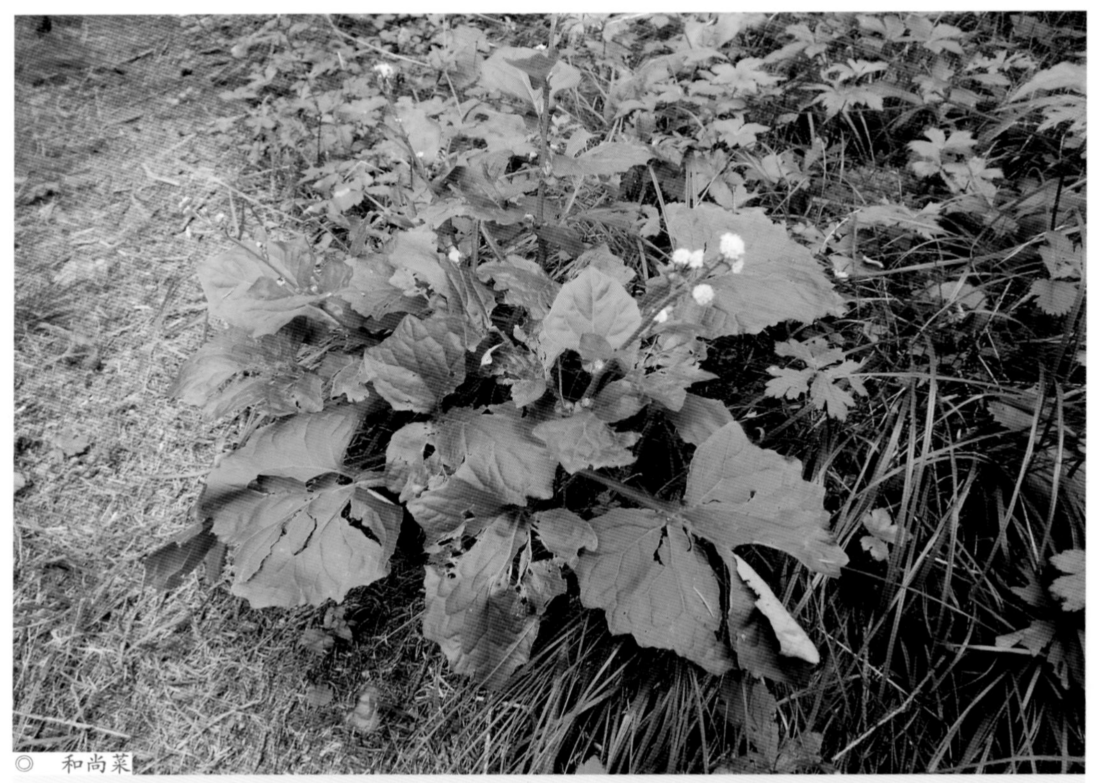
◎ 和尚菜

来源　本品为菊科和尚菜属植物和尚菜 *Adenocaulon himalaicum* 的根状茎。秋后采收，鲜用或晒干。

香青属 *Anaphalis*

五月霜

别名　灵香蒿、零陵香、铃铃香、铜钱花

【生长环境】生于亚高山山顶及山坡草地，海拔 2000 ~ 3700 m。

【植物形态】根状茎细长，稍木质，匍枝有膜质鳞片状叶和顶生的莲座状叶丛。茎从膝曲的基部直立，高 5 ~ 35 cm，稍细，被蛛丝状毛及具柄头状腺毛，上部被蛛丝状密绵毛，常有稍疏的叶。莲座状叶与茎下部叶匙状或线状长圆形，长 2 ~ 10 cm，宽 0.5 ~ 1.5 cm，基部渐狭成具翅的柄或无柄，顶端圆形或急尖；中部及上部叶直立，常贴附于茎上，线形，或线状披针形，稀线状长圆形而多少开展，边缘平，顶端有膜质枯焦状长尖头；全部叶薄质，两面被蛛丝状毛及头状具柄腺毛，边缘被灰白色蛛丝状长毛，有明显的离基三出脉或另有两个不明显的侧脉。头状花序 9 ~ 15 个，在茎端密集成复伞房状；花序梗长 1 ~ 3 mm。总苞宽钟状，长 8 ~ 9 mm，稀 11 mm，宽 8 ~ 10 mm；总苞片 4 ~ 5 层，稍开展；外层卵圆形，长 5 ~ 6 mm，红褐色或黑褐色；内层长圆状披针形，长 8 ~ 10 mm，宽 3 ~ 4 mm，顶端尖，上部白色；最内层线形，有相当于全长 1/3~1/2 长的爪部。花序托有缝状毛。雌株头状花序有多层雌花，中央有 1 ~ 6 个雄花；雄株头状花序全部有雄花。花冠长 4.5 ~ 5 mm。冠毛较花冠稍长，雄花冠毛上部较粗扁，有锯齿。瘦果长圆形，长约 1.5 mm，密被乳头状突起。花期 6 ~ 8 月，果期 8 ~ 9 月。

【性味归经】苦、微辛，凉。归肝经。

【功能主治】清热解毒，杀虫。主治子宫炎、阴道滴虫。

【用法用量】内服：煎汤，6 ~ 12 g。

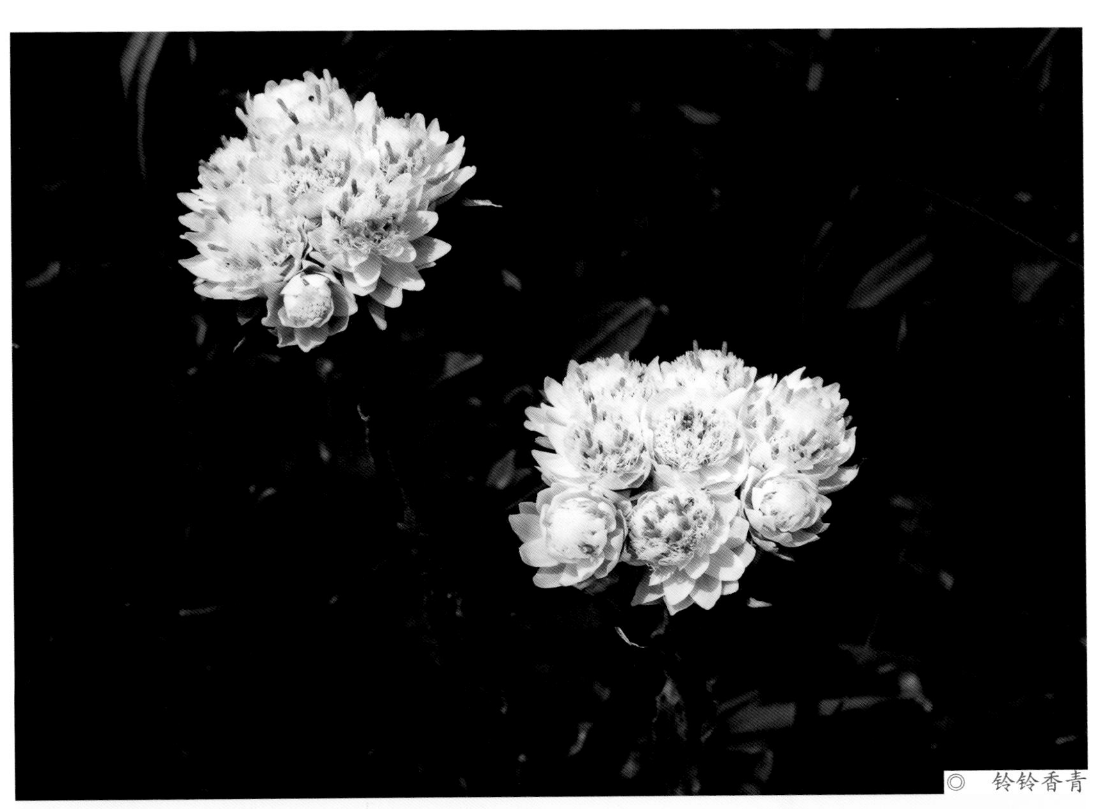

◎ 铃铃香青

来源 本品为菊科植物铃铃香青 *Anaphalis hancockii* Maxim. 的全草。

牛蒡属 Arctium

牛蒡子

别名　大力子、恶实

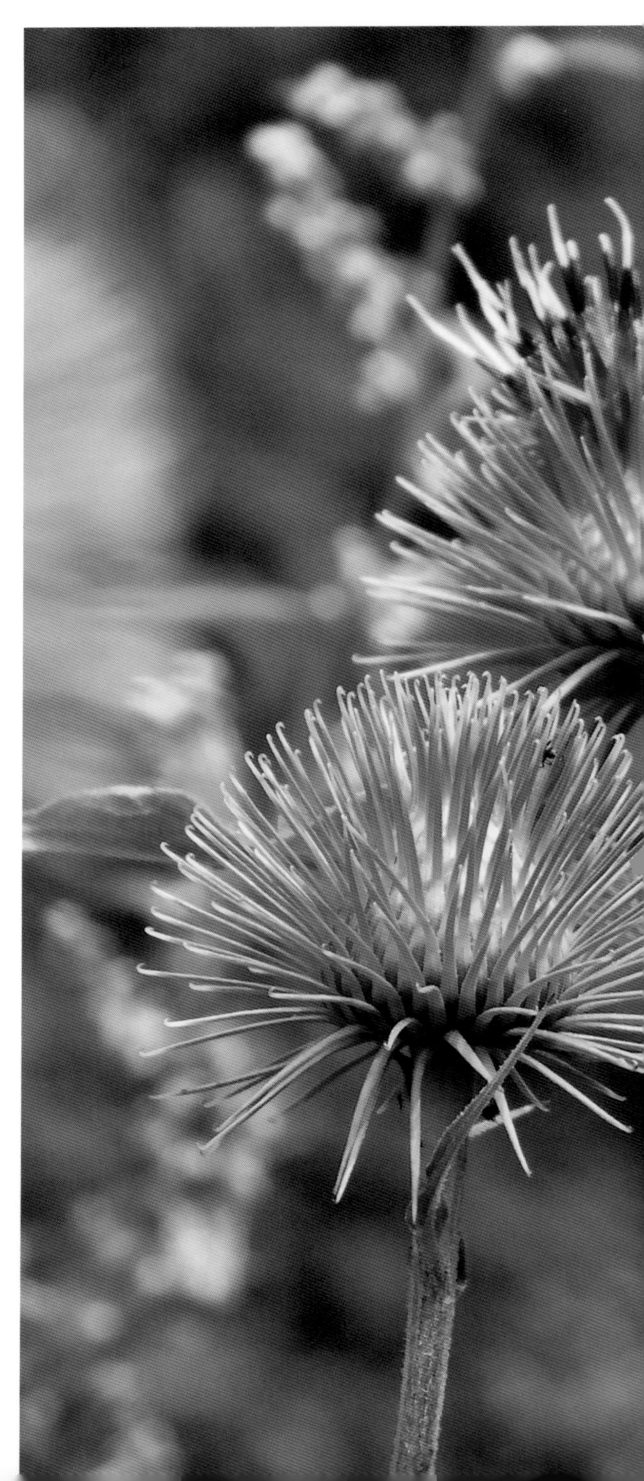

【**生长环境**】生于山坡、山谷、林缘、林中、灌木丛中、河边潮湿地、村庄路旁或荒地，海拔 750 ~ 3500 m。

【**植物形态**】二年生草本，具粗大的肉质直根，长达 15 cm，径可达 2 cm，有分枝支根。茎直立，高达 2m，粗壮，基部直径达 2 cm，通常带紫红或淡紫红色，有多数高起的条棱，分枝斜升，多数，全部茎枝被稀疏的乳突状短毛及长蛛丝毛并混杂以棕黄色的小腺点。基生叶宽卵形，长达 30 cm，宽达 21 cm，边缘有稀疏的浅波状凹齿或齿尖，基部心形，有长达 32 cm 的叶柄，两面异色，上面绿色，有稀疏的短糙毛及黄色小腺点，下面灰白色或淡绿色，被薄茸毛或茸毛稀疏，有黄色小腺点，叶柄灰白色，被稠密的蛛丝状茸毛及黄色小腺点，但中下部常脱毛。茎生叶与基生叶同形或近同形，具等样的及等量的毛被，接花序下部的叶小，基部平截或浅心形。头状花序多数或少数在茎枝顶端排成疏松的伞房花序或圆锥状伞房花序，花序梗粗壮。总苞卵形或卵球形，直径 1.5 ~ 2 cm。总苞片多层，多数，外层三角状或披针状钻形，宽约 1 mm，中内层披针状或线状

来源　本品为菊科植物牛蒡 *Arctium lappa* L. 的干燥成熟果实。

钻形，宽 1.5 ~ 3 mm；全部苞近等长，长约 1.5 cm，顶端有软骨质钩刺。小花紫红色，花冠长 1.4 cm，细管部长 8 mm，檐部长 6 mm，外面无腺点，花冠裂片长约 2 mm。瘦果倒长卵形或偏斜倒长卵形，长 5 ~ 7 mm，宽 2 ~ 3 mm，两侧压扁，浅褐色，有多数细脉纹，有深褐色的色斑或无色斑。冠毛多层，浅褐色；冠毛刚毛糙毛状，不等长，长达 3.8 mm，基部不连合成环，分散脱落。花果期 6 ~ 9 月。

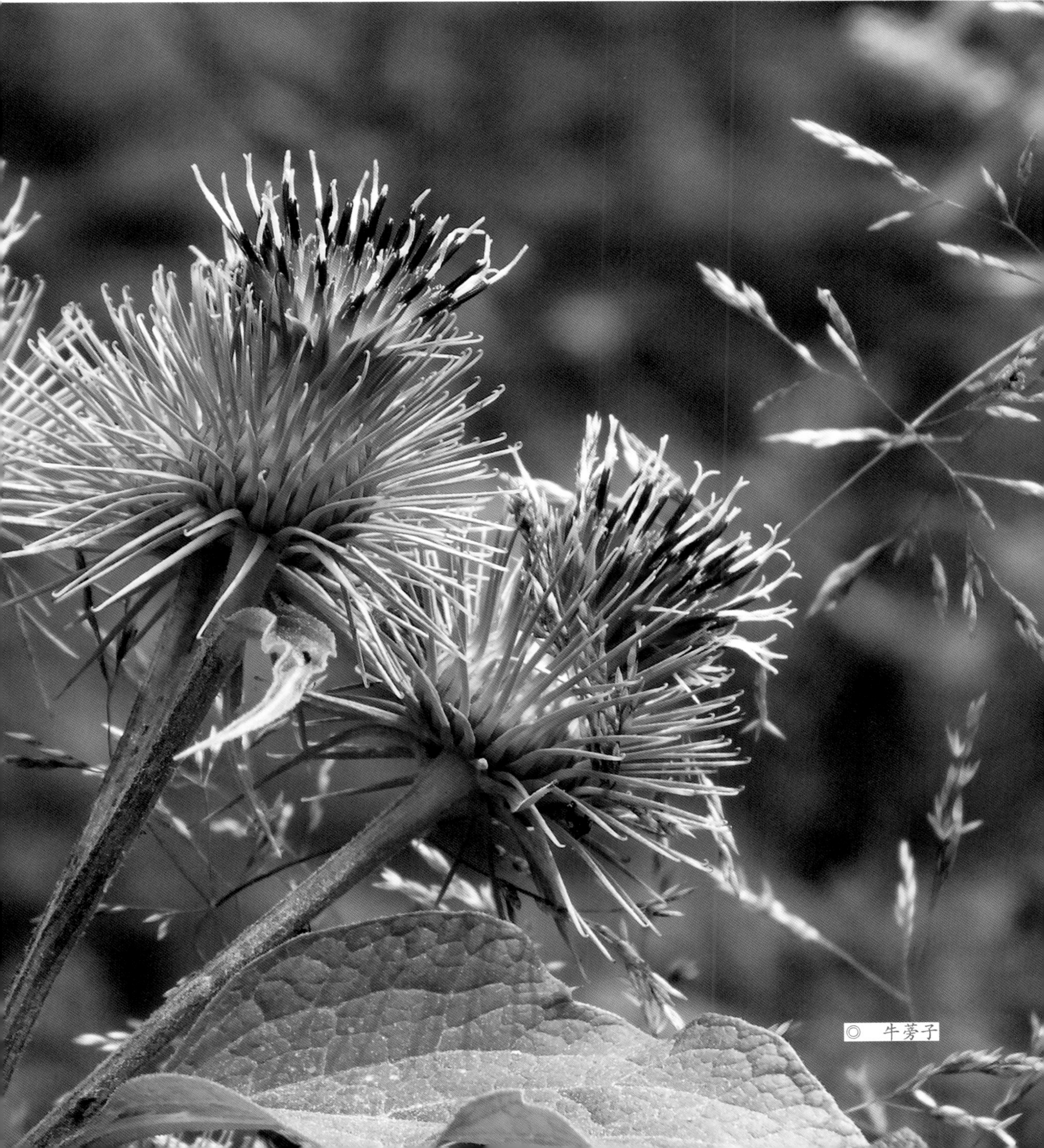

◎ 牛蒡子

【性味归经】辛、苦，寒。归肺、胃经。

【功能主治】疏散风热，宣肺透疹，解毒利咽。用于风热感冒、咳嗽痰多、麻疹、风疹、咽喉肿痛、痄腮丹毒、痈肿疮毒。

【用法用量】内服：煎汤，6～12 g。

【贮藏】置通风干燥处。

蒿　属 *Artemisia*

茵陈

别名　绵茵陈、茵陈蒿、白蒿、绒蒿、猴子毛

【生长环境】生于低海拔地区河岸、海岸附近的湿润沙地、路旁及低山坡地区。

【植物形态】半灌木状草本，植株有浓烈的香气。主根明显木质，垂直或斜向下伸长；根茎直径 5～8 mm，直立，稀少斜上展或横卧，常有细的营养枝。茎单生

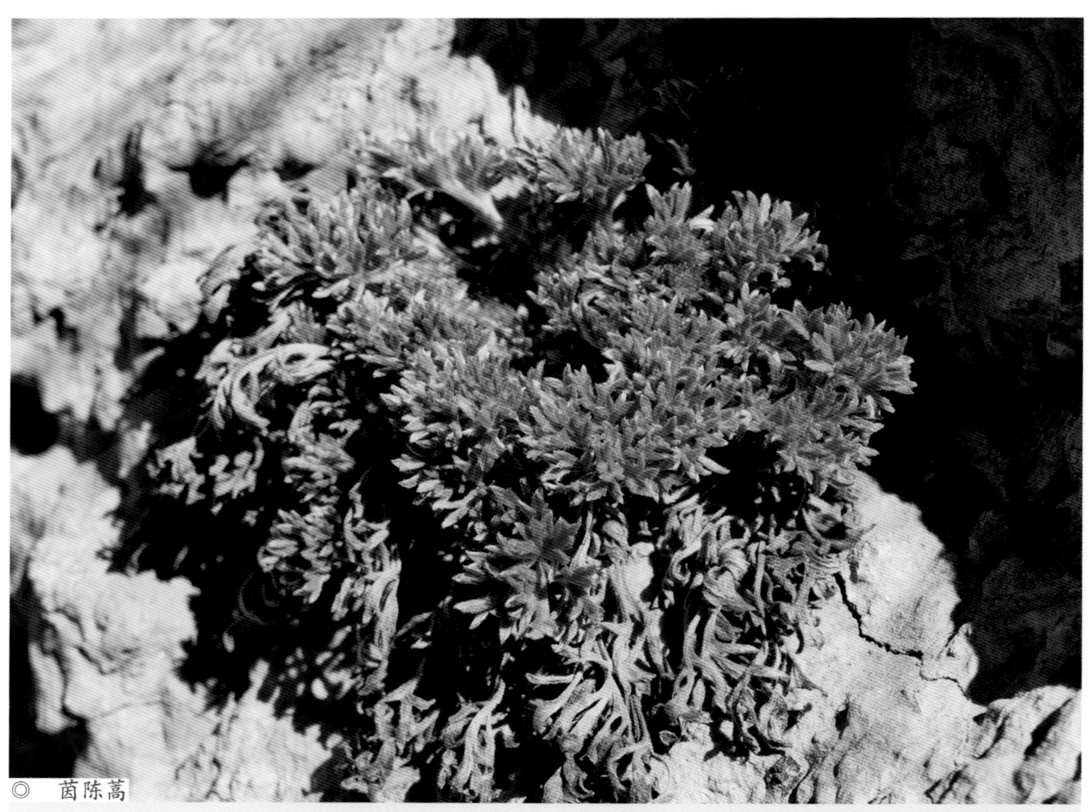

◎　茵陈蒿

来源　本品为菊科植物茵陈蒿 *Artemisia capillaris* Thunb. 的干燥地上部分。

或少数，高40～120 cm或更长，红褐色或褐色，有不明显的纵棱，基部木质，上部分枝多，向上斜伸展；茎、枝初时密生灰白色或灰黄色绢质柔毛，后渐稀疏或脱落无毛。营养枝端有密集叶丛，基生叶密集着生，常呈莲座状；基生叶、茎下部叶与营养枝叶两面均被棕黄色或灰黄色绢质柔毛，后期茎下部叶被毛脱落，叶卵圆形或卵状椭圆形，长2～4（5）cm，宽1.5～3.5 cm，2（3）回羽状全裂，每侧有裂片2～3（4）枚，每裂片再3～5全裂，小裂片狭线形或狭线状披针形，通常细直，不弧曲，长5～10 mm，宽0.5～1.5（2）mm，叶柄长3～7 mm，花期上述叶均萎谢；中部叶宽卵形、近圆形或卵圆形，长2～3 cm，宽1.5～2.5 cm，1（2）回羽状全裂，小裂片狭线形或丝线形，通常细直、不弧曲，长8～12 mm，宽0.3～1 mm，近无毛，顶端微尖，基部裂片常半抱茎，近无叶柄；上部叶与苞片叶羽状5全裂或3全裂，基部裂片半抱茎。头状花序卵球形，稀近球形，多数，直径1.5～2 mm，有短梗及线形的小苞叶，在分枝的上端或小枝端偏向外侧生长，常排成复总状花序，并在茎上端组成大型、开展的圆锥花序；总苞片3～4层，外层总苞片草质，卵形或椭圆形，背面淡黄色，有绿色中肋，无毛，边膜质，中、内层总苞片椭圆形，近膜质或膜质；花序托小，凸起；雌花6～10朵，花冠狭管状或狭圆锥状，檐部具2～3裂齿，花柱细长，伸出花冠外，先端2叉，叉端尖锐；两性花3～7朵，不孕育，花冠管状，花药线形，先端附属物尖，长三角形，基部圆钝，花柱短，上端棒状，2裂，不叉开，退化子房极小。瘦果长圆形或长卵形。花果期7～10月。

【性味归经】苦、辛，微寒。归脾、胃、肝、胆经。

【功能主治】清湿热，退黄疸。用于黄疸尿少、湿疮瘙痒、黄疸性肝炎。

【用法用量】内服：煎汤，6～15 g。外用：适量，煎汤熏洗。

【贮藏】置阴凉干燥处，防潮。

艾叶

别名　艾、艾蒿、家艾

【生长环境】生于低海拔至中海拔地区的荒地、路旁、河边及山坡等地，也见于森林草原及草原地区，局部地区为植物群落的优势种。

【植物形态】多年生草本或略呈半灌木状，植株有浓烈香气。主根明显，略粗长，直径达1.5 cm，侧根多；常有横卧地下根状茎及营养枝。茎单生或少数，高80～150（250）cm，有明显纵棱，褐色或灰黄褐色，基部稍木质化，上部草质，并有少数短的分枝，枝长3～5 cm；茎、枝均被灰色蛛丝状柔毛。叶厚纸质，上面被灰白色短柔毛，并有白色腺点与小凹点，背面密被灰白色蛛丝状密茸毛；基生叶具长柄，花期萎谢；茎下部叶近圆形或宽卵形，羽状深裂，每侧具裂片2～3枚，裂片椭圆形或倒卵状长椭圆形，每裂片有2～3枚小裂齿，干后背面主、侧脉多为深褐色或锈色，叶柄长 0.5 ~ 0.8 cm；中部叶卵形、三角状卵形或近菱形，长 5 ~ 8 cm，宽 4 ~ 7 cm，1~2 回羽状深裂至半裂，每侧裂片 2 ~ 3 枚，裂片卵形、卵状披针形或披针形，长 2.5 ~ 5 cm，宽 1.5 ~ 2 cm，不再分裂或每侧有 1 ~ 2 枚缺齿，叶基部宽楔形渐狭成短柄，叶脉明显，在背面凸起，干时锈色，叶柄长 0.2 ~ 0.5 cm，基部通常无假托叶或极小的假托叶；上部叶与苞片叶羽状半裂、浅裂或 3 深裂或 3 浅裂，或不分裂，而为椭圆形、长椭圆状披针形、披针形或线状披针形。头状花序椭圆形，直径 2.5 ~ 3（3.5）mm，无梗或近无梗，每数枚至 10 余枚在分枝上排成小型的穗状花序或复穗状花序，并在茎上通常再组成狭窄、尖塔形的圆锥花序，花后头状花

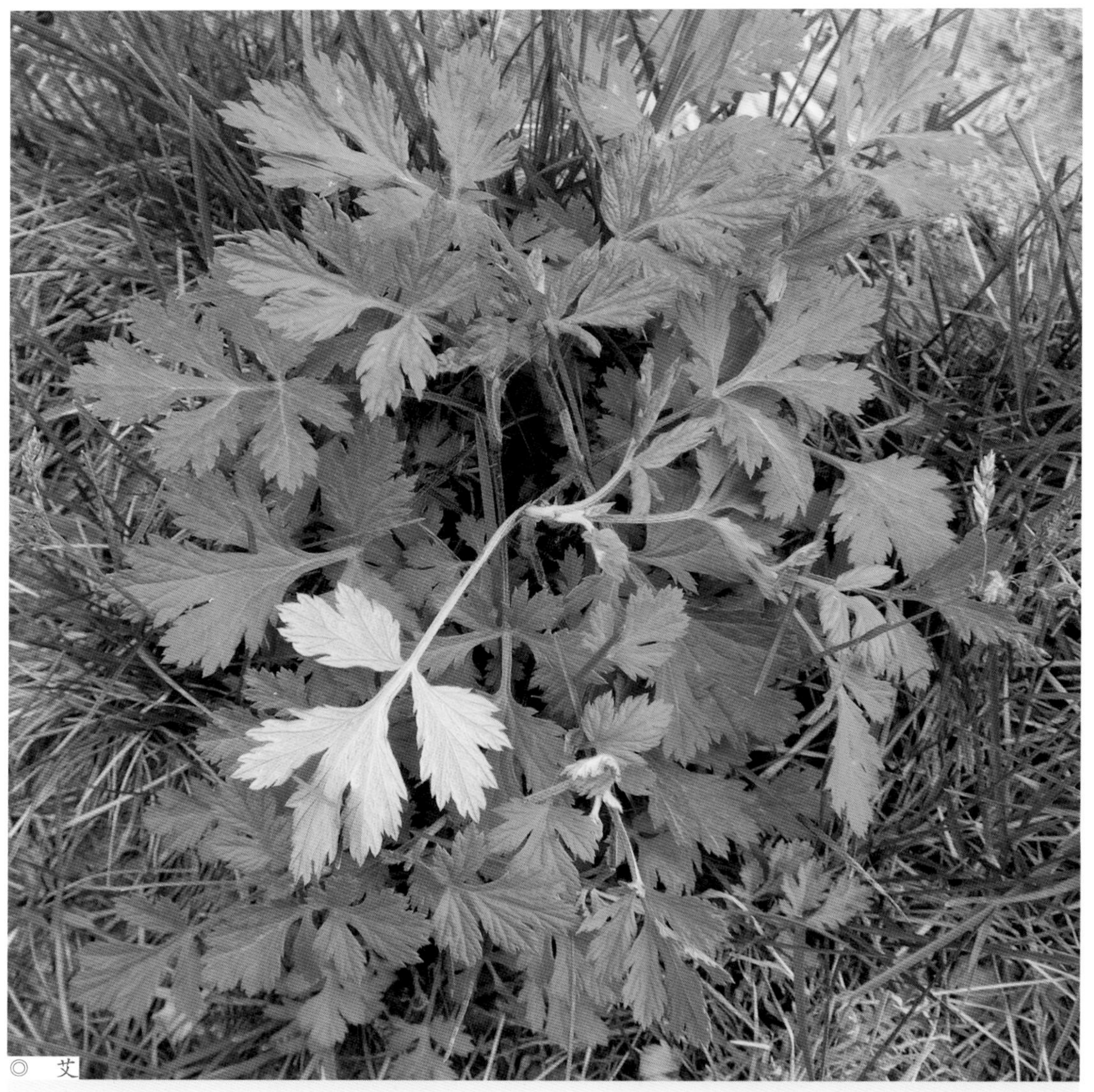
◎ 艾

来源 本品为菊科植物艾 *Artemisia argyi* Levl. et Van. 的干燥叶。

序下倾；总苞片3～4层，覆瓦状排列，外层总苞片小，草质，卵形或狭卵形，背面密被灰白色蛛丝状绵毛，边缘膜质，中层总苞片较外层长，长卵形，背面被蛛丝状绵毛，内层总苞片质薄，背面近无毛；花序托小；雌花6～10朵，花冠狭管状，檐部具2裂齿，紫色，花柱细长，伸出花冠外甚长，先端2叉；两性花8～12朵，花冠管状或高脚杯状，外面有腺点，檐部紫色，花药狭线形，先端附属物尖，长三角形，基部有不明显的小尖头，花柱与花冠近等长或略长于花冠，先端2叉，花后向外弯曲，叉端截形，并有睫毛。瘦果长卵形或长圆形。花果期7～10月。

【性味归经】辛、苦，温，有小毒。归肝、脾、肾经。

【功能主治】散寒止痛，温经止血。内服用于少腹冷痛、经寒不调、宫冷不孕、吐血、衄血、崩漏经多、妊娠下血；外治皮肤瘙痒。醋艾炭温经止血，用于虚寒性出血。

【用法用量】内服：煎汤，3～9 g。外用：适量，供灸治或熏洗用。

【贮藏】置阴凉干燥处。

紫菀属 *Aster*

高山紫菀

【生长环境】生于高山草坡及林缘。

【植物形态】多年生草本，根状茎粗壮，有丛生的茎和莲座状叶丛。茎直立，高10～35 cm，不分枝，基部被枯叶残片，被密或疏毛，下部有密集的叶。下部叶在花期生存，匙状或线状长圆形，长1～10 cm，宽0.4～1.5 cm，渐狭成具翅的柄，有时呈长达11 cm的细柄，全缘，顶端圆形或稍尖；中部叶长圆披针形或近线形，下部渐狭，无柄；上部叶狭小，直立或稍开展；全部叶被柔毛，或稍有腺点；中脉及三出脉在下面稍凸起。头状花序在茎端单生，径3～3.5 cm或达5 cm。总苞半球形，径15～20 mm，长6～8 mm，稀10 mm；总苞片2～3层，等长或外层稍短，上部或外层全部草质，下面近革质，内层边缘膜质，顶端圆形或钝，或稍尖，边缘常紫红色，长6～8 mm，宽1.5～2.5 mm，被密或疏柔毛。舌状花35～40个，管部长约2.5 mm，舌片紫色、蓝色或浅红色，长10～16 mm，宽2.5 mm。管状花花冠黄色，长5.5～6 mm，管部长2.5 mm，裂片长约1 mm；花柱附片长0.5～0.6 mm。冠毛白色，长约5.5 mm，另有少数在外的极短或较短的糙毛。瘦果长圆形，基部较狭，长3 mm，宽1～

1.2 mm，褐色，被密绢毛。花期 6 ~ 8 月，果期 7 ~ 9 月。

【性味】微苦，寒。

【功能主治】清热解毒。主治风热头痛、结膜炎。

【用法用量】内服：煎汤，3 ~ 10 g。

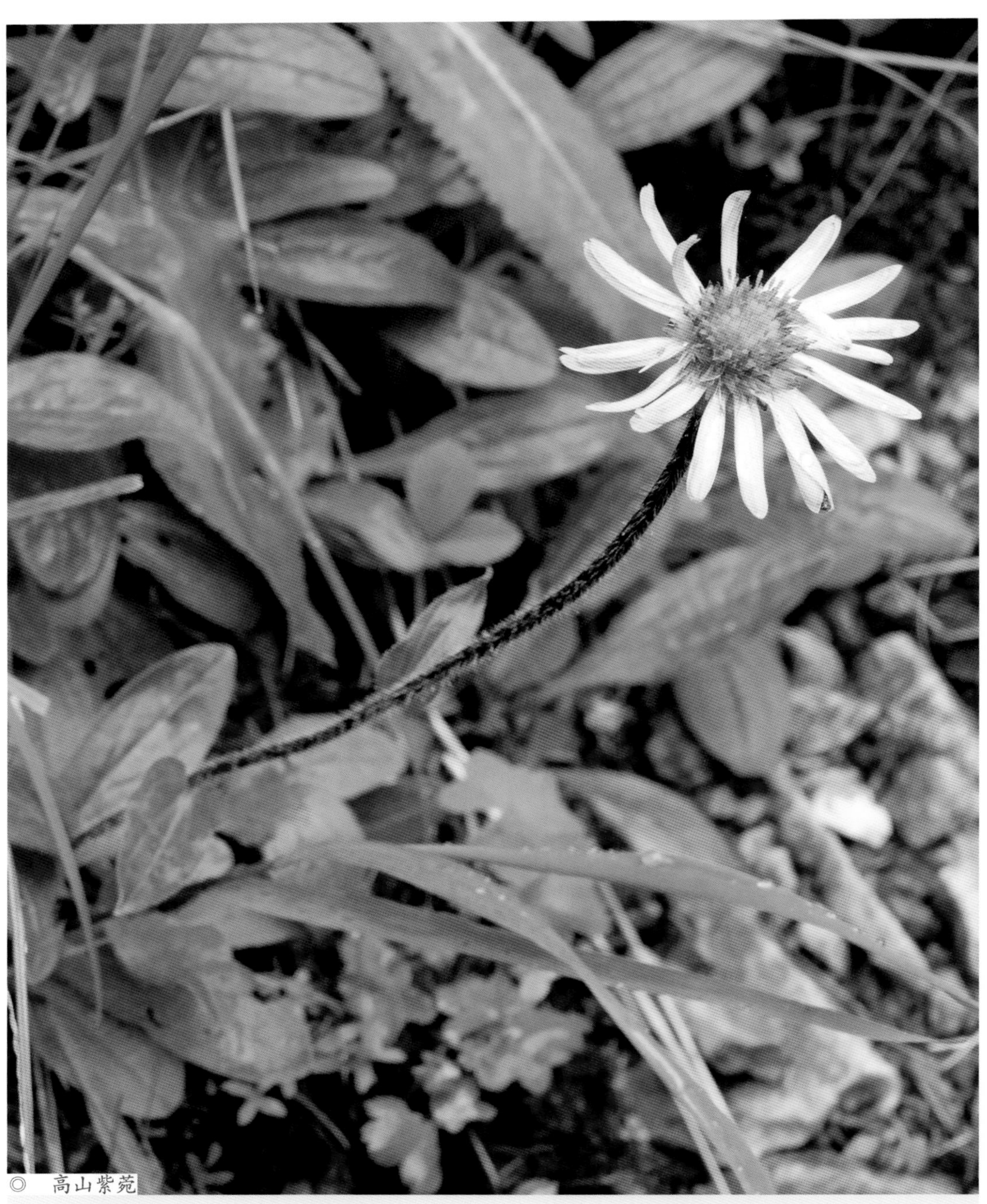

◎ 高山紫菀

来源 本品为菊科植物高山紫菀 *Aster alpinus* 的全草。

苍术属 Atractylodes

苍术

别名　赤术、枪头菜

【生长环境】生长于山坡灌木丛及较干旱处。

【植物形态】多年生草本，高 30~50 cm。根茎肥大，结节状。叶无柄；茎下部叶匙形，多为 3~5 羽状深缺刻，先端钝，基部楔形而略抱茎；茎上部叶卵状披针形至椭圆形，3~5 羽状浅裂至不裂，叶缘具硬刺齿。头状花序径 1 cm 左右；基部叶状苞披针形，边缘长栉齿状；总苞片多为 5~6 层；花冠管状，白色，先端 5 裂，裂片长卵形；退化雄蕊先端圆，不卷曲。瘦果密生向上的银白色毛。花期 7~8 月，果期 8~10 月。

【性味归经】辛、苦，温。归脾、胃、肝经。

【功能主治】燥湿健脾，祛风散寒，明目。用于脘腹胀满、泄泻、水肿、脚气痿躄、风湿痹痛、风寒感冒、夜盲。

【用法用量】内服：煎汤，3~9 g。

【贮藏】置阴凉干燥处。

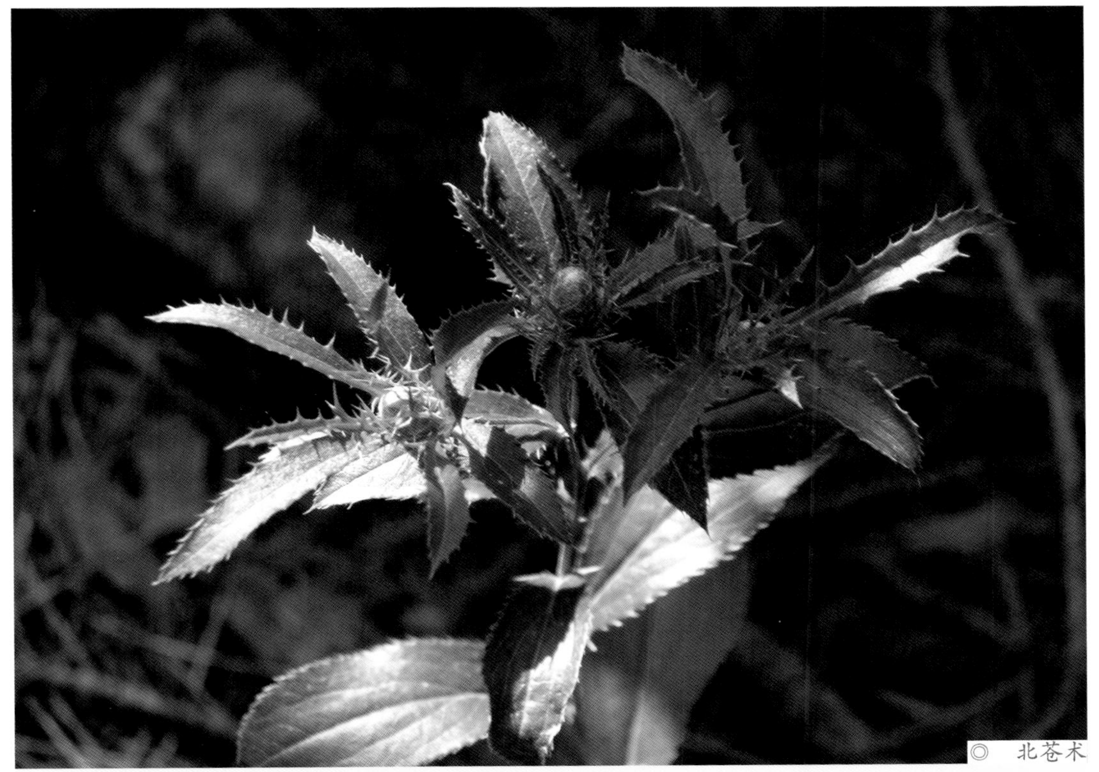

◎ 北苍术

来源　本品为菊科植物苍术 *Atractylodes chinensis*（DC.）Koidz. 的干燥根茎。

鬼针草属 Bidens

鬼针草

别名 鬼钗草、鬼黄花、山东老鸦草、婆婆针、鬼骨针、盲肠草、跳虱草、豆渣菜、叉婆子、引线包、针包草、一把针、刺儿鬼、鬼蒺藜、乌藤菜、清胃草、跟人走、粘花衣、鬼菊、擂钻草、山虱母、粘身草、咸丰草、脱力草

【生长环境】生于村旁、路边及荒地中。

【植物形态】一年生草本，茎直立，高30～100 cm，钝四棱形，无毛或上部被极稀疏的柔毛，基部直径可达6 mm。茎下部叶较小，3裂或不分裂，通常在开花前枯萎，中部叶具长1.5～5 cm无翅的柄，三出，小叶3枚，很少为具5～7小叶的羽状复叶，两侧小叶椭圆形或卵状椭圆形，长2～4.5 cm，宽1.5～2.5 cm，先端锐尖，基部近圆形或阔楔形，有时偏斜，不对称，具短柄，边缘有锯齿、顶生小叶较大，长椭圆形或卵状长圆形，长3.5～7 cm，

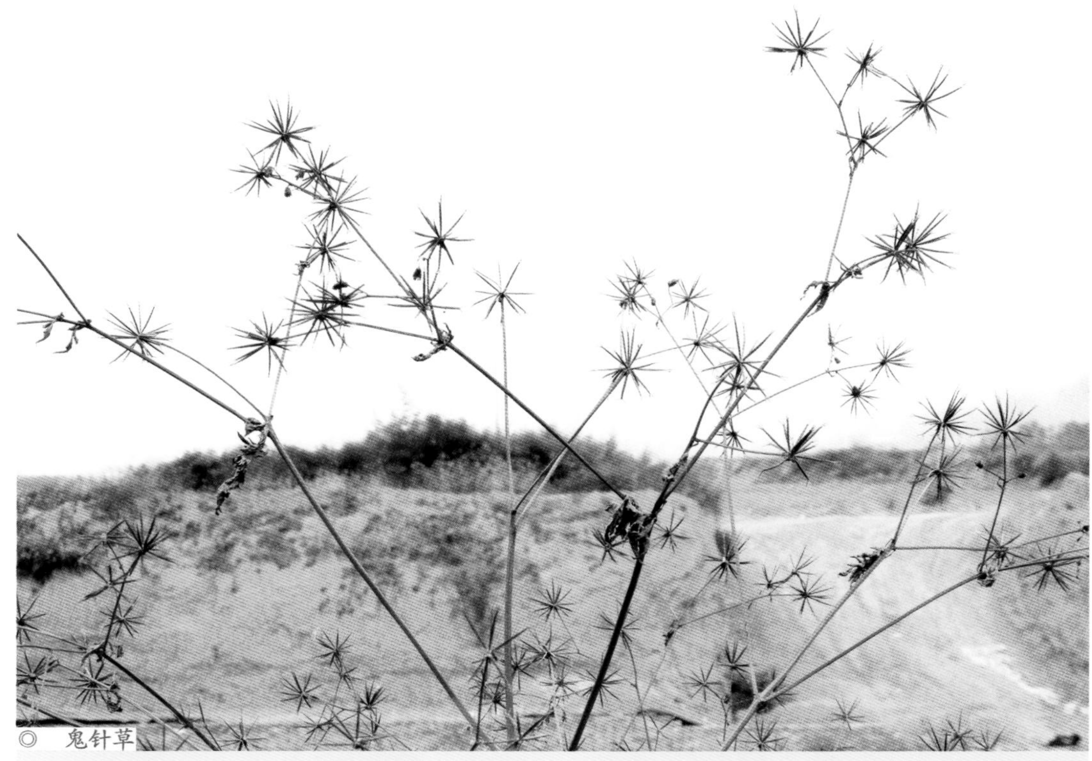

◎ 鬼针草

来源 本品为菊科植物鬼针草 *Bidens pilosa* 的全草。

先端渐尖，基部渐狭或近圆形，具长 1 ~ 2 cm 的柄，边缘有锯齿，无毛或被极稀疏的短柔毛，上部叶小，3 裂或不分裂，条状披针形。头状花序直径 8 ~ 9 mm，有长 1 ~ 6（果时长 3 ~ 10）cm 的花序梗。总苞基部被短柔毛，苞片 7 ~ 8 枚，条状匙形，上部稍宽，开花时长 3 ~ 4 mm，果时长至 5 mm，草质，边缘疏被短柔毛或几无毛，外层托片披针形，果时长 5 ~ 6 mm，干膜质，背面褐色，具黄色边缘，内层较狭，条状披针形。无舌状花，盘花筒状，长约 4.5 mm，冠檐 5 齿裂。瘦果黑色，条形，略扁，具棱，长 7 ~ 13 mm，宽约 1 mm，上部具稀疏瘤状突起及刚毛，顶端芒刺 3 ~ 4 枚，长 1.5 ~ 2.5 mm，具倒刺毛。

【性味归经】苦，微寒。归肝、肺、大肠经。

【功能与主治】清热解毒，祛风除湿，活血消肿。主治咽喉肿痛、泄泻、痢疾、黄疸、肠痈、疔疮肿毒、蛇虫咬伤、风湿痹痛、跌打损伤。

【用法与用量】内服：煎汤，15 ~ 30 g，鲜品倍量；或捣汁。外用：适量，捣敷或取汁涂；或煎水熏洗。

还阳参属 *Crepis*

还阳参

别名　天竺参、万丈深、竹叶青、独花蒲公英、铁刷把、有根无叶

【生长环境】生于山坡林缘、溪边、路边荒地，海拔 1600 ~ 3000 m。

【植物形态】多年生草本，高 8 ~ 30 cm。根垂直直伸或偏斜，根颈粗厚。茎单生或 2 ~ 4 茎成簇生，基部被褐色或黑褐色的残存的叶柄，不分枝或上部有 1 ~ 3 条长分枝，裸露，无叶或有少数（1 ~ 3 片）茎叶，全长被极薄的蛛丝状毛，接头状花序下部的毛较稠密，或全茎无蛛丝状毛，或全长或上部茎枝被黄绿色的头状具柄的腺毛及短刚毛或被黄绿色的短刺毛。基生叶多数，全形倒披针形或倒披针状长椭圆形，包括叶柄长 2.5 ~ 10 cm，宽 1 ~ 2.5 cm，基部收窄成短翼柄，羽状浅裂或半裂，顶裂片三角形、长三角形或三角状披针形，顶端急尖，侧裂片多对，不等大或几等大，三角形、宽三角形或狭线状披针形，边缘全缘，无锯齿或一侧边缘有 1 个单锯齿；无茎生叶或茎生叶 1 ~ 3 枚，与基生叶同形或线状披针形或线钻形，并同等分裂或不分裂，边缘全缘，无锯齿，无叶柄；全部叶两面被薄蛛丝状毛或无毛，下面沿中脉被黄绿色软刺毛或无刺毛。头状花序直立，单生茎端或茎生 2 ~ 4 枚头状花序而花序梗长或极长。总苞钟状，长 10 ~ 15 mm；总苞片 4 层，外层及最外层短，线状披针形，长 5 mm，宽不足 1 mm，内层及最内层长，长椭圆状披针形，

长 10 ~ 15 mm，宽 3 mm，顶端急尖，内面无毛；全部总苞片果期绿色，不为黑绿色；外面被薄蛛丝状柔毛，沿中脉被黄绿色刚毛及头状具柄的多细胞短腺毛。舌状小花黄色，花冠管被稀疏微柔毛。瘦果纺锤状，黑色或暗紫色，长 5 ~ 6 mm，直立或稍弯曲，顶端无喙，有 10 ~ 12 条等粗的纵肋，沿肋有小刺毛。冠毛白色，长约 8 mm。花果期 5 ~ 8 月。

【性味】苦、甘，凉。

【功能主治】止咳平喘，健脾消食，下乳。主治支气管炎、肺结核、小儿疳积、乳汁不足。

【用法用量】内服：煎汤，15 ~ 30 g；或入膏、丸。外用：适量，熬膏涂敷。

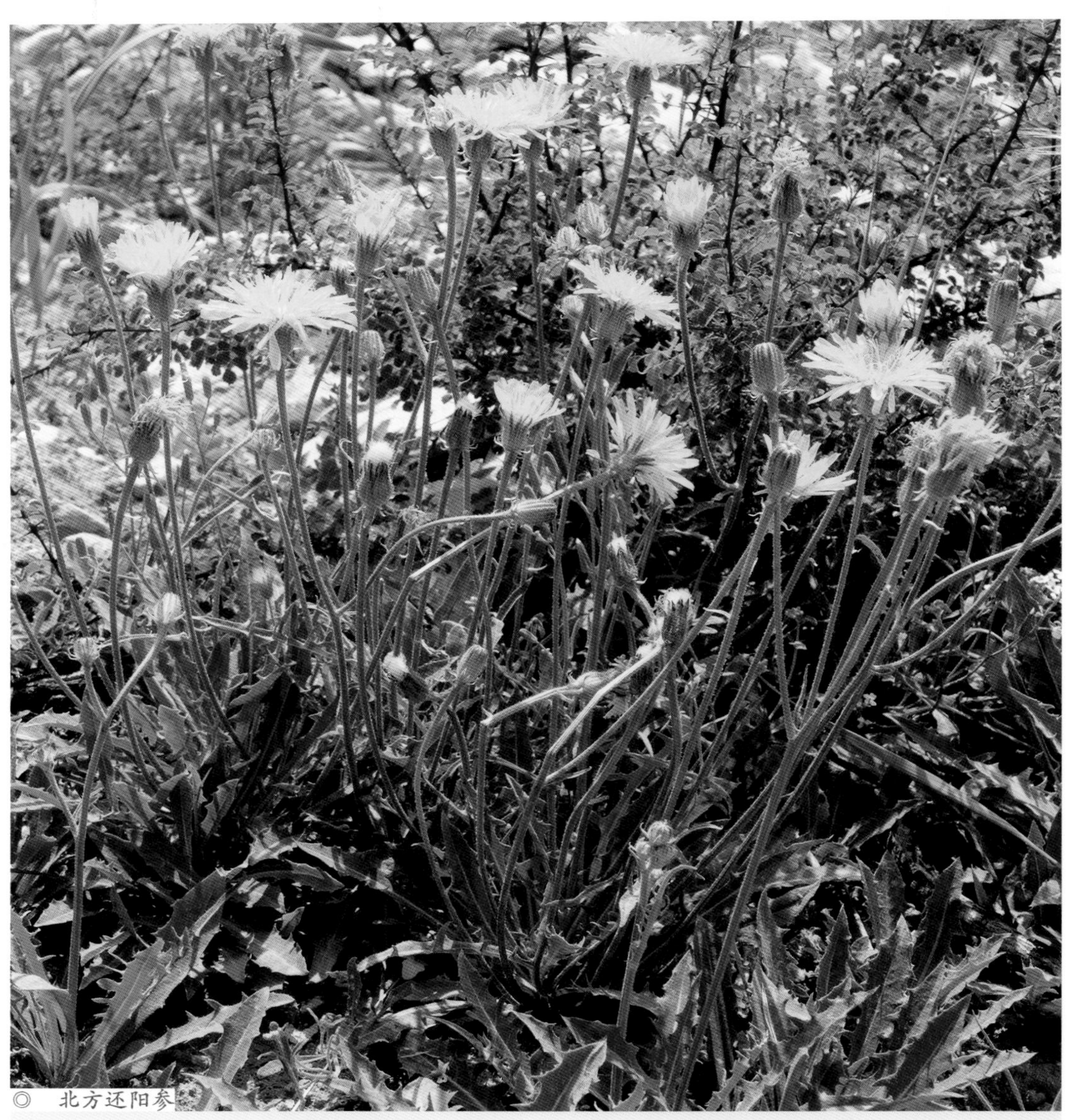

◎ 北方还阳参

来源　本品为菊科植物北方还阳参 *Crepis crocea* 的干燥全草。

菊 属 *Chrysanthemum*

野菊花

别名 野菊、野黄菊、苦薏

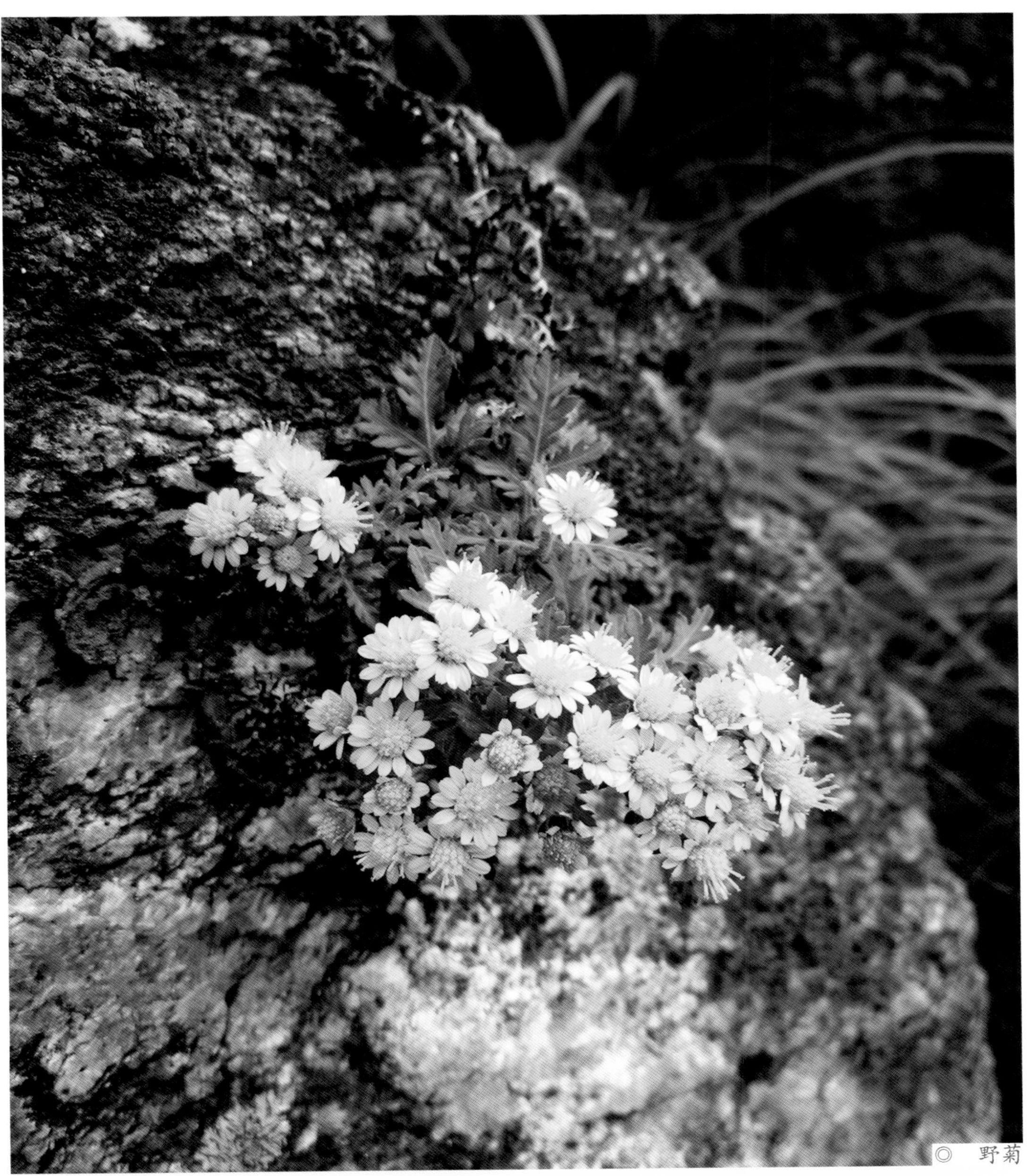

◎ 野菊

来源 本品为菊科植物野菊 *Chrysanthemum indicum* L. 的干燥头状花序。

【生长环境】生于山坡草地、灌丛、河边水湿地、滨海盐渍地、田边及路旁。

【植物形态】多年生草本，高0.25～1m，有地下长或短匍匐茎。茎直立或铺散，分枝或仅在茎顶有伞房状花序分枝。茎枝被稀疏的毛，上部及花序枝上的毛稍多或较多。基生叶和下部叶花期脱落。中部茎叶卵形、长卵形或椭圆状卵形，长3～7（10）cm，宽2～4（7）cm，羽状半裂、浅裂或分裂不明显而边缘有浅锯齿。基部截形或稍心形或宽楔形，叶柄长1～2 cm，柄基无耳或有分裂的叶耳。两面同色或几同色，淡绿色，或干后两面呈橄榄色，有稀疏的短柔毛，或下面的毛稍多。头状花序直径1.5～2.5 cm，多数在茎枝顶端排成疏松的伞房圆锥花序或少数在茎顶排成伞房花序。总苞片约5层，外层卵形或卵状三角形，长2.5～3 mm，中层卵形，内层长椭圆形，长11 mm。全部苞片边缘白色或褐色宽膜质，顶端钝或圆。舌状花黄色，舌片长10～13 mm，顶端全缘或2～3齿。瘦果长1.5～1.8 mm。花期6～11月。

【性味归经】苦、辛，微寒。归肝、心经。

【功能主治】清热解毒。用于疔疮痈肿、目赤肿痛、头痛眩晕。

【用法用量】内服：9～15 g。外用：适量，煎汤外洗或制膏外涂。

蓝刺头属 *Echinops*

禹州漏芦

【生长环境】生于山坡林缘或渠边。

【植物形态】多年生草本，高50～150 cm。茎单生，上部分枝长或短，粗壮，全部茎枝被稠密的多细胞长节毛和稀疏的蛛丝状薄毛。基部和下部茎叶全形宽披针形，长15～25 cm，宽5～10 cm，羽状半裂，侧裂片3～5对，三角形或披针形，边缘刺齿，顶端针刺状渐尖，向上叶渐小，与基生叶及下部茎叶同形并等样分裂。全部叶质地薄，纸质，两面异色，上面绿色，被稠密短糙毛，下面灰白色，被薄蛛丝状绵毛，但沿中脉有多细胞长节毛。复头状花序单生茎枝顶端，直径4～5.5 cm。头状花序长2 cm。基毛长1 cm，为总苞长度之半，白色，扁毛状，不等长。外层苞片稍长于基毛，长倒披针形，上部椭圆形扩大，褐色，外面被稍稠密的短糙毛及腺点，边缘有稍长的缘毛，顶端针芒状长渐尖，爪部下部有长达4 mm的长缘毛；中层苞片倒披针形或长椭圆形，长约1.1 cm，边缘有长缘毛，外面有稠密的短糙毛；内层披针形，长8 mm，外面被稠密的短糙毛，

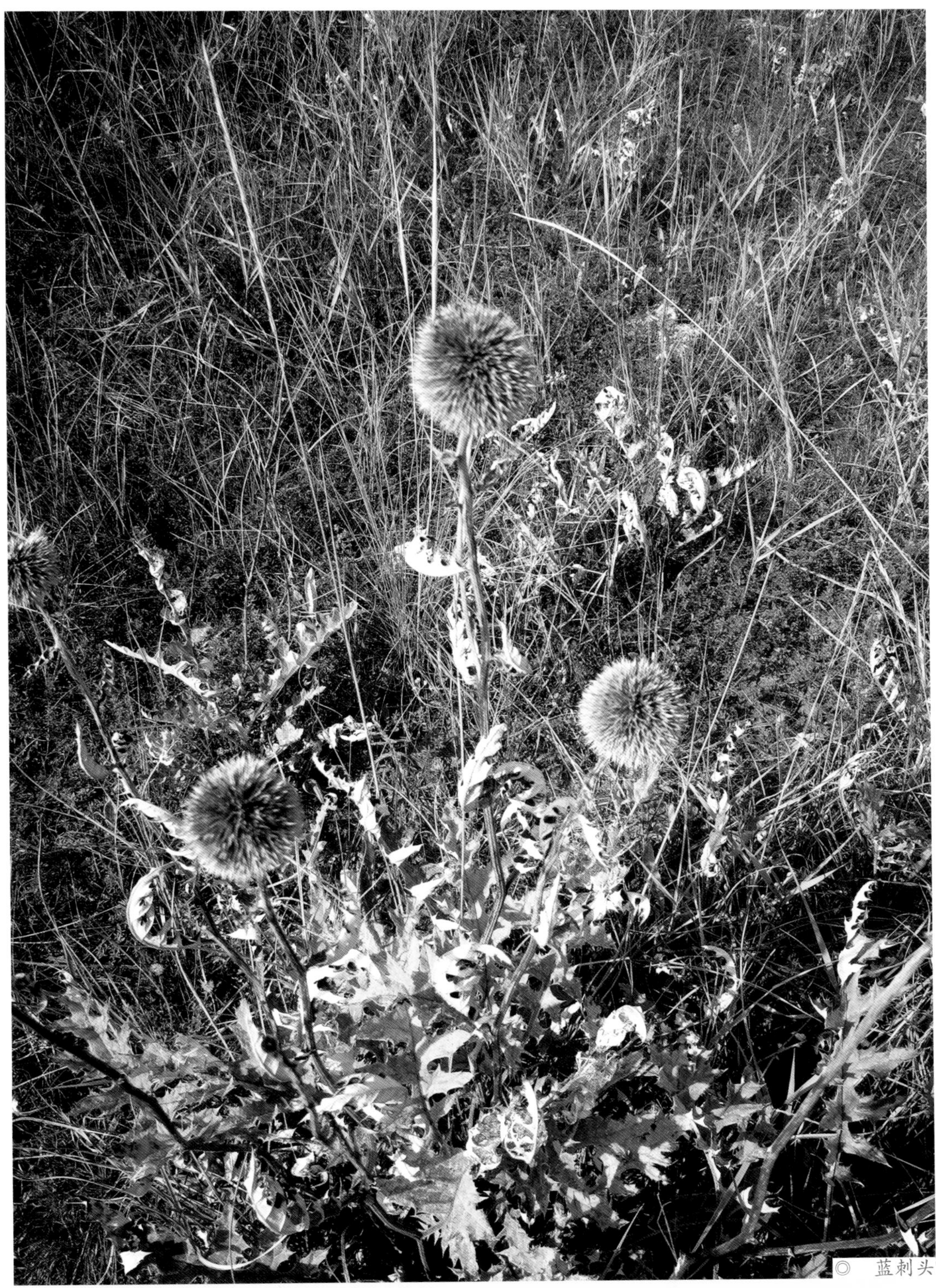
◎ 蓝刺头

来源 本品为菊科植物蓝刺头 *Echinops sphaerocephalus* 的干燥根。

顶端芒齿裂或芒片裂，中间芒裂较长。全部苞片 14 ~ 18 个。小花淡蓝色或白色，花冠 5 深裂，裂片线形，花冠管无腺点或有稀疏腺点。瘦果倒圆锥状，长约 7 mm，被黄色的稠密顺向贴伏的长直毛，不遮盖冠毛。冠毛量杯状，高约 1.2 mm；冠毛膜片线形，边缘糙毛状，大部结合。花果期 8 ~ 9 月。

【性味归经】苦、寒。归胃经。

【功能主治】清热解毒，排脓止血，消痈下乳。用于诸疮痈肿、乳痈肿痛、乳汁不通、瘰疬疮毒。

【用法用量】内服：煎汤，4.5 ~ 9 g。

【贮藏】置通风干燥处。

【注意】孕妇慎用。

大丁草属 *Gerbera*

大丁草

别名 **烧金草、豹子药、苦马菜、米汤菜、鸡毛蒿、白小米菜、踏地香、龙根草、翻白叶、小火草、臁草**

【生长环境】生于山顶、山谷丛林、荒坡、沟边或风化的岩石上，海拔 650 ~ 2580 m。

【植物形态】多年生草本，植株具春、秋二型之别。春型者根状茎短，根颈多少为枯残的叶柄所围裹；根簇生，粗而略带肉质。叶基生，莲座状，于花期全部发育，叶片形状多变异，通常为倒披针形或倒卵状长圆形，长 2 ~ 6 cm，宽 1 ~ 3 cm，顶端钝圆，常具短尖头，基部渐狭、钝、截平或有时为浅心形，边缘具齿、深波状或琴状羽裂，裂片疏离，凹缺圆，顶裂大，卵形，具齿，上面被蛛丝状毛或脱落近无毛，下面密被蛛丝状绵毛；侧脉 4 ~ 6 对，纤细，顶裂基部常有 1 对下部分枝的侧脉；叶柄长 2 ~ 4 cm 或有时更长，被白色绵毛；花莛单生或数个丛生，直立或弯垂，纤细，棒状，长 5 ~ 20 cm，被蛛丝状毛，毛愈向顶端愈密；苞叶疏生，线形或线状钻形，长 6 ~ 7 mm，通常被毛。头状花序单生于花莛之顶，倒锥形，直径 10 ~ 15 mm；总苞略短于冠毛；总苞片约 3 层，外层线形，长约 4 mm，内层长，线状披针形，长达 8 mm，二者顶端均钝，且带紫红色，背部被绵毛；花托平，无毛，直径 3 ~ 4 mm；雌花花冠舌状，长 10 ~ 12 mm，舌片长圆形，长 6 ~ 8 mm，顶端具不整齐的 3 齿或有时钝圆，带紫红色，内 2 裂丝状，长 1.5 ~ 2 mm，花冠管纤细，长 3 ~ 4 mm，无退化雄蕊。两性花花冠管状二唇形，长 6 ~ 8 cm，外唇阔，长约 3 mm，顶端具 3 齿，内唇 2 裂丝状，长 2.5 ~ 3 mm；花药顶端圆，基部具尖的尾部；花柱分枝长约 1 mm，内侧扁，顶端钝圆。瘦果纺锤形，具纵棱，被白色粗毛，长5～6 mm；冠毛粗糙，污白色，长5～7 mm。秋型者植株较高，花葶长可达30 cm，叶片大，长8～15 cm，宽4～6.5 cm，头状花序外层雌花管状二唇形，无舌片。

【性味】苦，寒。

【功能主治】清热利湿，解毒消肿，止咳，止血。内服用于肺热咳嗽、肠炎、痢疾、尿路感染、风湿关节痛；外用治乳腺炎、痈疖肿毒、臁疮、烧烫伤、外伤出血。

【用法用量】内服：煎汤，15～30 g；或泡酒。外用：适量，捣敷。

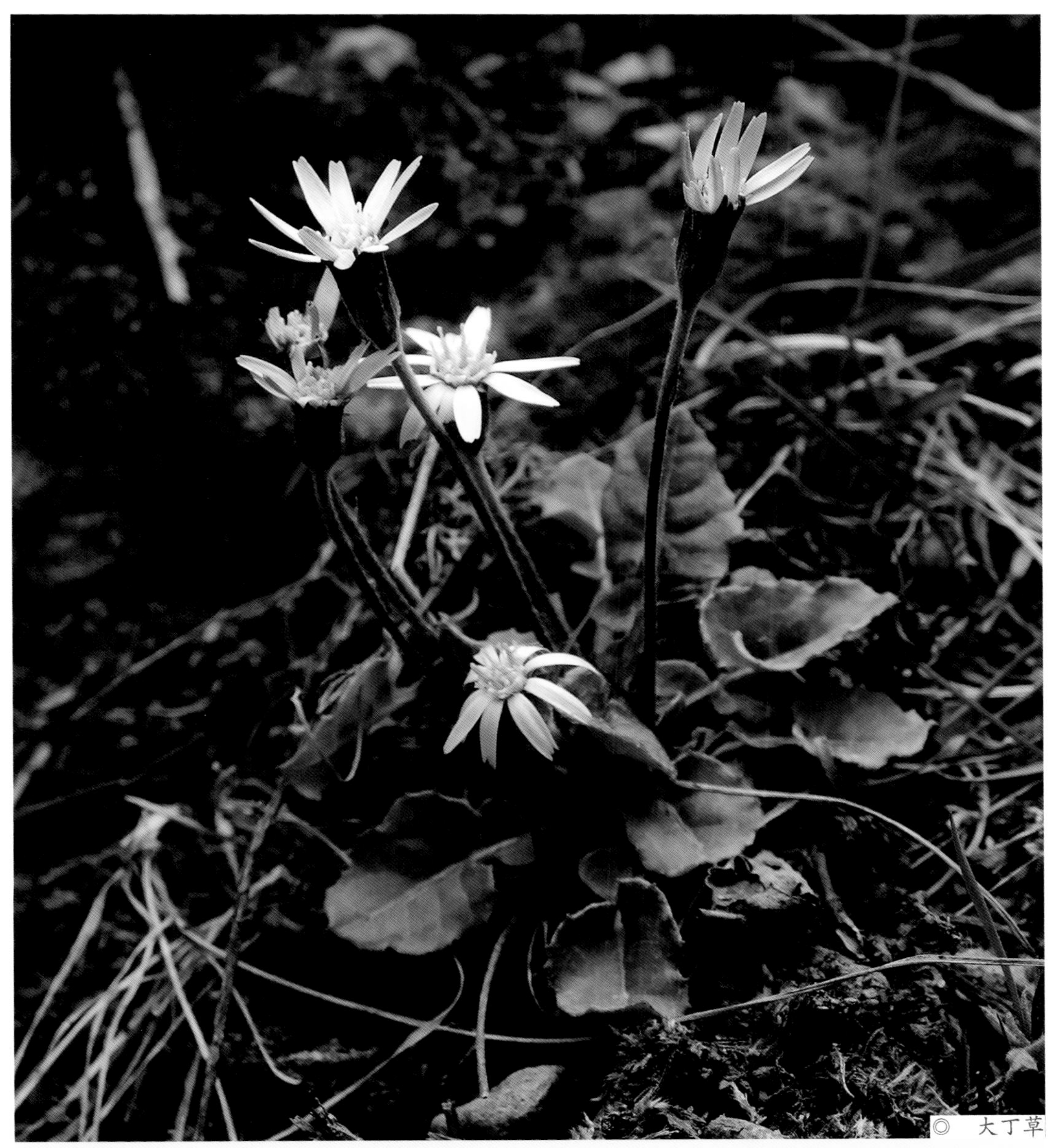

◎ 大丁草

来源 本品为菊科大丁草属植物大丁草 *Leibnitzia anandria* 的全草。

旋覆花属 Inula

旋覆花

别名　金沸草（全草）、六月菊、鼓子花、滴滴金、小黄花子、金钱花、驴儿菜

【生长环境】生于山坡路旁、湿润草地、河岸和田埂上，海拔 150～2400m。

【植物形态】多年生草本。根状茎短，横走或斜升，多为粗壮的须根。茎单生，有时 2～3 个簇生，直立，高 30～70 cm，有时基部具不定根，基部径 3～10 mm，有细沟，被长伏毛，或下部有时脱毛，上部有上升或开展的分枝，全部有叶；节间长 2～4 cm。基部叶常较小，在花期枯萎；中部叶长圆形，长圆状披针形或披针形，长 4～13 cm，宽 1.5～3.5 cm，稀 4 cm，基部多少狭窄，常有圆形半抱茎的小耳，无柄，顶端稍尖或渐尖，边缘有小尖头状疏齿或全缘，上面有疏毛或近无毛，下面有疏伏毛和腺点；中脉和侧脉有较密的长毛；上部叶渐狭小，线状披针形。头状花序径 3～4 cm，多数或少数排列成疏散的伞房花序；花序梗细

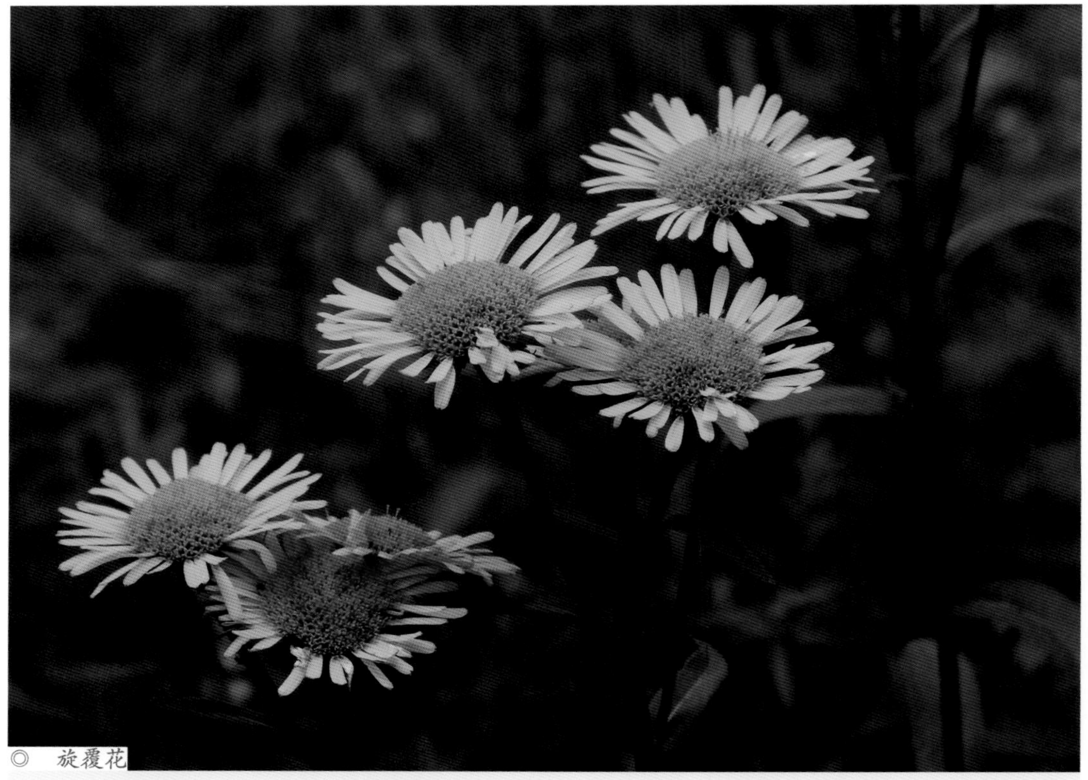

◎　旋覆花

来源　本品为菊科植物旋覆花 *Inula japonica* Thunb. 的头状花序。

长。总苞半球形，径 13 ~ 17 mm，长 7 ~ 8 mm；总苞片约 6 层，线状披针形，近等长，但最外层常叶质而较长；外层基部革质，上部叶质，背面有伏毛或近无毛，有缘毛；内层除绿色中脉外干膜质，渐尖，有腺点和缘毛。舌状花黄色，较总苞长 2 ~ 2.5 倍；舌片线形，长 10 ~ 13 mm；管状花花冠长约 5 mm，有三角披针形裂片；冠毛 1 层，白色有 20 余个微糙毛，与管状花近等长。瘦果长 1 ~ 1.2 mm，圆柱形，有 10 条沟，顶端截形，被疏短毛。花期 6 ~ 10 月，果期 9 ~ 11 月。

【性味归经】苦、辛、咸，微温。归肺、脾、胃、大肠经。

【功能主治】降气，消痰，行水，止呕。用于风寒咳嗽、痰饮蓄结、胸膈痞满、喘咳痰多、呕吐噫气、心下痞硬。

【用法与用量】内服：包煎，3 ~ 9 g。

【贮藏】置干燥处，防潮。

橐吾属 *Ligularia*

山紫菀

别名　葫芦七、大救驾、荷叶七、马蹄紫菀、土紫菀、硬紫菀、蹄叶紫菀

【生长环境】生于海拔 100 ~ 2700 m 的水边、草甸子、山坡、灌丛中、林缘及林下。

【植物形态】多年生草本。根肉质，黑褐色，多数。茎高大，直立，高 80 ~ 200 cm，上部及花序被黄褐色有节短柔毛，下部光滑，基部直径 0.5 ~ 1 cm，被褐色枯叶柄纤维包围。丛生叶与茎下部叶具柄，柄长 18 ~ 59 cm，光滑，基部鞘状，叶片肾形，长 10 ~ 30 cm，宽 13 ~ 40 cm，先端圆形，有时具尖头，边缘有整齐的锯齿，基部弯缺宽，长为叶片的 1/3，两侧裂片近圆形，不外展，上面绿色，下面淡绿色，两面光滑，叶脉掌状，主脉 5 ~ 7 条，明显突起；茎、中上部叶具短柄，鞘膨大，叶片肾形，长 4.5 ~ 5.5 cm，宽 5 ~ 6 cm。总状花序长 25 ~ 75 cm；苞片草质，卵形或卵状披针形，下部者长达 6 cm，宽至 2 cm，向上渐小，先端具短尖，边缘有齿；花序梗细，下部者长达 9 cm，向上渐短；头状花序多数，辐射状；小苞片狭披针形至线形；总苞钟形，长 7 ~ 20 mm，宽 5 ~ 14 mm，总苞片 8 ~ 9，2 层，长圆形，宽 3 ~ 5 mm，先端急尖，背部光滑，内层具宽膜质边缘。舌状花 5 ~ 6（9），黄色，舌片长圆形，长 15 ~ 25 mm，宽至 8 mm，先端钝圆，管部长 5 ~ 11 mm；管状花多数，长 10 ~ 17 mm，管部长 5 ~ 9 mm，冠毛红褐色短于管部。瘦果圆柱形，长 6 ~ 11 mm，光滑。花果期 7 ~ 10 月。

【性味归经】辛，微温。归肺、肝经。

【功能主治】祛痰，止咳，理气活血，

止痛。主治咳嗽、痰多气喘、百日咳、腰腿痛、劳伤、跌打损伤。

【用法用量】内服：煎汤，8～15 g；或研粉。

【注意】阴虚、肺热、干咳者慎服。

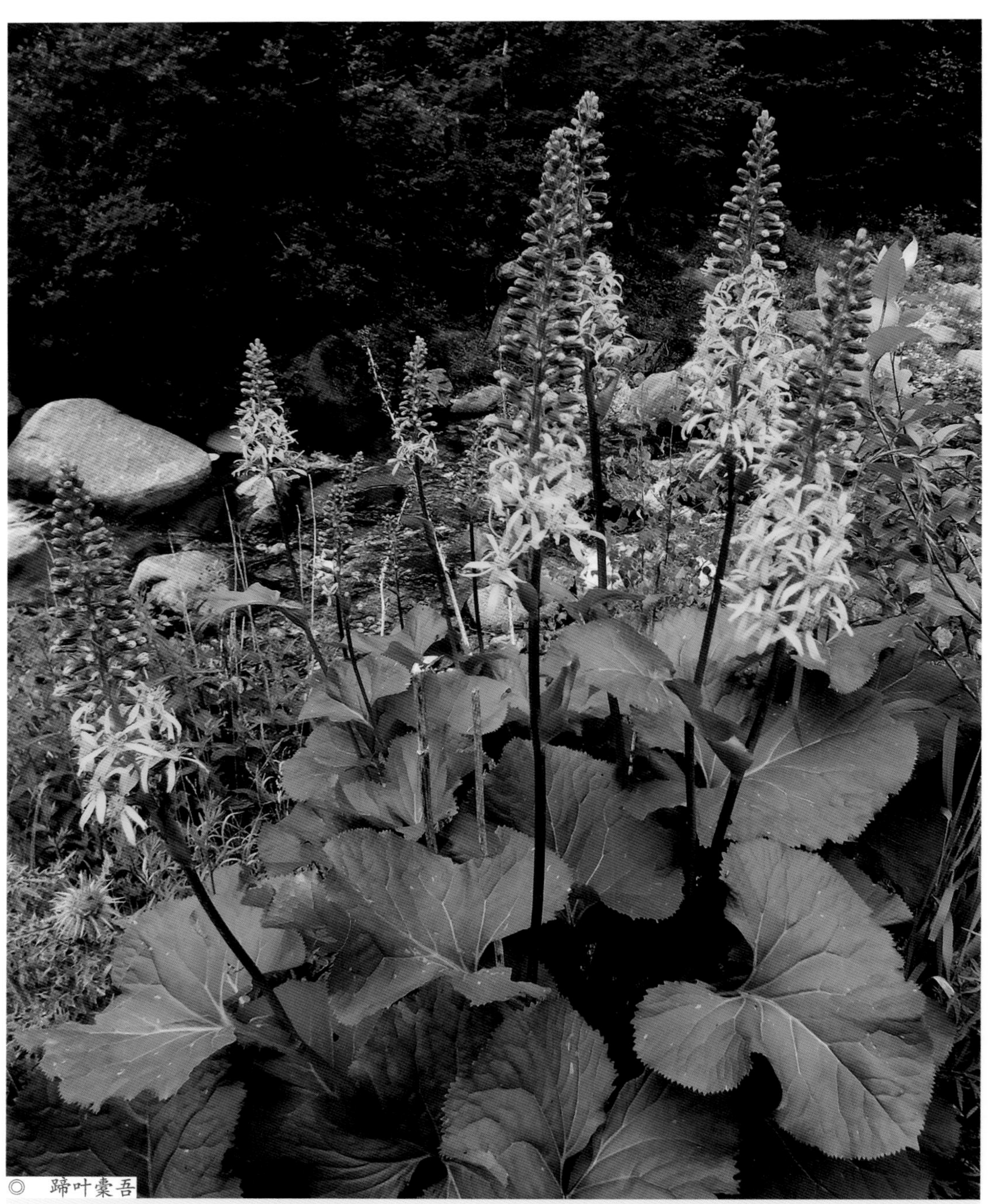

◎ 蹄叶橐吾

来源 本品为菊科植物蹄叶橐吾 *Ligularia fischeri*（Ledeb.）Turcz. 的根及根茎。

千里光属 *Senecio*

斩龙草

别名　千里光、大蓬蒿

【生长环境】生于草坡、山地草甸，海拔 500 ~ 3300 m。

【植物形态】多年生根状茎草本，根状茎斜升，径 7 mm，具多数纤维状根。茎单生，直立，30 ~ 60（80）cm，被蛛丝状柔毛，有时多少脱毛，上部有花序枝。基生叶和下部茎叶在花期枯萎，通常凋落；中部茎叶较密集，无柄，全形卵状长圆形至长圆形，长 6 ~ 10 cm，宽 3 ~ 6 cm，羽状全裂至羽状深裂，顶生裂片小而不明显，侧裂片约 6 对，狭披针形或线形，长 1 ~ 2.5 cm，宽 0.1 ~ 0.5 cm，钝至尖，边缘具 1 ~ 2 齿或狭细裂，或全缘，稍斜升，纸质，上面无毛，下面有疏蛛丝状毛，或多少脱毛，基部具狭耳或撕裂状耳；上部叶渐小，顶端较尖，羽状分裂。头状花序有舌状花，多数，排列成顶生复伞房花序；花序梗细，长 1 ~ 2.5 cm，有疏至密蛛丝状毛，有苞片和数个线状钻形小苞片；总苞近钟状，长 5 ~ 6 mm，宽 3 ~ 5 mm，具外层苞片；苞片约 10，线形，长 3 ~ 5 mm，总苞片约 13，长圆

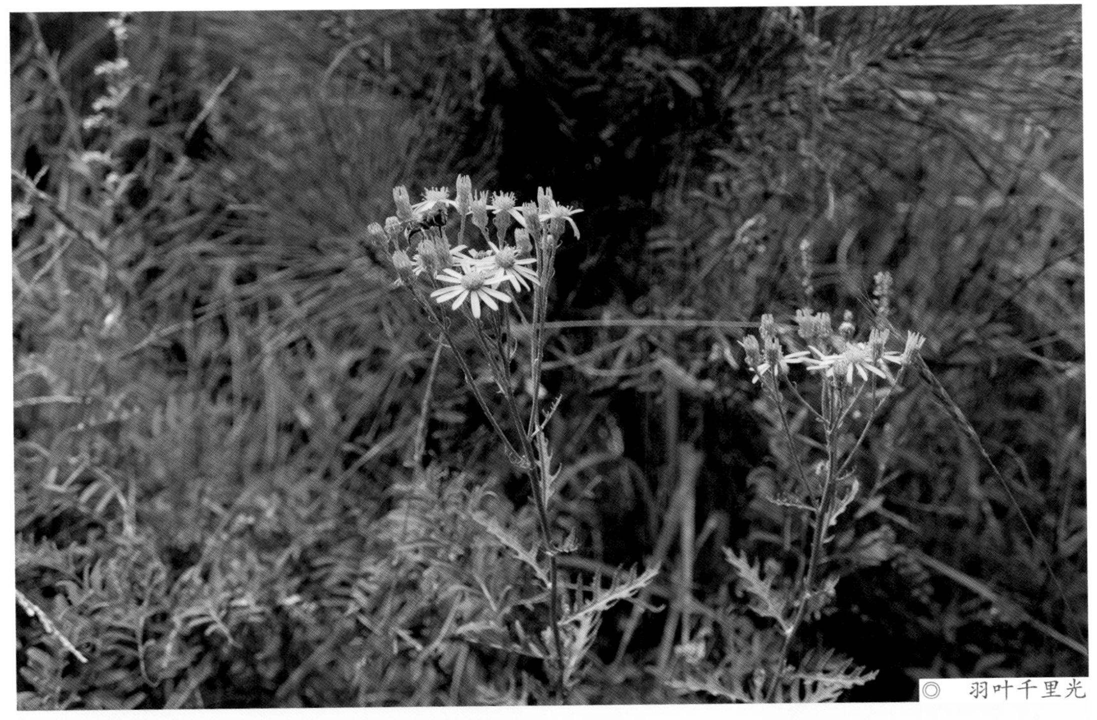
◎ 羽叶千里光

来源　本品为菊科千里光属植物羽叶千里光 *Senecio argunensis* Trucz. 的全草。

状披针形，宽 1～1.5 mm，尖，上端具短髯毛，草质，边缘宽干膜质，绿色或有时变紫色，背面被疏蛛丝毛。舌状花 10～13，管部长 4 mm；舌片黄色，长圆状线形，长 8～9 mm，宽 2～3 mm，顶端钝，有 3 细齿，具 4 脉；管状花多数；花冠黄色，长 6 mm，管部长 2～2.5 mm，檐部漏斗状；裂片卵状长圆形，长 0.7 mm，尖。花药线形，长 2 mm，基部有明显稍尖的耳，附片卵状披针形；花药颈部较粗，向基部膨大。花柱分枝长 0.7 mm，顶端截形，有乳头状毛。瘦果圆柱形，长 2.5 mm，无毛；冠毛长 5.5 mm，淡白色。花期 8～10 月。

【性味】微苦，寒。

【功能主治】清热解毒，清肝明目。主治痢疾、肿痛、目赤、痈肿疮疖、瘰疬、湿疹、疥癣、毒蛇咬伤、蝎蜂蜇伤。

【用法用量】内服：煎汤，15～30 g，鲜品 30～60 g，大剂可用至 90 g。外用：适量，鲜品捣敷；或煎汤熏洗。

林荫千里光

别名　**黄菀**

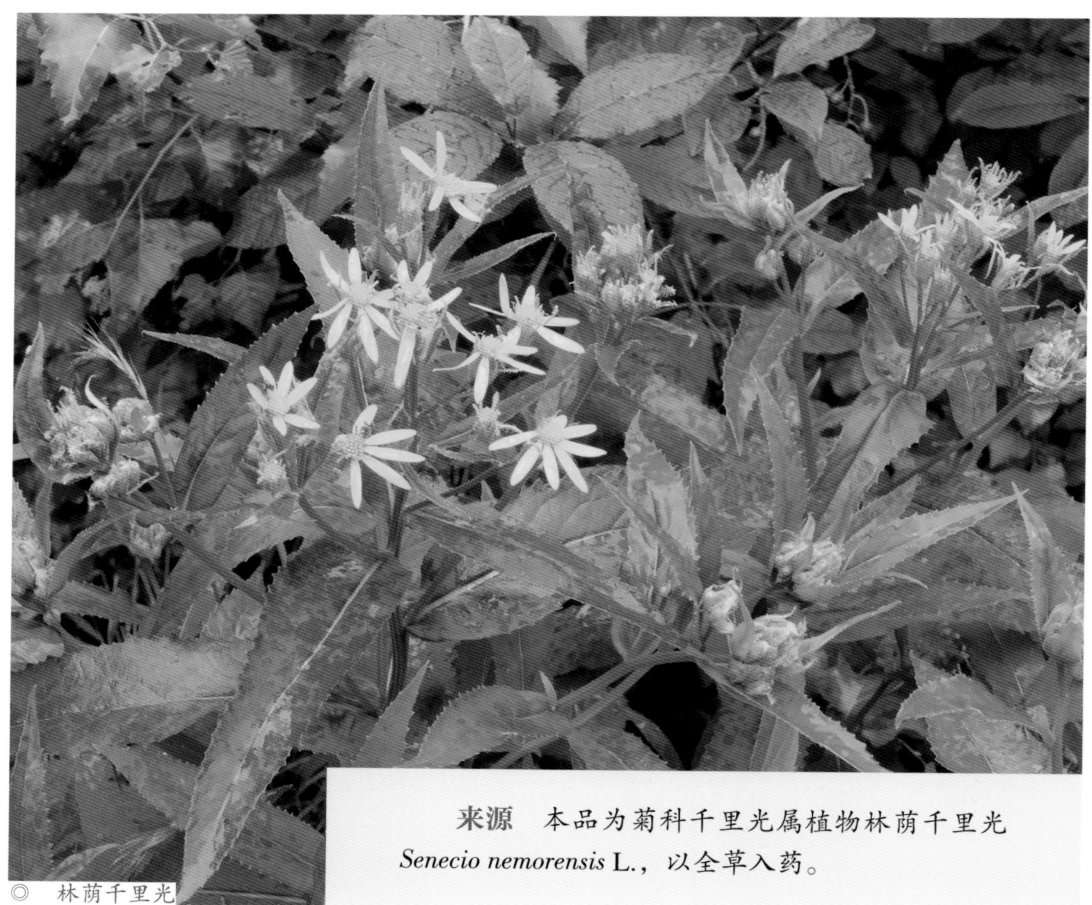

◎　林荫千里光

来源　本品为菊科千里光属植物林荫千里光 *Senecio nemorensis* L.，以全草入药。

【生长环境】生于林中开阔处、草地或溪边，海拔 770 ~ 3000 m。

【植物形态】多年生草本，根状茎短粗，具多数被绒毛的纤维状根。茎单生或有时数个，直立，高达 1m，花序下不分枝，被疏柔毛或近无毛。基生叶和下部茎叶在花期凋落；中部茎叶多数，近无柄，披针形或长圆状披针形，长 10 ~ 18 cm，宽 2.5 ~ 4 cm，顶端渐尖或长渐尖，基部楔状渐狭或多少半抱茎，边缘具密锯齿，稀粗齿，纸质，两面被疏短柔毛或近无毛，羽状脉，侧脉 7 ~ 9 对，上部叶渐小，线状披针形至线形，无柄。头状花序具舌状花，多数，在茎端或枝端或上部叶腋排成复伞房花序；花序梗细，长 1.5 ~ 3 mm，具 3 ~ 4 小苞片；小苞片线形，长 5 ~ 10 mm，被疏柔毛。总苞近圆柱形，长 6 ~ 7 mm，宽 4 ~ 5 mm，具外层苞片；苞片 4 ~ 5，线形，短于总苞。总苞片 12 ~ 18，长圆形，长 6 ~ 7 mm，宽 1 ~ 2 mm，顶端三角状渐尖，被褐色短柔毛，草质，边缘宽干膜质，外面被短柔毛。舌状花 8 ~ 10，管部长 5 mm；舌片黄色，线状长圆形，长 11 ~ 13 mm，宽 2.5 ~ 3 mm，顶端具 3 细齿，具 4 脉；管状花 15 ~ 16，花冠黄色，长 8 ~ 9 mm，管部长 3.5 ~ 4 mm，檐部漏斗状，裂片卵状三角形，长 1 mm，尖，上端具乳头状毛。花药长约 3 mm，基部具耳；附片卵状披针形；颈部略粗短，基部稍膨大；花柱分枝长 1.3 mm，截形，被乳头状毛。瘦果圆柱形，长 4 ~ 5 mm，无毛；冠毛白色，长 7 ~ 8 mm。花期 6 ~ 12 月。

【性味】苦、辛，寒。

【功能主治】清热解毒。主治热痢、眼肿、痈疽疔毒。

【用法用量】内服：煎汤，10 ~ 20 g。

漏芦属 *Rhaponticum*

漏芦

别名 **狼头花**

【生长环境】生于山坡丘陵地、松林下或桦木林下，海拔 390 ~ 2700 m。

【植物形态】多年生草本，高（6）30 ~ 100 cm。根状茎粗厚。根直伸，直径 1 ~ 3 cm。茎直立，不分枝，簇生或单生，灰白色，被绵毛，基部直径 0.5 ~ 1 cm，被褐色残存的叶柄。基生叶及下部茎叶全形椭圆形、长椭圆形、倒披针形，长 10 ~ 24 cm，宽 4 ~ 9 cm，羽状深裂或几全裂，有长叶柄，叶柄长 6 ~ 20 cm。侧裂片 5 ~ 12 对，椭圆形或倒披针形，边缘有锯齿或锯齿稍大而使叶呈现二回羽状分裂状态，或边缘少锯齿或无锯齿，中部侧裂片稍大，向上或向下的侧裂片渐小，最下部的侧裂片小耳状，顶裂片长椭圆形或几匙形，边缘有锯齿。中上部茎叶渐小，与基生叶及下部茎叶同形并等样分裂，无柄或有短柄。全部叶质地柔软，两面灰白色，被稠密的或稀疏的蛛丝毛及多细胞糙毛和黄色小腺点。叶柄灰白色，被稠密的蛛丝状绵毛。头状花序单生茎顶，花序梗粗壮，裸露或有少数钻形小叶。总苞半球形，大直径3.5 ~ 6 cm。总苞片约9层，覆瓦状排列，向内层渐长，外层不包括顶端膜质附属长三角形，长4 mm，宽2 mm；中层不包括顶端膜质附属物椭圆形至披针形；内层及最内层不包括顶端附属物披针形，长约2.5 cm，宽约5 mm。全部苞片顶端有膜质附属物，附属物宽卵形或几圆形，长达1 cm，宽达1.5 cm，浅褐色。全部小花两性，管状，花冠紫红色，长3.1 cm，细管部长1.5 cm，花冠裂片长8 mm。瘦果3 ~ 4棱，楔状，长4 mm，宽2.5 mm，顶端有果缘，果缘边缘细尖齿，侧生着生面。冠毛褐色，多层，不等长，向内层渐长，长达1.8 cm，基部连合成环，整体脱落；冠毛刚毛糙毛状。花果期4 ~ 9月。

【性味归经】苦，寒。归胃经。

【功能主治】清热解毒，消痈，下乳，舒筋通脉。用于乳痈肿痛、痈疽发背、瘰疬疮毒、乳汁不通、湿痹拘挛。

【用法用量】内服：煎汤，5 ~ 9 g。

【贮藏】孕妇慎用。

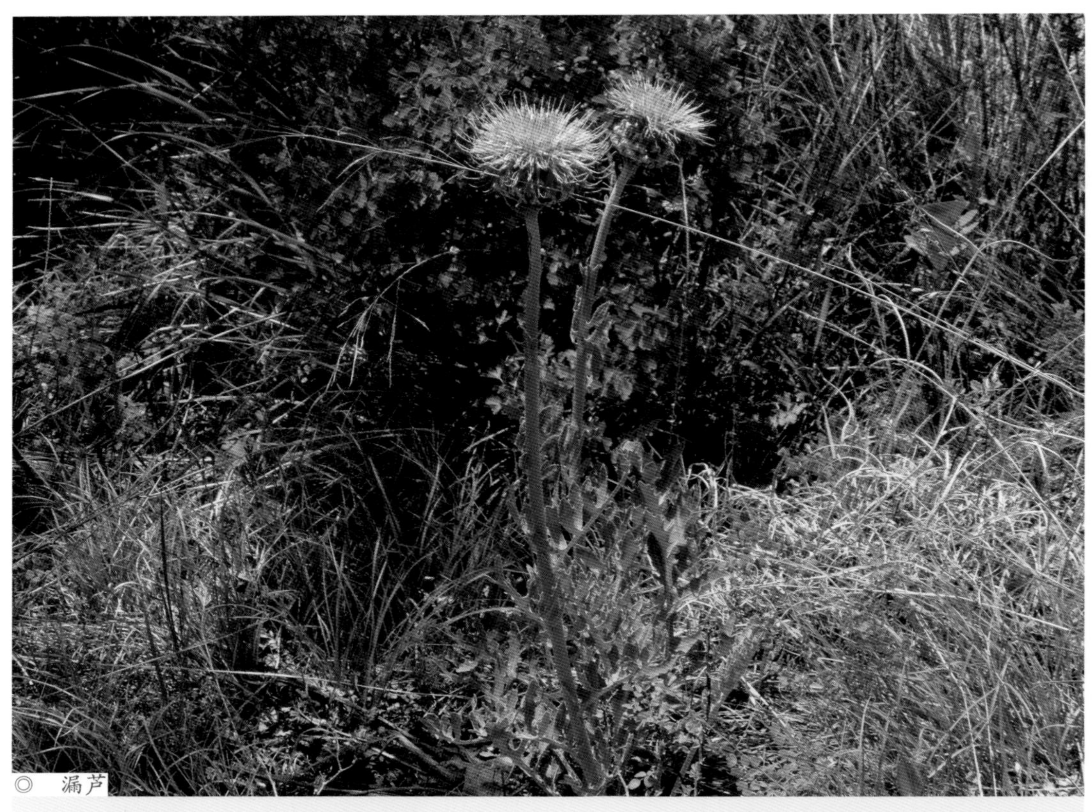

◎　漏芦

来源　本品为菊科植物漏芦 *Rhaponticum uniflorum*（L.）DC. 的干燥根。

蒲公英属 *Taraxacum*

蒲公英

别名　黄花地丁、婆婆丁

【生长环境】

蒲公英　广泛生于中、低海拔地区的山坡草地、路边、田野、河滩。

垂头蒲公英　生于海拔1100～3200 m山坡草地或林下。

【植物形态】

蒲公英　多年生草本。根圆柱状，黑褐色，粗壮。叶倒卵状披针形、倒披针形或长圆状披针形，长4～20 cm，宽1～5 cm，先端钝或急尖，边缘有时具波状齿或羽状深裂，有时倒向羽状深裂或大头羽状深裂，顶端裂片较大，三角形或三角状戟形，全缘或具齿，每侧裂片3～5片，裂片三角形或三角状披针形，通常具齿，平展或倒向，裂片间常夹生小齿，基部渐狭成叶柄，叶柄及主脉常带红紫色，疏被蛛丝状白色柔毛或几无毛。花葶1至数个，与叶等长或稍长，高10～25 cm，上

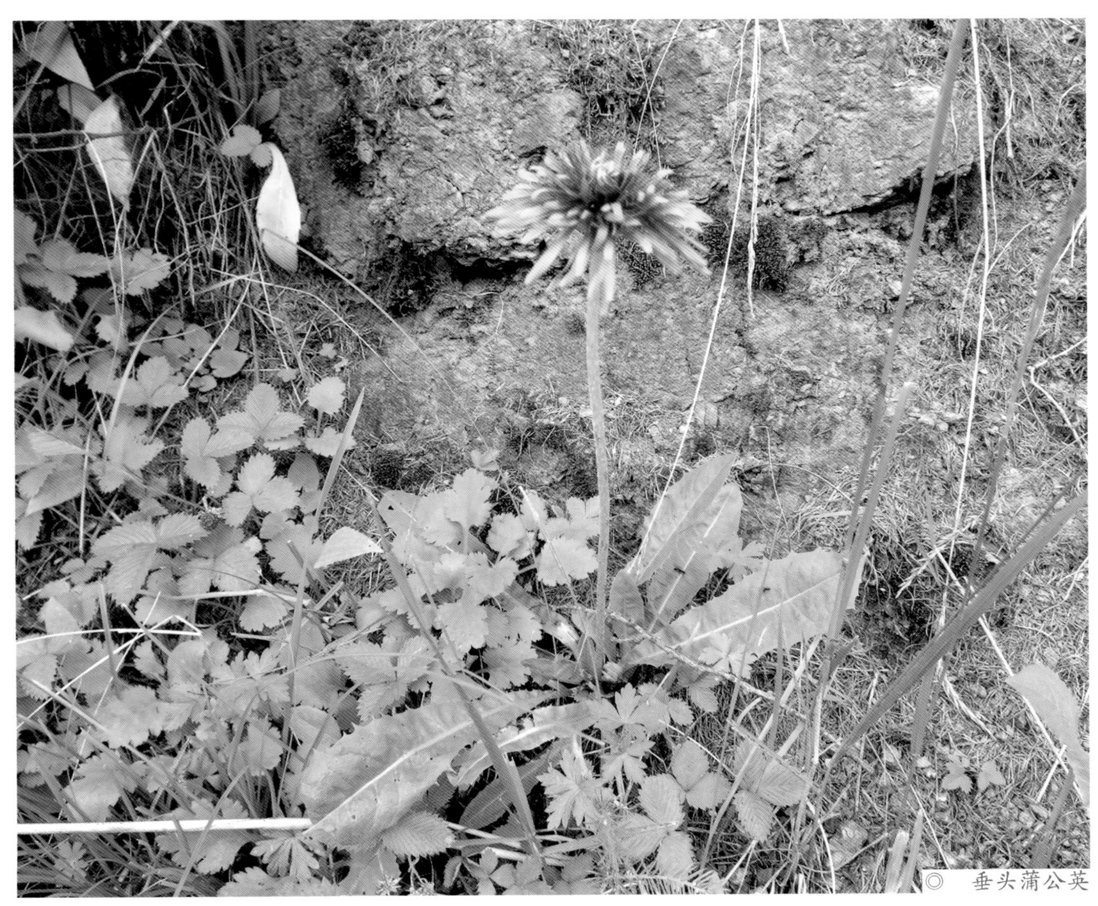

◎　垂头蒲公英

部紫红色，密被蛛丝状白色长柔毛；头状花序直径 30 ~ 40 mm；总苞钟状，长 12 ~ 14 mm，淡绿色；总苞片 2 ~ 3 层，外层总苞片卵状披针形或披针形，长 8 ~ 10 mm，宽 1 ~ 2 mm，边缘宽膜质，基部淡绿色，上部紫红色，先端增厚或具小到中等的角状突起；内层总苞片线状披针形，长 10 ~ 16 mm，宽 2 ~ 3 mm，先

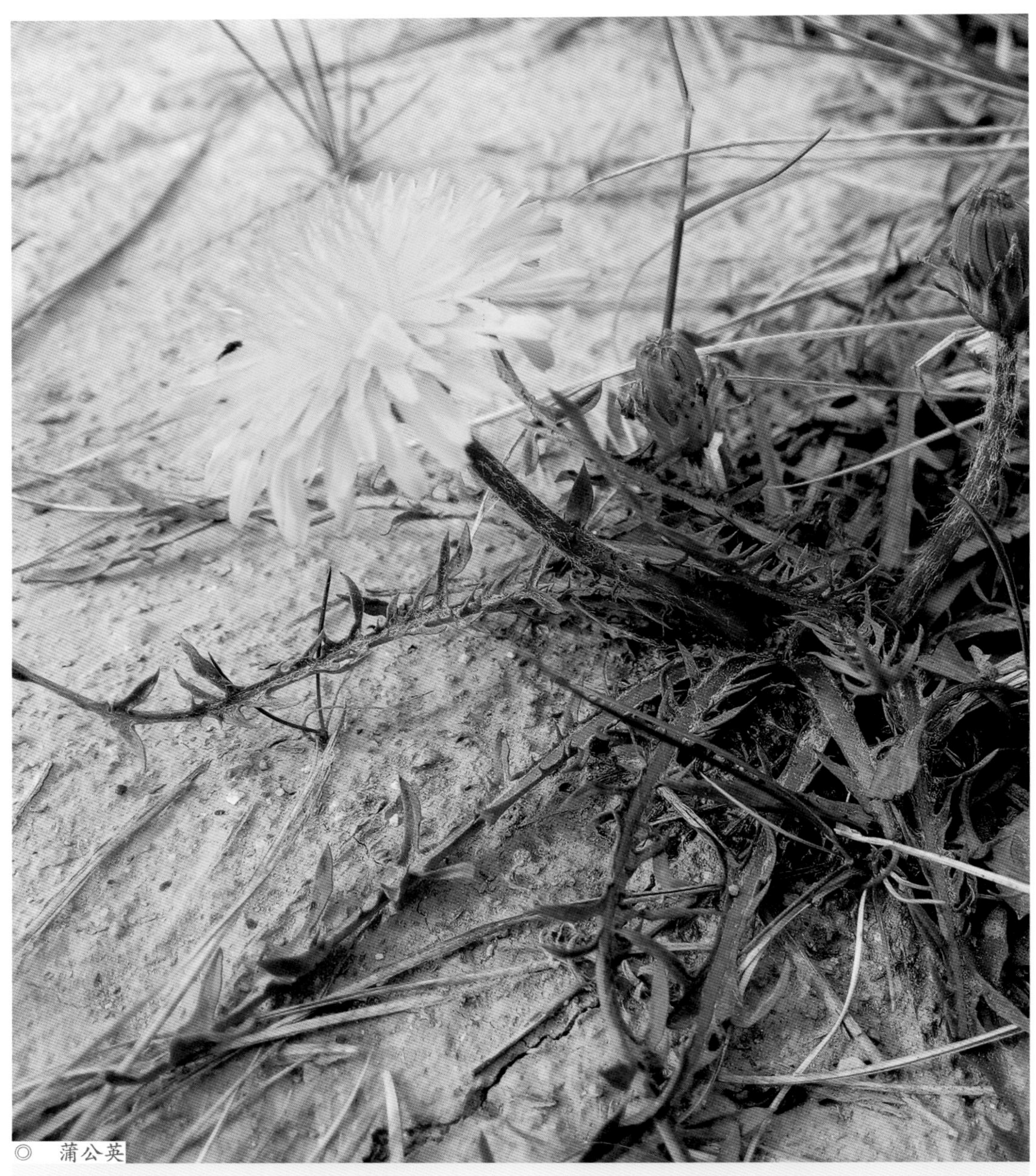
◎ 蒲公英

来源　本品为菊科植物蒲公英 *Taraxacum mongolicum* Hand.–Mazz.、垂头蒲公英 *Taraxacum nutans* 或同属数种植物的干燥全草。

端紫红色，具小角状突起；舌状花黄色，舌片长约 8 mm，宽约 1.5 mm，边缘花舌片背面具紫红色条纹，花药和柱头暗绿色。瘦果倒卵状披针形，暗褐色，长 4 ~ 5 mm，宽 1 ~ 1.5 mm，上部具小刺，下部具成行排列的小瘤，顶端逐渐收缩为长约 1 mm 的圆锥至圆柱形喙基，喙长 6 ~ 10 mm，纤细；冠毛白色，长约 6 mm。花期 4 ~ 9 月，果期 5 ~ 10 月。

垂头蒲公英　二年生草本。叶披针形、狭披针形或倒卵状披针形，长 10 ~ 15 cm，宽 1.5 ~ 2 cm，先端钝或具疏或密的尖齿，全缘，稀具浅裂片，外层叶无毛或疏被蛛丝毛；内层叶被密蛛丝状毛。花葶 1 至数个，直立，高 10 ~ 30 cm，约与叶等长或稍长于叶，上部被密白色蛛丝状毛，下部毛较疏；头状花序直径 50 ~ 55 mm；总苞钟状，长 18 ~ 20 mm，花后常下垂，总苞片约 4 层，近等长，线形，基部弧状或多少弯曲，先端具带紫色的短角状突起；舌状花橙黄褐色，舌片长 25 mm，宽 2.5 mm，初时平展，后反卷，边缘花舌片背面有紫色条纹，花柱和柱头暗绿色。瘦果长 3.5 ~ 4 mm，污褐色，先端尖，具短刺状突起，下部多少具瘤状突起或光滑，具圆柱形喙基，喙基长 0.5 ~ 1 mm，喙长 10 ~ 15 mm；冠毛污白色或淡黄白色，长 6 ~ 8 mm。花果期 6 ~ 7 月。

【性味归经】苦、甘，寒。归肝、胃经。

【功能主治】清热解毒，消肿散结，利尿通淋。用于疔疮肿毒、乳痈、瘰疬、目赤、咽痛、肺痈、肠痈、湿热黄疸、热淋涩痛。

【用法用量】内服：9 ~ 15 g。外用：鲜品适量捣敷或煎汤熏洗患处。

【贮藏】置通风干燥处，防潮，防蛀。

狗舌草属 *Tephroseris*

红轮千里光

【生长环境】生于山地草原及林缘，海拔 1200 ~ 2100 m。

【植物形态】多年生草本，根状茎短细，具多数纤维状根，茎单生，直立，高达 60 cm，不分枝，被白色蛛丝状茸毛及柔毛，后或多或少脱毛。基生叶数个，在花期凋落，椭圆状长圆形，顶端钝至尖，基部楔状狭，具长柄；下部茎叶倒披针状长圆形，长 8 ~ 15 cm，宽 1.5 ~ 3 cm，顶端钝至略尖，具小尖，基部楔状狭成具翅，半抱茎且稍下延的叶柄；边缘中部以上具不规则的尖齿，厚纸质，两面被疏蛛丝状茸毛及柔毛，或上面有时两面多少变无毛；中部茎叶无柄，椭圆形或长圆状披针形，尖至钝，具小尖；上部茎叶渐小，线状披针形至线形。头状花序径 3 cm，2 ~ 9 个排列成近伞形状伞房花序；花序梗长 3 ~ 4.5 cm，被黄褐色柔毛及疏白色蛛丝状茸毛，基部有苞片，上部具 2 ~ 3 个小苞片。总苞钟状，长 5 ~ 6 mm，宽 6 ~ 10 mm，无外层苞片；总苞片约 25，披针形或线状披针形，宽 1 mm，顶端尖，草质，深紫色，外面被疏蛛丝状毛或近无毛。舌状花 13 ~ 15，管部长 3 ~ 3.5 mm，舌片深橙色或橙红色，线形，长 12 ~ 16 mm，宽 1.5 mm，顶端具 3 细齿，具 4 脉；管状花多数，花冠黄色或紫黄色，长 6 ~ 6.5 mm，管部长 3 mm，檐部漏斗状；裂片卵状披针形，紫色，长 1 mm，顶端尖，被乳头状毛；花药线形，长 2 mm，基部钝，附片卵状披针形。瘦果圆柱形，长 2.5 ~ 3 mm，被柔毛；冠毛淡白色，长 5.5 mm。花期 7 ~ 8 月。

【性味】苦，寒。

【功能主治】清热解毒，清肝明目。主治痈肿疔毒、咽喉肿痛、蛇咬伤、蝎蜂螫伤、目赤肿痛、湿疹、皮炎。

【用法用量】内服：煎汤，15 ~ 30 g。外用：适量，捣敷。

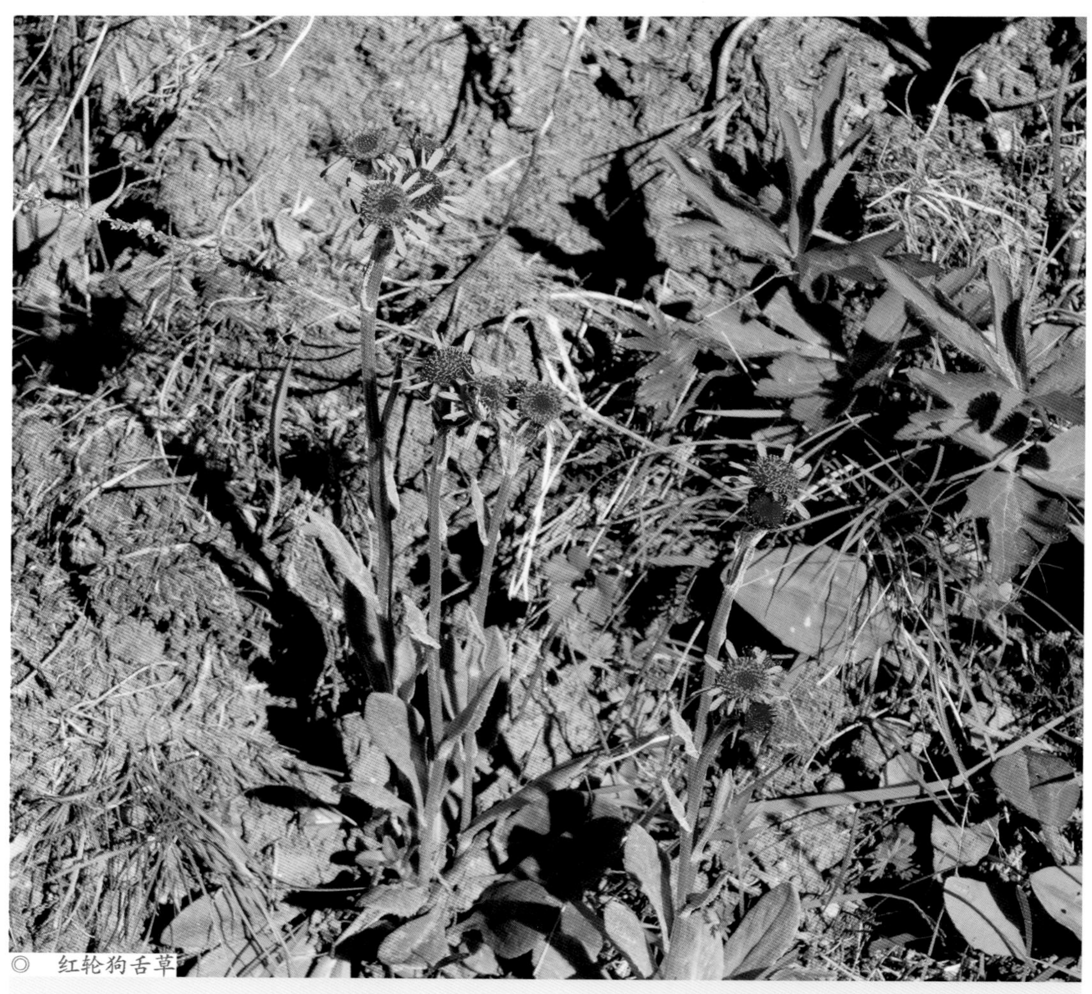

◎ 红轮狗舌草

来源 本品为菊科狗舌草属植物红轮狗舌草 *Tephroseris flammea* 的全草、花。

狗舌草

别名 狗舌头草、白火丹草、铜交杯、糯米青、铜盘一枝香、九叶草、泽小车

【生长环境】常生于草地山坡或山顶阳处，海拔 250 ~ 2000 m。

【植物形态】多年生草本，根状茎斜升，常覆盖以褐色宿存叶柄，具多数纤维状根。茎单生，稀 2 ~ 3，近葶状，直立，高20 ~ 60 cm，不分枝，被密白色蛛丝状毛，有时或多或少脱毛。基生叶数个，莲座状，具短柄，在花期生存，长圆形或卵状长圆形，长 5 ~ 10 cm，宽 1.5 ~ 2.5 cm，顶端钝，具小尖，基部楔状至渐狭成具狭至宽翅叶柄，两面被密或疏白色蛛丝状茸毛；茎叶少数，向茎上部渐小，下部叶倒披针形，或倒披针状长圆形，长 4 ~ 8 cm，宽 0.5 ~ 1.5 cm，钝至尖，无柄，基部半抱茎，

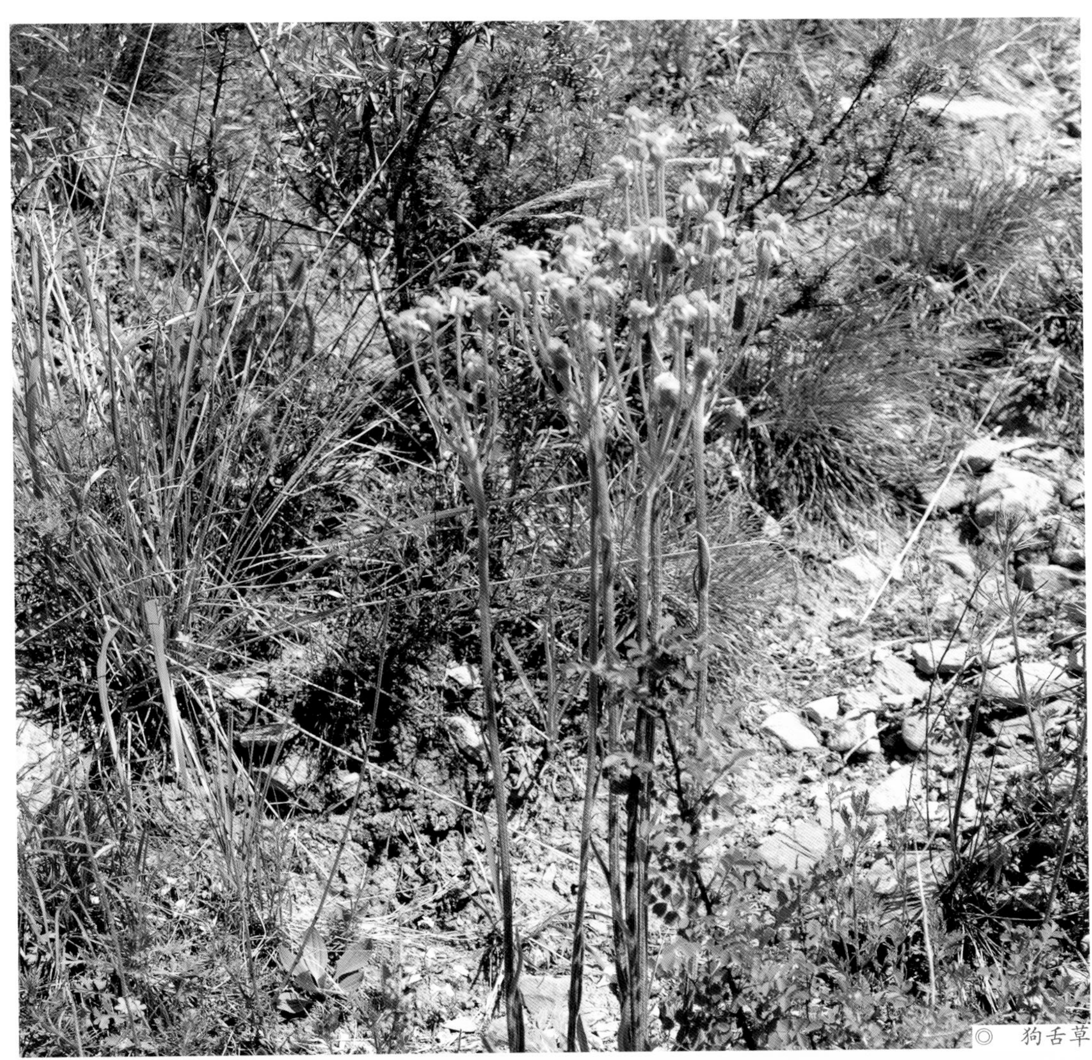

◎ 狗舌草

来源 本品为菊科狗舌草属植物狗舌草 *Tephroseris kirilowii* 的全草、花。

上部叶小，披针形，苞片状，顶端尖。头状花序径 1.5 ~ 2 cm，3 ~ 11 个排列呈伞形顶生伞房花序；花序梗长 1.5 ~ 5 cm，被密蛛丝状茸毛，多为被黄褐色腺毛，基部具苞片，上部无小苞片。总苞近圆柱状钟形，长 6 ~ 8 mm，宽 6 ~ 9 mm，无外层苞片；总苞片 18 ~ 20 个，披针形或线状披针形，宽 1 ~ 1 .5 mm，顶端渐尖或急尖，绿色或紫色，草质，具狭膜质边缘，外面被密或有时疏蛛丝状毛，或多少脱毛。舌状花 13 ~ 15，管部长 3 ~ 3.5 mm；舌片黄色，长圆形，长 6.5 ~ 7 mm，宽 2.5 ~ 3 mm，顶端钝，具 3 细齿，4 脉。管状花多数，花冠黄色，长约 8 mm，管部长 4 mm，檐部漏斗状；裂片卵状披针形，长 1.2 mm，急尖，顶端具乳头状毛。花药长 2.2 mm，基部钝，附片卵状披针形；花柱分枝长约 1 mm。瘦果圆柱形，长 2.5 mm，被密硬毛。冠毛白色，长约 6 mm。花期 2 ~ 8 月。

【性味】苦，寒。

【功能主治】清热解毒，利水消肿，杀虫。主治肿脓疡疖、尿路感染、肾炎水肿、口腔炎、跌打损伤、湿疹、疥疮、阴道滴虫。

【用法用量】内服：煎汤，9 ~ 15 g，鲜品加倍；或入丸、散。外用：适量，鲜品捣敷。

款冬属 *Tussilago*

款冬花

别名　冬花

【生长环境】常生于山谷湿地或林下。

【植物形态】多年生草本。根状茎横生地下，褐色。早春花叶抽出数个花葶，高 5 ~ 10 cm，密被白色茸毛，有鳞片状，互生的苞叶，苞叶淡紫色。头状花序单生顶端，直径 2.5 ~ 3 cm，初时直立，花后下垂；总苞片 1 ~ 2 层，总苞钟状，结果时长 15 ~ 18 mm，总苞片线形，顶端钝，常带紫色，被白色柔毛及脱毛，有时具黑色腺毛；边缘有多层雌花，花冠舌状，黄色，子房下位；柱头 2 裂；中央的两性花少数，花冠管状，顶端 5 裂；花药基部尾状；柱头头状，通常不结实。瘦果圆柱形，长 3 ~ 4 mm；冠毛白色，长 10 ~ 15 mm。后生出基生叶阔心形，具长叶柄，叶片长 3 ~ 12 cm，宽 4 ~ 14 cm，边缘有波状顶端增厚的疏齿，掌状网脉，下面被密白色茸毛；叶柄长 5 ~ 15 cm，被白色绵毛。

【性味归经】辛、微苦，温。归肺经。

【功能主治】润肺下气，止咳化痰。用于新久咳嗽、喘咳痰多、劳嗽咯血。

【用法用量】内服：煎汤，5 ~ 9 g。

【贮藏】置干燥处，防潮，防蛀。

来源 本品为菊科款冬属植物款冬 *Tussilago farfara* L. 的干燥花蕾。

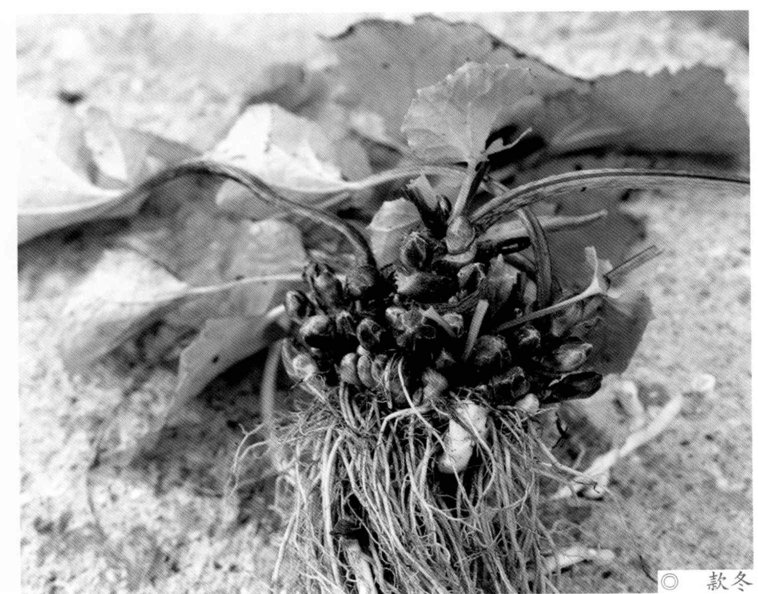
◎ 款冬

苍耳属 *Xanthium*

苍耳子

别名 苍耳、老苍子、苍子、菜耳、苍刺头、毛苍子、痴头猛、羊带归

【生长环境】常生长于平原、丘陵、低山、荒野路边、田边。

【植物形态】一年生草本，高 20～90 cm。根纺锤状，分枝或不分枝。茎直立不分枝或少有分枝，下部圆柱形，径 4～10 mm，上部有纵沟，被灰白色糙伏毛。叶三角状卵形或心形，长 4～9 cm，宽 5～10 cm，近全缘，或有 3～5 个不明显浅裂，顶端尖或钝，基部稍心形或截形，与叶柄连接处成相等的楔形，边缘有不规则的粗锯齿，有三基出脉，侧脉弧形，直达叶缘，脉上密被糙伏毛，上面绿色，下面苍白色，被糙伏毛；叶柄长 3～11 cm。雄性的头状花序球形，径 4～6 mm，有或无花序梗，总苞片长圆状披针形，长 1～1.5 mm，被短柔毛，花托柱状，托片倒披针形，长约 2 mm，顶端尖，有微毛，有多数的雄花，花冠钟形，管部上端有 5 宽裂片；花药长圆状线形；雌性的头状花序椭圆形，外层总苞片小，披针形，长约 3 mm，被短柔毛，内层总苞片结合成囊状，宽卵形或椭圆形，绿色、淡黄绿色或有时带红褐色，在瘦果成熟时变坚硬，连同喙部长 12～15 mm，宽 4～7 mm，外面有疏生的具钩状的刺，刺极细而直，基部微增粗或几不增粗，长 1～1.5 mm，基部被柔毛，常有腺点，或全部无毛；喙坚硬，锥形，上端略呈镰刀状，长 1.5 ~ 2.5 mm，常不等长，少有结合而成 1 个喙。瘦果 2，倒卵形。花期 7 ~ 8 月，果期 9 ~ 10 月。

【**性味归经**】辛、苦，温，有毒。归肺经。

【**功能主治**】散风除湿，通鼻窍。用于风寒头痛、鼻渊流涕、风疹瘙痒、湿痹拘挛。

【**用法用量**】内服：煎汤，3 ~ 9 g。

【**贮藏**】置干燥处。

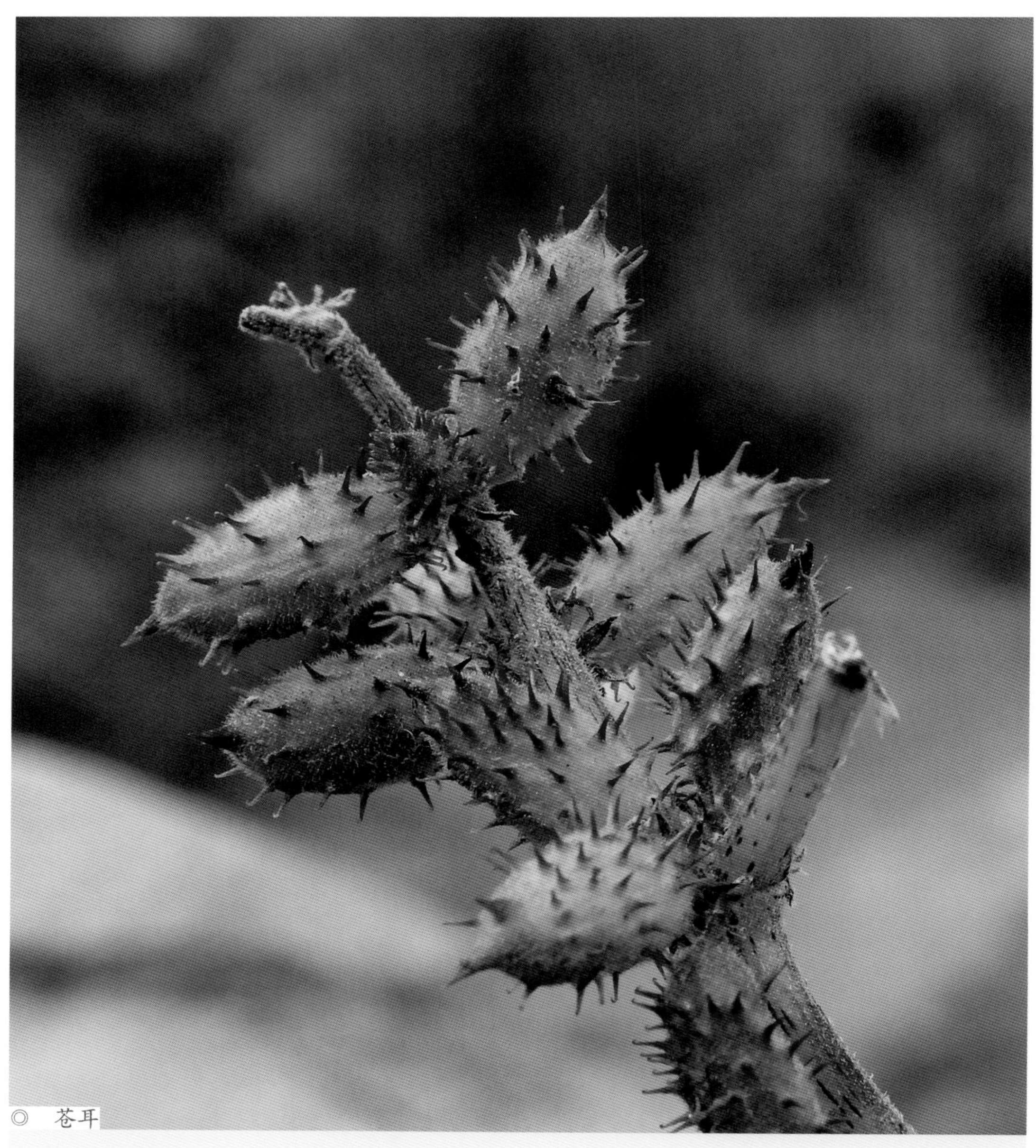

◎ 苍耳

来源 本品为菊科苍耳属植物苍耳 *Xanthium strumarium* 的干燥成熟带总苞的果实。

菌类——FUNGI

菌类是一类非绿色真核生物，不含叶绿素，不能进行光合作用，他们吸收或摄取现成的有机物为食物。共同特征是：植物体没有根、茎、叶的分化，不含叶绿素等光合色素（极少数光合细菌除外），不能进行光合作用，腐生生活或寄生生活，即异养生活。多数据明显的细胞壁，具有细胞核，单细胞或菌丝状。生殖器官多为单细胞结构，合子不发育成胚。菌类分布比较广泛，在水、空气、土壤以至动、植物的身体内，它们均可以生存。菌类和人类的关系极为密切，许多种类可食用或医用，许多食用菌兼具有药用价值，并且都有上千年的应用历史。我国最早的药物书《神农本草经》及历代本草书中记载有：灵芝、茯苓、猪苓、冬虫夏草等药用真菌。近代进行了大量的人工栽培研究，如灵芝、茯苓、猪苓、桑黄、等。近代医学研究表明，这些药用菌类不仅有传统的益气、强身、祛病、通经、益寿等功能，还具增强人体免疫力，抗肿瘤抗癌等功效。

菌　类 *Fungi*

树花

别名　白参、天花菌、八担柴

【生长环境】生于阔叶树或针叶树的倒木、枯立木、原木、伐桩及木材上。

【原形态】子实体往往覆瓦状叠生。菌盖无柄，侧生，或背面有附着点，革质，强韧，干时卷缩，润湿时恢复原状，扇形或肾形，宽 1～4 cm。盖面白色至灰白色，有茸毛或粗毛，常有环纹；盖缘反卷，有多数裂瓣，呈小云状锯齿。菌肉薄干，韧，白色带褐色。菌褶幅窄，从基部放射而出，直达盖缘尽头，有长短不同的 3 种褶；沿边缘纵裂反卷，白色、灰褐色至淡肉桂色。孢子印白色。孢子长椭圆形，无色，光滑，（4～6）μm×（2～3）μm。

【性味归经】甘，平。归脾经。

【功能主治】滋补强身，止带。主治体虚气弱、带下。

【用法用量】内服：煎汤，9～16 g。

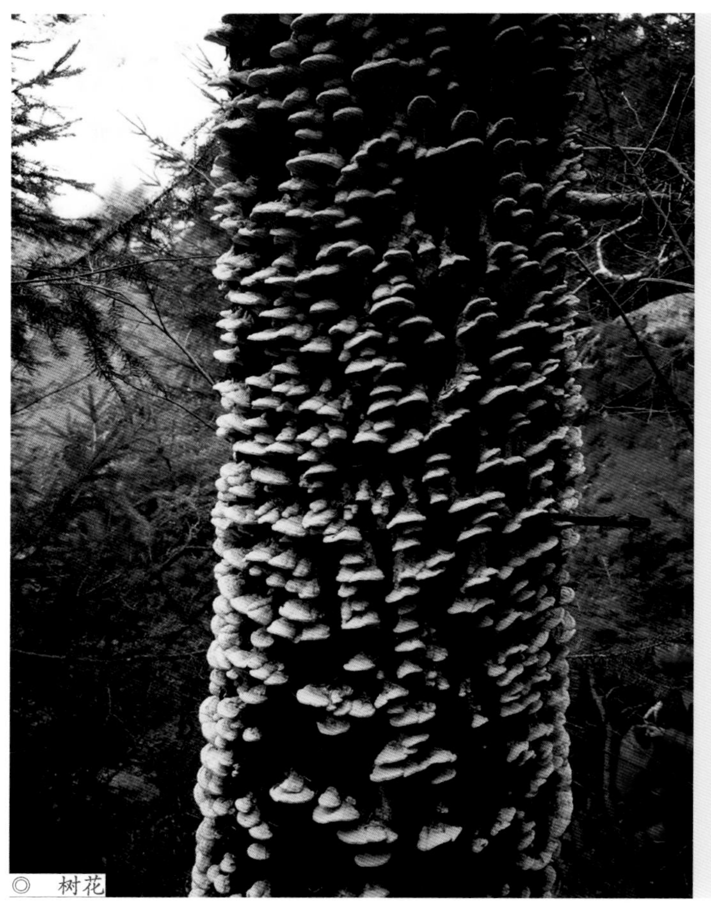

◎　树花

来源　本品为白蘑科真菌裂褶菌 *Schizophyllum commune* Franch. 的子实体。全年均可采收，去除杂质，晒干。

硫黄菌

别名　黄芝、金芝、硫黄多孔菌、鲑鱼菌、硫色菌、树鸡

【生长环境】生于阔叶及针叶树的树干或木桩上。

【原形态】子实体无柄或基部狭窄似菌柄。菌盖半圆形，往往覆瓦状，肉质，老后干酪质，（3～28）cm×（3～30）cm，厚0.5～2 cm，有微细茸毛或光滑，有皱纹，无环带，柠檬黄色或鲜橙色，后期褪色；边缘薄，波浪状至瓣状裂。菌肉白色或浅黄色，厚0.4～1.8 cm，菌管长1～4 mm。管口硫黄色，后期褪色，多角形，平均每1 mm间3～4个，孢子卵形至近球形，有小尖，无色，光滑，（5～7）μm×（4～5）μm。

【性味】甘，温。

【功能主治】益气补血。主治气血不足、体虚、衰弱无力。

【用法用量】内服：煎汤，9～15 g；或作食品。

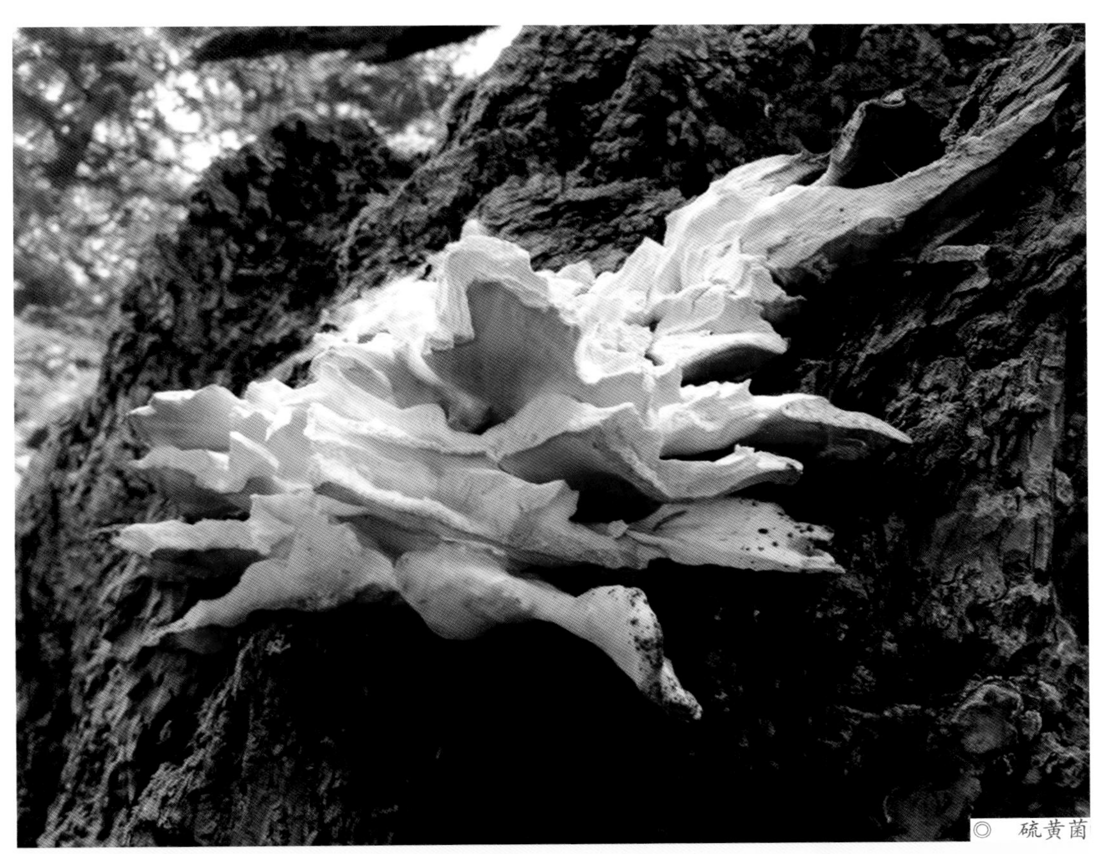

◎　硫黄菌

来源　本品为真菌类担子菌纲多孔菌目多孔菌科硫黄多孔菌 *Tyromyces sulphureus*（Bull. ex Fr.）Donk 的子实体。全年均可采，晒干备用。

松杉灵芝

别名　欧洲灵芝、铁杉灵芝、松杉树芝、长白山灵芝

【**原形态**】一年生，通常具侧生菌柄，新鲜时软木栓质，干燥后变为木栓质；菌盖平展盖形，半圆形或扇形，外伸可达20 cm，宽可达25 cm，基部厚可达4 cm；菌盖上表面幼时金黄褐色、褐色，具似漆样光泽，成熟时颜色为红褐色、深褐色或紫褐色，漆样光泽明显，光滑，同心环带明显，通常被褐色的孢子粉覆盖；边缘钝；管口表面新鲜时奶油色，干后污褐色至浅褐色；不育的边缘明显，红褐色，宽可达5 mm；管口近圆形，每毫米4~5个；管口边缘且全缘；菌肉木材色至浅褐色，菌肉从上至下颜色由浅至深，木栓质，厚可达2 cm；菌盖上表面形成1皮壳；菌管多层，分层不明显，浅褐色，新鲜时纤维质，干后木栓质，明显比菌肉颜色深，长达20 mm。

【**性味**】甘，平。

【**功能主治**】扶正固体，滋补健体。

【**用法用量**】内服：研末，2.5~5 g；或浸酒服。

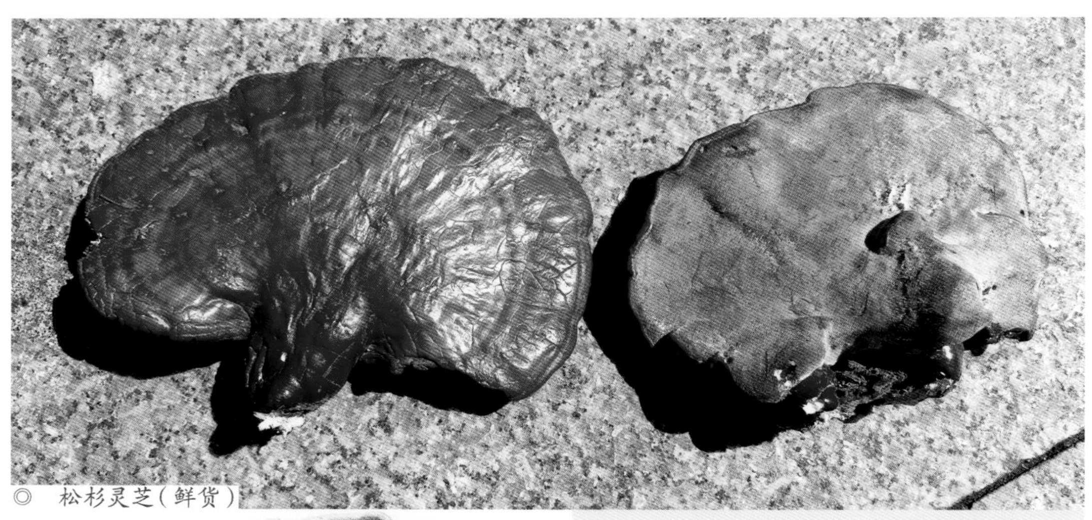

◎　松杉灵芝（鲜货）

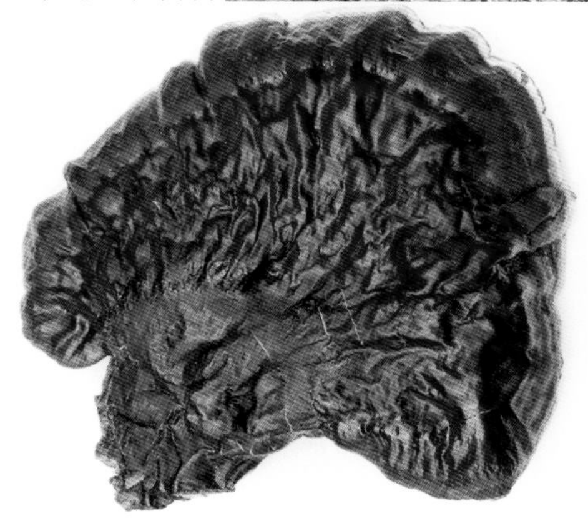

◎　松杉灵芝

来源　本品为多孔菌科真菌欧洲灵芝 *Ganoderma tsugae* Murrll. 的干燥子实体。全年采收，除去杂质，剪除附有朽木、泥沙或培养基质的下端菌柄，阴干或在40℃~50℃烘干。

云芝

别名　杂色云芝、黄云芝、灰芝、瓦菌、彩云革盖菌、多色牛肝菌、红见手、千层蘑、彩纹云芝、多色云芝、白边黑云芝、树蛾、云蘑

【生长环境】生于多种阔叶树的枯立木、倒木、枯枝及衰老的活立木上，偶见生于落叶松、黑松等针叶树腐木上。

【原形态】本品菌盖单个呈扇形、半圆形或贝壳形，常数个叠生成覆瓦状或莲座状；直径 1 ~ 10 cm，厚 1 ~ 4 mm。表面密生灰、褐、蓝、紫黑等颜色的茸毛（菌丝），构成多色的狭窄同心形环带，边缘薄；腹面灰褐色、黄棕色或淡黄色，无菌管处呈白色，菌管密集，管口近圆形至多角形，部分管口开裂成齿。革质，不易折断，断面菌肉类白色，厚约 1 mm；菌管单层，长 0.5 ~ 2 mm，多为浅棕色，管口近圆形至多角形，每 1 mm 有 3 ~ 5 个。

【性味归经】甘、淡，微寒。归肝、脾、肺经。

【功能主治】健脾利湿，清热解毒。用于湿热黄疸、胁痛、纳差、倦怠乏力；作为免疫调节剂，主要用于治疗慢性、活动性肝炎；具有调节免疫功能，主要用于慢性、活动性肝炎及肿瘤的辅助治疗。

【用法用量】内服：煎汤，9 ~ 27 g。

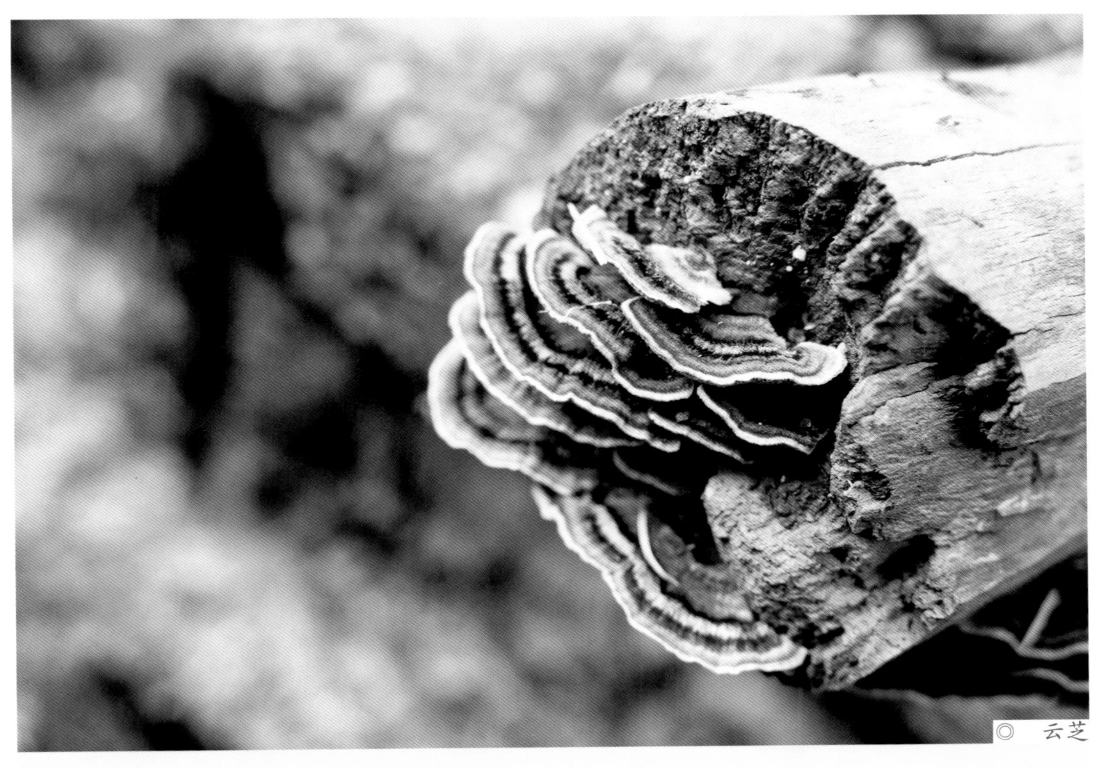

◎　云芝

来源　本品为多孔菌科真菌彩云革盖菌 *Coriolus versicolor*（L. ex Fr.）Quel. 的干燥子实体。全年均可采收，除去杂质，晒干。

红缘层孔菌

别名 红缘树舌、红缘层孔、松生层孔、红带菌

【生长环境】生于海拔 2600 ~ 3800 m 的松树、杉树等针叶树腐木上，偶生于阔叶树上。

【原形态】菌盖无柄扁平，半球形或马蹄形，长径 7 ~ 35 cm，短径 5 ~ 24 cm，厚 3 ~ 8 cm。表面灰色至黑色，有的具红色胶质皮壳，有较宽的同心环棱，边缘近白色、黄色或赤栗色。菌肉近白色或木色，有环纹。纵剖面可见菌管多层，每层厚 3 ~ 7 mm。菌管口圆形，管口面浅黄色或锈褐色。木质或木栓质。

【性味归经】微苦，平。

【功能主治】祛风除湿。主治风寒湿痹、关节疼痛。

【用法用量】内服：煎汤，6 ~ 15 g。

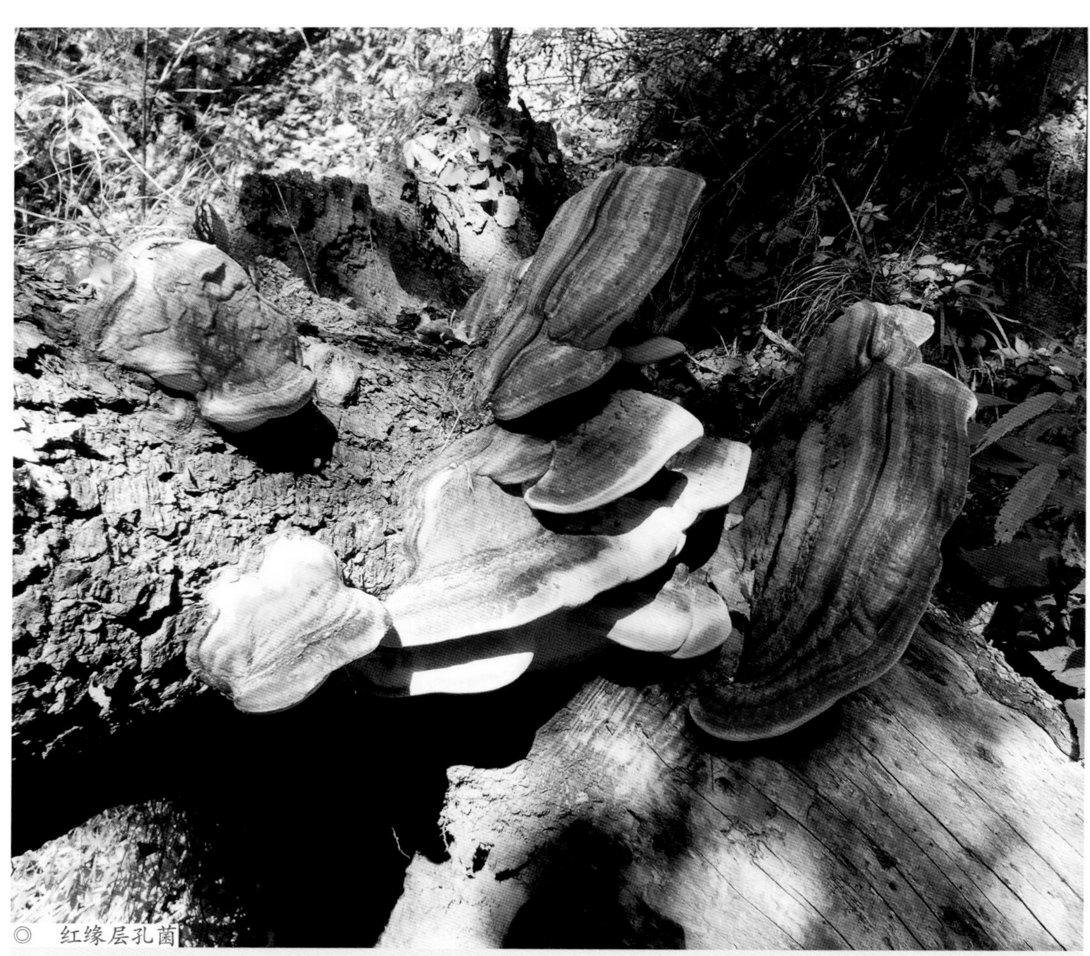

◎ 红缘层孔菌

来源 本品为多孔菌科真菌松生拟层孔菌 *Fomitopsis pinicola*（Sow.ex Fr.）Karst. 的子实体。夏、秋季采收，采摘后去掉污物，切片，晒干备用。

沙棘菌芝

【**原形态**】本品菌盖呈蹄形、半圆形或长椭圆形，长 4 ~ 13 cm，宽 3 ~ 9 cm，基部厚 3 ~ 8 cm。菌盖表面浅灰褐色至黑褐色，具同心环沟和宽的同心环带，常龟裂，有的表面有寄生的苔藓。孔表面锈褐色，孔口每毫米 6 ~ 8 个，菌管分层；质硬，断面层纹清晰，色泽深浅不一，菌管同向排列整齐。

【**性味归经**】甘、微苦，温。归心、肝、脾、胃经。

【**功能主治**】扶正固本，健脾消积，化痰利湿。用于心悸气短、食滞纳差、脘腹胀满、咳嗽气喘、抑制肿瘤。

【**用法用量**】内服：3 ~ 9 g。

【**贮藏**】置通风干燥处，防蛀。

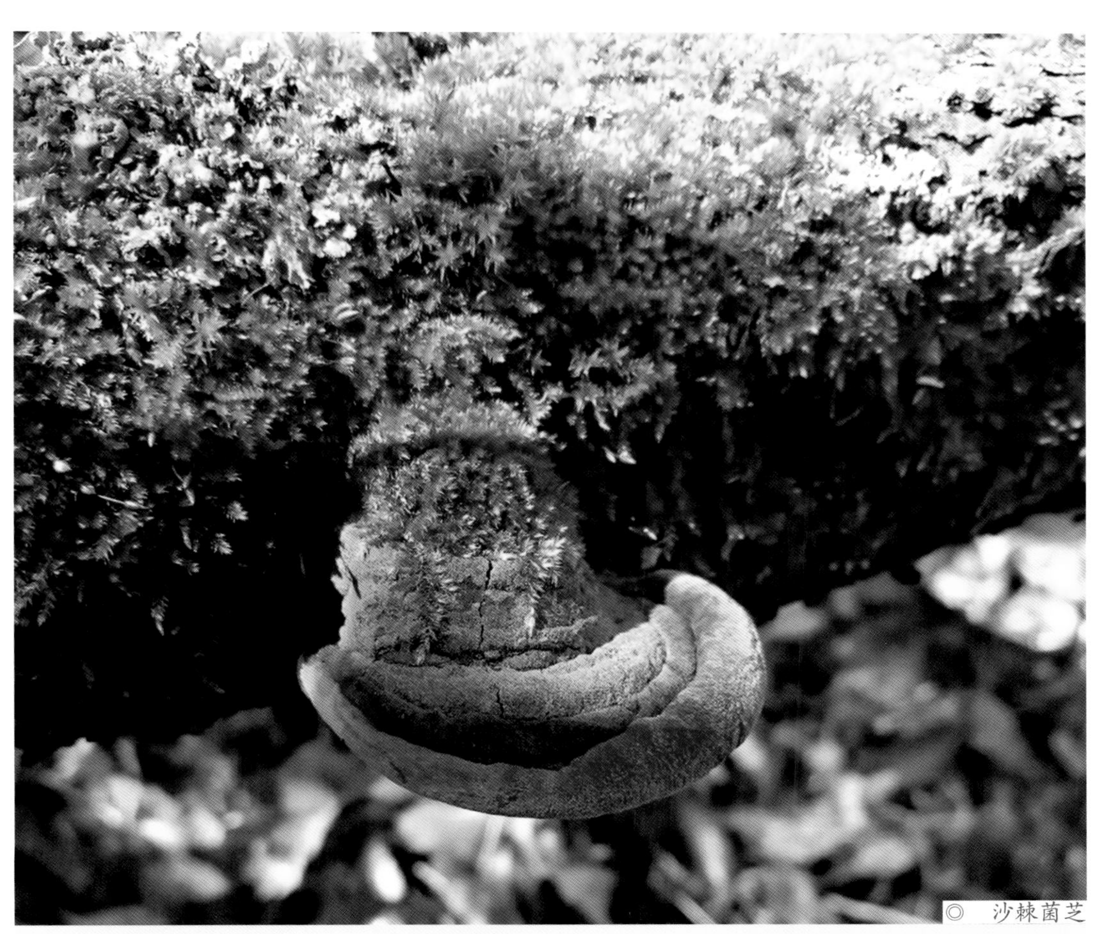

◎ 沙棘菌芝

来源 本品为锈草孔菌科真菌稀针嗜蓝孢孔菌 *Fomitiporia robusta*（P.Karst.）Fiasson & Niemela. 的干燥子实体。采摘后，除去杂质，剪除附有朽木、泥沙或培养基质的下端菌柄，阴干。

苦白蹄

别名 阿里红、落叶松茸、药用层孔菌

【生长环境】 生于海拔 3500 m 左右衰老的落叶松树干基部或伐桩上，也生于其他针叶树上，偶见生于栎树等阔叶树树干上。

【原形态】 菌盖多呈马蹄形，或不规则瘤状，与树干着生面扁平，直径 8 ~ 30 cm。表面灰白色、浅黄色或灰棕色，较粗糙，有时可见同心环纹或不规则裂隙，边缘钝。菌肉乳白色或淡黄色，厚可达 10 cm，上表面具一明显且厚的皮壳，不育边缘明显。管口类白色或淡黄色，管口圆形。纵剖面可见菌管多层。质轻，疏松，易碎，并有粉尘飞出。

【性味】 甘、苦，温。无毒。

【功能主治】 止咳平喘，祛风除湿，消肿止痛，利尿，解蛇毒。用于咳嗽、哮喘、慢性风湿性关节炎、胃痛、咽喉肿痛、牙周炎、尿路结石、水肿、毒蛇咬伤。

【用法用量】 内服：煎汤，3 ~ 6 g；或研末。外用：适量，研末，醋调敷。

【注意】 不宜过量服用，过量可引起伞菌酸中毒。

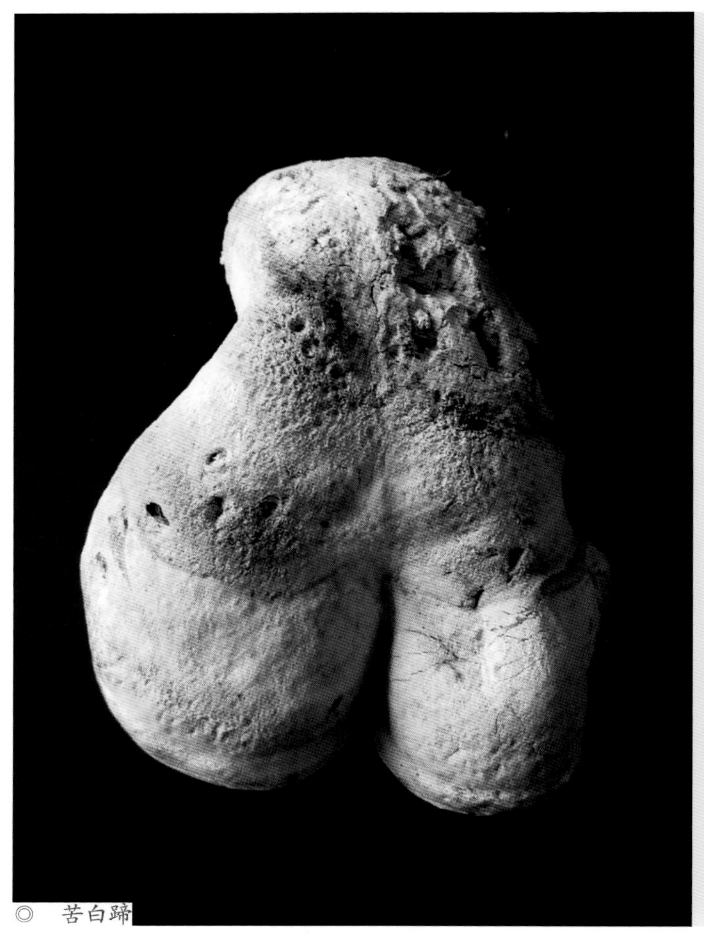

◎ 苦白蹄

来源 本品为多孔菌科真菌药用层孔菌 *Fomitopsis officinalis*（Vill.ex Fr.）Bond.et Sing. 的子实体。夏、秋采收，切去粗糙外皮，晒干，磨碎。

猪苓

别名　野猪粪

【生长环境】生长在山林中柞树、枫树、桦树、槭树、橡树的根上，性喜松软凸起不易长草的土壤，雨季常在凸起处生有一茎多头蘑菇状的子实体。

【原形态】菌核呈长形块状或不规则块状，有的呈关状，稍扁，表面凹凸不平，棕黑色或黑褐色，有皱纹及窟状突起；断面呈白色或淡褐色，半木质化，较轻。子实体从地下菌核内生出，常多数合生，菌柄基部相连或多分枝，形成1丛菌盖，伞形呈伞状半圆形，直径达15 cm以上。菌盖肉质，干后硬而脆，圆形，宽1～8 cm，中部脐状，表面浅褐色至红褐色。菌肉薄，白色。菌管与菌肉同色，与菌柄呈延生；管口多角形。孢子在显微镜下呈卵圆形。

【性味归经】甘、淡，平。归肾、膀胱经。

【功能主治】利水渗湿。用于小便不利、水肿、泄泻、淋浊、带下。

【用法用量】内服：煎汤，6～12 g。

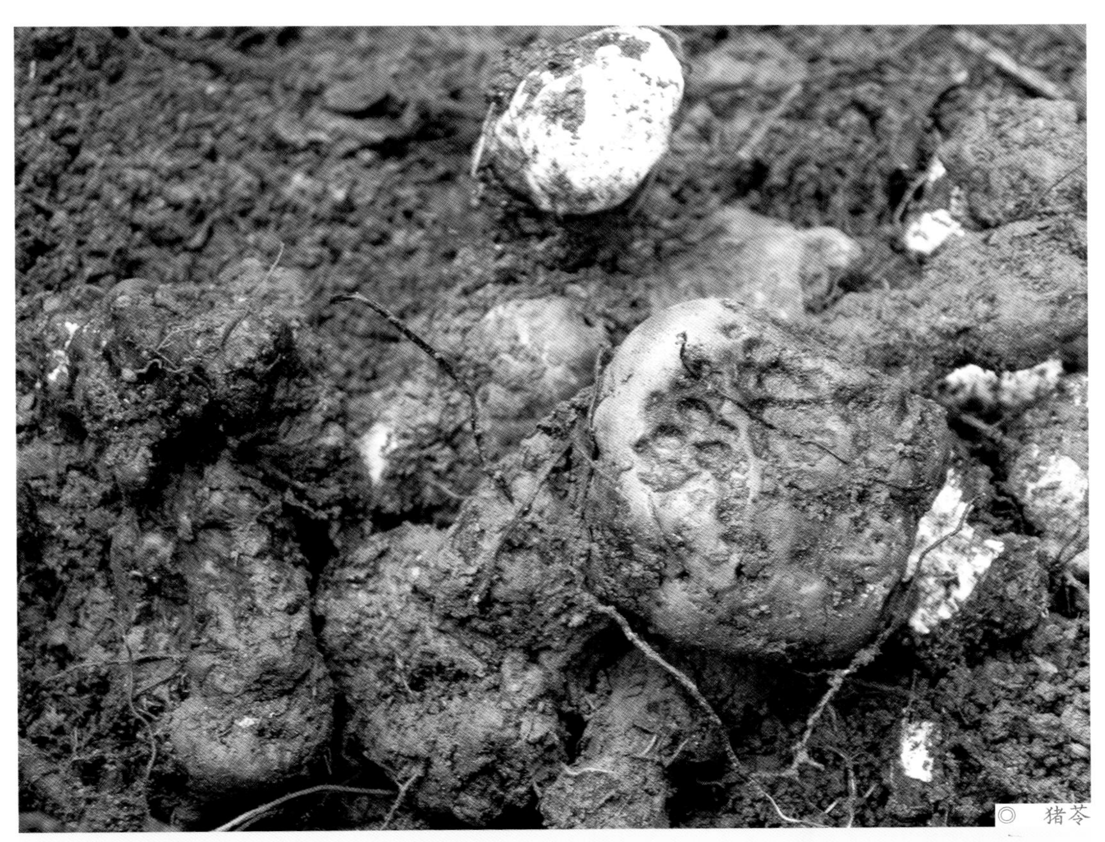

◎　猪苓

来源　本品为多孔菌科真菌猪苓 *Polyporus umbellatus*（Pers.）Fries的干燥菌核。春、秋二季采挖，除去泥沙，干燥。

木蹄

别名　桦菌芝、木蹄、木蹄层孔菌

【生长环境】生于白桦树、枫树、栎树及山杨等的污立木和腐木上。

【原形态】多年生，无柄。菌盖马蹄形，灰色、浅褐色至黑色，长可达 20 ~ 40 cm，宽可达 30 cm，中部厚可达 12 ~ 18 cm；具同心环带和浅的环沟；边缘浅褐色，多茸毛或呈毡状，钝；菌肉硬纤维质，锈褐色；上面具有一层厚角质皮壳。菌管多层，层次不甚明显，每层厚 3 ~ 5 mm，色较菌肉浅，管口圆形，灰色至浅褐色，每毫米 3 ~ 4 个；孢子长椭圆形，无色。

【性味】微苦，平。

【功能主治】消积，化瘀，抗癌。用于小儿食积、食管癌、胃癌、子宫癌。

【用法用量】内服：煎汤，20 ~ 25 g。

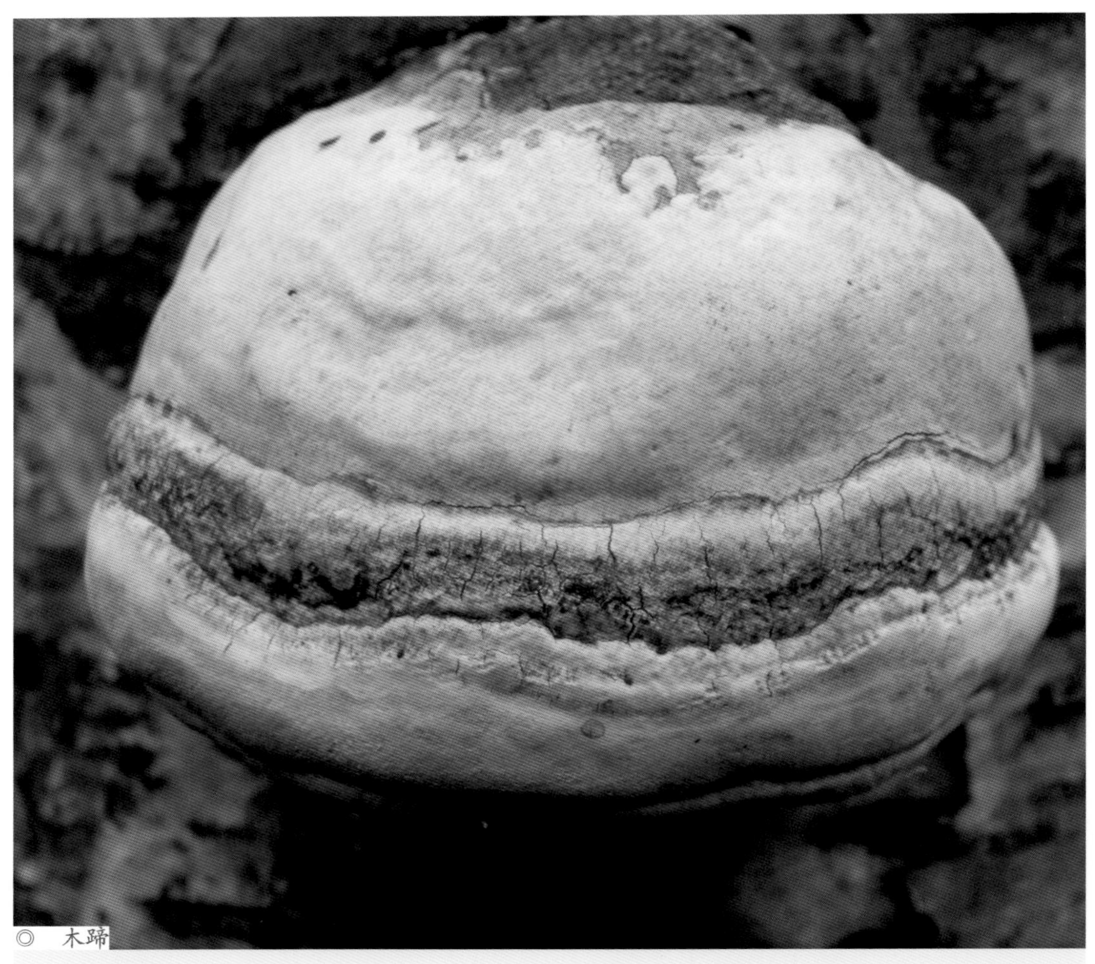

◎　木蹄

来源　本品多孔菌科褐层孔属真菌类植物木蹄层孔菌 *Pyropolyporus fomentarius*（L.ex Fr）Teng 的干燥子实体。6 ~ 7 月采集，除去杂质，晒干。

羊肚菌

别名　羊肚菜、羊肚蘑、编笠菌

【**生长环境**】生于海拔800～1000 m的阔叶林中地上及林缘空旷处。

【**原形态**】菌盖近球形、卵形至椭圆形，高4～10 cm，宽3～6 cm，顶端钝圆，表面有似羊肚状的凹坑。凹坑不定形至近圆形，宽4～12 mm，蛋壳色至淡黄褐色，棱纹色较浅，不规则的交叉。柄近圆柱形，近白色，中空，上部平滑，基部膨大并有不规则的浅凹槽，长5～7 cm，粗约为菌盖的2/3。子囊圆筒形。孢子长椭圆形，无色，每个子囊内含8个，呈单行排列。侧丝顶端膨大，粗达12 μm。

【**性味归经**】甘，平。归脾、胃经。

【**功能主治**】和胃消食，理气化痰。主治消化不良、痰多咳嗽。

【**用法用量**】内服：煎汤，30～60 g。

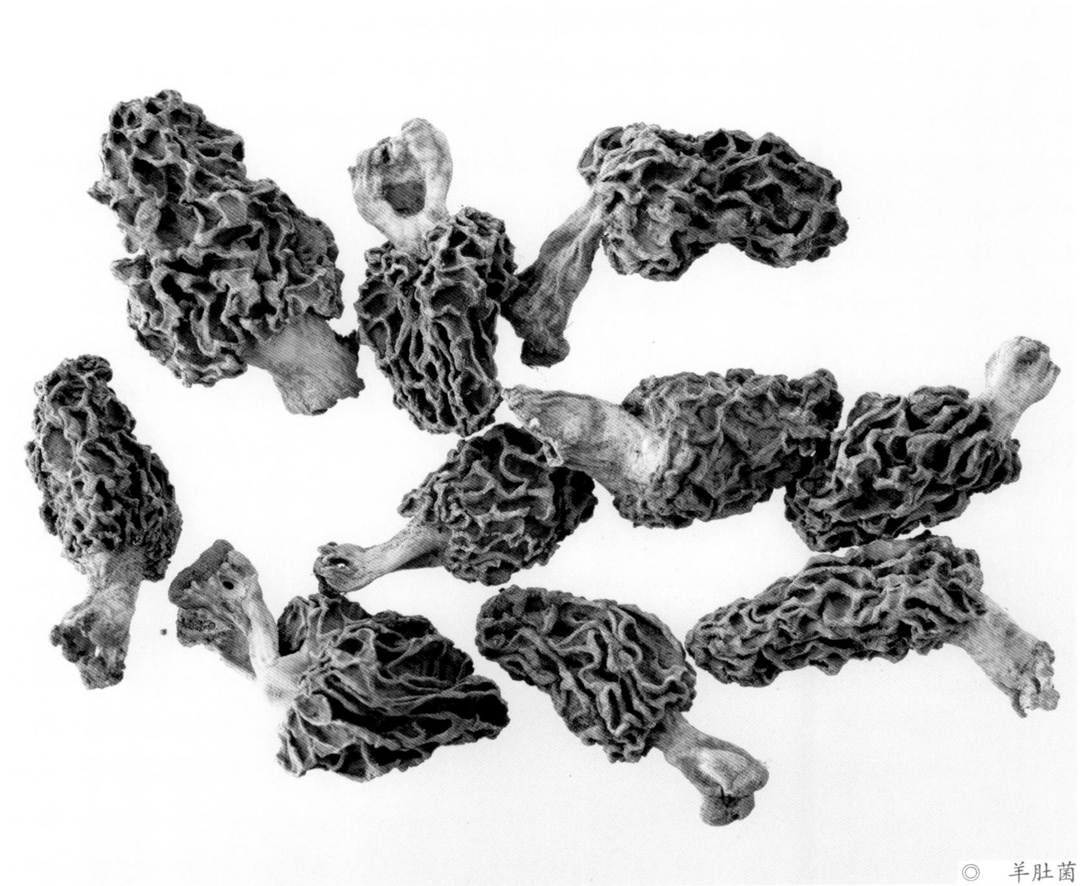

◎　羊肚菌

来源　本品为羊肚菌科真菌羊肚菌 *Morchella esculenta*（L.）Pers. 的子实体。

地星

别名　米屎菰、地蜘蛛、量湿地星、土星菌、大孤、山蟹

【生长环境】硬皮地星生于松林砂土地上，也见于空旷地带，5～10 月常见；尖顶地星生于草地或灌丛地，有时亦见于落叶层和腐殖质上。

【原形态】**硬皮地星**　子实体初呈球形，后从顶端呈星芒状张开。外包被 3 层，外层薄而松软，中层纤维质，内层软骨质。成熟时开成 6 至多瓣，湿时仰翻，干时内卷。外表面灰至灰褐色。内侧淡褐色，多具不规则龟裂。内包被薄膜质，扁球形，直径 1.2～2.8 cm，灰褐色。无中轴。成熟后顶部口裂。孢体深褐色，孢子球形，褐色，壁具小疣，径 7.5～11 μm。孢丝无色，厚壁无隔，具分枝，直径 4～6.5 μm。表面多附有粒状物。

尖顶地星　包被呈圆球形，顶部具一尖喙。包被径 3～8 cm，外包被呈芒状开裂 5～8 瓣，背面灰色，腹面肉桂

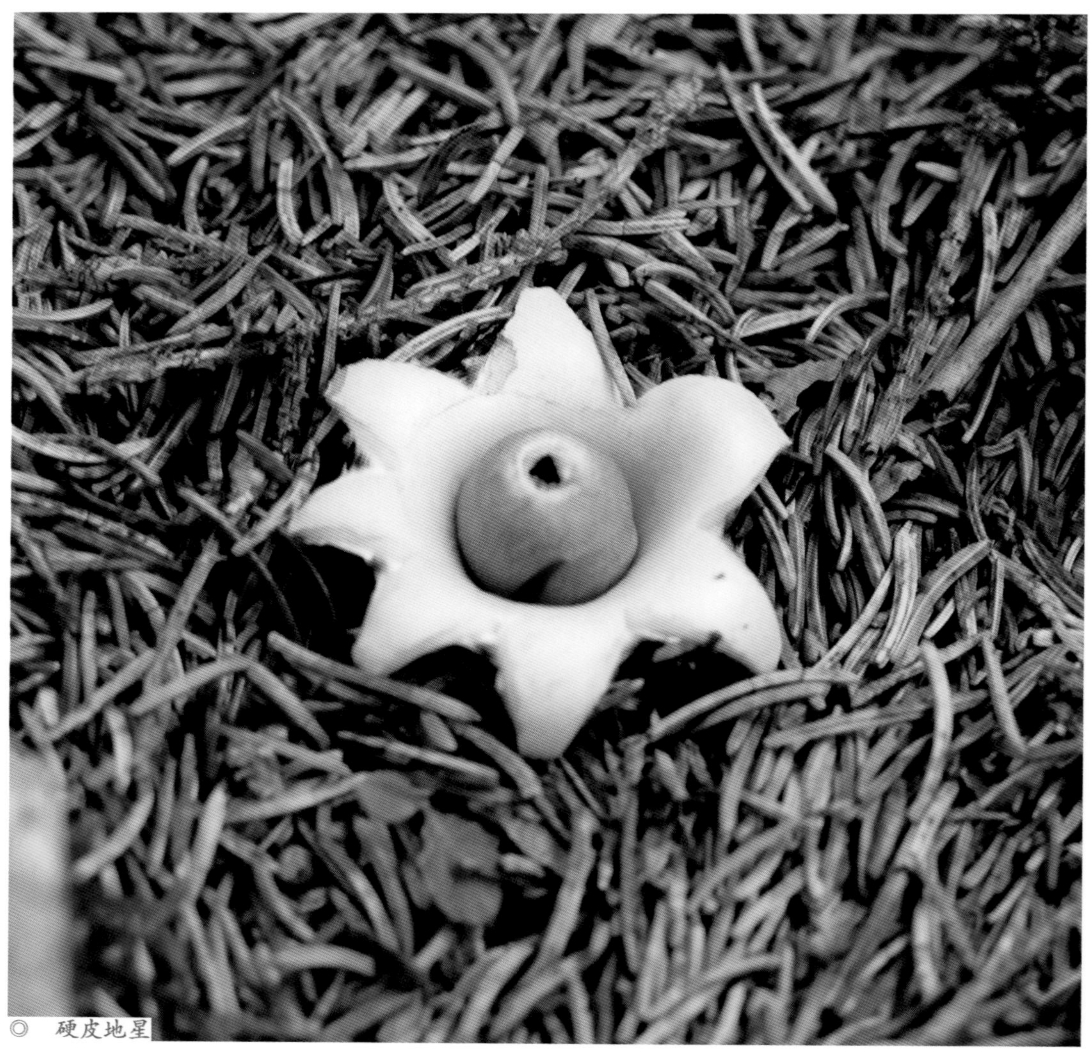

◎　硬皮地星

色，有龟裂。内包被灰色，薄膜状，直径1.7~2.7 cm。成熟时顶端开裂。孢体锈褐色，基部有短柄状的轴托。孢子球形，褐色，有疣突，3.5~5.5 μm。孢丝线状，淡褐色，径5~6 μm。

【性味】辛，平。

【功能主治】清肺热，活血，止血。内服用于支气管炎、肺炎、咽痛音哑、鼻衄；外用治外伤出血。

【用法用量】

内服：煎汤，3~6 g。外用：适量，研末敷。

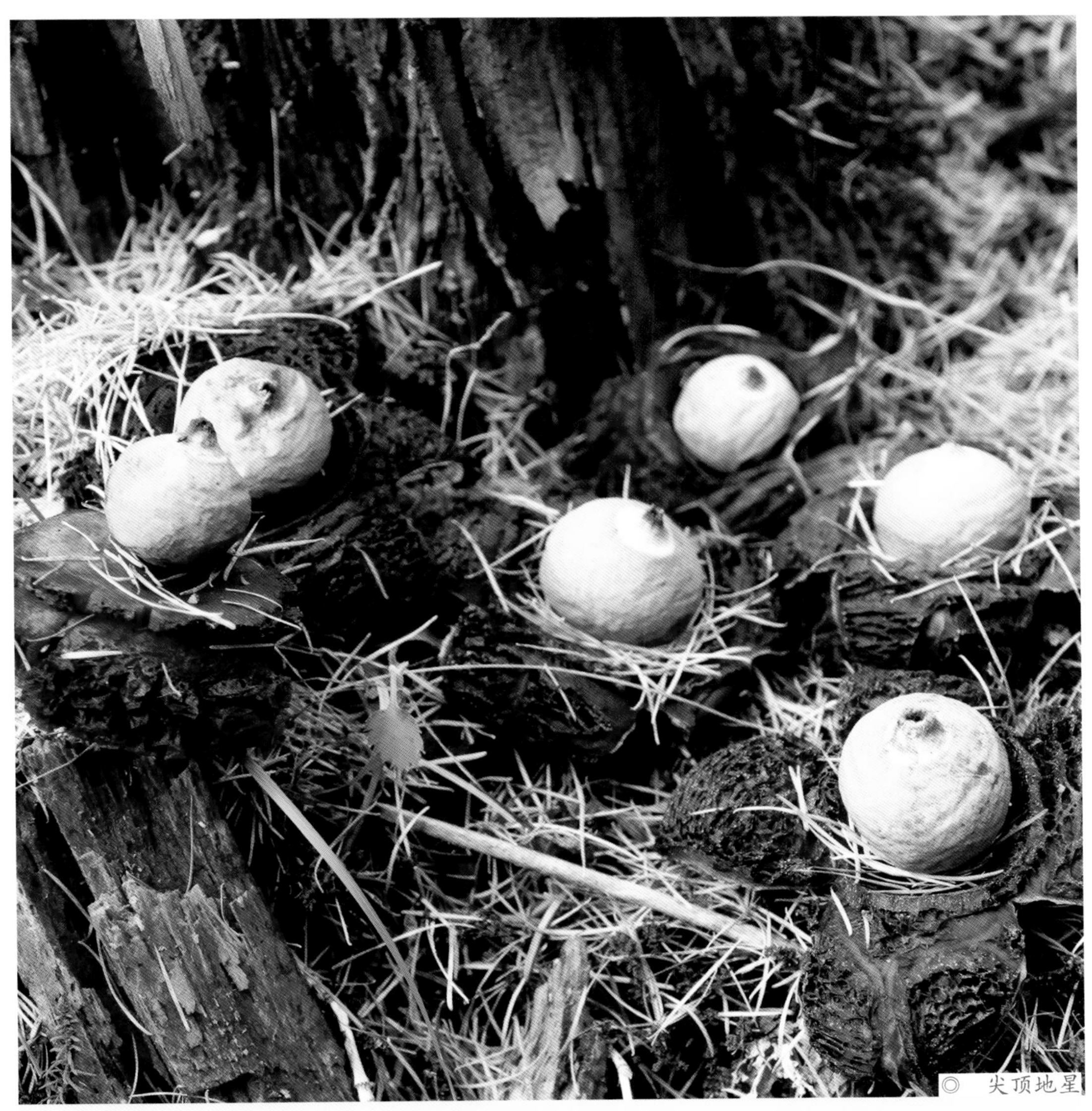

◎ 尖顶地星

来源 本品为真菌类担子菌纲地星科地星属植物硬皮地星 *Geastrum hygrometricum* Pers.；尖顶地星 *Geastrum tirplex*（Jungh.）Fisch. 的子实体和孢子。秋季采收，剥去外包被的硬皮备用。

石耳

别名 石木耳、岩菇、脐衣、石壁花

【生长环境】生于裸露的岩石上，尤喜生在硅质岩上。

【原形态】地衣体单片型，幼小时正圆形，长大后为椭圆形或稍不规则，直径12 cm上下，大者可达18 cm，革质。裂片边缘浅撕裂状；上表面褐色，近光滑，局部粗糙无光泽，或局部斑点脱落而露白色髓层；下表面棕黑色至黑色，具细颗粒状突起，密生黑色粗短而具分叉的假根，中央脐部青灰色至黑色，直径5～12 mm，有时自脐部向四周放射的脉络明显而突出。子囊盘少见。

【性味归经】甘，凉。归肺、心、胃经。

【功能主治】养阴润肺，凉血止血，清热解毒。主治肺虚劳咳、吐血、衄血、崩漏、肠风下血、痔漏、脱肛、淋浊、带下、毒蛇咬伤、烫伤和刀伤。

【用法用量】

内服：煎汤，9～15 g。或入丸、散。外用：适量，研末调敷。

【注意】脾胃虚寒者不宜用。

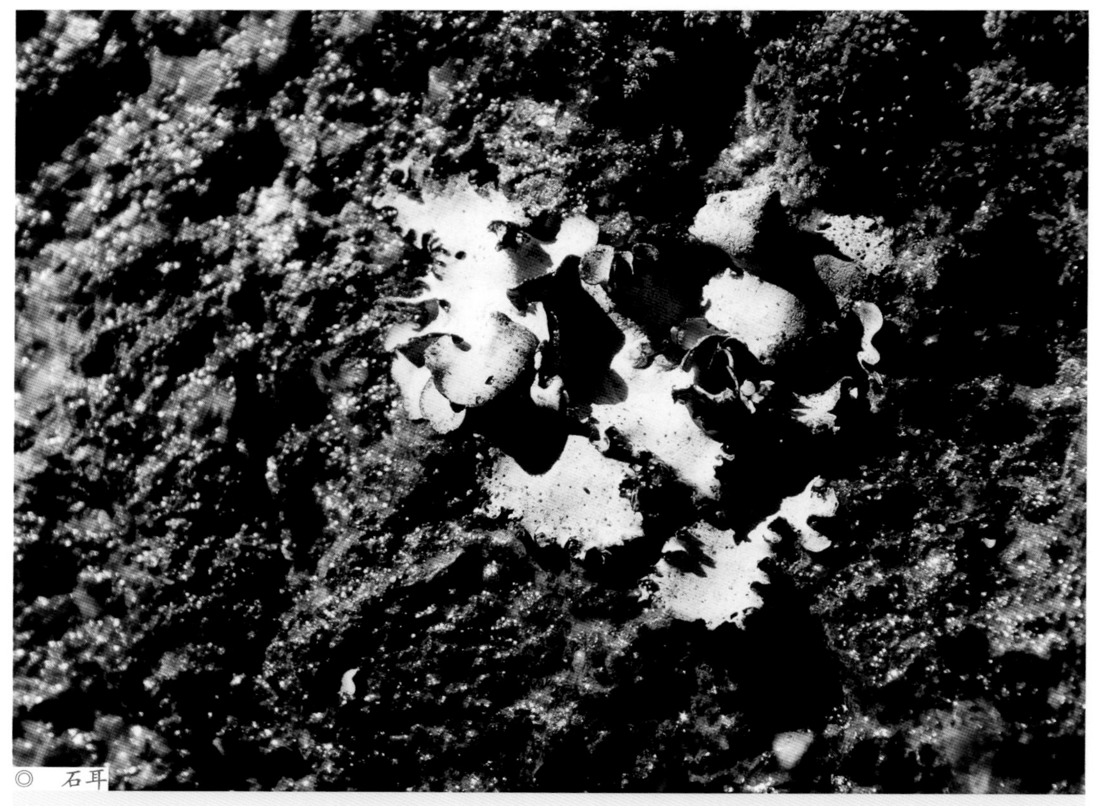

◎ 石耳

来源 本品为脐衣科植物石耳 *Umbilicaria esculenta*（Miyoshi）Minks 的地衣体。四季可采，晒干备用。

葛仙米

别名 地耳、地踏菇、鼻涕肉、地踏菜、天仙菜、天仙米、地软、地衣、地木耳、地皮菜、地捡皮

【生长环境】生于夏、秋季雨后潮湿草地或湿水滩旁。

【原形态】藻体由多数球形的单细胞串连而成，外被透明的胶质物，集成片状，与木耳相似；湿润时开展，呈蓝绿色，干燥时卷缩，呈灰褐色。

【性味归经】甘、淡，凉、寒。归肝经。

【功能主治】清热明目，收敛益气。主治目赤红肿、夜盲症、烫火伤、久痢、脱肛。

【用法用量】

内服：煮食，50 ~ 100 g。外用：研粉调敷。

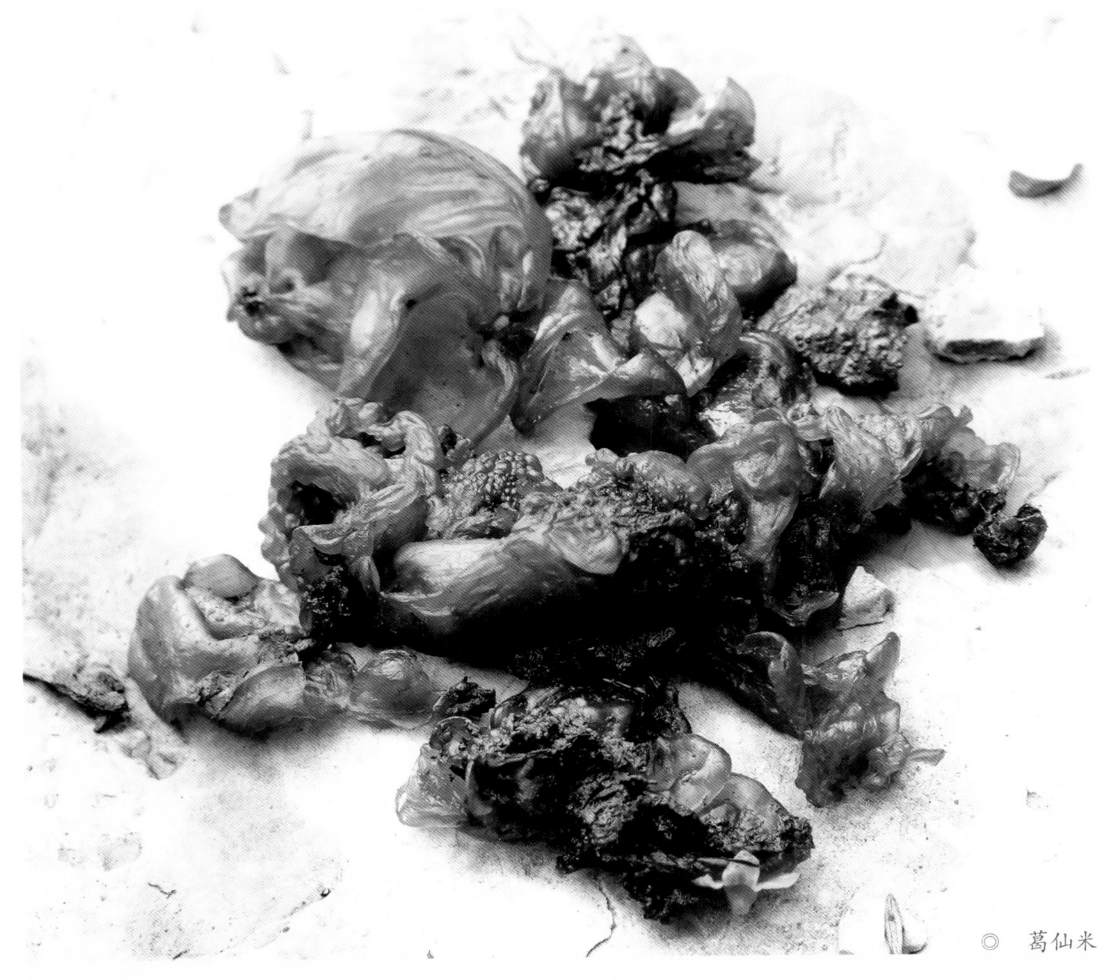

◎ 葛仙米

来源 本品为藻类蓝藻纲念珠藻科念珠藻属植物念珠藻 *Nostoc commune* Vauch. 的全植物。夏、秋雨后采收，洗净，晒干。

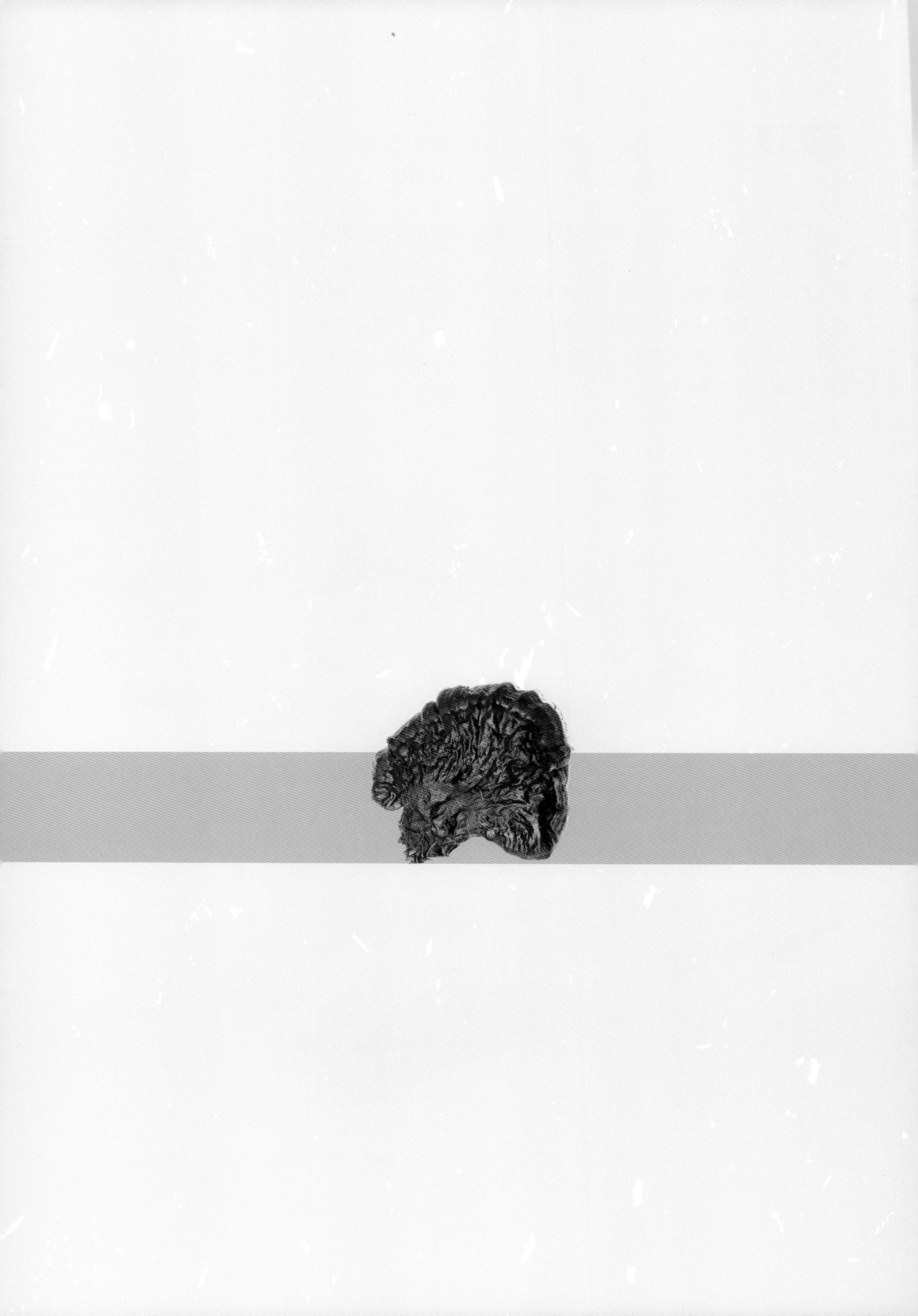

兰科——ORCHIDACEAE

地生、附生或较少为腐生草本，极罕为攀援藤本；地生与腐生种类常有块茎或肥厚的根状茎，附生种类常有由茎的一部分膨大而成的肉质假鳞茎。叶基生或茎生，后者通常互生或生于假鳞茎顶端或近顶端处，扁平或有时圆柱形或两侧压扁，基部具或不具关节。花葶或花序顶生或侧生；花常排列成总状花序或圆锥花序，少有为缩短的头状花序或减退为单花，两性，通常两侧对称；花被片 6，2 轮；萼片离生或不同程度的合生；中央 1 枚花瓣的形态常有较大的特化，明显不同于 2 枚侧生花瓣，称唇瓣，唇瓣由于花（花梗和子房）作 180° 扭转或 90° 弯曲，常处于下方（远轴的一方）；子房下位，1 室，侧膜胎座，较少 3 室而具中轴胎座；除子房外整个雌雄蕊器官完全融合成柱状体，称蕊柱；蕊柱顶端一般具药床和 1 个花药，腹面有 1 个柱头穴，柱头与花药之间有 1 个舌状器官，称蕊喙（源自柱头上裂片），极罕具 2~3 枚花药（雄蕊）、2 个隆起的柱头或不具蕊喙的；蕊柱基部有时向前下方延伸成足状，称蕊柱足，此时 2 枚侧萼片基部常着生于蕊柱足上，形成囊状结构，称萼囊；花粉通常黏合成团块，称花粉团，花粉团的一端常变成柄状物，称花粉团柄；花粉团柄连接于由蕊喙的一部分变成固态黏块即黏盘上，有时黏盘还有柄状附属物，称黏盘柄；花粉团、花粉团柄、黏盘柄和黏盘连接在一起，称花粉块，但有的花粉块不具花粉团柄或黏盘柄，有的不具黏盘而只有黏质团。果实通常为蒴果，较少呈荚果状，具极多种子。种子细小，无胚乳，种皮常在两端延长成翅状。

手 参 属 *Gymnadenia*

手参

别名 手掌参、掌参、阴阳参

【生长环境】生于海拔 265 ~ 4700 m 的山坡林下、草地或砾石滩草丛中。

【植物形态】植株高 20 ~ 60 cm。块茎椭圆形，长 1 ~ 3.5 cm，肉质，下部掌状分裂，裂片细长。茎直立，圆柱形，基部具 2 ~ 3 枚筒状鞘，其上具 4 ~ 5 枚叶，上部具一至数枚苞片状小叶。叶片线状披针形、狭长圆形或带形，长 5.5 ~ 15 cm，宽 1 ~ 2（2.5）cm，先端渐尖或稍钝，基部收狭成抱茎的鞘。总状花序具多数密生的花，圆柱形，长 5.5 ~ 15 cm；花苞片披针形，直立伸展，先端长渐尖成尾状，长于或等长于花；子房纺锤形，顶部稍弧曲，连花梗长约 8 mm；花粉红色，罕为粉白色；中萼片宽椭圆形或宽卵状椭圆形，长 3.5 ~ 5 mm，宽 3 ~ 4 mm，先端急尖，略

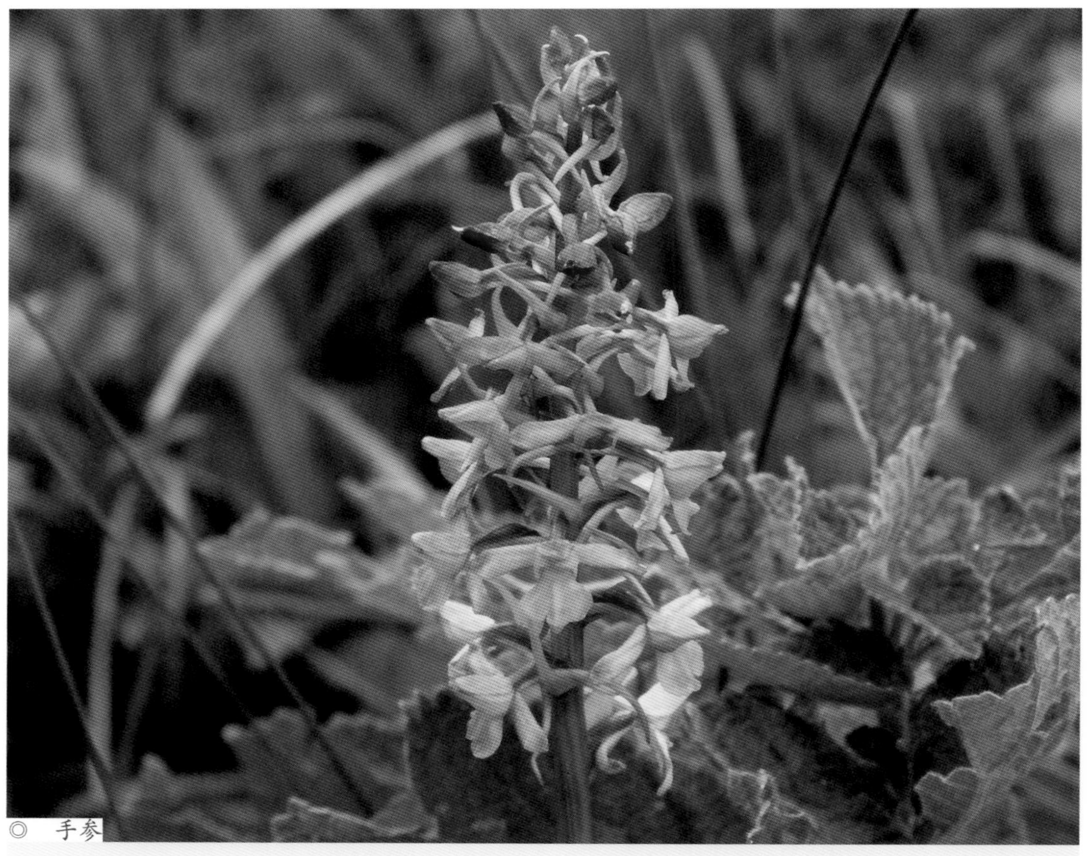

◎ 手参

来源 本品为兰科植物手参 *Gymnadenia conopsea* 的块茎。

呈兜状，具3脉；侧萼片斜卵形，反折，边缘向外卷，较中萼片稍长或几等长，先端急尖，具3脉，前面的1条脉常具支脉；花瓣直立，斜卵状三角形，与中萼片等长，与侧萼片近等宽，边缘具细锯齿，先端急尖，具3脉，前面的1条脉常具支脉，与中萼片相靠；唇瓣向前伸展，宽倒卵形，长4～5 mm，前部3裂，中裂片较侧裂片大，三角形，先端钝或急尖；距细而长，狭圆筒形，下垂，长约1 cm，稍向前弯，向末端略增粗或略渐狭，长于子房；花粉团卵球形，具细长的柄和黏盘，黏盘线状披针形。花期6～8月。

【性味归经】甘，温、润。归肺、脾、胃经。

【功能主治】补肾益气，生精润肺。用于肺病、肺虚咳喘、肉食中毒、遗精阳痿。

【用法用量】内服：单用研细，用温奶冲服或配方，3～9 g。

角盘兰属 *Herminium*

角盘兰

别名　人头七、人参果

【生长环境】生于海拔600～4500 m的山坡阔叶林至针叶林下、灌丛下、山坡草地或河滩沼泽草地中。

【植物形态】植株高5.5～35 cm。块茎球形，直径6～10 mm，肉质。茎直立，无毛，基部具2枚筒状鞘，下部具2～3枚叶，在叶之上具1～2枚苞片状小叶。叶片狭椭圆状披针形或狭椭圆形，直立伸展，长2.8～10 cm，宽8～25 mm，先端急尖，基部渐狭并略抱茎。总状花序具多数花，圆柱状，长达15 cm；花苞片线状披针形，长2.5 mm，宽约1 mm，先端长渐尖，尾状，直立伸展；子房圆柱状纺锤形，扭转，顶部明显钩曲，无毛，连花梗长4～5 mm；花小，黄绿色，垂头，萼片近等长，具一脉；中萼片椭圆形或长圆状披针形，长2.2 mm，宽1.2 mm，先端钝；侧萼片长圆状披针形，宽约1 mm，较中萼片稍狭，先端稍尖；花瓣近菱形，上部肉质增厚，较萼片稍长，向先端渐狭，或在中部多少3裂，中裂片线形，先端钝，具一脉；唇瓣与花瓣等长，肉质增厚，基部凹陷呈浅囊状，近中部3裂，中裂片线形，长1.5 mm，侧裂片三角形，较中裂片短很多；蕊柱粗短，长不及1 mm；药室并行；花粉团近圆球形，具极短的花粉团柄和黏盘，黏盘较大，卷成角状；蕊喙矮而阔；柱头2个，隆起，叉开，位于蕊喙之下；退化雄蕊2个，近三角形，先端钝，显著。花期6～7（8）月。

【性味】甘，温。

【功能主治】滋阴补肾，养胃，调经。

用于神经衰弱、头晕失眠、烦躁口渴、食欲不振、须发早白、月经不调。

【用法用量】内服：15 ~ 20 g，水煎或泡酒服。

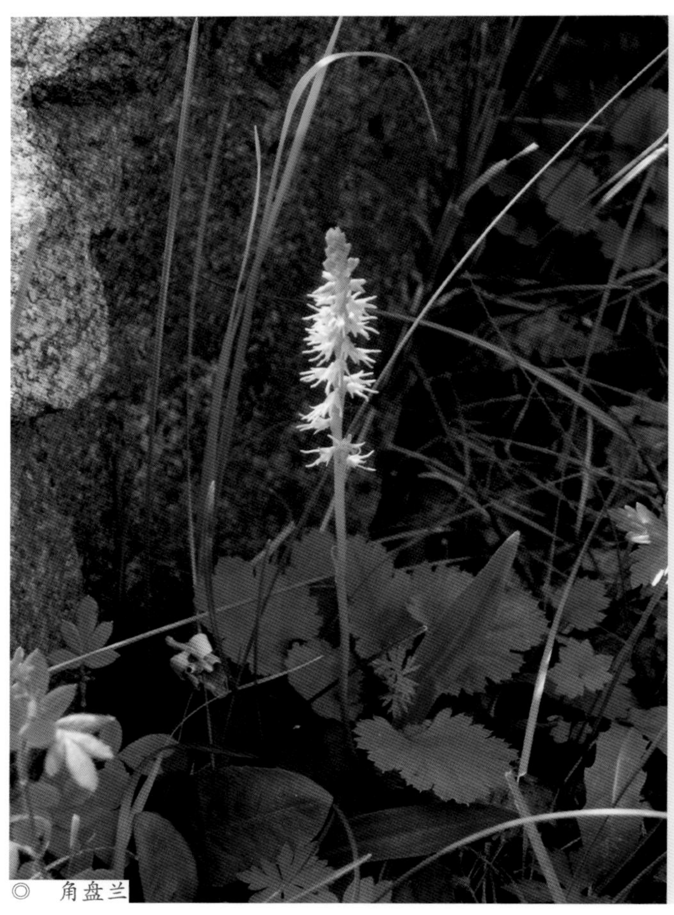
◎ 角盘兰

来源 本品为兰科角盘兰属植物角盘兰 *Herminium monorchis*（L.）R. Br. 的带根全草。

舌唇兰属 *Platanthera*

二叶舌唇兰

别名 土白及

【生长环境】生于海拔 400 ~ 3300 m 的山坡林下或草丛中。

【植物形态】植株高 30 ~ 50 cm。块茎卵状纺锤形，肉质，长 3 ~ 4 cm，基部粗约 1 cm，上部收狭细圆柱形，细长。茎直立，无毛，近基部具 2 枚彼此紧靠、近对生的大叶，在大叶之上具 2 ~ 4 枚变小的披针形苞片状小叶。基部大叶片椭圆形或倒披针状椭圆形，长 10 ~ 20 cm，宽 4 ~ 8 cm，先端钝或急尖，基部收狭成抱茎的鞘状柄。总状花序具 12 ~ 32 朵花，长 13 ~ 23 cm；花苞片披针形，先端渐尖。最下部的长于子房；子房圆柱状，上部钩曲，连花梗长 1.6 ~ 1.8 cm；花较大，绿白色或白色；中萼片直立，舟状，圆状心形，长 6 ~ 7 mm，宽 5 ~ 6 mm，先端钝，基部具 5 脉；侧萼片张开，斜卵形，长 7.5 ~ 8 mm，宽 4 ~ 4.5 mm，先端急尖，具 5 脉；花瓣直立，偏斜，狭披针形，长 5 ~ 6 mm，基部宽 2.5 ~ 3 mm，不等侧，弯的，逐渐收狭成线形，宽 1 mm，具 1 ~ 3 脉，与中萼片相靠合呈兜状；唇瓣向前伸，舌状，肉质，长 8 ~ 13 mm，宽约 2 mm，先端钝；距棒状圆筒形，长 25 ~ 36 mm，水平或斜的向下伸展，稍微钩曲或弯曲，向末端明显增粗，末端钝，明显长于子房，为子房长的 1.5 ~ 2 倍；蕊柱粗，药室明显叉开；药隔颇宽，顶部宽 1.5 mm，下部宽近 4 mm；花粉团椭圆形，具细长的柄和近圆形的黏盘；退化雄蕊显著；蕊喙宽，带

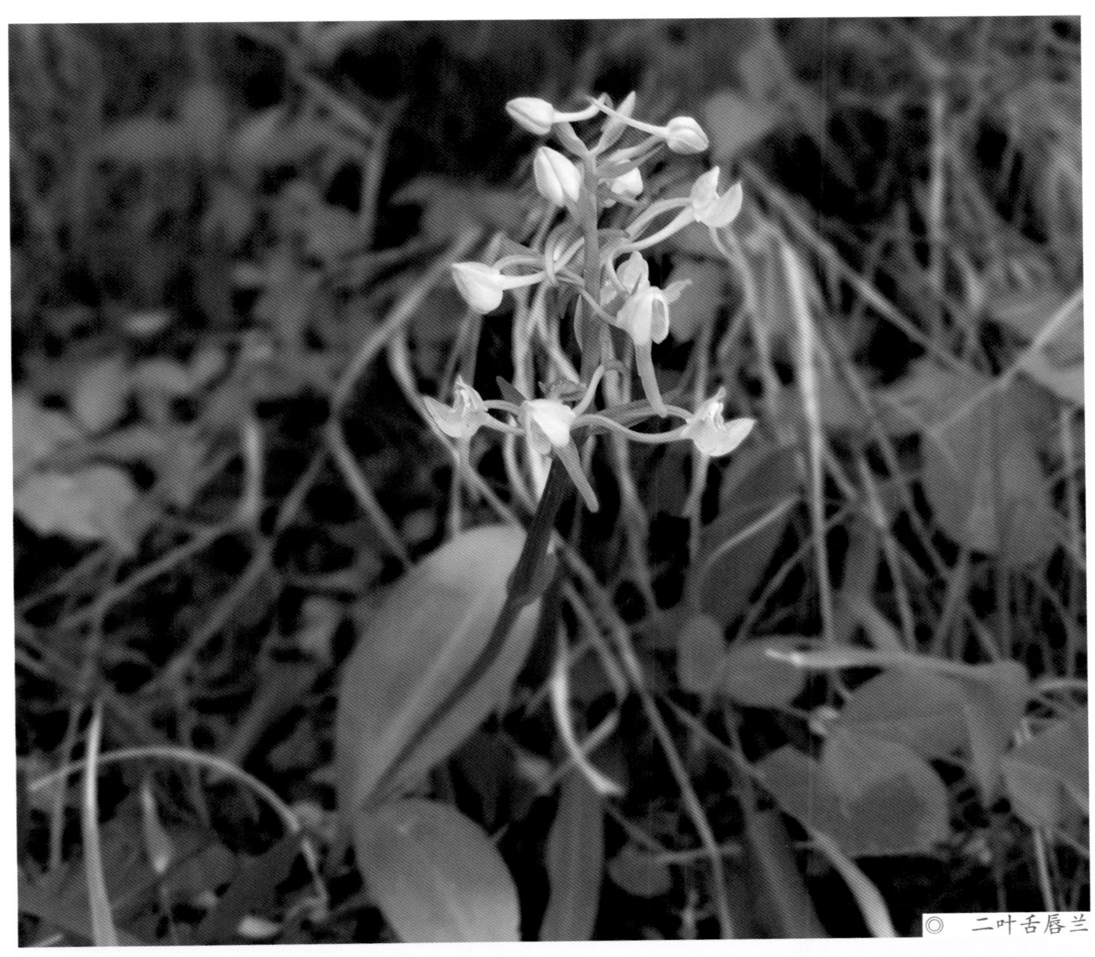

◎ 二叶舌唇兰

来源 本品为兰科长距兰属植物二叶舌唇兰 *Platanthera chlorantha* Cust. ex Rchb. 的块茎。

状；柱头1个，凹陷，位于蕊喙之下穴内。花期6～7（8）月。

【性味】苦，平。

【功能主治】补肺生肌，化瘀止血。内服用于肺痨咯血、吐血、衄血；外用治创伤、痈肿、水火烫伤。

【用法用量】内服：煎汤，3～9 g。

绶草属 Spiranthes

盘龙参

别名　一线香、猪鞭草、猪潦子、猪辽参、龙抱柱、龙缠柱、猪牙参、扭兰、胜杖草、盘龙棍、过水龙、红龙盘柱、小猪獠参、海珠草、蛇崽草、一枝枪、一叶一枝花、双瑚草、盘龙花、镰刀草、大叶青、九龙蛇、笑天龙、马牙七、盘龙箭、鲤鱼草、反皮索

【生长环境】生于海拔200～3400 m的山坡林下、灌丛下、草地或河滩沼泽草甸中。

【植物形态】植株高13～30 cm。根数条，指状，肉质，簇生于茎基部。茎较短，近基部生2～5枚叶。叶片宽线形或宽线状披针形，极罕为狭长圆形，直立伸展，长3～10 cm，宽5～10 mm，先端急尖或渐尖，基部收狭具柄状抱茎的鞘。花茎直立，长10～25 cm，上部被腺状柔毛至无毛；总状花序具多数密生的花，长4～10 cm，呈螺旋状扭转；花苞片卵状披针形，先端长渐尖，下部的长于子房；子房纺锤形，扭转，被腺状柔毛，连花梗长4～5 mm；花小，紫红色、粉红色或白色，在花序轴上呈螺旋状排生；萼片的下部靠合，中萼片狭长圆形，舟状，长4 mm，宽1.5 mm，先端稍尖，与花瓣靠合呈兜状；侧萼片偏斜，披针形，长5 mm，宽约2 mm，先端稍尖；花瓣斜菱状长圆形，先端钝，与中萼片等长但较薄；唇瓣宽长圆形，凹陷，长4 mm，宽2.5 mm，先端极钝，前半部上面具长硬毛且边缘具强烈皱波状啮齿，唇瓣基部凹陷呈浅囊状，囊内具2枚胼胝体。花期7～8月。

【性味归经】甘、苦，平。归心、肺经。

【功能主治】益气养阴，清热解毒。主治病后虚弱、阴虚内热、咳嗽吐血、头晕、腰痛酸软、糖尿病、遗精、淋浊带下、咽喉肿痛、毒蛇咬伤、烫火伤、疮疡痈肿。

【用法用量】内服：煎汤，9～15 g；鲜全草15～30 g。外用：适量，鲜品捣敷。

来源　本品为兰科绶草属植物绶草 *Spiranthes sinensis* 的根、全草。

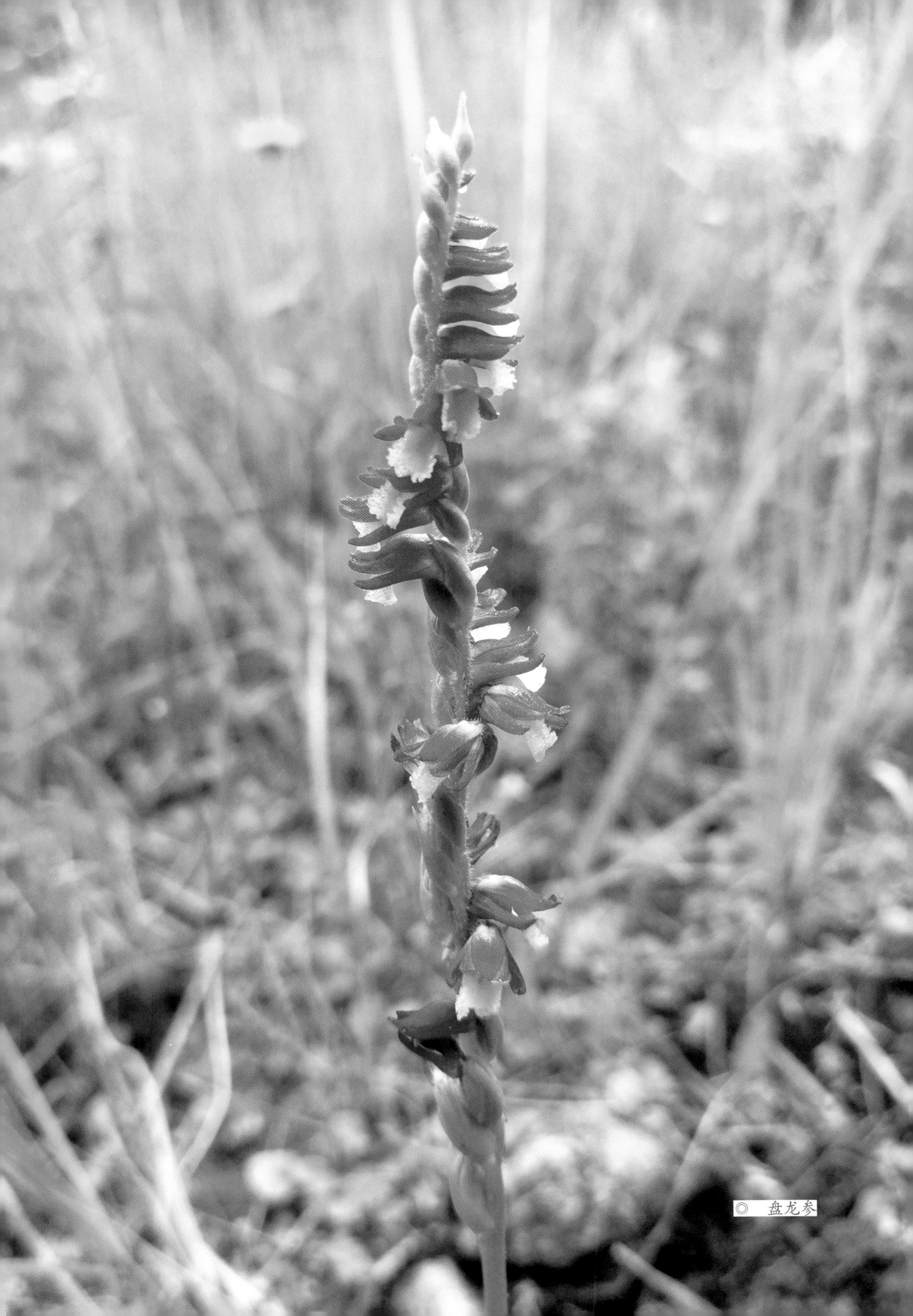

◎ 盘龙参

蓼科——POLYGONACEAE

草本，稀为灌木或小乔木。茎直立，平卧、攀援或缠绕，通常具膨大的节，稀膝曲，具沟槽或条棱，有时中空。叶为单叶，互生，稀对生或轮生，边缘通常全缘，有时分裂，具叶柄或近无柄；托叶通常连合成鞘状（托叶鞘），膜质，褐色或白色，顶端偏斜、截形或 2 裂，宿存或脱落。花序穗状、总状、头状或圆锥状，顶生或腋生；花较小，两性，稀单性，雌雄异株或雌雄同株，辐射对称；花梗通常具关节；花被 3～5 深裂，覆瓦状或花被片 6 成 2 轮，宿存，内花被片有时增大，背部具翅、刺或小瘤；雄蕊 6～9，稀较少或较多，花丝离生或基部贴生，花药背着，2 室，纵裂；花盘环状，腺状或缺，子房上位，1 室，心皮通常 3，稀 2～4，合生，花柱 2～3，稀 4，离生或下部合生，柱头头状、盾状或画笔状，胚珠 1，直生，极少倒生。瘦果卵形或椭圆形，具 3 棱或双凸镜状，极少具 4 棱，有时具翅或刺，包于宿存花被内或外露；胚直立或弯曲，通常偏于一侧，胚乳丰富，粉末状。

荞麦属 *Fagopyrum*

苦荞麦

别名 荞叶七、野兰荞、万年荞

【生长环境】生田边、路旁、山坡、河谷，海拔 500 ~ 3900 m。

【植物形态】一年生草本。茎直立，高 30 ~ 70 cm，分枝，绿色或微呈紫色，有细纵棱，一侧具乳头状突起，叶宽三角形，长 2 ~ 7 cm，两面沿叶脉具乳头状突起，下部叶具长叶柄，上部叶较小具短柄；托叶鞘偏斜，膜质，黄褐色，长约 5 mm。花序总状，顶生或腋生，花排列稀疏；苞片卵形，长 2 ~ 3 mm，每苞内具 2 ~ 4 花，花梗中部具关节；花被 5 深裂，白色或淡红色，花被片椭圆形，长约 2 mm；雄蕊 8，比花被短；花柱 3，短，柱头头状。瘦果长卵形，长 5 ~ 6 mm，具 3 棱及 3 条纵沟，上部棱角锐利，下部圆钝有时具波状齿，黑褐色，无光泽，比宿存花被长。花期 6 ~ 9 月，果期 8 ~ 10 月。

【性味】苦，平。

【功能主治】理气止痛，健脾利湿。用于胃痛、消化不良、腰腿疼痛、跌打损伤。

【用法用量】内服：煎汤，15 ~ 25 g。

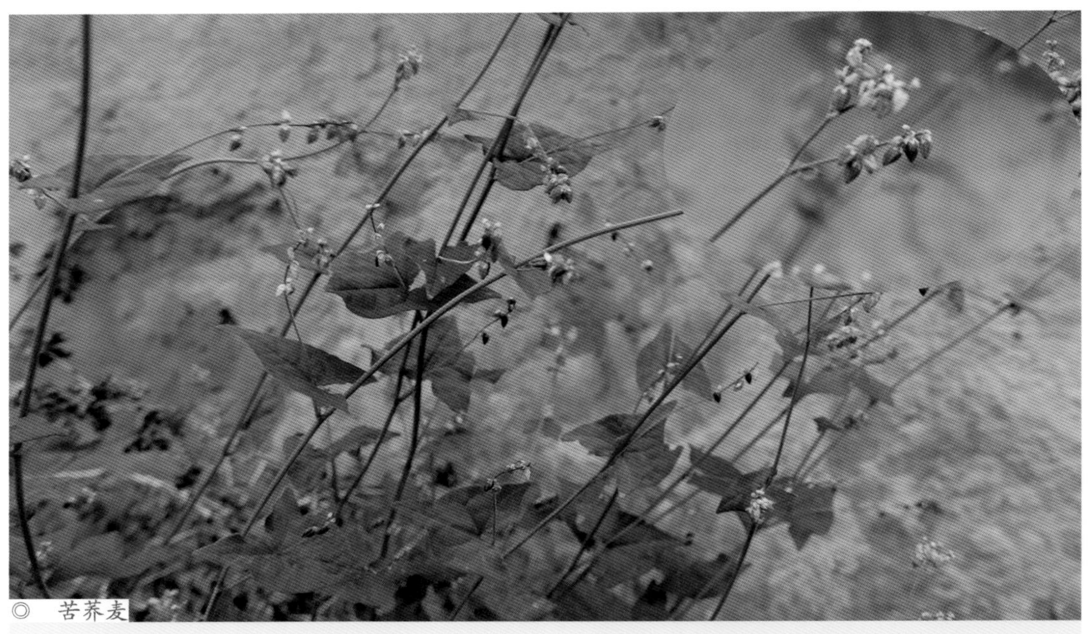

◎ 苦荞麦

来源 本品为蓼科荞麦属植物苦荞麦 *Fagopyrum tataricum*（L.）Gaertn. 的块根。秋季采挖，洗净，晒干。

荞麦

别名 花麦、三角麦

【生长环境】我国各地均有栽培，有时逸为野生。生荒地、路边。

【植物形态】一年生草本。茎直立，高 30 ~ 90 cm，上部分枝，绿色或红色，具纵棱，无毛或于一侧沿纵棱具乳头状突起。叶三角形或卵状三角形，长 2.5 ~ 7 cm，宽 2 ~ 5 cm，顶端渐尖，基部心形，两面沿叶脉具乳头状突起；下部叶具长叶柄，上部较小近无梗；托叶鞘膜质，短筒状，长约 5 mm，顶端偏斜，无缘毛，易破裂脱落。花序总状或伞房状，顶生或腋生，花序梗一侧具小突起；苞片卵形，长约 2.5 mm，绿色，边缘膜质，每苞内具 3 ~ 5 花；花梗比苞片长，无关节，花被 5 深裂，白色或淡红色，花被片椭圆形，长 3 ~ 4 mm；雄蕊 8，比花被短，花药淡红色；花柱 3，柱头头状。瘦果卵形，具 3 锐棱，顶端渐尖，长 5 ~ 6 mm，暗褐色，无光泽，比宿存花被长。花期 5 ~ 9 月，果期 6 ~ 10 月。

【性味归经】甘，平、寒。归脾、胃、大肠经。

【功能主治】

茎叶：降压，止血。适用于高血压病、毛细血管脆弱性出血、防治中风、视网膜出血、肺出血。

种子：健胃，收敛。内服用于止虚汗，炒香研末；外用收敛止汗、消炎。

【用法用量】内服：入丸、散，或制面食服。外用：适量，研末调敷。

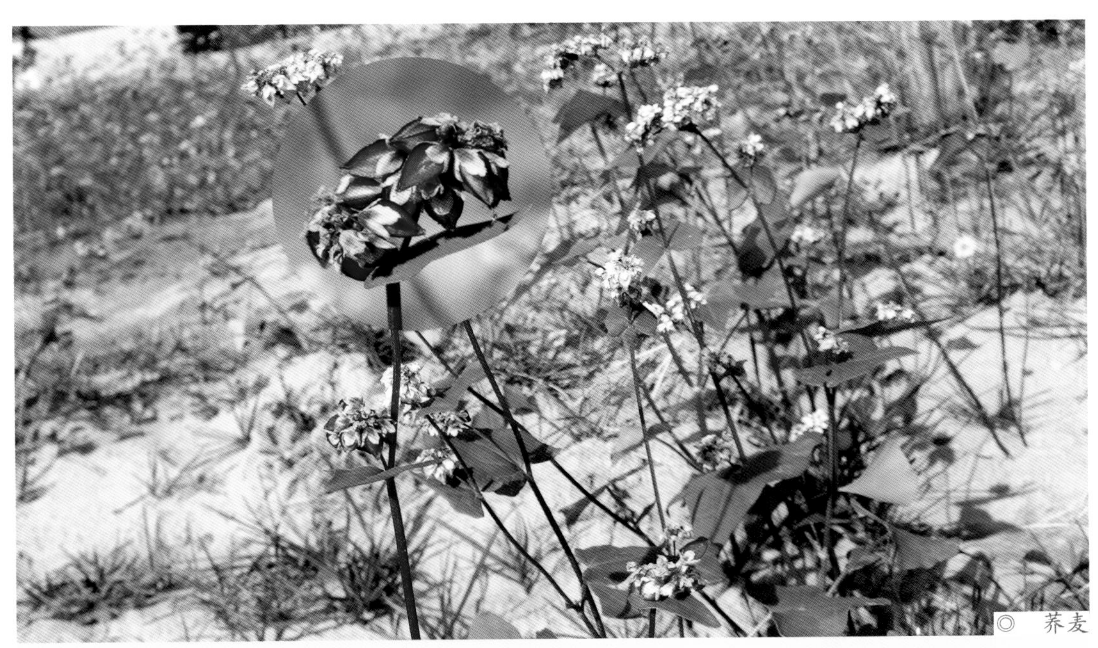

◎ 荞麦

来源 本品为蓼科荞麦属植物荞麦 *Fagopyrum esculentum* Moench 的种子、茎、叶。秋季采收，晒干。

蓼　属 *Persicaria*

萹蓄

别名　蓄辩、萹蔓、萹竹、地萹蓄、编竹、粉节草、道生草、萹蓄蓼、百节、百节草、铁绵草、大蓄片、野铁扫把、路柳、斑鸠台、扁猪牙、扁蓄

【生长环境】产于全国各地。生田边路、沟边湿地，海拔 10 ~ 4200 m。

【植物形态】一年生草本。茎平卧、上升或直立，高 10 ~ 40 cm，自基部多分枝，具纵棱。叶椭圆形，狭椭圆形或披针形，长 1 ~ 4 cm，宽 3 ~ 12 mm，顶端钝圆或急尖，基部楔形，边缘全缘，两面无毛，下面侧脉明显；叶柄短或近无柄，基部具关节；托叶鞘膜质，下部褐色，上部白色，撕裂脉明显。花单生或数朵簇生于叶腋，遍布于植株；苞片薄膜质；花梗细，顶部具关节；花被 5 深裂，花被片椭圆形，长 2 ~ 2.5 mm，绿色，边缘白色或淡红色；雄蕊 8，花丝基部扩展；花柱 3，柱头头状。瘦果卵形，具 3 棱，长 2.5 ~ 3 mm，黑褐色，密被由小点组成的细条纹，无光泽，与宿存花被近等长或稍超过。花期 5 ~ 7 月，果期 6 ~ 8 月。

【性味归经】苦，微寒。归膀胱、大肠经。

【功能主治】利尿通淋，杀虫，止痒。用于热淋涩痛、小便短赤、虫积腹痛、皮肤湿疹、阴痒带下。

【用法用量】内服：煎汤 10 ~ 15 g；或入丸、散；杀虫单用 30 ~ 60 g，鲜品捣汁饮 50 ~ 100 g。外用：适量，煎水洗，捣烂敷或捣汁搽。

【注意】多服泄精气。

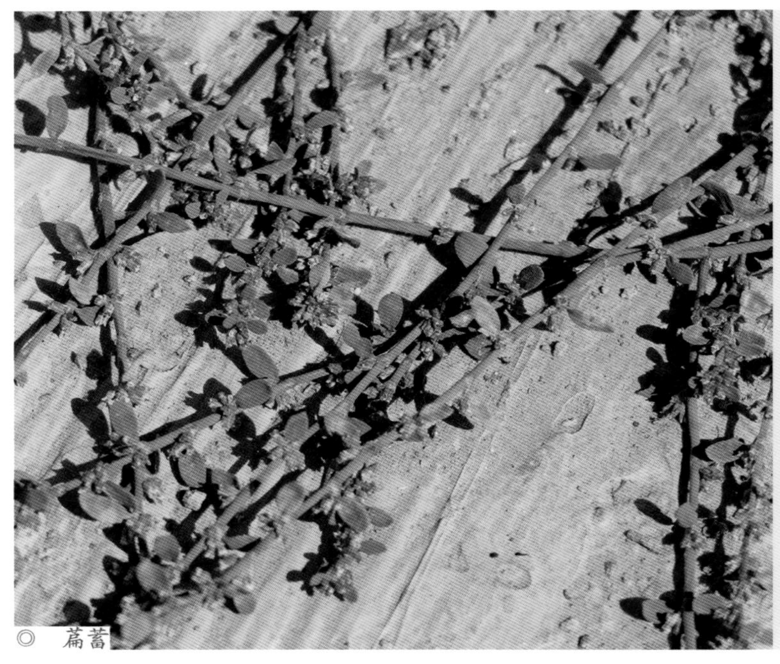

◎　萹蓄

来源　本品为蓼科植物萹蓄 *Polygonum aviculare* L. 的全草。在播种当年的 7~8 月生长旺盛时采收，齐地割取全株，除去杂草、泥沙，捆成把，晒干或鲜用。

拳参

别名　紫参、草河车、刀剪药、铜罗、虾参、地虾、山虾

【生长环境】 生于山坡草地、山顶草甸，海拔 800～3000 m。

【植物形态】 多年生草本。根状茎肥厚，直径 1～3 cm，弯曲，黑褐色。茎直立，高 50～90 cm，不分枝，无毛，通常 2～3 条自根状茎发出。基生叶宽披针形或狭卵形，纸质，长 4～18 cm，宽 2～5 cm；顶端渐尖或急尖，基部截形或近心形，沿叶柄下延成翅，两面无毛或下面被短柔毛，边缘外卷，微呈波状，叶柄长 10～20 cm；茎生叶披针形或线形，无柄；托叶筒状，膜质，下部绿色，上部褐色，顶端偏斜，开裂至中部，无缘毛。总状花序呈穗状，顶生，长 4～9 cm，直径 0.8～1.2 cm，紧密；苞片卵形，顶端渐尖，膜质，淡褐色，中脉明显，每苞片内含 3～4 朵花；花梗细弱，开展，长 5～7 mm，比苞片长；花被 5 深裂，白色或淡红色，花被片椭圆形，长 2～3 mm；雄蕊 8，花柱 3，柱头头状。瘦果椭圆形，两端尖，褐色，有光泽，长约 3.5 mm，稍长于宿存的花被。花期 6～7 月，果期 8～9 月。

【性味归经】 苦、涩，微寒。归肺、肝、大肠经。

【功能主治】 清热解毒，消肿，止血。用于赤痢、热泻、肺热咳嗽、痈肿、瘰疬、口舌生疮、吐血、衄血、痔疮出血、毒蛇咬伤。

【用法用量】 内服：4.5～9 g。外用：适量。

来源　本品为蓼科植物拳参 *Polygonum bistorta* L. 的干燥根茎。春初发芽时或秋季茎叶将枯萎时采挖，除去泥沙，晒干，去须根。

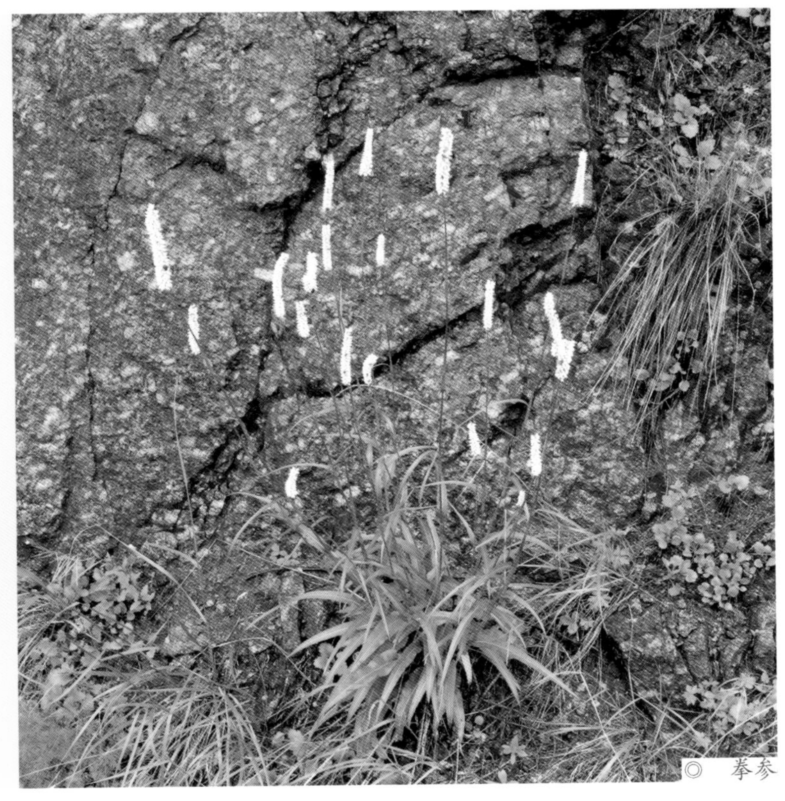

◎　拳参

荭草

别名 游龙、红、茏古、䓘、红草、茏鼓、天蓼、石龙、大蓼、水红、水红花、红蓼、朱蓼、白水荭苗、蓼草、大毛蓼、东方蓼、水蓬稞、九节龙、大接骨、果麻、追风草、八字蓼、捣花、辣蓼、丹药头、家蓼、水红花草

【生长环境】生于沟边湿地、村边路旁，海拔 30 ~ 2700m。

【植物形态】一年生草本。茎直立，粗壮，高 1 ~ 2m，上部多分枝，密被开展的长柔毛。叶宽卵形、宽椭圆形或卵状披针形，长 10 ~ 20 cm，宽 5 ~ 12 cm，顶端渐尖，基部圆形或近心形，微下延，边缘全缘，密生缘毛，两面密生短柔毛，叶脉上密生长柔毛；叶柄长 2 ~ 10 cm，具开展的长柔毛；托叶鞘筒状，膜质，长 1 ~ 2 cm，被长柔毛，具长缘毛，通常沿顶端具草质、绿色的翅。总状花序呈穗状，顶生或腋生，长 3 ~ 7 cm，花紧密，微下垂，通常数个再组成圆锥状；苞片宽漏斗状，长 3 ~ 5 mm，草质，绿色，被短柔毛，边缘具长缘毛，每苞内具 3 ~ 5 花；花梗比苞片长；花被 5 深裂，淡红色或白色；花被片椭圆形，长 3 ~ 4 mm；雄蕊

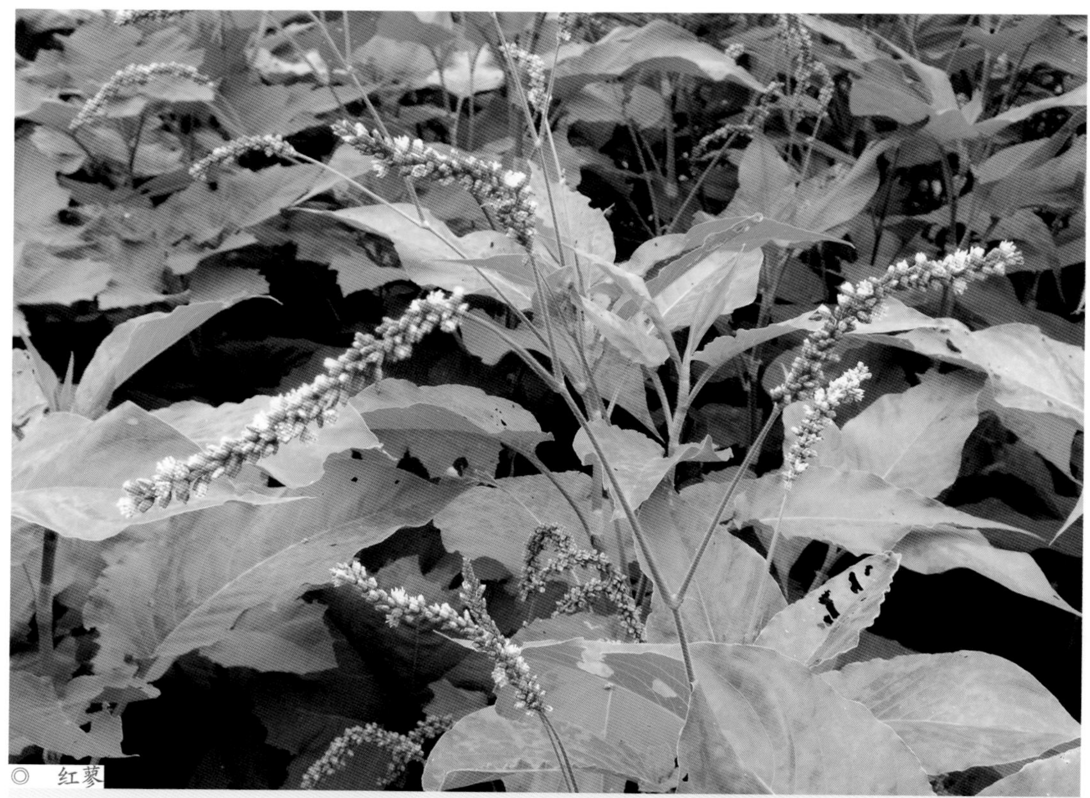

◎ 红蓼

来源　本品为蓼科植物红蓼 *Polygonum orientale* L. 的地上部分。夏、秋割取地上部分，或将打下水红花子后剩下的地上部分收集起来，晒干。

7，比花被长；花盘明显；花柱 2，中下部合生，比花被长，柱头头状。瘦果近圆形，双凹，直径长 3 ~ 3.5 mm，黑褐色，有光泽，包于宿存花被内。花期 6 ~ 9 月，果期 8 ~ 10 月。

【性味归经】辛，温，有小毒。归肝、脾经。

【功能主治】祛风利湿，活血止痛。用于风湿性关节炎。

【用法用量】内服：9 ~ 15 g。

红三七

别名 扭子七、算盘七、九龙盘、螺丝三七、血三七、九节犁、九节雷、赶山鞭、蜈蚣七、伞墩七、螺丝七、荞叶七、钻山狗、荞莲、蜈蚣草、盘龙七、牡蒙、荞麦三七、散血丹、紫参七

【生长环境】生于中山区的林下或潮湿地方，常见于黄沙泥中。

【植物形态】多年生草本，高 20 ~ 40 cm。全草无毛。根茎肥厚，具节，不弯曲，紫褐色；须根甚多。茎丛生或单一，细长，绿色，不分枝。基生叶柄长 15 ~ 25 cm；茎生叶互生，下部的具柄，上部的渐至无柄；叶柄基部具膜质托叶鞘 2 枚，有明显的脉，无缘毛；叶片卵形或广卵形，质薄，长 3 ~ 15 cm，宽 1.5 ~ 9 cm，先端锐尖，

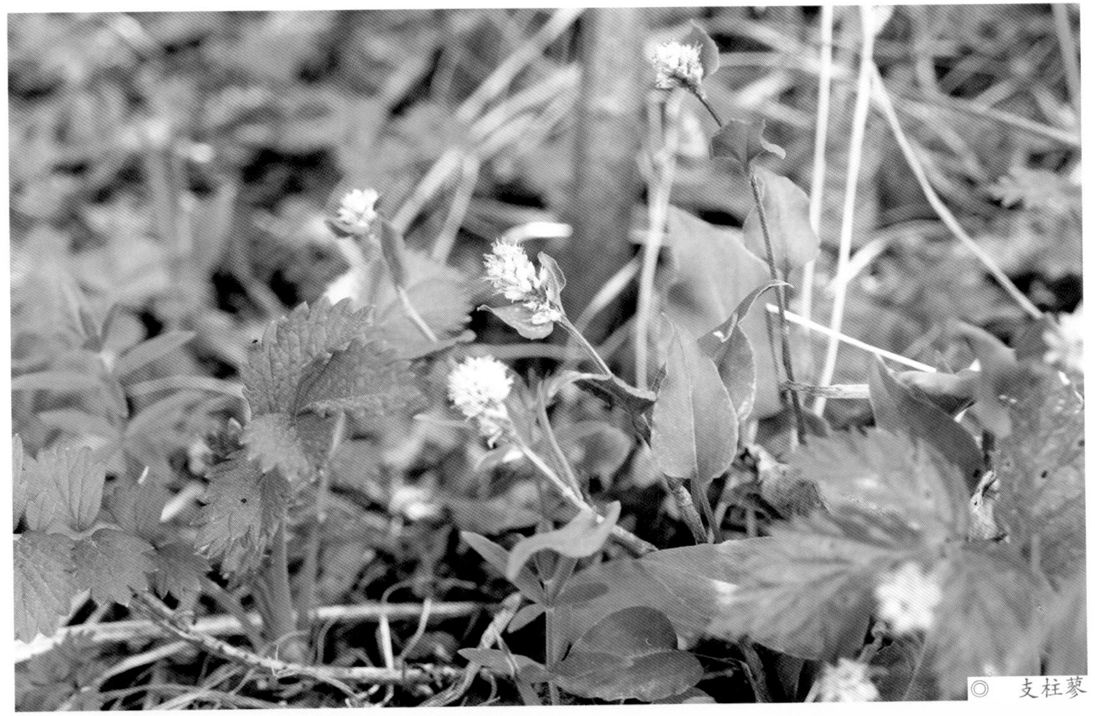

◎ 支柱蓼

来源 本品为蓼科植物支柱蓼 *Polygonum suffultum* Maxim. 的根茎。秋季采挖其根茎，除去须根及杂质，洗净，晾干。

微弯，基部心形。穗状花序，顶生或腋生；花白色，花梗短小，基部具小苞片；花被5深裂；雄蕊8；花柱3，基部合生，柱头头状。瘦果卵形，有3锐棱，黄褐色，有光泽。花期4～5月，果期5～7月。

【性味归经】苦、涩，凉。归肝、脾经。

【功能主治】止血止痛，活血调经，除湿清热。主治跌打伤痛、外伤出血、吐血、便血、崩漏、月经不调、赤白带下、湿热下痢、痈疮。

【用法用量】内服：煎汤，9～15 g；研末，6～9 g；或浸酒。外用：适量，研末调敷。

蝎子七

别名　石风丹、红蝎子七、朱砂七、朱砂参、狼巴子、草河车、染布子、红粉、猴子七、野高粱、猴娃子、红三七

【生长环境】生于山坡林下、高山或亚高山草甸，海拔1200～5100 m。

【植物形态】多年生草本。根状茎粗壮，弯曲，黑褐色，直径1～2 cm。茎直立，高15～60 cm，不分枝，通常2～4条自根状茎发出。基生叶长圆形或卵状披针形，长3～10 cm，宽0.5～3 cm，顶端尖或渐尖，基部圆形、近心形或楔形，两面无毛，边缘脉端增厚。外卷，具长叶柄；茎生叶较小，披针形，近无柄；托叶鞘筒状，膜质，下部绿色，上部褐色，偏斜，开裂，无缘毛。总状花序呈穗状，顶生，紧密，下部生珠芽；苞片卵形，膜质，每苞内具1～2花；花梗细弱；花被5深裂，白色或淡红色。花被片椭圆形，长2～3 mm；雄蕊8，花丝不等长；花柱3，下部合生，柱头头状。瘦果卵形，具3棱，深褐色，有光泽，长约2 mm，包于宿存花被内。花期5～7月，果期7～9月。

【性味归经】苦、涩，凉。归脾、胃、大肠经。

【功能主治】清热解毒，止血，活血。主治咽喉肿痛、乳蛾、痈疮肿毒、湿热泄泻、痢疾、赤白带下、吐血、衄血、崩漏、肠风下血、外伤出血、跌打损伤、腰痛、关节疼痛。

【用法用量】内服：煎汤，6～15 g；或浸酒。外用：适量，研末撒或调敷；或磨汁涂；或鲜品捣敷。

来源　本品为蓼科植物珠芽蓼 *Polygonum viviparum* 的根茎。秋季采挖其根茎，除去须根及杂质，洗净，晾干。

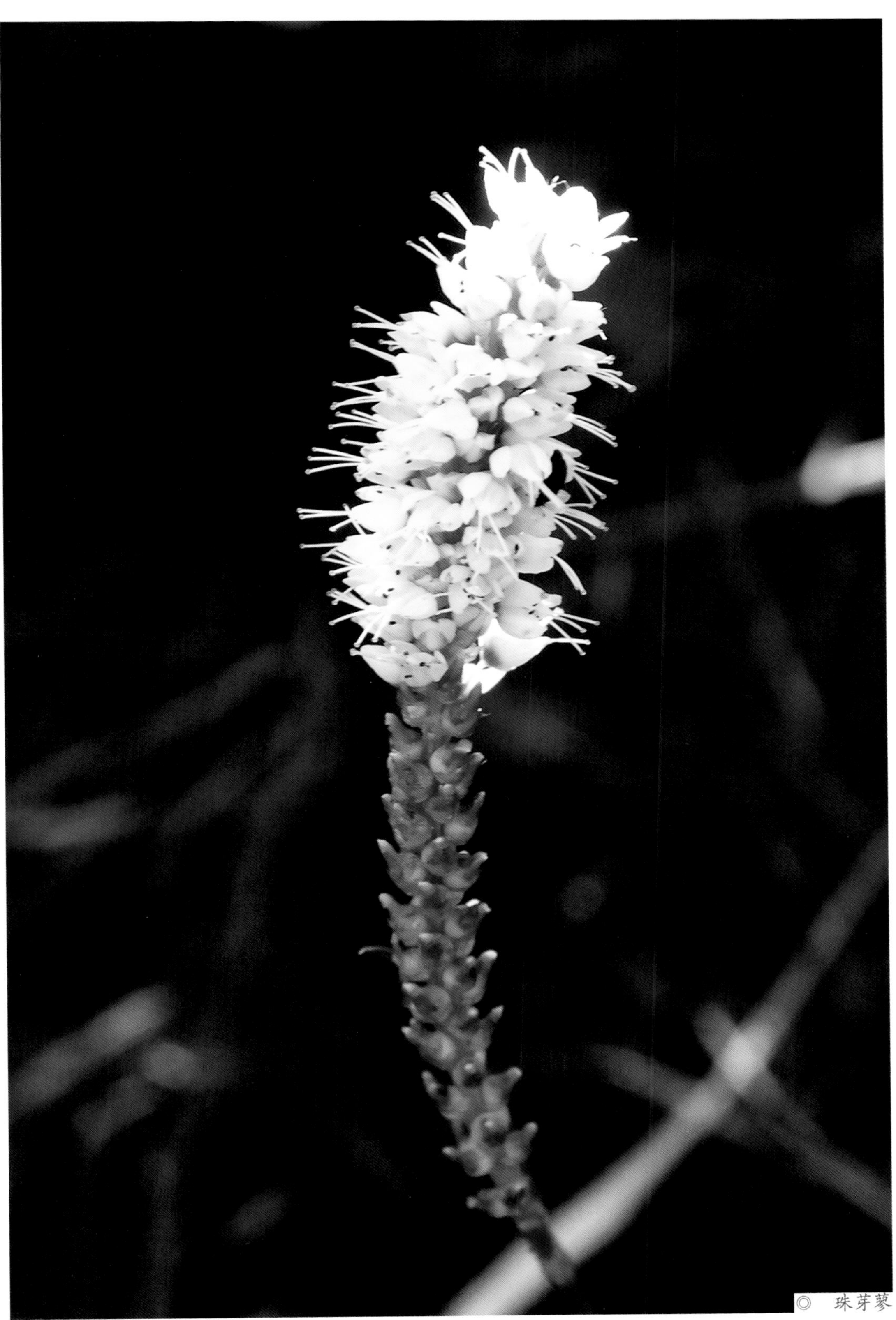

◎ 珠芽蓼

大黄属 *Rheum*

山大黄

别名 华北大黄、长叶波叶大黄、野大黄、酸酸草、黄古卵子、苦大黄、华北大黄、祁黄、庄黄

【生长环境】生于海拔 1000 m 左右山地。

【植物形态】高大草本，高 1 ~ 1.5 m，茎粗壮，中空，光滑无毛，只近节部稍具糙毛。基生叶大，叶片三角状卵形或近卵形，长 30 ~ 40 cm，宽 20 ~ 30 cm，顶端钝尖或钝急尖，常扭向一侧，基部心形，边缘具强皱波，基出脉 5 ~ 7 条，于叶下面凸起，叶上面深绿色，光滑无毛或在叶脉处具稀疏短毛，下面浅绿色，被毛；叶柄

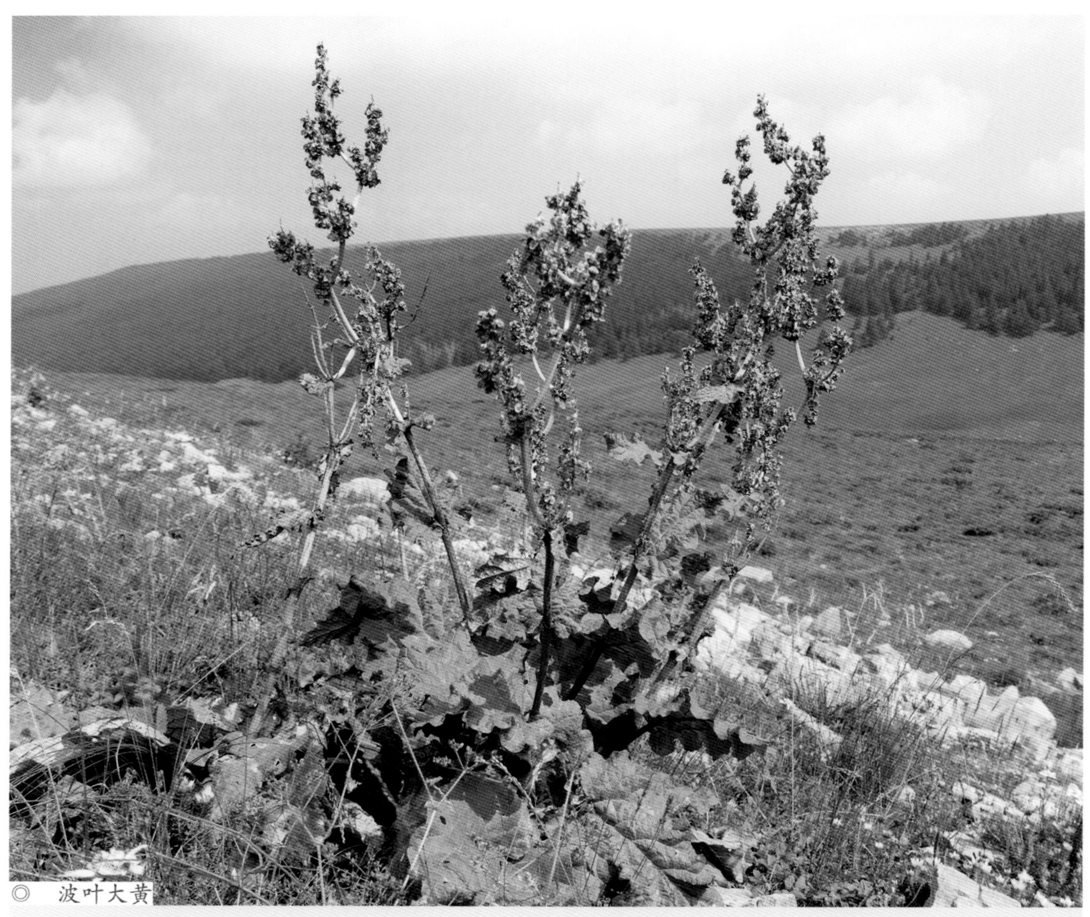

◎ 波叶大黄

来源 本品为蓼科大黄属植物波叶大黄 *Rheum rhabarbarum* 干燥的根及根茎。春秋采挖根部，除去茎叶，洗净，切片，晒干。

粗壮，宽扁半圆柱状，通常短于叶片，被有短毛；上部叶较小，多三角形或卵状三角形。大型圆锥花序，花白绿色，5 ~ 8 朵簇生；花梗长 2.5 ~ 4 mm，关节位于下部；花被片不开展，外轮 3 片稍小而窄，内轮 3 片稍大，椭圆形，长近 2 mm；雄蕊与花被等长；子房略为菱状椭圆形，花柱较短，向外反曲，柱头膨大，较平坦。果实三角状卵形到近卵形，长 8 ~ 9 mm，宽 6.5 ~ 7.5 mm，顶端钝，基部心形，翅较窄，宽 1.5 ~ 2 mm，纵脉位于翅的中间部分。种子卵形，棕褐色，稍具光泽。花期 6 月，果期 7 月以后。

【性味归经】苦，寒。归胃、大肠经。

【功能主治】泻热通便，行瘀破滞。内服用于大便热秘、经闭腹痛、湿热黄疸；外用治口疮糜烂、烫火伤。

【用法用量】内服：煎汤，3 ~ 9 g。

大黄

别名　香大黄、马蹄黄、将军、生军

【生长环境】生于海拔 1500 ~ 4400 m 山坡或山谷湿地。

【植物形态】高大粗壮草本，高 1.5 ~ 2 m，根及根状茎粗壮木质。茎直立中空，叶片长宽近相等，长达 40 ~ 60 cm，有时长稍大于宽，顶端窄渐尖或窄急尖，基部近心形，通常呈掌状半 5 裂，每一大裂片又分为近羽状的窄三角形小裂片，基出脉多为 5 条，叶上面粗糙到具乳突状毛，下面及边缘密被短毛；叶柄粗壮，圆柱状，与叶片近等长，密被锈乳突状毛；茎生叶向上渐小，柄亦渐短；托叶鞘大，长达 15 cm，内面光滑，外表粗糙。大型圆锥花序，分枝较聚拢，密被粗糙短毛；花小，通常为紫红色，有时黄白色；花梗长 2 ~ 2.5 mm，关节位于中部以下；花被片 6，外轮 3 片较窄小，内轮 3 片较大，宽椭圆形到近圆形，长 1 ~ 1.5 mm；雄蕊 9，不外露；花盘薄，与花丝基部粘连；子房菱状宽卵形，花柱略反曲，柱头头状。果实矩圆状椭圆形到矩圆形，长 8 ~ 9 mm，宽 7 ~ 7.5 mm，两端均下凹，翅宽约 2.5 mm，纵脉靠近翅的边缘。种子宽卵形，棕黑色。花期 6 月，果期 8 月。果期果序的分枝直而聚拢。

【性味归经】苦，寒。归脾、胃、大肠、肝、心包经。

【功能主治】泻热通肠，凉血解毒，逐瘀通经。用于实热便秘、积滞腹痛、泻痢不爽、湿热黄疸、血热吐衄、目赤、咽肿、肠痈腹痛、痈肿疔疮、瘀血经闭、跌打损伤、上消化道出血、外治水火烫伤。

【用法用量】3 ~ 30 g，用于泻下不宜久煎。外用适量，研末调敷患处。

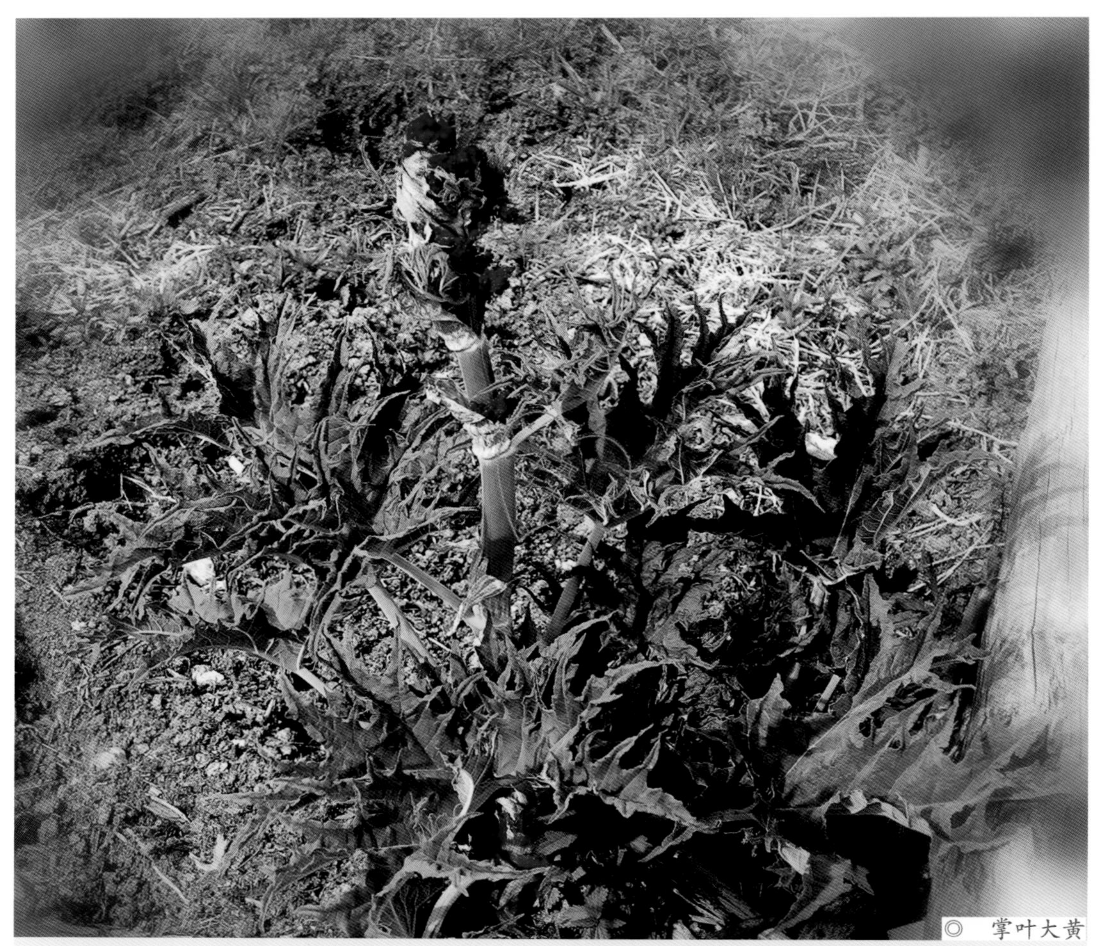

◎ 掌叶大黄

来源 本品为蓼科植物掌叶大黄 *Rheum palmatum* L. 的干燥根及根茎。秋末茎叶枯萎或次春发芽前采挖，除去细根，刮去外皮，切瓣或段，用绳穿成串干燥或直接干燥。

列当科——OROBANCHACEAE

多年生、二年生或一年生寄生草本。不含或几乎不含叶绿素。茎常不分枝或少数种有分枝。叶鳞片状，螺旋状排列，或在茎的基部排列密集成近覆瓦状。花多数，沿茎上部排列成总状或穗状花序，或簇生于茎端成近头状花序，极少花单生茎端；苞片 1 枚，常与叶同形，在苞片上方有 2 枚小苞片或无小苞片，小苞片贴生于花萼基部或生于花梗上；花近无梗或有长或短梗。花两性，雌蕊先熟，常昆虫传粉。花萼筒状、杯状或钟状，顶端 4～5 浅裂或深裂，偶见 6 齿裂，或花鲁 2 深裂至基部或近基部，而萼裂片全缘或顶端又 2 齿裂，或花萼佛焰苞状而一侧裂至近基部，或萼片离生，3 枚，或花萼不存在。花冠左右对称，常弯曲，二唇形，上唇龙骨状、全缘或拱形，顶端微凹或 2 浅裂，下唇顶端 3 裂，或花冠筒状钟形或漏斗状，顶端 5 裂而裂片近等大。雄蕊 4，2 强，着生于花冠筒中部或中部以下，与花冠裂片互生，花丝纤细，花药通常 2 室，发育，平行，纵向开裂，常靠合，或花药 1 室发育，而另 1 室不存在或退化成距或距状物。雌蕊由 2 或 3 合生心皮组成，子房上位，侧膜胎座常 2、3、4 或 6，极稀为 10，横切面成丁字形或各式分枝，偶尔在子房下部因胎座连合而成中轴胎座，子房不完全 2 室，胚珠 2～4 多数，倒生，花柱细长，柱头膨大，盾状、圆盘状或 2～4 浅裂。果实为蒴果，室背开裂，常 2 瓣裂，稀 3 瓣裂，外果皮稍硬。种子细小，种皮具凹点或网状纹饰，极少具沟状纹饰，胚乳肉质。

列当属 Orobanche

列当

别名　草苁蓉、栗当、花苁蓉、兔子拐杖、独根草、兔子腿、降魔杆、蒿枝七星、欧亚列当、二色列当

【生长环境】生于沙丘、山坡及草原上，海拔 250 ~ 2500 m。

【植物形态】

美丽列当　二年生或多年生草本，植株高 15 ~ 30 cm。茎直立，近无毛或疏被极短的腺毛，基部稍增粗。叶卵状披针形，长 1 ~ 1.5 cm，宽约 0.5 cm，连同苞片、花萼及花冠外面疏被短腺毛，内面无毛。花序穗状，短圆柱形，长 6 ~ 12 cm，宽 3.5 ~ 5 cm；苞片与叶同形，长 1 ~ 1.2 cm，宽 3.5 ~ 4.5 mm。花萼长 1 ~ 1.4 cm，常在后面裂达基部，在前面裂至距基部 2 ~ 2.5 mm 处，裂片顶端又再 2 裂，小裂片披针形，稍不等长，长 5 ~ 7 mm，先端长渐尖或尾状渐尖。花冠近直立或斜生，长 2.5 ~ 3.5 cm，在花丝着生处变狭，向上稍缢缩，然后渐漏斗状扩大，裂片常为蓝紫色，筒部淡黄白色，上唇 2 裂，裂片半圆形或

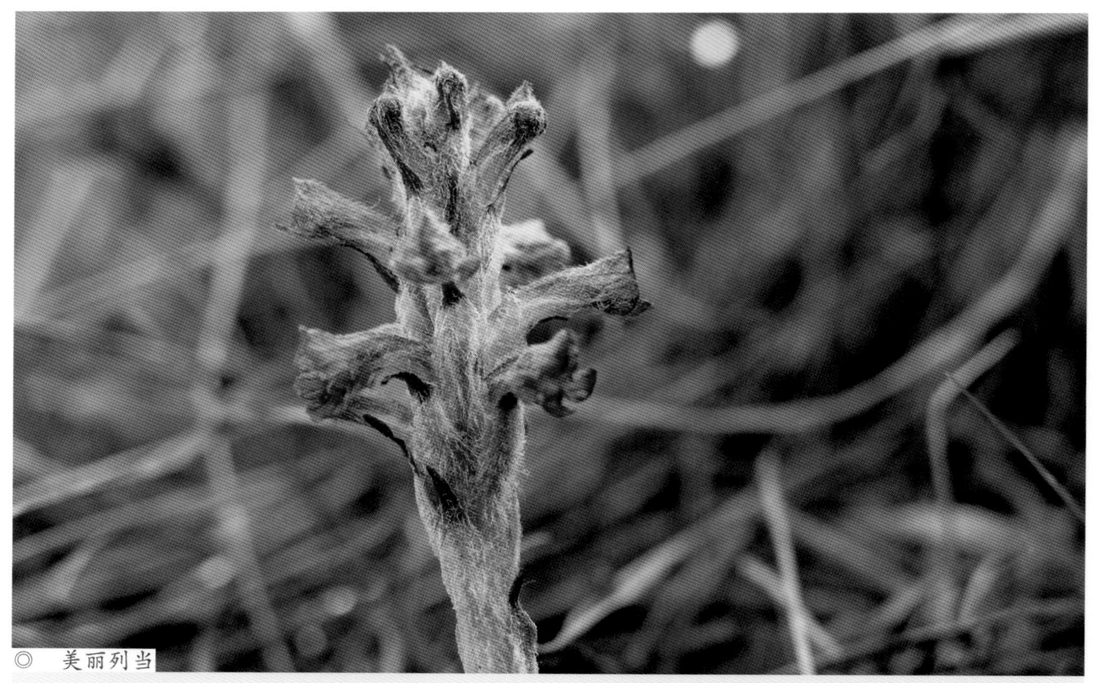

◎　美丽列当

来源　本品为列当科列当属植物美丽列当 *Orobanche amoena*、弯管列当 *Orobanche cernua*、列当 *Orobanche coerulescens* Steph.、黄花列当 *Orobanche pycnostachya* Hance 的全草。

近圆形，长 2.5 ~ 3.5 mm，宽 3.5 ~ 5 mm，下唇长于上唇，3 裂，裂片近圆形，直径 0.4 ~ 0.6 cm，裂片间具宽 3 ~ 4 mm 的褶，全部裂片边缘具不规则的小圆齿。花丝着生于距筒基部 6 ~ 8 mm 处，近白色，长 1.4 ~ 1.6 cm，上部被短腺毛，基部稍膨大，密被白色长柔毛，花药卵形，顶端及缝线密被绵毛状长柔毛。雌蕊长 2 ~ 2.2 cm，子房椭圆形，花柱长 1.2 ~ 1.5 cm，中部以下近无毛，上部疏被短腺毛，柱头 2 裂，裂片近圆形，直径 1 ~ 1.5 mm。果实椭圆状长圆形，长 1 ~ 1.2 cm，直径 3 ~ 4 mm。种子长圆形，长约 0.45 mm，直径 0.25 mm，表面具网状纹饰，网眼底部具蜂巢状凹点。花期 5 ~ 6 月，果期 6 ~ 8 月。

弯管列当　一年生、二年生或多年生寄生草本，高 15 ~ 35（40）cm，全株密被腺毛，常具多分枝的肉质根。茎黄褐色，圆柱状，不分枝，直径 0.6 ~ 1.5 cm。叶三角状卵形或卵状披针形，长 1 ~ 1.5 cm，宽 5 ~ 7 mm，连同苞片、花萼和花冠外面密被腺毛，内面近无毛。花序穗状，长 5 ~ 20（30）cm，具多数花；苞片卵形或卵状披针形，长 1 ~ 1.5 cm，宽 5 ~ 6 mm。花萼钟状，长 1 ~ 1.2 cm，2 深裂至基部，或前面分裂至基部，而后面仅分裂至中部以下或近基部，裂片顶端常 2 浅裂，极少全缘，小裂片线形，常是后面 2 枚较长，前面 2 枚较短，先端尾尖。花冠长 1 ~ 2.2 cm，

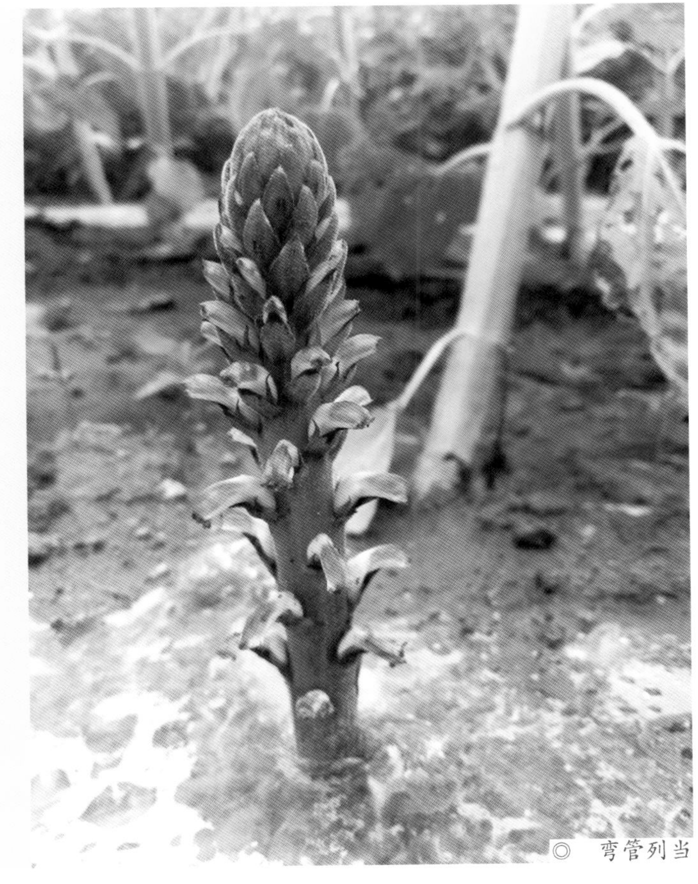

◎ 弯管列当

在花丝着生处（特别是在花期后）明显膨大，向上缢缩，口部稍膨大，筒部淡黄色，在缢缩处稍扭转地向下膝状弯曲；上唇2浅裂，下唇稍短于上唇，3裂，裂片淡紫色或淡蓝色，近圆形，边缘不规则的浅波状或具小圆齿。雄蕊4枚，花丝着生于距筒基部5~7 mm处，长6~8 mm，无毛，基部稍增粗，花药卵形，长1~1.2 mm，常无毛。子房卵状长圆形，花柱稍粗壮，长6~8 mm，无毛，柱头2浅裂。蒴果长圆形或长圆状椭圆形，长1~1.2 cm，直径5~7 mm，干后深褐色。种子长椭圆形，长0.4~0.5 mm，直径0.18 mm，表面具网状纹饰，网眼底部具蜂巢状凹点。花期5~7月，果期7~9月。

列当　二年生或多年生寄生草本，株高（10）15~40（50）cm，全株密被蛛丝状长绵毛。茎直立，不分枝，具明显的条纹，基部常稍膨大。叶干后黄褐色，生于茎下部的较密集，上部的渐变稀疏，卵状披针形，长1.5~2 cm，宽5~7 mm，连同苞片和花萼外面及边缘密被蛛丝状长绵毛。花多数，排列成穗状花序，长10~20 cm，顶端钝圆或呈锥状；苞片与叶同形并近等大，先端尾状渐尖。花萼长1.2~1.5 cm，2深裂达近基部，每裂片中部以上再2浅裂，小裂片狭披针形，长3~5 mm，先端长尾状渐尖。花冠深蓝色、蓝紫色或淡紫色，长2~2.5 cm，筒部在花丝着生处稍上方缢缩，口部稍扩大；上唇2浅裂，极少顶端微凹，下唇3裂，裂片近圆形或长圆形，中间的较大，顶端钝圆，边缘具不规则小圆齿。雄蕊4枚，花丝着生于筒中部，长1~1.2 cm，基部略增

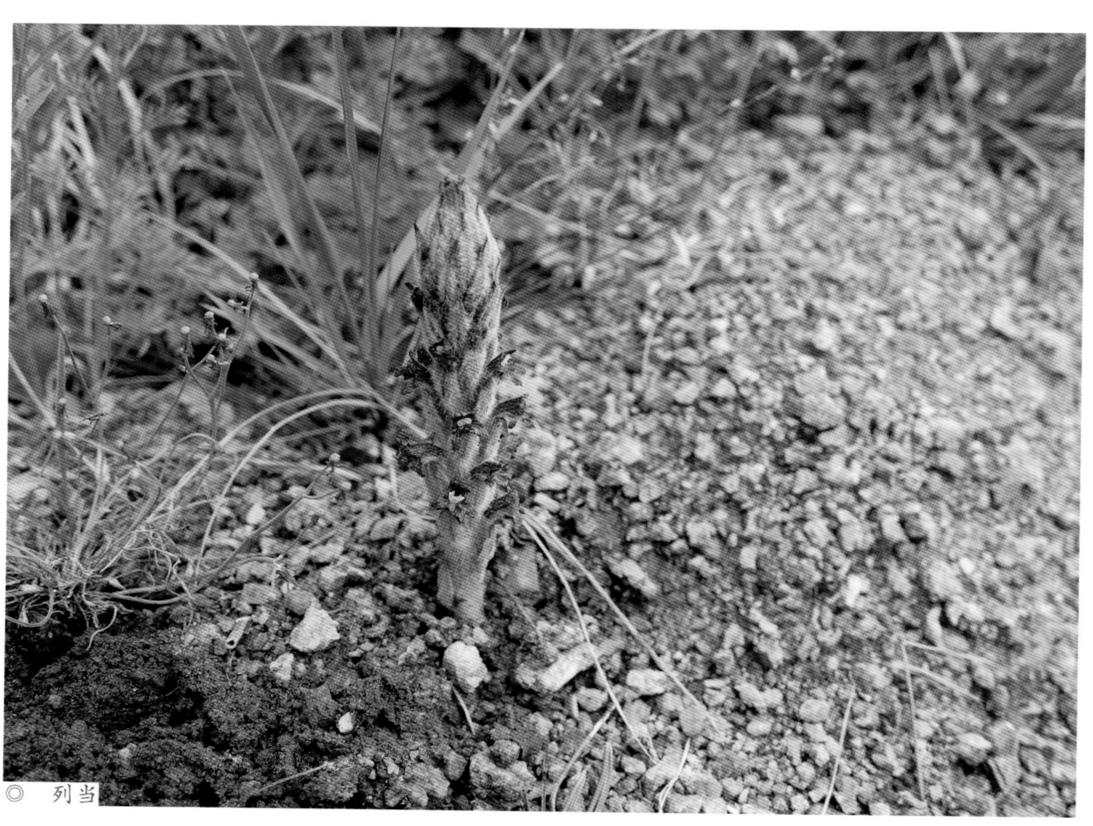

◎　列当

粗，常被长柔毛，花药卵形，长约 2 mm，无毛。雌蕊长 1.5 ~ 1.7 cm，子房椭圆体状或圆柱状，花柱与花丝近等长，常无毛，柱头常 2 浅裂。蒴果卵状长圆形或圆柱形，干后深褐色，长约 1 cm，直径 0.4 cm。种子多数，干后黑褐色，不规则椭圆形或长卵形，长约 0.3 mm，直径 0.15 mm，表面具网状纹饰，网眼底部具蜂巢状凹点。花期 4 ~ 7 月，果期 7 ~ 9 月。

黄花列当 二年生或多年生草本，株高 10 ~ 40（50）cm，全株密被腺毛。茎不分枝，直立，基部稍膨大。叶卵状披针形或披针形，干后黄褐色，长 1 ~ 2.5 cm，宽 4 ~ 8 mm，连同苞片、花萼裂片和花冠裂片外面及边缘密被腺毛。花序穗状，圆柱形，长 8 ~ 20 cm，顶端锥状，具多数花；苞片卵状披针形，长 1.6 ~ 4.8（2）cm，宽 4 ~ 6 mm，先端尾状渐尖或长尾状渐尖。花萼长 1.2 ~ 1.5 cm，2 深裂至基部，每裂片又再 2 裂，小裂片狭披针形或近线形，不等长，长 4 ~ 6 mm。花冠黄色，长 2 ~ 3 cm，筒中部稍弯曲，在花丝着生处稍上方缢缩，向上稍增大；上唇 2 浅裂，偶见顶端微凹，下唇长于上唇，3 裂，中

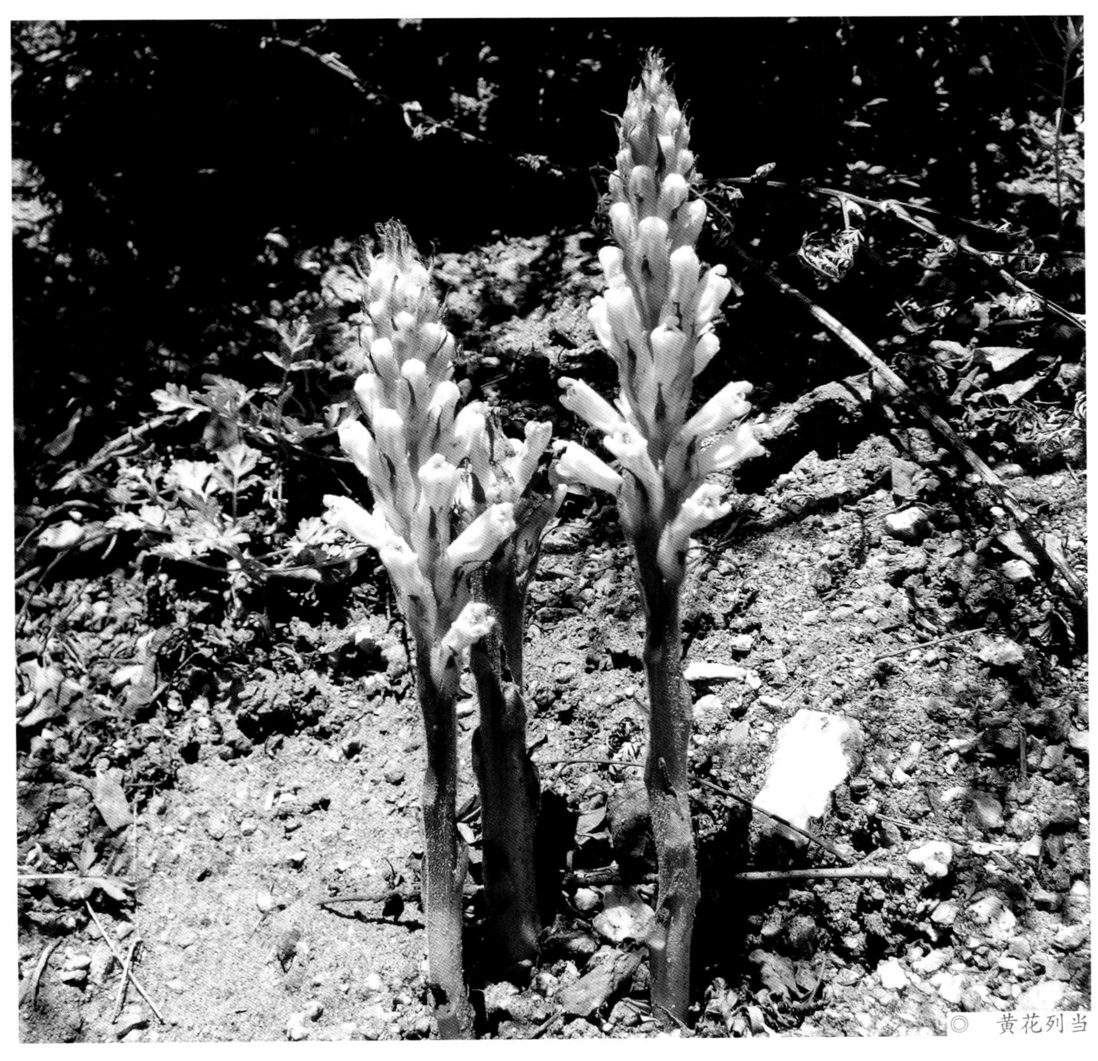

◎ 黄花列当

裂片常较大，全部裂片近圆形，边缘波状或具不规则的小圆齿状牙齿。雄蕊 4 枚，花丝着生于距筒基部 5 ~ 7 mm 处，长 1.2 ~ 1.4 cm，基部稍膨大并疏被腺毛，向上渐变无毛，花药长卵形，缝线被长柔毛。子房长圆状椭圆形，花柱稍粗壮，长约 1.5 cm，疏被腺毛，柱头 2 浅裂。蒴果长圆形，干后深褐色，长约 1 cm，直径 3 ~ 4 mm。种子多数，干后黑褐色，长圆形，长 0.35 ~ 0.38 mm，直径 0.27 mm，表面具网状纹饰，网眼底部具蜂巢状凹点。花期 4 ~ 6 月，果期 6 ~ 8 月。

【性味归经】甘，温。归肾、肝、大肠经。

【功能主治】补肾壮阳，强筋骨，润肠。内服主治肾虚阳痿、遗精、宫冷不孕、小儿佝偻病、腰膝冷痛、筋骨软弱、肠燥便秘；外用治小儿肠炎。

【用法用量】

内服：煎汤，3 ~ 9 g；或浸酒。外用：适量，煎汤洗。

【注意】阳虚火旺者慎服。

柳叶菜科——ONAGRACEAE

一年生或多年生草本，有时为半灌木或灌木，稀为小乔木，有的为水生草本。叶互生或对生；托叶小或不存在。花两性，稀单性，辐射对称或两侧对称，单生于叶腋或排成顶生的穗状花序、总状花序或圆锥花序。花通常 4 数，稀 2 或 5 数；花管（由花萼、花冠，有时还有花丝之下部合生而成）存在或不存在；萼片（2）4 或 5；花瓣（0）4 或 5，在芽时常旋转或覆瓦状排列，脱落；雄蕊（2）4 或 8 或 10，排成两轮；花药丁字着生，稀基部着生；花粉单一，或为四分体，花粉粒间以粘丝连接；子房下位，（1）4～5 室，每室有少数或多数胚珠，中轴胎座；花柱 1，柱头头状、棍棒状或具裂片。果为蒴果，室背开裂、室间开裂或不开裂，有时为浆果或坚果。种子为倒生胚珠，多数或少数，稀 1，无胚乳。

柳 兰 属 Chamerion

毛脉柳叶菜

别名　柳叶菜、兴安柳叶菜、小柳叶菜、水泽兰

【**生长环境**】生于山区溪沟边、沼泽地、草坡、林缘湿润处，海拔在华北 1300 ~ 2000 m，在西部为 1800 ~ 4200 m。

【**植物形态**】多年生直立草本，秋季自茎基部生出短的肉质多叶的根出条，伸长后有时成莲座状芽，稀成匍匐枝条。茎高（10）20 ~ 50（80）cm，粗 1.5 ~ 4 mm，不分枝或有少数分枝，上部有曲柔毛与腺毛，中下部有时甚至上部常有明显的毛棱线，其余无毛，稀全株无毛。叶对生，花序上的互生，近无柄或茎下部的有很短的柄，卵形，有时长圆状披针形，长 2 ~ 7 cm，宽 0.5 ~ 2.5 cm，先端锐尖，有时近渐尖或钝形，基部圆形或宽楔形，边缘每边有 6 ~ 25 枚锐齿，侧脉每侧 4 ~ 6 条，下面常隆起，脉上与边缘有曲柔毛，其余无毛。花序直立，有时初期稍下垂，常被曲柔毛与腺毛。花在芽时近直立；

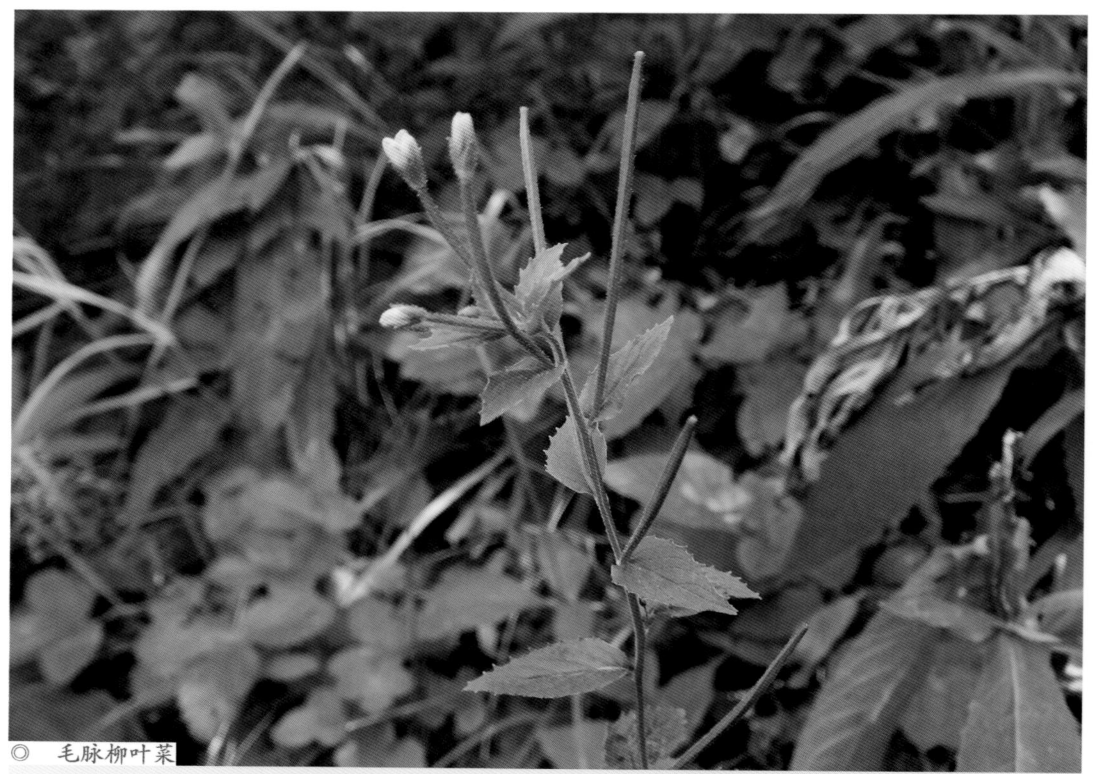
◎　毛脉柳叶菜

来源　本品为柳叶菜科柳叶菜属植物毛脉柳叶菜 *Epilobium amurense* Hausskn. 的花、根、带根全草。7 ~ 8 月割取全草，晒干或鲜用。

花蕾椭圆状卵形，长 1.5 ~ 2.4 mm，常疏被曲柔毛与腺毛；子房长 1.5 ~ 2.8 mm，被曲柔毛与腺毛；花管长 0.6 ~ 0.9 mm，径 1.5 ~ 1.8 mm，喉部有 1 环长柔毛；萼片披针状长圆形，长 3.5 ~ 5 mm，宽 0.8 ~ 1.9 mm，疏被曲柔毛，在基部接合处腋间有 1 束毛；花瓣白色、粉红色或玫瑰紫色，倒卵形，长 5 ~ 10 mm，宽 2.4 ~ 4.5 mm，先端凹缺深 0.8 ~ 1.5 mm；花药卵状，长 0.4 ~ 0.7 mm，宽 0.3 ~ 0.4 mm；花丝外轮的长 2.8 ~ 4 mm，内轮的长 1.2 ~ 2.8 mm；花柱长 2 ~ 4.7 mm，有时近基部疏生长毛；柱头近头状，长 1 ~ 1.5 mm，径 1 ~ 1.3 mm，顶端近平，开花时围以外轮花药或稍伸出。蒴果长 1.5 ~ 7 cm，疏被柔毛至变无毛；果梗长 0.3 ~ 1.2 cm，种子长圆状倒卵形，长 0.8 ~ 1 mm，宽 0.3 ~ 0.4 mm，深褐色，顶端近圆形，具不明显短喙，表面具粗乳突；种缨污白色，长 6 ~ 9 mm，易脱落。

【性味】苦、涩，平。

【功能主治】收敛固脱。主治月经过多、带下赤白、久痢、久泻。

【用法用量】内服：煎汤，6 ~ 15 g。

红筷子

别名　山麻条、柳叶菜、遍山红

【生长环境】生于我国北方 500 ~ 3100 m、西南 2900 ~ 4700 m 山区半开阔或开阔较湿润草坡灌丛、火烧迹地、高山草甸、河滩、砾石坡。

【植物形态】多年粗壮草本，直立，丛生；根状茎广泛匍匐于表土层，长达 2 m，粗达 2 cm，木质化，自茎基部生出强壮的越冬根出条。茎高 20 ~ 130 cm，粗 2 ~ 10 mm，不分枝或上部分枝，圆柱状，无毛，下部多少木质化，表皮撕裂状脱落。叶螺旋状互生，稀近基部对生，无柄，茎下部的近膜质，披针状长圆形至倒卵形，长 0.5 ~ 2 cm，常枯萎，褐色，中上部的叶近革质，线状披针形或狭披针形，长（3）7 ~ 14（19）cm，宽（0.3）0.7 ~ 1.3（2.5）cm，先端渐狭，基部钝圆或有时宽楔形，上面绿色或淡绿，两面无毛，边缘近全缘或稀疏浅小齿，稍微反卷，侧脉常不明显，每侧 10 ~ 25 条，近平展或稍上斜出至近边缘处网结。花序总状，直立，长 5 ~ 40 cm，无毛；苞片下部的叶状，长 2 ~ 4 cm，上部的很小，三角状披针形，长不及 1 cm。花在芽时下垂，到开放时直立展开；花蕾倒卵状，长 6 ~ 12 mm，径 4 ~ 6 mm；子房淡红色或紫红色，长 0.6 ~ 2 cm，被贴生灰白色柔毛；花梗长 0.5 ~ 1.8 cm；花管缺，花盘深 0.5 ~ 1 mm，径 2 ~ 4 mm；萼片紫红色，长圆状披针形，长 6 ~ 15 mm，宽 1.5 ~ 2.5 mm，先端渐狭渐尖，被灰白柔毛；粉红至紫红色，稀白色，稍不等大，上面二枚较长大，倒卵形或狭倒卵形，长 9 ~ 15（19）mm，宽 3 ~ 9（11）mm，全缘或先端具浅凹缺；花药长圆形，长

2～2.5 mm，初期红色，开裂时变紫红色，产生带蓝色的花粉，花粉粒常3孔，径平均67.7μm，花丝长7～14 mm；花柱8～14 mm，开放时强烈反折，后恢复直立，下部被长柔毛；柱头白色，深4裂，裂片长圆状披针形，长3～6 mm，宽0.6～1 mm，上面密生小乳突。蒴果长4～8 cm，密被贴生的白灰色柔毛；果梗长0.5～1.9 cm。种子狭倒卵状，长0.9～1 mm，径0.35～0.45 mm，先端短渐尖，具短喙，褐色，表面近光滑但具不规则的细网纹；种缨丰富，长10～17 mm，灰白色，不易脱落。花期6～9月，果期8～10月。

【性味】苦，平。有小毒。

【功能主治】利水渗湿，理气消胀，活血调经。主治水肿、泄泻、食积胀满、月经不调、乳汁不通、阴囊肿大、疮疹痒痛。

【用法用量】内服：煎汤，15～30 g。外用：适量，捣敷。

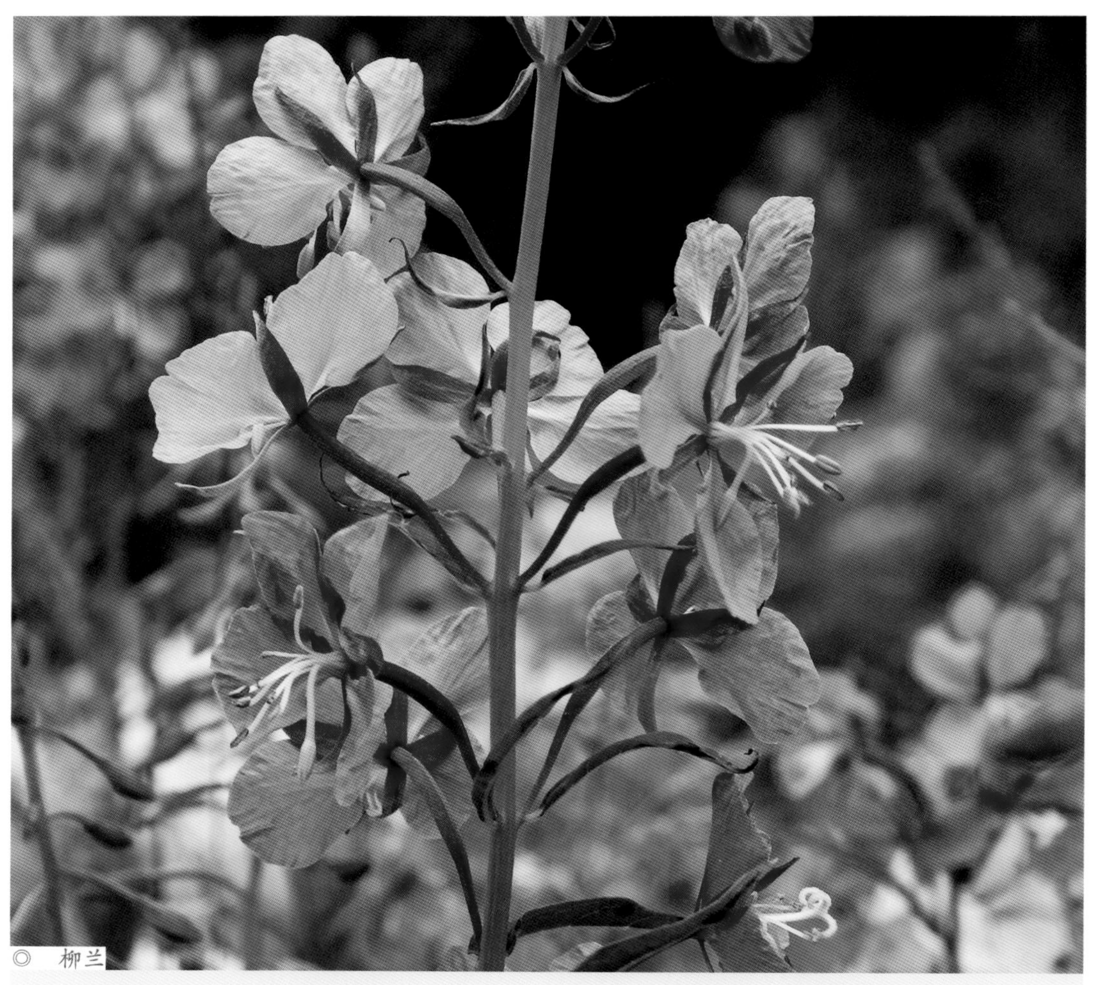

◎ 柳兰

来源　本品为柳叶菜科柳兰属植物柳兰 *Chamerion angustifolium* 的根状茎或全草。夏、秋采收。晒干或鲜用。

沼生柳叶菜

别名　独木牛、水湿柳叶菜

【生长环境】生于湖塘、沼泽、河谷、溪沟旁、亚高山与高山草地湿润处，海拔在北方200～2500 m，在西南2500～4500（4950）m。

【植物形态】多年生直立草本，自茎基部底下或地上生出纤细的越冬匍匐枝，长5～50 cm，稀疏的节上生成对的叶，顶生肉质鳞芽，次年鳞叶变褐色，生茎基部。茎高（5）15～70 cm，粗0.5～5.5 mm，不分枝或分枝，有时中部叶腋有退化枝，圆柱状，无棱线，周围被曲柔毛，有时下部近无毛。叶对生，花序上的互生，近线形至狭披针形，长1.2～7 cm，宽0.3～1.2（1.9）cm，先端锐尖或渐尖，有时稍钝，基部近圆形或楔形，边缘全缘或每边有5～9枚不明显浅齿，侧脉每侧3～5条，不明显，下面脉上与边缘疏生曲柔毛或近无毛；叶柄缺或稀长1～3 mm。花序花前直立或稍下垂，密被曲柔毛，有时混生腺毛。花近直立；花蕾椭圆状卵形，长2～3 mm，径1.8～2.2 mm；子房长1.6～2.5（3）cm；密被曲柔毛与稀疏的腺毛；花柄长0.8～1.5 cm；花管长1～1.2 mm，径1.3～2 mm，喉部近无毛或

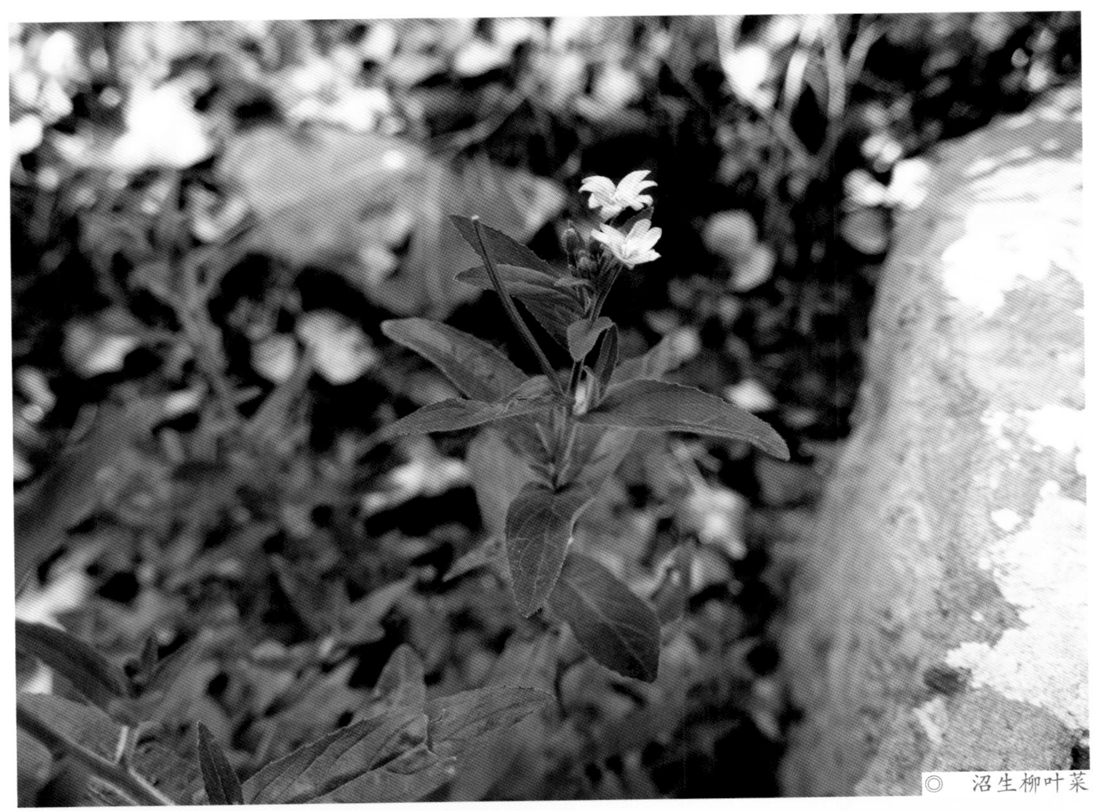

◎　沼生柳叶菜

来源　本品为柳叶菜科柳兰属植物沼生柳叶菜 *Epilobium palustre* L. 的全草。秋季将根挖出，除去泥土，晒干。

有一环稀疏的毛；萼片长圆状披针形，长2.5～4.5 mm，宽1～1.2 mm，先端锐尖，密被曲柔毛与腺毛；花瓣白色至粉红色或玫瑰紫色，倒心形，长（3）5～7（9）mm，宽2～3（4.5）mm，先端的凹缺深0.8～1 mm；花药长圆状，长0.4～0.6 mm，宽0.2～0.4 mm；花丝外轮的长2～2.8 mm，内轮的长1.2～1.5 mm；花柱长1.4～3.8 mm，直立，无毛；柱头棍棒状至近圆柱状，长1～1.8 mm，径0.4～0.7 mm，开花时稍伸出外轮花药。蒴果长3～9 cm，被曲柔毛；果梗长1～5 cm。种子棱形至狭倒卵状，长（1.1）1.3～2.2 mm，径0.38～0.55 mm，顶端具长喙（长0.08～0.3 mm），褐色，表面具细小乳突；种缨灰白色或褐黄色，长6～9 mm，不易脱落。花期6～8月，果期8～9月。

【性味归经】淡，平。归肺、大肠、膀胱经。

【功能主治】清热，疏风，镇咳，止泻。主治风热咳嗽、声嘶、咽喉肿痛、支气管炎、高热。

【用法用量】内服：煎汤，15～30 g。

月见草属 *Oenothera*

月见草

别名　山芝麻、夜来香

【生长环境】生于海拔1100m的向阳山坡、荒草地、沙质地及路旁河岸沙砾地等处。

【植物形态】直立二年生粗壮草本，基生莲座叶丛紧贴地面；茎高50～200 cm，不分枝或分枝，被曲柔毛与伸展长毛（毛的基部疱状），在茎枝上端常混生有腺毛。基生叶倒披针形，长10～25 cm，宽2～4.5 cm，先端锐尖，基部楔形，边缘疏生不整齐的浅钝齿，侧脉每侧12～15条，两面被曲柔毛与长毛；叶柄长1.5～3 cm。茎生叶椭圆形至倒披针形，长7～20 cm，宽1～5 cm，先端锐尖至短渐尖，基部楔形，边缘每边有5～19枚稀疏钝齿，侧脉每侧6～12条，每边两面被曲柔毛与长毛，尤茎上部的叶下面与叶缘常混生有腺毛；叶柄长0～15 mm。花序穗状，不分枝，或在主序下面具次级侧生花序；苞片叶状，芽时长及花的1/2，长大后椭圆状披针形，自

来源　本品为柳叶菜科植物月见草 *Oenothera biennis* L. 的根。秋季将根挖出，除去泥土，晒干。

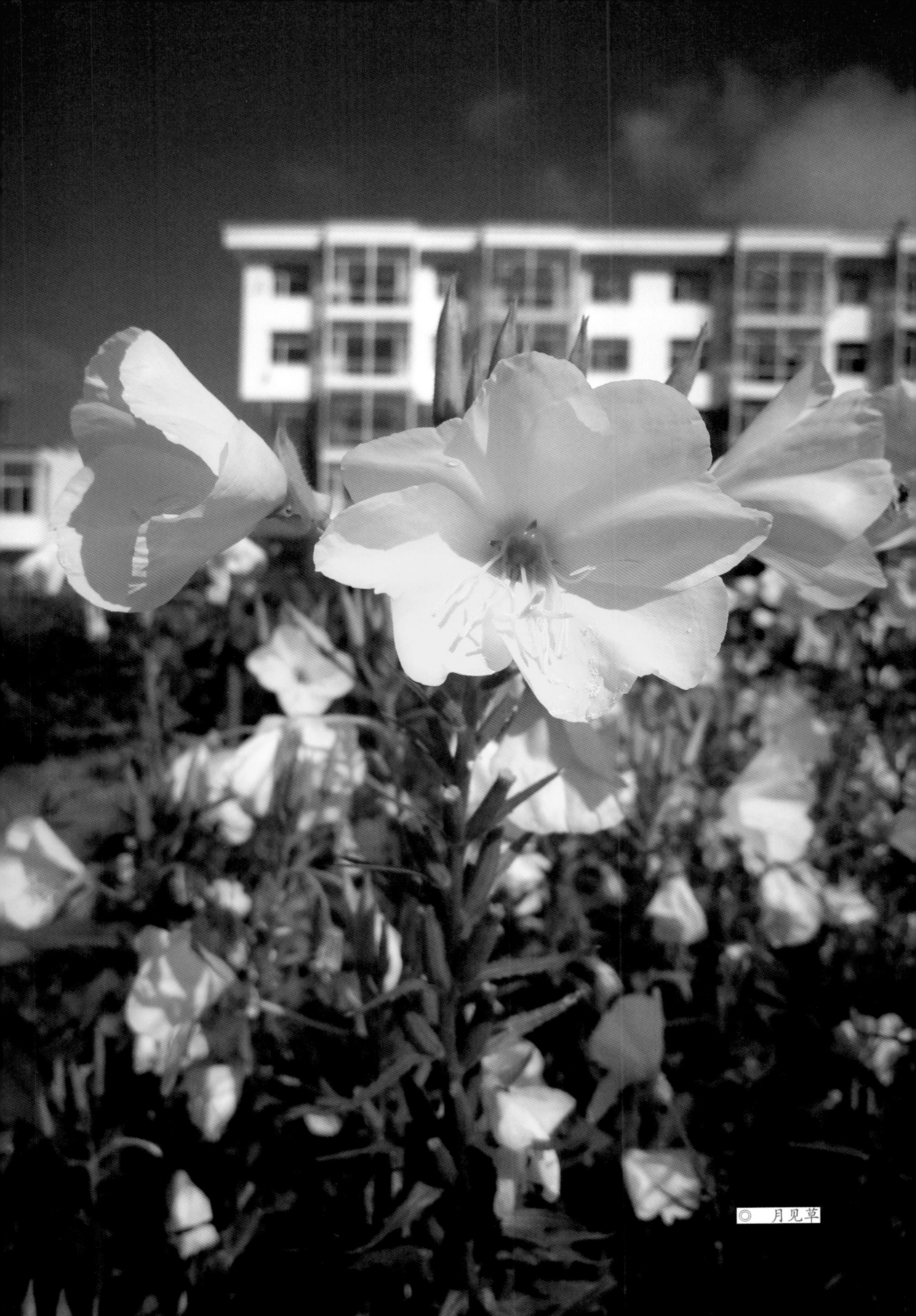
◎ 月见草

下向上由大变小，近无柄，长 1.5 ~ 9 cm，宽 0.5 ~ 2 cm，果时宿存，花蕾锥状长圆形，长 1.5 ~ 2 cm，粗 4 ~ 5 mm，顶端具长约 3 mm 的喙；花管长 2.5 ~ 3.5 cm，径 1 ~ 1.2 mm，黄绿色或开花时带红色，被混生的柔毛、伸展的长毛与短腺毛；花后脱落；萼片绿色，有时带红色，长圆状披针形，长 1.8 ~ 2.2 cm，下部宽大处 4 ~ 5 mm，先端骤缩成尾状，长 3 ~ 4 mm，在芽时直立，彼此靠合，开放时自基部反折，但又在中部上翻，毛被同花管；花瓣黄色，稀淡黄色，宽倒卵形，长 2.5 ~ 3 cm，宽 2 ~ 2.8 cm，先端微凹缺；花丝近等长，长 10 ~ 18 mm；花药长 8 ~ 10 mm，花粉约 50％发育；子房绿色，圆柱状，具 4 棱，长 1 ~ 1.2 cm，粗 1.5 ~ 2.5 mm，密被伸展长毛与短腺毛，有时混生曲柔毛；花柱长 3.5 ~ 5 cm，伸出花管部分长 0.7 ~ 1.5 cm；柱头围以花药。开花时花粉直接授在柱头裂片上，裂片长 3 ~ 5 mm。蒴果锥状圆柱形，向上变狭，长 2 ~ 3.5 cm，径 4 ~ 5 mm，直立。绿色，毛被同子房，但渐变稀疏，具明显的棱。种子在果中呈水平状排列，暗褐色，棱形，长 1 ~ 1.5 mm，径 0.5 ~ 1 mm，具棱角，各面具不整齐洼点。

【性味】甘、苦，温。

【功能主治】祛风湿，强筋骨。主治风寒湿痹、筋骨酸软。

【用法用量】内服：煎汤，5 ~ 15 g。

月见草油

【来源】

柳叶菜科植物月见草 *Oenothera biennis* L.、黄花月见草 *Oenothera glazioviana* Mich. 等种子的脂肪油。7 ~ 8 月果实成熟时，晒干，压碎并筛去果壳，收集种子，用 CO_2 超临界萃取等方法取得月见草油。

【性味】苦、微辛、微甘，平。

【功能主治】活血通络，息风平肝，消肿敛疮。主治胸痹心痛、中风偏瘫、虚风内动、小儿多动、风湿麻痛、腹痛泄泻、痛经、狐惑、疮疡、湿疹。

【用法用量】内服：制成胶丸、软胶囊等，每次 1 ~ 2 g，每日 2 ~ 3 次。

龙胆科——GENTIANACEAE

一年生或多年生草本。茎直立或斜升，有时缠绕。单叶，稀为复叶，对生，少有互生或轮生，全缘，基部合生，筒状抱茎或为一横线所连结；无托叶。花序一般为聚伞花序或复聚伞花序，有时减退至顶生的单花；花两性，极少数为单性，辐射状或在个别属中为两侧对称，一般 4~5 数，稀达 6~10 数；花萼筒状、钟状或辐状；花冠筒状、漏斗状或辐状，基部全缘，稀有距，裂片在蕾中右向旋转排列，稀镊合状排列；雄蕊着生于冠筒上与裂片互生，花药背着或基着，二室，雌蕊由 2 个心皮组成，子房上位，一室，侧膜胎座，稀心皮结合处深入而形成中轴胎座，致使子房变成二室；柱头全缘或 2 裂；胚珠常多数；腺体或腺窝着生于子房基部或花冠上。蒴果 2 瓣裂，稀不开裂。种子小，常多数，具丰富的胚乳。

本科植物含有多种化学成分，如三萜类（齐墩果酸，乌苏酸）、（口山）酮类、环烯醚萜类（苦味质）以及香豆精等。这些成分在一些药用种类如多种秦艽、龙胆、青叶胆以及川西獐牙菜等，在除湿散风、止痛利便、清肝明目的疗效中起主要作用。

獐牙菜属 *Swertia*

歧伞獐牙菜

【生长环境】生于河边、山坡、林缘，海拔 1050~3100 m。

【植物形态】一年生草本，高 5~12 cm。直根较粗，侧根少。茎细弱，四棱形，棱上有狭翅，从基部作二歧式分枝，枝细瘦，四棱形。叶质薄，下部叶具柄，叶片匙形，长 7~15 mm，宽 5~9 mm，先端圆形，基部钝，叶脉 3~5 条，细而明显，叶柄细，

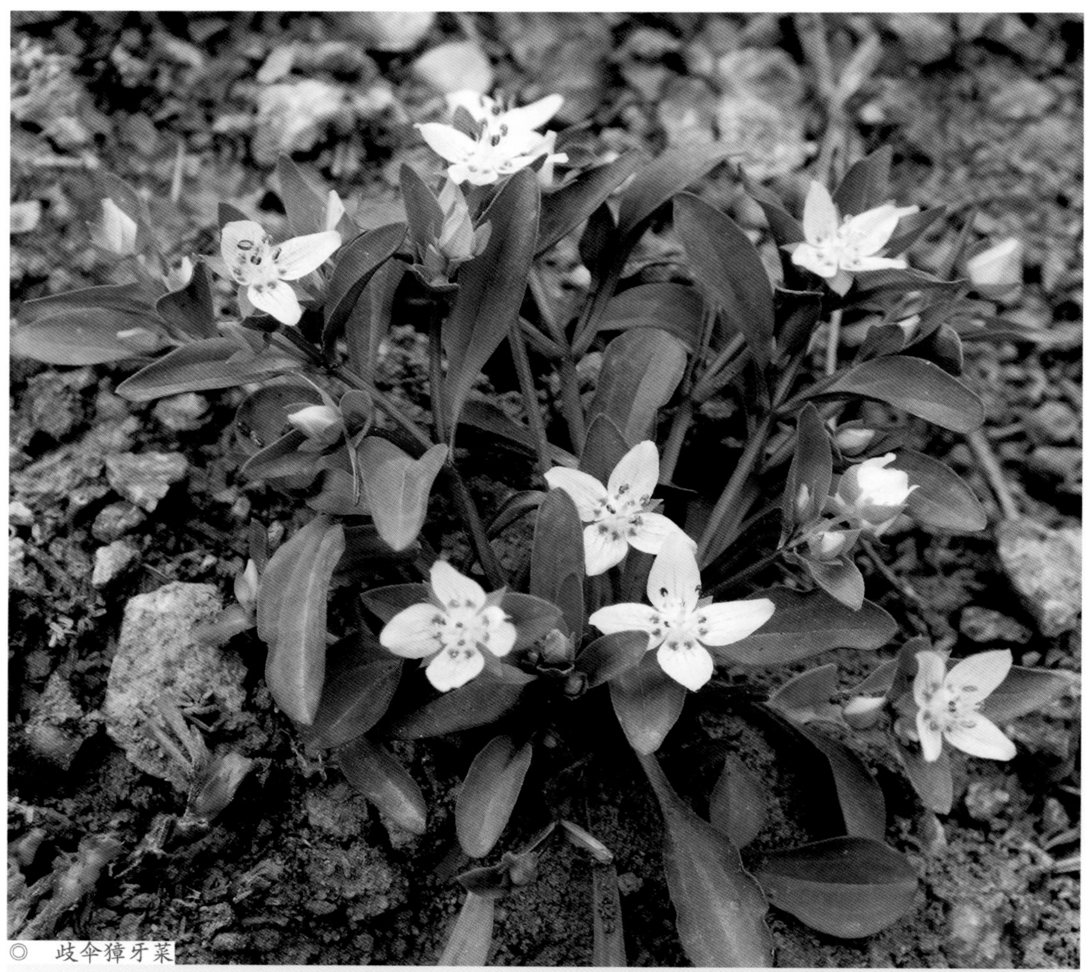

◎ 歧伞獐牙菜

来源 本品为龙胆科植物歧伞獐牙菜 *Swertia dichotoma* 的干燥全草。夏、秋二季采挖，除去杂质，晒干。

长 8~20 mm，离生；中上部叶无柄或有短柄，叶片卵状披针形，长 6~22 mm，宽 3~12 mm，先端急尖，基部近圆形或宽楔形，叶脉 1~3 条。聚伞花序顶生或腋生；花梗细弱，弯垂，四棱形，有狭翅，不等长，长 7~30 mm；花萼绿色，长为花冠之半，裂片宽卵形，长 3~4 mm，先端锐尖，边缘及背面脉上稍粗糙，背面具不明显的 1~3 脉；花冠白色，带紫红色，裂片卵形，长 5~8 mm，先端钝，中下部具 2 个腺窝，腺窝黄褐色，鳞片半圆形，背部中央具角状突起；花丝线形，长约 2 mm，基部背面两侧具流苏状长柔毛，有时可延伸至腺窝上，花药蓝色，卵形，长约 0.5 mm；子房具极短的柄，椭圆状卵形，花柱短，柱状，柱头小，2 裂。蒴果椭圆状卵形；种子淡黄色，矩圆形，长 1.3~1.8 mm，表面光滑。花果期 5~7 月。

【性味归经】苦，寒。

【功能主治】清热，健胃，利湿。用于消化不良、胃脘痛胀、黄疸、目赤、牙痛、口疮。

华北獐牙菜

别名 乌氏当药、代哇

【生长环境】生于高山草甸、沼泽草甸、灌丛中及潮湿地，海拔 1500~5260 m。

【植物形态】多年生草本，高 8~55 cm，具短根茎。茎直生，中空，近圆形，有细条棱，不分枝，基部直径 1~2.5 mm，被黑褐色枯老叶柄。基生叶 1~2 对，具长柄，叶片矩圆形或椭圆形，长 2~9 cm，宽 1~3 cm，先端钝或圆形，基部渐狭成柄，叶脉 3~5 条，在下面突起，叶柄扁平，长 2.5~6 cm；茎中部裸露无叶，上部具 1~2 对极小的、苞叶状的叶，卵状矩圆形，长 1.5~3 cm，宽 0.5~1 cm，先端钝，基部无柄，离生，半抱茎，叶脉 1~3 条，在下面细而明显。聚伞花序具 2~7 花或单花顶生；花梗黄绿色，直立和斜伸，不整齐，长 2~5 cm；花萼绿色，长为花冠的 1/2~2/3，裂片卵状披针形，长 8~13 mm，宽 3~5 mm，先端急尖，具明显的白色膜质边缘，脉不明显；花冠黄绿色，背面中央蓝色，裂片矩圆形或椭圆形，长 15~20 mm，先端钝或圆形，稍呈啮蚀状，基部具 2 个腺窝，腺窝下部囊状，边缘具长 3~4 mm 的柔毛状流苏；花丝线形，长 8~12 mm，基部背面具流苏状短毛，花药蓝色，矩圆形，长 3~4 mm；子房无柄，椭圆形，长 8~15 mm，花柱不明显，柱头小，2 裂，裂片半圆形。蒴果无柄，椭圆形，与宿存花冠等长；种子深褐色，矩圆形，长 1~1.2 mm，具纵的皱折。花果期 7~9 月。

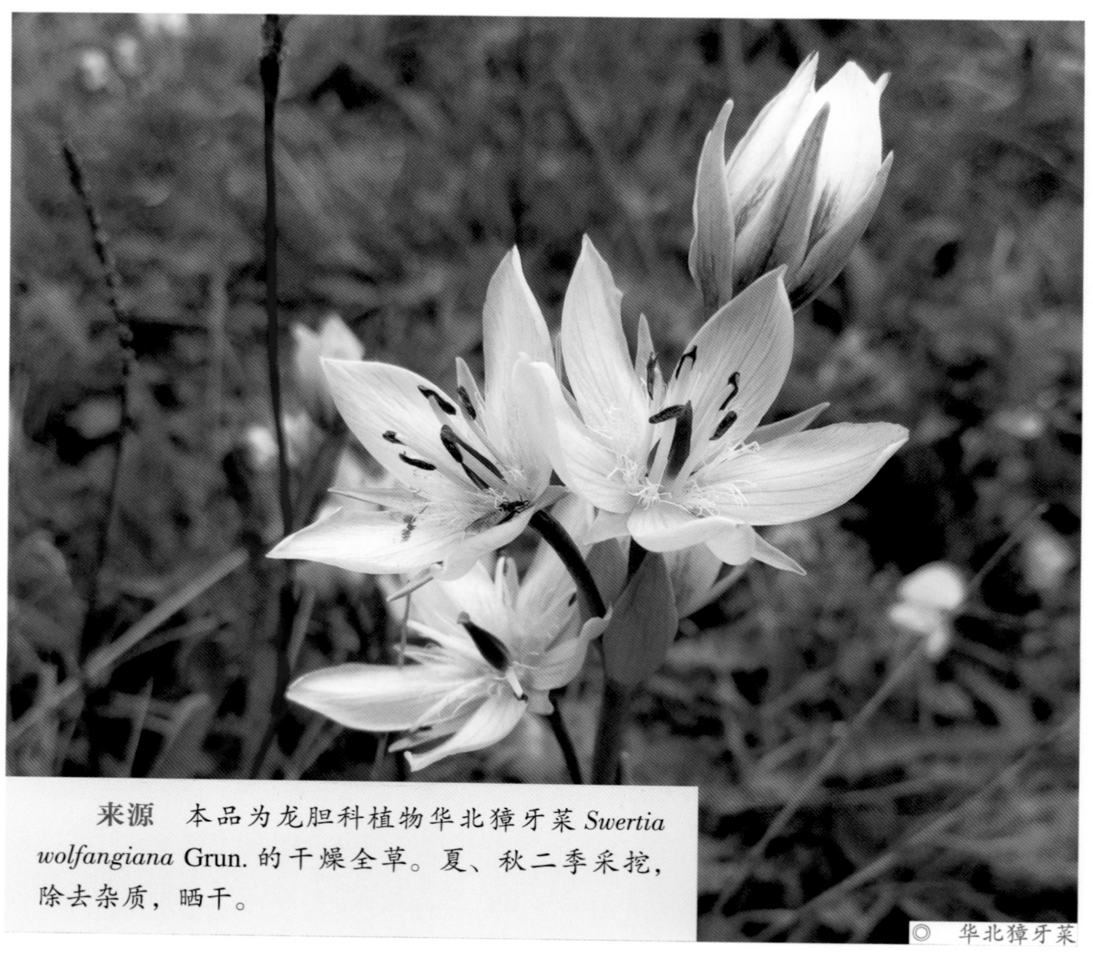

来源　本品为龙胆科植物华北獐牙菜 *Swertia wolfangiana* Grun. 的干燥全草。夏、秋二季采挖，除去杂质，晒干。

◎　华北獐牙菜

当药

别名　獐牙菜、紫花当药

【生长环境】生于山坡上、河滩、林下、灌丛中，海拔 500~1600 m。

【植物形态】本品长 10 ~ 40 cm。根呈圆锥形，长 2 ~ 7 cm，黄色或黄褐色，断面类白色。茎方柱形，常具狭翅，多分枝，直径 1 ~ 2.5 mm；黄绿色或黄棕色带紫色，节处略膨大；质脆，易折断，断面中空。叶对生，无柄；完整叶片展平后呈条状披针形，长 2 ~ 4 cm，宽 0.3 ~ 0.9 cm，先端渐尖，基部狭，全缘。圆锥状聚伞花序顶生或腋生。花萼 5 深裂，裂片线形。花冠淡蓝紫色或暗黄色，5 深裂，裂片内侧基部有 2 腺体，腺体周围有长毛。蒴果椭圆形。气微，味苦。

【性味与归经】苦，寒。归肝、胃、大肠经。

【功能与主治】清湿热，健胃。用于湿热黄疸、胁痛、痢疾腹痛、食欲不振。

【用法与用量】6 ~ 12 g，儿童酌减。

【贮藏】置干燥处。

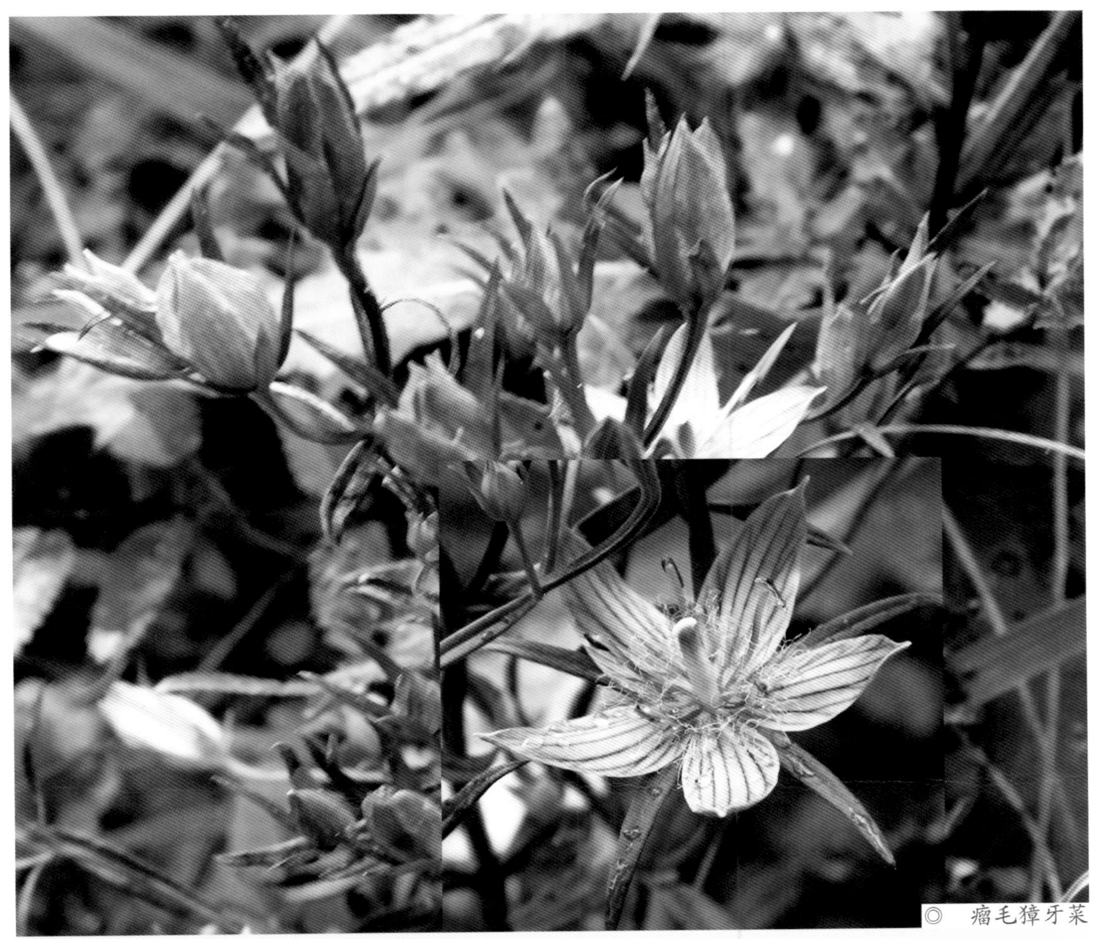

◎ 瘤毛獐牙菜

来源 本品为龙胆科植物瘤毛獐牙菜 *Swertia pseudochinensis* Hara 的干燥全草。夏、秋二季采挖，除去杂质，晒干。

龙胆属 *Gentiana*

秦艽

别名 达乌里秦艽、达乌里龙胆、达弗里亚龙胆、小叶秦艽、蓟芥、秦胶、秦札、秦纠、秦爪、左秦艽、大艽、左宁根、左扭、西大艽、西秦艽、萝卜艽、瓣子艽、鸡腿艽、山大艽、曲双

【生长环境】生于田边、路旁、河滩、 湖边沙地、水沟边、向阳山坡及干草原等

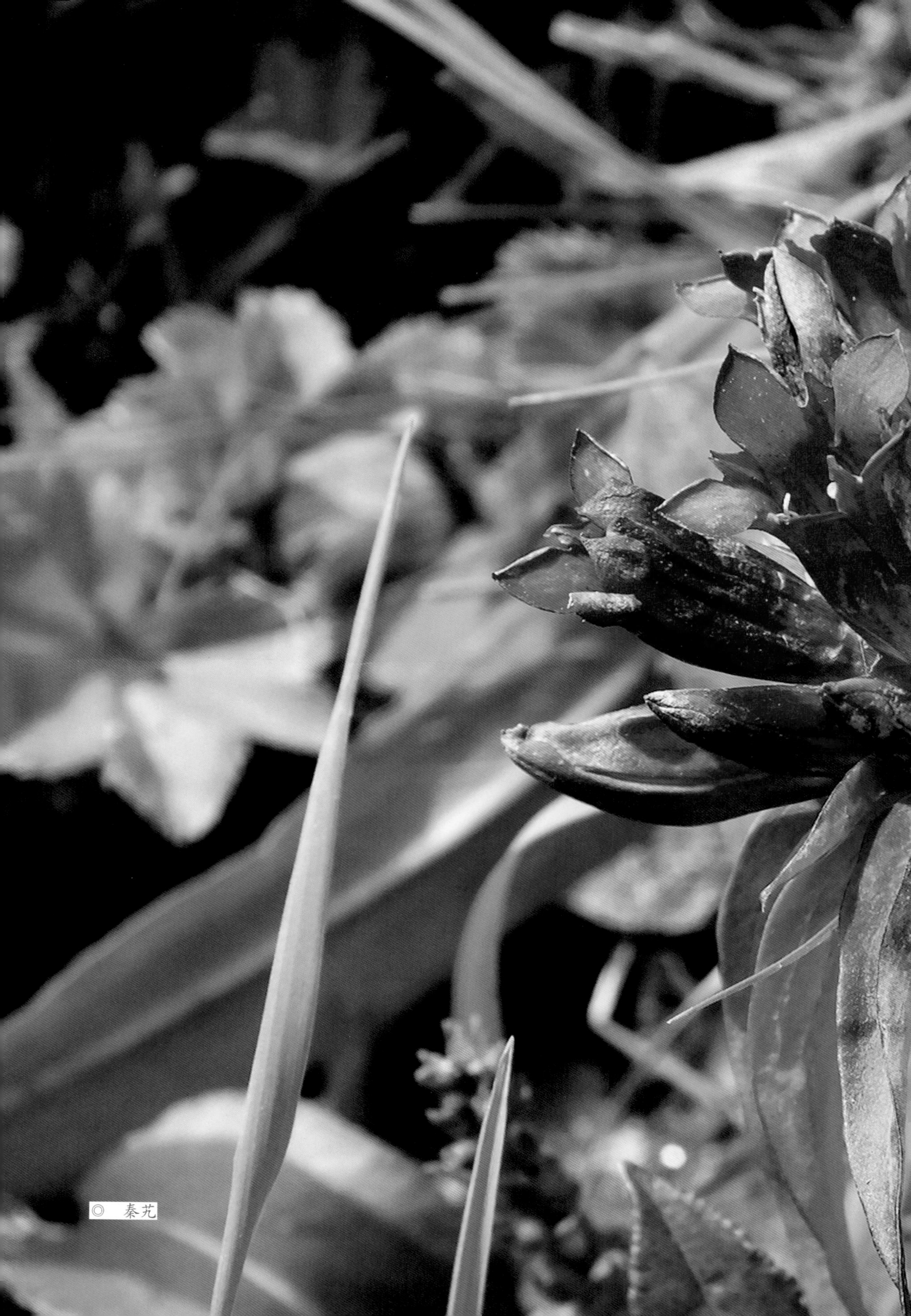
◎ 秦艽

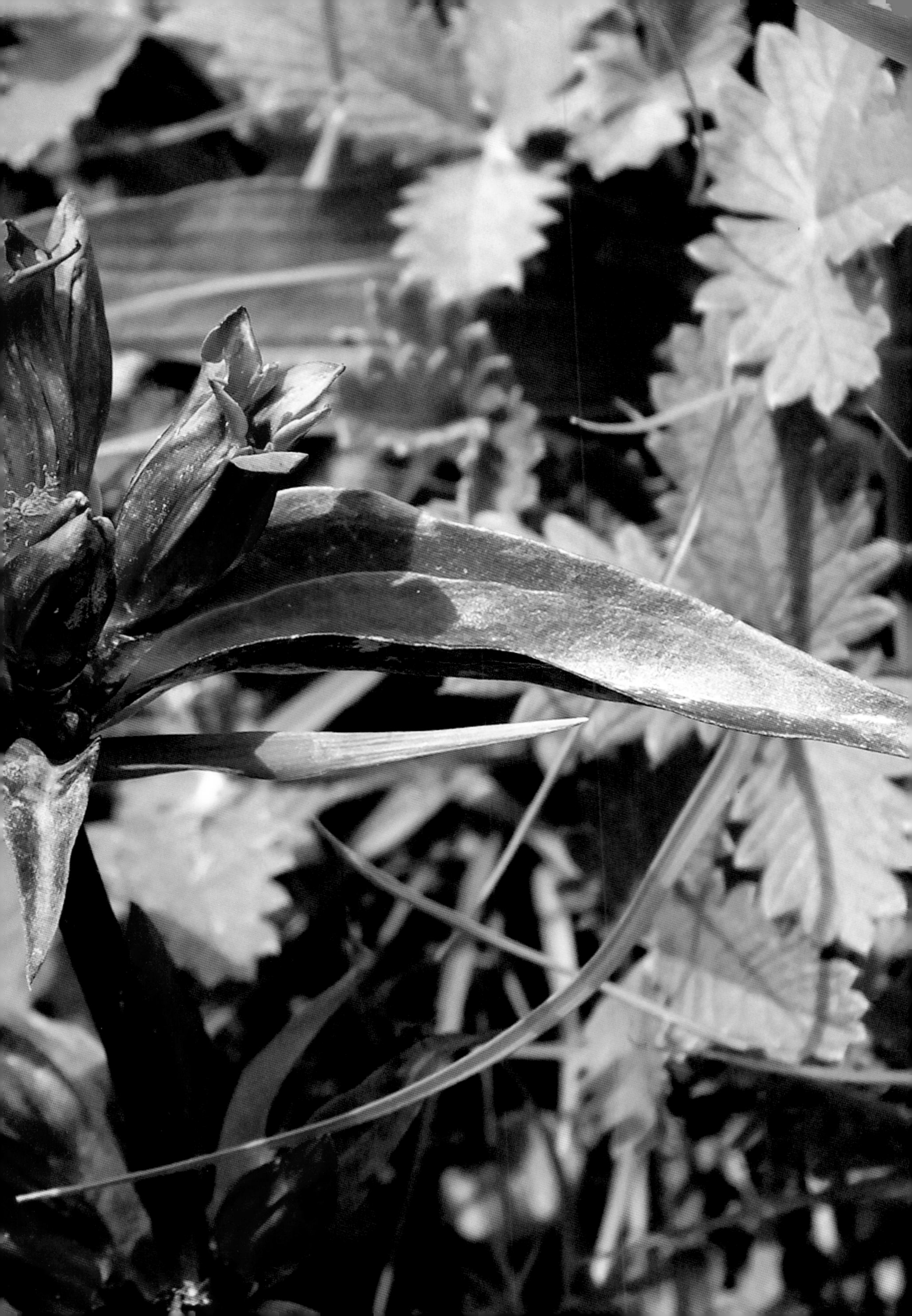

地，海拔 870~4500 m。

【植物形态】

秦艽 多年生草本，高 30~60 cm，全株光滑无毛，基部被枯存的纤维状叶鞘包裹。须根多条，扭结或粘结成一个圆柱形的根。枝少数丛生，直立或斜升，黄绿色或有时上部带紫红色，近圆形。莲座丛叶卵状椭圆形或狭椭圆形，长 6~28 cm，宽 2.5~6 cm，先端钝或急尖，基部渐狭，边缘平滑，叶脉 5~7 条，在两面均明显，并在下面突起，叶柄宽，长 3~5 cm，包被于枯存的纤维状叶鞘中；茎生叶椭圆状披针形或狭椭圆形，长 4.5~15 cm，宽 1.2~3.5 cm，先端钝或急尖，基部钝，边缘平滑，叶脉 3~5 条，在两面均明显，并在下面突起，无叶柄至叶柄长达 4 cm。花多数，无花梗，簇生枝顶呈头状或腋生作轮状；花萼筒膜质，黄绿色或有时带紫色，长（3）7~9 mm，一侧开裂呈佛焰苞状，先端截形或圆形，萼齿 4~5 个，稀 1~3 个，甚小，锥形，长 0.5~1 mm；花冠筒部黄绿色，冠淡蓝色或蓝紫色，壶形，长 1.8~2 cm，裂片卵形或卵圆形，长 3~4 mm，先端钝或钝圆，全缘，褶整齐，三角形或截形，长 1~1.5 mm，全缘；雄蕊着生于冠筒中下部，整齐，花丝线状钻形，长 5~6 mm，宽 2~2.5 mm；子房无柄，椭圆状披针形或狭椭圆形，长 9~11 mm，先端渐狭，花柱线形，连柱头长 1.5~2 mm，柱头 2 裂，裂片矩圆形。蒴果内藏或先端外露，卵状椭圆形，长 15~17 mm；种子红褐色，有光泽，矩圆形，长 1.2~1.4 mm，表面具细网纹。花果期 7~10 月。

达乌里秦艽 多年生草本，高 10~25 cm，全株光滑无毛，基部被枯存的纤维状叶鞘包裹。须根多条，向左扭结成一个圆锥形的根。枝多数丛生，斜升，黄绿色或紫红色，近圆形，光滑。莲座丛叶披针形或线状椭圆形。长 5~15 cm，宽 0.8~1.4 cm，先端渐尖，基部渐狭，边缘粗糙，叶脉 3~5 条，在两面均明显，并在下面突起，叶柄宽，扁平，膜质，长 2~4 cm，包被于枯存的纤维状叶鞘中；茎生叶少数，线状披针形至线形，长 2~5 cm，宽 0.2~0.4 cm，先端渐尖，基部渐狭，边缘粗糙，叶脉 1~3 条，在两面均明显，中脉在下面突起，叶柄宽，长 0.5~10 cm，愈向茎上部叶愈小，柄愈短。聚伞花序顶生及腋生，排列成疏松的花序；花梗斜伸，黄绿色或紫红色，极不等长，总花梗长至 5.5 cm，小花梗长至 3 cm；花萼筒膜质，黄绿色或带紫红色，筒形，长 7~10 mm，不裂，稀一侧浅裂，裂片 5 个，不整齐，线形，绿色，长 3~8 mm，先端渐尖，边缘粗糙，背面脉不明显，弯缺宽，圆形或截形；花冠深蓝色，有时喉部具多数黄色斑点，筒形或漏斗形，长 3.5~4.5 cm，裂片卵形或卵状椭圆形，长 5~7 mm，先端钝，全缘，褶整齐，三角形或卵形，长 1.5~2 mm，先端钝，全缘或边缘啮蚀形；雄蕊着生于冠筒中下部，整齐，花丝线状钻形，长 1~1.2 cm，花药矩圆形，长 2~3 mm；子房无柄，披针形或线形，长 18~23 mm，先端渐尖，花柱线形，连柱头长 2~4 mm，柱头 2 裂。蒴果内藏，无柄，狭椭圆形，长 2.5~3 cm；种子淡褐色，有光泽，矩圆形，长 1.3~1.5 mm，表面有细网纹。花果期 7~9 月。

【性味与归经】辛、苦，平。归胃、肝、胆经。

【功能与主治】祛风湿，清湿热，止痹痛，退虚热。用于风湿痹痛、中风半身不遂、筋脉拘挛、骨节酸痛、湿热黄疸、骨蒸潮热、小儿疳积发热。

【用法与用量】3～10 g。

【贮藏】置通风干燥处。

【注意】久痛虚羸、溲多、便滑者忌服。

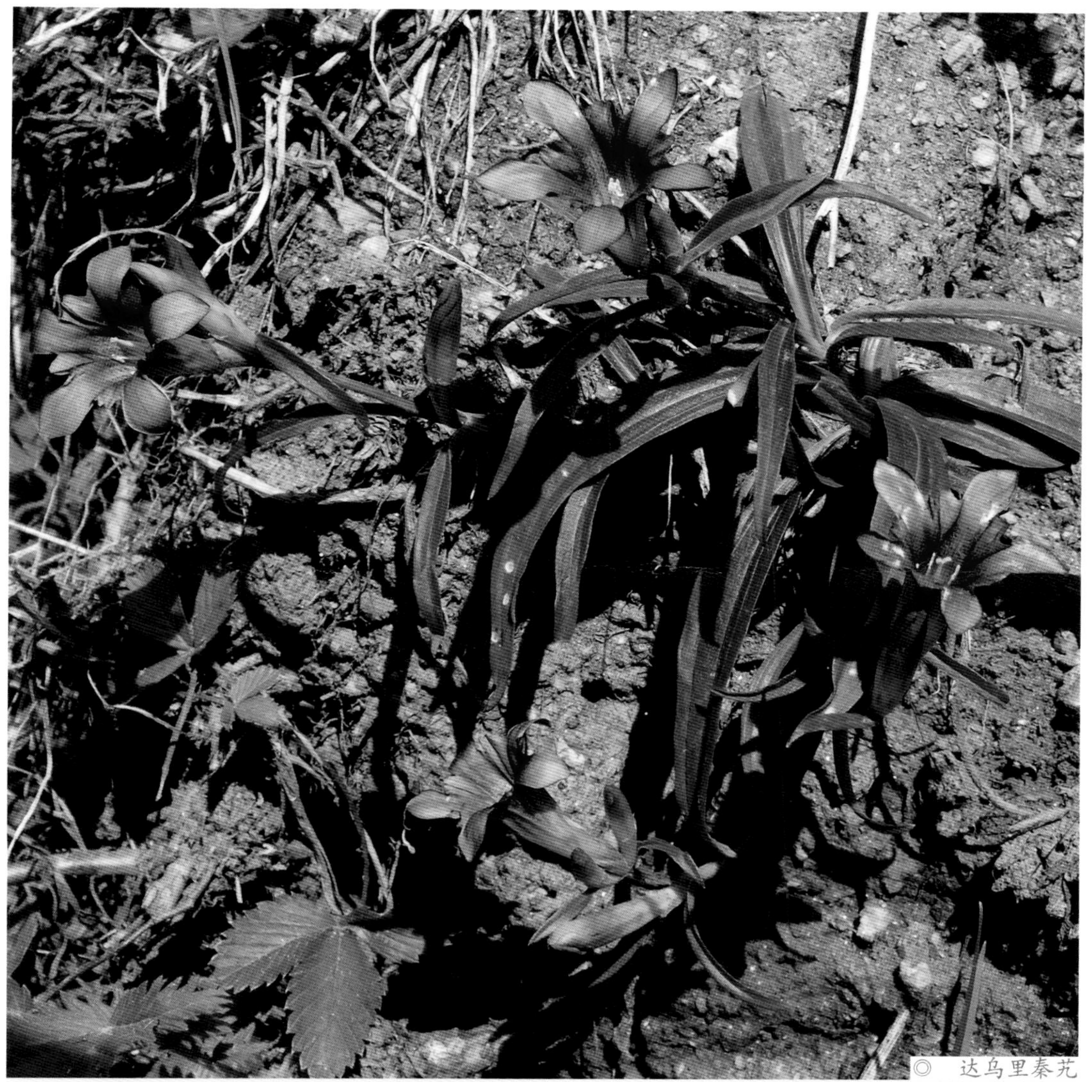

◎ 达乌里秦艽

来源 本品为龙胆科植物秦艽 *Gentiana macrophylla* Pall. 和达乌里秦艽 *Gentiana dahurica* Fisch. 的干燥根。按性状不同分别习称“秦艽”和“小秦艽”。春、秋二季采挖，除去泥沙；秦艽晒软，堆置“发汗”至表面呈红黄色或灰黄色时，摊开晒干，或不经“发汗”直接晒干；小秦艽趁鲜时搓去黑皮，晒干。

石龙胆

别名 蓝花地丁、紫花地丁、鬼点灯、绿花草、六月绿花草、龙胆地丁、米布带、小龙胆、细蛇药、兰桃花、千线花

【生长环境】 生于山坡、山谷、山顶、干草原、河滩、荒地、路边、灌丛中及高山草甸，海拔 110~4200 m。

【植物形态】 一年生矮小草本，高达 8 cm。茎密被黄绿色或杂有紫色乳突，基部多分枝，枝铺散，斜升。叶缘厚软骨质，密被乳突，叶柄白色膜质，边缘被短睫毛；基生叶卵形、宽卵形或卵状椭圆形，长 0.6~1 cm；茎生叶倒卵状匙形或匙形，长 4~7 mm。花单生枝顶。花梗长 2~8 mm；花萼倒锥状筒形，长 5~8 mm，被细乳突，裂片外反，卵圆形或卵形，长 1.5~2 mm，基部圆，缢缩成爪，边缘软骨质，密被细乳突；花冠蓝色，筒状漏斗形，长 0.7~1 cm，裂片卵状三角形，长 1.5~2 mm，褶卵形，长 1~1.2 mm，全缘或具细齿，蒴果倒卵状长圆形，长 3.5~5.5 mm，顶端具宽翅，两侧具窄翅。种子具亮白色细网纹。花果期 4~9 月。

【功能主治】 清热解毒。治肠痈、疔疮、痈肿、瘰疬、目赤肿痛。

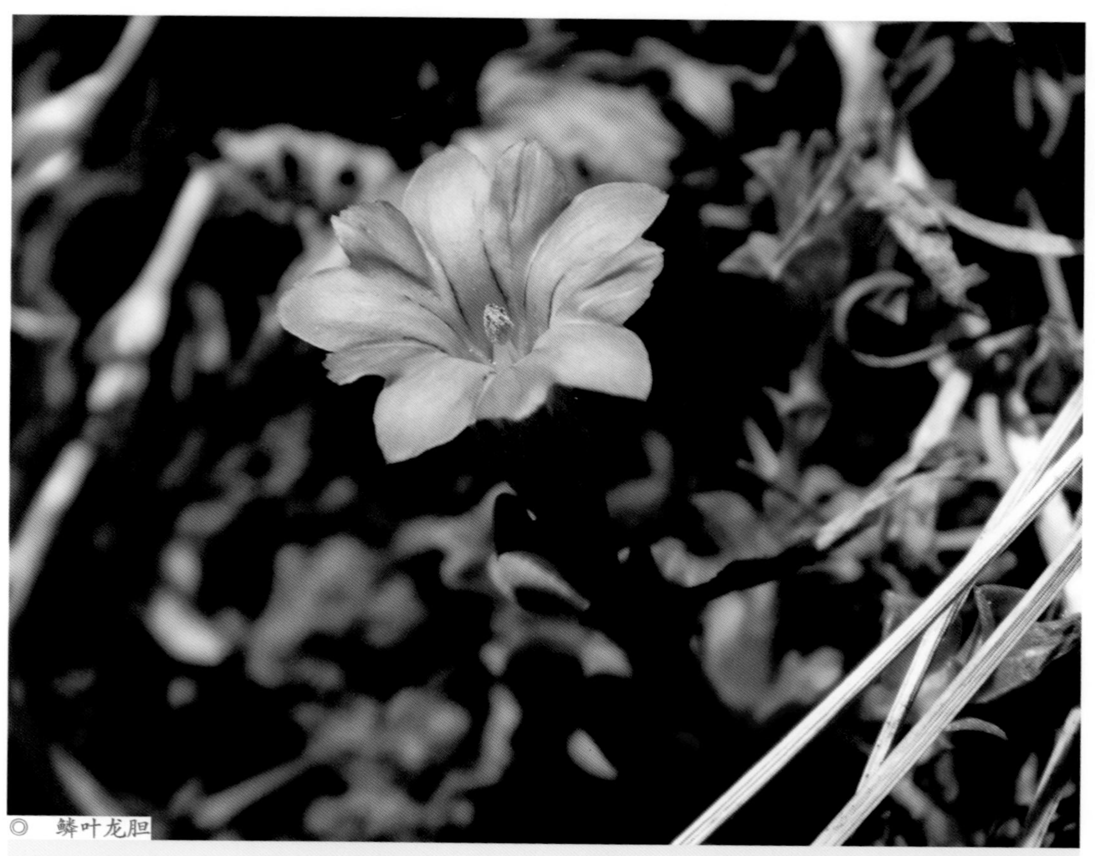

◎ 鳞叶龙胆

来源 本品为龙胆科植物鳞叶龙胆 *Gentiana squarrosa* Ledeb. 的全草。

花锚属 *Halenia*

花锚

别名　金锚

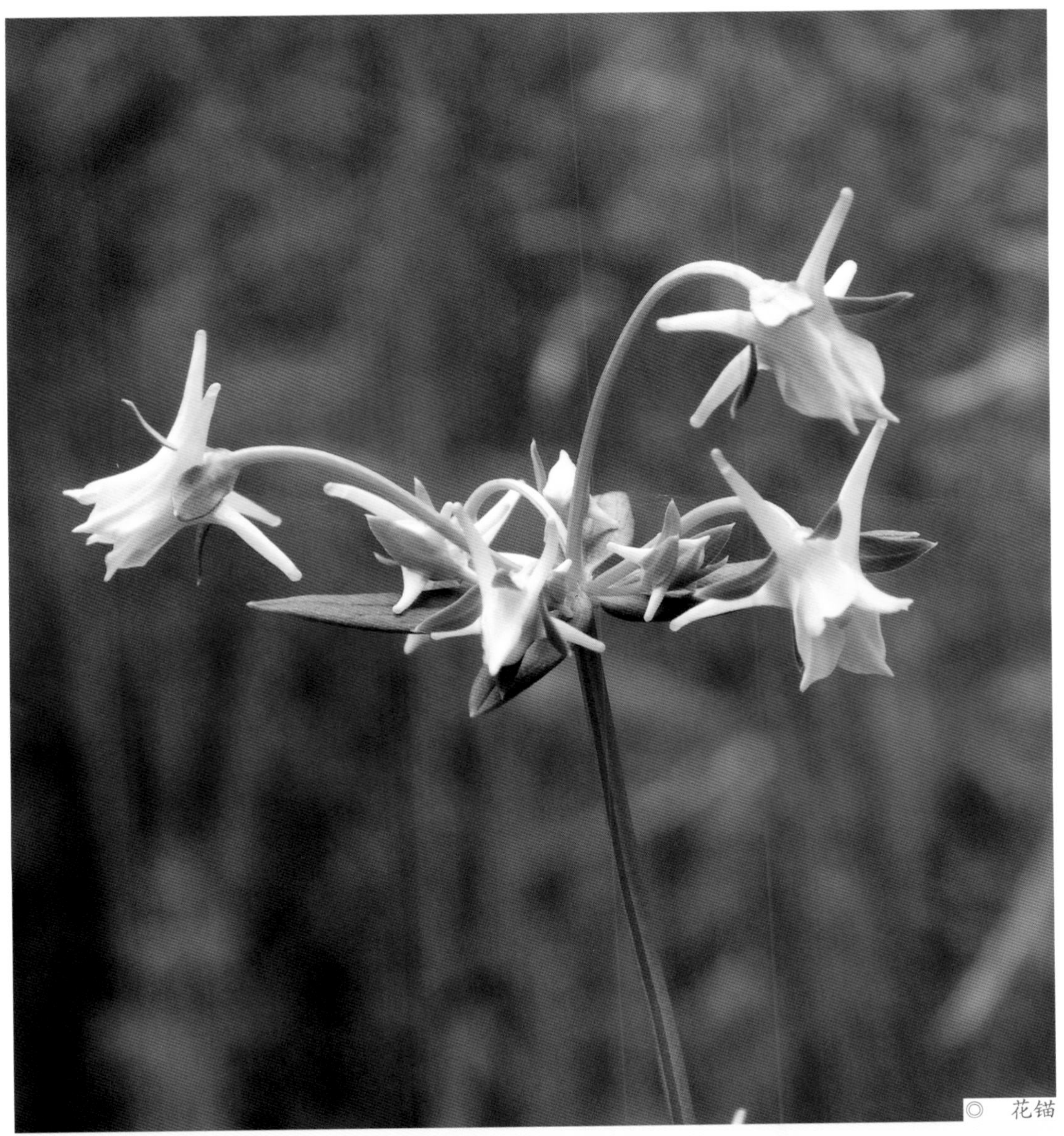

◎　花锚

来源　本品为龙胆科植物花锚 *Halenia corniculata* 的全草。夏、秋季采收，晾干。

【生长环境】生于海拔 200~1750 m 的林下林绿、山沟水边湿草地。

【植物形态】一年生草本，高 20~70 cm。茎直立，四棱形。基生叶具柄，长 1~1.5 cm，叶片倒卵形或椭圆形，长 1~3 cm，宽 0.5~0.8 cm；茎生叶对生，几无柄，叶片椭圆状披针形或卵形，长 3~8 cm，宽 1~1.5 cm，先端尖，基部宽楔形，全缘；主脉 3 条，在下面沿脉疏生短硬毛。聚伞花序顶生或腋生，花梗长 0.5~3 cm；萼筒短，花萼 4 深裂，裂片狭三角状披针形；花冠钟形，淡黄色，冠筒长约 5 mm，4 深裂，裂片基部有窝孔并延伸成一长距，距内有蜜腺，形似船锚；雄蕊 4，着生于花冠筒上，内藏，与裂片互生，花药丁字着生；雌蕊无柄，子房 1 室，纺锤形，长约 6 cm，无柄，花柱短，柱头 2 裂，外卷。蒴果卵形或长圆形，长 1~1.3 cm，先端 2 瓣开裂。种子多数，褐色。花、果期 7~9 月。

【性味与归经】苦，寒。归心、肝经。

【功能与主治】清热解毒，凉血止血。主肝炎、脉管炎、胃肠炎、外伤感染发热、外伤出血。

【用法与用量】煎汤，5 ~ 10 g；或入丸、散。外用：适量，捣敷。

黑及草

【生长环境】生于高山林下及林缘、山坡草地、灌丛中、山谷水沟边，海拔 700~4100 m。

【植物形态】一年生草本，高 15~60 cm。根具分枝，黄褐色。茎直立，无毛、四棱形，上部具分枝。基生叶椭圆形，有时略呈圆形，长 2~3 cm，宽 5~15 mm，先端圆形或急尖呈钝头，基部渐狭呈宽楔形，全缘，具宽扁的柄，柄长 1~1.5 cm，叶脉 3 条；茎生叶卵形、椭圆形、长椭圆形或卵状披针形，长 1.5~7 cm，宽 0.5~2（3.5）cm，先端圆钝或急尖，基部圆形或宽楔形，全缘，叶脉 5 条，无柄或茎下部叶具极短而宽扁的柄，抱茎。聚伞花序腋生和顶生；花梗长短不相等，长 0.5~3.5 cm；花 4 数，直径 1~1.5 cm；花萼裂片椭圆形或卵形，长（3）4~6 mm，宽 2~3 mm，先端通常渐尖，常具小尖头，具 3 脉；花冠蓝色或紫色，花冠筒长约 2 mm，裂片卵圆形或椭圆形，长约 6 mm，宽 4~5 mm，先端具小尖头，距长 5~6 mm，向外水平开展；雄蕊内藏，花丝长 3~5 mm，花药卵圆形，长约 1 mm；子房卵形，长约 5 mm，花柱极短，长约 1 mm，柱头 2 裂。蒴果宽卵形，长约 10 mm，直径 3~4 mm，上部渐狭，淡褐色；种子褐色，椭圆形或近圆形，长约 2 mm，宽约 1 mm。花果期 7~9 月。

【功能与主治】清热利湿，平肝利胆。用于急性黄疸型肝炎、胆囊炎、胃炎、头晕头痛、牙痛。

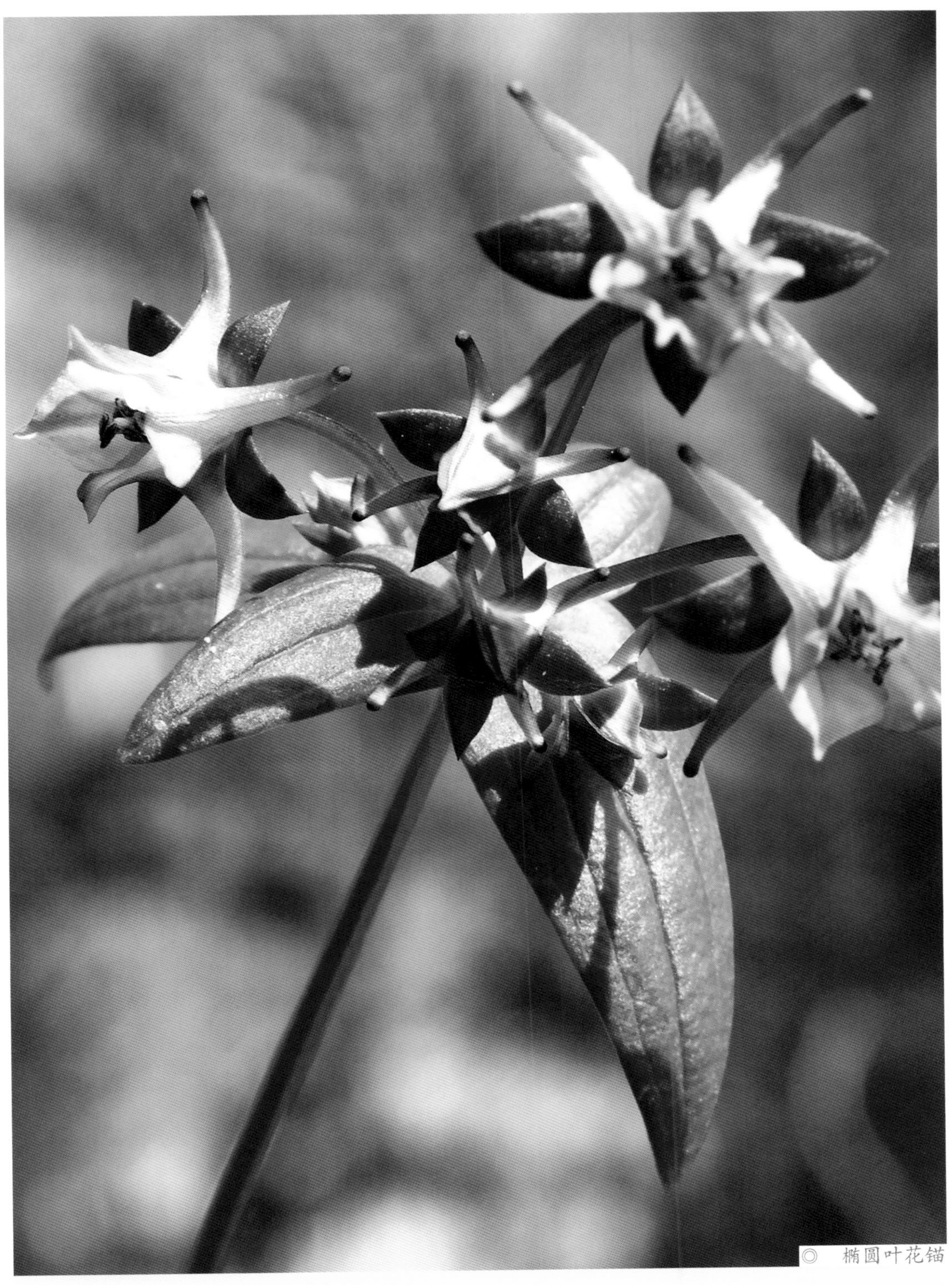

◎ 椭圆叶花锚

来源 本品为龙胆科植物椭圆叶花锚 *Halenia elliptica* D. Don 的全草。夏、秋季采收，晾干。

肋柱花属 *Lomatogonium*

肋柱花

别名　加地侧蕊

【生长环境】生于山坡草地、灌丛、草甸、河滩草地、高山草甸，海拔 430~5400 m。

【植物形态】一年生草本，高 3~30 cm。茎带紫色，自下部多分枝，枝细弱，斜升，几四棱形，节间较叶长。基生叶早落，具短柄，莲座状，叶片匙形，长 15~20 mm，宽 6~8 mm，基部狭缩成柄；茎生叶无柄，披针形、椭圆形至卵状椭圆形，长 4~20 mm，宽 3~7 mm，先端钝或急尖，基部钝，不合生，仅中脉在下面明显。聚伞花序或花生分枝顶端；花梗斜上升，几四棱形，不等长，长达 6 cm；花 5 数，大小不相等，直径常 8~20 mm；花萼长为花冠的 1/2，萼筒长不及 1 mm，裂片卵状披针形或椭圆形，长 4~8（11）mm，宽 1.5~2.5 mm，先端钝或急尖，边缘微粗糙，叶脉 1~3 条，细而明显；花冠蓝色，裂片椭圆形或卵状椭圆形，长 8~14 mm，先端急尖，基部两侧各具一个腺窝，腺窝管形，下部浅囊状，上部具裂片状流苏；花丝线形，长 5~7 mm，花药蓝色，矩圆形，长 2~2.5 mm，子房无柄，柱头下延至子房中部。蒴果无柄，圆柱形，与花冠等长或稍长；种子褐色，近圆形，直径 1 mm。染色体 2 n = 40。花果期 8~10 月。

【性味】苦，寒。

【性味归经】清热利湿，解毒。用于黄疸型肝炎、外感头痛发热。

【用法用量】内服：煎汤，10~15 g。

来源　本品为龙胆科植物肋柱花 *Lomatogonium carinthiacum* 的全草。夏、秋季采收，晾干。

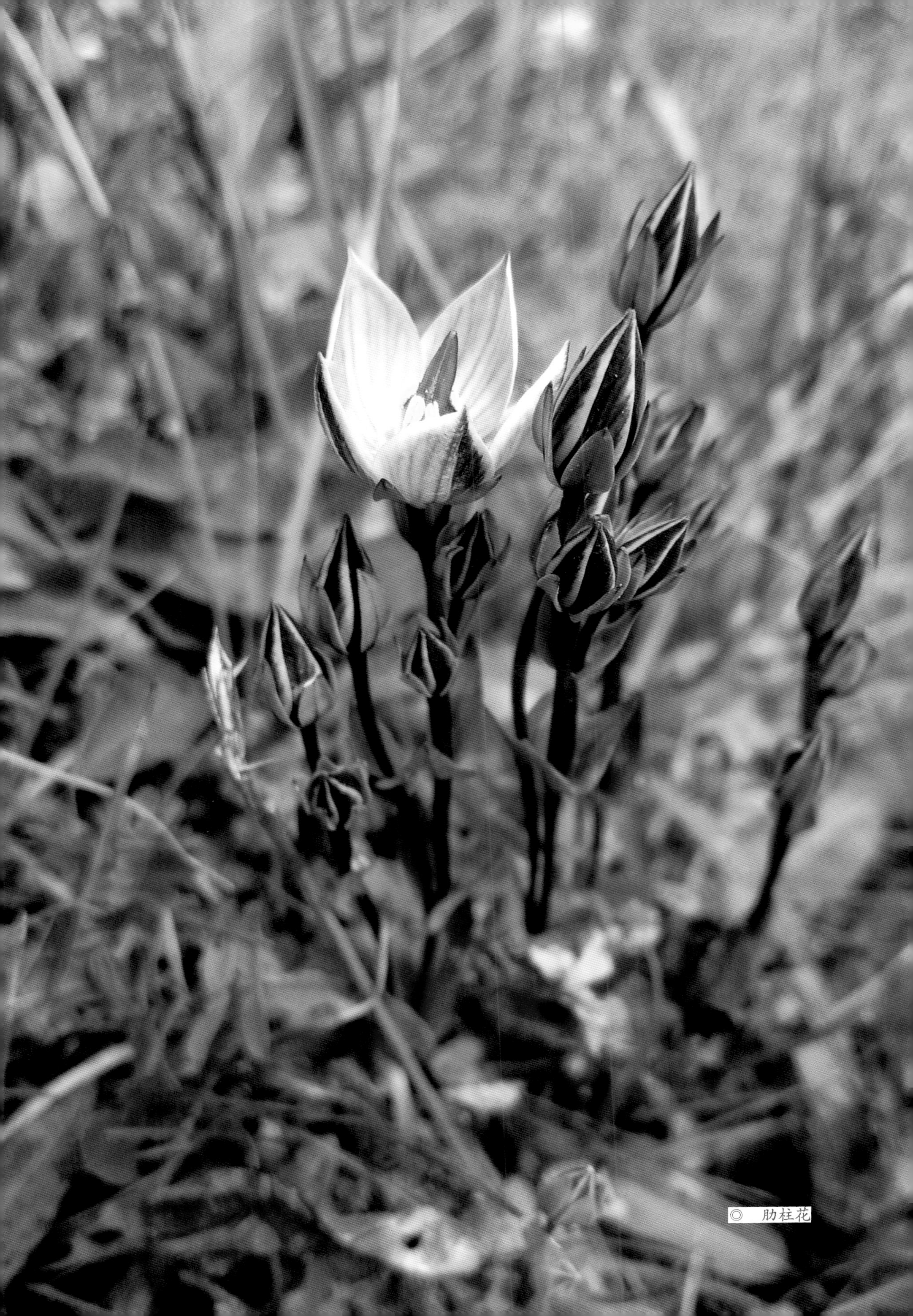
◎ 肋柱花

喉毛花属 Comastoma

皱边喉毛花

别名 林氏龙胆

【生长环境】生于山坡草地、河滩、山顶潮湿地，海拔 100~4500 m。

【植物形态】一年生草本，高 8~20 cm。茎自基部起多次分枝，枝极多数或较少，常呈帚状，紫红色，近四棱形，棱上具短糙毛，稀无毛。基生叶在花时凋谢或存在，具短柄，匙形，连柄长 6~11 mm，宽 2.5~5 mm，先端圆形，基部渐狭成柄；茎生叶无柄，椭圆形或椭圆状披针形，长至 20 mm，宽至 5 mm，先端钝，边缘常外卷，具紫色皱波状边，基部渐狭，中脉在下面明显。聚伞花序顶

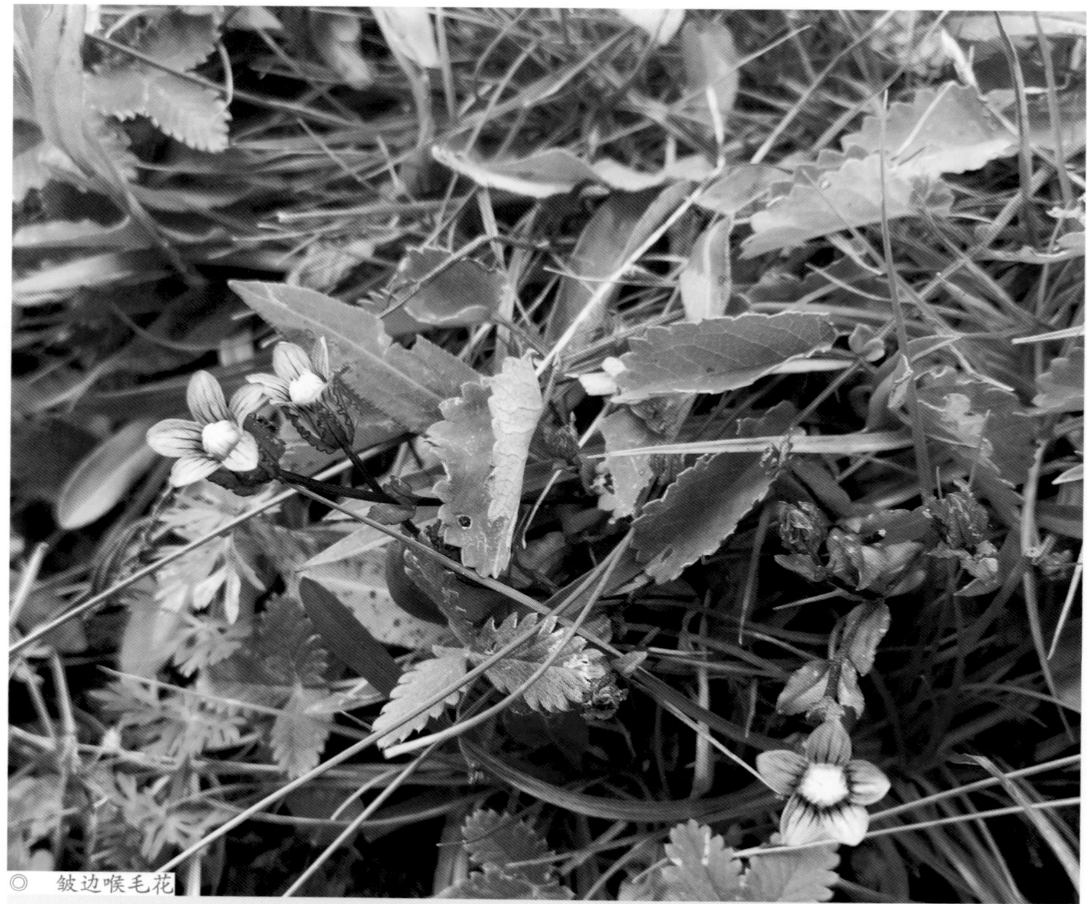

◎ 皱边喉毛花

来源 本品为龙胆科植物皱边喉毛花 *Comastoma polycladum* 的全草。夏、秋季采收，晾干。

生和腋生；花5数；花梗紫红色，近四棱形，斜伸，长至11 cm；花萼绿色，长于冠筒，长6.5~9 mm，深裂，裂片披针形或卵状披针形，先端渐尖，边缘黑紫色，外卷，皱波状，稀近平展，背面中脉明显；花冠蓝色，筒状，直径3~4 mm，通常裂达中部，稀较浅，裂片狭矩圆形，长5~7 mm，先端钝圆，喉部具一圈白色副冠，副冠10束，长约2.5 mm，流苏状条裂，冠筒基部具10个小腺体；雄蕊着生于冠筒中部，花丝白色，线形，长约3.5 mm，下延于冠筒上成狭翅；子房无柄，披针形，无花柱，柱头2裂。蒴果狭椭圆形或椭圆形，长1.2~1.5 cm；种子黄褐色，矩圆形，长0.5~0.7 mm，表面光滑。花果期8~9月。

扁蕾属 *Gentianopsis*

扁蕾

别名　沼生扁蕾

【**生长环境**】生于水沟边、山坡草地、林下、灌丛中、沙丘边缘，海拔700~4400 m。

【**植物形态**】一年生或二年生草本，高8~40 cm。茎单生，直立，近圆柱形，下部单一，上部有分枝，条棱明显，有时带紫色。基生叶多对，常早落，匙形或线状倒披针形，长0.7~4 cm，宽0.4~1 cm，先端圆形，边缘具乳突，基部渐狭成柄，中脉在下面明显，叶柄长至0.6 cm；茎生叶3~10对，无柄，狭披针形至线形，长1.5~8 cm，宽0.3~0.9 cm，先端渐尖，边缘具乳突，基部钝，分离，中脉在下面明显。花单生茎或分枝顶端；花梗直立，近圆柱形，有明显的条棱，长达15 cm，果时更长；花萼筒状，稍扁，略短于花冠，或与花冠筒等长，裂片2对，不等长，异形，具白色膜质边缘，外对线状披针形，长7.5~20 mm，基部宽2~3 mm，先端尾状渐尖，内对卵状披针形，长6~12 mm，基部宽4~6 mm，先端渐尖，萼筒长10~18 mm，口部宽6~10 mm；花冠筒状漏斗形，筒部黄白色，檐部蓝色或淡蓝色，长2.5~5 cm，口部宽达12 mm，裂片椭圆形，长6~12 mm，宽6~8 mm，先端圆形，有小尖头，边缘有小齿，下部两侧有短的细条裂齿；腺体近球形，下垂；花丝线形，长8~12 mm，花药黄色，狭长圆形，长约3 mm；子房具柄，狭椭圆形，长2.5~3 cm，花柱短，长1~1.5 mm，子房柄长2~4 mm。蒴果具短柄，与花冠等长；种子褐色，矩圆形，长约1 mm，表面有密的指状突起。花果期7~9月。

【**性味**】苦，寒。归心、肝经。

【功能主治】清热解毒，消肿止痛。主外感发热、肝炎、胆囊炎、头痛目赤、外伤肿痛、疮疖肿毒。

【用法用量】内服：煎汤，6~10 g；或入丸、散。外用：适量，捣敷。

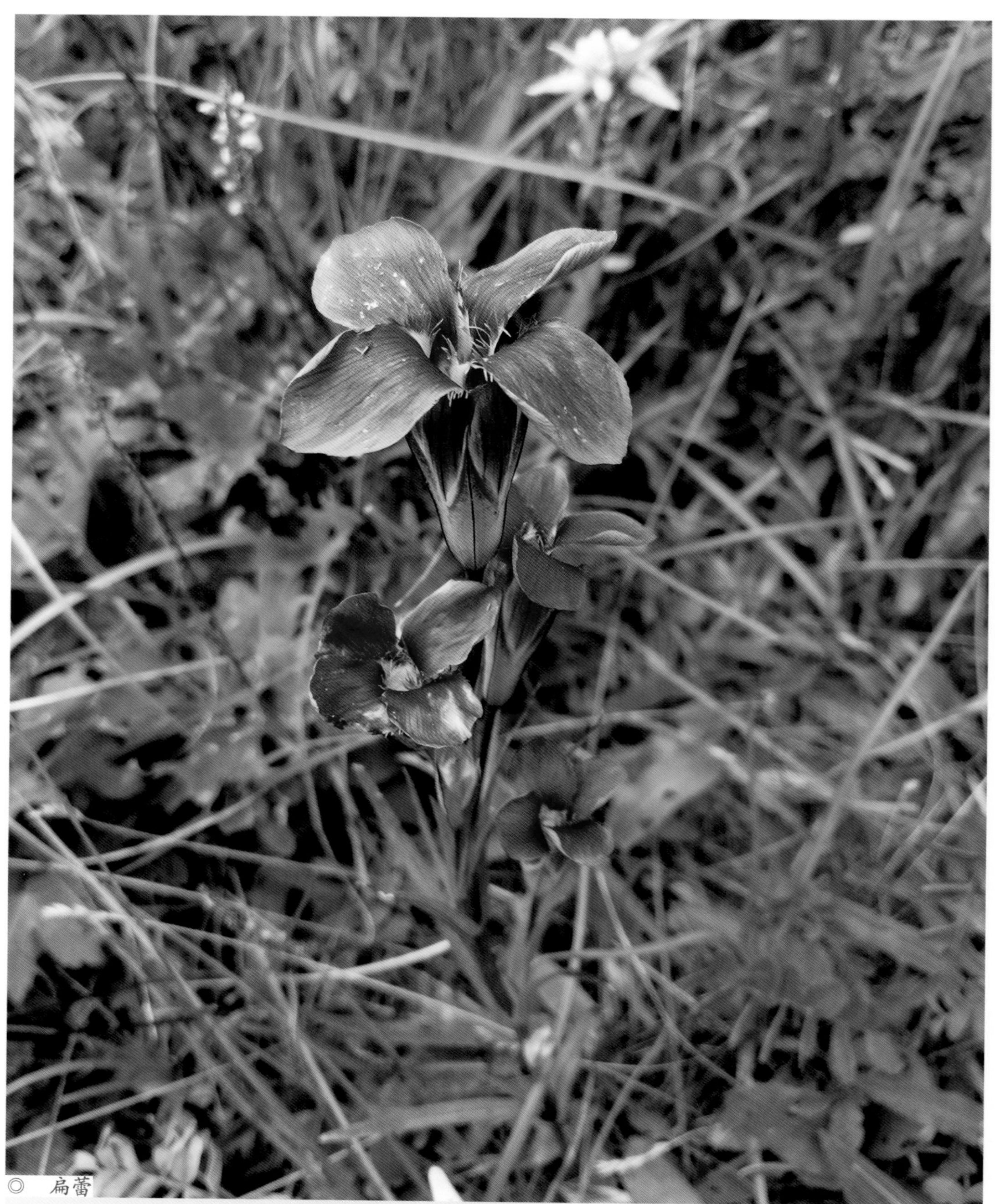

◎ 扁蕾

来源 本品为龙胆科植物扁蕾 *Gentianopsis barbata* 的全草。夏、秋季采收，晾干。

鹿蹄草科——PYROLACEAE

常绿草本状小半灌木，具细长的根茎或为多年生腐生肉质草本植物，无叶绿素，全株无色，半透明。叶为单叶，基生，互生，稀为对生或轮生，有时退化成鳞片状叶，边缘有细锯齿或全缘；无托叶。花单生或聚成总状花序、伞房花序或伞形花序，两性花，整齐；萼 5，全裂或无萼片；花瓣 5，稀 3～4 或 6，雄蕊 10，稀 6～8 及 12，花药顶孔裂、纵裂或横裂；花粉四分子型或单独；子房上位，基部有花盘或无，心皮合生，胚珠多数，中轴胎座或侧膜胎座，花柱单一，柱头多少浅裂或圆裂。果为蒴果或浆果；种子小，多数。

水晶兰属 *Monotropa*

松下兰

别名　土花、地花

【生长环境】生于海拔 1700~3650 m 的山地阔叶林或针阔叶混交林下。

【植物形态】多年生草本，腐生，高 8~27 cm，全株无叶绿素，白色或淡黄色，肉质，干后变黑褐色。根细而分枝密。叶鳞片状，直立，互生，上部较稀疏，下部较紧密，卵状长圆形或卵状披针形，长 1~1.5 cm，宽 0.5~0.7 cm，先端钝头，边缘近全缘，上部的常有不整齐的锯齿。总状花序有 3~8 花；花初下垂，后渐直立，

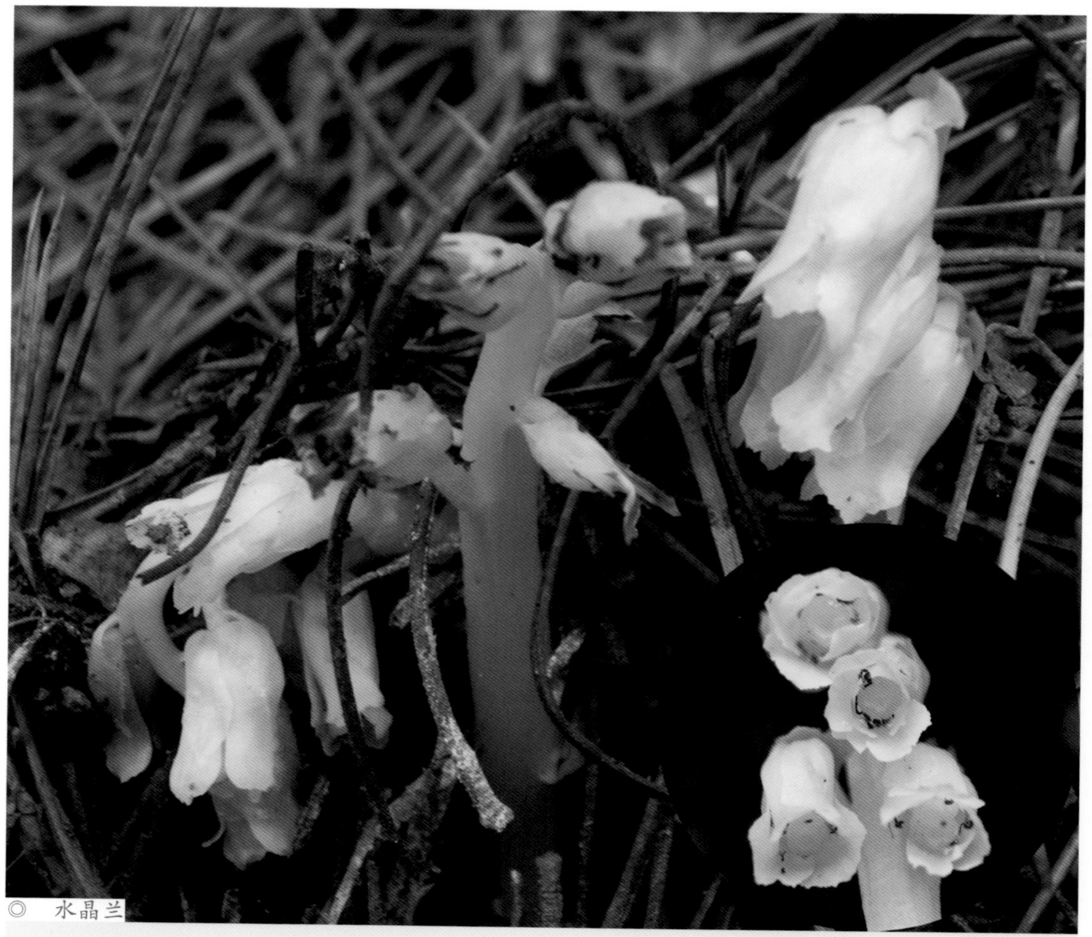

◎ 水晶兰

来源　为鹿蹄草科植物松下兰 Monotropa hypopitys 的干燥全草。6~8 月采收，多为鲜用。

花冠筒状钟形，长 1~1.5 cm，直径 0.5~0.8 cm；苞片卵状长圆形或卵状披针形，长 10~16 mm，宽 4~7 mm；萼片长圆状卵形，长 7~10 mm，宽 2.5~3.5 mm，先端急尖，早落；花瓣 4~5。长圆形或倒卵状长圆形，长 12~14 mm，宽 4.5~6 mm，先端钝，上部有不整齐的锯齿，早落；雄蕊 8~10，短于花冠，花药橙黄色，花丝无毛；子房无毛，中轴胎座，4~5 室；花柱直立，长 2.5~4（5）mm，柱头膨大成漏斗状，4~5 圆裂。蒴果椭圆状球形，长 7~10 mm，直径 5~7 mm。花期 6~7（8）月；果期 7~8（9）月。

【性味归经】苦；性平。归肺；脾经。

【功能主治】镇咳；补虚。主痉挛性咳嗽；气管炎及虚弱证。根利尿主小便不利。

【用法用量】内服，煎汤，9~15g。

鹿蹄草属 *Pyrola*

鹿衔草

别名　鹿蹄草、鹿含草、鹿安茶、鹿寿草、冬绿、破血丹、紫背金牛草

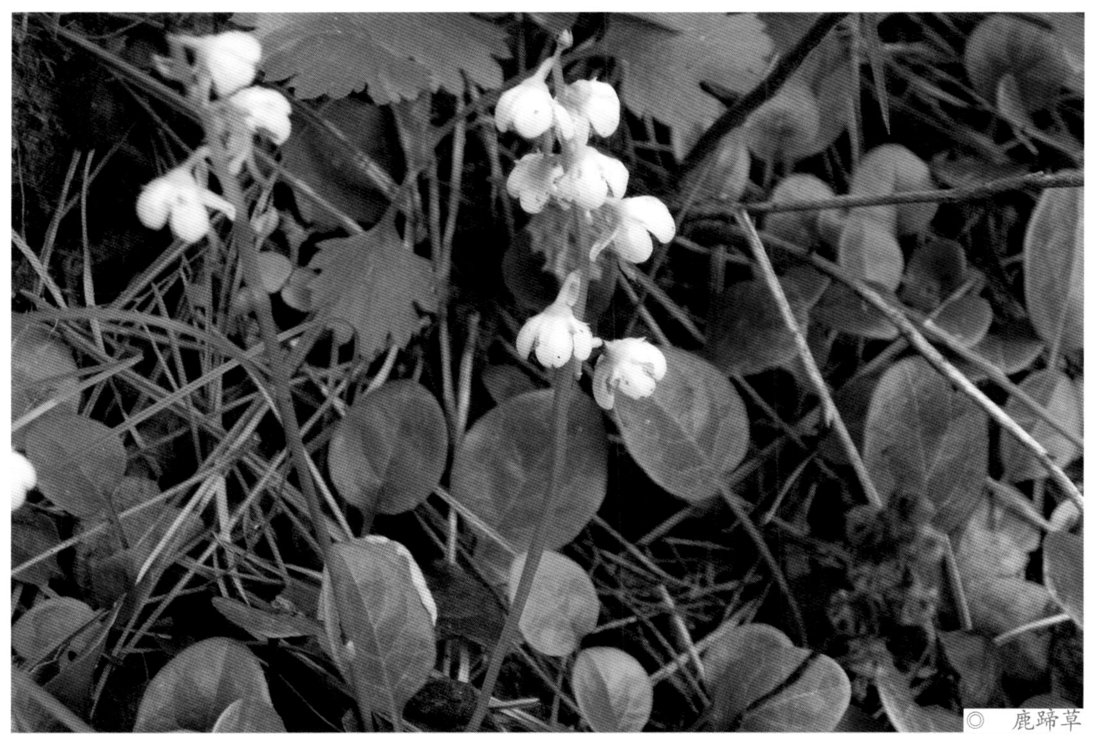

◎　鹿蹄草

来源　本品为鹿蹄草科植物鹿蹄草 *Pyrola calliantha* H. Andr. 的干燥全草。

【生长环境】

生于海拔 700 ~ 4100 m 山地针叶林、针阔叶混交林或阔叶林下。

【植物形态】

常绿草本状小半灌木，高（10）15 ~ 30 cm；根茎细长，横生，斜升，有分枝。叶 4 ~ 7，基生，革质；椭圆形或圆卵形，稀近圆形，长（2.5）3 ~ 5.2 cm，宽（1.7）2.2 ~ 3.5 cm，先端钝头或圆钝头，基部阔楔形或近圆形，边缘近全缘或有疏齿，上面绿色，下面常有白霜，有时带紫色；叶柄长 2 ~ 5.5 cm，有时带紫色。花葶有 1 ~ 2（4）枚鳞片状叶，卵状披针形或披针形，长 7.5 ~ 8 mm，宽 4 ~ 4.5 mm，先端渐尖或短渐尖，基部稍抱花葶。总状花序长 12 ~ 16 cm，有 9 ~ 13 朵花，密生，花倾斜，稍下垂，花冠广开，较大，直径 1.5 ~ 2 cm，白色，有时稍带淡红色；花梗长 5 ~ 8（10）mm，腋间有长舌形苞片，长 6 ~ 7.5 mm，宽 1.6 ~ 2 mm，先端急尖；萼片舌形，长（3）5 ~ 7.5 mm，宽（1.5）2 ~ 3 mm，先端急尖或钝尖，边缘近全缘；花瓣倒卵状椭圆形或倒卵形，长 6 ~ 10 mm，宽 5 ~ 8 mm；雄蕊 10，花丝无毛，花药长圆柱形，长（2.1）2.5 ~ 4 mm，宽 1 ~ 1.4 mm，有小角，黄色；花柱长 6 ~ 8（10）mm，常带淡红色，倾斜，近直立或上部稍向上弯曲，伸出或稍伸出花冠，顶端增粗，有不明显的环状突起，柱头 5 圆裂。蒴果扁球形，高 5 ~ 5.5 mm，直径 7.5 ~ 9 mm。花期 6 ~ 8 月；果期 8 ~ 9 月。

【性味归经】甘、苦，温。归肝、肾经。

【功能主治】祛风湿，强筋骨，止血。用于风湿痹痛、腰膝无力、月经过多、久咳劳嗽。

【用法用量】内服：煎汤，9 ~ 15 g。

萝藦科——ASCLEPIADACEAE

具有乳汁的多年生草本、藤本、直立或攀援灌木；根部木质或肉质成块状。叶对生或轮生，具柄，全缘，羽状脉；叶柄顶端通常具有丛生的腺体，稀无叶；通常无托叶。聚伞花序通常伞形，有时成伞房状或总状，腋生或顶生；花两性，整齐，5数；花萼筒短，裂片5，双盖覆瓦状或镊合状排列，内面基部通常有腺体；花冠合瓣，辐状、坛状，稀高脚碟状，顶端5裂片，裂片旋转，覆瓦状或镊合状排列；副花冠通常存在，为5枚离生或基部合生的裂片或鳞片所组成，有时双轮，生在花冠筒上或雄蕊背部或合蕊冠（花丝合生成为1个有蜜腺的筒，称合蕊冠上），稀退化成2纵列毛或瘤状突起；雄蕊5，与雌蕊粘生成中心柱，称合蕊柱；花药连生成一环而腹部贴生于柱头基部的膨大处；或花丝离生，药隔顶端通常具有阔卵形而内弯的膜片；花粉粒连合包在1层软韧的薄膜内而成块状，称花粉块，通常通过花粉块柄而系结于着粉腺上，每花药有花粉块2个或4个；或花粉器通常为匙形，直立，其上部为载粉器，内藏有四合花粉，载粉器下面有1载粉器柄，基部有1粘盘，粘于柱头上，与花药互生，稀有4个载粉器粘生成短柱状，基部有1共同的载粉器柄和粘盘；无花盘；雌蕊1，子房上位，由2个离生心皮所组成，花柱2，合生，柱头基部具五棱，顶端各式；胚珠多数，数排，着生于腹面的侧膜胎座上。蓇葖双生，或因1个不发育而成单生；种子多数，其顶端具有丛生的白（黄）色绢质的种毛；胚直立，子叶扁平。

鹅绒藤属 *Cynanchum*

白首乌

别名　隔山消、白何乌、白何首乌、隔山撬、白木香、野蕃薯、一肿三消、和平参、山花旗、张果老

【生长环境】生长于海拔 1500 m 以下的山坡、山谷、河坝、路边的灌木丛中或岩石隙缝中。

【植物形态】

白首乌　攀援性半灌木；块根粗壮；茎纤细而韧，被微毛。叶对生，戟形，长 3～8 cm，基部宽 1～5 cm，顶端渐尖，基部心形，两面被粗硬毛，以叶面较密，侧脉约 6 对。伞形聚伞花序腋生，比叶为短；花萼裂片披针形，基部内面腺体通常没有或少数；花冠白色，裂片长圆形；副花冠 5 深裂，裂片呈披针形，内面中间有舌状片；花粉块每室 1 个，下垂；柱头基部 5 角状，顶端全缘。蓇葖单生或双生，披针形，无毛，向端部渐尖，长 9 cm，直径 1 cm；种子卵形，长 1 cm，直径 5 mm；种毛白色绢质，长 4 cm。花期 6～7 月，果期 7～10 月。

牛皮消　蔓性半灌木；宿根肥厚，呈块状；茎圆形，被微柔毛。叶对生，膜质，被微毛，宽卵形至卵状长圆形，长 4～12 cm，宽 4～10 cm，顶端短渐尖，基部心形。聚伞花序伞房状，着花 30 朵；

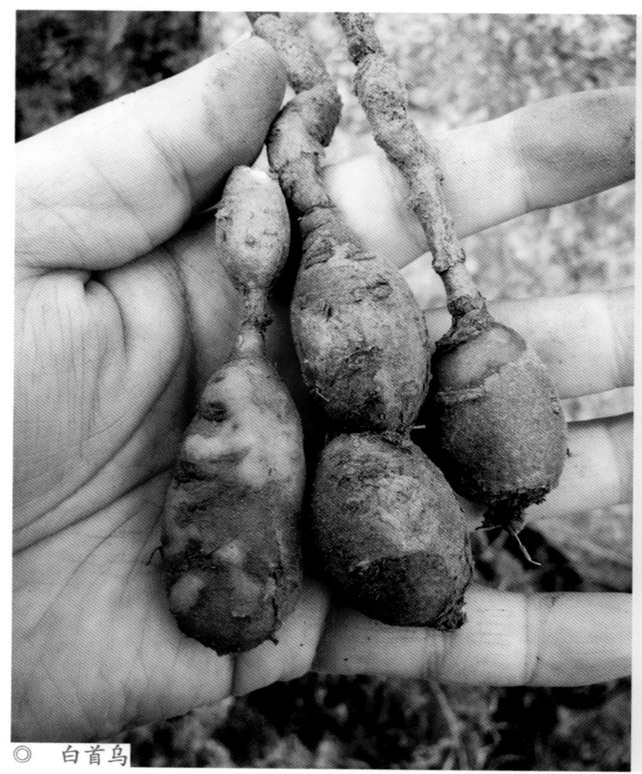

◎　白首乌

来源　本品为萝藦科植物白首乌 *Cynanchum bungei*、牛皮消 *Cynanchum auriculatum* 的块根。早春幼苗未萌发前，或 11 月采收，以早春采收最好。采收时，不要损伤块根。挖出后洗净泥土，除去残茎和须根，晒干，或切片晒干。

花萼裂片卵状长圆形；花冠白色，辐状，裂片反折，内面具疏柔毛；副花冠浅杯状，裂片椭圆形，肉质，钝头，在每裂片内面的中部有 1 个三角形的舌状鳞片；花粉块每室 1 个，下垂；柱头圆锥状，顶端 2 裂。蓇葖双生，披针形，长 8 cm，直径 1 cm；种子卵状椭圆形；种毛白色绢质。花期 6～9 月，果期 7～11 月。

【性味】苦、甘、涩，微温。

【功能主治】安神、补血。用于体虚失眠、健忘多梦、皮肤瘙痒。

【用法用量】内服：煎汤，15～50 g。

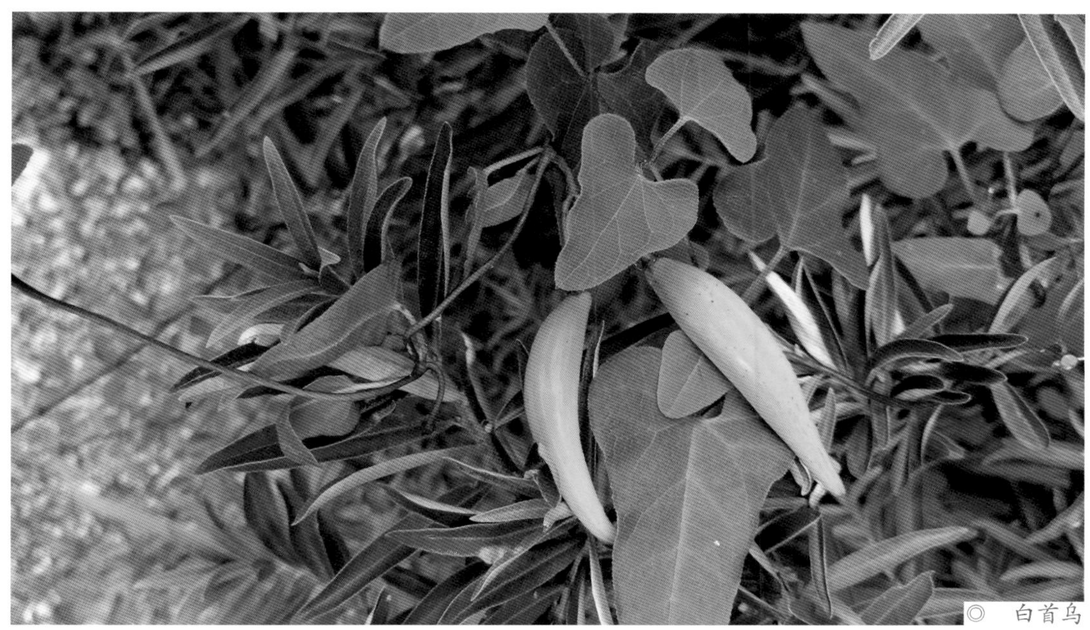

◎ 白首乌

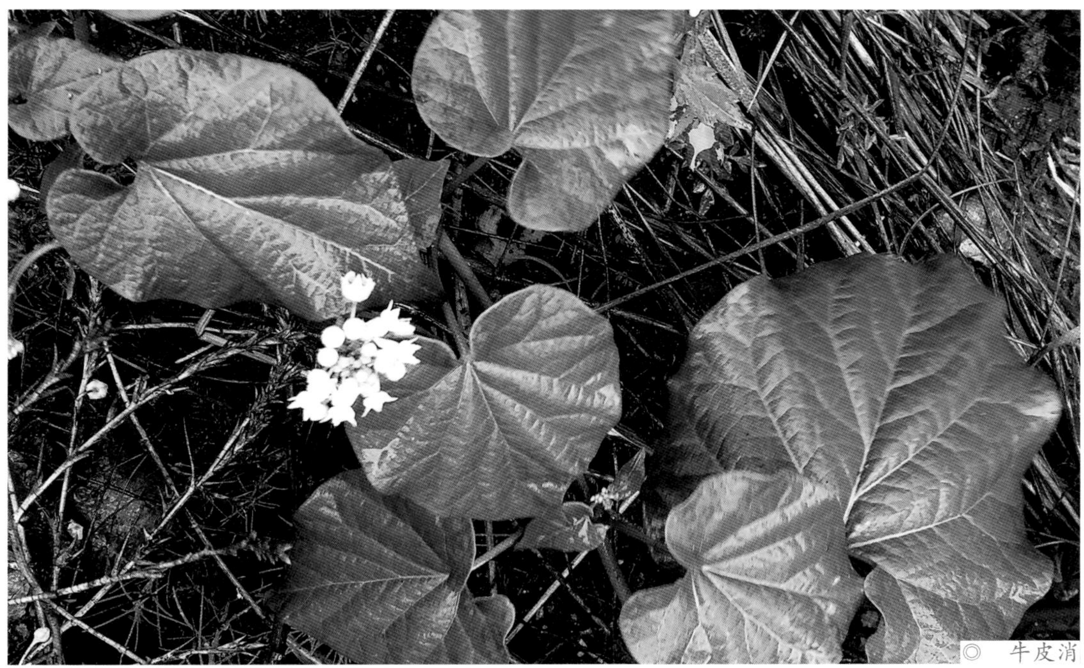

◎ 牛皮消

地梢瓜

别名　艾青、山角、地瓜儿、羊不奶果、小丝瓜、浮瓢棵、老瓜瓢、沙奶奶、马奶奶、沙奶草、细叶牛皮消、雀瓜、罗汉草、地瓜子

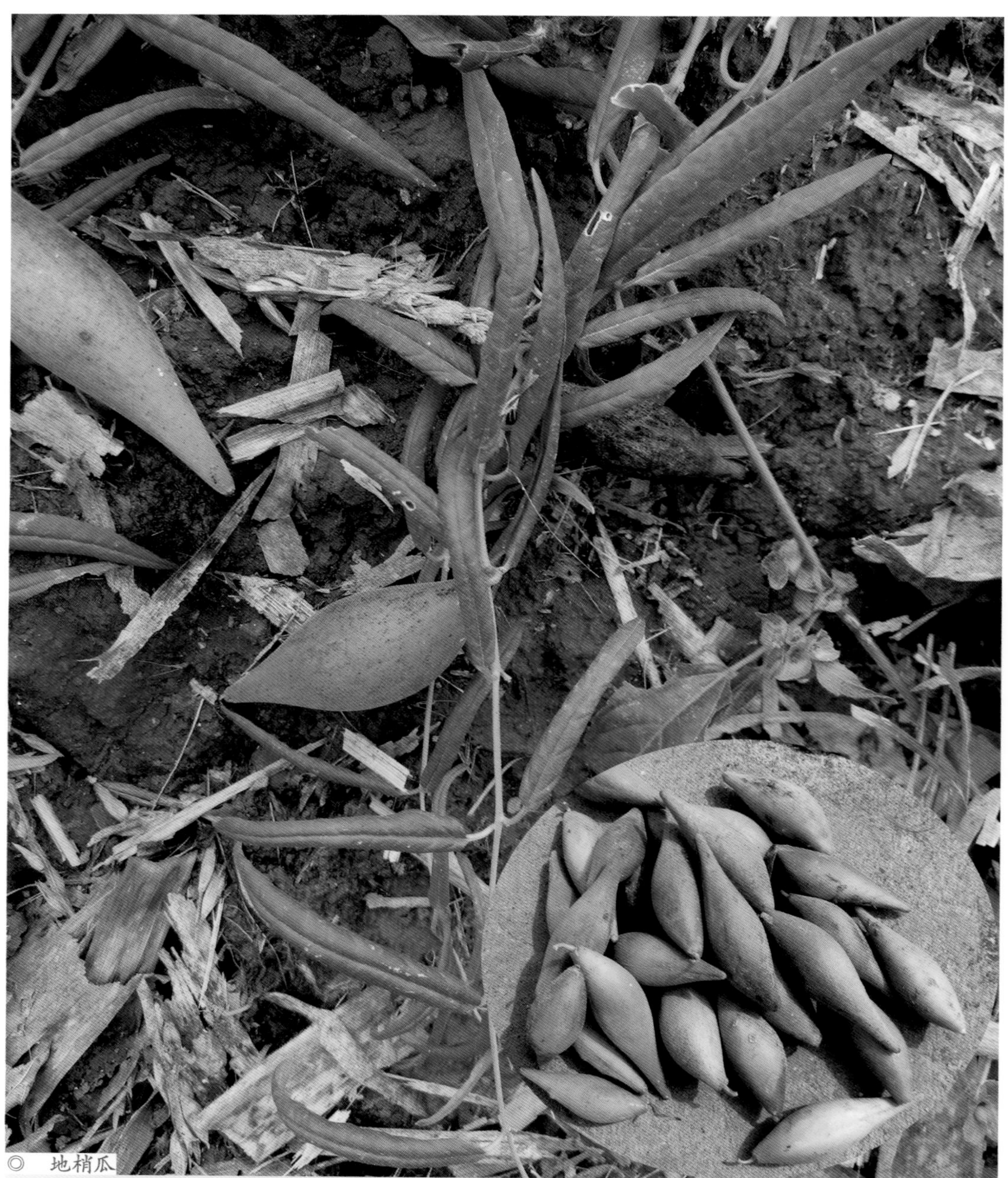

◎　地梢瓜

来源　本品为萝藦科植物地梢瓜 *Cynanchum thesioides* 的干燥或熟种子。夏秋二季种子成熟时采收，除去杂质后，晒干。

【生长环境】生长于海拔 200 ~ 2000 m 的山坡、沙丘或干旱山谷、荒地、田边等处。

【植物形态】直立半灌木；地下茎单轴横生；茎自基部多分枝。叶对生或近对生，线形，长 3 ~ 5 cm，宽 2 ~ 5 mm，叶背中脉隆起。伞形聚伞花序腋生；花萼外面被柔毛；花冠绿白色；副花冠杯状，裂片三角状披针形，渐尖，高过药隔的膜片。蓇葖纺锤形，先端渐尖，中部膨大，长 5 ~ 6 cm，直径 2 cm；种子扁平，暗褐色，长 8 mm；种毛白色绢质，长 2 cm。花期 5 ~ 8 月，果期 8 ~ 10 月。

【性味归经】甘，凉。归肺经。

【功能主治】补肺气，清热降火，生津止渴，消炎止痛。主治虚火上炎、咽喉疼痛、气阴不足、神疲健忘、虚烦口渴、头昏失眠、产后体虚、乳汁不足。

【用法用量】内服：煎汤，15 ~ 30 g。

萝藦属 *Metaplexis*

萝藦

别名　隔山消、白何乌、白何首乌、隔山撬、白木香、野蕃薯、一肿三消、和平参、山花旗、张果老

【生长环境】生长于林边荒地、山脚、河边、路旁灌木丛中。

【植物形态】多年生草质藤本，长达 8 m，具乳汁；茎圆柱状，下部木质化，上部较柔韧，表面淡绿色，有纵条纹，幼时密被短柔毛，老时被毛渐脱落。叶膜质，卵状心形，长 5 ~ 12 cm，宽 4 ~ 7 cm，顶端短渐尖，基部心形，叶耳圆，长 1 ~ 2 cm，两叶耳展开或紧接，叶面绿色，叶背粉绿色，两面无毛，或幼时被微毛，老时被毛脱落；侧脉每边 10 ~ 12 条，在叶背略明显；叶柄长 3 ~ 6 cm，顶端具丛生腺体。总状式聚伞花序腋生或腋外生，具长总花梗；总花梗长 6 ~ 12 cm，被短柔毛；花梗约长 8 mm，被短柔毛，着花通常 13 ~ 15 朵；小苞片膜质，披针形，长 3 mm，顶端渐尖；花蕾圆锥状，顶端尖；花萼裂片披针形，长 5 ~ 7 mm，宽约 2 mm，外面被微毛；花冠白色，有淡紫红色斑纹，近辐状，花冠筒短，花冠裂片披针形，张开，顶端反折，基部向左覆盖，内面被柔毛；副花冠环状，着生于合蕊冠上，短 5 裂，裂片兜状；雄蕊连生成圆锥状，并包围雌蕊在其中，花药顶端具白色膜片；花粉块卵圆形，下垂；子房无毛，柱头延伸成 1 长喙，顶端 2 裂。蓇葖叉生，纺锤形，平滑无毛，长 8 ~ 9 cm，直径 2 cm，顶端急尖，基部膨大；种子扁平，卵圆形，长 5 mm，宽 3 mm，有膜质边缘，褐色，顶端具白色绢质种毛；种毛长 1.5 cm。花期 7 ~ 8 月，果期 9 ~ 12 月。

【性味】

根：甘，温。

果壳：辛，温。

全草：甘、微辛，温。

【功能主治】

根：补气益精。内服用于体质虚弱、阳痿、白带、乳汁不足、小儿疳积；外用治疔疮、五步蛇咬伤。

果壳：补虚助阳，止咳化痰。内服用于体质虚弱、痰喘咳嗽、百日咳、阳痿、遗精；外用治创伤出血（用种毛贴患处）。

全草：强壮，行气活血，消肿解毒。内服用于肾虚遗精、乳汁不足；外用治疮疖肿毒，虫、蛇咬伤。

【用法用量】内服：根、全草 9 ~ 15 g，果壳 6 ~ 12 g。外用：适量，捣烂敷患处。

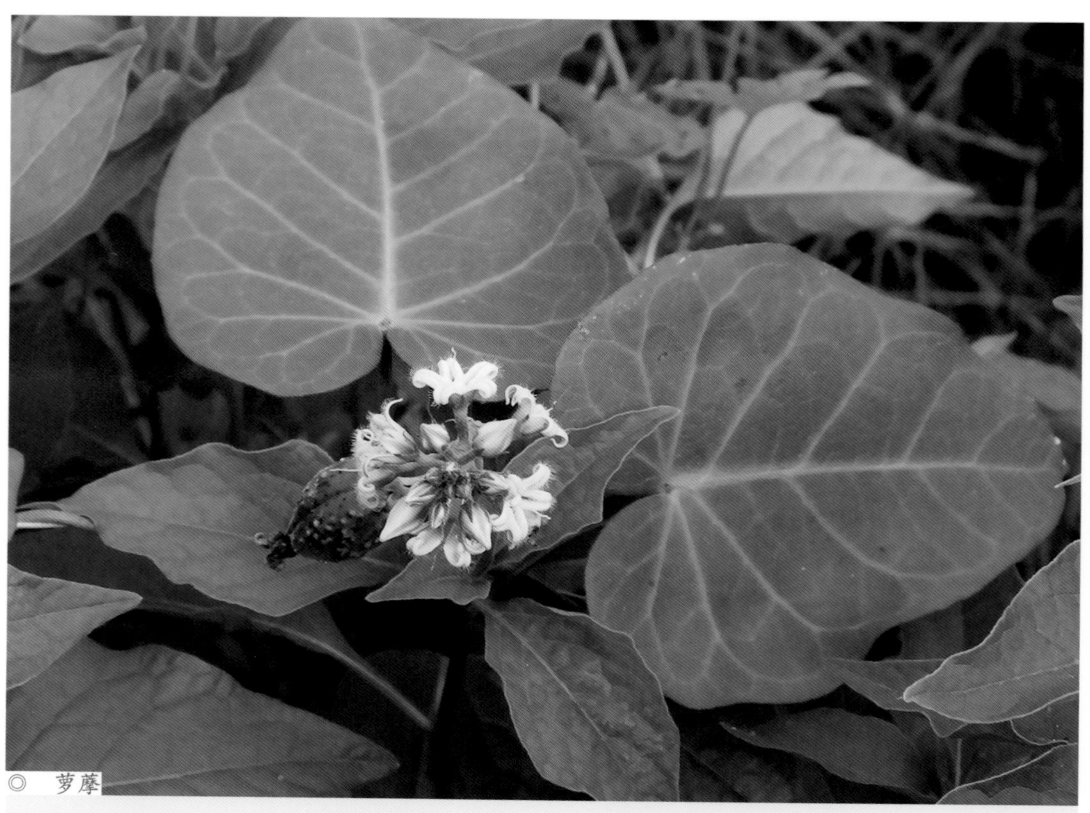

◎ 萝藦

来源　本品为萝藦科萝藦属植物萝藦 *Metaplexis japonica* 的块根、全草和果壳。秋季采果，夏季采块根及全草，晒干。

麻黄科——EPHEDRACEAE

灌木、亚灌木或草本状，稀为缠绕灌木，高 2.5m 至 5cm，最高可达 8m，茎直立或匍匐，分枝多，小枝对生或轮生，绿色，圆筒形，具节，节间有多条细纵槽纹，横断面常有棕红色髓心。叶退化成膜质，在节上交叉对生或轮生 2～3 片合生成鞘状，先端具三角状裂齿，通常黄褐色或淡黄白色，裂片中央色深，有两条平行脉。雌雄异株，稀同株，球花卵圆形或椭圆形，生枝顶或叶腋；雄球花单生或数个丛生，或 3～5 个成 1 复穗花序，具 2～8 对交叉对生或 2～8 轮（每轮 3 片）苞片，少苞片厚膜质或膜质，每片生 1 雄花，雄花具膜质假花被，假花被圆形或倒卵形，大部分合生，仅顶端分离，雄蕊 2～8，花丝连合成 1～2 束，有时先端分离使花药具短梗，花药 1～3 室，花粉椭圆形，具 5～10 条纵肋，肋下有曲折线状萌发孔；雌球花具 2～8 对交叉对生或 2～8 轮（每轮 3 片）苞片，仅顶端 1～3 片苞片生有雌花，雌花具顶端开口的囊状革质假花被，包于胚珠外，胚珠具一层膜质珠被，珠被上部延长成珠被管，自假花被管口伸出，珠被管直或弯曲；雌球花的苞片随胚珠生长发育而增厚成肉质、红色或橘红色，稀为干燥膜质、淡褐色，假花被发育成革质假种皮。种子 1～3 粒，胚乳丰富，肉质或粉质；子叶 2 枚，发芽时出土。

麻 黄 属 *Ephedra*

单子麻黄

别名 小麻黄

【生长环境】在东北及华北地区多生于海拔 1000 m 上下，在西北及西南各省区则分布较高，常见于海拔 1800 ~ 4000 m 地带。多生于山坡石缝中或林木稀少的干燥地区。

【植物形态】草本状矮小灌木，高 5 ~ 15 cm；木质茎短小，长 1 ~ 5 cm，多分枝，弯曲并有节结状突起，皮多呈褐红色；绿色小枝开展或稍开展，常微弯曲，节间细短，长 1 ~ 2 cm，稀更长，径约 1 mm。叶 2 片对生，

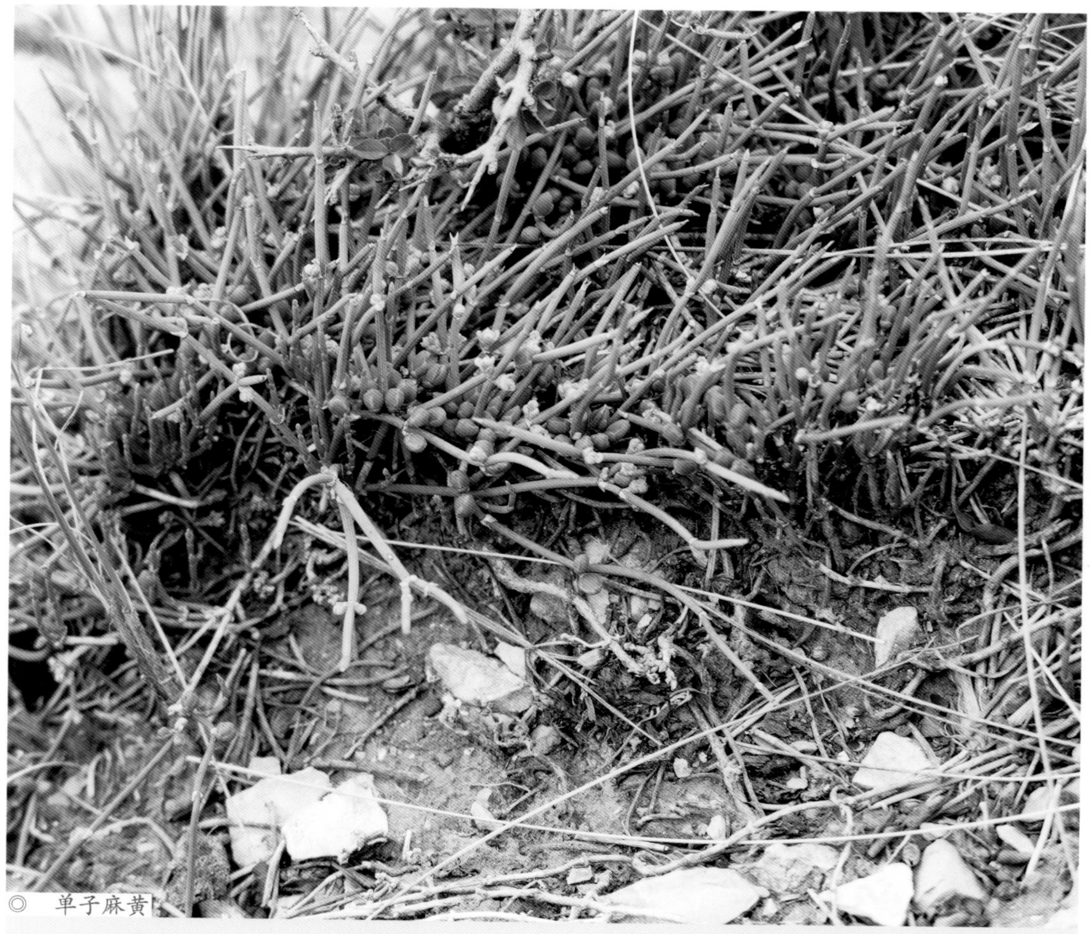
◎ 单子麻黄

来源 本品为麻黄科植物单子麻黄 *Ephedra monosperma* 的干燥草质茎。秋季采割绿色的草质茎，晒干。

膜质鞘状，长 2 ~ 3 mm，下部 1/3 ~ 1/2 合生，裂片短三角形，先端钝或尖。雄球花生于小枝上下各部，单生枝顶或对生节上，多成复穗状，长 3 ~ 4 mm，径 2 ~ 4 mm，苞片 3 ~ 4 对，广圆形，中部绿色，两侧膜质边缘较宽，合生部分近 1/2，假花被较苞片长，倒卵圆形，雄蕊 7 ~ 8，花丝完全合生；雌球花单生或对生节上，无梗，苞片 3 对，基部合生，雌花通常 1，稀 2，胚珠的珠被管较长而弯曲，稀较短直。雌球花成熟时肉质红色，微被白粉，卵圆形或矩圆状卵圆形，长 6 ~ 9 mm，径 5 ~ 8 mm，最上 1 对苞片约 1/2 分裂；种子外露，多为 1 粒，三角状卵圆形或矩圆状卵圆形，长约 5 mm，径约 3 mm，无光泽。花期 6 月，种子 8 月成熟。

【性味归经】辛、微苦，温。归肺、膀胱经。

【功能主治】发汗散寒，宣肺平喘，利水消肿。用于风寒感冒、胸闷喘咳、风水浮肿、支气管哮喘。蜜麻黄润肺止咳，多用于表证已解的气喘咳嗽。

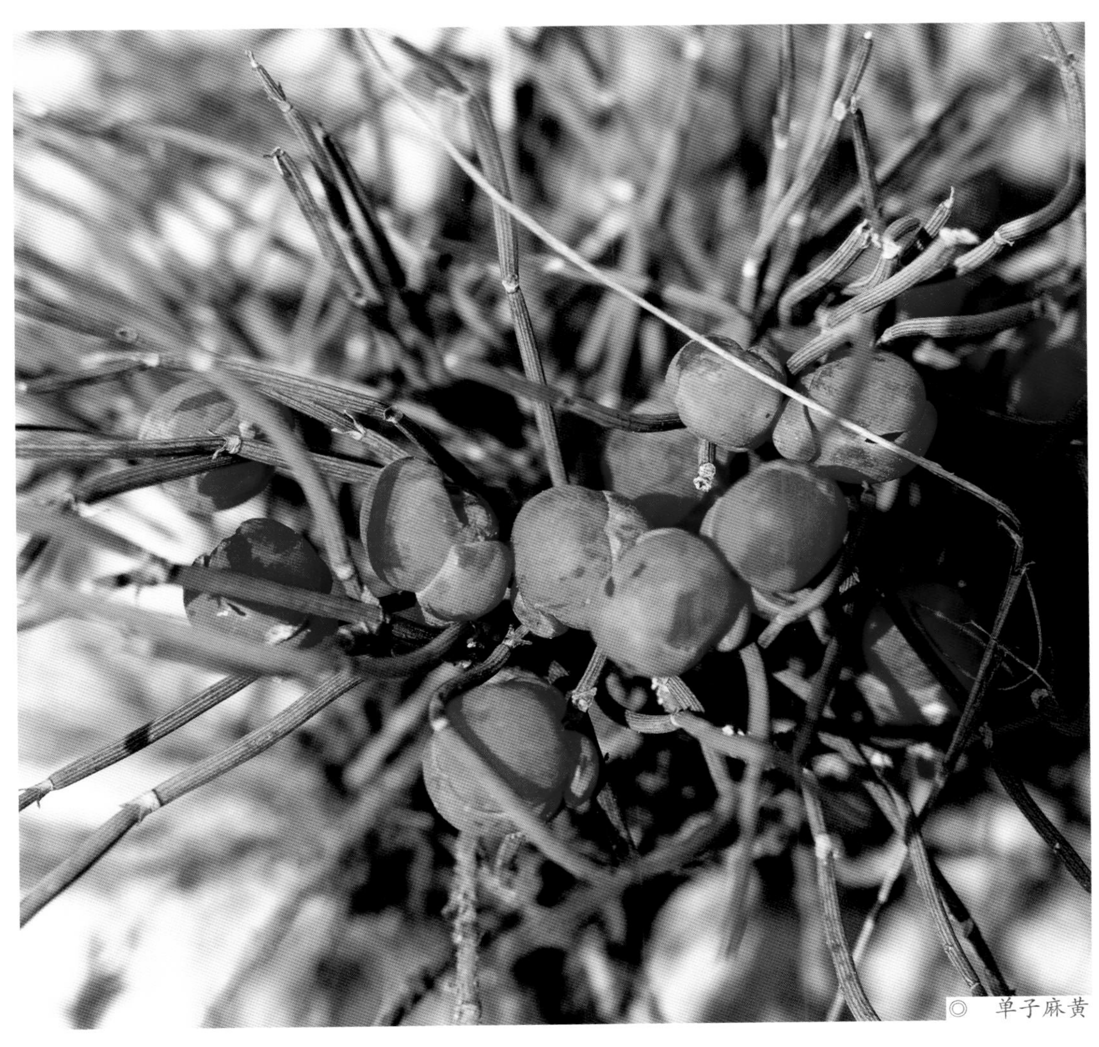

◎ 单子麻黄

麻黄

别名　龙沙、狗骨、卑相、卑盐

【生长环境】生于山坡、平原、干燥荒地、河床及草原等处，常组成大面积的单纯群落。

【植物形态】

草麻黄　草本状灌木，高 20 ~ 40 cm；木质茎短或成匍匐状，小枝直伸或微曲，表面细纵槽纹常不明显，节间长 2.5 ~ 5.5 cm，多为 3 ~ 4 cm，径约 2 mm。叶 2 裂，鞘占全长 1/3 ~ 2/3，裂片锐三角形，先端急尖。雄球花多成复穗状，常具总梗，苞片通常 4 对，雄蕊 7 ~ 8，花丝合生，稀先端稍分离；雌球花单生，在幼枝上顶生，在老枝上腋生，常在成熟过程中基部有梗抽出，使雌球花呈侧枝顶生状，卵圆形或矩圆状卵圆形，苞片 4 对，下部 3 对合生部分占 1/4 ~ 1/3，最上 1 对合生部分达 1/2 以上；雌花 2，胚珠的珠被管长 1 mm 或稍长，直立或先端微弯，管口隙裂窄长，占全长的 1/4 ~ 1/2，裂口边缘不整齐，常被少数茸毛。雌球花成熟时肉

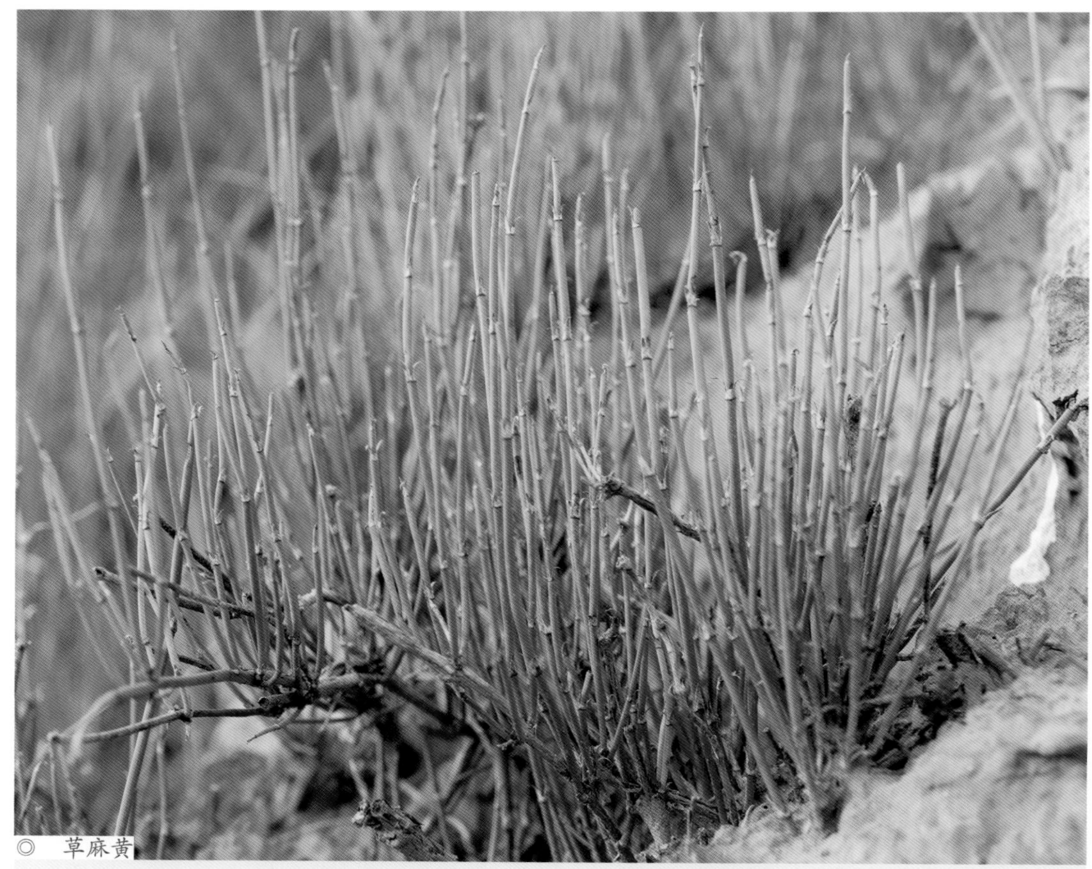
◎　草麻黄

来源　本品为麻黄科植物草麻黄 *Ephedra sinica* Stapf、木贼麻黄 *Ephedra equisetina* Bunge 的干燥草质茎。秋季采割绿色的草质茎，晒干。

质红色，矩圆状卵圆形或近于圆球形，长约 8 mm，径 6 ~ 7 mm；种子通常 2 粒，包于苞片内，不露出或与苞片等长，黑红色或灰褐色，三角状卵圆形或宽卵圆形，长 5 ~ 6 mm，径 2.5 ~ 3.5 mm，表面具细皱纹，种脐明显，半圆形。花期 5 ~ 6 月，种子 8 ~ 9 月成熟。

木贼麻黄 直立小灌木，高达 1m，木质茎粗长，直立，稀部分匍匐状，基部径达 1 ~ 1.5 cm，中部茎枝一般径 3 ~ 4 mm；小枝细，径约 1 mm，节间短，长 1 ~ 3.5 cm，多为 1.5 ~ 2.5 cm，纵槽纹细浅不明显，常被白粉，呈蓝绿色或灰绿色。叶 2 裂，长 1.5 ~ 2 mm，褐色，大部合生，上部约 1/4 分离，裂片短三角形，先端钝。雄球花单生或 3 ~ 4 个集生于节上，无梗或开花时有短梗，卵圆形或窄卵圆形，长 3 ~ 4 mm，宽 2 ~ 3 mm，苞片 3 ~ 4 对，基部约 1/3 合生，假花被近圆形，雄蕊 6 ~ 8，花丝全部合生，微外露，花药 2 室，稀 3 室；雌球花常 2 个对生于节上，窄卵圆形或窄菱形，苞片 3 对，菱形或卵状菱形，最上 1 对苞片约 2/3 合生，雌花 1 ~ 2，珠被管长达 2 mm，稍弯曲。雌球花成熟时肉质

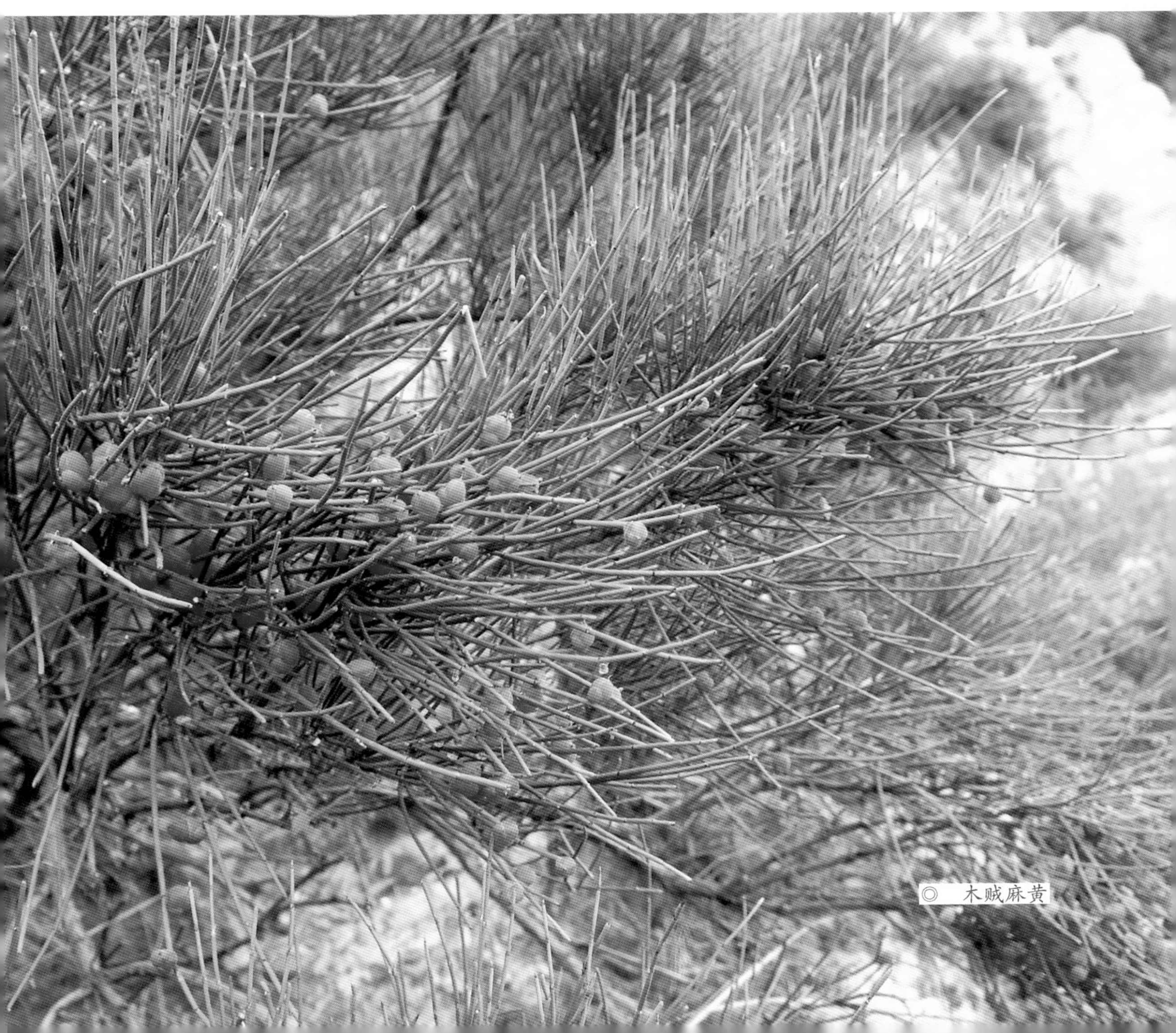

◎ 木贼麻黄

红色，长卵圆形或卵圆形，长 8 ~ 10 mm，径 4 ~ 5 mm，具短梗；种子通常 1 粒，窄长卵圆形，长约 7 mm，径 2.5 ~ 3 mm，顶端窄缩成颈柱状，基部渐窄圆，具明显的点状种脐与种阜。花期 6 ~ 7 月，种子 8 ~ 9 月成熟。

【性味归经】辛、微苦，温。归肺、膀胱经。

【功能主治】发汗散寒，宣肺平喘，利水消肿。用于风寒感冒、胸闷喘咳、风水浮肿、支气管哮喘。蜜麻黄润肺止咳，多用于表证已解的气喘咳嗽。

【用法用量】内服：煎汤，2 ~ 9 g。

麻黄根

【性味归经】甘，平。归心、肺经。

【功能主治】止汗。用于自汗，盗汗。

【用法与量】内服：3 ~ 9 g。外用：适量研粉撒扑。

【贮藏】置干燥处。

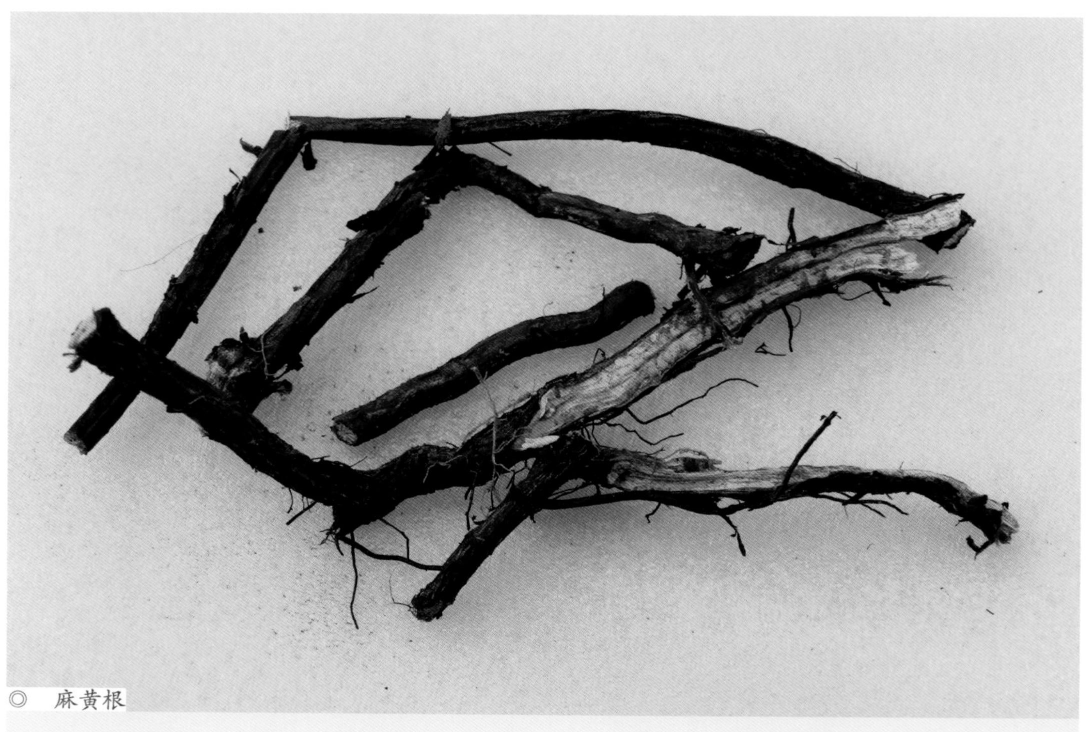

◎ 麻黄根

来源　本品为麻黄科植物草麻黄 *Ephedra sinica* Stapf 的干燥根及根茎。秋末采挖，除去残茎、须根及泥沙，干燥。

马齿苋科——PORTULACACEAE

一年生或多年生草本，稀半灌木。单叶，互生或对生，全缘，常肉质；托叶干膜质或刚毛状，稀不存在。花两性，整齐或不整齐，腋生或顶生，单生或簇生，或成聚伞花序、总状花序、圆锥花序；萼片2，稀5，草质或干膜质，分离或基部连合；花瓣4~5片，稀更多，覆瓦状排列，分离或基部稍连合，常有鲜艳色，早落或宿存；雄蕊与花瓣同数，对生，或更多，分离或成束或与花瓣贴生，花丝线形，花药2室，内向纵裂；雌蕊3~5心皮合生，子房上位或半下位，1室，基生胎座或特立中央胎座，有弯生胚珠1至多粒，花柱线形，柱头2~5裂，形成内向的柱头面。蒴果近膜质，盖裂或2~3瓣裂，稀为坚果；种子肾形或球形，多数，稀为2颗，种阜有或无，胚环绕粉质胚乳，胚乳大多丰富。

马齿苋属 *Portulaca*

马齿苋

别名 马齿菜、马苋菜、猪母菜、瓜仁菜、瓜子菜、长寿菜、马蛇子菜

【生长环境】性喜肥沃土壤，耐旱亦耐涝，生命力强，生于菜园、农田、路旁，为田间常见杂草。

【植物形态】一年生草本，全株无毛。茎平卧或斜倚，伏地铺散，多分枝，圆柱形，长 10～15 cm，淡绿色或带暗红色。叶互生，有时近对生，叶片扁平，肥厚，倒卵形，似马齿状，长 1～3 cm，宽 0.6～1.5 cm，顶端圆钝或平截，有时微凹，基部楔形，全缘，上面暗绿色，下面淡绿色或带暗红色，中脉微隆起；叶柄粗短。花无梗，直径 4～5 mm，常 3～5 朵簇生于枝端，午时盛开；苞片 2～6，叶状，膜质，近轮生；萼片 2，对生，绿色，盔形，左右压扁，长约 4 mm，顶端急尖，背部具龙骨状凸起，基部合生；花瓣 5，稀 4，黄色，倒卵形，长 3～5 mm，顶端微凹，基部合生；雄蕊通常 8，或更多，长约 12 mm，花药黄色；子房无毛，花柱比雄蕊稍长，柱头 4～6 裂，线形。蒴果卵球形，长约 5 mm，盖裂；种子细小，多数，偏斜球形，黑褐色，有光泽，直径不及 1 mm，具小疣状凸起。花期 5～8 月，果期 6～9 月。

【性味归经】酸，寒。归大肠、肝经。

【功能主治】清热解毒，凉血止痢，除湿通淋。主治热毒泻痢、热淋、尿闭、赤白带下、崩漏、痔血、疮疡痈疖、丹毒、瘰疬、湿癣、白秃。

【用法用量】内服：煎汤，10～15 g，鲜品 30～60 g；或绞汁。外用：适量，捣敷；烧灰研末调敷；或煎水洗。

【注意】《本草经疏》：凡脾胃虚寒，肠滑作泄者勿用；煎饵方中不得与鳖甲同入。

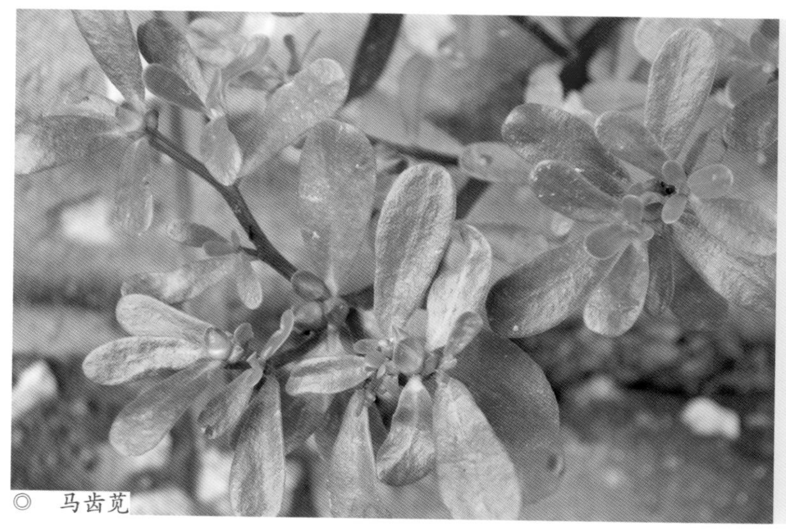

◎ 马齿苋

来源 本品为马齿苋科植物马齿苋 *Portulaca oleracea* 的全草。夏、秋两季当茎叶茂盛时采收，割取全草，洗净泥土，用沸水略烫后晒干。

毛茛科——RANUNCULACEAE

多年生或一年生草本，少有灌木或木质藤本。叶通常互生或基生，少数对生，单叶或复叶，通常掌状分裂，无托叶；叶脉掌状，偶尔羽状，网状连结，少有开放的两叉状分枝。花两性，少有单性，雌雄同株或雌雄异株，辐射对称，稀为两侧对称，单生或组成各种聚伞花序或总状花序。萼片下位，4～5，或较多，或较少，绿色，或花瓣不存在或特化成分泌器官时常较大，呈花瓣状，有颜色。花瓣存在或不存在，下位，4～5，或较多，常有蜜腺并常特化成分泌器官，时常比萼片小得多，呈杯状、筒状、二唇状，基部常有囊状或筒状的距。雄蕊下位，多数，有时少数，螺旋状排列，花药 2 室，纵裂。退化雄蕊有时存在。心皮分生，少有合生，多数、少数或 1 枚，在多少隆起的花托上螺旋状排列或轮生，沿花柱腹面生柱头组织，柱头不明显或明显；胚珠多数、少数至 1 个，倒生。果实为蓇葖或瘦果，少数为蒴果或浆果。种子有小的胚和丰富胚乳。

乌头属 *Aconitum*

草乌

别名　乌头、五毒根

【生长环境】生于海拔 1000 ~ 2400m 山地草坡或疏林中。

【植物形态】块根圆锥形或胡萝卜形，长 2.5 ~ 5 cm，粗 7 ~ 10 cm。茎高（65）80 ~ 150 cm，无毛，等距离生叶，通常分枝。茎下部叶有长柄，在开花时枯萎。茎中部叶有稍长柄或短柄；叶片纸质或近革质，五角形，长 9 ~ 16 cm，宽 10 ~ 20 cm，基部心形，三全裂，中央全裂片菱形，渐尖，近羽状分裂，小裂片披针形，侧全裂片斜扇形，不等二深裂，表面疏被短曲毛，背面无毛；叶柄长约为叶片的 1/3 ~ 2/3，无毛。顶生总状花序具 9 ~ 22 朵花，通常与其下的腋生花序形成圆锥花序；轴和花梗无毛；下部苞片三裂，其他苞片长圆形或线形；下部花梗长 1.8 ~ 3.5（5）cm；小苞片生花梗中部或下部，线形或钻状线形，长 3.5 ~ 5 mm，宽 1 mm；萼片紫蓝色，外面有疏曲柔毛或几无毛，上萼片盔形或高盔形，高 1.5 ~ 2.5 cm，有短或长喙，下缘长约 1.8 cm，侧萼片长 1.4 ~ 1.6（2.7）cm，下萼片长圆形；花瓣无毛，瓣片宽 3 ~ 4 mm，唇长 3 ~ 5 mm，距长 1 ~ 4 mm，向后弯曲或近拳卷；雄蕊无毛，花丝全缘或有 2 小齿；心皮 4 ~ 5 枚，无毛。蓇葖直，长（0.8）1.2 ~ 2 cm；种子长约 2.5 mm，扁椭圆球形，沿棱具狭翅，只在一面生横膜翅。7 ~ 9 月开花。

【性味归经】辛、苦，热，有大毒。归心、肝、肾、脾经。

【功能主治】祛风除湿，温经止痛。用于风寒湿痹、关节疼痛、心腹冷痛、寒疝作痛、麻醉止痛。

【用法用量】一般炮制后用。

【贮藏】置通风干燥处，防蛀。

【注意】生品内服宜慎。不宜与贝母、半夏、白及、白蔹、天花粉、瓜蒌同用。

来源　本品为毛茛科植物北乌头 *Aconitum kusnezoffii* Reichb. 的干燥块根。秋季茎叶枯萎时采挖，除去须根及泥沙，干燥。

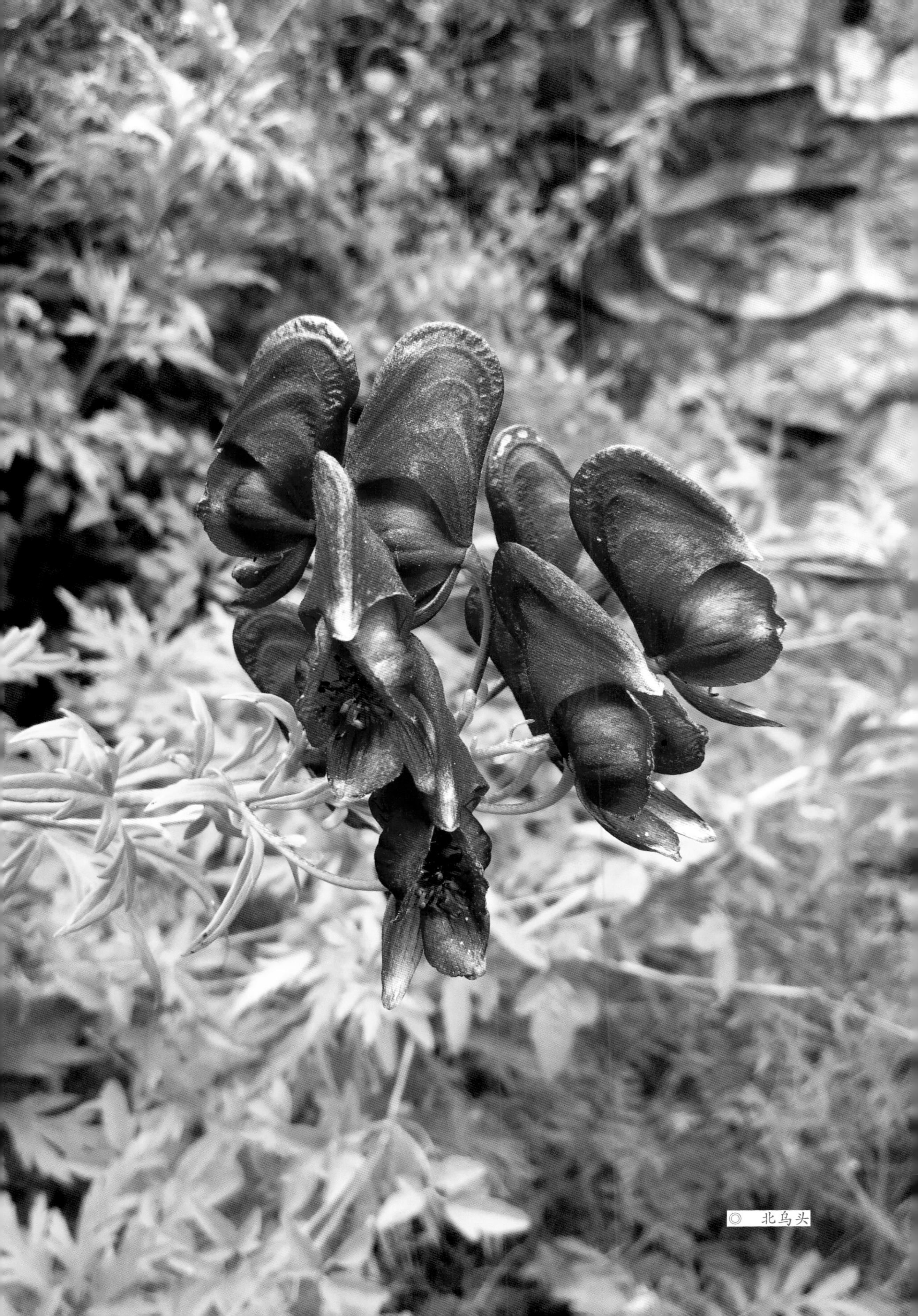

◎ 北乌头

麻布七

别名 破布七、麻布袋、统天袋、九连环、网子七、蓑衣七、背网子、龙骨七、龙膝、辫子七、花花七、碎骨还阳、破骨七、七连环

【**生长环境**】海拔 1000 ~ 2400 m 间，生于山坡草地或林中。

【**植物形态**】根长达 20 cm，圆柱形，粗达 2 cm。茎高（60）95 ~ 150 cm，中部以下几无毛，上部近花序处被反曲的短柔毛，生 4 ~ 6 枚叶，不分枝或分枝。基生叶 1 枚，与茎下部叶具长柄；叶片肾形或圆肾形，长 12 ~ 14.5 cm，宽 20 ~ 28 cm，基部宽心形，三深裂约至本身长度的 6/7 处，中深裂片较小，楔状狭菱形，渐尖，三裂边缘有不整齐的三角形锐齿，侧深裂片斜扇形，不等三裂稍超过中部，两面疏被短柔毛或变无毛；叶柄长 30 ~ 50 cm，具浅纵沟，几无毛。总状花序长（20）30 ~ 50 cm，具密集的花；轴及花梗多少密被紧贴的短柔毛；苞片比花梗长，下部苞片叶状，其他的苞片不分裂，线形，长 0.7 ~ 1.8 cm；

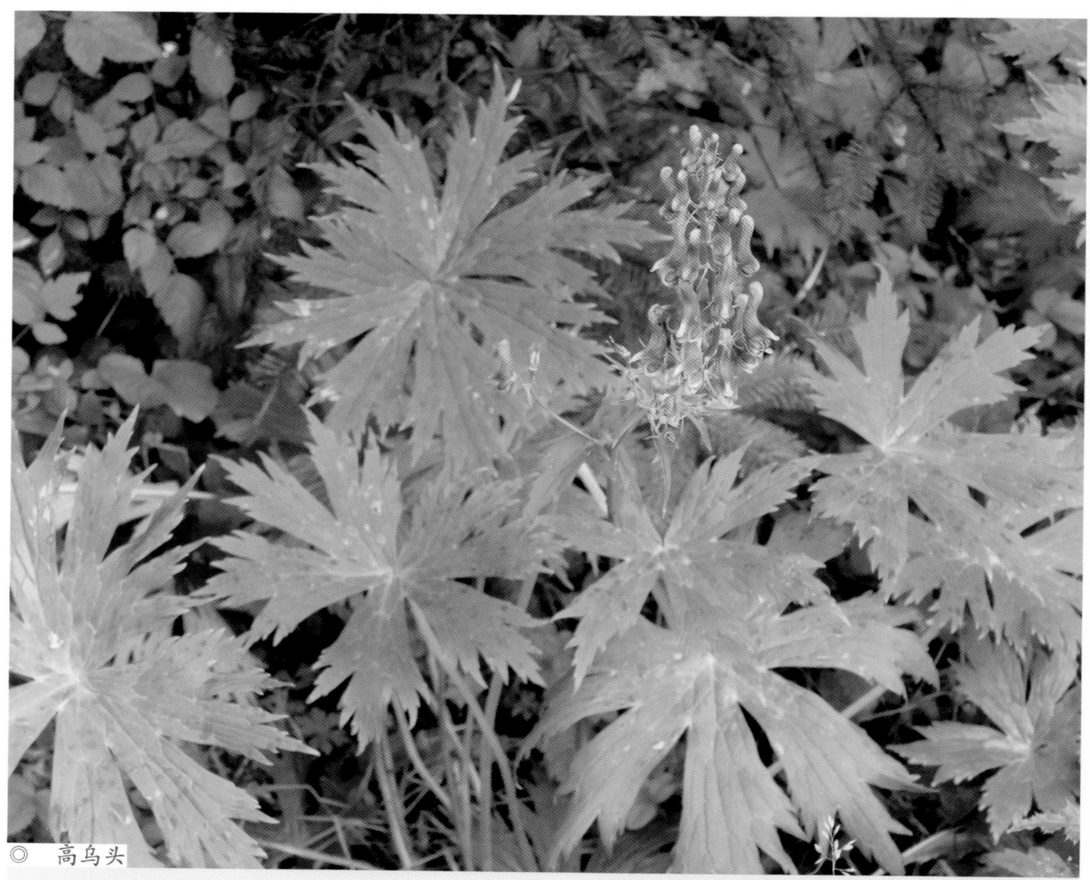

◎ 高乌头

来源 本品为毛茛科乌头属植物高乌头 *Aconitum sinomontanum* Nakai 的根。夏秋采收，晒干。

下部花梗长 2 ~ 5（5.5）cm，中部以上的长 0.5 ~ 1.4 cm；小苞片通常生花梗中部，狭线形，长 3 ~ 9 mm；萼片蓝紫色或淡紫色，外面密被短曲柔毛，上萼片圆筒形，高 1.6 ~ 2（3）cm，粗 4 ~ 7（9）mm，外缘在中部之下稍缢缩，下缘长 1.1 ~ 1.5 cm；花瓣无毛，长达 2 cm，唇舌形，长约 3.5 mm，距长约 6.5 mm，向后拳卷；雄蕊无毛，花丝大多具 1 ~ 2 枚小齿；心皮 3，无毛。蓇葖长 1.1 ~ 1.7 cm；种子倒卵形，具 3 条棱，长约 3 mm，褐色，密生横狭翅。6 ~ 9 月开花。

【性味归经】苦、辛，温，有毒。归心、肝、肺、脾经。

【功能主治】祛风除湿，理气止痛，活血散瘀。主治风湿腰腿痛、关节肿痛、跌打损伤、胃痛、胸腹胀满、急慢性菌痢、急慢性肠炎、瘰疬、疮疖。

【用法用量】内服：煎汤 3 ~ 9 g；或浸酒服，或入散剂。外用：适量，捣敷；或浸酒搽。

【注意】本品有毒，内服宜慎。

牛扁

别名　扁特、扁毒、扁桃叶根

【生长环境】生于海拔 400 ~ 2700 m 间的山地疏林下或较阴湿处。

【植物形态】多年生草本植物，根近直立，圆柱形，长达 15 cm，粗约 8 mm。茎高 55 ~ 90 cm，粗 2.5 ~ 5 mm，茎和叶柄均被反曲而紧贴的短柔毛；中部以下被伸展的短柔毛，上部被反曲而紧贴的短毛，生 2 ~ 4 枚叶，在花序之下分枝。基生叶 2 ~ 4，与茎下部叶具长柄；叶片肾形或圆肾形，长 4 ~ 8.5 cm，宽 7 ~ 20 cm，叶分裂程度较小，中全裂片分裂不近中脉，末回小裂片三角形或狭披针形。顶生总状花序长 13 ~ 20 cm，具密集的花；轴及花梗密被紧贴的短柔毛；下部苞片狭线形，长 4.5 ~ 7.5 mm，中部的披针状钻形，长约 2.5 mm，上部的三角形，长 1 ~ 1.5 mm，被短柔毛；花梗直展，长 0.2 ~ 1 cm；小苞片生花梗中部附近，狭三角形，长 1.2 ~ 1.5 mm；萼片黄色，外面密被短柔毛，上萼片圆筒形，高 1.3 ~ 1.7 cm，粗约 3.8 mm，直，下缘近直，长 1 ~ 1.2 cm；花瓣无毛，唇长约 2.5 mm，距比唇稍短，直或稍向后弯曲；花丝全缘，无毛或有短毛；心皮 3。蓇葖长约 1 cm，疏被紧贴的短毛；种子倒卵球形，长约 2.5 mm，褐色，密生横狭翅。7 ~ 8 月开花。

【性味归经】苦，温，有毒。归肝、肺经。

【功能主治】祛风止痛，止咳化痰，平喘。主治风湿关节肿痛、腰腿痛、喘咳、瘰疬、疥癣。

【用法用量】内服：煎服，3 ~ 6 g。外用：适量，煎汁洗。

【注意】孕妇禁服。

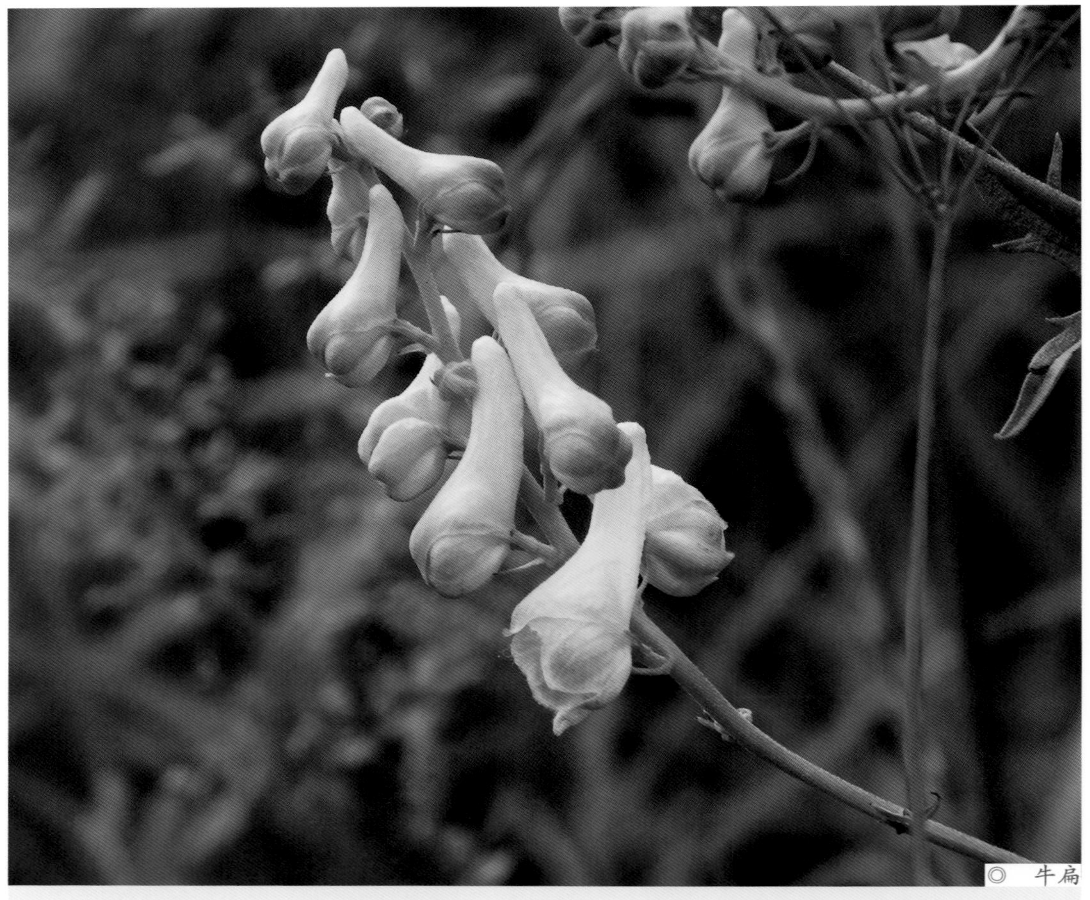
◎ 牛扁

来源 本品为毛茛科乌头属植物牛扁 *Aconitum barbatum* var. *puberulum* Ledeb. 的根。

银莲花属 *Anemone*

九节菖蒲

别名 小菖蒲、外菖蒲、节菖蒲、鸡爪莲、九节离、穿骨七

【生长环境】生于海拔 1200 ~ 1800 m 间的山地谷中林下、灌丛中或沟边。

【植物形态】植株高 11 ~ 23 cm。根状茎横走或稍斜，粗约 4 mm，节间长 3 ~ 5 mm。基生叶 1 或不存在，有长柄；叶片薄草质，宽卵形，长 2 ~ 4 cm，

宽 2.6 ~ 7 cm，3 全裂，中全裂片有细柄，又 3 裂，边缘有缺刻状牙齿，侧全裂片不等，2 全裂，两面近无毛；叶柄长 4 ~ 10 cm，无毛。花葶近无毛；苞片 3，有柄（长 0.5 ~ 1.8 cm），叶片宽菱形或宽卵形，长 2.4 ~ 6.5 cm，宽 2.5 ~ 7.5 cm，基部浅心形，3 全裂，中全裂片狭菱形，3 浅裂，中部以上边缘有不整齐锯齿，侧全裂片 2 浅裂；花梗 1，长 2.5 ~ 4 cm，有近贴伏的柔毛，萼片 8 ~ 9，白色，倒卵状长圆形或长圆形，长 1.5 ~ 2 cm，宽 3.5 ~ 7 mm，顶端圆形，无毛；雄蕊长 5 ~ 6 mm，花药长约 1 mm，花丝近丝形；心皮 20 ~ 30，子房密被柔毛，花柱短，柱头小。瘦果卵球形，长约 4 mm，有柔毛。3 月至 5 月开花。

【性味归经】辛，温。归心、肝、脾经。

【功能主治】化痰开窍，安神，宣湿醒脾，解毒。主治热病神昏、癫痫、气闭耳聋、多梦健忘、胸闷腹胀、食欲不振、风湿痹痛、痈疽、疥癣。

【用法用量】内服：煎汤，1.5 ~ 6 g；或入丸、散；或鲜品捣汁服。外用：适量，煎水洗；或鲜品捣敷；或研末调敷。

【注意】阴虚阳亢、烦躁汗多、精滑者慎服。

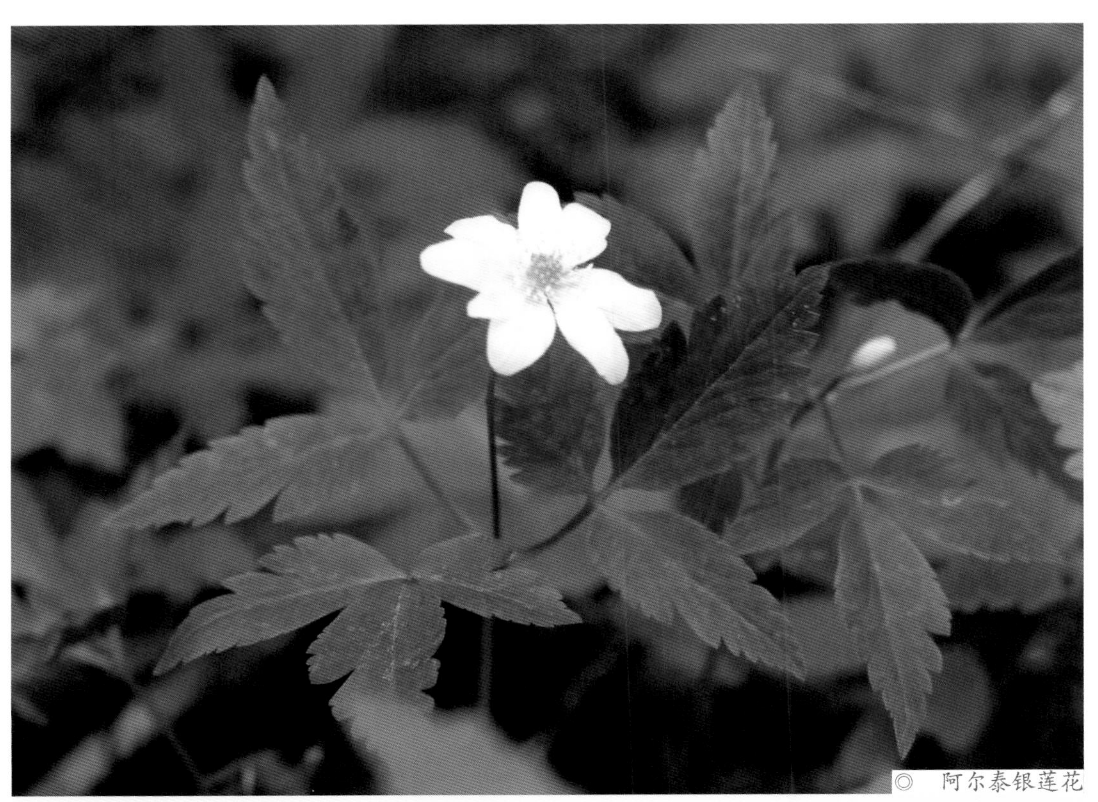

◎ 阿尔泰银莲花

来源　本品为毛茛科银莲花属植物阿尔泰银莲花 *Anemone altaica* Fisch. 的根状茎。夏、秋采集，除去茎叶，洗净，晒干备用。

驴蹄草属 *Caltha*

驴蹄草

别名　马蹄叶、马蹄草

【生长环境】分布于 1300 ~ 2000 m 间山地。通常生于山谷溪边或湿草甸，有时也生在草坡或林下较阴湿处。

【植物形态】多年生草本，全部无毛，有多数肉质须根。茎高（10）20 ~ 48 cm，粗（1.5）3 ~ 6 mm，实心，具细纵沟，在中部或中部以上分枝，稀不分枝。基生叶 3 ~ 7，有长柄；叶片圆形、圆肾形或心形，长（1.2）2.5 ~ 5 cm，宽（2）3 ~ 9 cm，顶端圆形，基部深心形或基部 2 裂片互相覆压，边缘全部密生正三角形小牙齿；叶柄长（4）7 ~ 24 cm。茎生叶通常向上逐渐变小，稀与基生叶近等大，圆肾形或三角状心形，具较短的叶柄或最上部叶完全不具柄。茎或分枝顶部有由 2 朵花组成的简单的单歧聚伞花序；苞片三角状心形，边缘生牙齿；花梗长（1.5）2 ~ 10 cm；萼片 5，黄色，倒卵形或狭倒卵形，长 1 ~ 1.8（2.5）cm，宽 0.6 ~ 1.2（1.5）cm，顶端圆形；雄蕊长 4.5 ~ 7（9）mm，花药长圆形，长 1 ~ 1.6 mm，花丝狭线形；心皮（5）7 ~ 12，与雄蕊近等长，无柄，有短花柱。蓇葖长约 1 cm，宽约 3 mm，具横

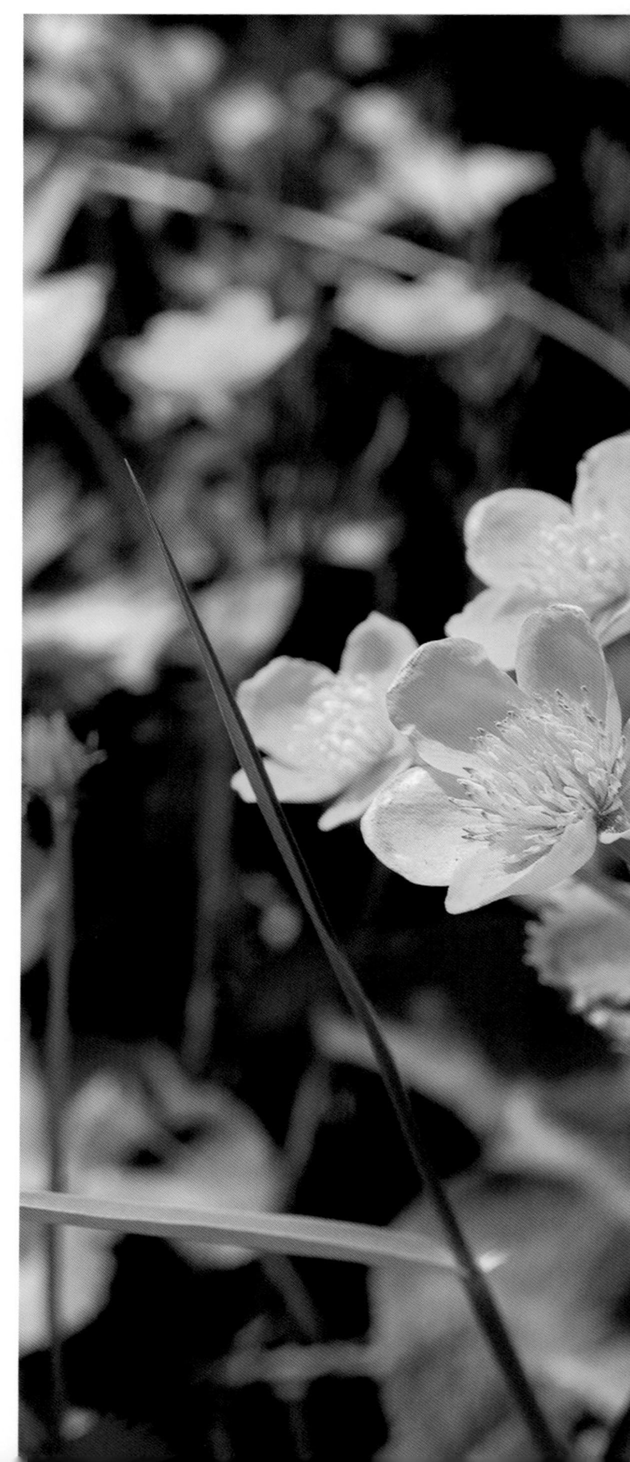

来源　本品为毛茛科驴蹄草属植物驴蹄草 *Caltha palustris* L. 的根及叶。夏秋采集，晒干。

脉，喙长约 1 mm；种子狭卵球形，长 1.5 ~ 2 mm，黑色，有光泽，有少数纵皱纹。5 ~ 9 月开花，6 月开始结果。

【**性味归经**】辛、微苦，凉。归脾、肺经。

【**功能主治**】驱风，解暑，活血消肿。主治伤风感冒、中暑发痧、跌打损伤、水火烫伤。

【**用法用量**】内服：煎汤，9 ~ 15 g；或泡酒。外用：适量，捣烂敷；或拌酒糟，烘热外敷；或煎水洗。

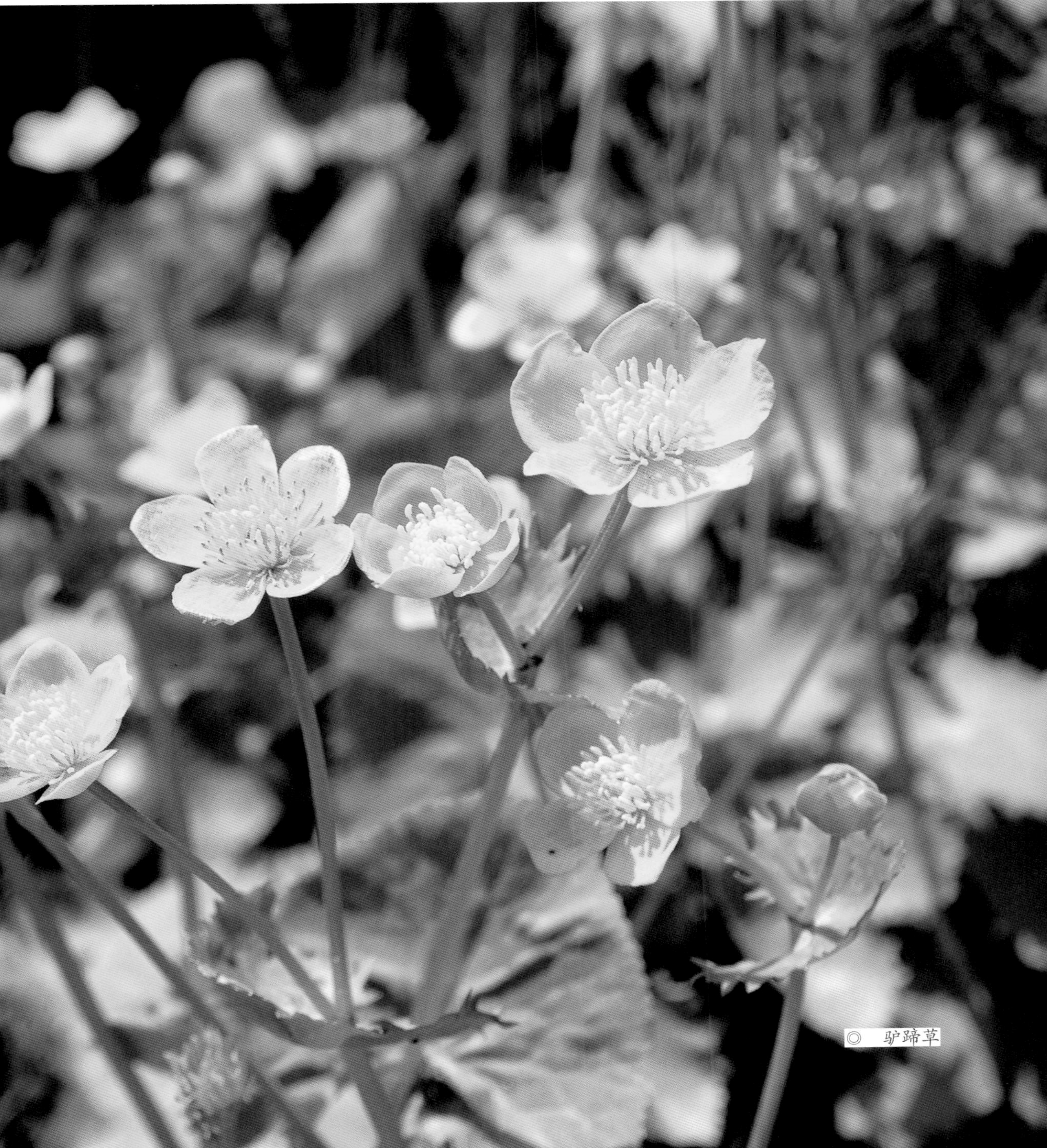

◎ 驴蹄草

升 麻 属 *Cimicifuga*

升麻

别名　荞牛卡架、龙眼根、窟窿牙根

【生长环境】生于海拔 1700 ~ 2300 m 间的山地林缘、林中或路旁草丛中。

【植物形态】雌雄异株。根状茎粗壮，多弯曲，表面黑色，有许多下陷圆洞状的老茎残基。茎高达 1m 余，微有纵槽，无毛或微被毛。下部茎生叶为二回或三回三出复叶；叶片三角形，宽达 22 cm；顶生小叶宽菱形，长 5 ~ 10 cm，宽 3.5 ~ 9 cm，3 深裂，基部通常微心形或圆形，边缘有锯齿，侧生小叶长椭圆状卵形，稍斜，表面无毛，背面沿脉疏被柔毛；叶柄长达 17 cm。茎上部叶似下部叶，但较小，具

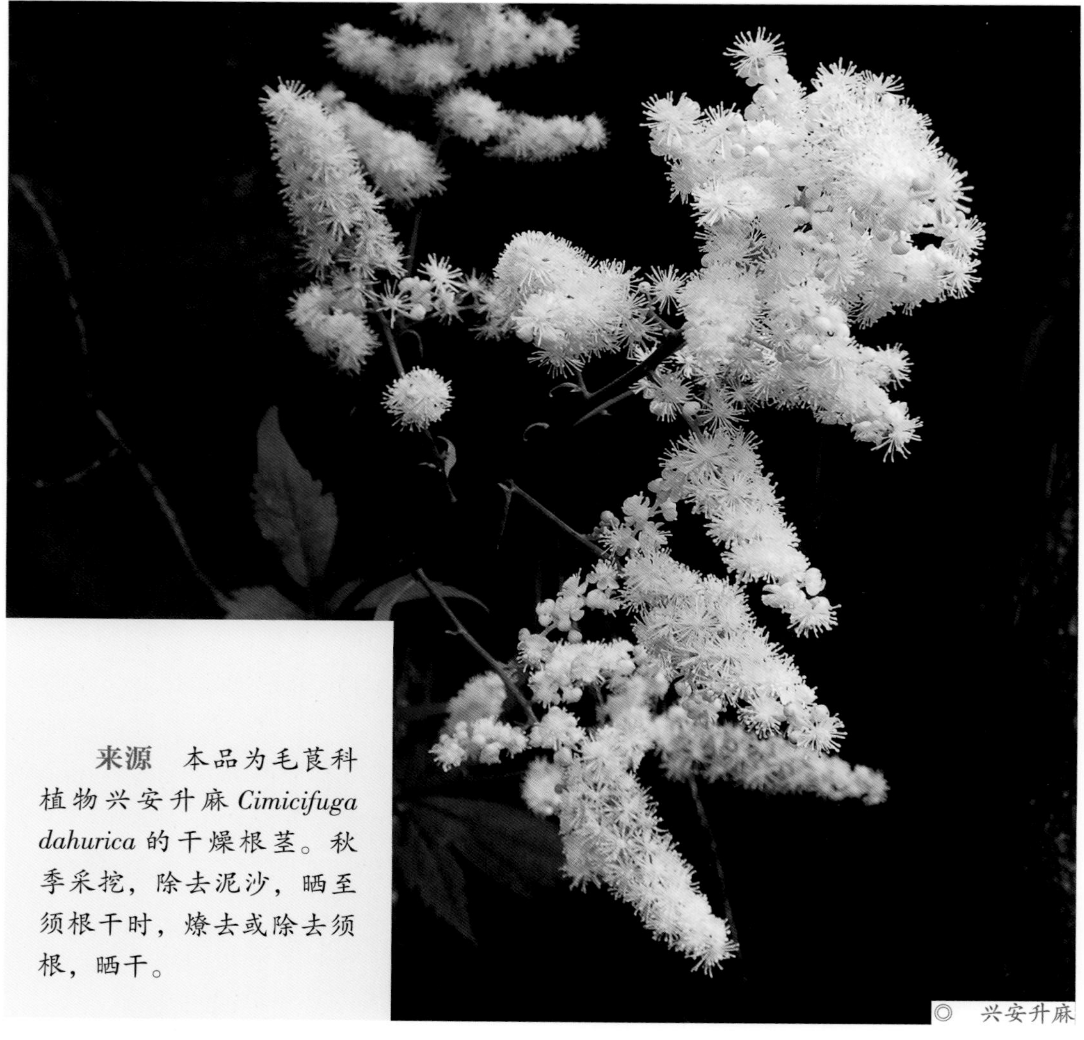

来源　本品为毛茛科植物兴安升麻 *Cimicifuga dahurica* 的干燥根茎。秋季采挖，除去泥沙，晒至须根干时，燎去或除去须根，晒干。

◎　兴安升麻

短柄。花序复总状，雄株花序大，长达30 cm，具分枝7～20余条，雌株花序稍小，分枝也少；轴和花梗被灰色腺毛和短毛；苞片钻形，渐尖；萼片宽椭圆形至宽倒卵形，长3～3.5 mm；退化雄蕊叉状2深裂，先端有两个乳白色的空花药；花药长约1 mm，花丝丝形，长4～5 mm；心皮4～7，疏被灰色柔毛或近无毛，无柄或有短柄。蓇葖生于长1～2 mm的心皮柄上，长7～8 mm，宽4 mm，顶端近截形被贴伏的白色柔毛；种子3～4粒，椭圆形，长约3 mm，褐色，四周生膜质鳞翅，中央生横鳞翅。7～8月开花，8～9月结果。

【性味归经】辛、微甘，微寒。归肺、脾、胃、大肠经。

【功能主治】发表透疹，清热解毒，升举阳气。用于风热头痛、齿痛、口疮、咽喉肿痛、麻疹不透、阳毒发斑、脱肛、子宫脱垂。

【用法用量】内服：煎汤，3～9 g。

【贮藏】置通风干燥处。

【注意】阴虚阳浮，喘满气逆及麻疹已透之证忌服。服用过量可产生头晕、震颤、四肢拘挛等症。

铁线莲属 *Clematis*

细叶铁线莲

别名　透骨草、断肠草、狗肚子筋、驴断肠

【生长环境】生于山坡及水沟边，海拔1400 m（山西）。

【植物形态】多年生草质藤本，幼时直立，以后匍伏，长0.5～4 m。根细长，棕黑色。茎纤细，有纵沟纹，微被柔毛或无毛。二至三回羽状复叶或羽状细裂，连叶柄长达7～10 cm，稀达15 cm，末回裂片线形，宽2～3 mm，顶端渐尖或钝圆，背面幼时微被柔毛，以后近于无毛，具一条中脉，在表面下陷，在背面隆起；小叶柄短或长0.5～1 cm，边缘有时具翅；小叶间隔1.5～3.5 cm；叶柄长1.5～2 cm，微被茸毛或无毛。聚伞花序腋生，常1（3）花；苞片羽状细裂；花钟状下垂，直径1～1.5 cm；萼片4枚，淡黄色，长方椭圆形或狭卵形，长1.5～2 cm，宽5～8 mm，两面近于无毛，外面仅边缘上密被乳白色茸毛，内面有3条直的中脉能见；雄蕊长为萼片之半，花丝扁平，线形或披针形，中部宽达1.5 mm，两端渐窄，中上部被稀疏柔毛，其余无毛；子房扁平，卵形，被短柔毛，花柱被绢状毛。瘦果扁平，宽卵形或圆形，成熟后棕红色，长3～4 mm，被短柔毛，宿存花柱长2～2.5 cm，密被白色柔毛。花期7月至8月，果期9月。

【性味归经】辛，温，有毒。归肝、胃经。

【功能主治】祛风通络，止痛，健胃消食，杀虫。主治风湿痹痛、消化不良、呕吐、包囊虫病、阴囊湿疹、疮痈肿毒。

【用法用量】

内服：煎汤，3～9 g。外用：适量，煎水洗；或将药液浓煎成膏熬敷。

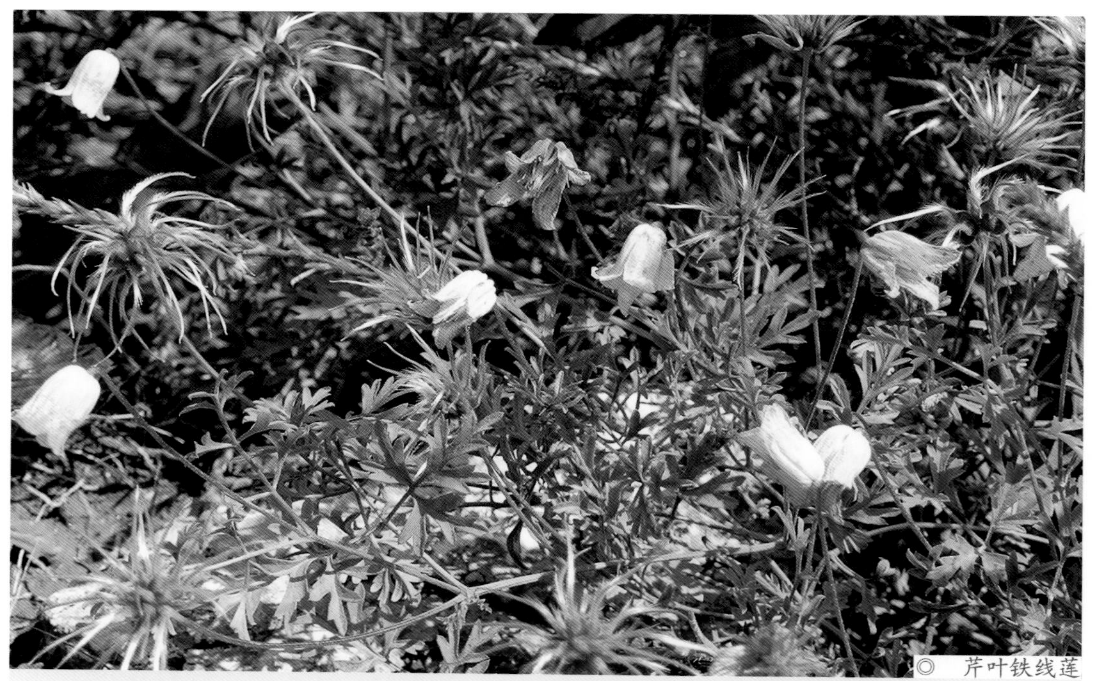

◎ 芹叶铁线莲

来源 本品为毛茛科铁线莲属植物芹叶铁线莲 *Clematis aethusifolia* 的地上部分。

黄花铁线莲

别名 **狗断肠**

【生长环境】生于山坡、路旁或灌丛中。

【植物形态】草质藤本。茎纤细，多分枝，有细棱，近无毛或有疏短毛。一至二回羽状复叶；小叶有柄，2～3 全裂或深裂，浅裂，中间裂片线状披针形、披针形或狭卵形，长 1～4.5 cm，宽 0.2～1.5 cm，顶端渐尖，基部楔形，全缘或有少数牙齿，两侧裂片较短，下部常 2～3 浅裂。聚伞花序腋生，通常为 3 花，有时单花；花序梗较粗，长 1.2～3.5 cm，有时极短，疏被柔毛；中间花梗无小苞片，侧生花梗下部有 2 片对生的小苞片，苞片叶状，较大，全缘或 2～3 浅裂至全裂；萼片 4，黄色，狭卵形或长圆形，顶端尖，长 1.2～2.2 cm，宽 4～6 mm，两面无毛，偶尔内面有极稀柔毛，外面边缘有短茸毛；花丝线形，有短柔毛，花药无毛。瘦果卵形至椭圆状卵形，扁，长 2～3.5 mm，边缘增厚，被柔毛，宿存花柱长 3.5～5 cm，被长柔毛。花期 6 月至 7 月，果期 8 月至 9 月。

【性味归经】辛，温。归肺、脾经。

【功能主治】祛风除湿，解毒，止痛。用于风湿筋骨疼痛、疮疖肿毒。

【用法用量】内服：5～15 g。外用：适量，煎水洗；或捣烂敷患处。

【注意】本品不宜久敷，敷 6 小时以后可能起水疱、局部肿胀。若已起水疱应在消毒后，用针刺破放水。

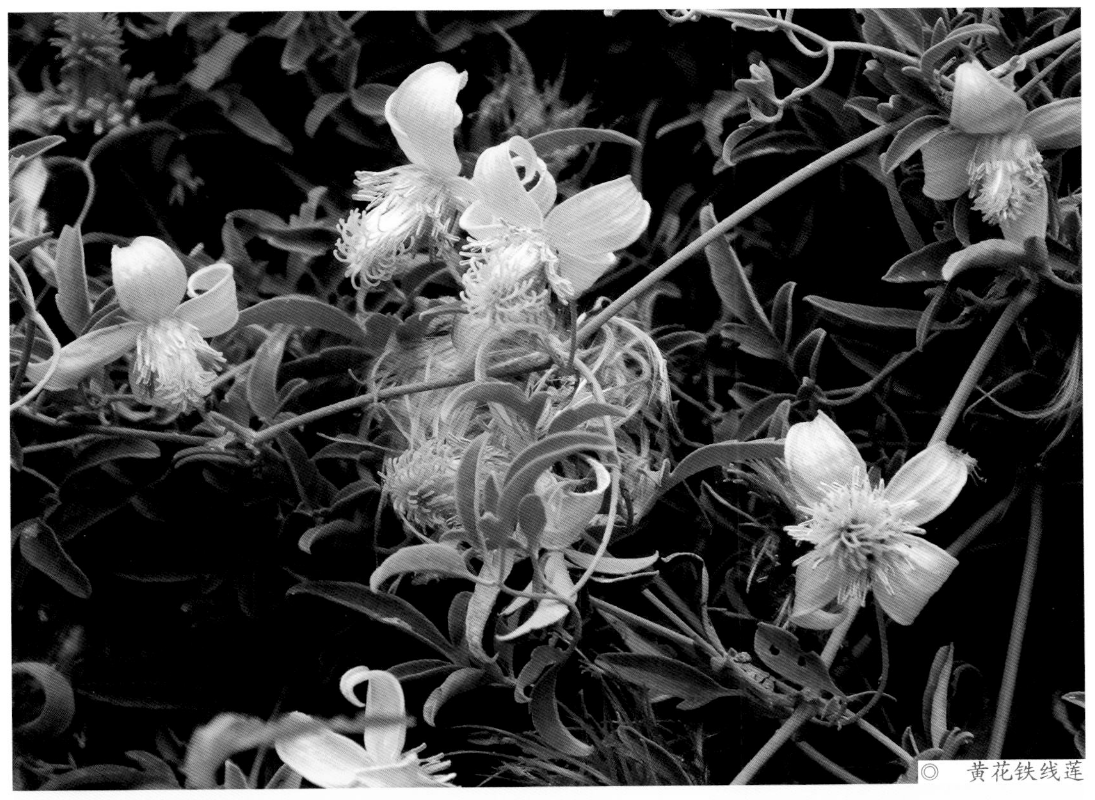
◎ 黄花铁线莲

来源 本品为毛茛科铁线莲属植物黄花铁线莲 *Clematis intricata* Bunge 的全草及叶。夏秋采全草，晒干。摘叶，晒干。

威灵仙

别名 铁脚威灵仙、百条根、老虎须、铁扫帚、山蓼

【生长环境】生于固定沙丘、干山坡或山坡草地。

【植物形态】直立草本，高 30 ~ 100 cm。老枝圆柱形，有纵沟；茎疏生柔毛，后变无毛。叶片近革质绿色，干后常变黑色，单叶至复叶，一至二回羽状深裂，裂片线状披针形，长椭圆状披针形至椭圆形，或线形，长 1.5 ~ 10 cm，宽 0.1 ~ 2 cm，顶端锐尖或凸尖，有时钝，全缘，两面或沿叶脉疏生长柔毛或近无毛，网脉突出。花序顶生，聚伞花序或为总状、圆锥状，有时花单生，花直径 2.5 ~ 5 cm；萼片 4 ~ 8，通常 6，白色，长椭圆形或狭倒卵形，长 1 ~ 2.5 cm，宽 0.3 ~ 1（1.5）cm，外面密生绵毛，花蕾时像棉花球，内面无毛；雄蕊无毛。瘦果倒卵形，扁平，密生柔毛，宿存花柱长 1.5 ~ 3 cm，有灰白色长柔毛。花期 6 月至 8 月，果期 7 月至 10 月。

【性味归经】辛、咸，温。归膀胱经。

【功能主治】祛风除湿，通络止痛。用

于风湿痹痛、肢体麻木、筋脉拘挛、屈伸不利、骨鲠咽喉。

【用法用量】内服：煎汤，6~9 g。

【贮藏】置干燥处。

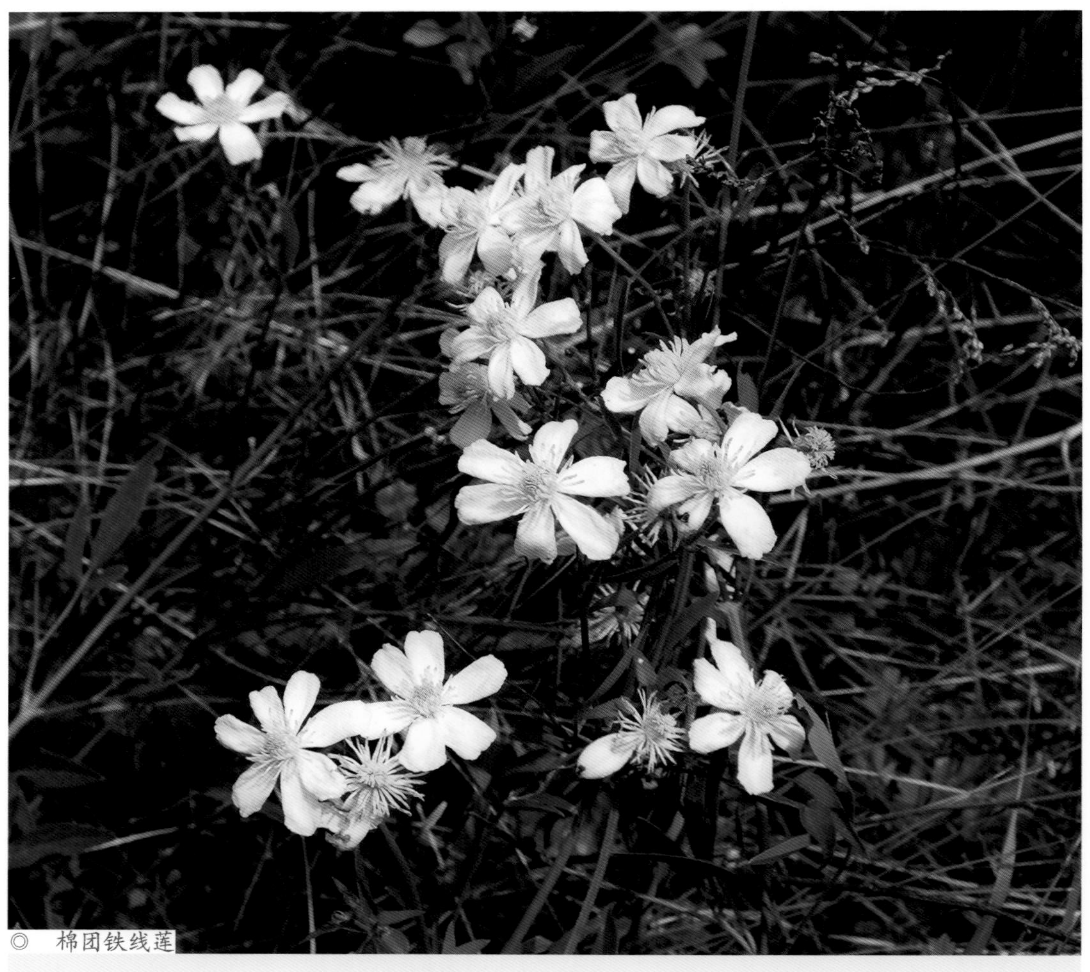

◎　棉团铁线莲

来源　本品为毛茛科植物棉团铁线莲 *Clematis hexapetala* Pall. 的干燥根及根茎。秋季采挖，除去泥沙，晒干。

风藤草

别名　小木通、细木通、木通

【生长环境】生于山坡、沟边什木林中。

【植物形态】藤本。一回羽状复叶，有5小叶，偶尔基部1对为3小叶；小叶片卵形或长卵形，少数卵状披针形，长（2）3~9 cm，宽（1）2~4.5 cm，顶端常锐尖或短渐尖，少数长渐尖，基部圆形或浅心形，边缘疏生 1 至数个以至多个锯齿状牙齿或全缘，两面疏生短柔毛至近无毛。圆锥状聚伞花序多花；花序梗、花梗密生短柔毛，花序梗基部常有 1 对叶状苞片；花直径 1.5 ~ 2 cm，萼片 4，开展，白色，倒卵形至椭圆形，长 0.7 ~ 1.1 cm，顶端钝，两面有短柔毛，外面边缘密生短茸毛；雄蕊无毛；子房无毛。瘦果卵形，稍扁平，无毛或近花柱处稍有柔毛，长约 4 mm，宿存花柱长达 3 cm。花期 6 月至 8 月，果期 9 月至 12 月。

【性味归经】苦，凉。归肺、脾经。

【功能主治】祛风清热，和络止痛。主治风湿关节痛、风疹瘙痒、疮疥、肿毒、火眼疼痛及小便不利。

【用法用量】内服：煎汤，6 ~ 12 g；或捣汁。外用：适量，煎汤洗；或捣敷；或捣汁点目。

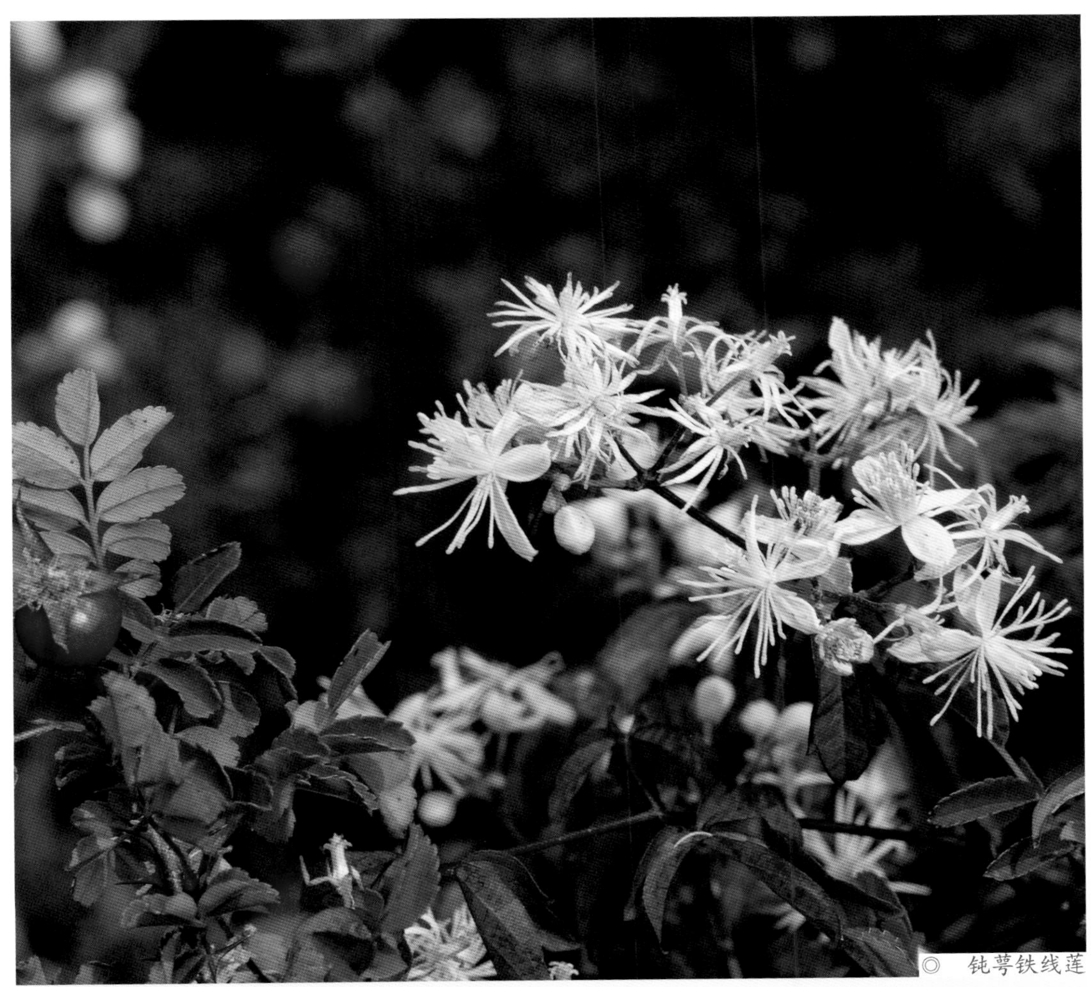

◎ 钝萼铁线莲

来源　本品为毛茛科铁线莲属植物钝萼铁线莲 *Clematis peterae* Hand.-Mazz. 的藤茎和叶。

蓝堇草属 *Leptopyrum*

蓝堇草

别名　透骨草、断肠草、狗肚子筋、驴断肠

【生长环境】生于海拔 100 ~ 1440 m 的田边、路边或干燥草地上。

【植物形态】直根细长，粗径 2 ~ 3.5 mm，生少数侧根。茎（2）4 ~ 9（17）条，多呈斜升，生少数分枝，高 8 ~ 30 cm。基生叶多数，无毛；叶片轮廓三角状卵形，长 0.8 ~ 2.7 cm，宽 1 ~ 3 cm，三全裂，中全裂片等边菱形，长达 12 mm，宽达 11 mm，下延成细柄，常再三深裂，深裂片长椭圆状倒卵形至线状狭倒卵形，常具 1 ~ 4 个钝锯齿，侧全裂片通常无柄，不等二深裂；叶柄长 2.5 ~ 13 cm。茎生叶 1 ~ 2，小。花小，直径 3 ~ 5 mm；花梗纤细，长 3 ~ 30 mm；萼片椭圆形，淡黄色，长 3 ~ 4.5 mm，宽 1.7 ~ 2 mm，具 3 条脉，顶端钝或急尖；花瓣长约 1 mm，近二唇形，上唇顶端圆，下唇较短；雄蕊通常 10 ~ 15，花药淡黄色，长 0.5 mm 左右，花丝长约

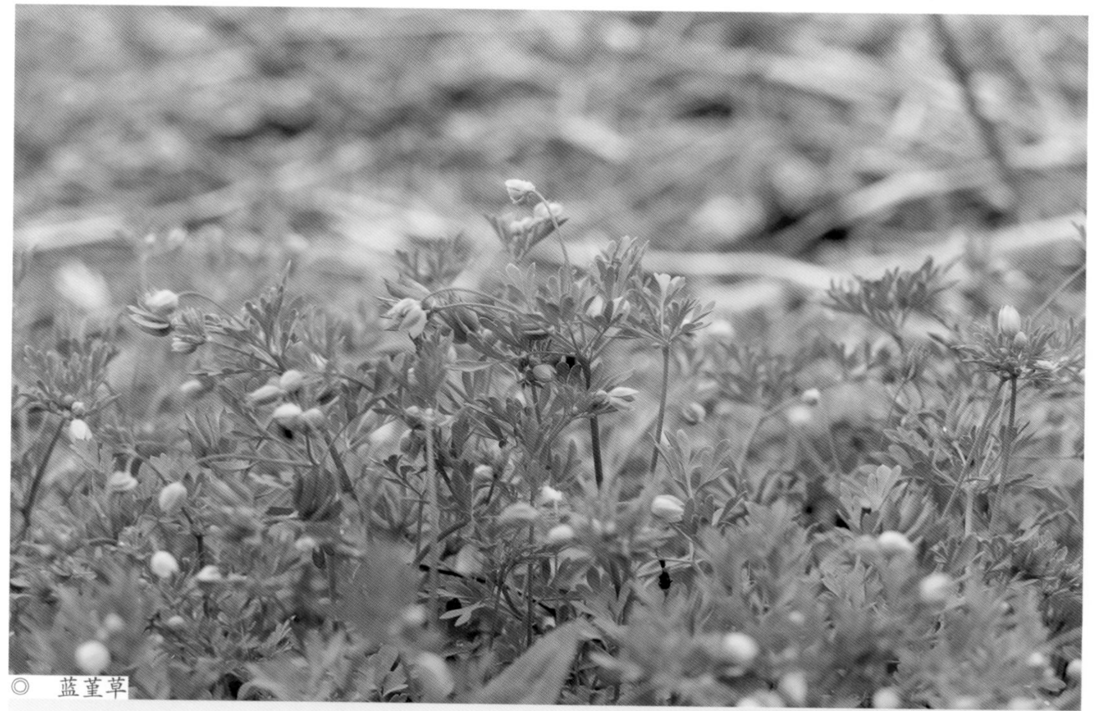

◎　蓝堇草

来源　本品为毛茛科蓝堇草属植物蓝堇草 *Leptopyrum fumarioides*（L.）Reichb. 的全草。

2.5 mm；心皮 6～20，长约 2 mm，无毛。蓇葖直立，线状长椭圆形，长 8～10 mm；种子 4～14 粒，卵球形或狭卵球形，长 0.5～0.7 mm。花期 5～6 月，果期 6～7 月。

【功能主治】可治疗心血管疾病，有时用于治疗胃肠道疾病和伤寒。

芍药属 *Paeonia*

赤芍

别名　山芍药、草芍药

【生长环境】生于海拔 1000～2300 m 的山坡草地。

【植物形态】

芍药　多年生草本。根粗壮，分枝黑褐色。茎高 40～70 cm，无毛。下部茎生叶为二回三出复叶，上部茎生叶为三出复叶；小叶狭卵形、椭圆形或披针形，顶端渐尖，基部楔形或偏斜，边缘具白色骨质细齿，两面无毛，背面沿叶脉疏生短柔毛。花数朵，生茎顶和叶腋，有时仅顶端 1 朵开放，而近顶端叶腋处有发育不好的花芽，直径 8～11.5 cm；苞片 4～5，披针形，大小不等；萼片 4，宽卵形或近圆形，长 1～1.5 cm，宽 1～1.7 cm；花瓣 9～13，

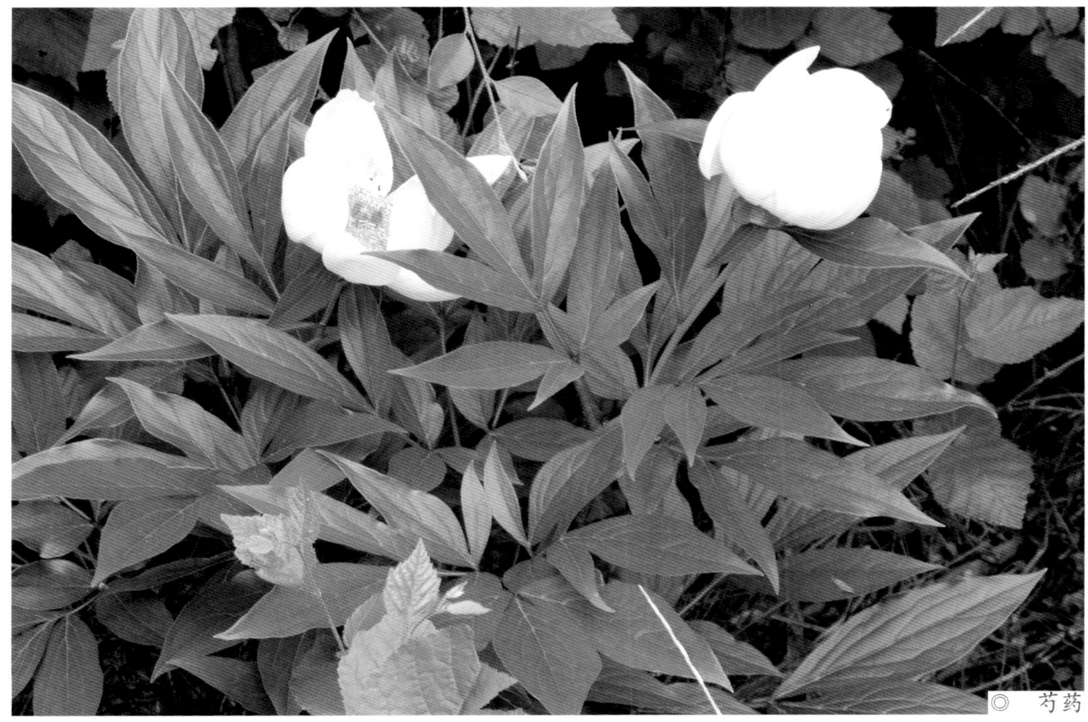

◎　芍药

倒卵形，长 3.5～6 cm，宽 1.5～4.5 cm，白色，有时基部具深紫色斑块；花丝长 0.7～1.2 cm，黄色；花盘浅杯状，包裹心皮基部，顶端裂片钝圆；心皮 4～5，无毛。蓇葖长 2.5～3 cm，直径 1.2～1.5 cm，顶端具喙。花期 5～6 月，果期 8 月。

草芍药 多年生草本。根粗壮，长圆柱形。茎高 30～70 cm，无毛，基部生数枚鞘状鳞片。茎下部叶为二回三出复叶；叶片长 14～28 cm；顶生小叶倒卵形或宽椭圆形，长 9.5～14 cm，宽 4～10 cm，顶端短尖，基部楔形，全缘，表面深绿色，背面淡绿色，无毛或沿叶脉疏生柔毛，小叶柄长 1～2 cm；侧生小叶比顶生小叶小，同形，长 5～10 cm，宽 4.5～7 cm，具短柄或近无柄；茎上部叶为三出复叶或单叶；叶柄长 5～12 cm。单花顶生，直径 7～10 cm；萼片 3～5，宽卵形，长 1.2～1.5 cm，淡绿色，花瓣 6，白色、红色、紫红色，倒卵形，长 3～5.5 cm，宽 1.8～2.8 cm；雄蕊长 1～1.2 cm，花丝淡红色，花药长圆形；花盘浅杯状，包住心皮基部；心皮 2～3，无毛。蓇葖卵圆形，长 2～3 cm，成熟时果皮反卷呈红色。花期 5～6 月中旬，果期 9 月。

【性味归经】苦，微寒。归肝经。

【功能主治】清热凉血，散瘀止痛。用于温毒发斑、吐血衄血、目赤肿痛、肝郁胁痛、经闭痛经、癥瘕腹痛、跌扑损伤、痈肿疮疡。

【用法用量】内服：煎汤，6～12 g。

【贮藏】置通风干燥处。

【注意】不宜与藜芦同用。

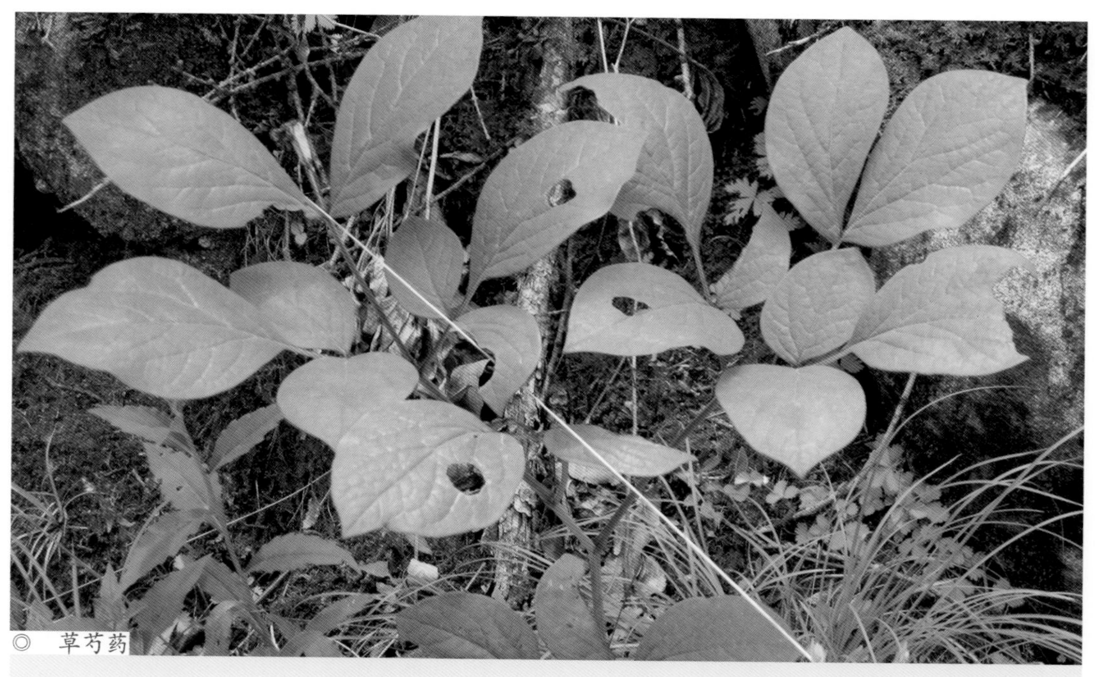
◎ 草芍药

来源 本品为毛茛科植物芍药 *Paeonia lactiflora* Pall.、草芍药 *Paeonia obovata* Maxim. 的干燥根。春、秋二季采挖，除去根茎、须根及泥沙，晒干。

毛 茛 属 *Ranunculus*

西南毛茛

【**生长环境**】生于海拔 1000 ~ 3200 m 的林缘湿地和水沟旁。

【**植物形态**】一年生草本。须根细长簇生。茎倾斜上升，近直立，高 10 ~ 30 cm，节多数，有时下部节上生根，贴生柔毛或无毛。基生叶与茎生叶相似，叶片不分裂，宽卵形或近菱形，长 0.5 ~ 2（3）cm，宽 5 ~ 15（25）mm，顶端尖，基部楔形或

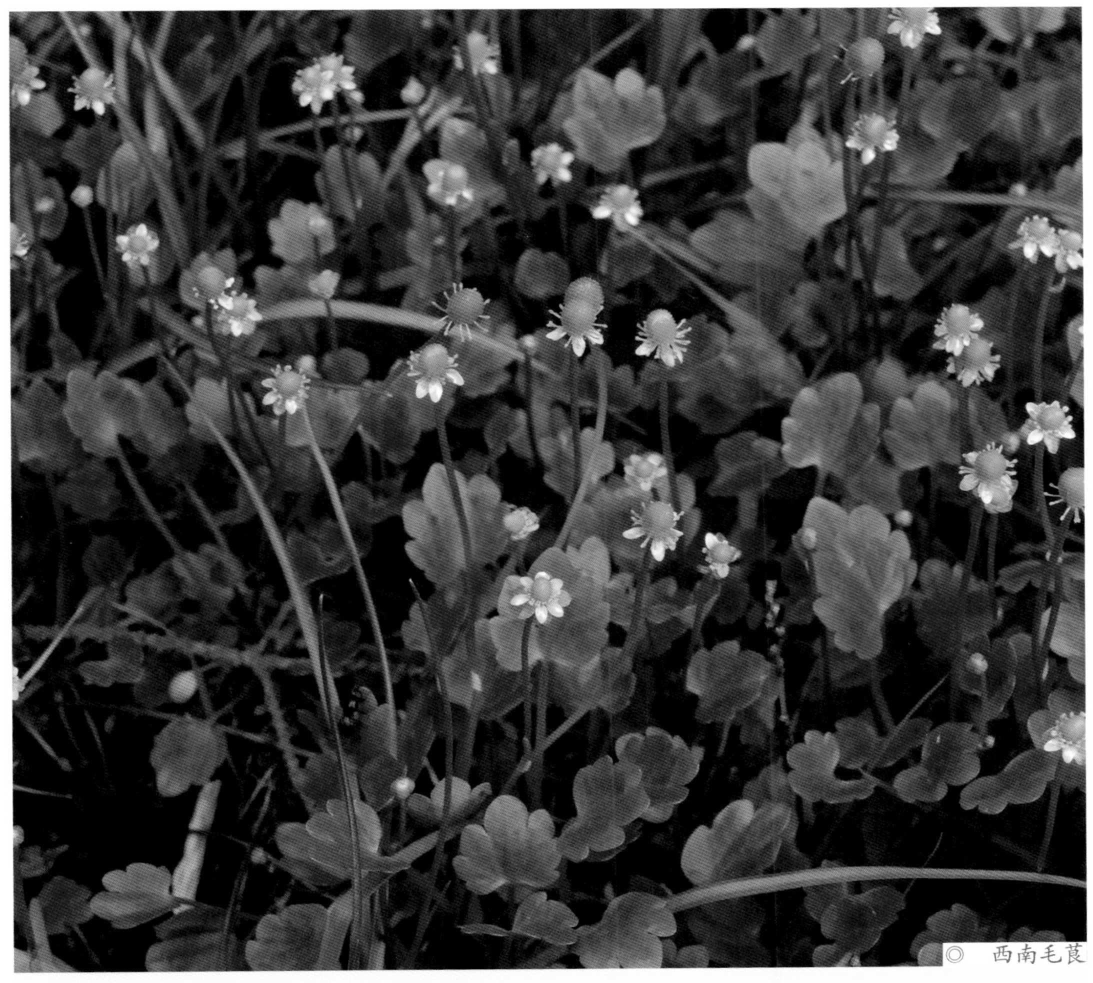

◎ 西南毛茛

来源　本品为毛茛科植物西南毛茛 *Ranunculus ficariifolius* 的地上部分。

截形，边缘有3~9个浅齿或近全缘，无毛或贴生柔毛；叶柄长1~4 cm，无毛或生柔毛，基部鞘状。茎生叶多数，最上部叶较小，披针形，叶柄短至无柄。花直径8~10 mm；花梗与叶对生，长2~5 cm，细而下弯，贴生柔毛；萼片卵圆形，长2~3 mm，常无毛，开展；花瓣5，长圆形，长4~5 mm，为宽的2倍，有5~7脉，顶端圆或微凹，基部有长0.5~0.8 mm的窄爪，蜜槽点状位于爪上端；花药长约0.6 mm；花托生细柔毛。聚合果近球形，直径3~4 mm；瘦果卵球形，长约1.5 mm，宽1.2 mm，两面较扁，有疣状小突起，喙短直或弯，长约0.5 mm。花果期4月至7月。

【性味】辛，温，有毒。

【功能主治】利湿消肿，止痛杀虫，截疟。主治疟疾。

【用法用量】外用：适量，捣敷患外或穴位。

唐松草属 *Thalictrum*

青海马尾连

【生长环境】生于山地灌丛边、林下或草坡上。

【植物形态】茎高50~120 cm，无毛，通常分枝，约有9叶。基生叶和近基部的茎生叶在开花时枯萎。茎下部叶长达25 cm，为四回三出复叶；叶片长达28 cm；小叶薄草质，顶生小叶卵形、菱状椭圆形、倒卵形或近圆形，长1~3 cm，宽0.9~2.5 cm，顶端钝或圆形，基部圆形、浅心形或宽楔形，三裂常达中部，有粗齿，背面脉稍隆起，有短毛；叶柄长约6 cm，基部具鞘；托叶膜质，半圆形，边缘不规则开裂。圆锥花序多分枝，无毛；花梗长3~5 mm；萼片白色或稍带黄绿色，狭卵形，长2.5~5 mm，宽约1.5 mm，有3脉，早落；雄蕊多数，长4.5~10 mm，花药长圆形，长约0.8 mm，比花丝宽，花丝白色，上部线状倒披针形，下部丝形；心皮4~9，有子房柄，花柱与子房等长。瘦果扁，斜倒卵形，长0.6~1.2 cm（包括柄），有4条纵肋，子房柄长0.8~3 mm，宿存花柱长约1 mm。6~8月开花。

【性味归经】苦，寒。归肝、大肠经。

【功能主治】清热燥湿，泻火解毒。主治痢疾、肠炎、黄疸、肝炎、目赤肿痛。

【用法用量】内服：煎汤，3~9 g。

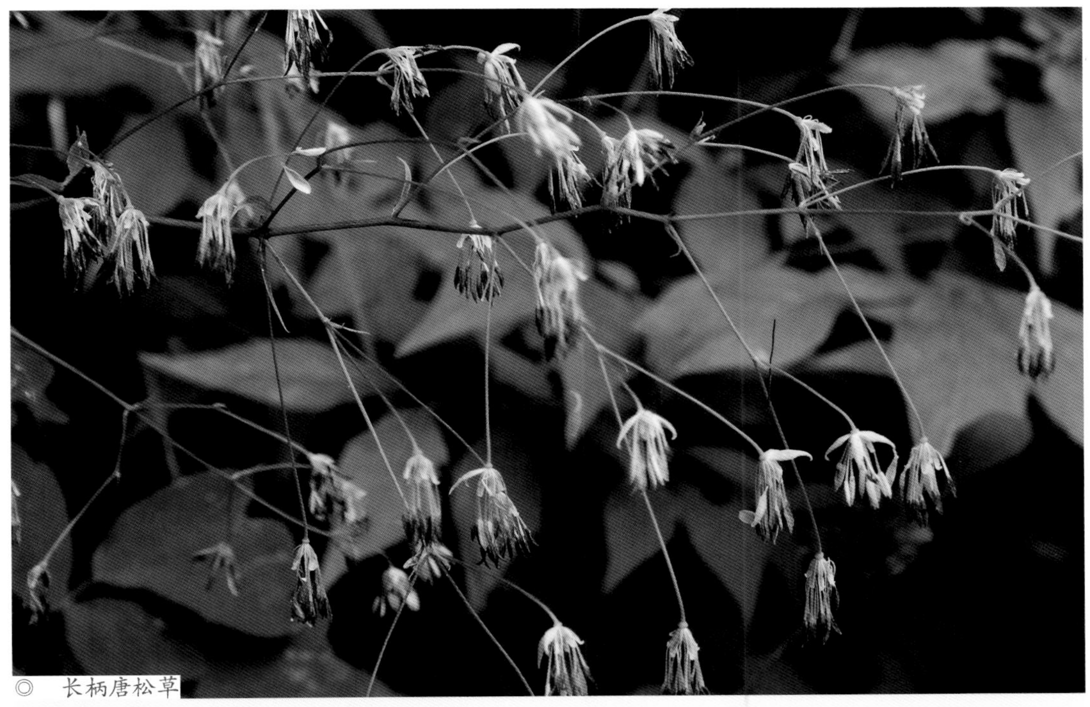
◎ 长柄唐松草

来源 本品为毛茛科植物长柄唐松草 *Thalictrum przewalskii* 的根和根茎。

金莲花属 *Trollius*

金莲花

别名 旱地莲、金芙蓉、旱金莲、金疙瘩

【生长环境】生于海拔 1000 ~ 2200 m 的山地草坡或疏林下。

【植物形态】植株全体无毛。须根长达 7 cm。茎高 30 ~ 70 cm，不分枝，疏生（2）3 ~ 4 叶。基生叶 1 ~ 4 个，长 16 ~ 36 cm，有长柄；叶片五角形，长 3.8 ~ 6.8 cm，宽 6.8 ~ 12.5 cm，基部心形，三全裂，全裂片分开，中央全裂片菱形，顶端急尖，三裂达中部或稍超过中部，边缘密生稍不相等的三角形锐锯齿，侧全裂片斜扇形，二深裂近基部，上面深裂片与中全裂片相似，下面深裂片较小，斜菱形；叶柄长 12 ~ 30 cm，基部具狭鞘。茎生叶似基生叶，下部的具长柄，上部的较小，具短柄或无柄。花单独顶生或 2 ~ 3 朵组成稀疏的聚伞花序，直径 3.8 ~ 5.5 cm，通常在

4.5 cm 左右；花梗长 5 ~ 9 cm；苞片三裂；萼片（6）10 ~ 15（19）片，金黄色，干时不变绿色，最外层的椭圆状卵形或倒卵形，顶端疏生三角形牙齿，间或生 3 个小裂片，其他的椭圆状倒卵形或倒卵形，顶端圆形，生不明显的小牙齿，长 1.5 ~ 2.8 cm，宽 0.7 ~ 1.6 cm；花瓣 18 ~ 21 个，稍长于萼片或与萼片近等长，稀比萼片稍短，狭线形，顶端渐狭，长 1.8 ~ 2.2 cm，宽 1.2 ~ 1.5 mm；雄蕊长 0.5 ~ 1.1 cm，花药长 3 ~ 4 mm；心皮 20 ~ 30；蓇葖长 1 ~ 1.2 cm，宽约 3 mm，具稍明显的脉网，喙长约 1 mm；种子近倒卵球形，长约 1.5 mm，黑色，光滑，具 4 ~ 5 棱角。6 ~ 7 月开花，8 ~ 9 月结果。

【性味归经】苦，微寒。归肺、胃经。

【功能主治】清热解毒，消肿，明目。主治感冒发热、咽喉肿痛、口疮、牙龈肿痛、牙龈出血、目赤肿痛、疔疮肿毒、急性鼓膜炎、急性淋巴管炎。

【用法用量】内服：煎汤，3 ~ 6 g，或泡水当茶饮。外用：适量，煎水含漱。

【注意】脾胃虚寒者慎服。

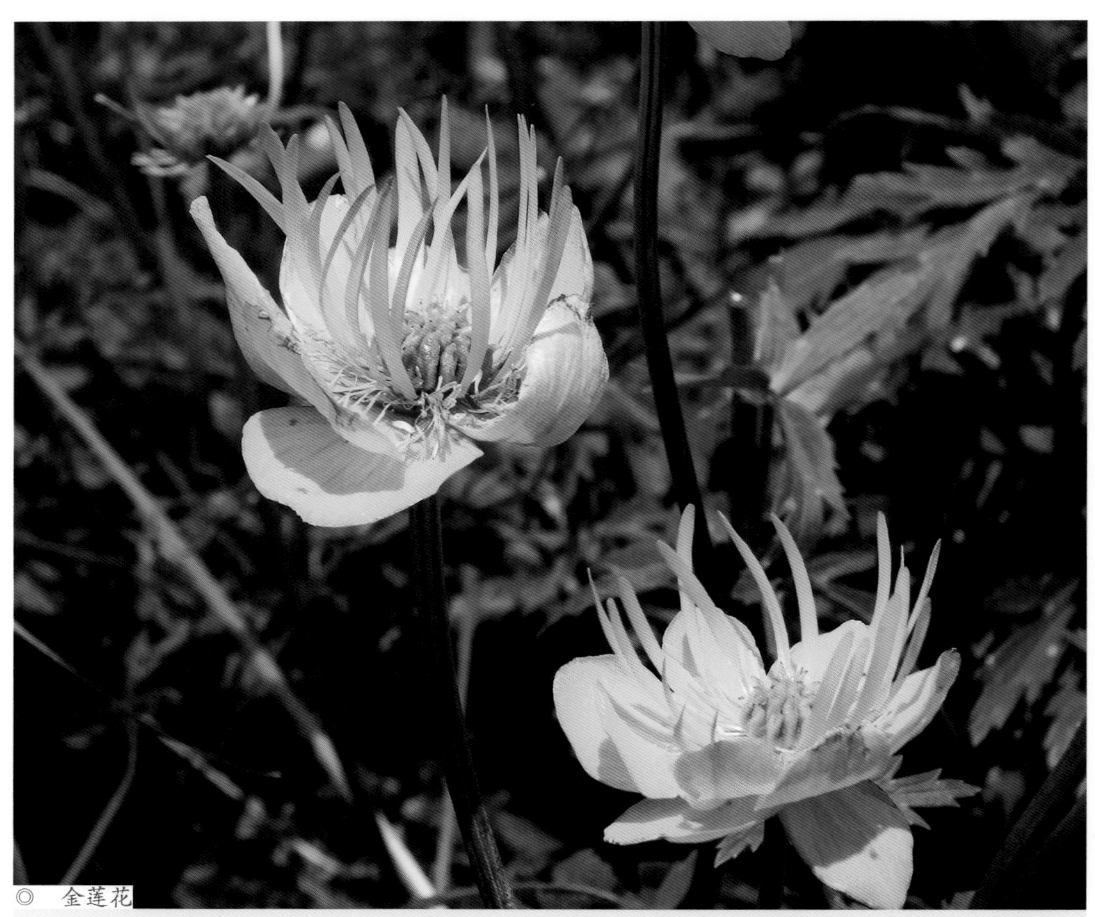

◎ 金莲花

来源 本品为毛茛科金莲花植物金莲花 *Trollius chinensis* Bunge 的花。

牻牛儿苗科——GERANIACEAE

草本，稀为亚灌木或灌木。叶互生或对生，叶片通常掌状或羽状分裂，具托叶。聚伞花序腋生或顶生，稀花单生；花两性，整齐，辐射对称或稀为两侧对称；萼片通常5或稀为4，覆瓦状排列；花瓣5或稀为4，覆瓦状排列；雄蕊10~15，2轮，外轮与花瓣对生，花丝基部合生或分离，花药丁字着生，纵裂；蜜腺通常5，与花瓣互生；子房上位，心皮2~5，通常3~5室，每室具1~2倒生胚珠，花柱与心皮同数，通常下部合生，上部分离。果实为蒴果，通常由中轴延伸成喙，稀无喙，室间开裂或稀不开裂，每果瓣具一种子，成熟时果瓣通常爆裂或稀不开裂，开裂的果瓣常由基部向上反卷或成螺旋状卷曲，顶部通常附着于中轴顶端。种子具微小胚乳或无胚乳，子叶折叠。

牻牛儿苗属 Erodium

牻牛儿苗

别名 五叶草、老官草、五瓣花、老贯草、天罡草、五叶联、破铜钱、老鸹筋、贯筋、五齿粑、老鸹嘴、鹌子嘴

【生长环境】生于干山坡、农田边、沙质河滩地和草原凹地等。

【植物形态】多年生草本，高通常15～50 cm，根为直根，较粗壮，少分枝。茎多数，仰卧或蔓生，具节，被柔毛。叶对生；托叶三角状披针形，分离，被疏柔毛，边缘具缘毛；基生叶和茎下部叶具长柄，柄长为叶片的1.5～2倍，被开展的长柔毛和倒向短柔毛；叶片轮廓卵形或三角状卵形，基部心形，长5～10 cm，宽3～5 cm，二回羽状深裂，小裂片卵状条形，全缘或具疏齿，表面被疏伏毛，背面被疏柔毛，沿脉被毛较密。伞形花序腋生，明显长于叶，总花梗被开展长柔毛和倒向短柔毛，每梗具2～5花；苞片狭披针形，分离；花梗与总花梗相似，等于或稍长于花，花期直立，果期开展，上部向上弯曲；萼片矩圆状卵形，长6～8 mm，宽2～3 mm，先端具长芒，被长糙毛，花瓣紫红色，倒卵形，等于或稍长于萼片，先端圆形或微凹；雄蕊稍长于萼片，花丝紫色，中部以下扩展，被柔毛；雌蕊被糙毛，花柱紫红色。蒴果长约4 cm，密被短糙毛。种子褐色，具斑点。花期6～8月，果期8～9月。

【性味归经】辛、苦，平。归肝、肾、脾经。

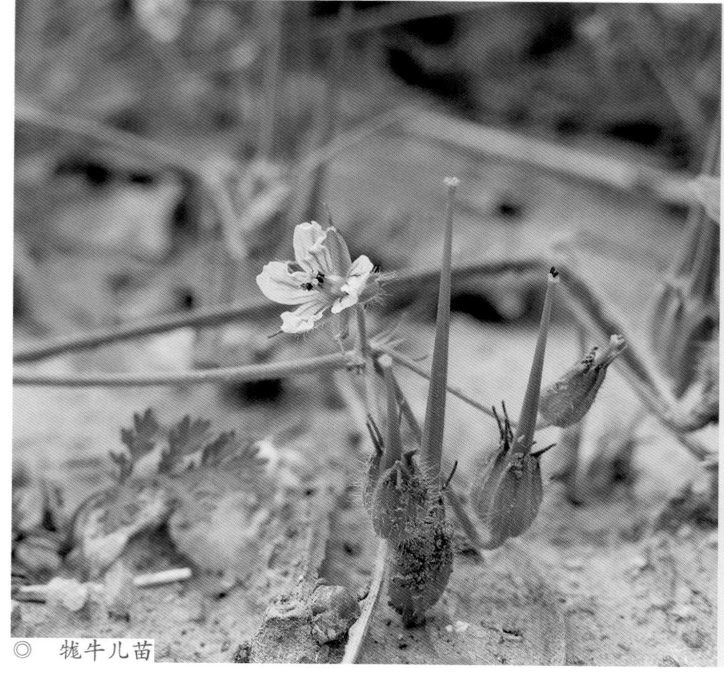

◎ 牻牛儿苗

来源 本品为牻牛儿苗科植物牻牛儿苗 *Erodium stephanianum* Willd. 的干燥全草。夏、秋二季果实近成熟时采割，捆成把，晒干。

【功能主治】祛风湿，通经络，止泻利。用于风湿痹痛、麻木拘挛、筋骨酸痛、泄泻痢疾。

【用法用量】内服：煎汤，9～15 g。

【贮藏】置阴凉干燥处。

老鹳草属 *Geranium*

老鹳草

别名　五叶草、老官草、五瓣花、老贯草、天罡草、五叶联、破铜钱、老鸹筋、贯筋、五齿粑、老鸹嘴、鹌子嘴

【生长环境】老鹳草生于海拔 1800 m 以下的低山林下、草甸。尼泊尔老鹳草、草地老鹳草、毛蕊老鹳草、粗根老鹳草生于山地草甸和亚高山草甸。

【植物形态】

老鹳草　多年生草本，高 30～50 cm。根茎直生，粗壮，具簇生纤维状细长须根，上部围以残存基生托叶。茎直立，单生，具棱槽，假二叉状分枝，被倒向短柔毛，有时上部混生开展腺毛。叶基生和茎生叶对生；托叶卵状三角形或上部为狭披针形，长 5～8 mm，宽 1～3 mm，基生叶和茎

来源　本品为牻牛儿苗科植物老鹳草 *Geranium wilfordii* Maxim.、尼泊尔老鹳草 *Geranium nepalense* Sweet、草地老鹳草 *Geranium pratense* L.、毛蕊老鹳草 *Geranium platyanthum* Duthie、粗根老鹳草 *Geranium dahuricum* DC. 的干燥全草。夏、秋二季果实近成熟时采割，捆成把，晒干。

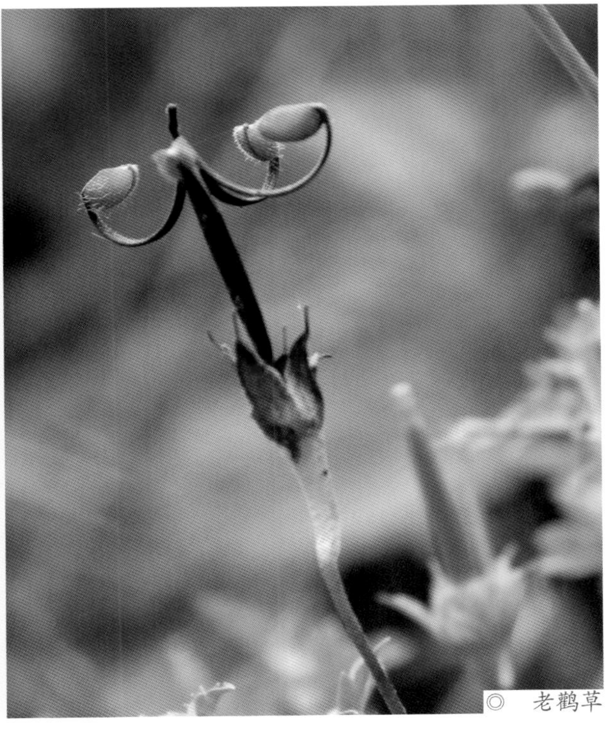

◎　老鹳草

下部叶具长柄，柄长为叶片长度的2～3倍，被倒向短柔毛，茎上部叶柄渐短或近无柄；基生叶片圆肾形，长3～5 cm，宽4～9 cm，5深裂达2/3处，裂片倒卵状楔形，下部全缘，上部不规则状齿裂，茎生叶3裂至3/5处，裂片长卵形或宽楔形，上部齿状浅裂,先端长渐尖,表面被短伏毛，背面沿脉被短糙毛。花序腋生和顶生，稍长于叶，总花梗被倒向短柔毛，有时混生腺毛,每梗具2花；苞片钻形,长3～4 mm；花梗与总花梗相似，长为花的2～4倍，花、果期通常直立；萼片长卵形或卵状椭圆形，长5～6 mm，宽2～3 mm，先端具细尖头，背面沿脉和边缘被短柔毛，有时混生开展的腺毛；花瓣白色或淡红色，倒卵形，与萼片近等长，内面基部被疏柔毛；雄蕊稍短于萼片，花丝淡棕色，下部扩展，被缘毛；雌蕊被短糙状毛，花柱分枝紫红色。蒴果长约2 cm，被短柔毛和长糙毛。花期6～8月，果期8～9月。

尼泊尔老鹳草　多年生草本，高30～50 cm。根为直根，多分枝，纤维状。茎多数，细弱，多分枝，仰卧，被倒生柔毛。叶对生或偶为互生；托叶披针形，棕褐色干膜质，长5～8 mm，外被柔毛；基生叶和茎下部叶具长柄，柄长为叶片长度的2～3倍，被开展的倒向柔毛；叶片五角状肾形，茎部心形，掌状5深裂，裂片菱形或菱状卵形，长2～4 cm，宽3～5 cm，先端锐尖或钝圆，基部楔形，中部以上边缘齿状浅裂或缺刻状，表面被疏伏毛，背面被疏柔毛，沿脉被毛较密；上部叶具短柄，叶片较小，通常3裂。总花梗腋生，长于叶，被倒向柔毛，每梗2花，少有1花；苞片披针状钻形，棕褐色干膜质；萼片卵状披针形或卵状椭圆形，长4～5 mm，被疏柔毛，先端锐尖，具短尖头，边缘膜质；花瓣紫红色或淡紫红色，倒卵形，等

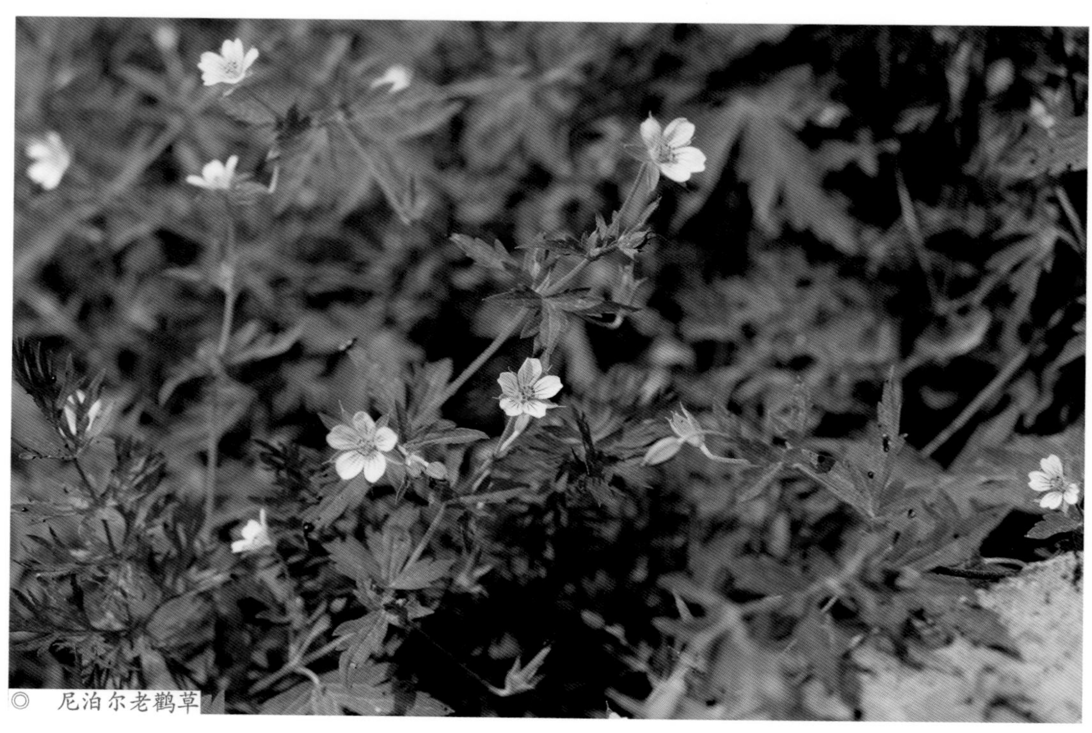

◎ 尼泊尔老鹳草

于或稍长于萼片，先端截平或圆形，基部楔形，雄蕊下部扩大成披针形，具缘毛；花柱不明显，柱头分枝长约 1 mm。蒴果长 15 ~ 17 mm，果瓣被长柔毛，喙被短柔毛。花期 4 ~ 9 月，果期 5 ~ 10 月。

草地老鹳草 多年生草本，高 30 ~ 50 cm。根茎粗壮，斜生，具多数纺锤形块根，上部被鳞片状残存基生托叶。茎单一或数个丛生，直立，假二叉状分枝，被倒向弯曲的柔毛和开展的腺毛。叶基生和茎上对生；托叶披针形或宽披针形，长 10 ~ 12 mm，宽 4 ~ 5 mm，外被疏柔毛；基生叶和茎下部叶具长柄，柄长为叶片长度的 3 ~ 4 倍，被倒向短柔毛和开展的腺毛，近叶片处被毛密集，向上叶柄渐短，明显短于叶；叶片肾圆形或上部叶五角状肾圆形，基部宽心形，长 3 ~ 4 cm，宽 5 ~ 9 cm，掌状 7 ~ 9 深裂近茎部，裂片菱形或狭菱形，羽状深裂，小裂片条状卵形，常具 1 ~ 2 齿，表面被疏伏毛，背面通常仅沿脉被短柔毛。总花梗腋生或于茎顶集为聚伞花序，长于叶，密被倒向短柔毛和开展腺毛，每梗具 2 花；苞片狭披针形，长 12 ~ 15 mm，宽约 2 mm，花梗与总花梗相似，明显短于花，向下弯曲或果期下折；萼片卵状椭圆形或椭圆形，长 10 ~ 12 mm，宽 4 ~ 5 mm，背面密被短柔毛和开展腺毛，先端具长约 2 mm 的尖头；花瓣紫红色，宽倒卵形，长为萼片长度的 1.5 倍，先端钝圆，茎部楔形；雄蕊稍短于萼片，花丝上部紫红色，下部扩展，具缘毛，花药紫红色；雌蕊被短柔毛，花

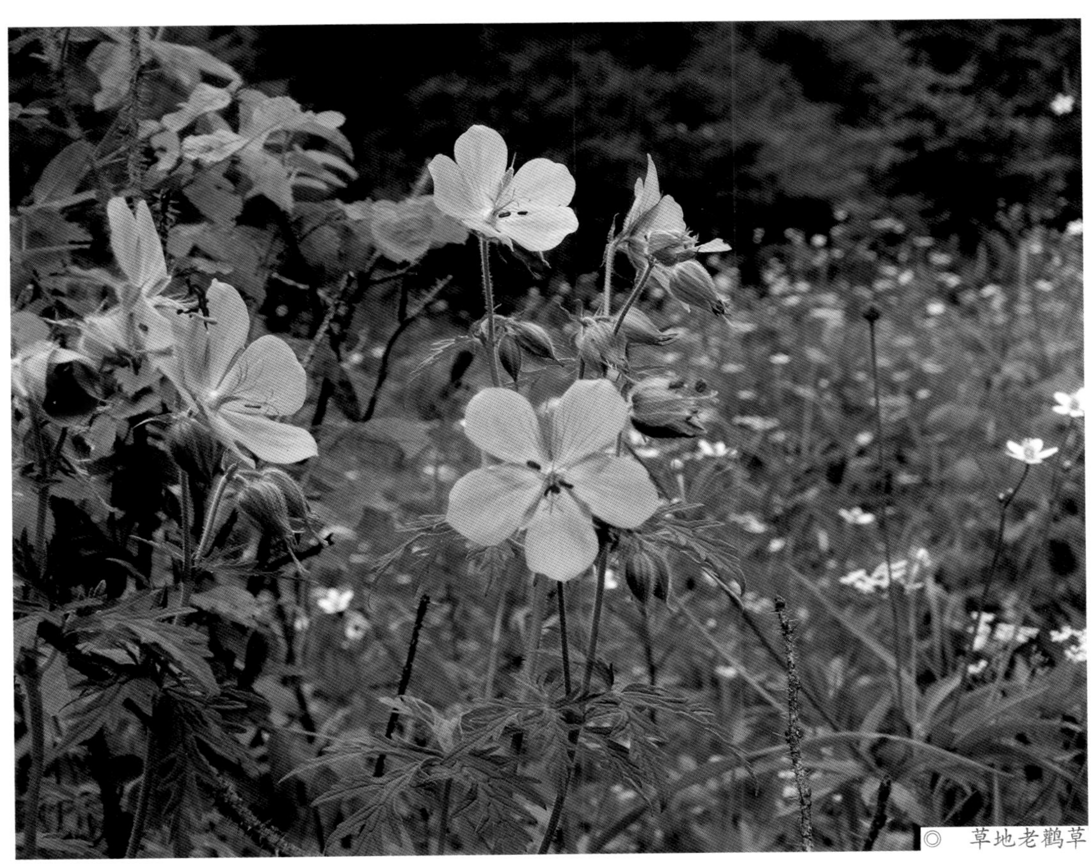

◎ 草地老鹳草

柱分枝紫红色。蒴果长 2.5 ~ 3 cm，被短柔毛和腺毛。花期 6 ~ 7 月，果期 7 ~ 9 月。

毛蕊老鹳草 多年生草本，高 30 ~ 80 cm。根茎短粗，直生或斜生，上部围残存基生托叶，下部具束生纤维状肥厚块根或肉质细长块根。茎直立，单一，假二叉状分枝或不分枝，被开展的长糙毛和腺毛或下部无明显腺毛。叶基生和茎上互生；托叶三角状披针形，长 8 ~ 12 mm，宽 3 ~ 4 mm，外被疏糙毛；基生叶和茎下部叶具长柄，柄长为叶片长度的 2 ~ 3 倍，密被糙毛，向上叶柄渐短；叶片五角状肾圆形，长 5 ~ 8 cm，宽 8 ~ 15 cm，掌状 5 裂达叶片中部或稍过之，裂片菱状卵形或楔状倒卵形，下部全缘，上部边缘具不规则牙齿状缺刻，齿端急尖，具不明显短尖头，表面被疏糙伏毛，背面主要沿脉被糙毛。花序通常为伞形聚伞花序，顶生或有时腋生，长于叶，被开展的糙毛和腺毛，总花梗具 2 ~ 4 花；苞片钻状，长 2 ~ 3 mm，宽近 1 mm；花梗与总花梗相似，长为花长度的 1.5 ~ 2 倍，稍下弯，果期劲直；萼片长卵形或椭圆状卵形，长 8 ~ 10 mm，宽 3 ~ 4 mm，先端具短尖头，外被糙毛和开展腺毛；花瓣淡紫红色，宽倒卵形或近圆形，经常向上反折，长 10 ~ 14 mm，宽 8 ~ 10 mm，具深紫色脉纹，先端呈浅波状，基部具短爪和白色糙毛；雄蕊长为萼片长度的 1.5 倍，花丝淡紫色，下部扩展和边缘被糙毛，花药紫红色，雌蕊稍短于雄蕊，被糙毛，花柱上部紫红色，花柱分枝长 3 ~ 4 mm。蒴果长约 3 cm，被开展的短糙毛和腺毛。种子肾圆形，灰褐色，长约 2 mm，宽约 1.5 mm。花期 6 ~ 7 月，果

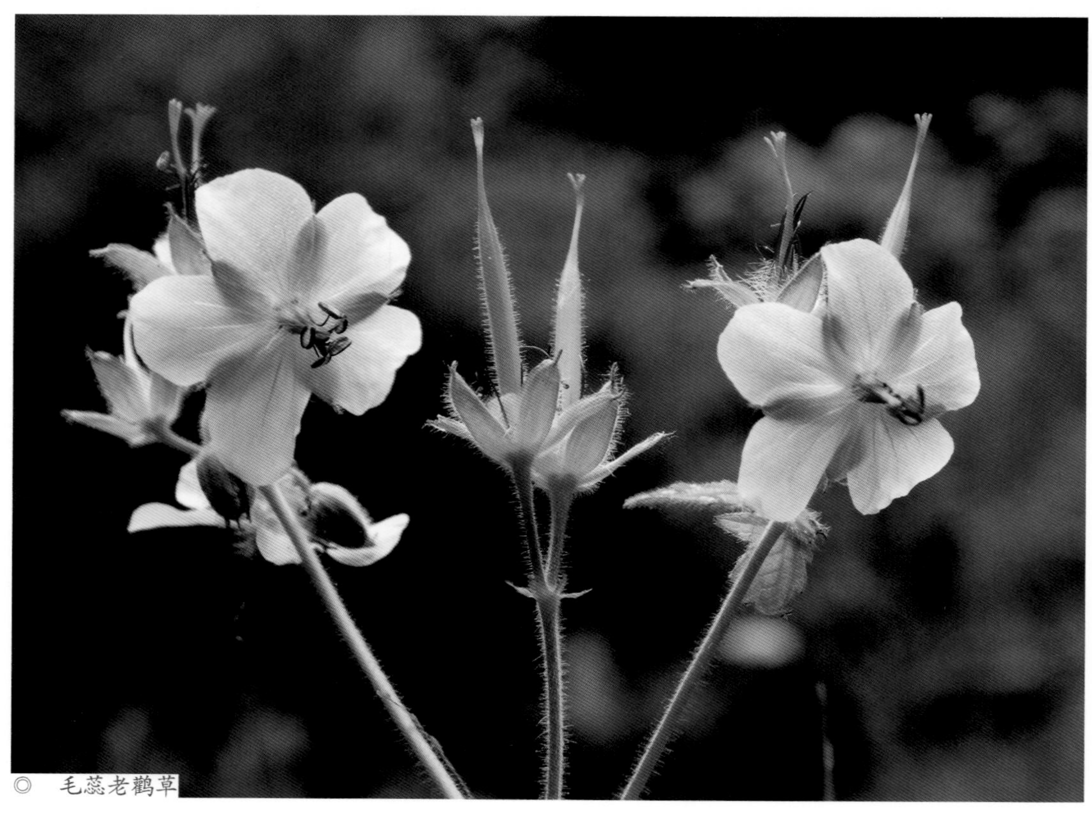
◎ 毛蕊老鹳草

期8～9月。

粗根老鹳草 多年生草本，高20～60 cm。根茎短粗，斜生，具簇生纺锤形块根。茎多数，直立，具棱槽，假二叉状分枝，被疏短伏毛或下部近无毛，亦有时全茎被长柔毛或基部具腺毛，叶基生和茎上对生；托叶披针形或卵形，长6～8 mm，宽2～3 mm，先端长渐尖，外被疏柔毛；基生叶和茎下部叶具长柄，柄长为叶片长度的3～4倍，密被短伏毛，向上叶柄渐短，最上部叶几无柄；叶片七角状肾圆形，长3～4 cm，宽5～6 cm，掌状7深裂近基部，裂片羽状深裂，小裂片披针状条形、全缘，表面被短伏毛，背面被疏柔毛，沿脉被毛较密或仅沿脉被毛。花序腋生和顶生，长于叶，密被倒向短柔毛，总花梗具2花；苞片披针形，长4～9 mm，宽约2 mm，先端长渐尖；花梗与总梗相似，长约为花长度的2倍，花、果期下弯；萼片卵状椭圆形，长5～7 mm，宽约3 mm，先端具短尖头，背面和边缘被长柔毛；花瓣紫红色，倒长卵形，长约为萼片长度的1.5倍，先端圆形，基部楔形，密被白色柔毛；雄蕊稍短于萼片，花丝棕色，下部扩展，被睫毛，花药棕色；雌蕊密被短伏毛。种子肾形，具密的微凹小点。花期7～8月，果期8～9月。

【性味归经】辛、苦，平。归肝、肾、脾经。

【功能主治】祛风湿，通经络，止泻利。用于风湿痹痛、麻木拘挛、筋骨酸痛、泄泻痢疾。

【用法用量】内服：煎汤，9～15 g。

【贮藏】置阴凉干燥处。

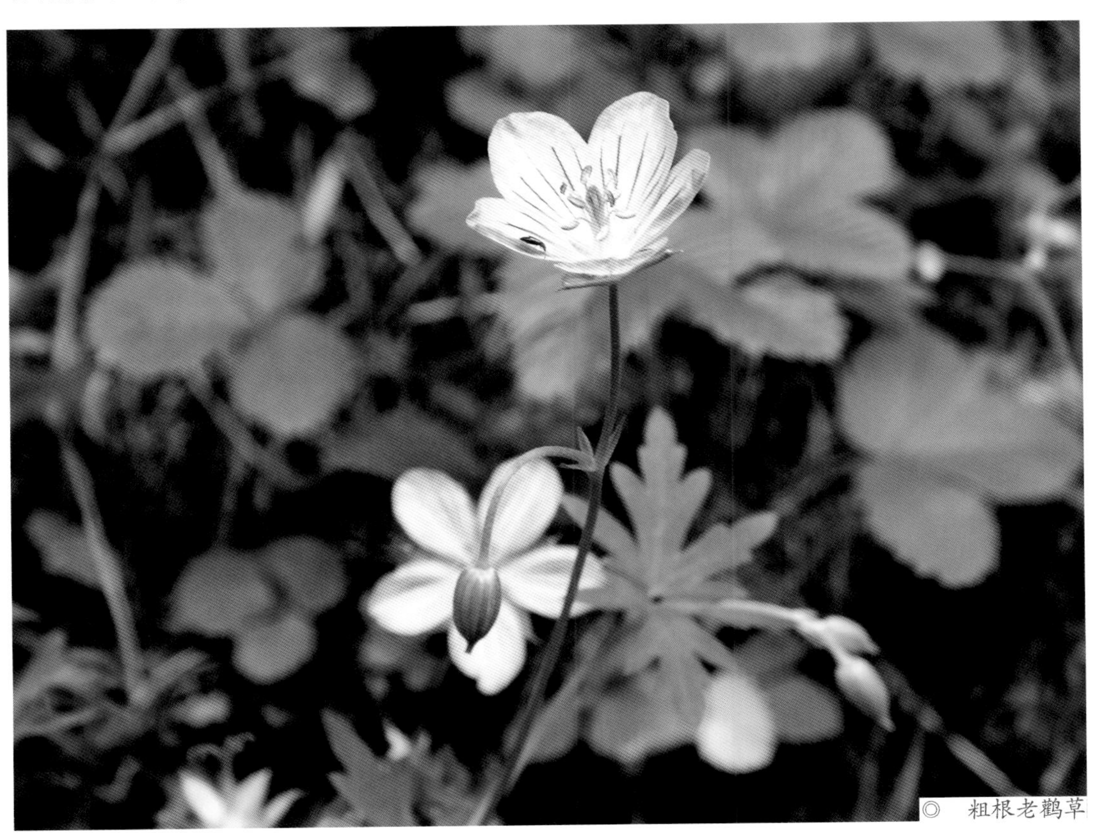

◎ 粗根老鹳草

木贼科——EQUISETACEAE

小型或中型蕨类，土生，湿生或浅水生。根茎长而横行，黑色，分枝，有节，节上生根，被茸毛。地上枝直立，圆柱形，绿色，有节，中空有腔，表皮常有矽质小瘤，单生或在节上有轮生的分枝；节间有纵行的脊和沟。叶鳞片状，轮生，在每个节上合生成筒状的叶鞘（鞘筒）包围在节间基部，前段分裂呈齿状（鞘齿）。孢子囊穗顶生，圆柱形或椭圆形，有的具长柄；孢子叶轮生，盾状，彼此密接，每个孢子叶下面生有 5～10 个孢子囊。孢子近球形，有四条弹丝，无裂缝，具薄而透明周壁，有细颗粒状纹饰。

木贼属 *Equisetum*

问荆

别名 接续草、公母草、搂接草、空心草、马蜂草、猪鬃草、黄蚂草、节节草、接骨草、寸姑草、笔头草、土木贼

【生长环境】海拔 0 ~ 3700 m。

【植物形态】中小型植物。根茎斜升，直立和横走，黑棕色，节和根密生黄棕色长毛或光滑无毛。地上枝当年枯萎。枝二型。能育枝春季先萌发，高 5 ~ 35 cm，中部直径 3 ~ 5 mm，节间长 2 ~ 6 cm，黄棕色，无轮茎分枝，脊不明显，有密纵沟；鞘筒栗棕色或淡黄色，长约 0.8 cm，鞘齿 9 ~ 12 枚，栗棕色，长 4 ~ 7 mm，狭三角形，鞘背仅上部有 1 浅纵沟，孢子散后能育枝枯萎。不育枝后萌发，高达 40 cm，主枝中部直径 1.5 ~ 3 mm，节间长 2 ~ 3 cm，绿色，轮生分枝多，主枝中部以下有分枝。脊的背部弧形，无棱，有横纹，

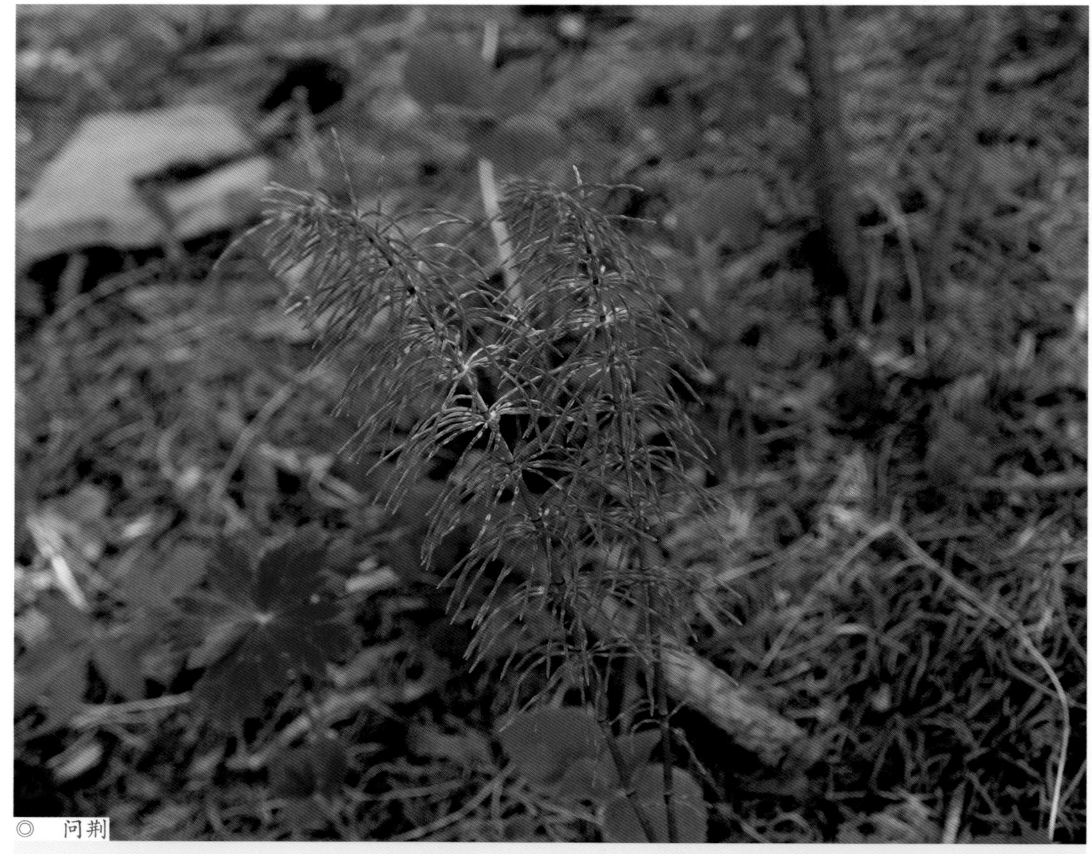

◎ 问荆

来源 本品为木贼科木贼属植物问荆 *Equisetum arvense* L. 的全草。

无小瘤；鞘筒狭长，绿色，鞘齿三角形，5~6枚，中间黑棕色，边缘膜质，淡棕色，宿存。侧枝柔软纤细，扁平状，有3~4条狭而高的脊，脊的背部有横纹；鞘齿3~5个，披针形，绿色，边缘膜质，宿存。孢子囊穗圆柱形，长1.8~4 cm，直径0.9~1 cm，顶端钝，成熟时柄伸长，柄长3~6 cm。

【性味归经】苦，凉、平，无毒。归肺、胃、肝经。

【功能主治】止血，利尿，明目。主治吐血、咯血、便血、崩漏、鼻衄、外伤出血、目赤翳膜、淋病。

【用法用量】内服：煎汤，3~15 g。外用：适量，鲜品捣敷；或干品研末调敷。

木贼

别名　锉草、笔头草、笔筒草、节骨草

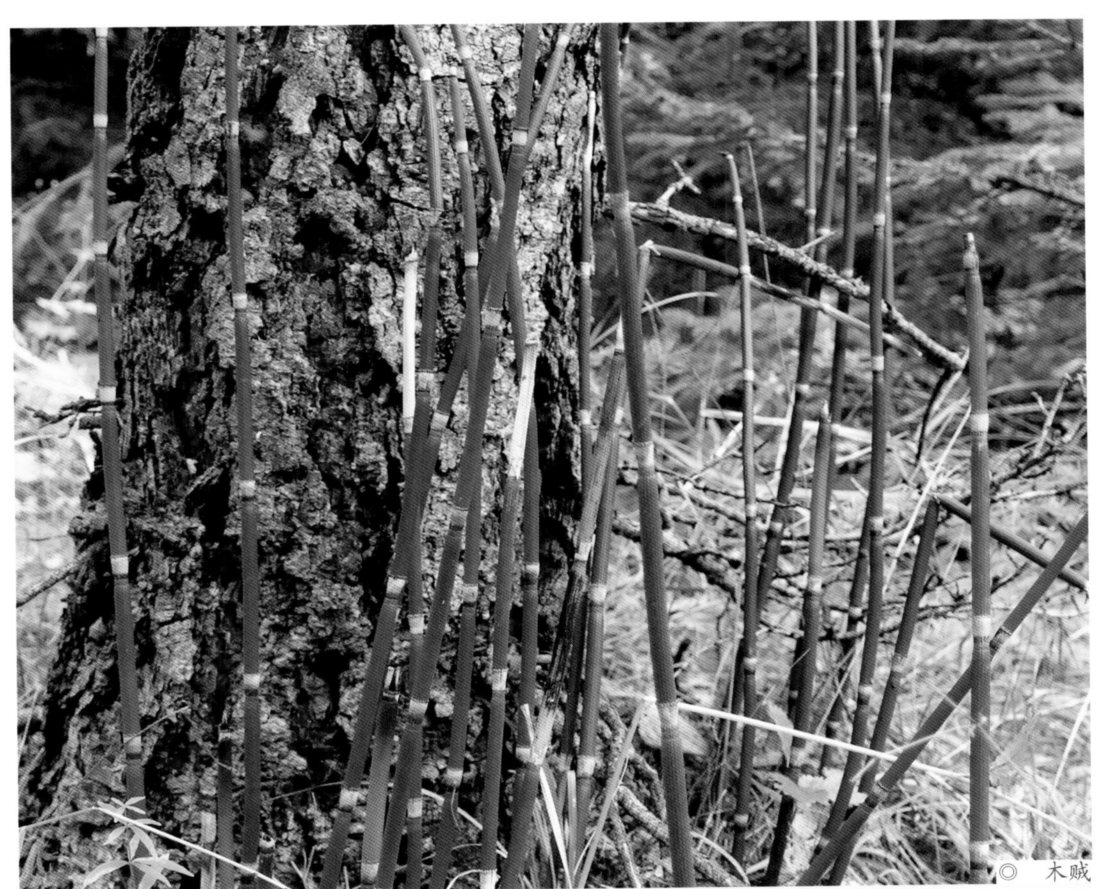

◎　木贼

来源　本品为木贼科植物木贼 *Equisetum hyemale* L. 的干燥地上部分。夏、秋二季采割，除去杂质，晒干或阴干。

【生长环境】海拔 100 ~ 3000 m。

【植物形态】大型植物。根茎横走或直立，黑棕色，节和根有黄棕色长毛。地上枝多年生。枝一型。高达 1m 或更多，中部直径（3）5 ~ 9 mm，节间长 5 ~ 8 cm，绿色，不分枝或直基部有少数直立的侧枝。地上枝有脊 16 ~ 22 条，脊的背部弧形或近方形，无明显小瘤或有小瘤 2 行；鞘筒 0.7 ~ 1 cm，黑棕色或顶部及基部各有 1 圈或仅顶部有 1 圈黑棕色；鞘齿 16 ~ 22 枚，披针形，小，长 0.3 ~ 0.4 cm。顶端淡棕色，膜质，芒状，早落，下部黑棕色，薄革质，基部的背面有 3 ~ 4 条纵棱，宿存或同鞘筒一起掉落。孢子囊穗卵状，长 1.0 ~ 1.5 cm，直径 0.5 ~ 0.7 cm，顶端有小尖突，无柄。

【性味归经】甘、苦，平。归肺、肝经。

【功能主治】散风热，退目翳。用于风热目赤、迎风流泪、目生云翳。

【用法用量】内服：煎汤，3 ~ 9 g。

【贮藏】置干燥处。

茜草科——RUBIACEAE

乔木、灌木或草本，有时为藤本，少数为具肥大块茎的适蚁植物；植物体中常累积铝；含多种生物碱，以吲哚类生物碱最常见；草酸钙结晶存在于叶表皮细胞和薄壁组织中，类型多样，以针晶为多；茎有时有不规则次生生长，但无内生韧皮部，节为单叶隙，较少为 3 叶隙。叶对生或有时轮生，有时具不等叶性，通常全缘，极少有齿缺；托叶通常生叶柄间，较少生叶柄内，分离或程度不等地合生，宿存或脱落，极少退化至仅存 1 条连接对生叶叶柄间的横线纹，里面常有黏液毛。花序各式，均由聚伞花序复合而成，很少单花或少花的聚伞花序；花两性、单性或杂性，通常花柱异长，动物（主要是昆虫）传粉；萼通常 4~5 裂，很少更多裂，极少 2 裂，裂片通常小或几乎消失，有时其中 1 或几个裂片明显增大成叶状，其色白或艳丽；花冠合瓣，管状、漏斗状、高脚碟状或辐状，通常 4~5 裂，很少 3 裂或 8~10 裂，裂片镊合状、覆瓦状或旋转状排列，整齐，很少不整齐，偶有二唇形；雄蕊与花冠裂片同数而互生，偶有 2 枚，着生在花冠管的内壁上，花药 2 室，纵裂或少有顶孔开裂；雌蕊通常由 2 心皮、极少 3 或更多个心皮组成，合生，子房下位，极罕上位或半下位，子房室数与心皮数相同，有时隔膜消失而为 1 室，或由于假隔膜的形成而为多室，通常为中轴胎座或有时为侧膜胎座，花柱顶生，具头状或分裂的柱头，很少花柱分离；胚珠每子房室 1 至多数，倒生、横生或曲生。浆果、蒴果或核果，或干燥而不开裂，或为分果，有时为双果爿；种子裸露或嵌于果肉或肉质胎座中，种皮膜质或革质，较少脆壳质，极少骨质，表面平滑、蜂巢状或有小瘤状凸起，有时有翅或有附属物，胚乳核型，肉质或角质，有时退化为一薄层或无胚乳，坚实或嚼烂状；胚直或弯，轴位于背面或顶部，有时棒状而内弯，子叶扁平或半柱状，靠近种脐或远离，位于上方或下方。

拉拉藤属 *Galium*

蓬子菜

别名　黄牛衣、铁尺草、月经草、黄米花、柳夫绒蒿、疔毒蒿、鸡肠草、喇嘛黄、土茵草、白茜草

【生长环境】生于山地、河滩、旷野、沟边、草地、灌丛或林下，海拔 40 ~ 4000 m。

【植物形态】多年生近直立草本，基部稍木质，高 25 ~ 45 cm；茎有 4 角棱，被短柔毛或秕糠状毛。叶纸质，6 ~ 10 片轮生，线形，通常长 1.5 ~ 3 cm，宽 1 ~ 1.5 mm，顶端短尖，边缘极反卷，常卷成管状，上面无毛，稍有光泽，下面有短柔毛，稍苍白，干时常变黑色，1 脉，无柄。聚伞花序顶生和腋生，较大，多花，通常在枝顶结成带叶的长可达 15 cm、宽可达 12 cm 的圆锥花序状；总花梗密被短柔毛；花小，稠密；花梗有疏短柔毛或无毛，长 1 ~ 2.5 mm；萼管无毛；花冠黄色，辐状，无毛，直径约 3 mm，花冠裂片卵形或长圆形，顶端稍钝，长约 1.5 mm；花药黄色，花丝长约 0.6 mm；花柱长约 0.7 mm，顶部 2 裂。果小，果爿双生，近球状，直径约 2 mm，无毛。花期 4 ~ 8 月，果期 5 ~ 10 月。

【性味】辛、苦，微寒。

【功能主治】清热解毒，活血通经，祛风止痒。主治肝炎、腹水、咽喉肿痛、疮疖肿毒、跌打损伤、妇女经闭、带下、毒蛇咬伤、荨麻疹、稻田皮炎。

【用法用量】内服：煎汤，10 ~ 15 g。外用：适量，捣敷；或熬膏涂。

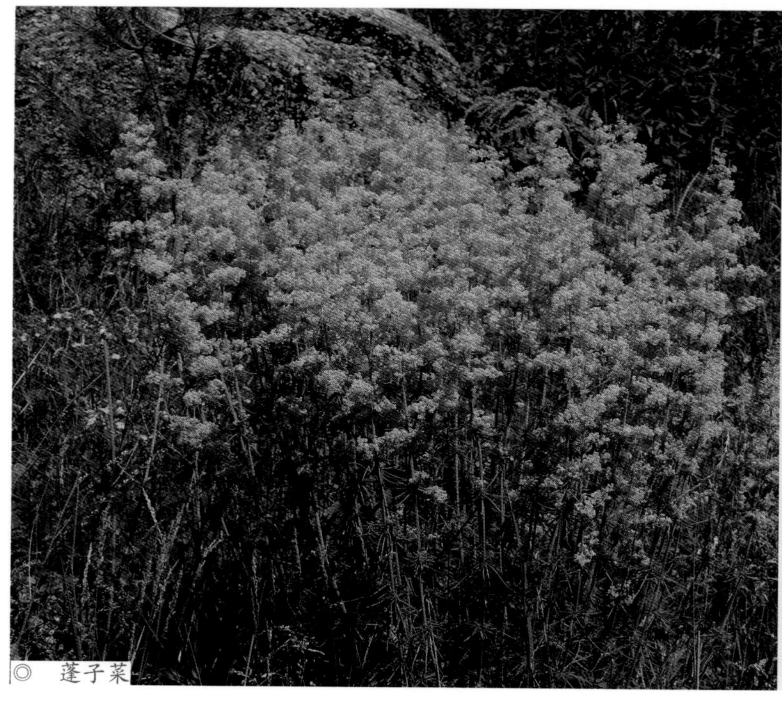

◎ 蓬子菜

来源　本品为茜草科植物蓬子菜 *Galium verum* L. 的全草及根。

茜草属 *Rubia*

茜草

别名　锯锯藤、拉拉秧、活血草、红茜草、四轮车、挂拉豆、红线草、小血藤、血见愁

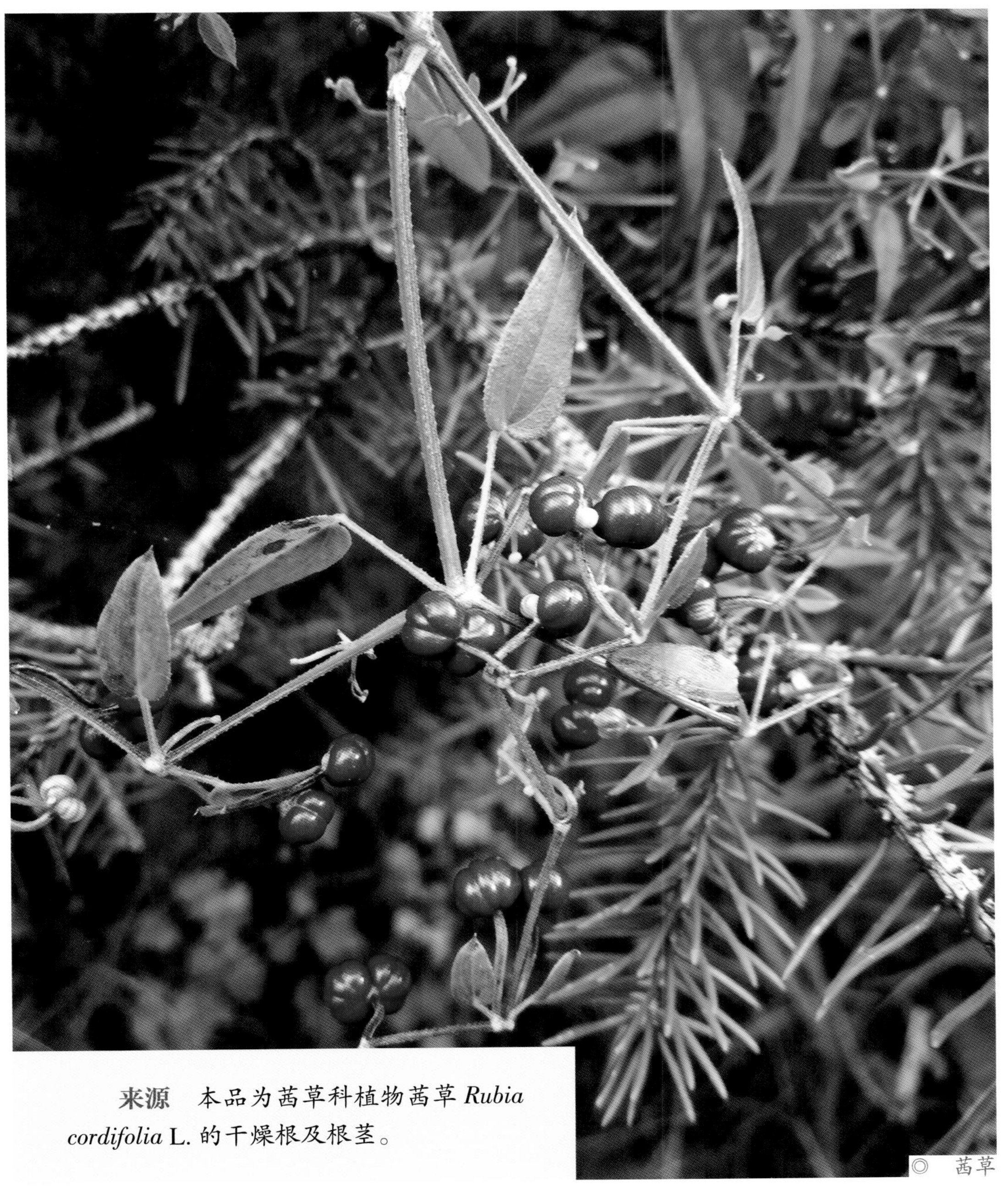

来源　本品为茜草科植物茜草 *Rubia cordifolia* L. 的干燥根及根茎。

◎　茜草

【生长环境】常生于疏林、林缘、灌丛或草地上。

【植物形态】草质攀援藤木，长通常 1.5 ~ 3.5 m；根状茎和其节上的须根均红色；茎数至多条，从根状茎的节上发出，细长，方柱形，有 4 棱，棱上倒生皮刺，中部以上多分枝。叶通常 4 片轮生，纸质，披针形或长圆状披针形，长 0.7 ~ 3.5 cm，顶端渐尖，有时钝尖，基部心形，边缘有齿状皮刺，两面粗糙，脉上有微小皮刺；基出脉 3 条，极少外侧有 1 对很小的基出脉。叶柄长通常 1 ~ 2.5 cm，有倒生皮刺。聚伞花序腋生和顶生，多回分枝，有花 10 余朵至数十朵，花序和分枝均细瘦，有微小皮刺；花冠淡黄色，干时淡褐色，盛开时花冠檐部直径 3 ~ 3.5 mm，花冠裂片近卵形，微伸展，长约 1.5 mm，外面无毛。果球形，直径通常 4 ~ 5 mm，成熟时橘黄色。花期 8 ~ 9 月，果期 10 ~ 11 月。

【性味归经】苦，寒。归肝经。

【功能主治】凉血，止血，祛瘀，通经。用于吐血、衄血、崩漏、外伤出血、经闭瘀阻、关节痹痛、跌扑肿痛。

【用法用量】内服：煎汤，6 ~ 9 g。

蔷薇科——ROSACEAE

草本、灌木或乔木，落叶或常绿，有刺或无刺。冬芽常具数个鳞片，有时仅具 2 个。叶互生，稀对生，单叶或复叶，有明显托叶，稀无托叶。花两性，稀单性。通常整齐，周位花或上位花；花轴上端发育成碟状、钟状、杯状、坛状或圆筒状的花托（一称萼筒），在花托边缘着生萼片、花瓣和雄蕊；萼片和花瓣同数，通常 4～5，覆瓦状排列，稀无花瓣，萼片有时具副萼；雄蕊 5 至多数，稀 1 或 2，花丝离生，稀合生；心皮 1 至多数，离生或合生，有时与花托连合，每心皮有 1 至数个直立的或悬垂的倒生胚珠；花柱与心皮同数，有时连合，顶生、侧生或基生。果实为蓇葖果、瘦果、梨果或核果，稀蒴果；种子通常不含胚乳，极稀具少量胚乳；子叶为肉质，背部隆起，稀对褶或呈席卷状。

本科许多种类具有经济价值，温带的果品以属于本科者为多，如苹果、沙果、海棠、梨、桃、李、杏、梅、樱桃、枇杷、榅桲、山楂、草莓和树莓等，都是著名的水果，扁桃仁和杏仁等都是著名的干果，各有很多优良品种，在世界各地普遍栽培。不少种类的果实富有维生素、糖和有机酸，可作果干、果脯、果酱、果酒、果糕、果汁、果丹皮等果品加工原料。桃仁、杏仁和扁核木仁等可以榨取油料。地榆、龙牙草、翻白草、郁李仁、金樱子和木瓜等可以入药。各种悬钩子、野蔷薇和地榆的根可以提取单宁。玫瑰、香水月季等的花可以提取芳香挥发油。乔木种类的木材多坚硬，具有种种用途，如梨木可作优良雕刻板材，桃木、樱桃木、枇杷木和石楠木等适宜作农具柄材。

本科植物作观赏用的更多，如各种绣线菊、绣线梅、珍珠梅、蔷薇、月季、海棠、梅花、樱花、碧桃、花楸、棣棠和白鹃梅等，或具美丽可爱的枝叶和花朵，或具鲜艳多彩的果实，在全世界各地庭院、公园中均占重要位置。

龙牙草属 *Agrimonia*

仙鹤草

别名　龙芽草、脱力草、狼牙草、金顶龙牙、黄龙尾、毛脚茵

【生长环境】生溪边、山坡草地及疏林中，海拔 100～3500 m。

【植物形态】本品长 50～100 cm，全体被白色柔毛。茎下部圆柱形，直径 4～6 mm，红棕色，上部方柱形，四面略凹陷，绿褐色，有纵沟和棱线，有节；体轻，质硬，易折断，断面中空。单数羽状复叶互生，暗绿色，皱缩卷曲；质脆，易碎；叶片有大小 2 种，相间生于叶轴上，顶端小叶较大，完整小叶片展平后呈卵形或长椭圆形，先端尖，基部楔形，边缘有锯齿；托叶 2，抱茎，斜卵形。总状花序细长，花萼下部呈筒状，萼筒上部有钩刺，先端 5 裂，花瓣黄色。

【性味归经】苦、涩，平。归心、肝经。

【功能主治】收敛止血，截疟，止痢，解毒，补虚。用于咯血、吐血、崩漏下血、疟疾、血痢、痈肿疮毒、阴痒带下、脱力劳伤。

【用法用量】

内服：6～12 g。外用：适量。

【贮藏】置通风干燥处。

来源　本品为蔷薇科植物龙芽草*Agrimonia pilosa* Ledeb. 的干燥地上部分。夏、秋二季茎叶茂盛时采割，除去杂质，干燥。

羽衣草属 *Alchemilla*

纤细羽衣草

【生长环境】生于海拔 1700～3500 m 高山草原或疏密林下。

【植物形态】多年生草本，高达 30 cm。基生叶肾状圆形，长 2～4 cm，基部广开平截或微心形，有 7～9 波状浅裂片和细锐锯齿，两面均被稀疏长柔毛，下面沿叶脉较密；叶柄长 5～14 cm，密被开展长柔毛，托叶膜质，黄褐色；外被稀疏柔毛；基生叶 2～5，向上渐小，叶柄短或近无柄，托叶有锯齿，基部合生。伞房

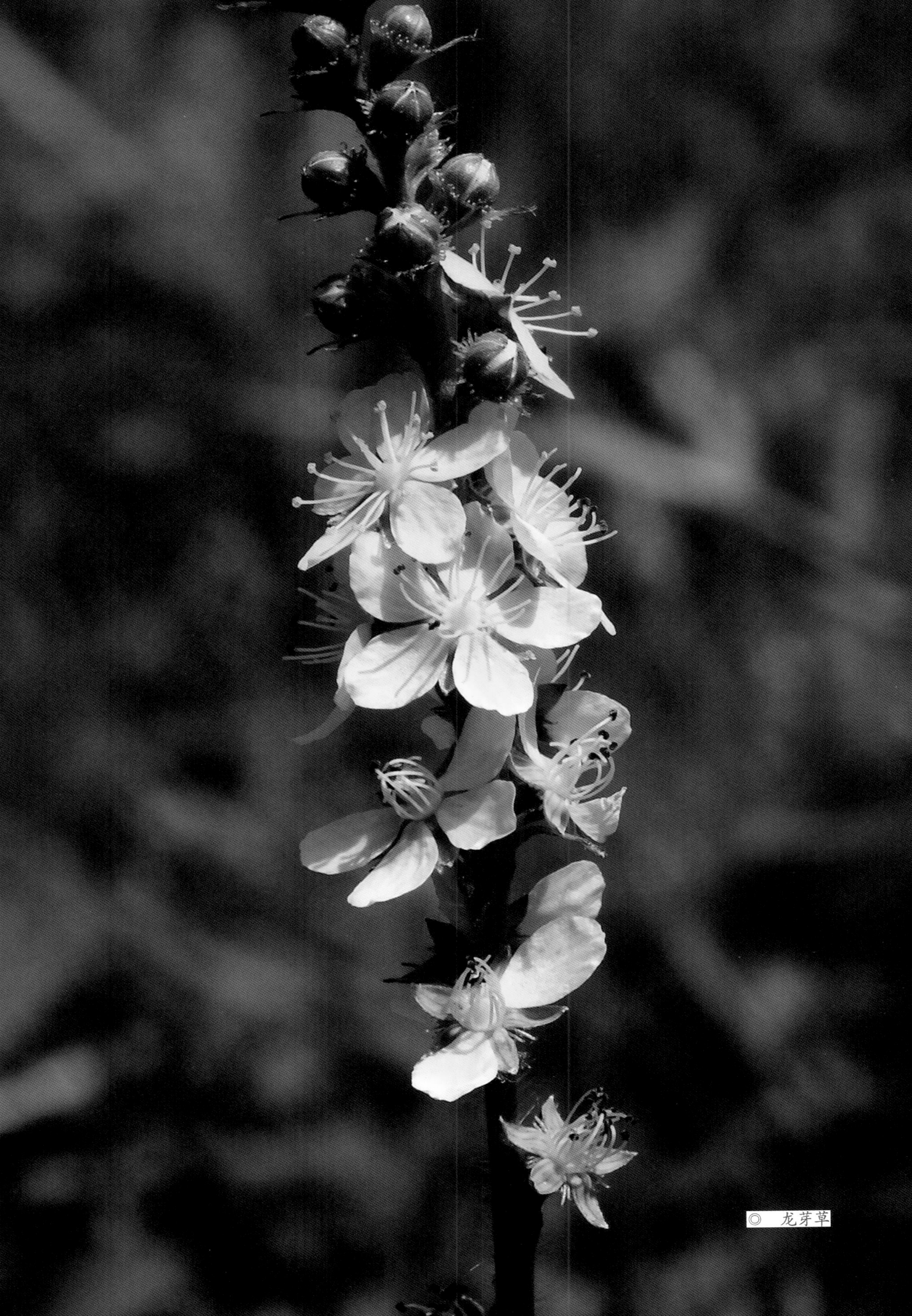
◎ 龙芽草

状聚伞花序较稀疏。花梗长 3 ~ 4 mm，无毛；萼筒基部稍下延无毛；副萼片比萼片短一半以上，外面均无毛。瘦果卵圆形；长 1 ~ 2 mm，顶端稍钝，无毛。

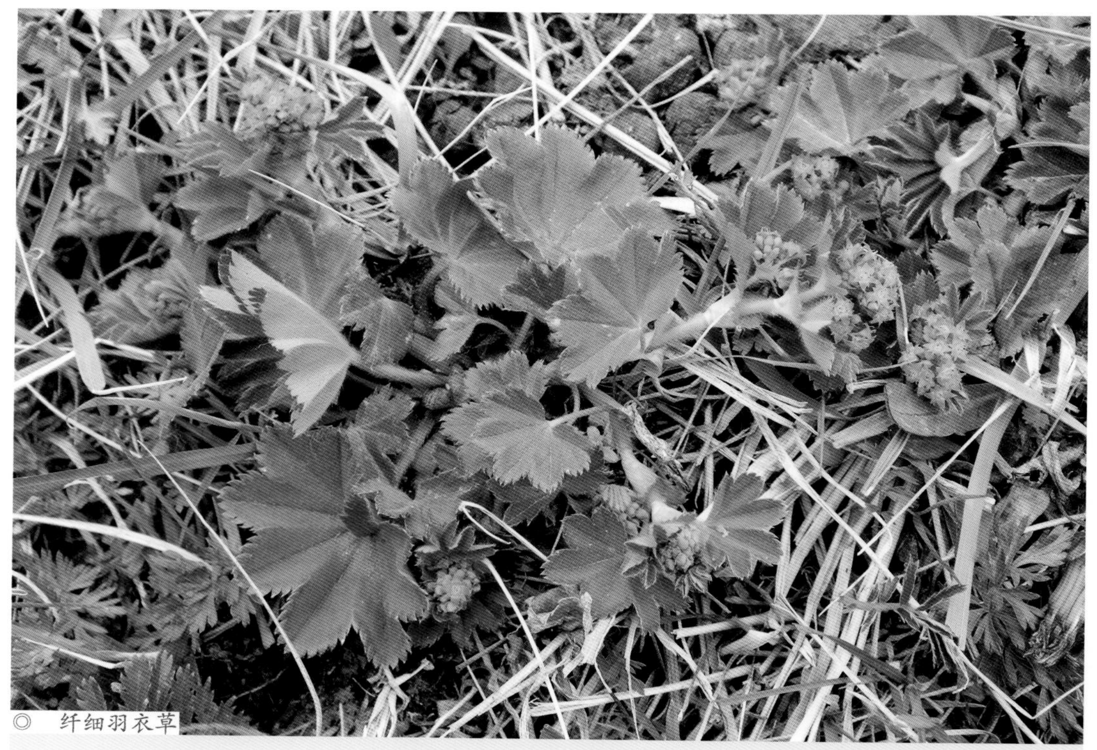

◎ 纤细羽衣草

来源 本品为蔷薇科植物纤细羽衣草 *Alchemilla gracilis* 的干燥地上部分。夏、秋二季茎叶茂盛时采割，除去杂质，干燥。

杏 属 *Armeniaca*

苦杏仁

【生长环境】 生于干燥向阳山坡上、丘陵草原或与落叶乔灌木混生，海拔 700 ~ 2000 m。

【植物形态】

山杏 灌木或小乔木，高 2 ~ 5 m；树皮暗灰色；小枝无毛，稀幼时疏生短柔毛，灰褐色或淡红褐色。叶片卵形或近圆形，长（3）5 ~ 10 cm，宽（2.5）4 ~ 7 cm，先端长渐尖至尾尖，基部圆形至近心形，叶边有细钝锯齿，两面无毛，稀下面脉腋间具短柔毛；叶柄长 2 ~ 3.5 cm，无毛，有或无小腺体。花单生，直径 1.5 ~ 2 cm，先于叶开放；花梗长 1 ~ 2 mm；花萼紫红色；萼筒钟形，基部微被短柔毛或无毛；萼片长圆状椭圆形，先端尖，花后反折；花瓣近圆形或倒卵形，白色或粉红色；雄蕊几与花瓣近等长；子房被短柔毛。果实扁球形，直径 1.5 ~ 2.5 cm，黄色或橘红色，有时具红晕，被短柔毛；果肉较薄而干燥，成熟时开裂，味酸涩不可食，成熟时沿腹缝线开裂；核扁球形，易与果肉分离，两侧扁，顶端圆形，基部一侧偏斜，不对称，表面较平滑，腹面宽而锐利；种仁味苦。花期 3 ~ 4 月，果期 6 ~ 7 月。

杏 乔木，高 5 ~ 8（12）m；树冠圆形、扁圆形或长圆形；树皮灰褐色，纵裂；多年生枝浅褐色，皮孔大而横生，一年生枝浅红褐色，有光泽，无毛，具多数小皮孔。叶片宽卵形或圆卵形，长 5 ~ 9 cm，宽 4 ~ 8 cm，先端急尖至短渐尖，基部圆形至近心形，叶边有圆钝锯齿，两面无毛或下面脉腋间具柔毛；叶柄长 2 ~ 3.5 cm，无毛，基部常具 1 ~ 6 腺体。花单生，直径 2 ~ 3 cm，先于叶开放；花梗短，长 1 ~ 3 mm，被短柔毛；花萼紫绿色；萼筒圆筒形，外面基部被短柔毛；萼片卵形至卵状长圆形，先端急尖或圆钝，花后反折；花瓣圆形至倒卵形，白色或带红色，具短爪；雄蕊 20 ~ 45，稍短于花瓣；子房被短柔毛，花柱稍长或几与雄蕊等长，下部具柔毛。果实球形，稀倒卵形，直径约 2.5 cm 以上，白色、黄色至黄红色，常具红晕，

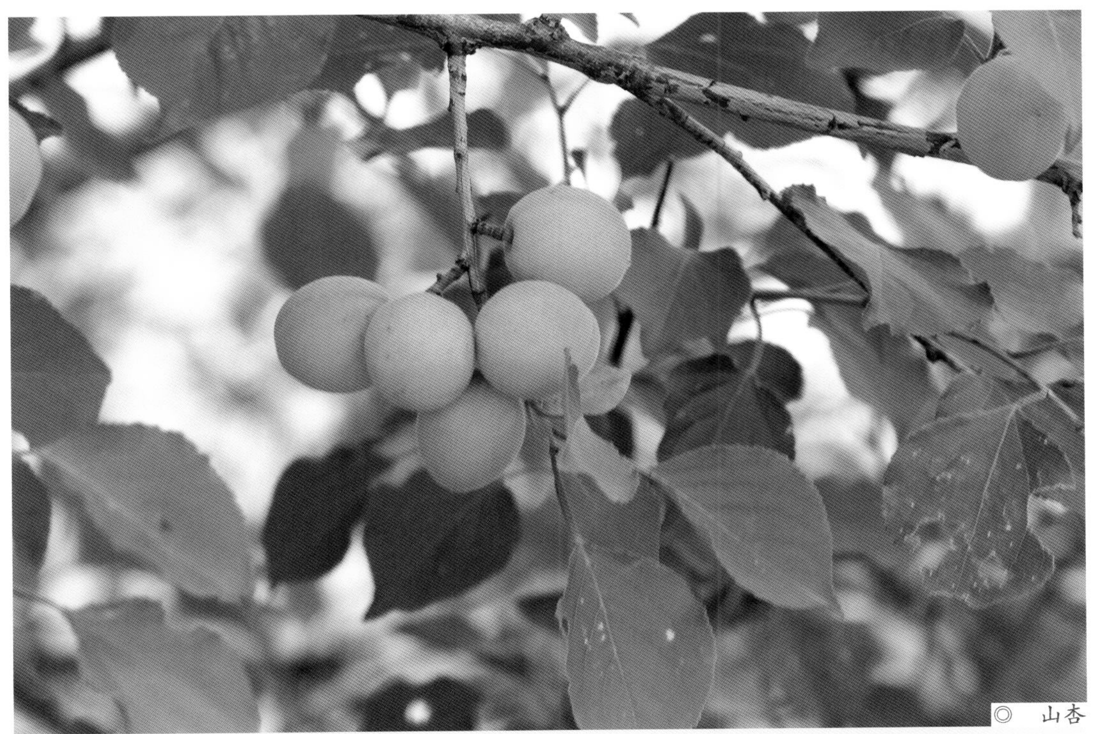
◎ 山杏

来源 本品为蔷薇科植物山杏 *Armeniaca sibirica*、杏 *Armeniaca vulgaris* 的干燥成熟种子。夏季采收成熟果实，除去果肉和核壳，取出种子，晒干。

微被短柔毛；果肉多汁，成熟时不开裂；核卵形或椭圆形，两侧扁平，顶端圆钝，基部对称，稀不对称，表面稍粗糙或平滑，腹棱较圆，常稍钝，背棱较直，腹面具龙骨状棱；种仁味苦或甜。花期3~4月，果期6~7月。

【性味归经】苦，微温，有小毒。归肺、大肠经。

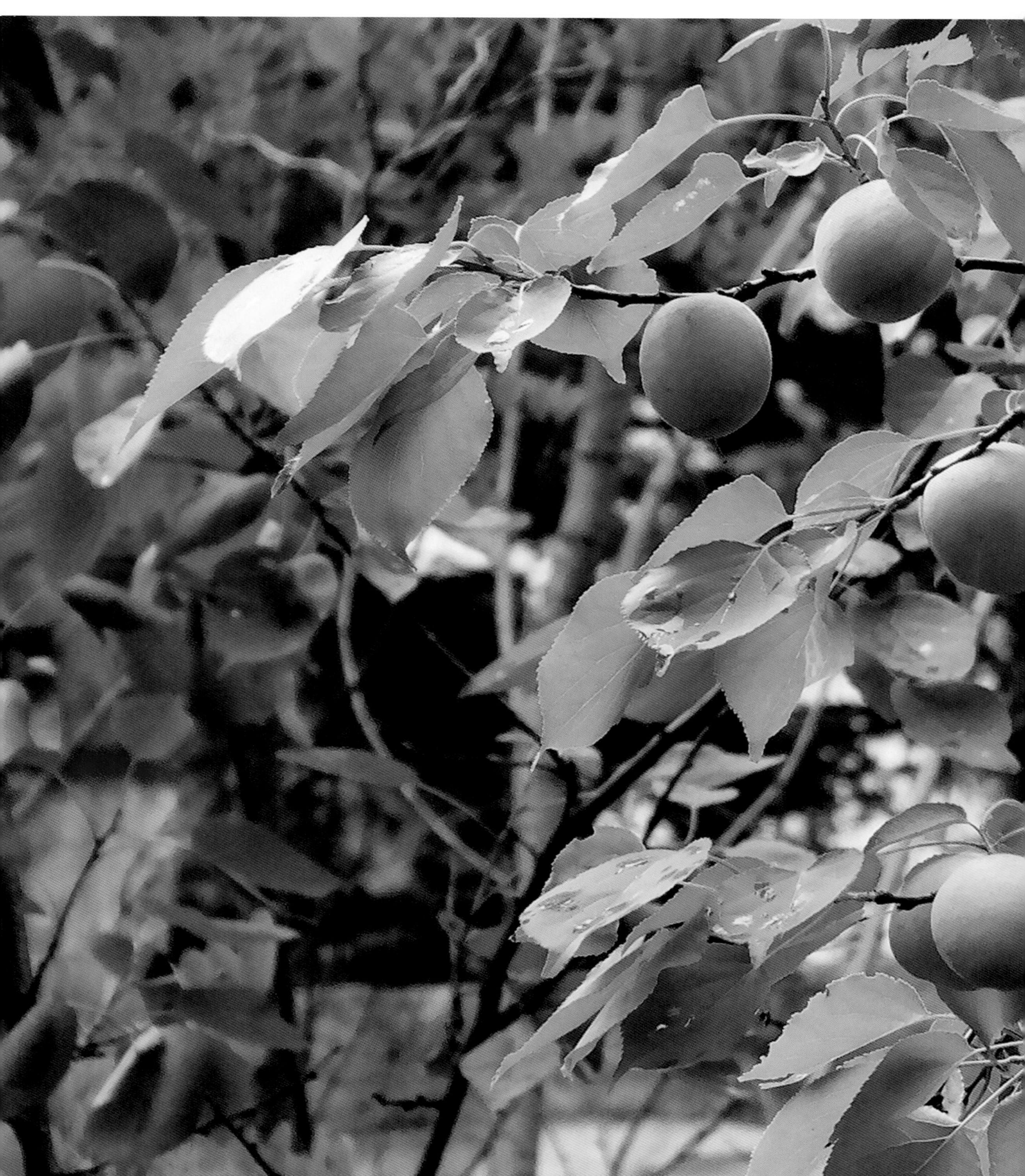

【功能主治】降气止咳平喘，润肠通便。用于咳嗽气喘、胸满痰多、血虚津枯、肠燥便秘。

【用法用量】内服：5～10 g，生品入煎剂，后下。

【注意】内服不宜过量，以免中毒。

【贮藏】置阴凉干燥处，防蛀。

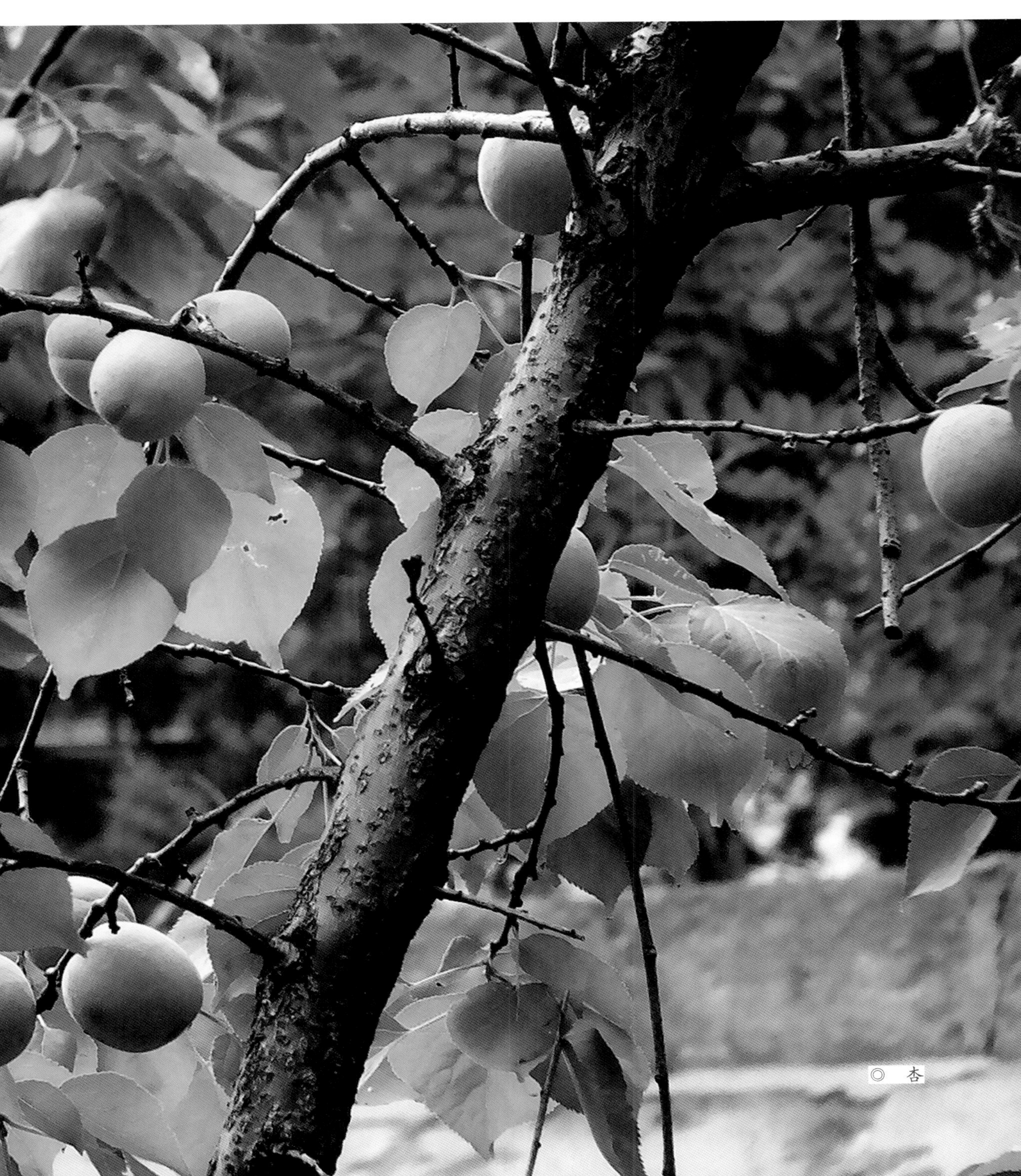

◎ 杏

地蔷薇属 *Chamaerhodos*

地蔷薇

别名　追风蒿、直立地蔷薇、茵陈狼牙

【生长环境】生于山坡、丘陵或干旱河滩，海拔 2500 m。

【植物形态】二年生草本或一年生草本，具长柔毛及腺毛；根木质；茎直立或弧曲上升，高 20 ~ 50 cm，单一，少有多茎丛生，基部稍木质化，常在上部分枝。基生叶密生，莲座状，长 1 ~ 2.5 cm，二回羽状三深裂，侧裂片二深裂，中央裂片常三深裂，二回裂片具缺刻或三浅裂，小裂片条形，长 1 ~ 2 mm，先端圆钝，基部楔形，全缘，果期枯萎；叶柄长 1 ~ 2.5 cm；托叶形状似叶，三至多深裂；茎生叶似基生叶，三深裂，近无柄。聚伞花序顶生，具多花，二歧分枝形成圆锥花序，直径 1.5 ~ 3 cm；苞片及小苞片 2 ~ 3 裂，裂片条形；花梗细，长 3 ~ 6 mm；花直径 2 ~ 3 mm；萼筒倒

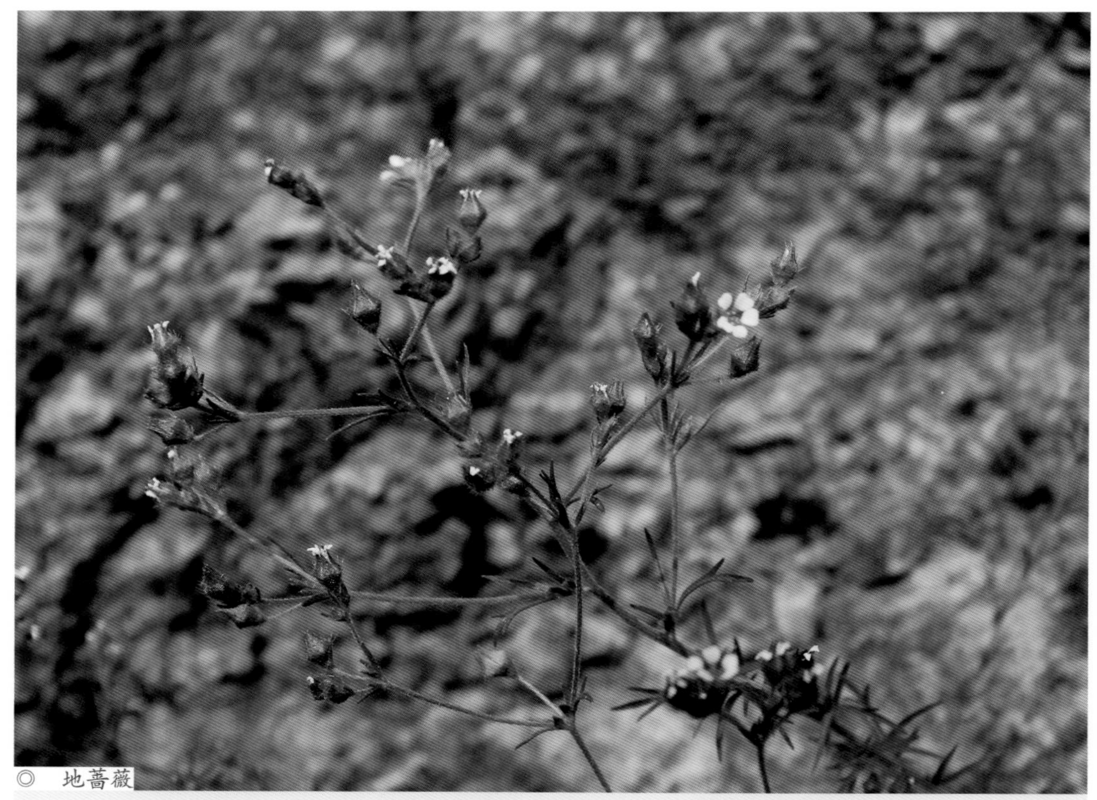

◎　地蔷薇

来源　本品为蔷薇科植物地蔷薇 *Chamaerhodos erecta* 的干燥地上部分。夏、秋二季茎叶茂盛时采割，除去杂质，干燥。

圆锥形或钟形，长 1 mm，萼片卵状披针形，长 1 ~ 2 mm，先端渐尖；花瓣倒卵形，长 2 ~ 3 mm，白色或粉红色，无毛，先端圆钝，基部有短爪；花丝比花瓣短；心皮 10 ~ 15，离生，花柱侧基生，子房卵形或长圆形。瘦果卵形或长圆形，长 1 ~ 1.5 mm，深褐色，无毛，平滑，先端具尖头。花果期 6 ~ 8 月。

【性味归经】苦、微辛，温。归肝经。

【功能主治】祛风湿。主治风湿性关节炎。

【用法用量】全草适量，煎水洗患处。

山 楂 属 *Crataegus*

甘肃山楂

别名 面旦子

【生长环境】生于杂木林中、山坡阴处及山沟旁，海拔 1000 ~ 3000 m。

【植物形态】灌木或小乔木，高达 8 m。枝刺多，刺长 0.7 ~ 1.5 cm。小枝细，无毛。冬芽近圆形，无毛。叶宽卵形，长 4 ~ 6 cm，先端尖，基部平截或宽楔形，有尖锐重锯齿和 5 ~ 7 对不规则羽状浅裂片，裂片三角卵形，上面疏被柔毛，下面沿中脉及脉腋有髯毛，老时近无毛；叶柄细，长 1.8 ~ 2.5 cm，无毛，托叶膜质，卵状披针形，早落。伞房花序具 8 ~ 18 花，径 3 ~ 4 cm，花序梗和花梗均无毛；苞片和小苞片膜质，披针形。花梗长 5 ~ 6 mm；花径 0.8 ~ 1 cm；被丝托钟状，外面无毛，萼片三角状卵形，长 2 ~ 3 mm，全缘，无毛；花瓣近圆形，白色；雄蕊 15 ~ 20；花柱 2 ~ 3，柱头头状，子房顶端被茸毛。果近球形，径 0.8 ~ 1 cm，红或橘黄色，萼片宿存；小核 2 ~ 3，内外两面有凹痕；果柄长 1.5 ~ 2 cm。花期 5 月，果期 7 ~ 9 月。

【性味归经】酸、甘，微温。归脾、胃、肝经。

【功能主治】消食健胃，行气散瘀。用于肉食积滞、胃脘胀满、泻痢腹痛、瘀血经闭、产后瘀阻、心腹刺痛、疝气疼痛；高脂血症。焦山楂消食导滞作用增强。用于肉食积滞、泻痢不爽。

【用法用量】内服：煎汤，9 ~ 12 g。

来源 本品为蔷薇科植物甘肃山楂 *Crataegus kansuensis.* 的干燥成熟果实。秋季果实成熟时采收，切片，干燥。

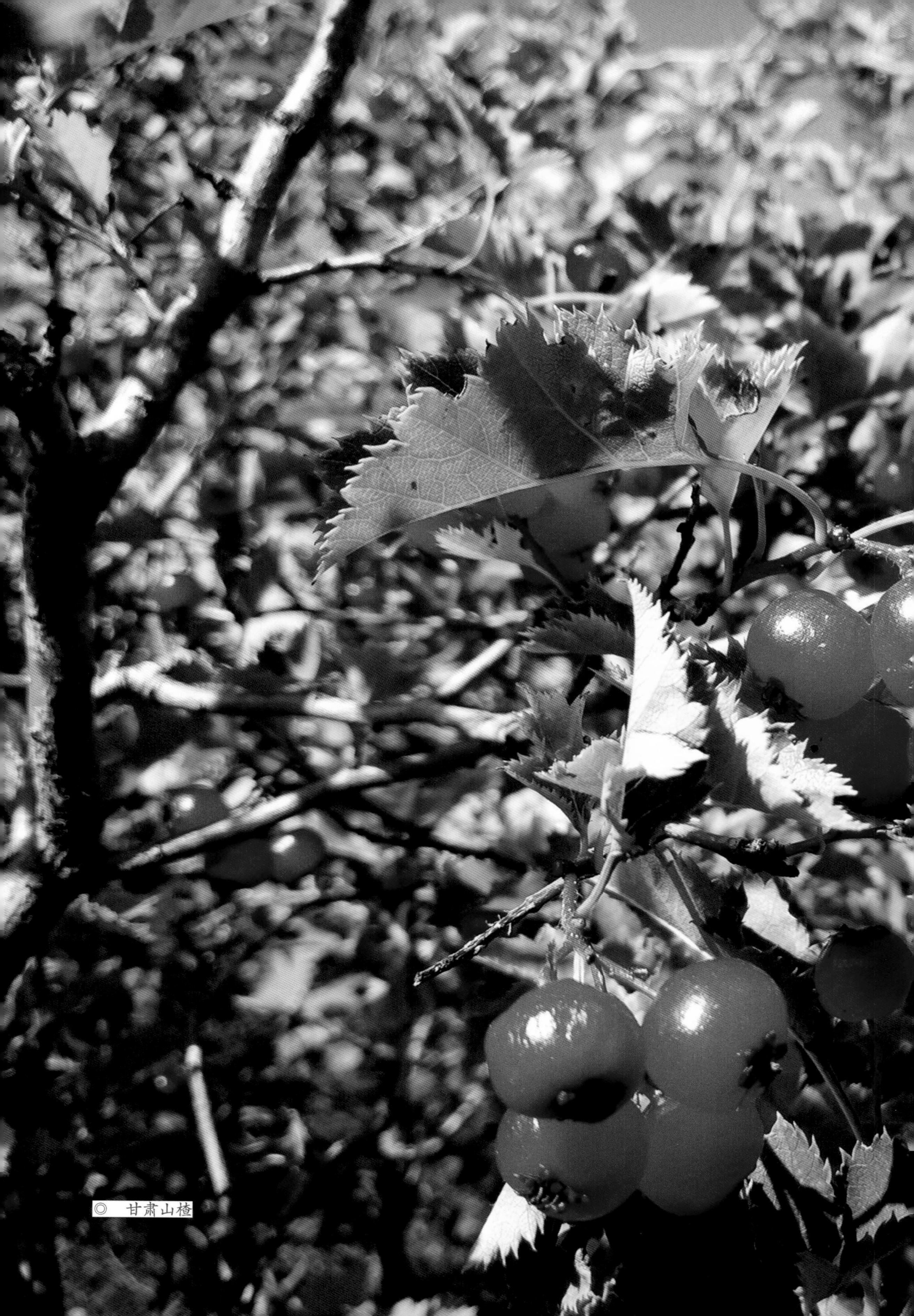

◎ 甘肃山楂

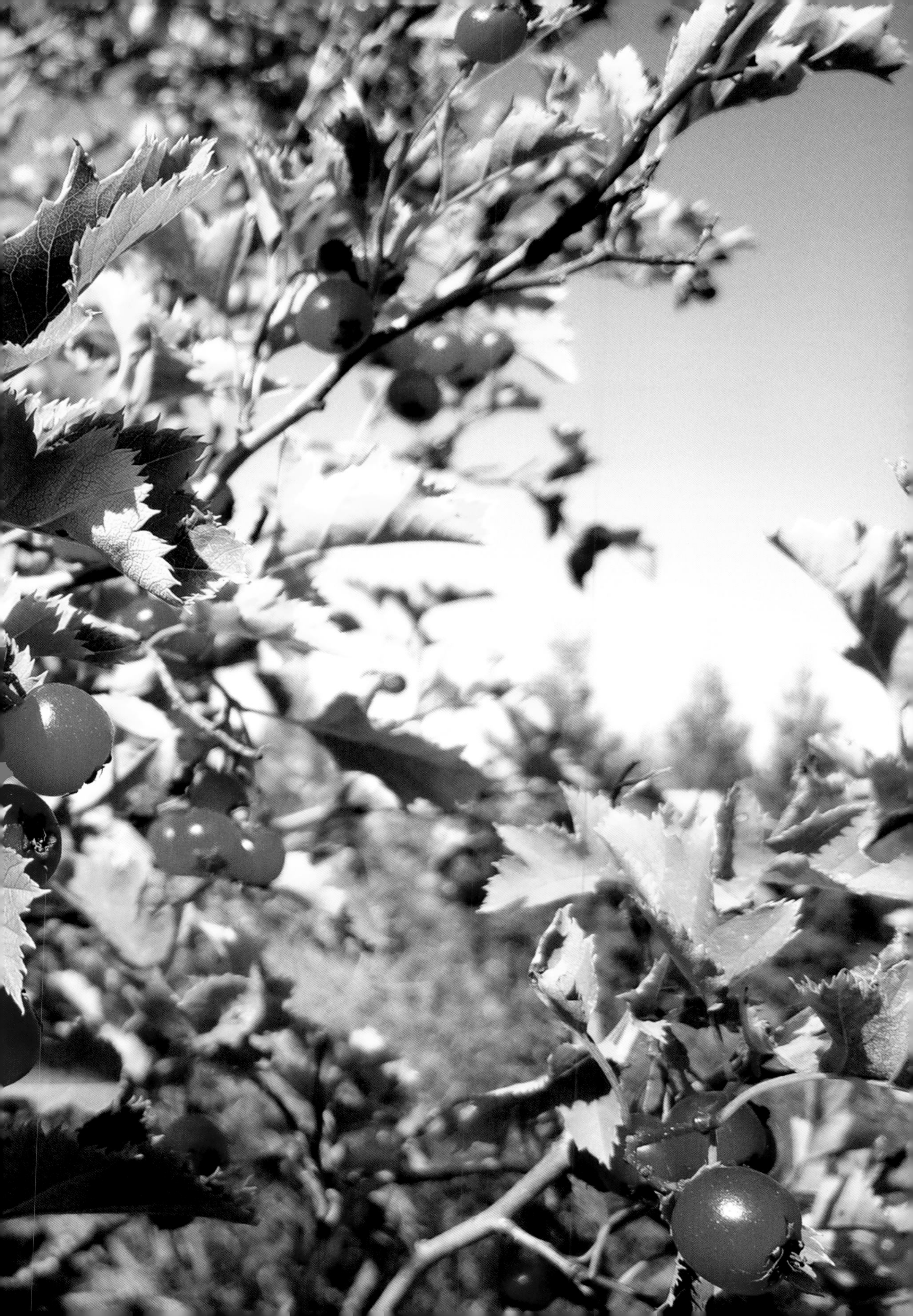

蛇莓属 Duchesnea

蛇莓

别名 蛇泡草、蛇盘草、蛇果草、龙吐珠、宝珠草、三匹风、三叶莓、地杨梅、三爪风、三爪龙、三脚虎、红顶果

【生长环境】生于山坡、河岸、草地、潮湿的地方，海拔 1800 m 以下。

【植物形态】多年生草本；根茎短，粗壮；匍匐茎多数，长 30 ~ 100 cm，有柔毛。小叶片倒卵形至菱状长圆形，长 2 ~ 3.5（5）cm，宽 1 ~ 3 cm，先端圆钝，边缘有钝锯齿，两面皆有柔毛，或上面无毛，具小叶柄；叶柄长 1 ~ 5 cm，有柔毛；托叶窄卵形至宽披针形，长 5 ~ 8 mm。花单生于叶腋；直径 1.5 ~ 2.5 cm；花梗长 3 ~ 6 cm，有柔毛；萼片卵形，长 4 ~ 6 mm，先端锐尖，外面有散生柔毛；副萼片倒卵形，长 5 ~ 8 mm，比萼片长，先端常具 3 ~ 5 锯齿；花瓣倒卵形，长 5 ~ 10 mm，黄色，先端圆钝；雄蕊 20 ~ 30；心皮多数，离生；花托在果期膨大，海绵质，鲜红色，有光泽，直径 10 ~ 20 mm，外面有长柔毛。瘦果卵形，长约 1.5 mm，光滑或具不显明突起，鲜时有光泽。花期 6 ~ 8 月，果期 8 ~ 10 月。

【性味归经】甘、苦，寒。归肺、肝、大肠经。

【功能主治】清热解毒，散瘀消肿，凉血止血。主治热病、惊痫、咳嗽、吐血、咽喉肿痛、痢疾、痈肿、疔疮、蛇虫咬伤、烫火伤、感冒、黄疸、目赤、口疮、痄腮、疖肿、崩漏、月经不调、跌打肿痛。

【用法用量】内服：煎汤，9 ~ 15 g（鲜者 30 ~ 60 g）；或捣汁。外用：适量捣敷或研末撒。

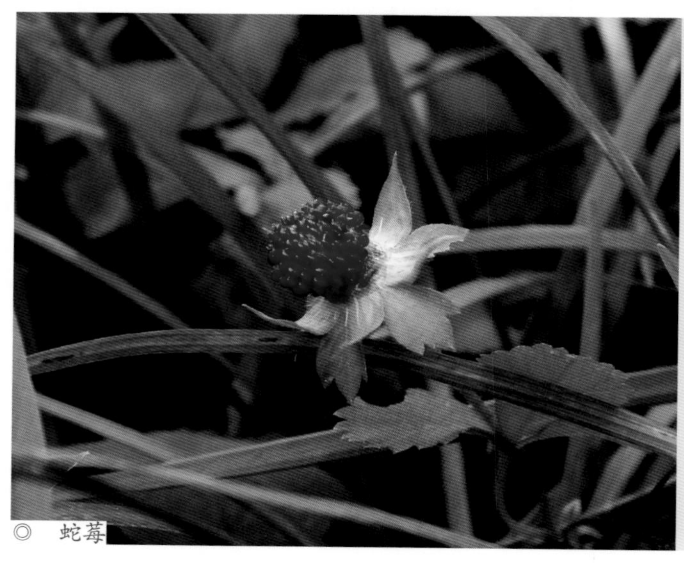

◎ 蛇莓

来源 本品为蔷薇科植物蛇莓 *Duchesnea indica* 的干燥地上部分。夏、秋二季茎叶茂盛时采割，除去杂质，干燥。

蚊子草属 *Filipendula*

蚊子草

别名　合叶子

【生长环境】生于山麓、沟谷、草地、河岸、林缘及林下，海拔 200 ~ 2000 m。

【植物形态】多年生草本，高 60 ~ 150 cm。茎有棱，近无毛或上部被短柔毛。叶为羽状复叶，有小叶 2 对，叶柄被短柔毛或近无毛，顶生小叶特别大，5 ~ 9 掌状深裂，裂片披针形至菱状披针形，顶端渐狭或三角状渐尖，边缘常有小裂片和尖锐重锯齿，上面绿色无毛，下面密被白色茸毛，侧生小叶较小，3 ~ 5 裂，裂至小叶 1/3 ~ 1/2 处；托叶大，草质，绿色，半心形，边缘有尖锐锯齿。顶生圆锥花序，花梗疏被短柔毛，后脱落无毛；花小而多，直径 5 ~ 7 mm；萼片卵形，外面无毛；花瓣白色，倒卵形，有长爪。瘦果半月形，直立，有短柄，沿背腹两边有柔毛。花果期 7 ~ 9 月。

【功能主治】根、茎和叶含鞣质，可提制栲胶。辽宁用作妇科止血药，效果良好。

【用法用量】内服：煎汤，9~15 g。外用：捣敷或研末敷。

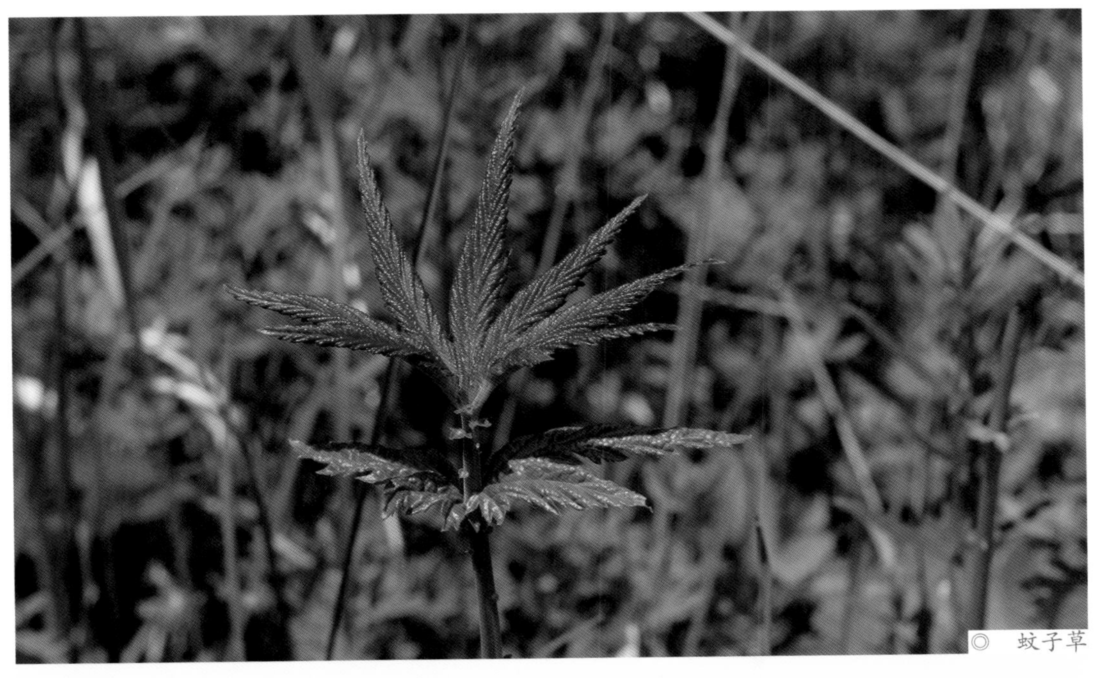

◎ 蚊子草

来源　本品为蔷薇科植物蚊子草 *Filipendula palmata*. 的干燥地上部分。夏、秋二季茎叶茂盛时采割，除去杂质，干燥。

草莓属 *Fragaria*

东方草莓

别名　红颜草莓

【生长环境】生于山坡草地或林下，海拔 600 ~ 4000 m。

【植物形态】多年生草本，高5 ~ 30 cm。茎被开展柔毛，上部较密，下部有时脱落。三出复叶，小叶几无柄，倒卵形或菱状卵形，长 1 ~ 5 cm，宽 0.8 ~ 3.5 cm，顶端圆钝或急尖，顶生小叶基部楔形，侧生小叶基部偏斜，边缘有缺刻状锯齿，上面绿色，散生疏柔毛，下面淡绿色，有疏柔毛，沿叶脉较密；叶柄被开展柔毛，有时上部较密。花序聚伞状，有花（1）2 ~ 5（6）朵，基部苞片淡绿色或具一有柄之小叶，花梗

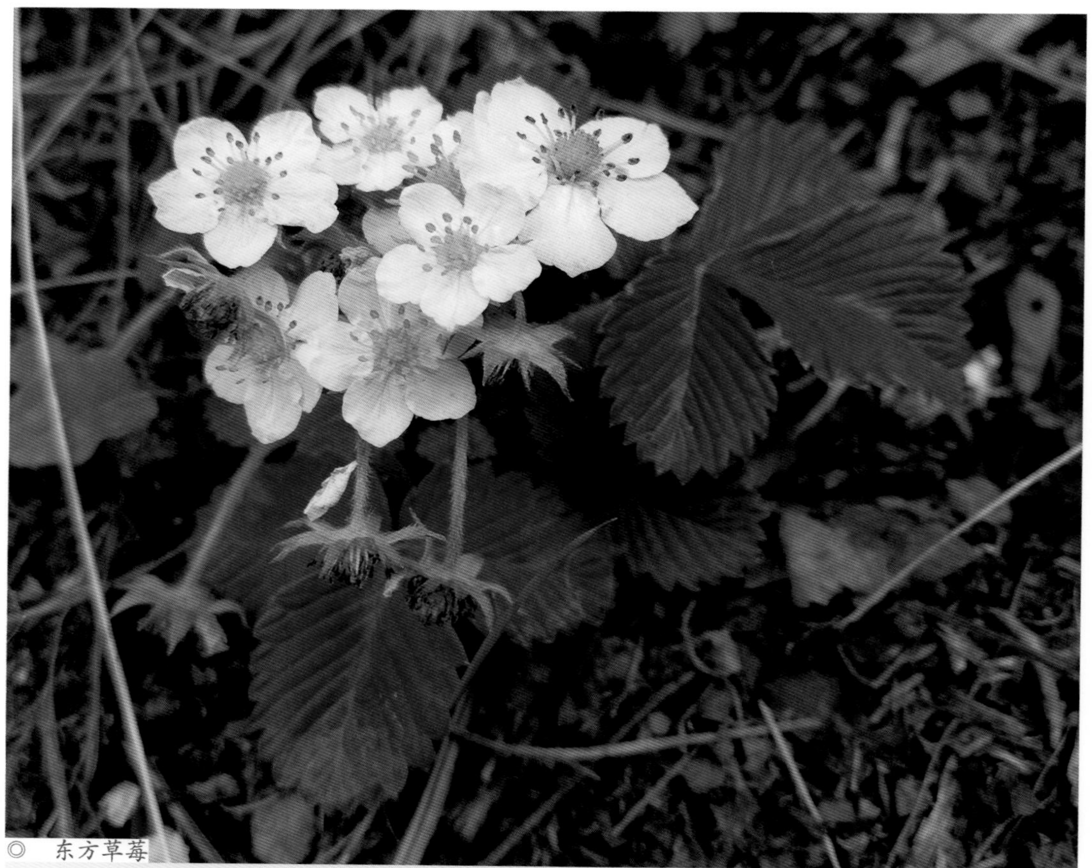

◎　东方草莓

来源　本品为蔷薇科植物东方草莓 *Fragaria orientalis* 的成熟果实。夏、秋二季茎叶茂盛时采收，除去杂质，干燥。

长 0.5 ~ 1.5 cm，被开展柔毛。花两性，稀单性，直径 1 ~ 1.5 cm；萼片卵圆披针形，顶端尾尖，副萼片线状披针形，偶有 2 裂；花瓣白色，几圆形，基部具短爪；雄蕊 18 ~ 22，近等长；雌蕊多数。聚合果半圆形，成熟后紫红色，宿存萼片开展或微反折；瘦果卵形，宽 0.5 mm，表面脉纹明显或仅基部具皱纹。染色体 n=28。花期 5 ~ 7 月，果期 7 ~ 9 月。

【性味】味微酸、甘，性平。

【功能主治】果实鲜红色，质软而多汁，香味浓厚，略酸微甜，可生食或供制果酒、果酱。止渴生津，祛痰。可用于血热性化脓症、肺胃瘀血。

【用法用量】

内服：适量，作食品。外用：捣汁涂。

路边青属 *Geum*

蓝布正

别名　追风七、五气朝阳草、红心草、水杨梅、头晕药、路边黄、见肿消

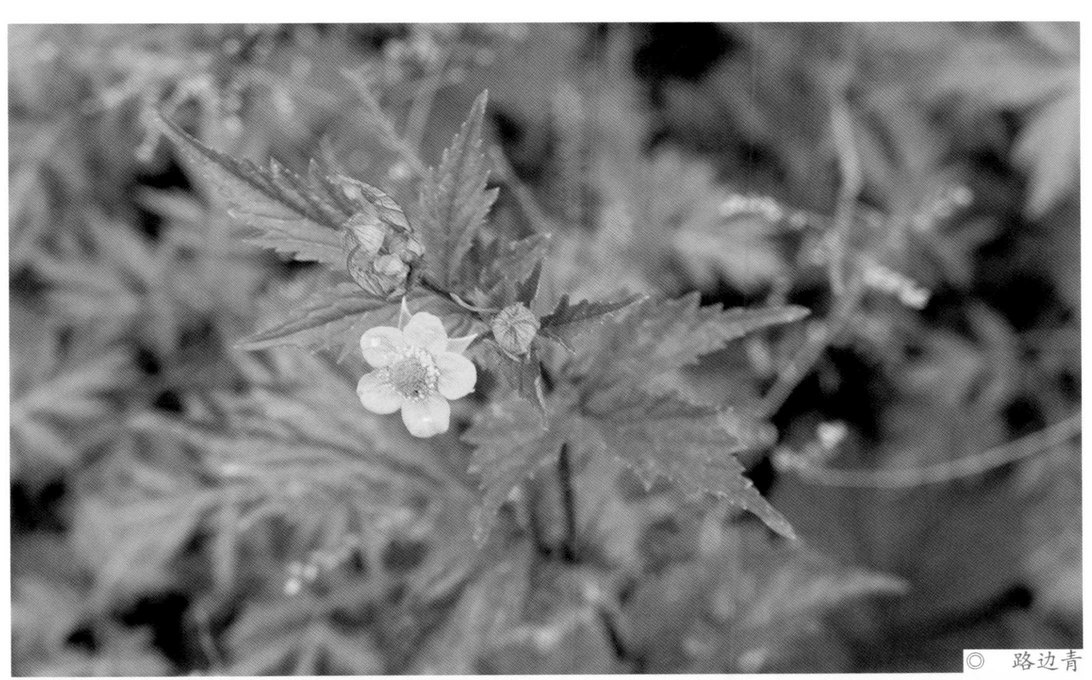

◎　路边青

来源　本品为蔷薇科植物路边青 *Geum aleppicum* Jacq. 的干燥全草。夏、秋二季采收，洗净，晒干。

【生长环境】生山坡草地、沟边、地边、河滩、林间隙地及林缘，海拔 200 ~ 3500 m。

【植物形态】多年生草本。须根簇生。茎直立，高 30 ~ 100 cm，被开展粗硬毛，稀几无毛。基生叶为大头羽状复叶，通常有小叶 2 ~ 6 对，连叶柄长 10 ~ 25 cm，叶柄被粗硬毛，小叶大小极不相等，顶生小叶最大，菱状广卵形或宽扁圆形，长 4 ~ 8 cm，宽 5 ~ 10 cm，顶端急尖或圆钝，基部宽心形至宽楔形，边缘常浅裂，有不规则粗大锯齿，锯齿急尖或圆钝，两面绿色，疏生粗硬毛；茎生叶羽状复叶，有时重复分裂，向上小叶逐渐减少，顶生小叶披针形或倒卵披针形，顶端常渐尖或短渐尖，基部楔形；茎生叶托叶大，绿色，叶状，卵形，边缘有不规则粗大锯齿。花序顶生，疏散排列，花梗被短柔毛或微硬毛；花直径 1 ~ 1.7 cm；花瓣黄色，几圆形，比萼片长；萼片卵状三角形，顶端渐尖，副萼片狭小，披针形，顶端渐尖稀 2 裂，长度比萼片短 1 倍多，外面被短柔毛及长柔毛；花柱顶生，在上部 1/4 处扭曲，成熟后自扭曲处脱落，脱落部分下部被疏柔毛。聚合果倒卵球形，瘦果被长硬毛，花柱宿存，部分无毛，顶端有小钩；果托被短硬毛，长约 1 mm。花果期 7 ~ 10 月。

【性味归经】甘、微苦，凉。归肝、脾、肺经。

【功能主治】益气健脾，补血养阴，润肺化痰。用于气血不足、虚痨咳嗽、脾虚带下。

【用法用量】内服：9 ~ 30 g。

【贮藏】置阴凉干燥处。

苹果属 *Malus*

海红果

别名　海红、小果海棠、子母海棠

【生长环境】生溪边、山坡草地及疏林中，海拔 100 ~ 3500 m。

【植物形态】小乔木，高达 2.5 ~ 5 m，树枝直立性强；小枝细弱圆柱形，嫩时被短柔毛，老时脱落，紫红色或暗褐色，具稀疏皮孔；冬芽卵形，先端急尖，无毛或仅边缘有茸毛，暗紫色。叶片长椭圆形或椭圆形，长 5 ~ 10 cm，宽 2.5 ~ 5 cm，先端急尖或渐尖，基部楔形稀近圆形，边缘有尖锐锯齿，嫩叶被短柔毛，下面较密，老时脱落；叶柄长 2 ~ 3.5 cm；托叶膜质，线状披针形，先端渐尖，边缘有疏生腺齿，近于无毛，早落。伞形总状花序，有花 4 ~ 7 朵，集生于小枝顶端，花梗长 2 ~ 3 cm，嫩时被长柔毛，逐渐脱落；苞片膜质，线状披针形，早落；花直径约 4 cm；萼筒外面密被白色长茸毛；萼片三角卵形，三角披针形至长卵形，先端急尖或渐尖，全缘，长 5 ~ 8 mm，内面被白色茸毛，外面较稀疏，萼片与萼筒等长或稍长；花瓣近圆形或长椭圆形，长约 1.5 cm，基部有短爪，粉红色；雄蕊约 20，花丝长短不等，比花瓣稍短；花柱 5，基部具茸毛，约与雄蕊等长。果实近球形，直径 1 ~ 1.5 cm，红色，萼洼、梗洼均下陷，萼片多数脱落，少数宿存。花期 4 ~ 5 月，果期 8 ~ 9 月。

【功能主治】健脾胃、增食欲、助消化。对婴幼儿及老年缺钙症具有较好的作用。

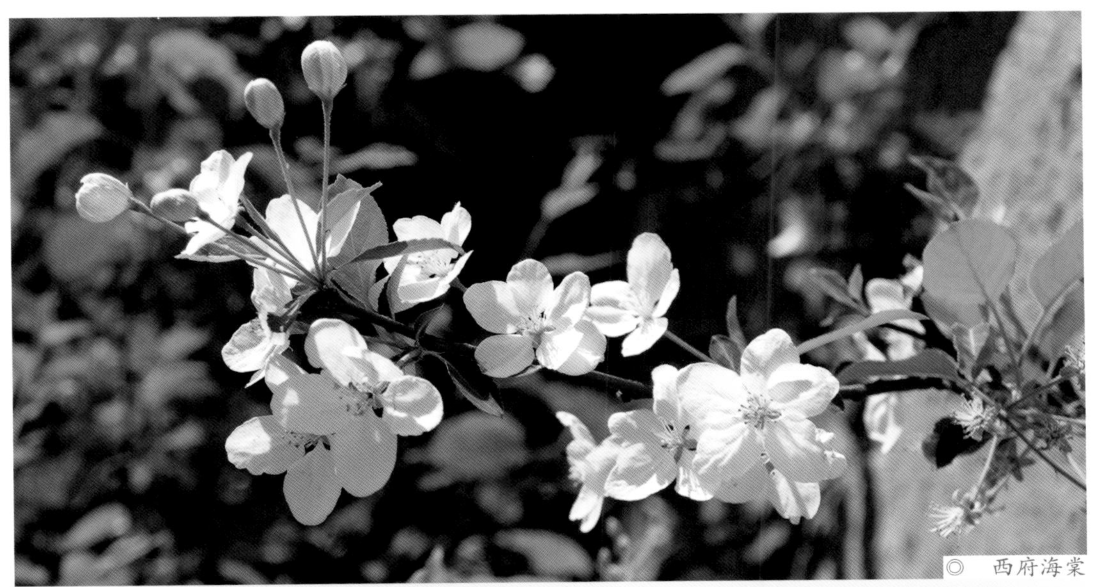

◎ 西府海棠

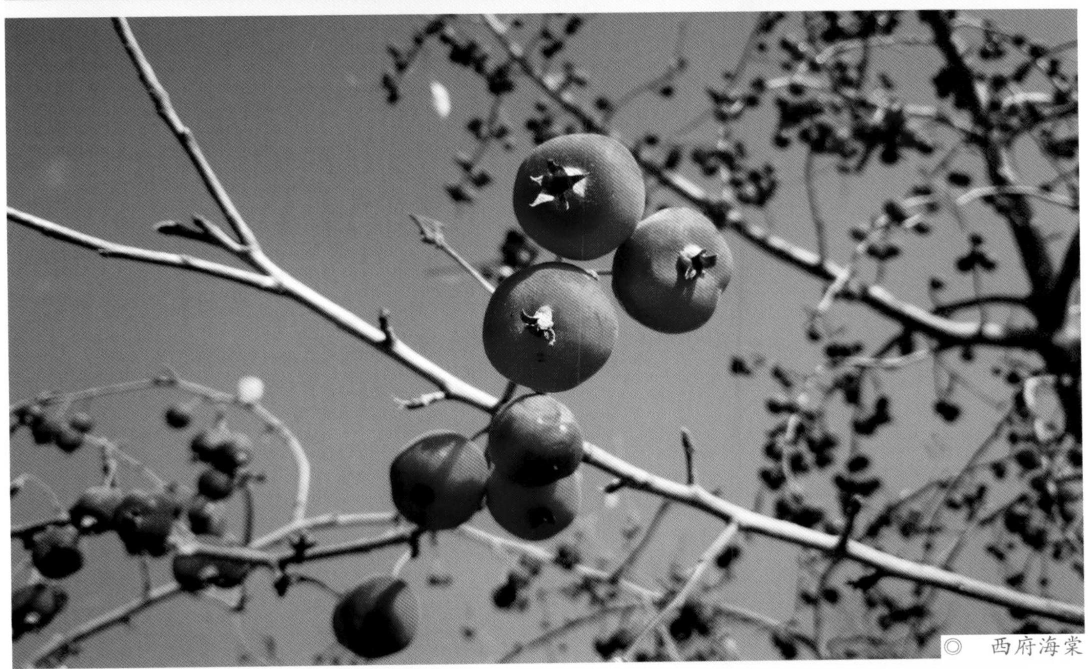

◎ 西府海棠

来源　本品为蔷薇科植物西府海棠 *Malus micromalus* Makino 的成熟果实。秋、冬采收，除去杂质，干燥。

稠李属 *Padus*

细齿稠李

【生长环境】生于山坡杂木林中，密林中或疏林下以及山谷、沟底和溪边等处，海拔 840 ~ 3600 m。

【植物形态】落叶乔木，高 6 ~ 20 m；老枝紫褐色或暗褐色，无毛，有散生浅色皮孔；小枝幼时红褐色，被短柔毛或无毛；冬芽卵圆形，无毛。叶片窄长圆形、椭圆形或倒卵形，长 4.5 ~ 11 cm，宽 2 ~ 4.5 cm，先端急尖或渐尖，稀圆钝，基部近圆形或宽楔形，稀亚心形，边缘有细密锯齿，上面暗绿色，无毛，下面淡绿色，无毛，中脉和侧脉以及网脉均明显突起；叶柄长 1 ~ 2.2 cm，被短柔毛或无毛，通常顶端两侧各具一腺体；托叶

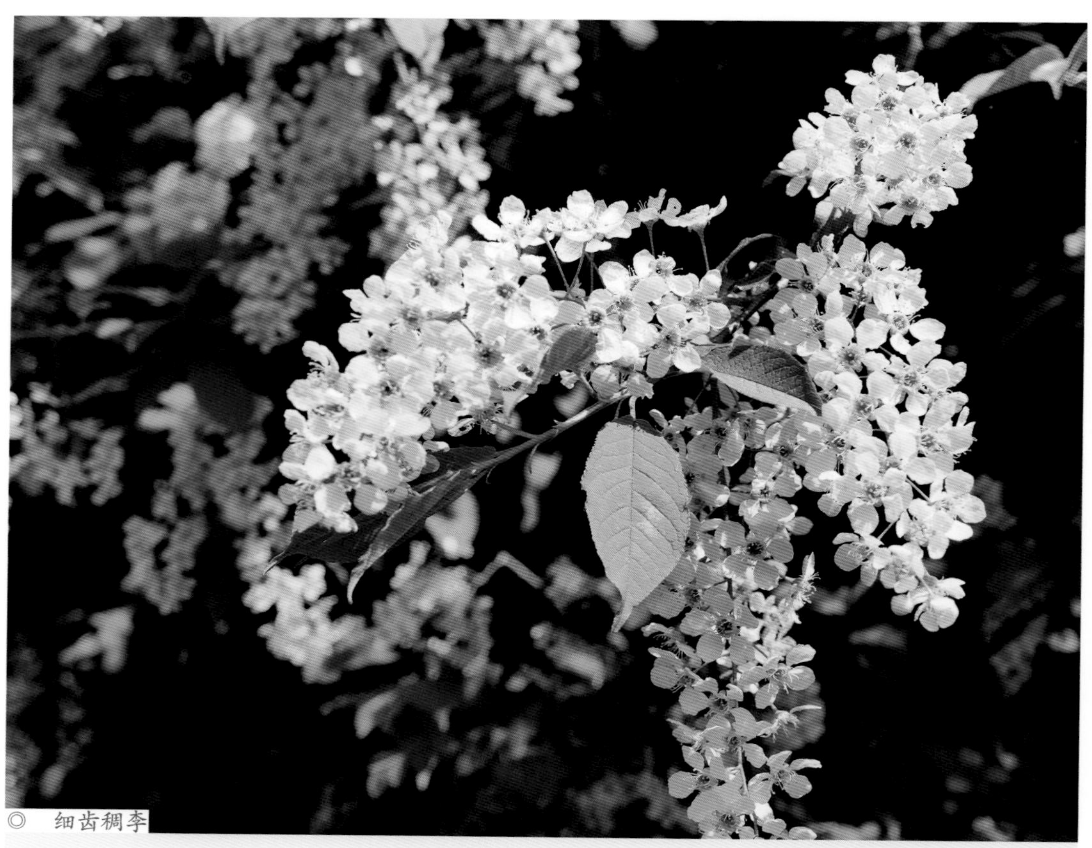

◎ 细齿稠李

来源 本品为蔷薇科植物细齿稠李 *Padus obtusata* 的干燥叶、花、果、树皮。夏、秋二季茎叶茂盛时采割，除去杂质，干燥。

膜质，线形，先端渐尖，边有带腺锯齿，早落。总状花序具多花，长 10 ~ 15 cm，基部有 2 ~ 4 叶片，叶片与枝生叶同形，但明显较小；花梗长 3 ~ 7 mm，总花梗和花梗被短柔毛；苞片膜质，早落；萼筒钟状，内外两面被短柔毛，比萼片长 2 ~ 3 倍，萼片三角状卵形，先端急尖，边有细齿，内外两面近无毛；花瓣白色，开展，近圆形或长圆形，顶端 2/3 部分啮蚀状或波状，基部楔形，有短爪；雄蕊多数，花丝长短不等；排成紧密不规则 2 轮，长花丝和花瓣近等长；雌蕊 1，心皮无毛；柱头盘状，花柱比雄蕊稍短。核果卵球形，顶端有短尖头，直径 6 ~ 8 mm，黑色，无毛；果梗被短柔毛；萼片脱落。花期 4 ~ 5 月，果期 6 ~ 10 月。

【功能主治】树皮可提炼单宁；叶、花、果、树皮均可入药；稠李子含鞣质，具有涩肠止泻功效且无毒副作用；果可食用，种子含油量达 20.4%。

委陵菜属 *Potentilla*

蕨麻

别名　延寿果、鹿跑草、人参果

【生长环境】生河岸、路边、山坡草地及草甸，海拔 500 ~ 4100 m。

【植物形态】多年生草本。根向下延长，有时在根的下部长成纺锤形或椭圆形块根。茎匍匐，在节处生根，常着地长出新植株，外被伏生或半开展疏柔毛或脱落几无毛。基生叶为间断羽状复叶，有小叶 6 ~ 11 对，连叶柄长 2 ~ 20 cm，叶柄被伏生或半开展疏柔毛，有时脱落几无毛。小叶对生或互生，无柄或顶生小叶有短柄，最上面 1 对小叶基部下延与叶轴会合，基部小叶渐小呈附片状；小叶片通常椭圆形，倒卵状椭圆形或长椭圆形，长 1 ~ 2.5 cm，宽 0.5 ~ 1 cm，顶端圆钝，基部楔形或阔楔形，边缘有多数尖锐锯齿或呈裂片状，上面绿色，被疏柔毛或脱落几无毛，下面密被紧贴银白色绢毛，叶脉明显或不明显，茎生叶与基生叶相似，唯小叶对数较少；基生叶和下部茎生叶托叶膜质，褐色，和叶柄连成鞘状，外面被疏柔毛或脱落几无毛，上部茎生叶托叶草质，多分裂。单花腋生；花梗长 2.5 ~ 8 cm，被疏柔毛；花直径 1.5 ~ 2 cm；萼片三角状卵形，顶端急尖或渐尖，副萼片椭圆形或椭圆状披针形，常 2 ~ 3 裂，稀不裂，与副萼片近等长或稍短；花瓣黄色，倒卵形，顶端圆形，比萼片长 1 倍；花柱侧生，小枝状，柱头稍扩大。

【性味归经】甘、苦，寒。归脾、胃经。

【功能主治】补气血，健脾胃，生津止渴。主治脾虚泄泻、病后贫血、营养不良、水肿、风湿痹痛。

【用法用量】内服：煎汤，15～30 g。

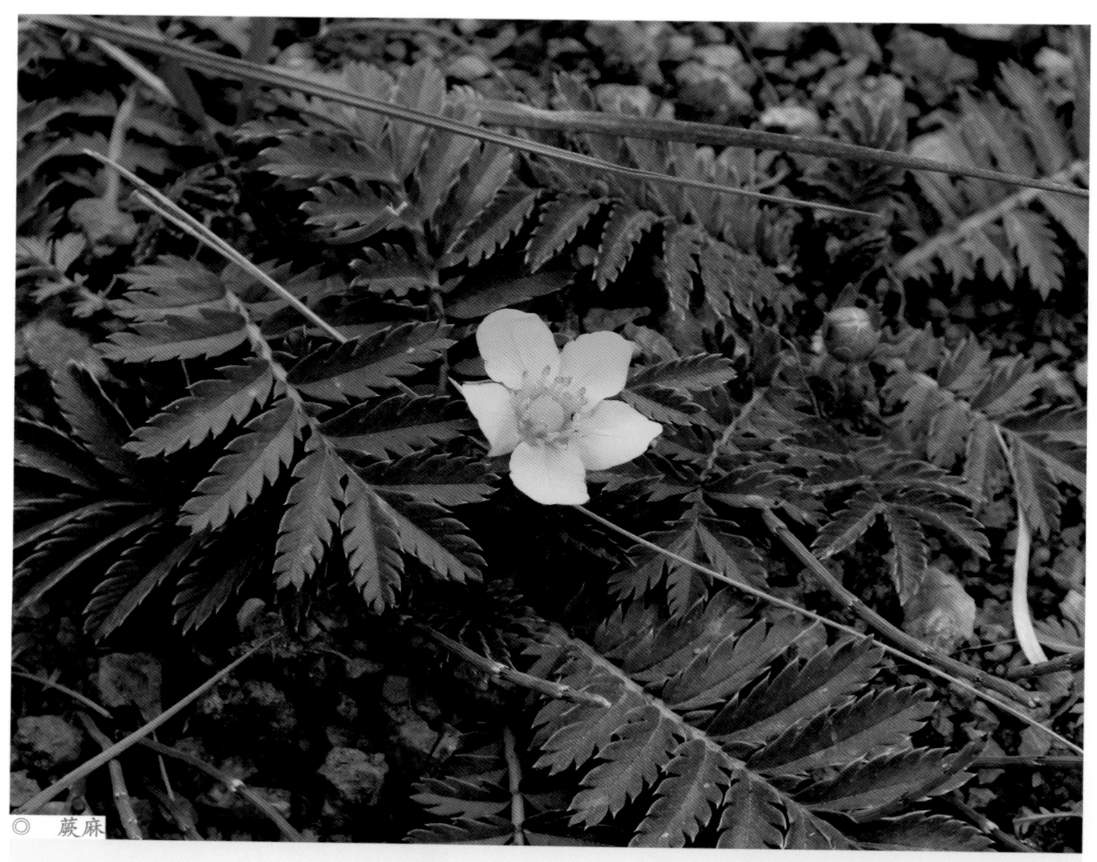
◎ 蕨麻

来源 本品为蔷薇科委陵菜属植物鹅绒委陵菜 *Potentilla anserina* L. 的块根。6~9月采挖，除去杂质，洗净，晒干。

二裂委陵菜

别名 痔疮草、黄瓜绿草、地红花、土地榆、黄瓜瓜苗、二裂翻白草

【生长环境】生地边、道旁、沙滩、山坡草地、黄土坡上、半干旱荒漠草原及疏林下，海拔 800～3600m。

【植物形态】多年生草本或亚灌木。根圆柱形，纤细，木质。花茎直立或上升，高5～20 cm，密被疏柔毛或微硬毛。羽状复叶，有小叶 5～8 对，最上面 2～3 对小叶基部下延与叶轴会合，连叶柄长 3～8 cm；叶柄密被疏柔毛或微硬毛，小叶片无柄，对生，稀互生，椭圆形或倒卵状椭圆形，

长 0.5 ~ 1.5 cm，宽 0.4 ~ 0.8 cm，顶端常 2 裂，稀 3 裂，基部楔形或宽楔形，两面绿色，伏生疏柔毛；下部叶托叶膜质，褐色，外面被微硬毛，稀脱落几无毛，上部茎生叶托叶草质，绿色，卵状椭圆形，常全缘稀有齿。近伞房状聚伞花序，顶生，疏散；花直径 0.7 ~ 1 cm；萼片卵圆形，顶端急尖，副萼片椭圆形，顶端急尖或钝，比萼片短或近等长，外面被疏柔毛；花瓣黄色，倒卵形，顶端圆钝，比萼片稍长；心皮沿腹部有稀疏柔毛；花柱侧生，棒形，基部较细，顶端缢缩，柱头扩大。瘦果表面光滑。花果期 5 ~ 9 月。

【性味】甘、微辛，凉。

【功能主治】止血，止痢。用于功能性子宫出血、产后出血过多、痢疾。

【用法用量】内服：煎汤，25 ~ 50 g。

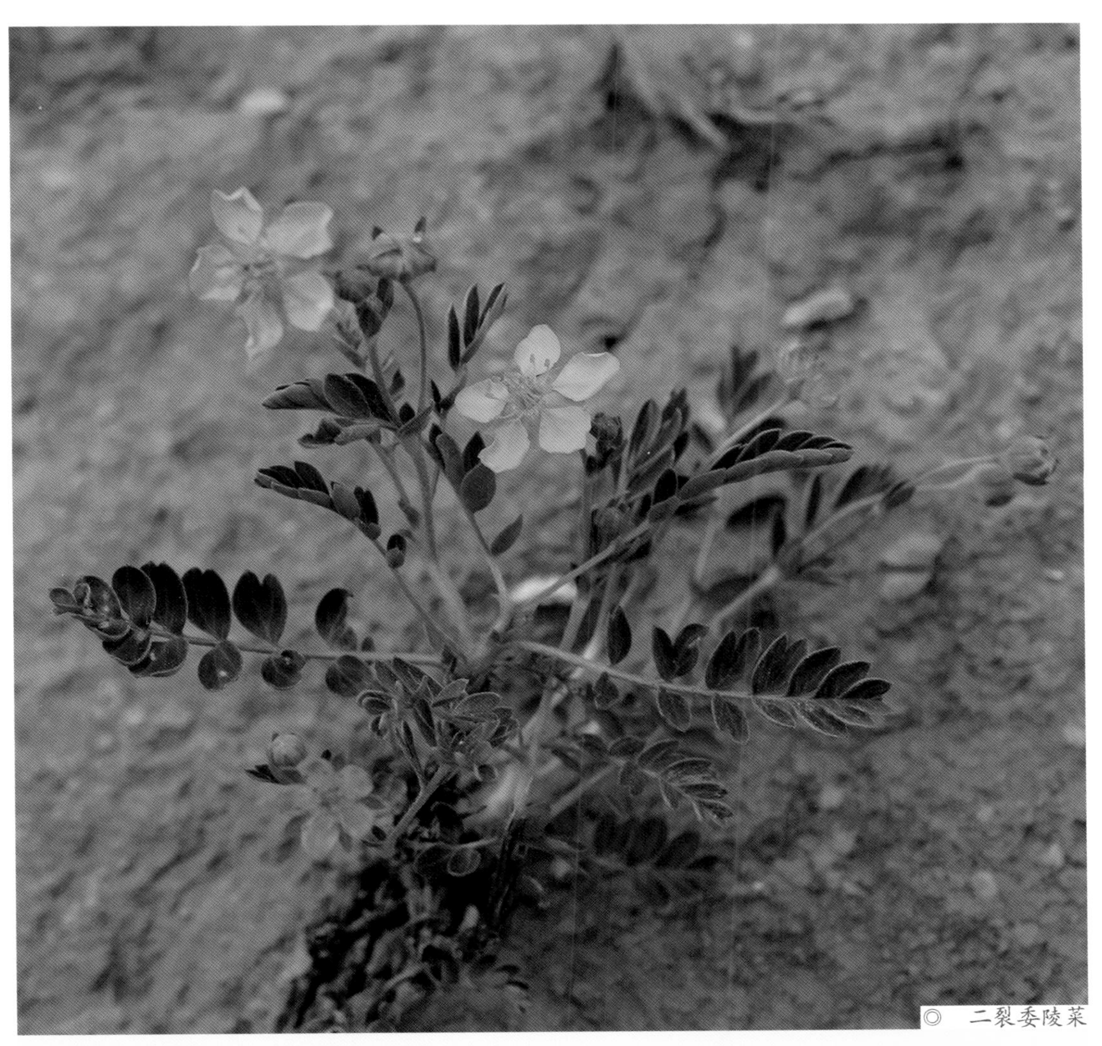

◎ 二裂委陵菜

来源 本品为蔷薇科委陵菜属植物二裂委陵菜 *Potentilla bifurca* L. 的带根全草或垫状茎基。夏、秋采集，切碎晒干。

悬钩子属 *Rubus*

华北覆盆子

别名　黄爪香、玉札、山枣子

【生长环境】生于山谷阴处、山坡林间或密林下、白桦林缘或草甸中，海拔1250～2500 m。

【植物形态】本品长50～100 cm，全体被白色柔毛。茎下部圆柱形，直径4～6 mm，红棕色，上部方柱形，四面略凹陷，绿褐色，有纵沟和棱线，有节；体轻，质硬，易折断，断面中空。单数羽状复叶互生，暗绿色，皱缩卷曲；质脆，易碎；叶片有大小两种，相间生于叶轴上，顶端小叶较大，完整小叶片展平后呈卵形或长椭圆形，先端尖，基部楔形，边缘有锯齿；托叶2，抱茎，斜卵形。总状花序细长，花萼下部呈筒状，萼筒上部有钩刺，先端5裂，花瓣黄色。

【性味归经】酸、微甘，平。归肝、肺、肾经。

【功能主治】明目、补肾。

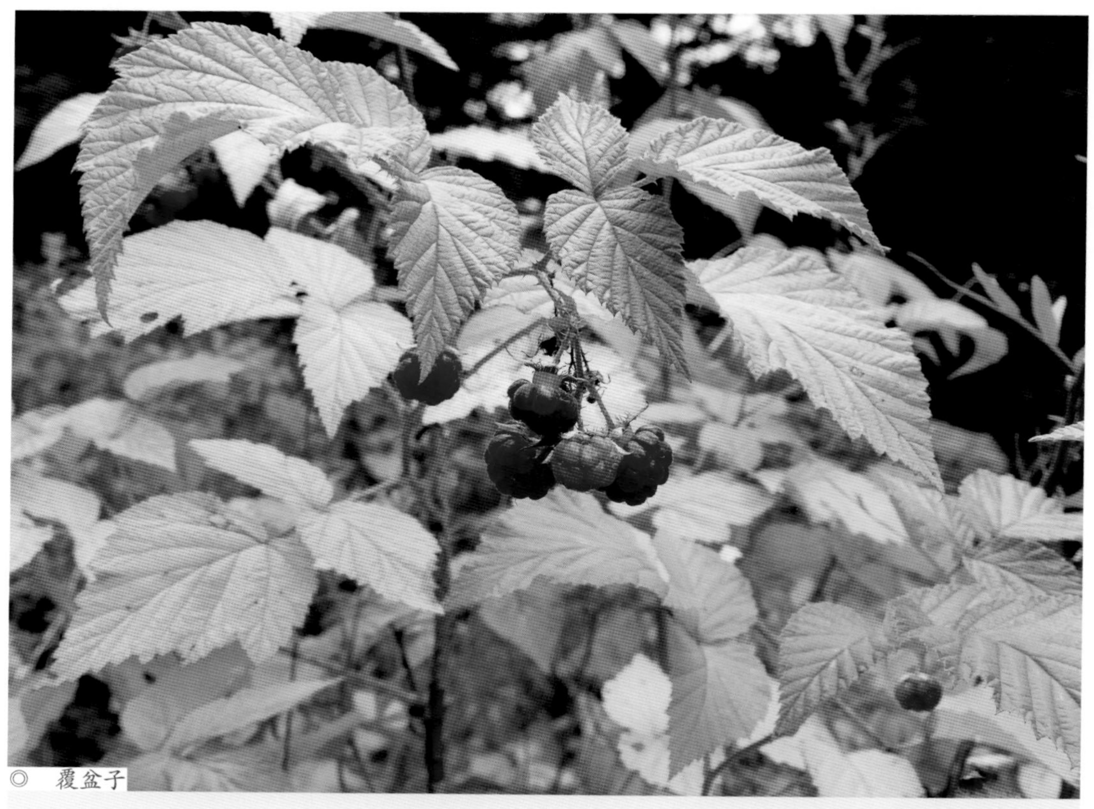

◎　覆盆子

来源　本品为蔷薇科植物华北覆盆子 *Rubus idaeus* 的成熟果实。

地榆属 *Sanguisorba*

地榆

别名　黄爪香、玉札、山枣子

【生长环境】山坡草地、灌丛中、疏林下，海拔 30 ~ 3000 m。

【植物形态】本品长 50 ~ 100 cm，全体被白色柔毛。茎下部圆柱形，直径 4 ~ 6 mm，红棕色，上部方柱形，四面略凹陷，绿褐色，有纵沟和棱线，有节；体轻，质硬，易折断，断面中空。单数羽状复叶互生，暗绿色，皱缩卷曲；质脆，易碎；叶片有大

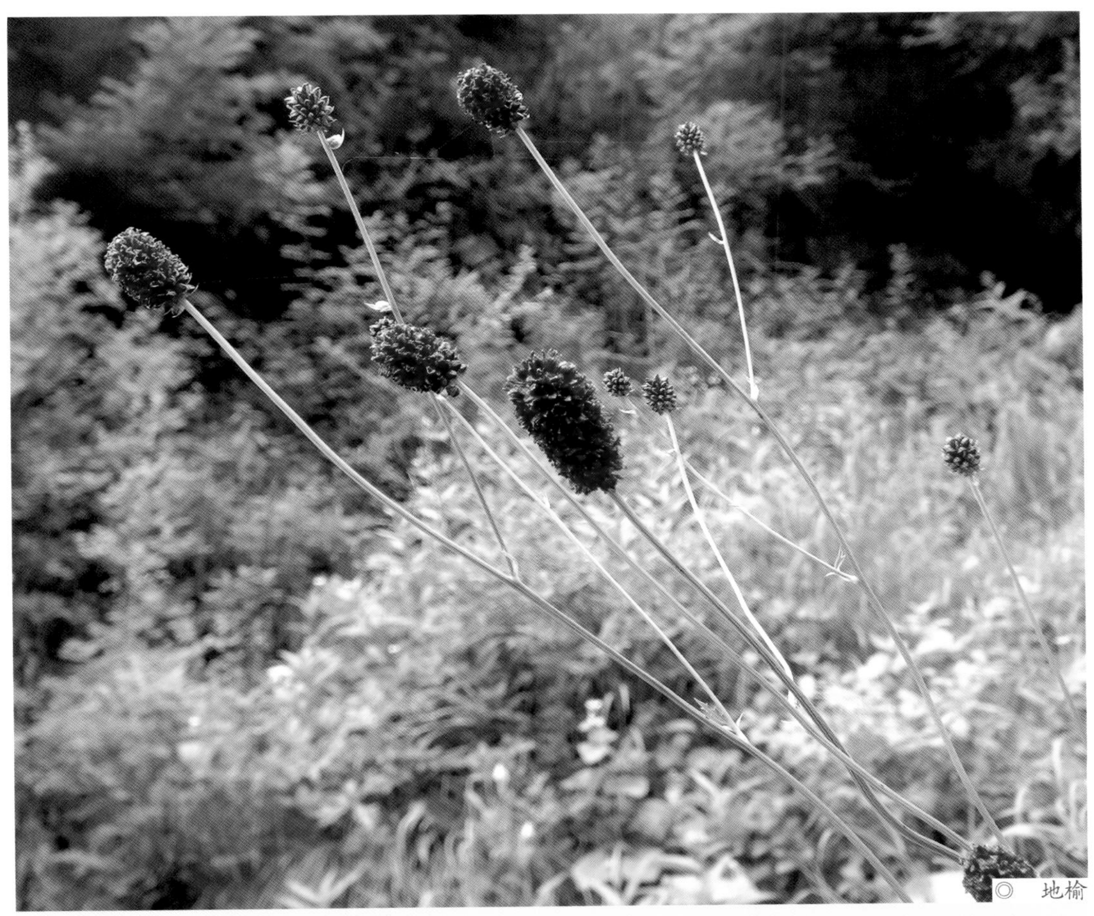

◎　地榆

来源　本品为蔷薇科植物地榆 *Sanguisorba officinalis* L. 或长叶地榆 *Sanguisorba officinalis* L.Var. *Longifolia*（Bert.）Yü et Li 的干燥根。后者习称“绵地榆”。春季将发芽时或秋季植株枯萎后采挖，除去须根，洗净，干燥，或趁鲜切片，干燥。

小两种，相间生于叶轴上，顶端小叶较大，完整小叶片展平后呈卵形或长椭圆形，先端尖，基部楔形，边缘有锯齿；托叶 2，抱茎，斜卵形。总状花序细长，花萼下部呈筒状，萼筒上部有钩刺，先端 5 裂，花瓣黄色。

【性味归经】苦、酸、涩，微寒。归肝、大肠经。

【功能主治】凉血止血，解毒敛疮。用于便血、痔血、血痢、崩漏、水火烫伤、痈肿疮毒。

【用法用量】9 ~ 15 g。外用适量，研末涂敷患处。

【贮藏】置通风干燥处，防蛀。

【备注】有些地区用来提制栲胶，嫩叶可食，又作代茶饮。

花楸属 *Sorbus*

花楸

别名　马加木、红果臭山槐、绒花树、山槐子

【生长环境】常生于山坡或山谷杂木林内，海拔 900 ~ 2500 m。

【植物形态】乔木，高达 8 m；小枝粗壮，圆柱形，灰褐色，具灰白色细小皮孔，嫩枝具茸毛，逐渐脱落，老时无毛；冬芽长大，长圆卵形，先端渐尖，具数枚红褐色鳞片，外面密被灰白色茸毛。奇数羽状复叶，连叶柄在内长 12 ~ 20 cm，叶柄长 2.5 ~ 5 cm；小叶片 5 ~ 7 对，间隔 1 ~ 2.5 cm，基部和顶部的小叶片常稍小，卵状披针形或椭圆披针形，长 3 ~ 5 cm，宽 1.4 ~ 1.8 cm，先端急尖或短渐尖，基部偏斜圆形，边缘有细锐锯齿，基部或中部以下近于全缘，上面具稀疏茸毛或近于无毛，下面苍白色，有稀疏或较密集茸毛，间或无毛，侧脉 9 ~ 16 对，在叶边稍弯曲，下面中脉显著突起；叶轴有白色茸毛，老时近于无毛；托叶草质，宿存，宽卵形，有粗锐锯齿。复伞房花序具多数密集花朵，总花梗和花梗均密被白色茸毛，成长时逐渐脱落；花梗长 3 ~ 4 mm；花直径 6 ~ 8 mm；萼筒钟状，外面有茸毛或近无毛，内面有茸毛；萼片三角形，先端急尖，内外两面均具茸毛；花瓣宽卵形或近圆形，长 3.5 ~ 5 mm，宽 3 ~ 4 mm，先端圆钝，白色，内面微具短柔毛；雄蕊 20，几与花瓣等长；花柱 3，基部具短柔毛，较雄蕊短。果实近球形，直径 6 ~ 8 mm，红色或橘红色，具宿存闭合萼片。花期 6 月，果期 9 ~ 10 月。

【性味】果实：甘、苦，平；茎、茎皮：苦，寒。

【功能主治】果实：健胃补虚，用于胃炎，维生素 A、C 缺乏症。茎、茎皮：清肺止咳，用于肺结核、哮喘、咳嗽。

【用法用量】内服：果实 50 ~ 100 g，茎、茎皮 15 ~ 25 g。

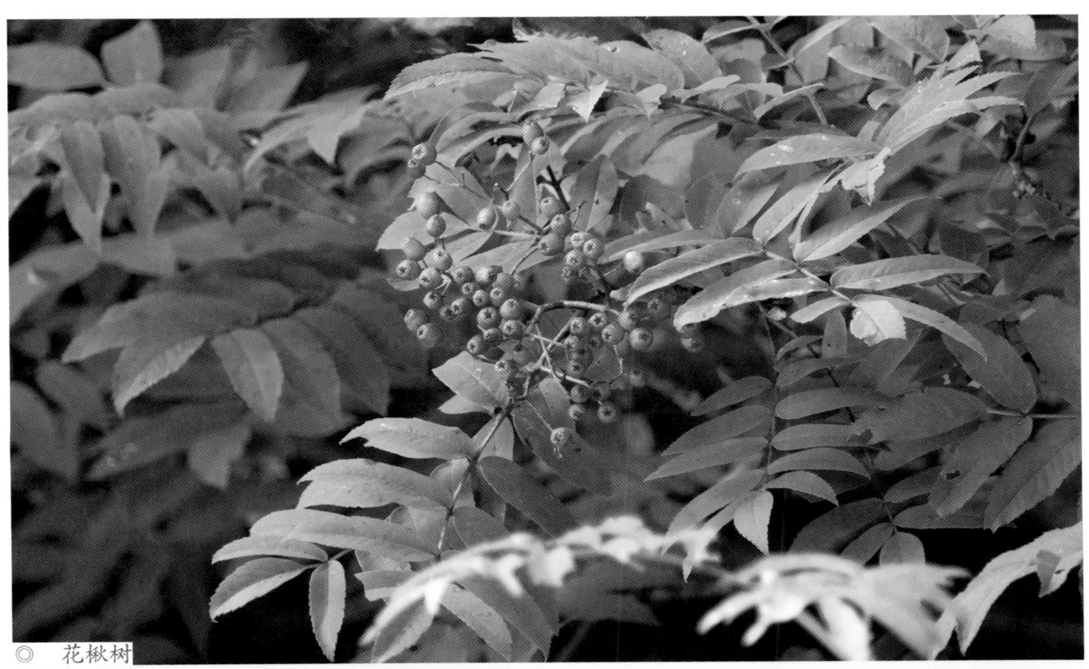
◎ 花楸树

来源 本品为蔷薇科花楸属植物花楸树 *Sorbus pohuashanensis*（Hance）Hedl. 的茎、茎皮和果实。秋季采，晒干。

蔷薇属 *Rosa*

美蔷薇

别名 油瓶子

【生长环境】多生灌丛中，山脚下或河沟旁等处，海拔可达 1700 m。

【植物形态】灌木，高 1 ~ 3 m；小枝圆柱形，细弱，散生直立的基部稍膨大的皮刺，老枝常密被针刺。小叶 7 ~ 9，稀 5，连叶柄长 4 ~ 11 cm；小叶片椭圆形、卵形或长圆形，长 1 ~ 3 cm，宽 6 ~ 20 mm，先端急尖或圆钝，基部近圆形，边缘有单锯齿，两面无毛或下面沿脉有散生柔毛和腺毛；小叶柄和叶轴无毛或有稀疏柔毛，有散生腺毛和小皮刺；托叶宽平，大部贴生于叶柄，离生部分卵形，先端急尖，边缘有腺齿，无毛。花单生或 2 ~ 3 朵集生，苞片卵状披针形，先端渐尖，边缘有腺齿，无毛；花梗长 5 ~ 10 mm，花梗和萼筒被腺毛；花直径 4 ~ 5 cm；萼片卵状披针形，全缘，先端延长成带状，外面近无毛而有腺毛，内面密被柔毛，边缘较密；花瓣粉红色，宽倒卵形，先端微凹，基部楔形；花柱离生，密被长柔毛，比雄蕊短很多。果椭圆状卵球形，直径 1 ~ 1.5 cm，顶端有短颈，猩红色，有腺毛，果梗可达 1.8 cm。花期 5 ~ 7 月，果期 8 ~ 10 月。

【功能主治】花可提取芳香油并制玫瑰酱。花：理气活血调经，消肿，健脾。叶：止血，解毒。果实：固精，止泻，养血，活血。河北、山西用本种果实代金樱子入药。

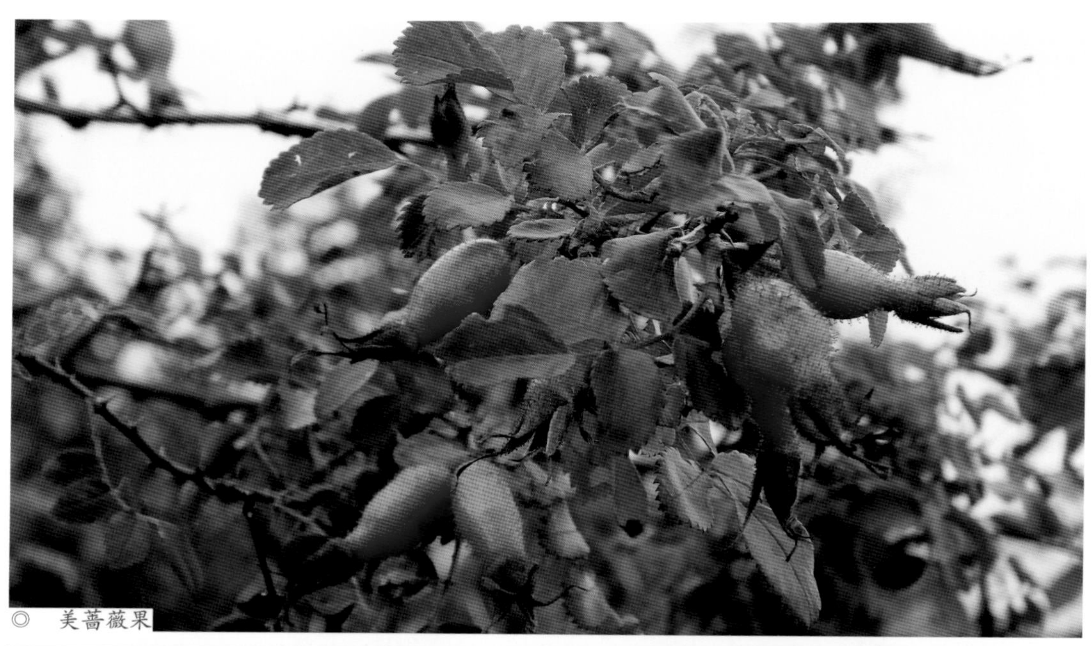

◎ 美蔷薇果

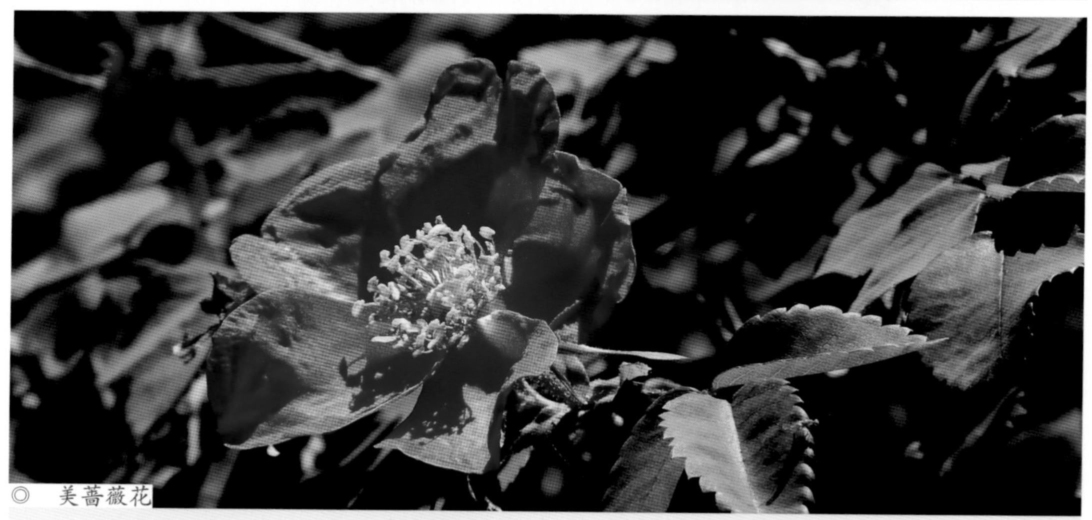

◎ 美蔷薇花

来源　本品为蔷薇科植物美蔷薇 *Rosa bella* 的花、叶、果实。10 ~ 11 月果实成熟变红时采收，干燥，除去毛刺。

茄科——SOLANACEAE

一年生至多年生草本、半灌木、灌木或小乔木；直立、匍匐、扶升或攀援；有时具皮刺，稀具棘刺。单叶全缘、不分裂或分裂，有时为羽状复叶，互生或在开花枝段上大小不等的二叶双生；无托叶。花单生，簇生或为蝎尾式、伞房式、伞状式、总状式、圆锥式聚伞花序，稀为总状花序；顶生、枝腋或叶腋生、或者腋外生；两性或稀杂性，辐射对称或稍微两侧对称，通常5基数，稀4基数。花萼通常具5牙齿、5中裂或5深裂，稀具2、3、4至10牙齿或裂片，极稀截形而无裂片，裂片在花蕾中镊合状、外向镊合状、内向镊合状或覆瓦状排列，或者不闭合，花后几乎不增大或极度增大，果时宿存，稀自近基部周裂而仅基部宿存；花冠具短筒或长筒，辐状、漏斗状、高脚碟状、钟状或坛状，檐部5（稀4～7或10）浅裂、中裂或深裂，裂片大小相等或不相等，在花蕾中覆瓦状、镊合状、内向镊合状排列或折合而旋转；雄蕊与花冠裂片同数而互生，伸出或不伸出于花冠，同形或异形（即花丝不等长或花药大小或形状相异），有时其中1枚较短而不育或退化，插生于花冠筒上，花丝丝状或在基部扩展，花药基底着生或背面着生、直立或向内弓曲、有时靠合或合生成管状而围绕花柱，药室2，纵缝开裂或顶孔开裂；子房通常由2枚心皮合生而成，2室，有时1室或有不完全的假隔膜而在下部分隔成4室，稀3～5（6）室，2心皮不位于正中线上而偏斜，花柱细瘦，具头状或2浅裂的柱头；中轴胎座；胚珠多数、稀少数至1枚，倒生、弯生或横生。果实为多汁浆果或干浆果，或者为蒴果。种子圆盘形或肾脏形；胚乳丰富、肉质；胚弯曲成钩状、环状或螺旋状卷曲、位于周边而埋藏于胚乳中，或直而位于中轴位上。

曼陀罗属 *Datura*

曼陀罗子

别名 醉葡萄、天茄子、胡茄子、狗核桃、风茄果、笃仙桃、洋大麻子、山大麻子、伏茄子、醉仙桃

【生长环境】常生于住宅旁、路边或草地上，也有作药用或观赏而栽培。

【植物形态】草本或半灌木状，高0.5~1.5 m，全体近于平滑或在幼嫩部分被短柔毛。茎粗壮，圆柱状，淡绿色或带紫色，下部木质化。叶广卵形，顶端渐尖，基部不对称楔形，边缘有不规则波状浅裂，裂片顶端急尖，有时亦有波状牙齿，侧脉每边3~5条，直达裂片顶端，长8~17 cm，宽4~12 cm；叶柄长3~5 cm。花单生于枝叉间或叶腋，直立，有短梗；花萼筒状，长4~5 cm，筒部有5棱角，两棱间稍向内陷，基部稍膨大，顶端紧围花冠筒，5浅裂，裂片三角形，花后自近基部断裂，宿存部分随果实而增大并向外反折；花冠漏斗状，下半部带绿色，上部白色或淡紫色，檐部5浅裂，裂片有短尖头，长6~10 cm，檐部直径3~5 cm；雄蕊不伸出花冠，花丝长约3 cm，花药长约4 mm；子房密生柔针毛，花柱长约6 cm。蒴果直立生，卵状，长3~4.5 cm，直径2~4 cm，表面生有坚硬针刺或有时无刺而近平滑，成熟后淡黄色，规则4瓣裂。种子卵圆形，稍扁，长约4 mm，黑色。花期6~10月，果期7~11月。

【性味归经】

辛、苦，温，有毒。归肝、脾经。

【功能主治】

平喘，祛风，止痛。主喘咳、惊痫、风寒湿痹、脱肛、跌打损伤、疮疖。

【用法用量】

内服：煎汤，0.15~0.3 g；或浸酒。外用：适量，煎水洗；或浸酒涂擦。

【注意】无瘀积、体虚者忌用。

曼陀罗根

【来源】为茄科植物曼陀罗 *Datura stramonium* Linn.的根。夏、秋季挖取，洗净，鲜用或晒干。

【性味】辛、苦，温，有毒。

【功能主治】镇咳，止痛，拔脓。主治喘咳、风湿痹痛、疖癣、恶疮、狂犬咬伤。

【用法用量】内服：煎汤，0.9~1.5 g。外用：适量，煎水熏洗；或研末调涂。

曼陀罗叶

【来源】为茄科植物曼陀罗 *Datura*

stramonium Linn.的叶。7～8月间采收，亦可晒干或烘干。

【性味】辛、苦，温，有毒。

【功能主治】镇咳平喘，止痛拔脓。主治喘咳、痹痛、脚气、脱肛、痈疽疮疖。

【用法用量】内服：煎汤，0.3～0.6 g；或浸酒。外用：适量，煎水洗；或捣汁涂。

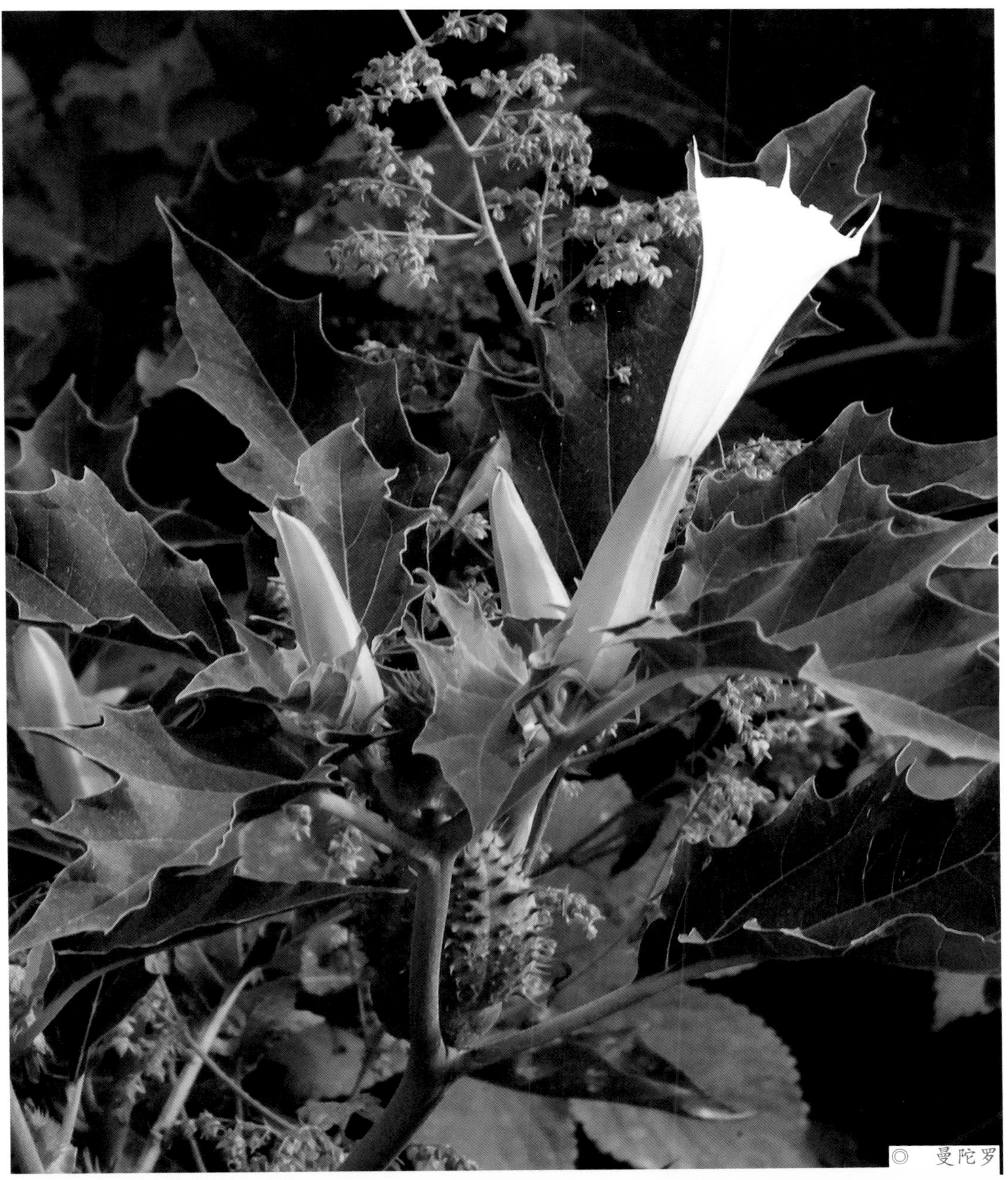

◎ 曼陀罗

来源 本品为茄科植物曼陀罗 *Datura stramonium* Linn.的果实或种子。夏、秋季果产成熟时采收，亦可晒干后倒出种子。

天仙子属 *Hyoscyamus*

天仙子

别名　莨菪子、莨菪实、牙痛子、小颠茄子、米罐子、熏牙子

【生长环境】常生于山坡、路旁、住宅区及河岸沙地。

【植物形态】二年生草本，高达 1 m，全体被黏性腺毛。根较粗壮，肉质而后变纤维质，直径 2～3 cm。一年生的茎极短，自根茎发出莲座状叶丛，卵状披

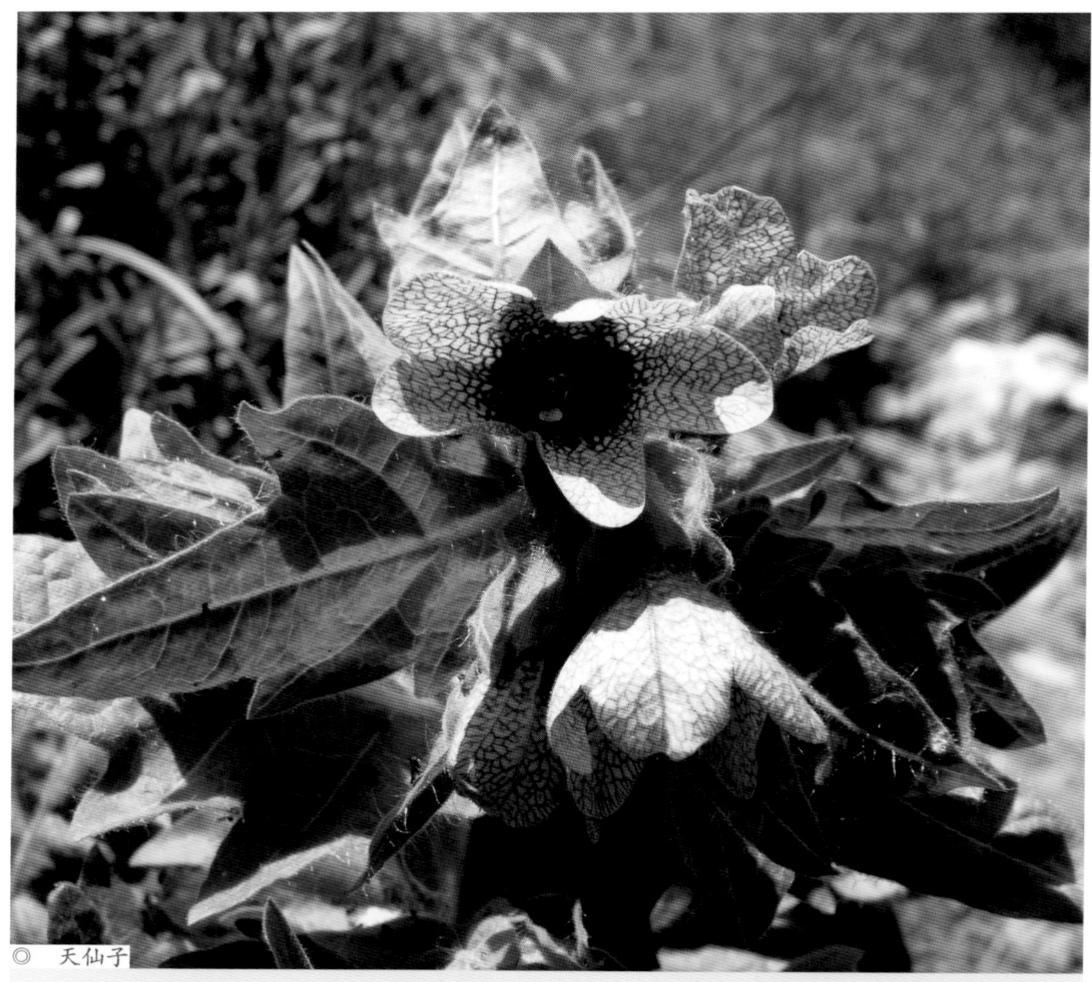

◎　天仙子

来源　本品为茄科植物莨菪 *Hyoscyamus niger* L. 的干燥成熟种子。夏、秋二季果皮变黄色时，采摘果实，暴晒，打下种子，筛去果皮、枝梗，晒干。

针形或长矩圆形，长可达 30 cm，宽达 10 cm，顶端锐尖，边缘有粗牙齿或羽状浅裂，主脉扁宽，侧脉 5 ~ 6 条直达裂片顶端，有宽而扁平的翼状叶柄，基部半抱根茎；第二年春茎伸长而分枝，下部渐木质化，茎生叶卵形或三角状卵形，顶端钝或渐尖，无叶柄而基部半抱茎或宽楔形，边缘羽状浅裂或深裂，向茎顶端的叶成浅波状，裂片多为三角形，顶端钝或锐尖，两面除生黏性腺毛外，沿叶脉并生有柔毛，长 4 ~ 10 cm，宽 2 ~ 6 cm。花在茎中部以下单生于叶腋，在茎上端则单生于苞状叶腋内而聚集成蝎尾式总状花序，通常偏向一侧，近无梗或仅有极短的花梗。花萼筒状钟形，生细腺毛和长柔毛，长 1 ~ 1.5 cm，5 浅裂，裂片大小稍不等，花后增大成坛状，基部圆形，长 2 ~ 2.5 cm，直径 1 ~ 1.5 cm，有 10 条纵肋，裂片开张，顶端针刺状；花冠钟状，长约为花萼长度的 1 倍，黄色而脉纹紫堇色；雄蕊稍伸出花冠；子房直径约 3 mm。蒴果包藏于宿存萼内，长卵圆状，长约 1.5 cm，直径约 1.2 cm。种子近圆盘形，直径约 1 mm，淡黄棕色。夏季开花、结果。

【性味归经】苦、辛，温，有大毒。归心、胃、肝经。

【功能主治】解痉止痛，平喘，安神。用于胃脘挛痛、喘咳、癫狂。

【用法用量】内服：0.06 ~ 0.6 g。

【注意】心脏病、心动过速、青光眼患者及孕妇禁用。

【贮藏】置通风干燥处。

莨菪根

【来源】

为茄科植物莨菪 *Hyoscyamus ni ger* L. 的根。秋季拔嫩全株，切下根部，洗净晒干。

【性味归经】苦、辛，寒，有毒。

【功能主治】截疟，攻癣，杀虫。主治疟疾，疥癣。

【用法用量】

内服：烧存性研末，0.5 ~ 1 g。外用：捣敷。

【注意】

①《本经逢原》：“多食令人狂走。”

②《内蒙古中草药》：“内服慎用，心脏病、心力衰竭者忌用。”

莨菪叶

【别名】铃铛草、麻性草。

【来源】

为茄科植物莨菪 *Hyoscyamus ni ger* L. 的叶片，立夏后采收，晒干。

【性味】苦，寒，大毒。

【功能主治】镇痛，解痉。主治脘腹疼痛、牙痛、咳嗽气喘。

【用法用量】

内服：研末，0.1 ~ 0.16 g；或混入烟叶内烧烟吸。

【注意】《内蒙古中草药》：“内服慎用，心脏病、心力衰竭者忌用。”

枸 杞 属 *Lycium*

枸杞子

别名 **金锚**

【生长环境】常生于山坡、荒地、丘陵地、盐碱地、路旁及村边宅旁。

【植物形态】

枸杞 多分枝灌木，高 0.5 ~ 1 m，栽培时可达 2 m；枝条细弱，弓状弯曲或俯垂，淡灰色，有纵条纹，棘刺长 0.5 ~ 2 cm，生叶和花的棘刺较长，小枝顶端锐尖成棘刺状。叶纸质或栽培者质稍厚，单叶互生或 2 ~ 4 枚簇生，卵形、卵状菱形、长椭圆形、卵状披针形，顶端急尖，基部楔形，长 1.5 ~ 5 cm，宽 0.5 ~ 2.5 cm，栽培者较大，可长达 10 cm 以上，宽达 4 cm；叶柄长 0.4 ~ 1 cm。花在长枝上单生或双生于叶腋，在短枝上则同叶簇生；花梗长 1 ~ 2 cm，向顶端渐增粗。花萼长 3 ~ 4 mm，通常 3 中裂或 4 ~ 5 齿裂，裂片多少有缘毛；花冠漏斗状，长 9 ~ 12 mm，淡紫色，筒部向上骤然扩大，稍短于或近等于檐部裂片，5 深裂，裂片卵形，顶端圆钝，平展或稍向外反曲，边缘有缘毛，基部耳显著；雄蕊较花冠稍短，或因花冠裂片外展而伸出花冠，花丝在近基部处密生 1 圈茸毛并交织成椭圆状的毛丛，与毛丛等高处的花冠筒内壁亦密生 1 环茸毛；

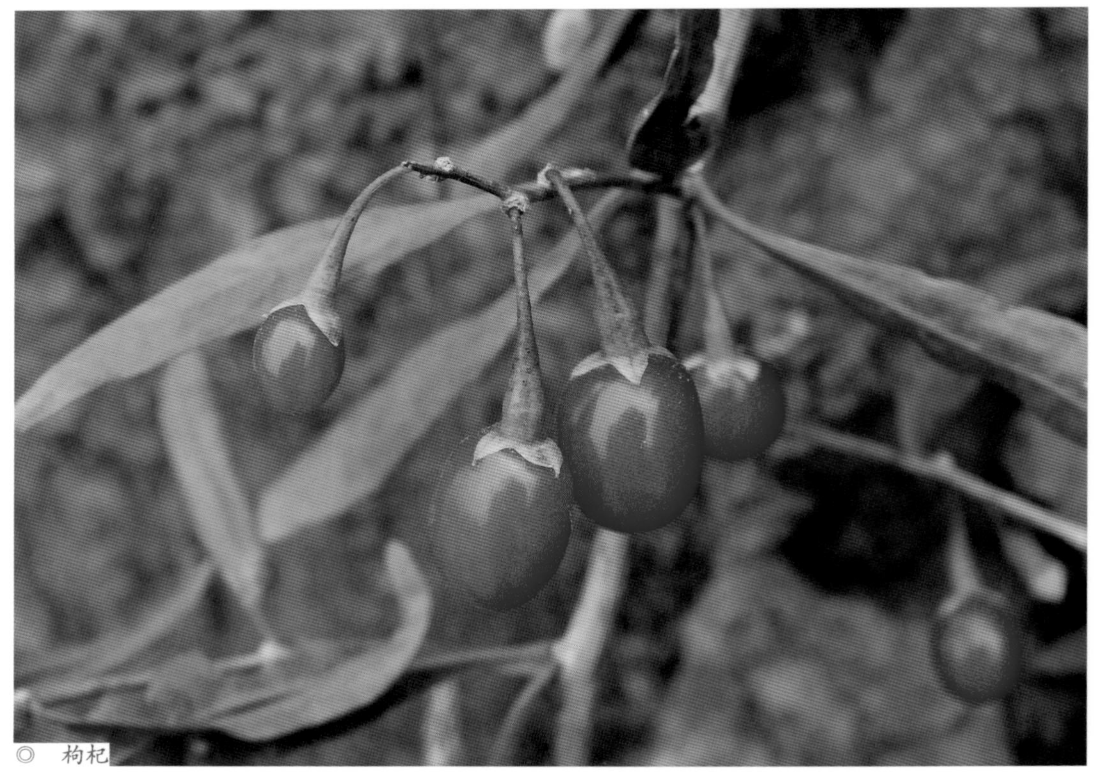

◎ 枸杞

花柱稍伸出雄蕊，上端弓弯，柱头绿色。浆果红色，卵状，栽培者可成长矩圆状或长椭圆状，顶端尖或钝，长 7 ~ 15 mm，栽培者长可达 2.2 cm，直径 5 ~ 8 mm。种子扁肾脏形，长 2.5 ~ 3 mm，黄色。花果期 6 ~ 11 月。

截萼枸杞 灌木，高 1 ~ 1.5m；分枝圆柱状，灰白色或灰黄色，少棘刺。叶在长枝上通常单生，在短枝上则数枚簇生，条状披针形或披针形，顶端急尖，基部狭楔形且下延成叶柄，长 1.5 ~ 2.5 cm，宽 2 ~ 6 mm，中脉稍明显。花 1 ~ 3 朵生于短枝上，同叶簇生；花梗细瘦，向顶端接近花萼处稍增粗，长 1 ~ 1.5 cm。花萼钟状，长 3 ~ 4 mm，直径约 3 mm，2 ~ 3 裂，裂片膜质，花后有时断裂而使宿萼成截头状；花冠漏斗状，下部细瘦，向上渐扩大，筒长约 8 mm，裂片卵形，长约为筒部之半，无缘毛；雄蕊插生于花冠筒中部，稍伸出花冠，花丝基部被稀疏茸毛；花柱稍伸出花冠。浆果矩圆形或卵状矩圆形，长 5 ~ 8 mm，顶端有小尖头。种子橙黄色，长约 2 mm。花果期 5 ~ 10 月。

【性味归经】甘，平。归肝、肾经。

【功能主治】滋补肝肾，益精明目。用于虚劳精亏、腰膝酸痛、眩晕耳鸣、阳痿遗精、内热消渴、血虚萎黄、目昏不明。

【用法用量】内服：6 ~ 12 g。

【贮藏】置阴凉干燥处，防闷热，防潮，防蛀。

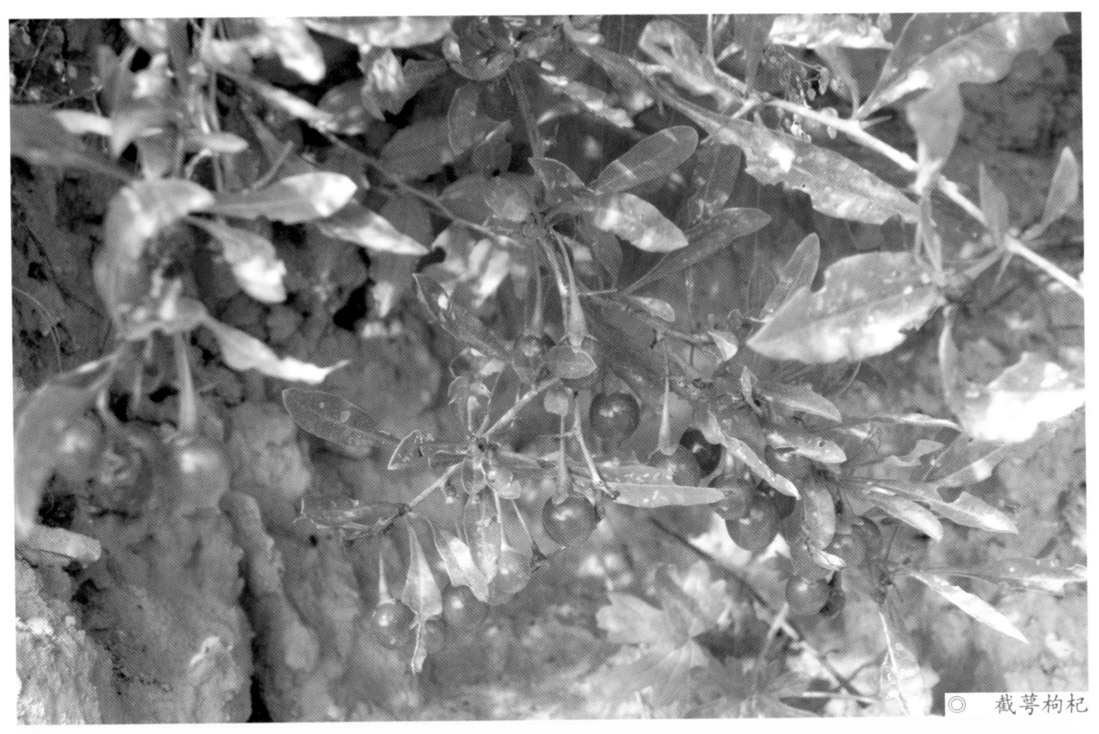

◎ 截萼枸杞

来源 本品为茄科植物枸杞 *Lycium chinense* Miller 和截萼枸杞 *Lycium truncatum* Y. C. Wang 的干燥成熟果实。夏、秋二季果实呈红色时采收，热风烘干，除去果梗，或晾至皮皱后，晒干，除去果梗。

地骨皮

【来源】本品为茄科植物枸杞 *Lycium chinense* Miller 的干燥根皮。春初或秋后采挖根部，洗净，剥取根皮，晒干。

【性味归经】甘，寒。归肺、肝、肾经。

【功能主治】凉血除蒸，清肺降火。用于阴虚潮热、骨蒸盗汗、肺热咳嗽、咯血、衄血、内热消渴。

【用法用量】内服：9～15 g。

枸杞叶

【来源】本品为茄科植物枸杞 *Lycium chinense* Miller 的嫩茎叶。春季至初夏采摘，洗净，多鲜用。

【性味归经】苦、甘，凉。归肝、脾、肾经。

【功能主治】补虚益精，清热明目。主治虚劳发热、烦渴、目赤昏痛、障翳夜盲、崩漏带下、热毒疮肿。

【用法用量】

内服：煎汤，鲜品 60～240 g；或煮食；或捣汁。外用：适量，煎水洗；或捣汁滴眼。

【注意】《药性论》：与奶酪相恶。

茄　属 *Solanum*

白英

别名　白毛藤、白草、毛千里光、毛风藤、排风藤、毛秀才、葫芦草、金线绿毛龟

【生长环境】喜生于山谷草地或路旁、田边，海拔 600～2800 m。

【植物形态】草质藤本，长 0.5～1 m，茎及小枝均密被具节长柔毛。叶互生，多数为琴形，长 3.5～5.5 cm，宽 2.5～4.8 cm，基部常 3～5 深裂，裂片全缘，侧裂片愈近基部的愈小，端钝，中裂片较大，通常卵形，先端渐尖，两面均被白色发亮的长柔毛，中脉明显，侧脉在下面较清晰，通常每边 5～7 条；少数在小枝上部的为心脏形，小，长 1～2 cm；叶柄长 1～3 cm，被有与茎枝相同的毛被。聚伞花序顶生或腋外生，疏花，总花梗长 2～2.5 cm，被具节的长柔毛，花梗长 0.8～1.5 cm，无毛，顶端稍膨大，基部具关节；萼环状，直径约 3 mm，无毛，萼齿 5 枚，圆形，顶端具短尖头；花冠蓝紫色或白色，直径约 1.1 cm，花冠筒隐于萼内，长约 1 mm，冠檐长约 6.5 mm，5 深裂，裂片椭圆状披针形，长约 4.5 mm，先端被微柔毛；花丝长约 1 mm，花药长圆形，长约 3 mm，顶孔略向上；子房卵形，直径不及 1 mm，花柱丝状，长约 6 mm，柱头小，头状。浆果球状，成熟时红黑色，直径约 8 mm；种子近盘状，扁平，直径约 1.5 mm。花期夏秋，果熟期秋末。

【性味归经】苦,微寒。有小毒。归肝、胃经。

【功能主治】清热解毒，利湿消肿，抗癌。全草：用于感冒发热、乳痈、恶疮、湿热黄疸、腹水、白带、肾炎水肿；外用治痈疖肿毒。根：治风湿痹痛。

【用法用量】内服：25～50 g。外用：适量，鲜全草捣烂敷患处。

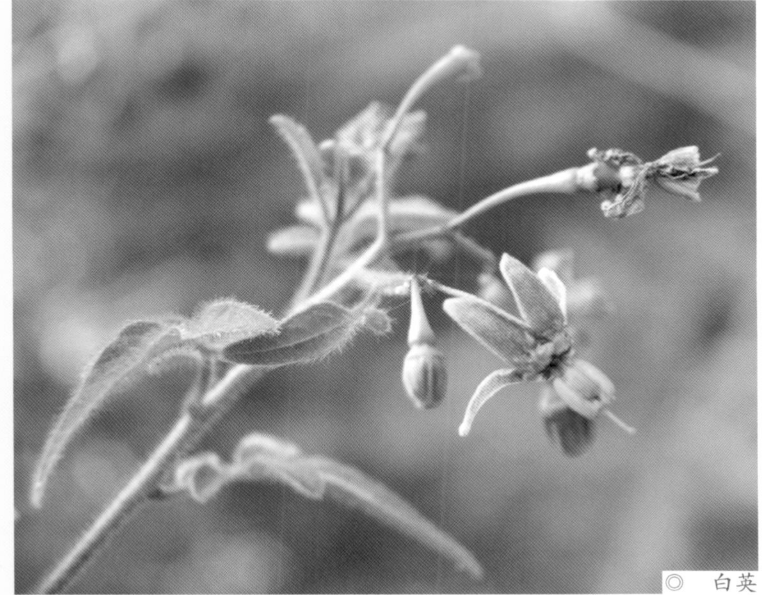
◎ 白英

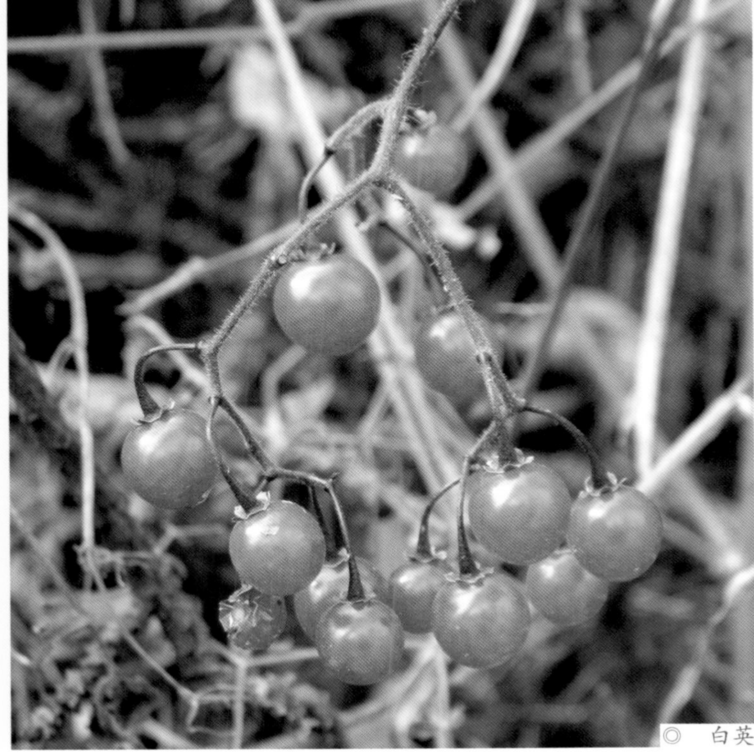
◎ 白英

来源　本品为茄科茄属植物白英 *Solanum lyratum* 的全草或根。夏秋采收。洗净，晒干或鲜用。

蜀羊泉

别名　羊泉、羊饴、漆姑、青杞、野茄、小孩拳、红葵、野茄子、野枸杞、野辣子、药人豆

【生长环境】喜生长于山坡向阳处，海拔 900 ~ 1600 m，也有分布在 300 ~ 2500 m 的。

【植物形态】直立草本或灌木状，茎具

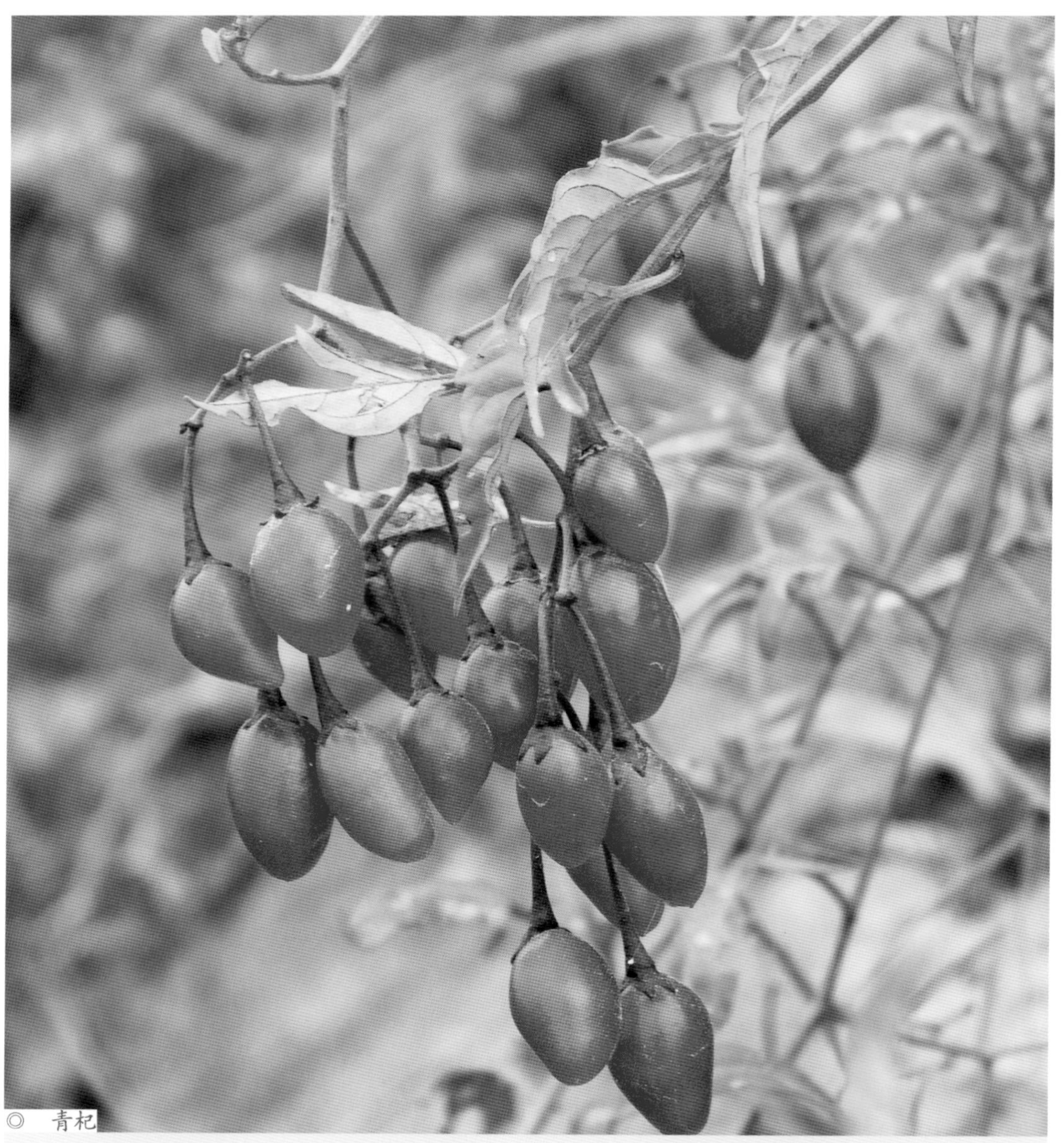

◎ 青杞

来源　本品为茄科植物青杞 *Solanum septemlobum* Bunge 的全草或果实。夏、秋季割取全草，洗净，切段，鲜用或晒干。

棱角，被白色具节弯卷的短柔毛至近于无毛。叶互生，卵形，长 3 ~ 7 cm，宽 2 ~ 5 cm，先端钝，基部楔形，通常 7 裂，有时 5 ~ 6 裂或上部的近全缘，裂片卵状长圆形至披针形，全缘或具尖齿，两面均疏被短柔毛，在中脉、侧脉及边缘上较密；叶柄长 1 ~ 2 cm，被有与茎相似的毛被。二歧聚伞花序，顶生或腋外生，总花梗长 1 ~ 2.5 cm，具微柔毛或近无毛，花梗纤细，长 5 ~ 8 mm，近无毛，基部具关节；萼小，杯状，直径约 2 mm，外面被疏柔毛，5 裂，萼齿三角形，长不到 1 mm；花冠青紫色，直径约 1 cm，花冠筒隐于萼内，长约 1 mm，冠檐长约 7 mm，先端深 5 裂，裂片长圆形，长约 5 mm，开放时常向外反折；花丝长不及 1 mm，花药黄色，长圆形，长约 4 mm，顶孔向内；子房卵形，直径约 1.5 mm，花柱丝状，长约 7 mm，柱头头状，绿色。浆果近球状，熟时红色，直径约 8 mm；种子扁圆形，径 2 ~ 3 mm。花期夏秋间，果熟期秋末冬初。

【性味】苦，寒，小毒。

【功能主治】清湿热，解毒，消肿。用于感冒发热、咳嗽、黄疸、痈肿、风湿痹痛。

【用法用量】内服：煎汤，15 ~ 30 g。外用：适量，捣敷；或煎水熏洗。

马铃薯

别名　阳芋、山药蛋、洋番薯、土豆、洋芋、山洋芋、地蛋、洋山芋、荷兰薯、薯仔、茨仔

【植物形态】草本，高 30 ~ 80 cm，无毛或被疏柔毛。地下茎块状，扁圆形或长圆形，直径 3 ~ 10 cm，外皮白色、淡红色或紫色。叶为奇数不相等的羽状复叶，小叶常大小相间，长 10 ~ 20 cm；叶柄长 2.5 ~ 5 cm；小叶，6 ~ 8 对，卵形至长圆形，最大者长可达 6 cm，宽达 3.2 cm，最小者长宽均不及 1 cm，先端尖，基部稍不相等，全缘，两面均被白色疏柔毛，侧脉每边 6 ~ 7 条，先端略弯，小叶柄长 1 ~ 8 mm。伞房花序顶生，后侧生，花白色或蓝紫色；萼钟形，直径约 1 cm，外面被疏柔毛，5 裂，裂片披针形，先端长渐尖；花冠辐状，直径 2.5 ~ 3 cm，花冠筒隐于萼内，长约 2 mm，冠檐长约 1.5 cm，裂片 5，三角形，长约 5 mm；雄蕊长约 6 mm，花药长为花丝长度的 5 倍；子房卵圆形，无毛，花柱长约 8 mm，柱头头状。浆果圆球状，光滑，直径约 1.5 cm。花期夏季。

【性味】甘，平。

【功能主治】和胃健中，解毒消肿。主胃痛、痄腮、痈肿、湿疹、烫伤。

【用法用量】内服：适量，煮食或煎汤。外用：适量，磨汁涂。

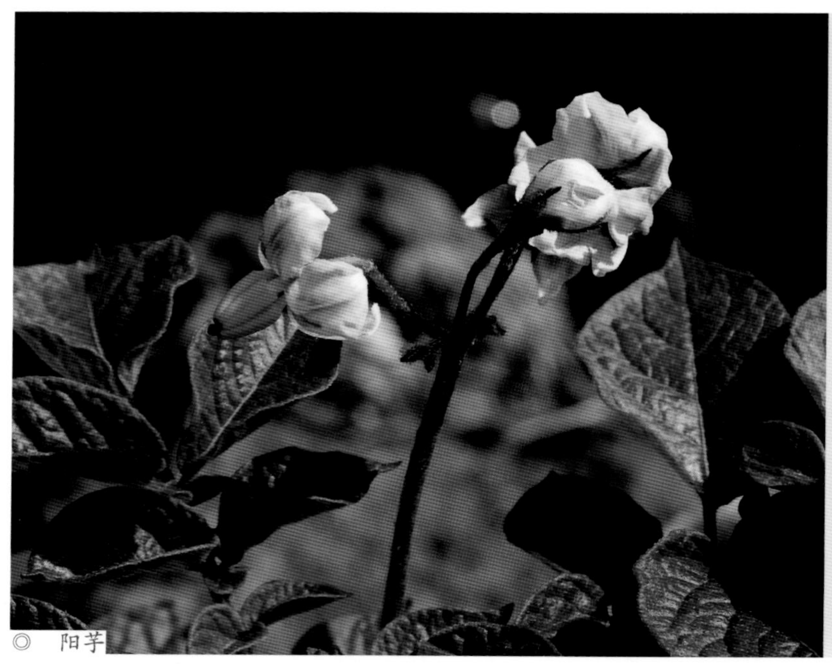
◎ 阳芋

来源 本品为茄科植物阳芋 *Solanum tuberosum* 的块茎。夏、秋季采收，洗净，鲜用或晒干。

烟草属 *Nicotiana*

烟草

别名 野烟、相思草、返魂烟、仁草、八角草、金丝醺、贪报草、延命草、穿墙草、土烟草、金鸡脚下红

【**植物形态**】

烟草 一年生草本，高达 2 m。植株被腺毛。叶长圆状披针形、披针形、长圆形或卵形，长 10 ~ 30（70）cm，先端渐尖，基部渐窄成耳状半抱茎；叶柄不明显或成翅状。花序圆锥状，顶生。花梗长 0.5 ~ 2 cm；花萼筒状或筒状钟形，长 2 ~ 25 cm，裂片三角状披针形，长短不等；花冠漏斗状，淡黄、淡绿、红或粉红色，基部带黄色，稍弓曲，长 3.5 ~ 5 cm，冠檐径 1 ~ 1.5 cm，裂片尖；雄蕊 1 枚较短，不伸出花冠喉部，花丝基部被毛。蒴果卵圆形或椭圆形，与宿萼近等长。种子圆形或宽长圆形，径约 0.5 mm，褐色。花果期夏秋季。

黄花烟草 一年生草本，高 40 ~ 60 cm、有时达 120 cm。茎直立，粗壮，生腺毛，分枝较细弱。叶生腺毛，叶片卵形、矩圆形、心脏形，有时近圆形或矩圆状披针形，顶端钝或急尖，基部圆或心形偏斜，长 10 ~ 30 cm，叶柄常短于叶片之半。花序圆锥式，顶生，疏散或紧缩；花梗长

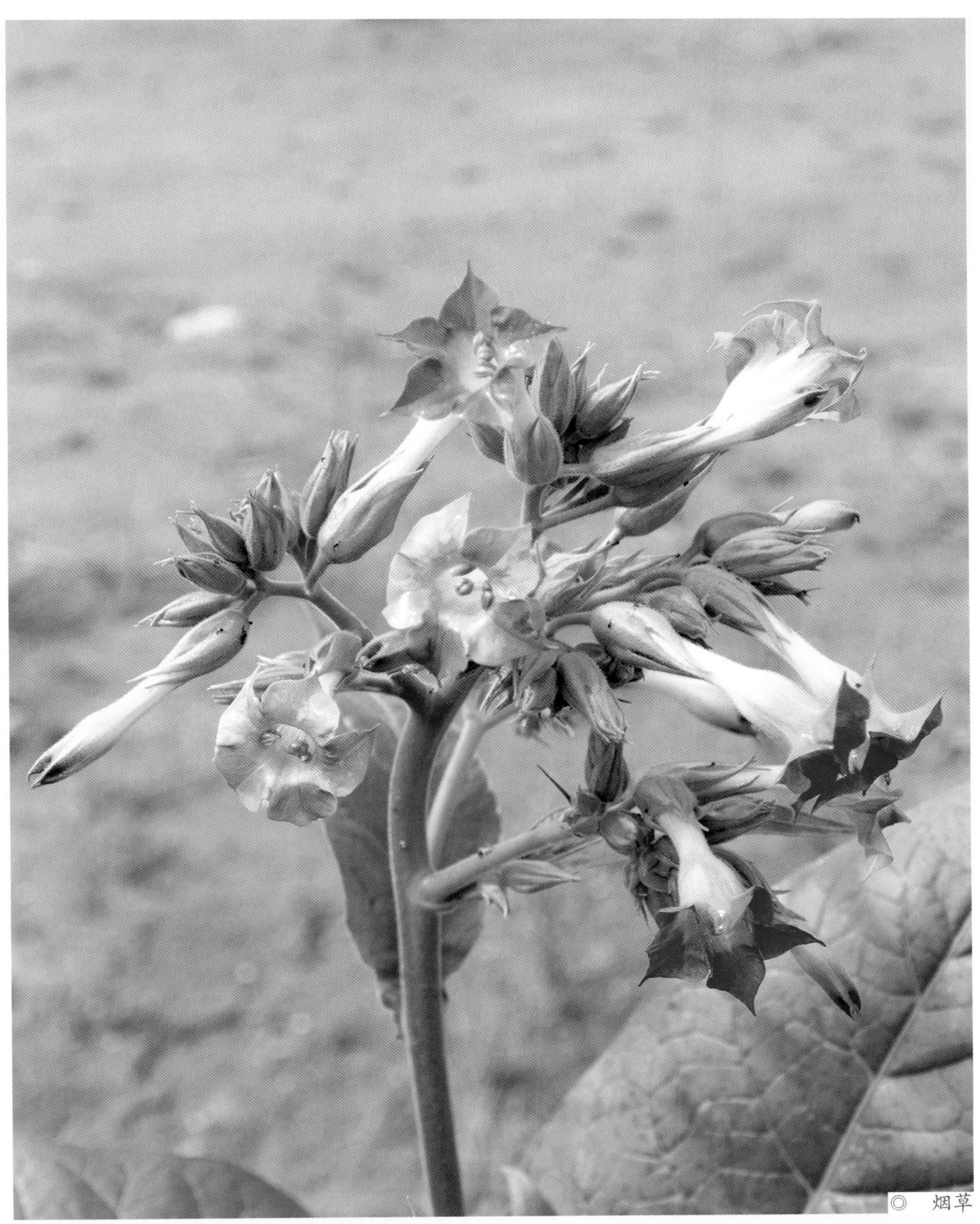

◎ 烟草

来源 本品为茄科植物烟草 *Nicotiana tabacum* L.、黄花烟草 *Nicotiana rustica* L. 的叶。通常于 7 月间，烟叶由深绿色变为淡黄色，叶尖下垂时采收。由于叶的成熟有先后，可分数次采摘，采后先晒干或烘干，再经回潮、发酵，干燥后即成。

3～7 mm。花萼杯状，长 7～12 mm，裂片宽三角形，1 枚显著长；花冠黄绿色，筒部长 1.2～2 cm，檐部宽约 4 mm，裂片短，宽而钝；雄蕊 4 枚较长，1 枚显著短。蒴果矩圆状卵形或近球状，长 10～16 mm。种子矩圆形，长约 1 mm，通常褐色。花期 7～8 月。

【性味】辛，温，有毒。

【功能主治】行气止痛，燥湿，消肿，解毒杀虫。主治食滞饱胀、气结疼痛、关节痹痛、痈疽、疔疮、疥癣、湿疹、毒蛇咬伤、扭挫伤。

【用法用量】内服：煎汤，鲜叶 9～15 g；或点燃吸烟。外用：适量，煎水洗；或捣敷；或研末调敷。

【注意】肺病咳嗽、吐血及一切喉证忌服。

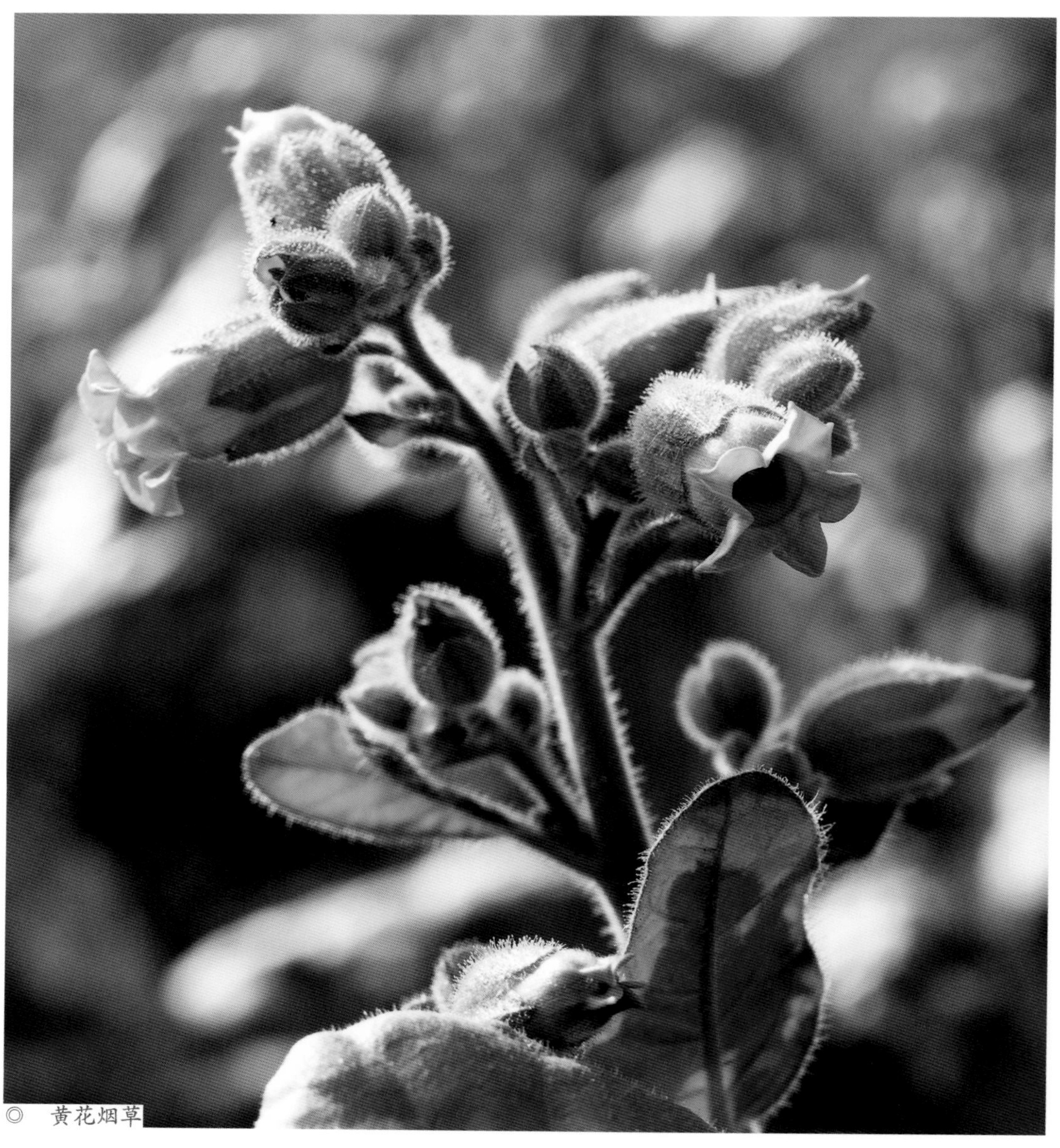

◎ 黄花烟草

忍冬科——CAPRIFOLIACEAE

灌木或木质藤本，有时为小乔木或小灌木，落叶或常绿，很少为多年生草本。茎干有皮孔或无，有时纵裂，木质松软，常有发达的髓部。叶对生，很少轮生，多为单叶，全缘具齿或有时羽状或掌状分裂，具羽状脉，极少具基部或离基三出脉或掌状脉，有时为单数羽状复叶；叶柄短，有时两叶柄基部连合，通常无托叶，有时托叶形小而不显著或退化成腺体。聚伞或轮伞花序，或由聚伞花序集合成伞房式或圆锥式复花序，有时因聚伞花序中央的花退化而仅具 2 朵花，排成总状或穗状花序，极少花单生。花两性，极少杂性，整齐或不整齐；苞片和小苞片存在或否，极少小苞片增大成膜质的翅；萼筒贴生于子房，萼裂片或萼齿（2）4~5 枚，宿存或脱落，较少于花开后增大；花冠合瓣，辐状、钟状、筒状、高脚碟状或漏斗状，裂片（3）4~5 枚，覆瓦状或稀镊合状排列，有时两唇形，上唇 2 裂，下唇 3 裂，或上唇四裂，下唇单一，有或无蜜腺；花盘不存在，或呈环状或为一侧生的腺体；雄蕊 5 枚，或 4 枚而 2 强，着生于花冠筒，花药背着，2 室，纵裂，通常内向，很少外向，内藏或伸出于花冠筒外；子房下位，2~5（7~10）室，中轴胎座，每室含 1 至多数胚珠，部分子房室常不发育。果实为浆果、核果或蒴果，具一至多数种子；种子具骨质外种皮，平滑或有槽纹，内含 1 枚直立的胚和丰富、肉质的胚乳。

忍冬科以盛产观赏植物而著称，荚蒾属、忍冬属、六道木属和锦带花属等都是著名的庭院、公园观赏花木。忍冬属和接骨木属的一些种是我国传统的中药材。接骨木属的果实可以酿酒。

六道木属 Zbelia

六道木

别名　六条木、交翅木

【生长环境】生于海拔 1000 ~ 2000 m 的山坡灌丛、林下及沟边。

【植物形态】落叶灌木，高 1 ~ 3 m；幼枝被倒生硬毛，老枝无毛。叶矩圆形至矩圆状披针形，长 2 ~ 6 cm，宽 0.5 ~ 2 cm，顶端尖至渐尖，基部钝至渐狭成楔形，全缘或中部以上羽状浅裂而具 1 ~ 4 对粗齿，上面深绿色，下面绿白色，两面疏被柔毛，脉上密被长柔毛，边缘有睫毛；叶柄长 2 ~ 4 mm，基部膨大且成对相连，被硬毛。花单生于小枝上叶腋，无总花梗；花梗长 5 ~ 10 mm，被硬毛；小苞片三齿状，齿 1 长 2 短，花后不落；萼筒圆柱形，疏生短硬毛，萼齿 4 枚，狭椭圆形或倒卵状矩圆形，长约 1 cm；花冠白色、淡黄色或带浅红色，狭漏斗形或高脚碟形，外面被短柔毛，杂有倒向硬毛，4 裂，裂片圆形，筒为裂片长的 3 倍，内密生硬毛；雄蕊 4 枚，2 强，着生于花冠筒中部，内藏，花药长卵圆形；子房 3 室，仅 1 室发育，花柱长约 1 cm，柱头头状。果实具硬毛，冠以 4 枚宿存而略增大的萼裂片；种子圆柱形，长 4 ~ 6 mm，具肉质胚乳。早春开花，8 ~ 9 月结果。

【功能主治】祛风湿，消肿毒。主治风湿筋骨疼痛、痈毒红肿。

【用法用量】内服：25 ~ 50 g。

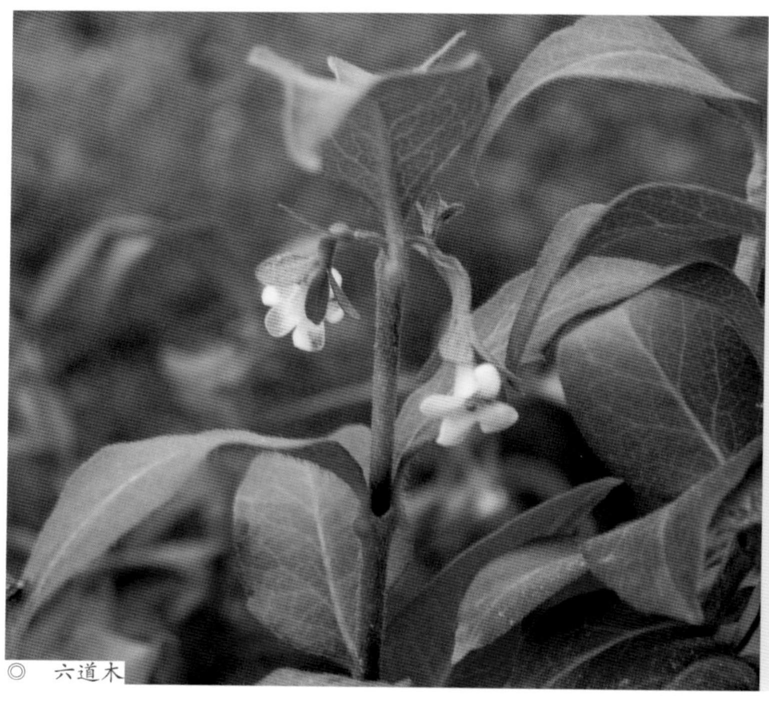

◎　六道木

来源　本品为忍冬科六道木 *Abelia biflora* 的果实。夏、秋二季果实近成熟时采收，晒干。

忍冬属 *Lonicera*

蓝靛果

【生长环境】生于落叶松林下或针叶林带山沟灌丛中，海拔 1500～2500（3500）m。

【植物形态】幼枝有长、短两种硬直糙毛或刚毛，老枝棕色，壮枝节部常有大形盘状的托叶，茎犹如贯穿其中。冬芽叉开，长卵形，顶锐尖，有时具副芽。叶矩圆形、卵状矩圆形或卵状椭圆形，稀卵形，长 2～5（10）cm，顶端尖或稍钝，基部圆形，两面疏生短硬毛，下面中脉毛较密且近水平开展，有时几无毛。总花梗长 2～10 mm；苞片条形，长为萼筒的 2～3 倍；花冠长 1～1.3 cm，外面有柔毛，基部具浅囊，筒比裂片长 1.5～2 倍；雄蕊的花丝上部伸出花冠外；花柱无毛，伸出。复果蓝黑色，稍被白粉，椭圆形至准圆状椭圆形，长约 1.5 cm。花期 5～6 月，果熟期 8～9 月。

【功能主治】有清热解毒、抗氧化、抗疲劳、抗肿瘤、防治心血管病、治疗小儿厌食等功效。

【备注】果实味酸甜可食。

来源 本品为忍冬科植物蓝果忍冬 *Lonicera caerulea*，以果实入药。夏、秋二季果实近成熟时采收，晒干。

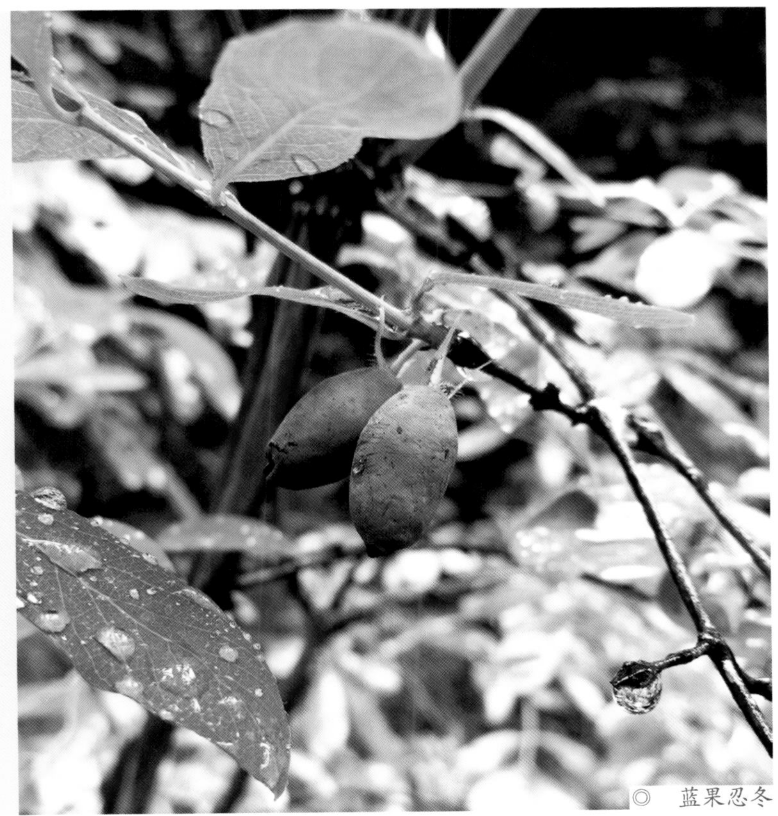

◎ 蓝果忍冬

刚毛忍冬

【生长环境】生于山坡林中、林缘灌丛中或高山草地上，海拔 1700 ~ 4200 m。

【植物形态】幼枝有长、短两种硬直糙毛或刚毛，老枝棕色，壮枝节部常有大形盘状的托叶，茎犹如贯穿其中。冬芽叉开，长卵形，顶锐尖，有时具副芽。叶矩圆形、卵状矩圆形或卵状椭圆形，稀卵形，长 2 ~ 5（10）cm，顶端尖或稍钝，基部圆形，两面疏生短硬毛，下面中脉毛较密且近水平开展，有时几无毛。总花梗长 2 ~ 10 mm；苞片条形，长为萼筒的 2 ~ 3 倍；花冠长 1 ~ 1.3 cm，外面有柔毛，基部具浅囊，筒比裂片长 1.5 ~ 2 倍；雄蕊的花丝上部伸出花冠外；花柱无毛，伸出。复果蓝黑色，稍被白粉，椭圆形至准圆状椭圆形，长约 1.5 cm。花期 5 ~ 6 月，果熟期 8 ~ 9 月。

【功能主治】

清热解毒。用于治疗感冒、肺炎等症。

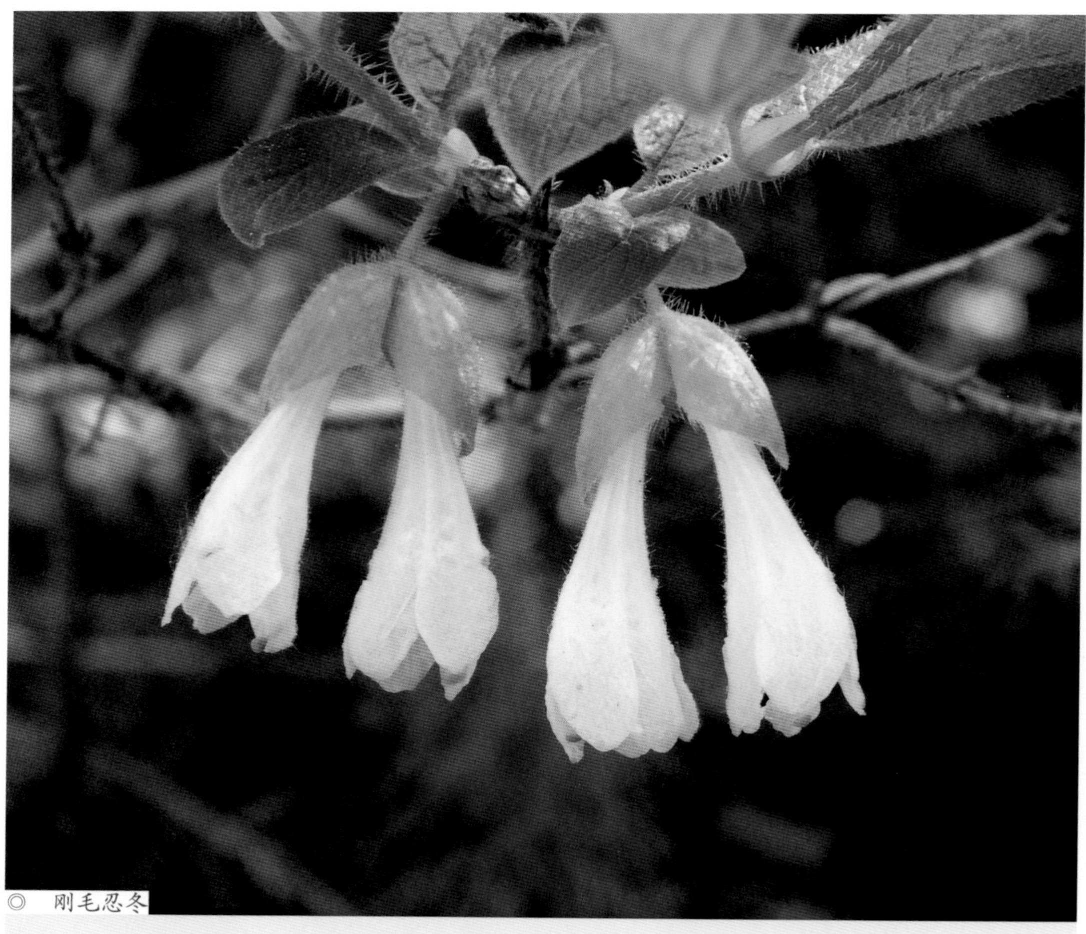

◎ 刚毛忍冬

来源　本品为忍冬科刚毛忍冬 *Lonicera hispida* Pall. ex Roem. et Schult. 的花蕾。4～5 月采收，晒干。

长白忍冬

别名　王八骨头、扁旦胡子

【生长环境】生于阔叶林下或林缘，海拔 300 ~ 1100 m。

【植物形态】落叶灌木，高达 3 m；幼枝和叶柄被短柔毛，枝疏被短柔毛或无毛；凡小枝、叶柄、叶两面、总花梗和苞片均疏生黄褐色微腺毛。冬芽约有 6 对鳞片。叶纸质，矩圆状倒卵形、卵状矩圆形至矩圆状披针形，长（3）4 ~ 6（10）cm，顶渐尖或急渐尖，基部圆至楔形或近截形，有时两侧不等，边缘略波状起伏或有时具

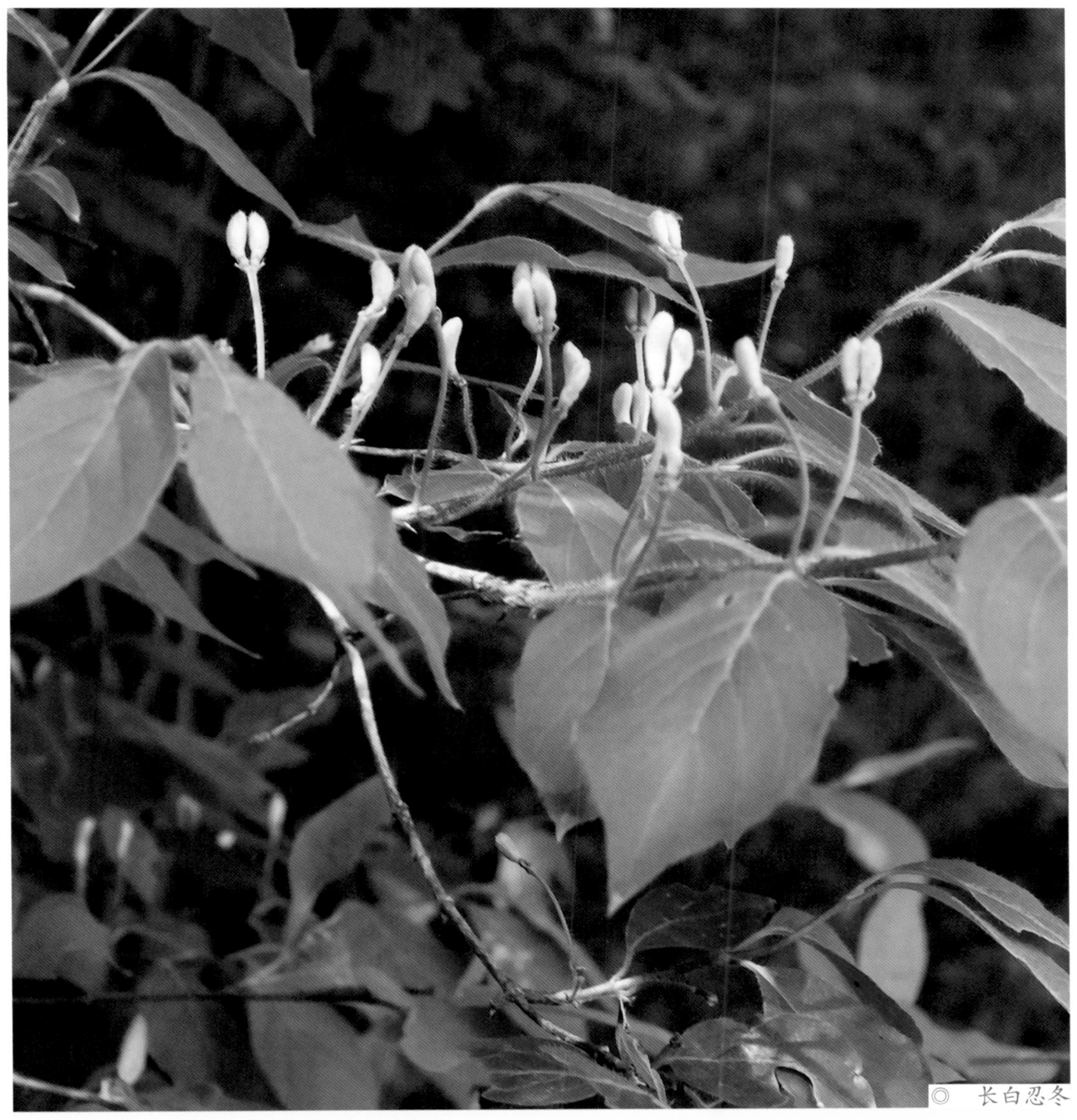

◎　长白忍冬

来源　本品为忍冬科长白忍冬 *Lonicera ruprechtiana* Regel 的花蕾。

不规则浅波状大牙齿，有缘毛，上面初时疏生微毛或近无毛，下面密被短柔毛；叶柄长3~8 mm；总花梗长6~12 mm，疏被微柔毛；苞片条形，长5~6 mm，长超过萼齿，被微柔毛；小苞片分离，圆卵形至卵状披针形，长为萼筒的1/4~1/3，无毛或具腺缘毛；相邻两萼筒分离，长2 mm左右，萼齿卵状三角形至三角状披针形，干膜质，长1 mm左右；花冠白色，后变黄色，外面无毛，筒粗短，长4~5 mm，内密生短柔毛，基部有1深囊，唇瓣长8~11 mm，上唇两侧裂深达1/2~2/3处，下唇长约1 cm，反曲；雄蕊短于花冠，花药长约3 mm，花丝着生于药隔的近基部，基部有短柔毛；花柱略短于雄蕊，全被短柔毛，柱头粗大。果实橘红色，圆形，直径5~7 mm；种子椭圆形，棕色，长3 mm左右，有细凹点。花期5~6月，果熟期7~8月。

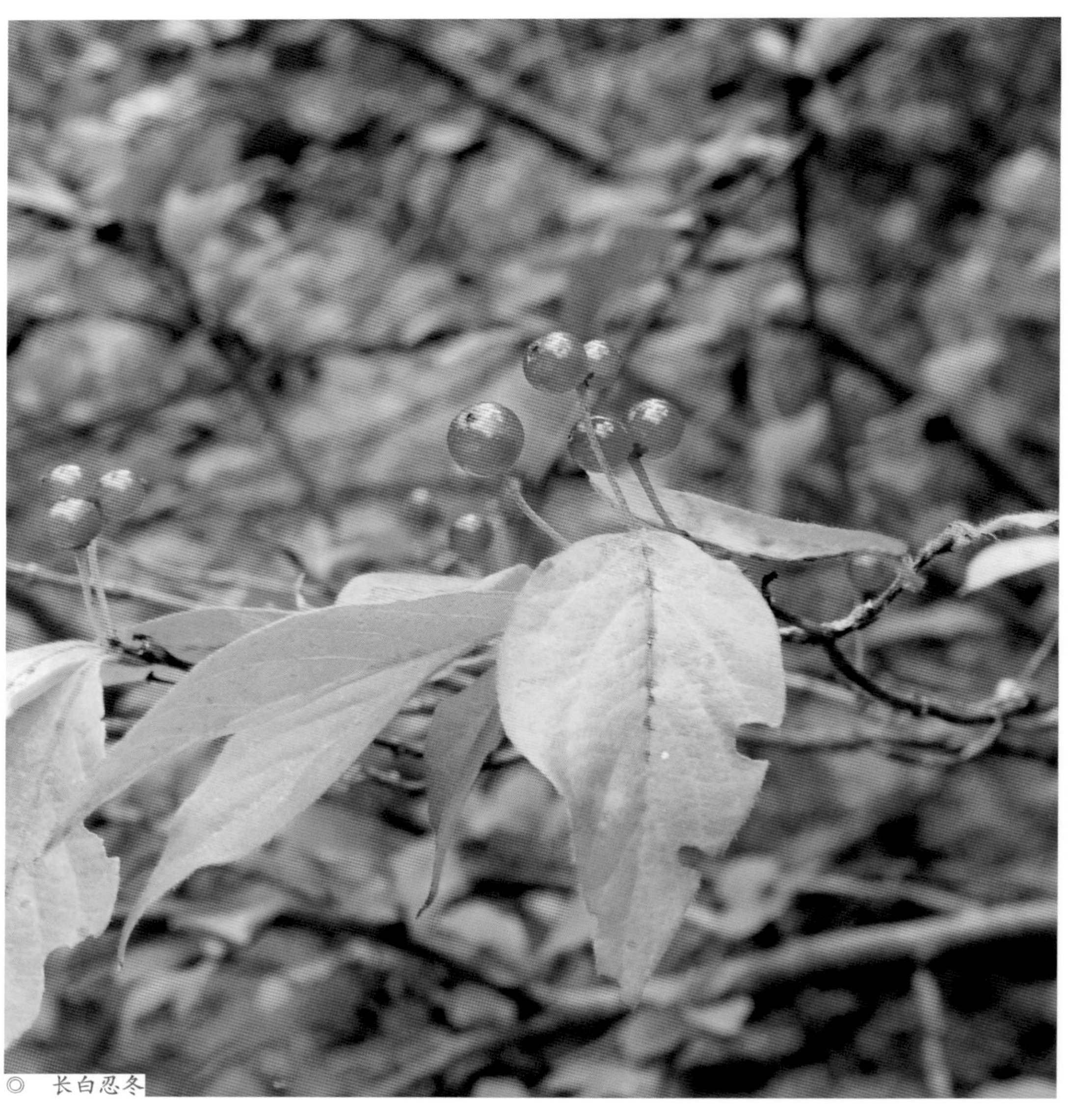

◎ 长白忍冬

接骨木属 Sambucus

接骨木

别名　九节风、木蒴藋、续骨木、扦扦活、七叶黄荆、放棍行、珊瑚配、铁骨散、接骨丹、七叶金、透骨草、接骨风、马尿骚、臭芥棵、暖、骨树、自草柴、接骨草、青杆错、白马桑、大接骨丹、大婆参、插地活、公道老、舒筋树、根花木、木本接骨丹

【生长环境】生于海拔 540 ~ 1600 m 的山坡、灌丛、沟边、路旁、宅边等地。

【植物形态】落叶灌木或小乔木，高 5 ~ 6 m；老枝淡红褐色，具明显的长椭圆形皮孔，髓部淡褐色。羽状复叶有小叶 2 ~ 3 对，有时仅 1 对或多达 5 对，侧生小叶片卵圆形、狭椭圆形至倒矩圆状披针形，长 5 ~ 15 cm，宽 1.2 ~ 7 cm，顶端尖、渐尖至尾尖，边缘具不整齐锯齿，有时基部或中部以下具一至数枚腺齿，基部楔形或圆形，有时心形，两侧不对称，最下 1 对小叶有时具长 0.5 cm 的柄，顶生小叶卵形或倒卵形，顶端渐尖或尾尖，基部楔形，具长约 2 cm 的柄，初时小叶上面

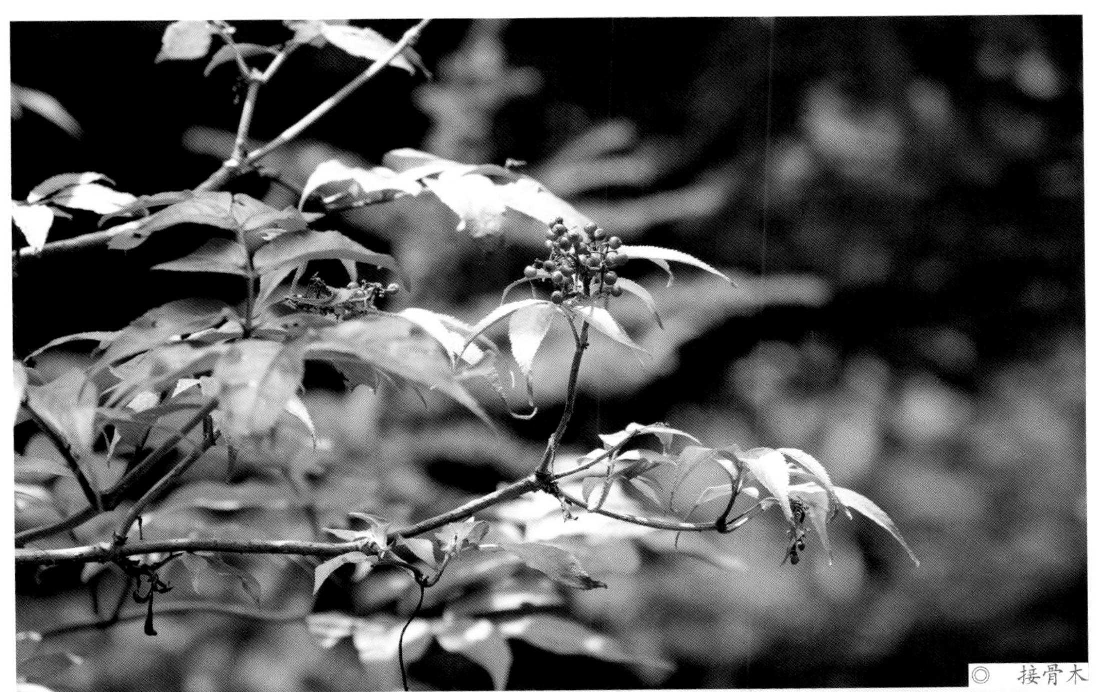

◎　接骨木

来源　本品为忍冬科植物接骨木 *Sambucus williamsii*、西伯利亚接骨木 *Sambucus sibirica* 及西洋接骨木 *Sambucus nigra* 的茎枝。全年可采，鲜用或切段晒干。

及中脉被稀疏短柔毛，后光滑无毛，叶搓揉后有臭气；托叶狭带形，或退化成带蓝色的突起。花与叶同出，圆锥形聚伞花序顶生，长 5 ~ 11 cm，宽 4 ~ 14 cm，具总花梗，花序分枝多成直角开展，有时被稀疏短柔毛，随即光滑无毛；花小而密；萼筒杯状，长约 1 mm，萼齿三角状披针形，稍短于萼筒；花冠蕾时带粉红色，开后白色或淡黄色，筒短，裂片矩圆形或长卵圆形，长约 2 mm；雄蕊与花冠裂片等长，开展，花丝基部稍肥大，花药黄色；子房 3 室，花柱短，柱头 3 裂。果实红色，极少蓝紫黑色，卵圆形或近圆形，直径 3 ~ 5 mm；分核 2 ~ 3 枚，卵圆形至椭圆形，长 2.5 ~ 3.5 mm，略有皱纹。花期一般 4 ~ 5 月，果熟期 9 ~ 10 月。

【性味归经】甘、苦，平。归肝经。

【功能主治】祛风利湿，活血，止血。主治风湿痹痛、痛风、大骨节病、急慢性肾炎、风疹、跌打损伤、骨折肿痛、外伤出血。

【用法用量】内服：煎汤，15 ~ 30 g；或入丸、散。外用：适量，捣敷或煎汤熏洗；或研末撒。

【注意】孕妇忌服。《品汇精要》：多服令人吐。

莛子藨属 *Triosteum*

鸡爪七

别名　天王七、五转七、羽裂莛子藨

【生长环境】生于海拔 1800 ~ 2900 m 的山坡暗针叶林下和沟边向阳处。

【植物形态】多年生草本；茎开花时顶部生分枝 1 对，高达 60 cm，具条纹，被白色刚毛及腺毛，中空，具白色的髓部。叶羽状深裂，基部楔形至宽楔形，近无柄，轮廓倒卵形至倒卵状椭圆形，长 8 ~ 20 cm，宽 6 ~ 18 cm，裂片 1 ~ 3 对，无锯齿，顶端渐尖，上面浅绿色，散生刚毛，沿脉及边缘毛较密，背面黄白色；茎基部的初生叶有时不分裂。聚伞花序对生，各具 3 朵花，无总花梗，有时花序下具卵全缘的苞片，在茎或分枝顶端集合成短穗状花序；萼筒被刚毛和腺毛，萼裂片三角形，长 3 mm；花冠黄绿色，狭钟状，长 1 cm，筒基部弯曲，一侧膨大成浅囊，被腺毛，裂片圆而短，内面有带紫色斑点；雄蕊着生于花冠筒中部以下，花丝短，花药矩圆形，花柱基部被长柔毛，柱头楔状头形。果实卵圆，肉质，具 3 条槽，长 10 mm，冠以宿存的萼齿；核 3 枚，扁，亮黑色。种子凸平，腹面具 2 条槽。花期 5 ~ 6 月，果期 8 ~ 9 月。

【性味】苦，平。

【功能主治】祛风活血，健脾胃，调经止痛。用于风湿腰腿痛、跌打损伤、消化不良、月经不调、白带。

【用法用量】内服：10 ~ 15 g。

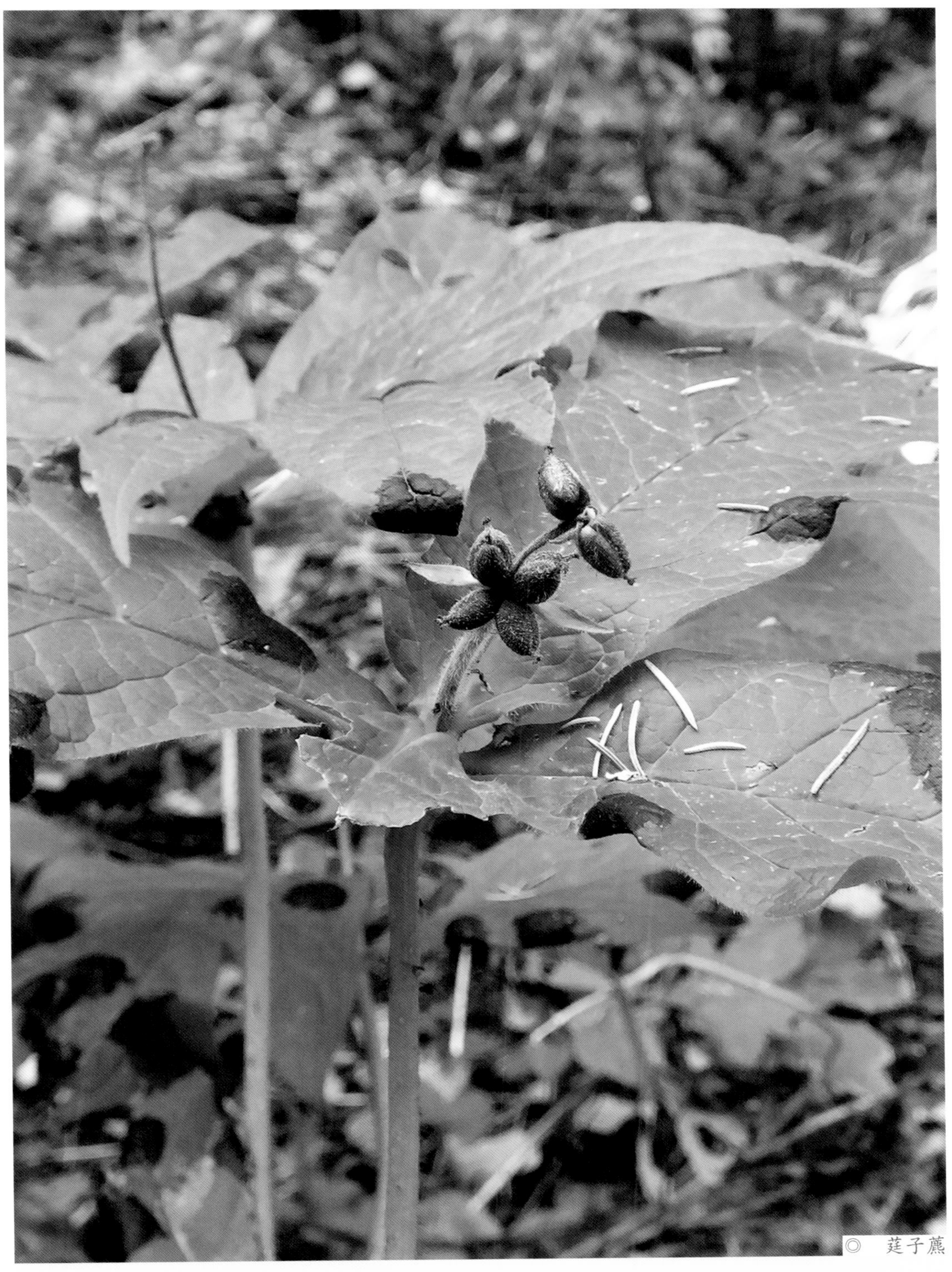

◎ 莛子藨

来源 本品为忍冬科莛子藨 *Triosteum pinnatifidum* Maxim.，以根、果实入药。秋末或早春挖根；7~8 月采成熟果实，洗净晒干。

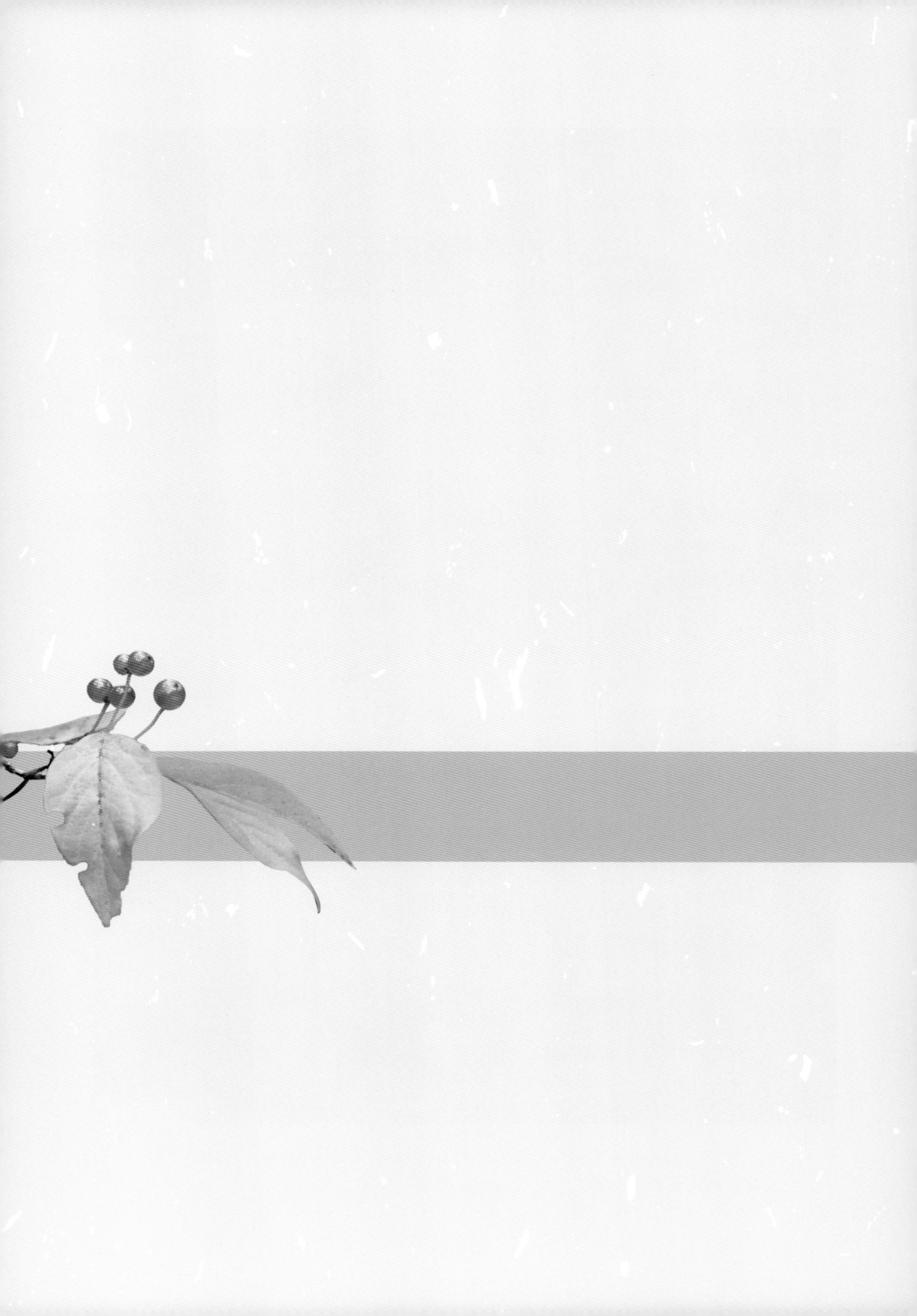

瑞香科——THYMELAEACEAE

落叶或常绿灌木或小乔木，稀草本；茎通常具韧皮纤维。单叶互生或对生，革质或纸质，稀草质，边缘全缘，基部具关节，羽状叶脉，具短叶柄，无托叶。花辐射对称，两性或单性，雌雄同株或异株，头状、穗状、总状、圆锥状或伞形花序，有时单生或簇生，顶生或腋生；花萼通常为花冠状，白色、黄色或淡绿色，稀红色或紫色，常连合成钟状、漏斗状、筒状的萼筒，外面被毛或无毛，裂片4～5，在芽中覆瓦状排列；花瓣缺，或鳞片状，与萼裂片同数；雄蕊通常为萼裂片的2倍或同数，稀退化为2，多与裂片对生，或另1轮与裂片互生，花药卵形、长圆形或线形，2室，向内直裂，稀侧裂；花盘环状、杯状或鳞片状，稀不存；子房上位，心皮2～5个合生，稀1个，1室，稀2室，每室有悬垂胚珠1颗，稀2～3颗，近室顶端倒生，花柱长或短，顶生或近顶生，有时侧生，柱头通常头状。浆果、核果或坚果，稀为2瓣开裂的蒴果，果皮膜质、革质、木质或肉质；种子下垂或倒生；胚乳丰富或无胚乳，胚直立，子叶厚而扁平，稍隆起。

狼毒属 Stellera

狼毒

别名　续毒、绵大戟、山萝卜、阎花头、热加巴、一扫光、搜山虎、一把香、药罗卜、生扯拢、红火柴头花、断肠草、猴子根

【生长环境】生于海拔 2600 ~ 4200 m 的干燥而向阳的高山草坡、草坪或河滩台地。

【植物形态】多年生草本，高 20 ~ 50 cm；根茎木质，粗壮，圆柱形，不分枝或分枝，表面棕色，内面淡黄色；茎直立，丛生，不分枝，纤细，绿色，有时带紫色，无毛，草质，基部木质化，有时具棕色鳞片。叶散生，稀对生或近轮生，薄纸质，披针形或长圆状披针形，稀长圆形，长 12 ~ 28 mm，宽 3 ~ 10 mm，先端渐尖或急尖，稀钝形，基部圆形至钝形或楔形，上面绿色，下面淡绿色至灰绿色，边缘全缘，不反卷或微反卷，中脉在上面扁平，下面隆起，侧脉 4 ~ 6 对，第 2 对直伸直达叶片的 2/3，两面均明显；叶柄短，长约

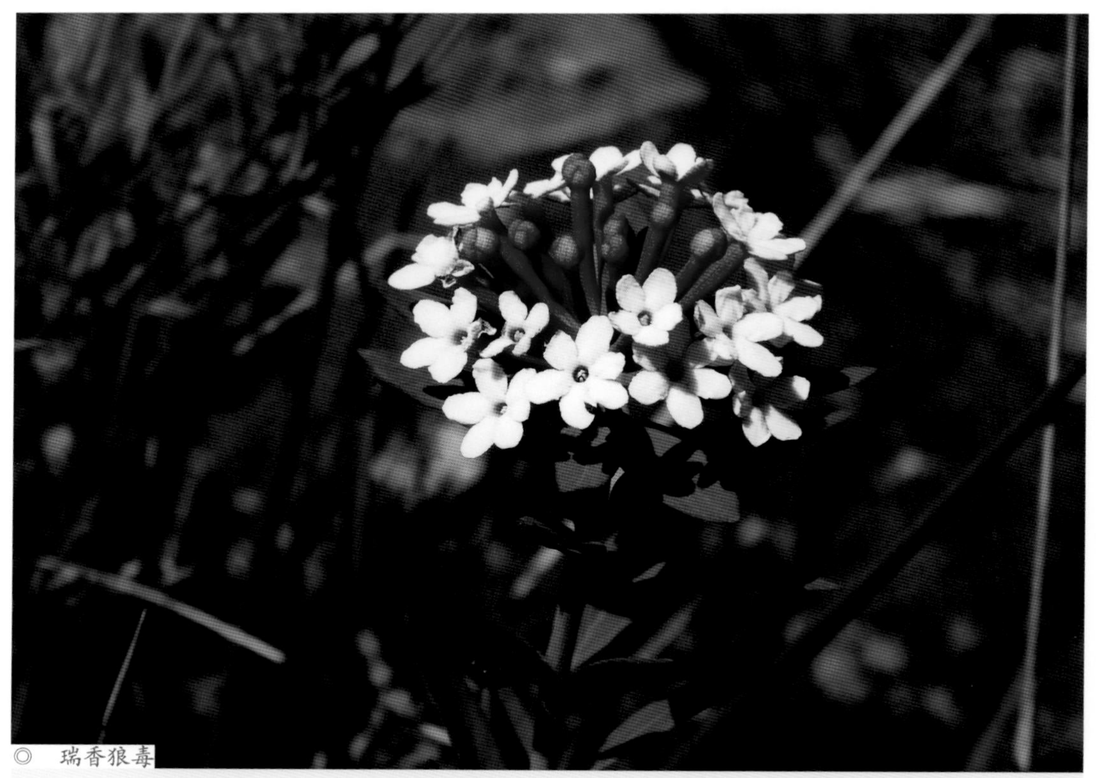

◎　瑞香狼毒

来源　本品为瑞香科植物瑞香狼毒 *Stellera chamaejasme* L. 的根。秋季挖根，洗净，鲜用或切片晒干。

1.1 mm，基部具关节，上面扁平或微具浅沟。花白色、黄色至带紫色，芳香，多花的头状花序，顶生，圆球形；具绿色叶状总苞片；无花梗；花萼筒细瘦，长 9 ~ 11 mm，具明显纵脉，基部略膨大，无毛，裂片 5，卵状长圆形，长 2 ~ 4 mm，宽约 2 mm，顶端圆形，稀截形，常具紫红色的网状脉纹；雄蕊 10，2 轮，下轮着生于花萼筒的中部以上，上轮着生于花萼筒的喉部，花药微伸出，花丝极短，花药黄色，线状椭圆形，长约 1.5 mm；花盘一侧发达，线形，长约 1.8 mm，宽约 0.2 mm，顶端微 2 裂；子房椭圆形，几无柄，长约 2 mm，直径 1.2 mm，上部被淡黄色丝状柔毛，花柱短，柱头头状，顶端微被黄色柔毛。果实圆锥形，长 5 mm，直径约 2 mm，上部或顶部有灰白色柔毛，为宿存的花萼筒所包围；种皮膜质，淡紫色。花期 4 ~ 6 月，果期 7 ~ 9 月。

【性味归经】辛、苦，平，有毒。归肺经。

【功能主治】散结，逐水，止痛，杀虫。内服用于水气肿胀、淋巴结结核；外用治疥、癣，杀蝇、蛆。

【用法用量】

内服：1.5 ~ 4 g。外用：适量，煎水洗或研粉敷患处。

【备注】有大毒，中毒则腹痛、腹泻，里急后重，孕妇可致流产。冲捣时需戴口罩，否则易引起过敏性皮炎等。

草瑞香属 *Diarthron*

草瑞香

别名 粟麻、元棍条

【生长环境】生于海拔 500 ~ 1400 m 的沙质荒地。

【植物形态】一年生草本，高 10 ~ 40 cm，多分枝，扫帚状，小枝纤细，圆柱形，淡绿色，无毛，茎下部淡紫色。叶互生，稀近对生，散生于小枝上，草质，线形至线状披针形或狭披针形，长 7 ~ 15 mm，宽 1 ~ 3 mm，先端钝圆形，基部楔形或钝形，边缘全缘，微反卷，有时散生少数白色纤毛，上面绿色，下面淡绿色，两面无毛，中脉在下面显著，纤细，上面不甚明显，无侧脉或不明显；叶柄极短或无，长达 0.6 mm。花绿色，顶生总状花序；无苞片；花梗短，长约 1 mm，顶端膨大，花萼筒细小，筒状，长 2.2 ~ 3 mm，无毛或微被丝状柔毛，裂片 4，卵状椭圆形，长约 0.8 mm，渐尖，直立或微开展；雄蕊 4，稀 5，1 轮，着生于花萼筒中部以上，不伸出，花丝长约 0.5 mm，花药极小，宽卵形；花盘不明显；子房具柄，椭圆形，无毛，长约 0.8 mm，花柱纤细，长 0.8 ~ 1 mm，柱头棒状略膨大。果实卵形或圆锥状，黑色，长约 2 mm，直径约 1.1 mm，为横断的宿存的花萼筒所包围，果实上部的花萼筒长约 1 mm，宿存，基部具关节；果皮膜质，无毛。花期 5 ~ 7 月，果期 6 ~ 8 月。

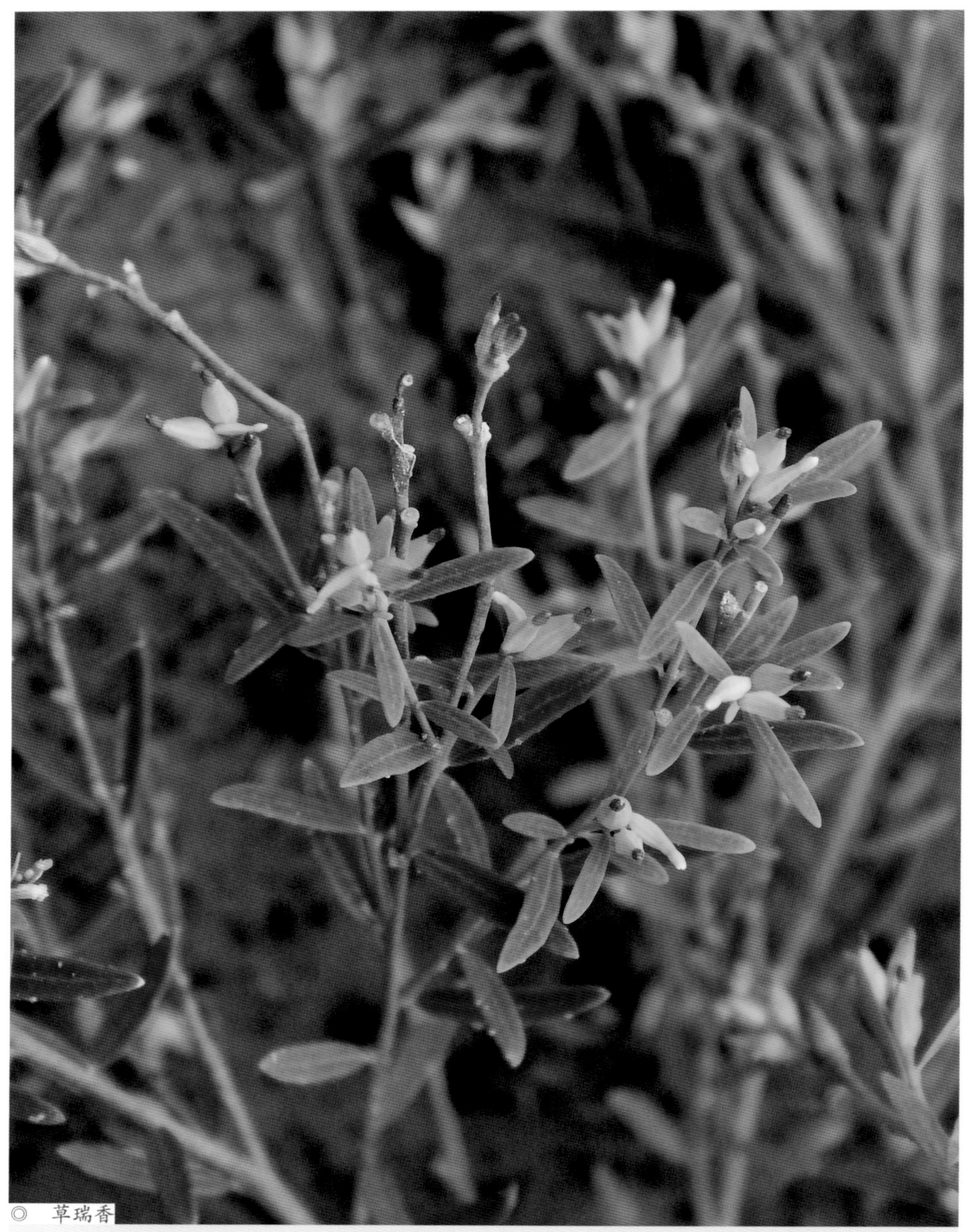

◎ 草瑞香

来源 本品为瑞香科植物草瑞香 *Diarthron linifolium* Turcz. 的全草。

荛花属 Wikstroemia

黄芫花

别名 北芫花、芫蒿、药鱼梢、黄闷头花、叩皮花、野雁皮、雁皮花、羊冤冤、痒眼花、黄雁雁

【生长环境】生于海拔 500 ~ 1900 m 的山坡及路旁。

【植物形态】灌木，高约 1 m，分枝多而纤细，无毛；幼枝近四棱形，绿色，后变为褐色。叶对生，无毛，近革质，披针形，长 2.5 ~ 5.5 cm，宽 0.2 ~ 1 cm，先端尖，基部楔形，上面绿色，干后稍皱缩，下面灰绿色，光滑，侧脉每边 7 ~ 8 条，不明显；叶柄极短，近于无。花黄色，花序穗状或由穗状花序组成的圆锥状花序，顶生或腋

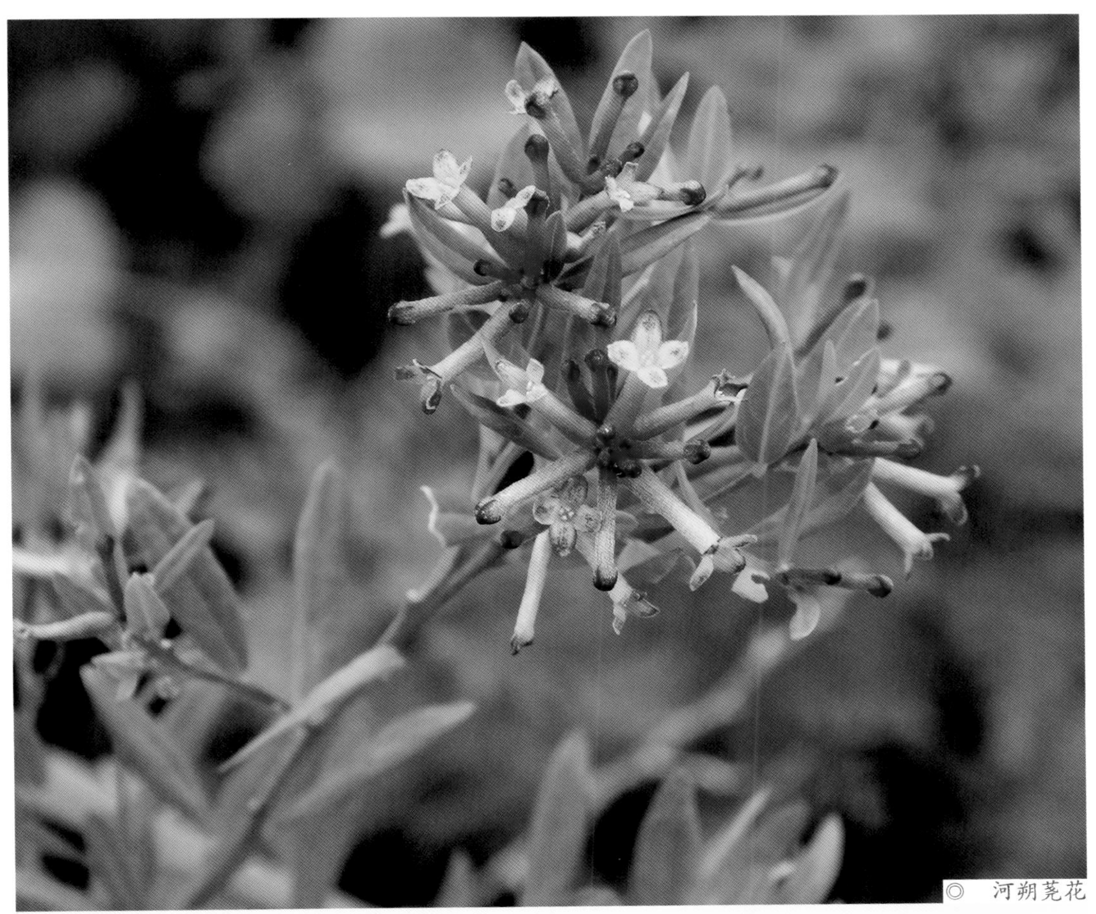

◎ 河朔荛花

来源 本品为瑞香科荛花属植物河朔荛花 *Wikstroemia chamaedaphne* Meisn. 的花蕾，叶也可入药。初秋采花蕾及叶，阴干或烘干。

生，密被灰色短柔毛；花梗极短，具关节，花后残留；花萼长 8 ~ 10 mm，外面被灰色绢状短柔毛，裂片 4，2 大 2 小，卵形至长圆形，端圆，约等于花萼长的 1/3；雄蕊 8，2 列，着生于花萼筒的中部以上；花药长圆形，长约 1 mm，花丝短，近于无；子房棒状，具柄，顶部被短柔毛，花柱短，柱头圆珠形，顶基稍压扁，具乳突；花盘鳞片 1 枚，线状披针形，端钝，约长 0.8 mm。果卵形，干燥。花期 6 ~ 8 月，果期 9 月。

【性味归经】辛，温，小毒。归肺、肾经。

【功能主治】泻下逐水，涤痰。主治脘腹胀满、痰饮、咳逆喘满、传染性肝炎、精神分裂症、癫痫。

【用法用量】

内服：研末，1.5 ~ 3 g；煎汤，3 ~ 6 g。治疗精神分裂症，必要时用量可逐渐加大至 6 g，水煎服。

【注意】体弱者、孕妇忌服。

伞形科——APIACEAE

一年生至多年生草本，很少是矮小的灌木（在热带与亚热带地区）。根通常真生，肉质而粗，有时为圆锥形或有分枝自根颈斜出，很少根成束、圆柱形或棒形。茎直立或匍匐上升，通常圆形，稍有棱和槽，或有钝棱，空心或有髓。叶互生，叶片通常分裂或多裂，一回掌状分裂或一至四回羽状分裂的复叶，或一至二回三出式羽状分裂的复叶，很少为单叶；叶柄的基部有叶鞘，通常无托叶，稀为膜质。花小，两性或杂性，成顶生或腋生的复伞形花序或单伞形花序，很少为头状花序；伞形花序的基部有总苞片，全缘，齿裂，很少羽状分裂；小伞形花序的基部有小总苞片，全缘或很少羽状分裂；花萼与子房贴生，萼齿 5 或无；花瓣 5，在花蕾时呈覆瓦状或镊合状排列，基部窄狭，有时成爪或内卷成小囊，顶端钝圆或有内折的小舌片或顶端延长如细线；雄蕊 5，与花瓣互生。子房下位，2 室，每室有 1 个倒悬的胚珠，顶部有盘状或短圆锥状的花柱基；花柱 2，直立或外曲，柱头头状。果实在大多数情况下是干果，通常裂成两个分生果，很少不裂，呈卵形、圆心形、长圆形至椭圆形，果实由 2 个背面或侧面扁压的心皮合成，成熟时 2 心皮从合生面分离，每个心皮有 1 纤细的心皮柄和果柄相连而倒悬其上，因此 2 个分生果又称双悬果，心皮柄顶端分裂或裂至基部，心皮的外面有 5 条主棱（1 条背棱，2 条中棱，2 条侧棱），外果皮表面平滑或有毛、皮刺、瘤状突起，棱和棱之间有沟槽，有时槽处发展为次棱，而主棱不发育，很少全部主棱和次棱（共 9 条）都同样发育；中果皮层内的棱槽内和合生面通常有 1 至多数纵走的油管。胚乳软骨质，胚乳的腹面有平直、凸出或凹入的，胚小。

柴胡属 *Bupleurum*

柴胡

别名　地熏、茈胡、山菜、茹草、柴草

【生长环境】生于干燥的草原及向阳山坡上，灌木林边缘，海拔 160 ~ 2250 m。

【植物形态】

北柴胡　多年生草本，高 50 ~ 85 cm。主根较粗大，棕褐色，质坚硬。茎单一

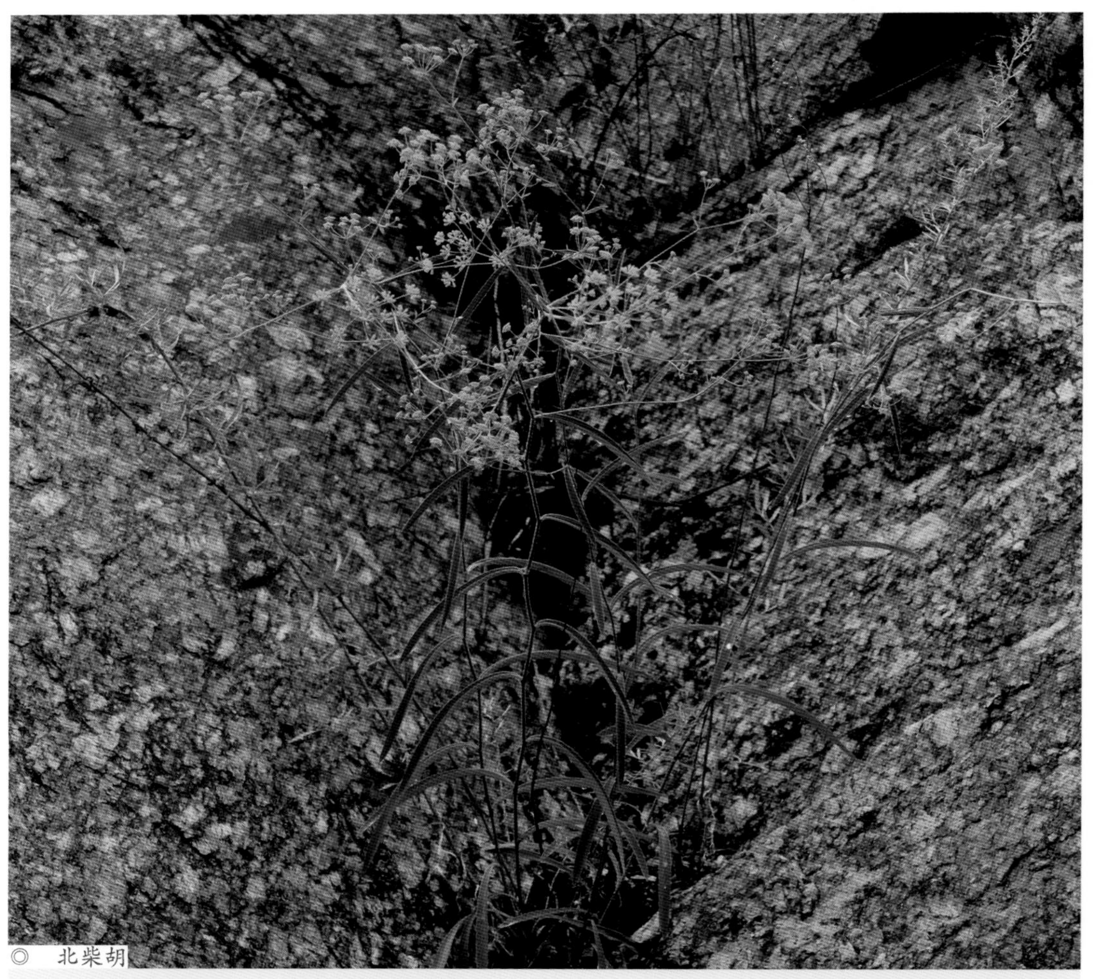

◎　北柴胡

来源　本品为伞形科植物北柴胡 *Bupleurum chinense* DC. 或狭叶柴胡 *Bupleurum scorzonerifolium* Willd. 的干燥根。按性状不同，分别习称“北柴胡”及“南柴胡”。春、秋二季采挖，除去茎叶及泥沙，干燥。

或数茎，表面有细纵槽纹，实心，上部多回分枝，微作“之”字形曲折。基生叶倒披针形或狭椭圆形，长 4 ~ 7 cm，宽 6 ~ 8 mm，顶端渐尖，基部收缩成柄，早枯落；茎中部叶倒披针形或广线状披针形，长 4 ~ 12 cm，宽 6 ~ 18 mm，有时达 3 cm，顶端渐尖或急尖，有短芒尖头，基部收缩成叶鞘抱茎，脉 7 ~ 9，叶表面鲜绿色，背面淡绿色，常有白霜；茎顶部叶同形，但更小。复伞形花序很多，花序梗细，常水平伸出，形成疏松的圆锥状；总苞片 2 ~ 3，或无，甚小，狭披针形，长 1 ~ 5 mm，宽 0.5 ~ 1 mm，3 脉，很少 1 或 5 脉；伞辐 3 ~ 8，纤细，不等长，长 1 ~ 3 cm；小总苞片 5，披针形，长 3 ~ 3.5 mm，宽 0.6 ~ 1 mm，顶端尖锐，3 脉，向叶背凸出；小伞直径 4 ~ 6 mm，花 5 ~ 10；花柄长 1 mm；花直径 1.2 ~ 1.8 mm；花瓣鲜黄色，上部向内折，中肋隆起，小舌片矩圆形，顶端 2 浅裂；花柱基深黄色，宽于子房。果广椭圆形，棕色，两侧略扁，长约 3 mm，宽约 2 mm，棱狭翼状，淡棕色，每棱槽油管 3，很少 4，合生面油管 4。花期 9 月，果期 10 月。

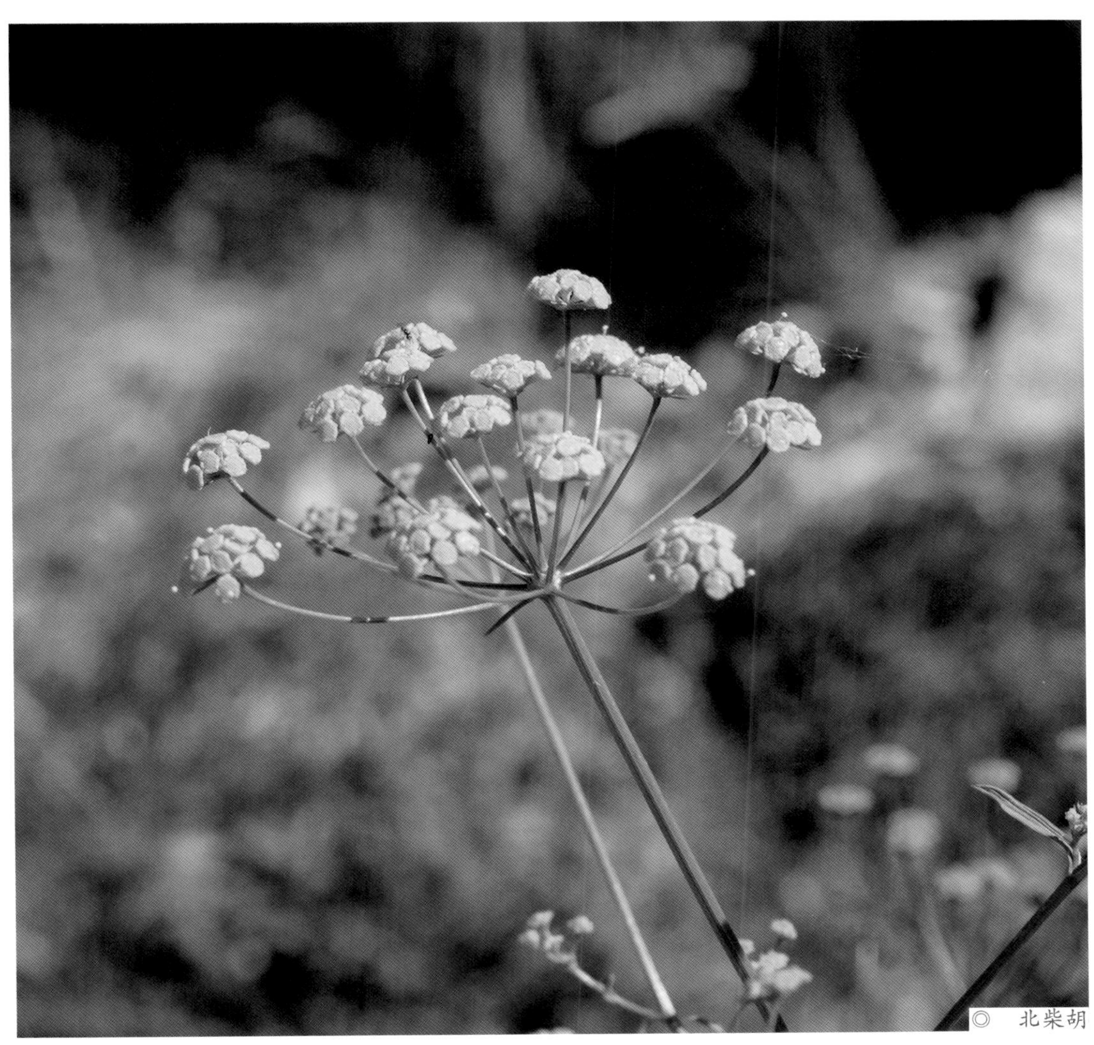
◎ 北柴胡

红柴胡 多年生草本，高 30 ~ 60 cm。主根发达，圆锥形，支根稀少，深红棕色，表面略皱缩，上端有横环纹，下部有纵纹，质疏松而脆。茎单一或 2 ~ 3，基部密覆叶柄残余纤维，细圆，有细纵槽纹，茎上部有多回分枝，略呈“之”字形弯曲，并成圆锥状。叶细线形，基生叶下部略收缩成叶柄，其他均无柄，叶长 6 ~ 16 cm，宽 2 ~ 7 mm，顶端长渐尖，基部稍变窄抱茎，质厚，稍硬挺，常对折或内卷，3 ~ 5 脉，向叶背凸出，两脉间有隐约平行的细脉，叶缘白色，骨质，上部叶小，同形。伞形花序自叶腋间抽出，花序多，直径 1.2 ~ 4 cm，形成较疏松的圆锥花序；伞辐（3）4 ~ 6（8），长 1 ~ 2 cm，很细，弧形弯曲；总苞片 1 ~ 3，极细小，针形，长 1 ~ 5 mm，宽 0.5 ~ 1 mm，1 ~ 3 脉，有时紧贴伞辐，常早落；小伞形花序直径 4 ~ 6 mm，小总苞片 5，紧贴小伞，线状披针形，长 2.5 ~ 4 mm，宽 0.5 ~ 1 mm，细而尖锐，等于或略超过花时小伞形花序；小伞形花序有花（6）9 ~ 11（15），花柄长 1 ~

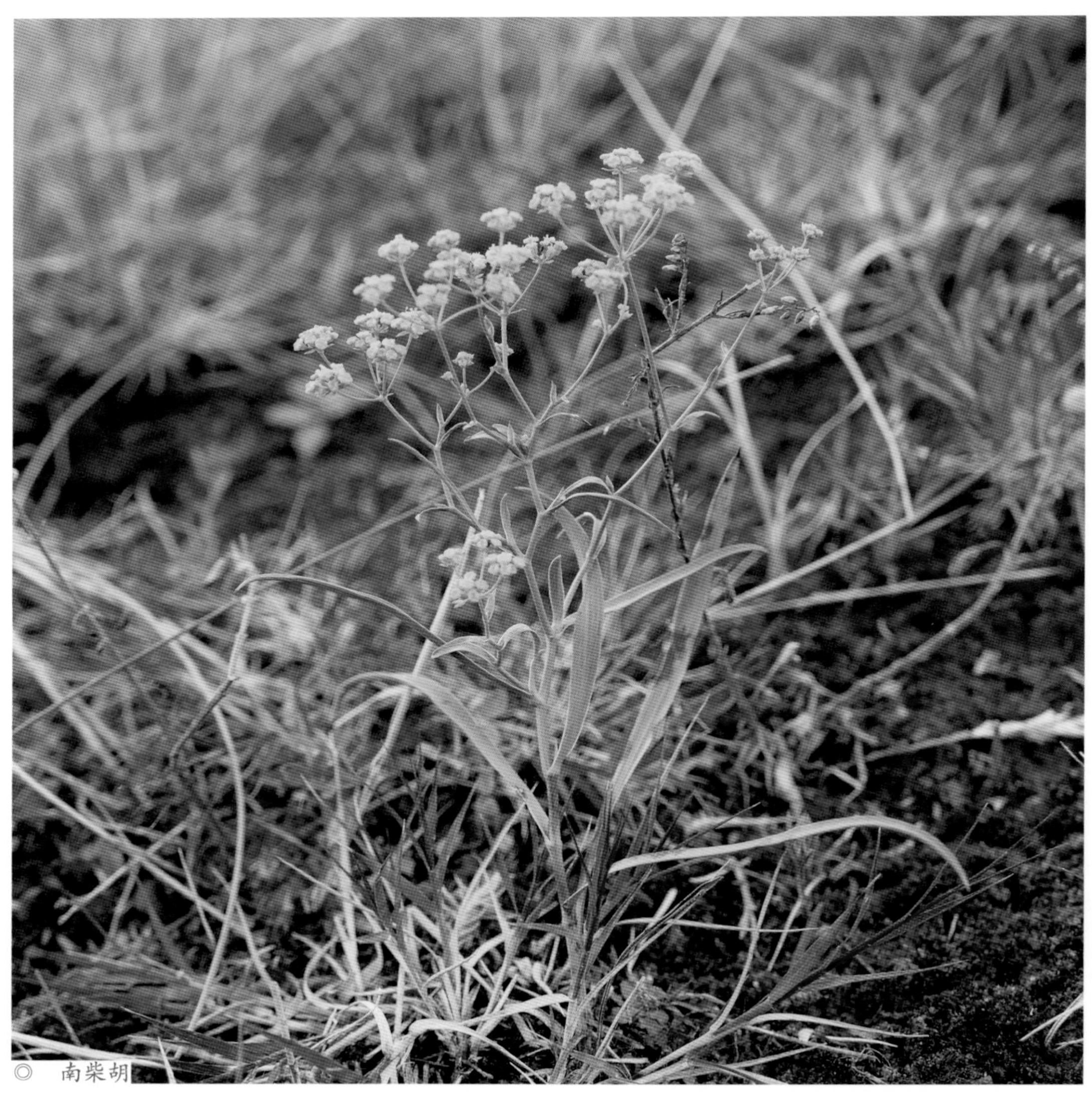

◎ 南柴胡

1.5 mm；花瓣黄色，舌片几与花瓣的对半等长，顶端2浅裂；花柱基厚垫状，宽于子房，深黄色，柱头向两侧弯曲；子房主棱明显，表面常有白霜。果广椭圆形，长2.5 mm，宽2 mm，深褐色，棱浅褐色，粗钝凸出，油管每棱槽中5～6，合生面4～6。花期7～8月，果期8～9月。

【性味归经】苦、辛，微寒。归肝、胆经。

【功能主治】和解表里，疏肝，升阳。用于感冒发热、寒热往来、胸胁胀痛、月经不调、子宫脱垂、脱肛。

【用法用量】内服：煎汤，9～15 g。外用：适量，捣敷。

【注意】真阴亏损，肝阳上升者忌服。

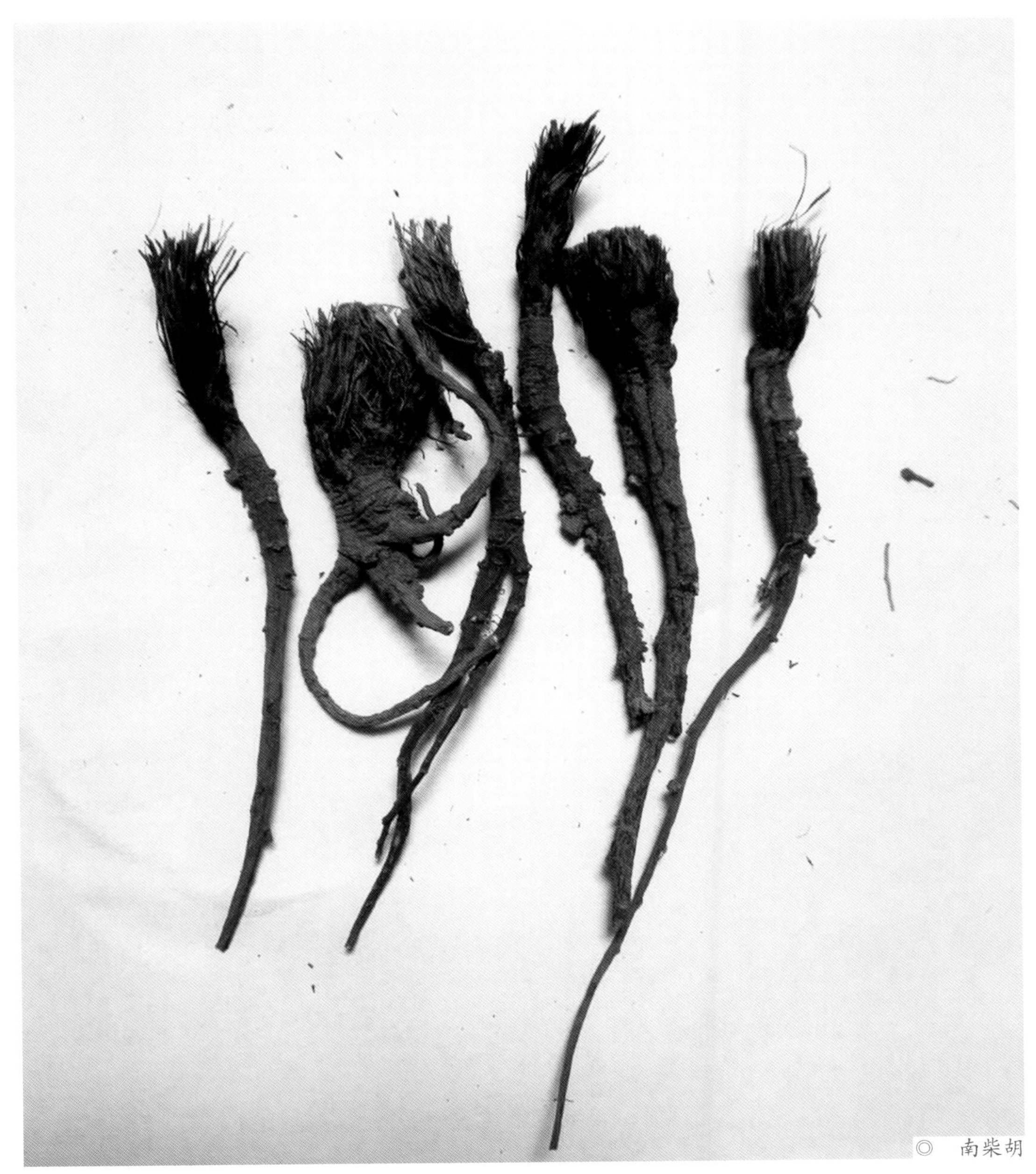

◎ 南柴胡

黑柴胡

【生长环境】生长海拔 1400 ~ 3400 m 的山坡草地、山谷、山顶阴处。

【植物形态】多年生草本，常丛生，高 25 ~ 60 cm，根黑褐色，质松，多分枝。植株变异较大。数茎直立或斜升，粗壮，有显著的纵槽纹，上部有时有少数短分枝。叶多，质较厚，基部叶丛生，狭长圆形或长圆状披针形或倒披针形，长 10 ~ 20 cm，宽 1 ~ 2 cm，顶端钝或急尖，有小突尖，基部渐狭成叶柄，叶柄宽狭变化

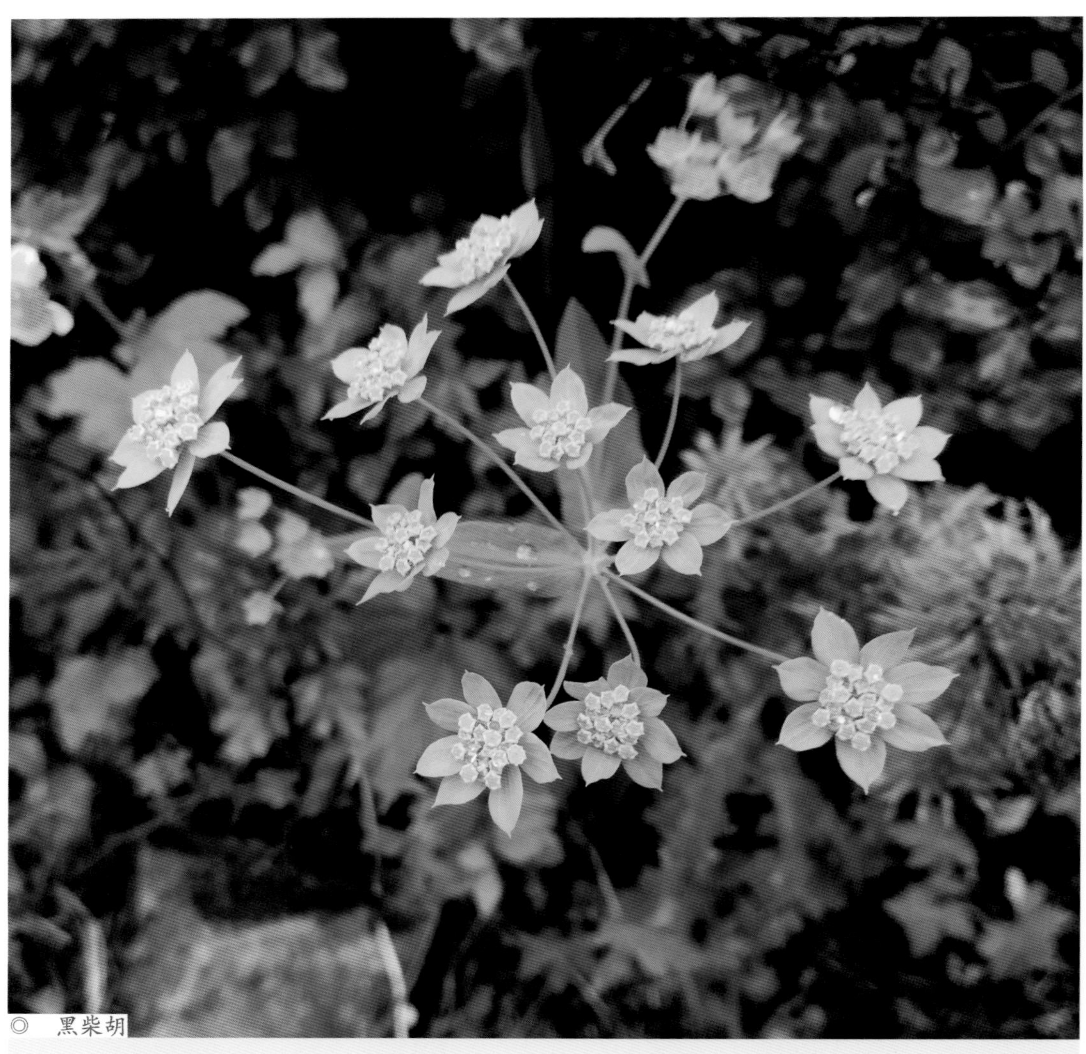

◎ 黑柴胡

来源 本品为伞形科植物黑柴胡 *Bupleurum smithii* Wolff 或小叶黑柴胡 *Bupleurum smithii* var.*parvifolium* shan et Y. Li 的干燥根。春、秋二季采挖，除去茎叶及泥沙，干燥。

很大，长短也不一致，叶基带紫红色，扩大抱茎，叶脉 7 ~ 9，叶缘白色，膜质；中部的茎生叶狭长圆形或倒披针形，下部较窄成短柄或无柄，顶端短渐尖，基部抱茎，叶脉 11 ~ 15；序托叶长卵形，长 1.5 ~ 7.5 cm，最宽处 10 ~ 17 mm，基部扩大，有时有耳，顶端长渐尖，叶脉 21 ~ 31；总苞片 1 ~ 2 或无；伞辐 4 ~ 9，挺直，不等长，长 0.5 ~ 4 cm，有明显的棱；小总苞片 6 ~ 9，卵形至阔卵形，很少披针形，顶端有小短尖头，长 6 ~ 10 mm，宽 3 ~ 5 mm，5 ~ 7 脉，黄绿色，长过小伞形花序 0.5 倍至 1 倍；小伞花序直径 1 ~ 2 cm，花柄长 1.5 ~ 2.5 mm；花瓣黄色，有时背面带淡紫红色；花柱基干燥时紫褐色。果棕色，卵形，长 3.5 ~ 4 mm，宽 2 ~ 2.5 mm，棱薄，狭翼状；每棱槽内油管 3，合生面 3 ~ 4。花期 7 ~ 8 月，果期 8 ~ 9 月。

【性味归经】辛、苦、微寒。归肺、脾、肝、胆经。

【功能主治】解表退热，疏肝解郁，升举阳气。主治外感发热、寒热往来、疟疾、肝郁胁痛乳胀、头痛头眩、月经不调、气虚下陷之脏器下垂。

【用法用量】内服：3 ~ 15 g。

防风属 *Saposhnikovia*

防风

别名　铜芸、回云、回草、百枝、百种、屏风、风肉

来源　本品为伞形科植物防风 *Saposhnikovia divaricata*（Turcz.）Schischk. 的干燥根。春、秋二季采挖未抽花茎植株的根，除去须根及泥沙，晒干。

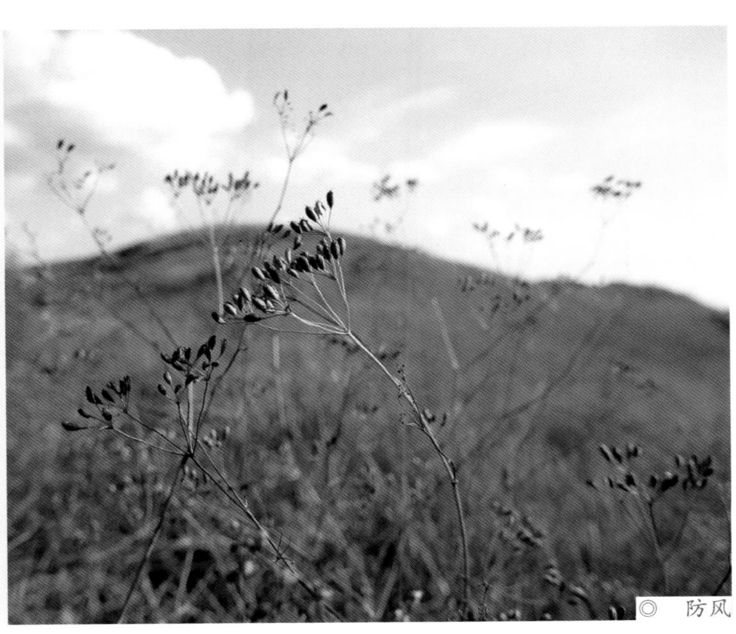

◎　防风

【生长环境】生长于草原、丘陵、多砾石山坡。

【植物形态】多年生草本，高 30～80 cm。根粗壮，细长圆柱形，分歧，淡黄棕色。根头处被有纤维状叶残基及明显的环纹。茎单生，自基部分枝较多，斜上升，与主茎近于等长，有细棱，基生叶丛生，有扁长的叶柄，基部有宽叶鞘。叶片卵形或长圆形，长 14～35 cm，宽 6～8（18）cm，二回或近于三回羽状分裂，第一回裂片卵形或长圆形，有柄，长 5～8 cm，第二回裂片下部具短

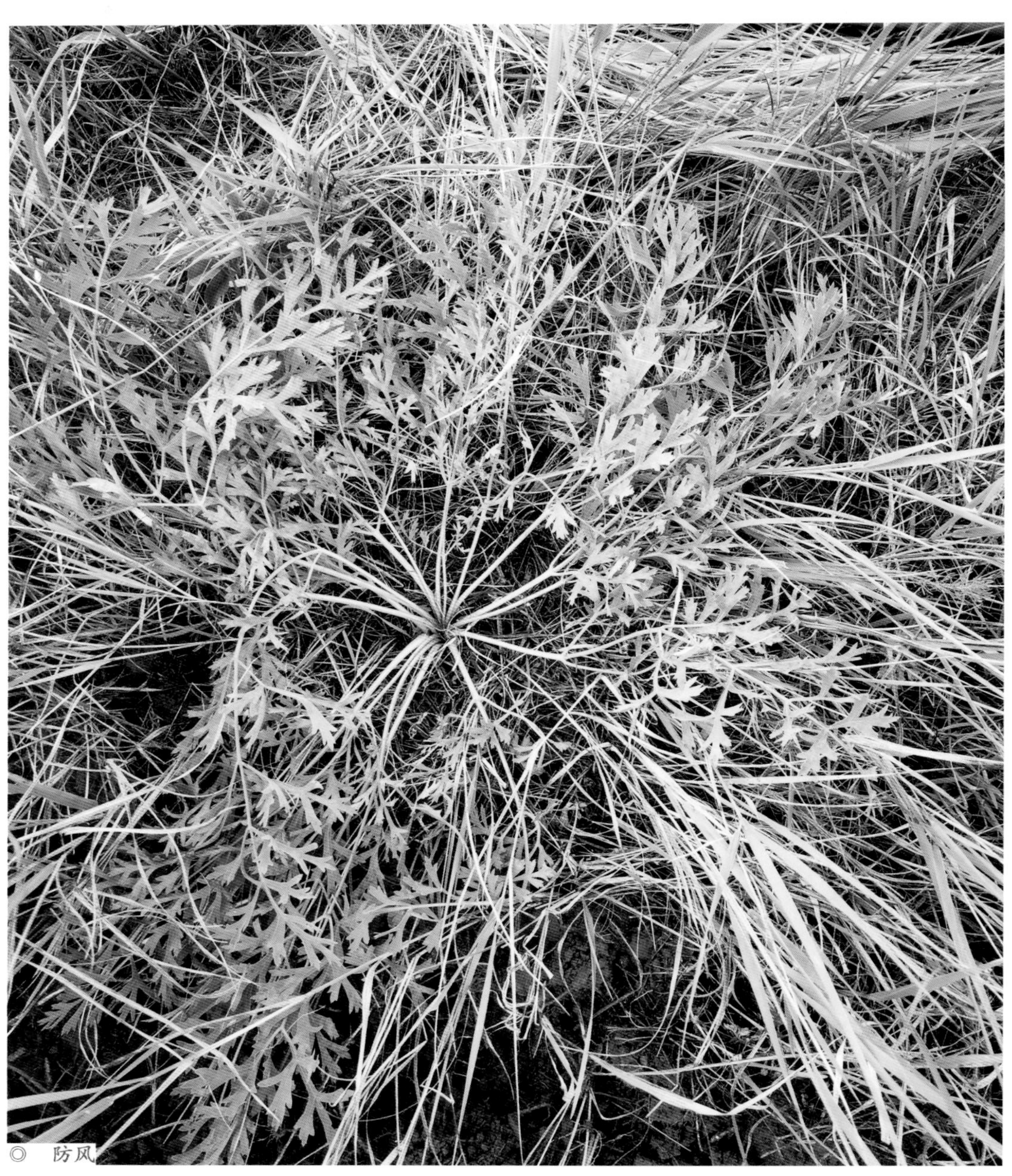

◎ 防风

柄，末回裂片狭楔形，长 2.5 ~ 5 cm，宽 1 ~ 2.5 cm。茎生叶与基生叶相似，但较小，顶生叶简化，有宽叶鞘。复伞形花序多数，生于茎和分枝，顶端花序梗长 2 ~ 5 cm；伞辐 5 ~ 7，长 3 ~ 5 cm，无毛；小伞形花序有花 4 ~ 10；无总苞片；小总苞片 4 ~ 6，线形或披针形，先端长，长约 3 mm，萼齿短三角形；花瓣倒卵形，白色，长约 1.5 mm，无毛，先端微凹，具内折小舌片。双悬果狭圆形或椭圆形，长 4 ~ 5 mm，宽 2 ~ 3 mm，幼时有疣状突起，成熟时渐平滑；每棱槽内通常有油管 1，合生面油管 2；胚乳腹面平坦。花期 8 ~ 9 月，果期 9 ~ 10 月。

【性味归经】辛、甘，温。归膀胱、肝、脾经。

【功能主治】解表祛风，胜湿，止痉。用于感冒头痛、风湿痹痛、风疹瘙痒、破伤风。

【用法用量】内服：4.5 ~ 9 g。

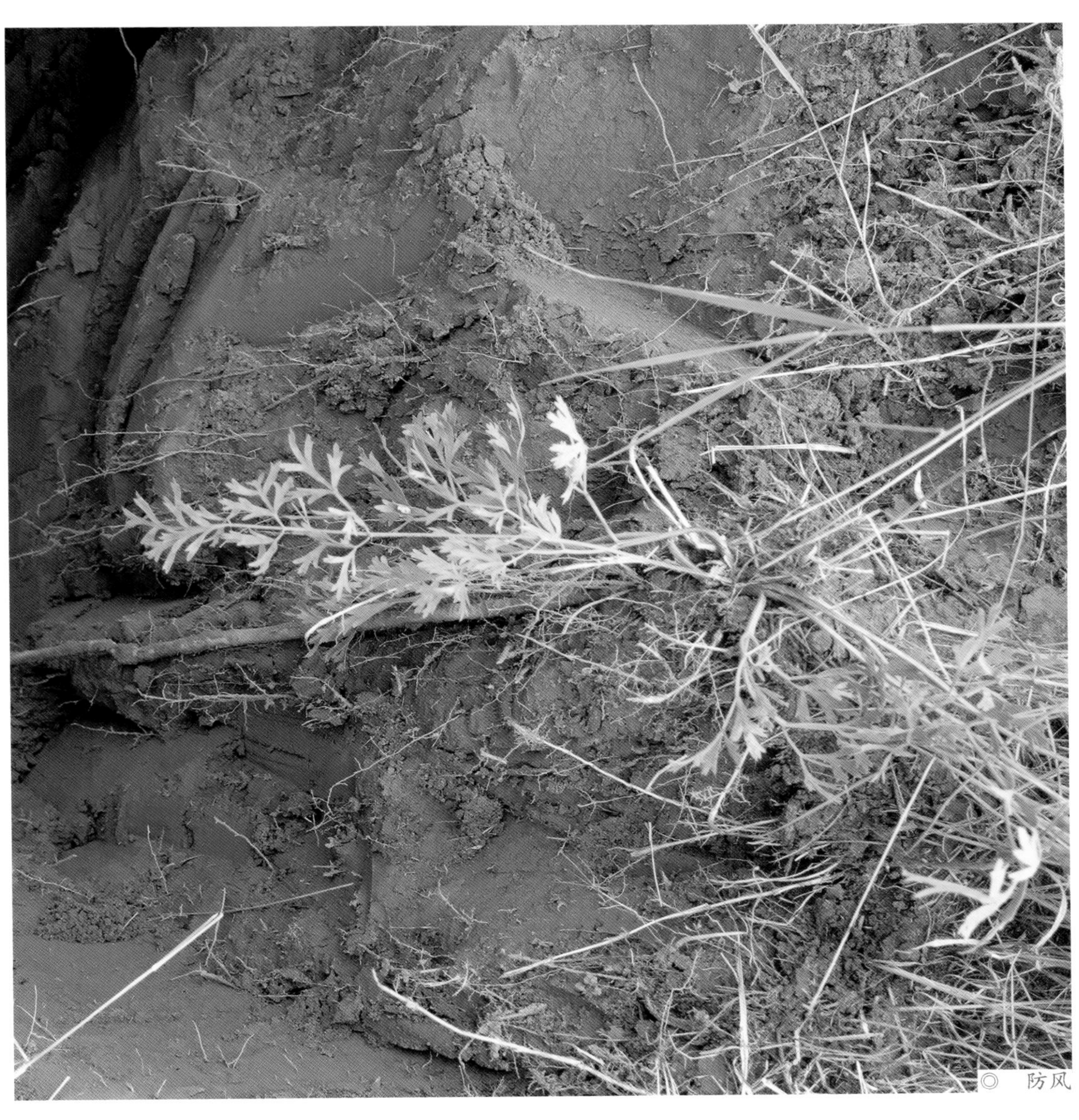

◎ 防风

羌活属 *Notopterygium*

羌活

别名 蚕羌、竹节羌、大头羌、狗引子花、曲药

【生长环境】生长于海拔1700～4500 m的林缘及灌丛内。

【植物形态】多年生草本，高80～180 cm。有发达的根茎，基部多残留叶鞘。茎直立，少分枝，圆柱形，中空，有纵直细条纹，带紫色。基生叶及茎下部叶

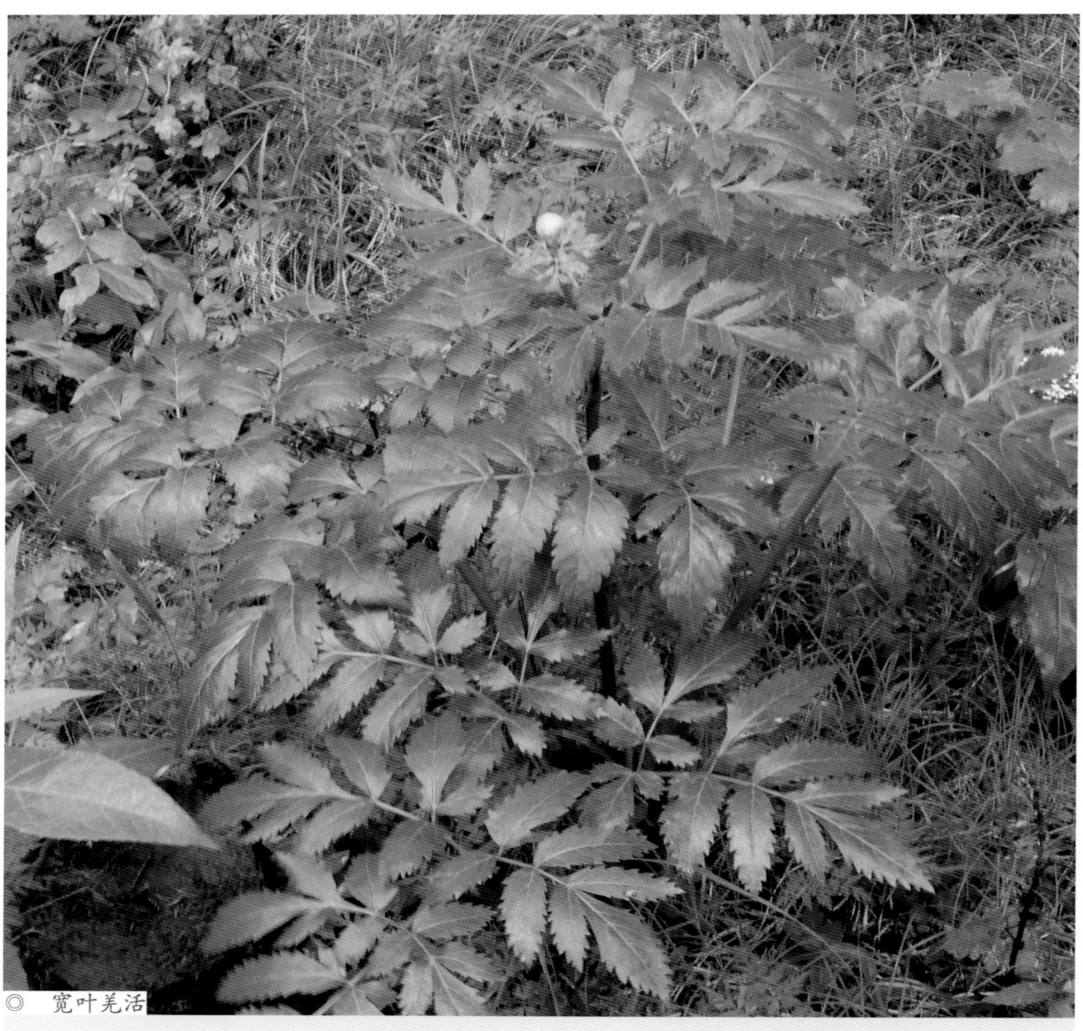

◎ 宽叶羌活

来源 本品为伞形科植物宽叶羌活 *Notopterygium franchetii* 的干燥根茎及根。春、秋二季采挖，除去须根及泥沙，晒干。

有柄，柄长 1 ~ 22 cm，下部有抱茎的叶鞘；叶大，三出式二至三回羽状复叶，一回羽片 2 ~ 3 对，有短柄或近无柄，末回裂片无柄或有短柄，长圆状卵形至卵状披针形，长 3 ~ 8 cm，宽 1 ~ 3 cm，顶端钝或渐尖，基部略带楔形，边缘有粗锯齿，脉上及叶缘有微毛；茎上部叶少数，叶片简化，仅有 3 小叶，叶鞘发达，膜质。复伞形花序顶生和腋生，直径 5 ~ 14 cm，花序梗长 5 ~ 25 cm；总苞片 1 ~ 3，线状披针形，长约 5 mm，早落；伞辐 10 ~ 17（23），长 3 ~ 12 cm；小伞形花序直径 1 ~ 3 cm，有多数花；小总苞片 4 ~ 5，线形，长 3 ~ 4 mm；花柄长 0.5 ~ 1 cm；萼齿卵状三角形；花瓣淡黄色，倒卵形，长 1 ~ 1.5 mm，顶端渐尖或钝，内折；雄蕊的花丝内弯，花药椭圆形，黄色，长约 1 mm；花柱 2，短，花柱基隆起，略呈平压状。分生果近圆形，长 5 mm，宽 4 mm，背腹稍压扁，背棱、中棱及侧棱均扩展成翅，但发展不均匀，翅宽约 1 mm；油管明显，每棱槽 3 ~ 4，合生面 4；胚乳内凹。花期 7 月，果期 8 ~ 9 月。

【性味归经】辛、苦，温。归膀胱、肾经。

【功能主治】散寒，祛风，除湿，止痛。用于风寒感冒头痛、风湿痹痛、肩背酸痛。

【用法用量】内服：3 ~ 9 g。

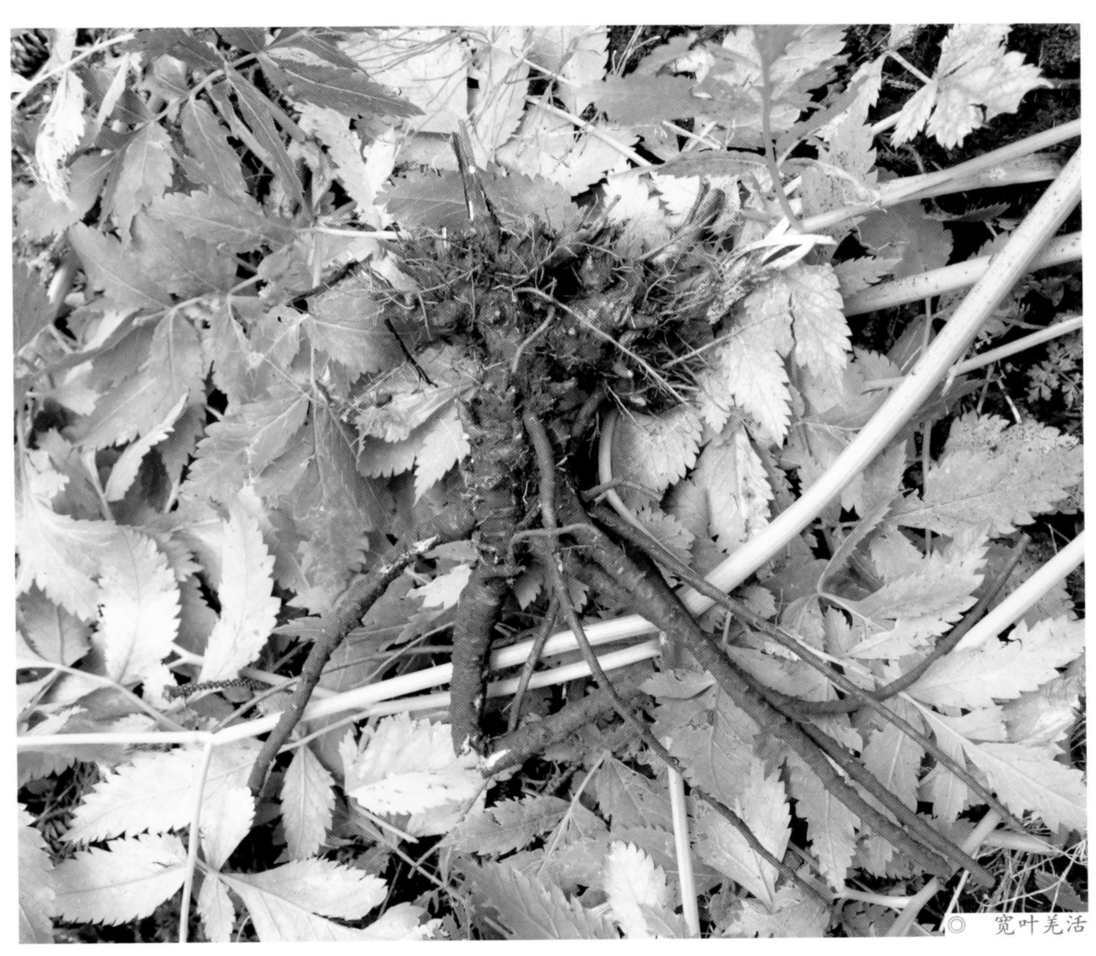

◎ 宽叶羌活

藁本属 Ligusticum

藁本

别名　天蹄

【生长环境】生于海拔 1250 ~ 2500 m 的林下、草甸及沟边等阴湿处。

【植物形态】多年生草本，高 30 ~ 80 cm。根圆锥形，分叉，表面深褐色。根茎较短。茎直立，圆柱形，中空，具纵条纹，常带紫色，上部分枝。叶具柄，基生叶柄长可达 19 cm，向上渐短；叶片轮廓宽卵形，长 10 ~ 20 cm，宽 8 ~ 16 cm，二至三回三出式羽状全裂，羽片 4 ~ 5 对，轮廓卵形，长 5 ~ 10 cm，宽 3 ~ 7 cm，基部者具柄，柄长 2 ~ 5 cm；小羽片 3 ~ 4 对，卵形，长 2 ~ 3 cm，宽 1 ~ 2 cm，基部心形至楔形，边缘常 3 ~ 5 浅裂；裂片具齿，齿端有小尖头，表面沿主脉被糙毛。复伞

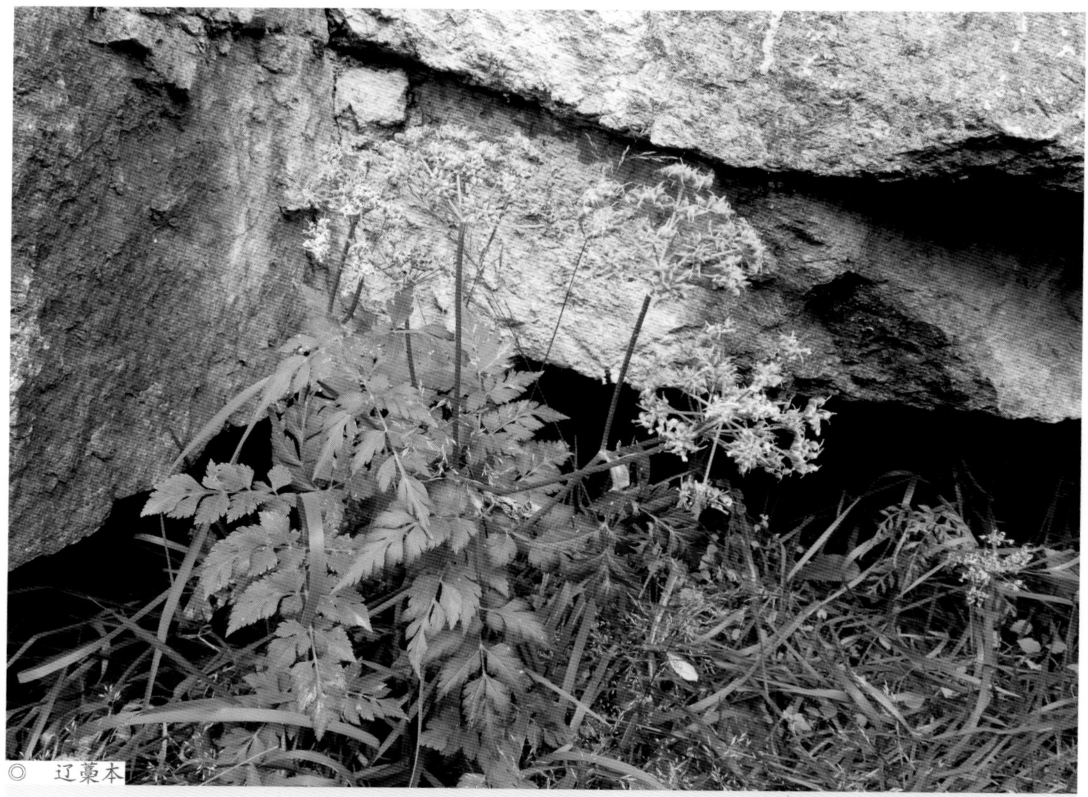

◎　辽藁本

来源　本品为伞形科藁本属植物辽藁本 *Ligusticum jeholense* Nakai et Kitag. 的干燥茎及根。秋季茎叶枯萎或次春出苗时采挖，除去泥沙，晒干或烘干。

形花序顶生或侧生，直径 3 ~ 7 cm；总苞片 2，线形，长约 1 cm，粗糙，边缘狭膜质，早落；伞辐 8 ~ 10，长 2 ~ 3 cm，内侧粗糙；小总苞片 8 ~ 10，钻形，长 3 ~ 5 mm，被糙毛；小伞形花序具花 15 ~ 20；花柄不等长，内侧粗糙；萼齿不明显；花瓣白色，长圆状倒卵形，具内折小舌片；花柱基隆起，半球形，花柱长，果期向下反曲。分生果背腹扁压，椭圆形，长 3 ~ 4 mm，宽 2 ~ 2.5 mm，背棱突起，侧棱具狭翅；每棱槽内油管 1（2），合生面油管 2 ~ 4；胚乳腹面平直。花期 8 月，果期 9 ~ 10 月。

【性味归经】辛，温。归膀胱经。

【功能主治】祛风，散寒，除湿，止痛。用于风寒感冒、巅顶疼痛、风湿肢节痹痛。

【用法用量】内服：3 ~ 9 g。

窃衣属 *Torilis*

窃衣

别名　鹤虱、粘粘草、破子衣

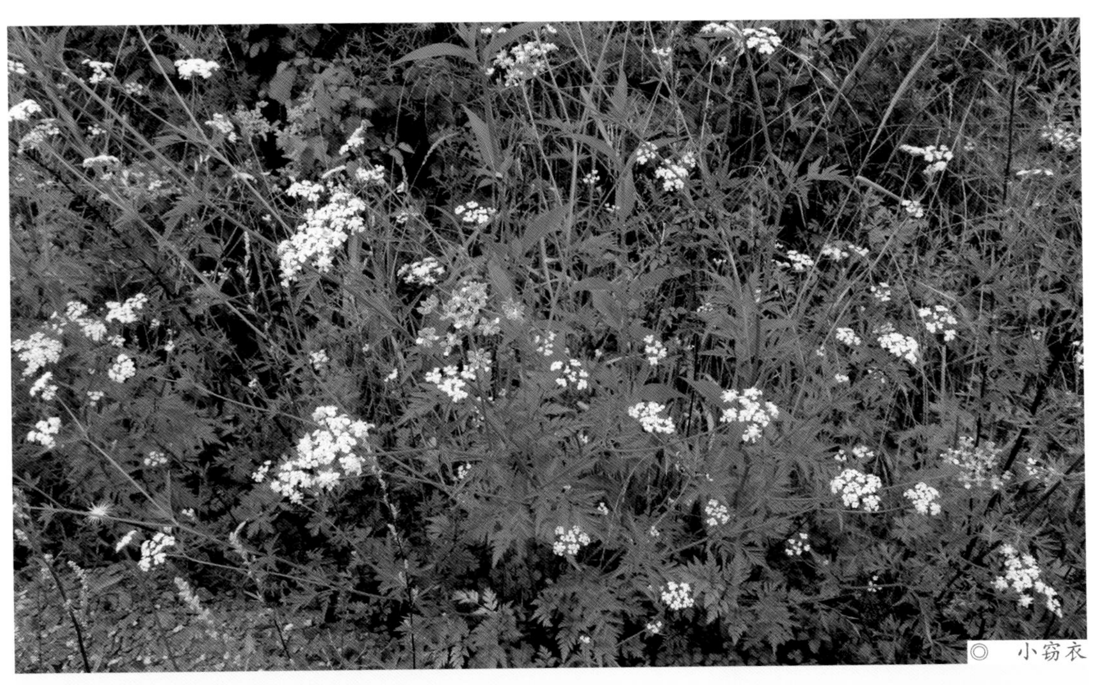

◎　小窃衣

来源　本品为伞形科窃衣属植物小窃衣 *Torilis japonica*，以果实入药。秋季果实成熟时采集，去杂质。

【生长环境】生长在杂木林下、林缘、路旁、河沟边以及溪边草丛，海拔 150 ~ 3060 m。

【植物形态】一年或多年生草本，高 20 ~ 120 cm。主根细长，圆锥形，棕黄色，支根多数。茎有纵条纹及刺毛。叶柄长 2 ~ 7 cm，下部有窄膜质的叶鞘；叶片长卵形，1 ~ 2 回羽状分裂，两面疏生紧贴的粗毛，第一回羽片卵状披针形，长 2 ~ 6 cm，宽 1 ~ 2.5 cm，先端渐窄，边缘羽状深裂至全缘，有 0.5 ~ 2 cm 长的短柄，末回裂片披针形至长圆形，边缘有条裂状的粗齿至缺刻或分裂。复伞形花序顶生或腋生，花序梗长 3 ~ 25 cm，有倒生的刺毛；总苞片 3 ~ 6，长 0.5 ~ 2 cm，通常线形，极少叶状；伞辐 4 ~ 12，长 1 ~ 3 cm，开展，有向上的刺毛；小总苞片 5 ~ 8，线形或钻形，长 1.5 ~ 7 mm，宽 0.5 ~ 1.5 mm；小伞形花序有花 4 ~ 12，花柄长 1 ~ 4 mm，短于小总苞片；萼齿细小，三角形或三角状披针形；花瓣白色、紫红色或蓝紫色，倒卵圆形，顶端内折，长与宽均 0.8 ~ 1.2 mm，外面中间至基部有紧贴的粗毛；花丝长约 1 mm，花药卵圆形，长约 0.2 mm；花柱基部平压状或圆锥形，花柱幼时直立，果熟时向外反曲。果实卵圆形，长 1.5 ~ 4 mm，宽 1.5 ~ 2.5 mm，通常有内弯或呈钩状的皮刺；皮刺基部阔展，粗糙；胚乳腹面凹陷，每棱槽有油管 1。花果期 4 ~ 10 月。

【性味归经】苦、辛，平，有小毒。归脾、大肠经。

【功能主治】杀虫止泻，收湿止痒。主治虫积腹痛、泄痢、疮疡溃烂、阴痒带下、风湿疹。

【用法用量】内服：煎汤，6 ~ 9 g。外用：适量，捣汁涂；或煎水洗。

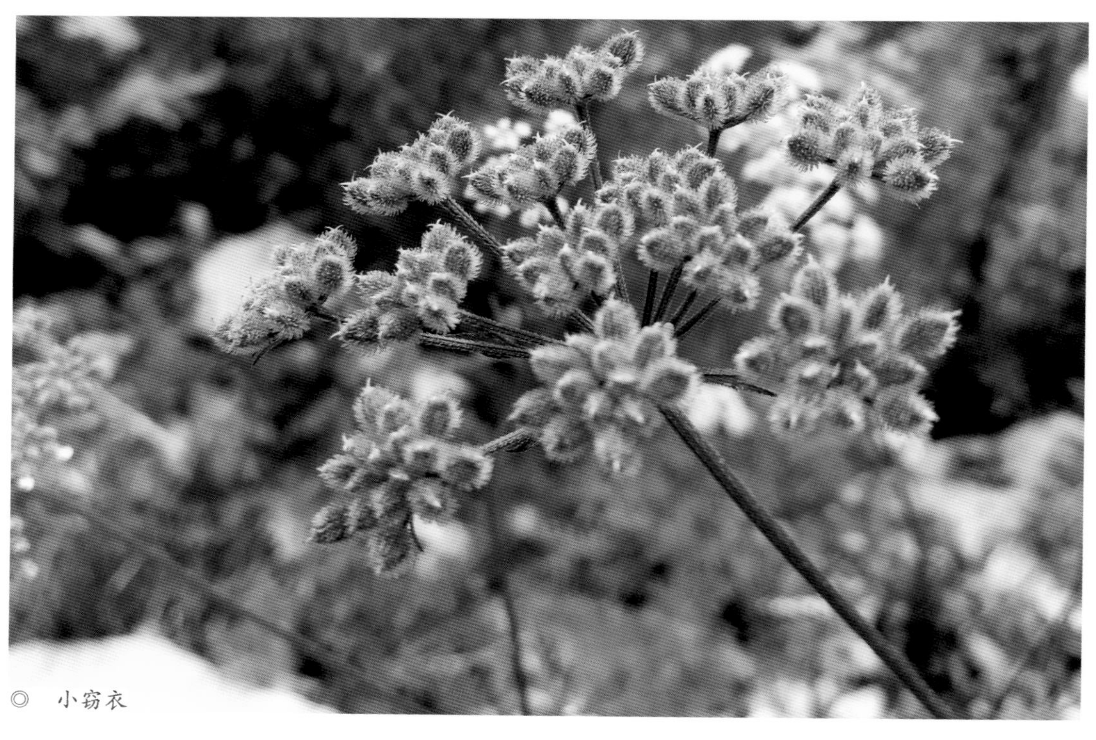

◎ 小窃衣

桑科——MORACEAE

乔木或灌木，藤本，稀为草本，通常具乳液，有刺或无刺。叶互生，稀对生，全缘或具锯齿，分裂或不分裂，叶脉掌状或为羽状，有或无钟乳体；托叶2枚，通常早落。花小，单性，雌雄同株或异株，无花瓣；花序腋生，典型成对，总状、圆锥状、头状、穗状或壶状，稀为聚伞状，花序托有时为肉质，增厚或封闭而为隐头花序或开张而为头状或圆柱状。雄花：花被片2~4枚，有时仅为1或更多至8枚，分离或合生，覆瓦状或镊合状排列，宿存；雄蕊通常与花被片同数而对生，花丝在芽时内折或直立，花药具尖头，或小而二浅裂无尖头，从新月形至陀螺形（具横的赤道裂口），退化雌蕊有或无。雌花：花被片4，宿存；子房1室，很少为2室，上位、下位或半下位，或埋藏于花序轴上的陷穴中，每室有倒生或弯生胚珠1枚，着生于子房室的顶部或近顶部；花柱2裂或单一，具2或1个柱头臂，柱头非头状或盾形。果为瘦果或核果状，围以肉质变厚的花被，或藏于其内形成聚花果，或隐藏于壶形花序托内壁，形成隐花果，或陷入发达的花序轴内，形成大型的聚花果。种子大或小，包于内果皮中；种皮膜质或不存；胚悬垂，弯或直；幼根长或短，背倚子叶紧贴；子叶褶皱，对折或扁平，叶状或增厚。

构　属 Broussonetia

楮实子

别名　谷实、谷子、楮桃、角树子、野杨梅子、构泡、谷木子、谷树子、谷树卵子

【生长环境】我国各地均有栽培或为野生。

【植物形态】乔木，高 10 ~ 20 m；树皮暗灰色；小枝密生柔毛。叶螺旋状排列，广卵形至长椭圆状卵形，长 6 ~ 18 cm，宽 5 ~ 9 cm，先端渐尖，基部心形，两侧常不相等，边缘具粗锯齿，不分裂或 3 ~ 5 裂，小树之叶常有明显分裂，表面粗糙，疏生糙毛，背面密被茸毛，基生叶脉三出，侧脉 6 ~ 7 对；叶柄长 2.5 ~ 8 cm，密被糙毛；托叶大，卵形，狭渐尖，长 1.5 ~ 2 cm，宽 0.8 ~ 1 cm。花雌雄异株；雄花序为柔荑花序，粗壮，长 3 ~ 8 cm，苞片披针形，被毛，花被 4 裂，裂片三角状卵形，被毛，雄蕊 4，花药近球形，退化雌蕊小；雌花序球形头状，苞片棍棒状，顶端被毛，花被管状，顶端与花柱紧贴，子房卵圆形，柱头线形，被毛。聚花果直径 1.5 ~ 3 cm，成熟时橙红色，肉质；瘦果具与等长的柄，表面有小瘤，龙骨双层，外果皮壳质。花期 4 ~ 5 月，果期 6 ~ 7 月。

【性味归经】甘，寒。归肝、肾经。

【功能主治】补肾清肝，明目，利尿。用于腰膝酸软、虚劳骨蒸、头晕目昏、目生翳膜、水肿胀满。

【用法用量】内服：6 ~ 12 g。

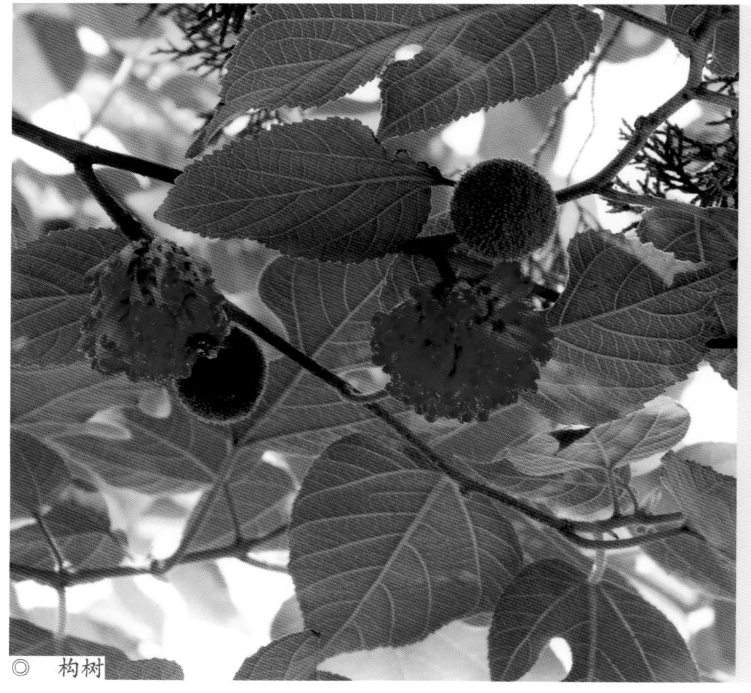

◎　构树

来源　本品为桑科植物构树 Broussonetia papyrifera (L.) Vent. 的干燥成熟果实。秋季果实成熟时采收，洗净，晒干，除去灰白色膜状宿萼及杂质。

大 麻 属 *Cannabis*

火麻仁

别名　大麻仁、火麻、线麻子

【生长环境】我国各地有栽培或沦为野生。

【植物形态】一年生直立草本，高 1 ~ 3 m，枝具纵沟槽，密生灰白色贴伏毛。叶掌状全裂，裂片披针形或线状披针形，长 7 ~ 15 cm，中裂片最长，宽 0.5 ~ 2 cm，先端渐尖，基部狭楔形，表面深绿，微被糙毛，背面幼时密被灰白色贴伏毛，后变无毛，边缘具向内弯的粗锯齿，中脉及侧脉在表面微下陷，背面隆起；叶柄长 3 ~ 15 cm，密被灰白色贴伏毛；托叶线形。雄花序长达 25 cm；花黄绿色，花被 5，膜质，外面被细贴伏毛，雄蕊 5，花丝极短，花药长圆形；小花柄长 2 ~ 4 mm；雌花绿色；花被 1，紧包子房，略被小毛；子房近球形，外面包于苞片。瘦果为宿存黄褐色苞片所包，果皮坚脆，表面具细网纹。花期 5 ~ 6 月，果期为 7 月。

【性味归经】甘，平。归脾、胃、大肠经。

【功能主治】润肠通便。用于血虚津亏、肠燥便秘。

【用法用量】内服：9 ~ 15 g。

【贮藏】置阴凉干燥处，防热，防蛀。

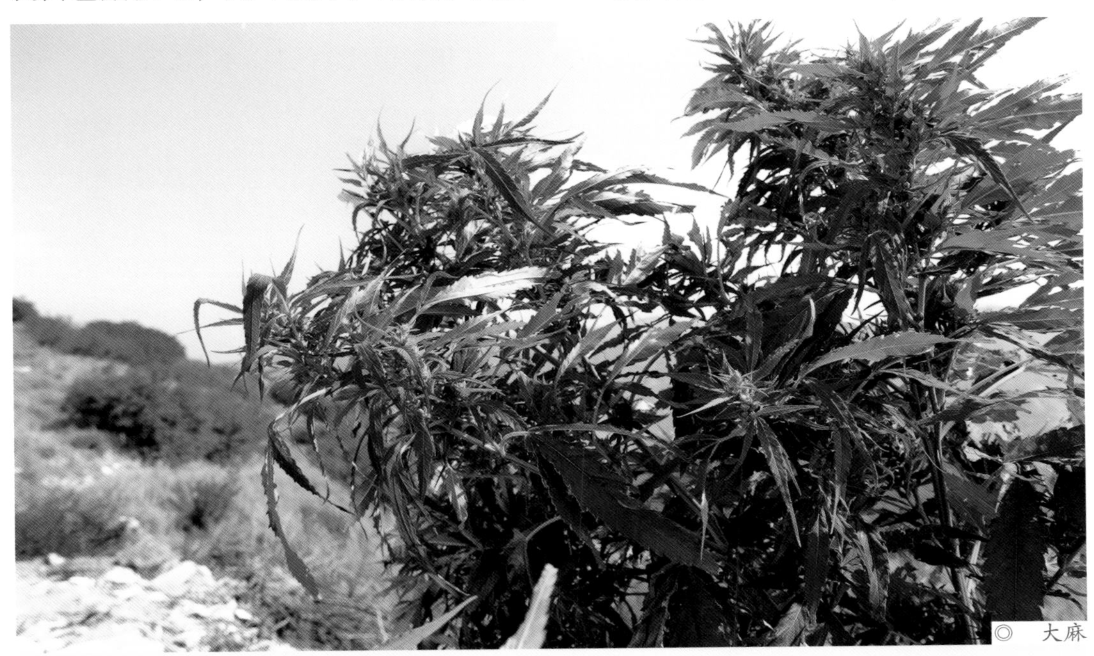

◎　大麻

来源　本品为桑科植物大麻 *Cannabis sativa* L. 的干燥成熟果实。秋季果实成熟时采收，除去杂质，晒干。

葎草属 Humulopsis

野酒花

别名 酒花、香蛇麻、啤酒花、蛇麻

【生长环境】生于海拔 1000 ~ 2000 m 的山区沟谷底部或稀疏灌丛中。

【植物形态】多年生草质藤本，长 4 ~ 6 cm。全株被倒生短刺毛。单叶对生；叶柄长 4 ~ 8 cm，有钩刺；叶片轮廓卵圆形，3 ~ 5 裂，稀 7 裂，着生花序枝上的叶不分裂，长、宽各 5 ~ 13 cm，先端尖，基部心形，上面粗糙，密被短刺毛，下面疏生腺点，脉上有粗毛，边缘有锯齿。花单性，雌雄异株；雄花序圆锥形，大型，长 10 ~ 20 cm；雄花小，花被片 5，雄蕊 5，淡黄色；雌花每 2 朵生于同一苞片的腋部，苞片覆瓦状排列，组成近圆形的短穗花序，着生于叶腋，稍下垂，具细长梗。果穗球形，宿存苞片内面基部有芳香腺点，于花后增大。瘦果扁圆形，被黄色腺点。花期 8 月，果期 9 ~ 10 月。

【性味】苦，平。

【功能主治】健脾，安神，抗痨，利尿。主治消化不良、不思饮食、癔病、失眠、痨嗽、膀胱炎。

【用法用量】内服：煎汤，9 ~ 18 g；或泡开水代茶饮。

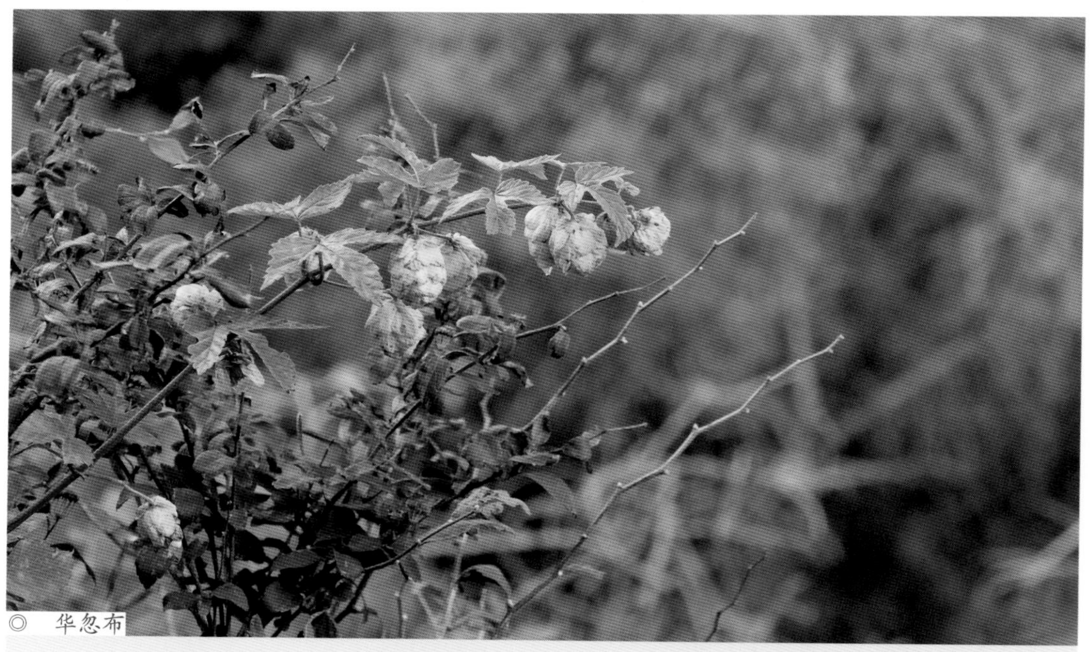

◎ 华忽布

来源 本品为桑科植物华忽布 *Humulus lupulus* var.cordifolius. 的未成熟带花果穗。夏、秋季花初开放时采摘，阴干或烘干。

十字花科——BRASSICACEAE

有一年生、二年生或多年生植物，常具有一种含黑芥子硫苷酸的细胞而产生一种特殊的辛辣刺激性气味，多数是草本，很少呈亚灌木状。植株具有各式的毛，毛为单毛、分枝毛、星状毛或腺毛，也有无毛的。根有时膨大成肥厚的块根。茎直立或铺散，有时茎短缩，它的形态在本科中变化较大。叶有二型：基生叶呈旋叠状或莲座状；茎生叶通常互生，有柄或无柄，单叶全缘，有齿或分裂，基部有时抱茎或半抱茎，有时呈各式深浅不等的羽状分裂（如大头羽状分裂）或羽状复叶；通常无托叶。花整齐，两性，少有退化成单性的；花多数聚集成1总状花序，顶生或腋生，偶有单生的，当花刚开放时，花序近似伞房状，以后花序轴逐渐伸长而呈总状花序，每花下无苞或有苞；萼片4片，分离，排成2轮，直立或开展，有时基部呈囊状；花瓣4片，分离，成十字形排列，花瓣白色、黄色、粉红色、淡紫色、淡紫红色或紫色，基部有时具爪，少数种类花瓣退化或缺少，有的花瓣不等大；雄蕊通常6个，也排列成2轮，外轮的2个具较短的花丝，内轮的4个具较长的花丝，这种4个长2个短的雄蕊称为“四强雄蕊”，有时雄蕊退化至4个或2个，或多至16个，花丝有时成对连合，有时向基部加宽或扩大呈翅状；在花丝基部常具蜜腺，在短雄蕊基部周围的，称“侧蜜腺”，在2个长雄蕊基部外围或中间的，称“中蜜腺”，有时无中蜜腺；雌蕊1个，子房上位，由于假隔膜的形成，子房2室，少数无假隔膜时，子房1室，每室有胚珠1至多个，排列成1或2行，生在胎座框上，形成侧膜胎座，花柱短或缺，柱头单一或2裂。果实为长角果或短角果，有翅或无翅，有刺或无刺，或有其他附属物；角果成熟后自下而上成2果瓣开裂，也有成4果瓣开裂的；有的角果成一节一节地横断分裂，每节有1个种子，有的种类果实迟裂或不裂；有的果实变为坚果状；果瓣扁平或突起、或呈舟状，无脉或有1~3脉；少数顶端具或长或短的喙。种子一般较小，表面光滑或具纹理，边缘有翅或无翅，有的湿时发黏，无胚乳；子叶与胚根的排列方式，常见的有3种：（1）子叶缘倚胚根或称子叶直叠；（2）子叶背倚胚根或称子叶横；（3）子叶对折。

碎米荠属 *Cardamine*

石芥菜

别名　龙骨七、石格菜

【生长环境】生于高山山沟草地及林下阴湿处，海拔 2100 ~ 4400 m。

【植物形态】多年生草本，高 15 ~ 50 cm；根状茎细长，呈鞭状，匍匐生长。茎单一，不分枝。基部倾斜，上部直立，表面具沟棱，下部无毛，上部有少数柔毛。基生叶有长叶柄；小叶 3 ~ 5 对，顶生小叶与侧生小叶的形态和大小相似，长椭圆形，长 1.5 ~ 5 cm，宽 5 ~ 20 mm，顶端短尖，边缘具钝齿，基部呈楔形或阔楔

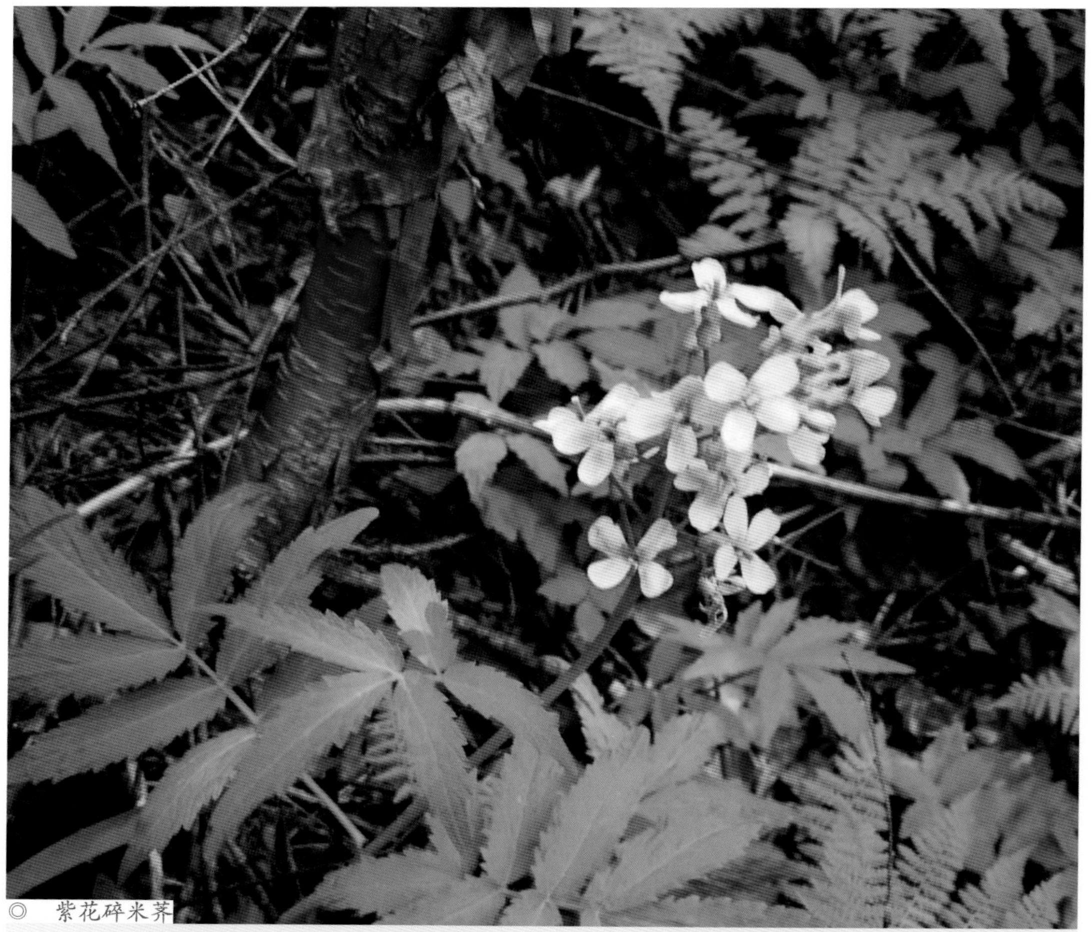

◎ 紫花碎米荠

来源　本品为十字花科植物紫花碎米荠 *Cardamine purpurascens* 的全草。春、夏季采挖，洗净，晒干或鲜用。

形，无小叶柄，两面与边缘有少数短毛；茎生叶通常只有3枚，着生于茎的中、上部，有叶柄，长1~4 cm，小叶3~5对，与基生的相似，但较狭小。总状花序有十几朵花，花梗长10~15 mm；外轮萼片长圆形，内轮萼片长椭圆形，基部囊状，长5~7 mm，边缘白色膜质，外面带紫红色，有少数柔毛；花瓣紫红色或淡紫色，倒卵状楔形，长8~15 mm，顶端截形，基部渐狭成爪；花丝扁而扩大，花药狭卵形；雌蕊柱状，无毛，花柱与子房近于等粗，柱头不显著。长角果线形，扁平，长3~3.5 cm，宽约2 mm，基部具长约1 mm的子房柄；果梗直立，长15~20 mm。种子长椭圆，长2.5~3 mm，宽约1 mm，褐色。花期5~7月，果期6~8月。

【性味】苦，平。

【功能主治】散瘀通络，祛湿，止血。主治跌打损伤、风湿痹痛、黄水疮、外伤出血。全草可食用，花治筋骨疼痛。

【用法用量】内服：6~9 g，泡酒服。外用：适量，捣敷。

独行菜属 *Lepidium*

葶苈子

别名　丁历、大适、大室

【生长环境】生在海拔400~2000 m山坡、山沟、路旁及村庄附近，为常见的田间杂草。

【植物形态】一年或二年生草本，高5~30 cm；茎直立，有分枝，无毛或具微小头状毛。基生叶窄匙形，一回羽状浅裂或深裂，长3~5 cm，宽1~1.5 cm；叶柄长1~2 cm；茎上部叶线形，有疏齿或全缘。总状花序在果期可延长至5 cm；萼片早落，卵形，长约0.8 mm，外面有柔毛；花瓣不存或退化成丝状，比萼片短；雄蕊2或4。短角果近圆形或宽椭圆形，扁平，长2~3 mm，宽约2 mm，顶端微缺，上部有短翅，隔膜宽不到1 mm；果梗弧形，长约3 mm。种子椭圆形，长约1 mm，平滑，棕红色。花果期5~7月。

【性味归经】辛、苦，大寒。归肺、膀胱经。

【功能主治】泻肺平喘，行水消肿。用于痰涎壅肺、喘咳痰多、胸胁胀满、不得平卧、胸腹水肿、小便不利、肺源性心脏病水肿。

【用法用量】内服：3~9 g，包煎。

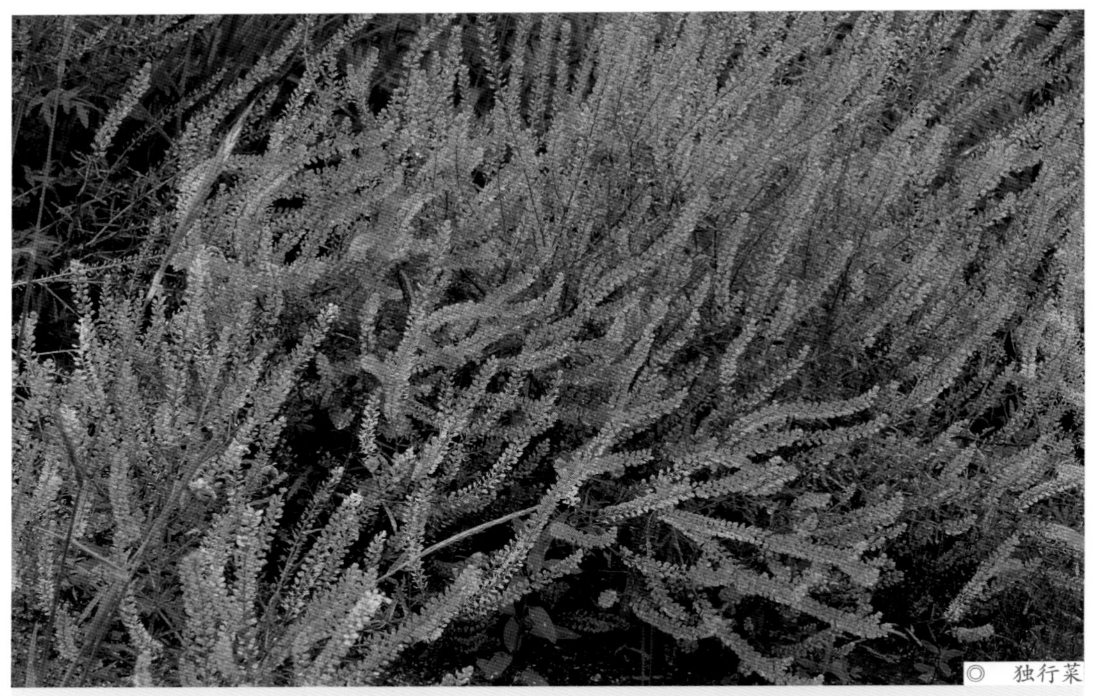
◎ 独行菜

来源 本品为十字花科植物独行菜 *Lepidium apetalum* 的干燥成熟种子。翌年4月底至5月上旬采收，果实呈黄绿色时及时收割，以免过熟种子脱落。晒干，除去茎、叶杂质，放入麻袋或其他包装物，贮放干燥处，防潮、粘结和发霉。

糖芥属 *Erysimum*

糖芥

别名 丁历、大适、大室

【生长环境】生在田边荒地、山坡。

【植物形态】一年或二年生草本，高30 ~ 60 cm，密生伏贴2叉毛；茎直立，不分枝或上部分枝，具棱角。叶披针形或长圆状线形，基生叶长5 ~ 15 cm，宽5 ~ 20 mm，顶端急尖，基部渐狭，全缘，两面有2叉毛；叶柄长1.5 ~ 2 cm；上部叶有短柄或无柄，基部近抱茎，边缘有波状齿或近全缘。总状花序顶生，有多数花；萼片长圆形，长5 ~ 7 mm，密生2叉毛，边缘白色膜质；花瓣橘黄色，倒披针形，长10 ~ 14 mm，有细脉纹，顶端圆形，基部具长爪；雄蕊6，近等长。长角果线形，长4.5 ~ 8.5 cm，宽约1 mm，稍呈四棱形，花柱长约1 mm，柱头2裂，裂瓣具隆起中肋；果梗长5 ~ 7 mm，斜上开展。种子每室 1 行，长圆形，侧扁，长 1～1.5 mm，深红褐色。花期 6～8 月，果期 7～9 月。

【**性味归经**】苦、辛，寒。归脾、胃经。

【**功能主治**】健脾和胃，利尿强心。主治脾胃不和、食积不化及心力衰竭之浮肿。

【**用法用量**】内服：煎汤，6～9 g，研末服，0.3～1 g。

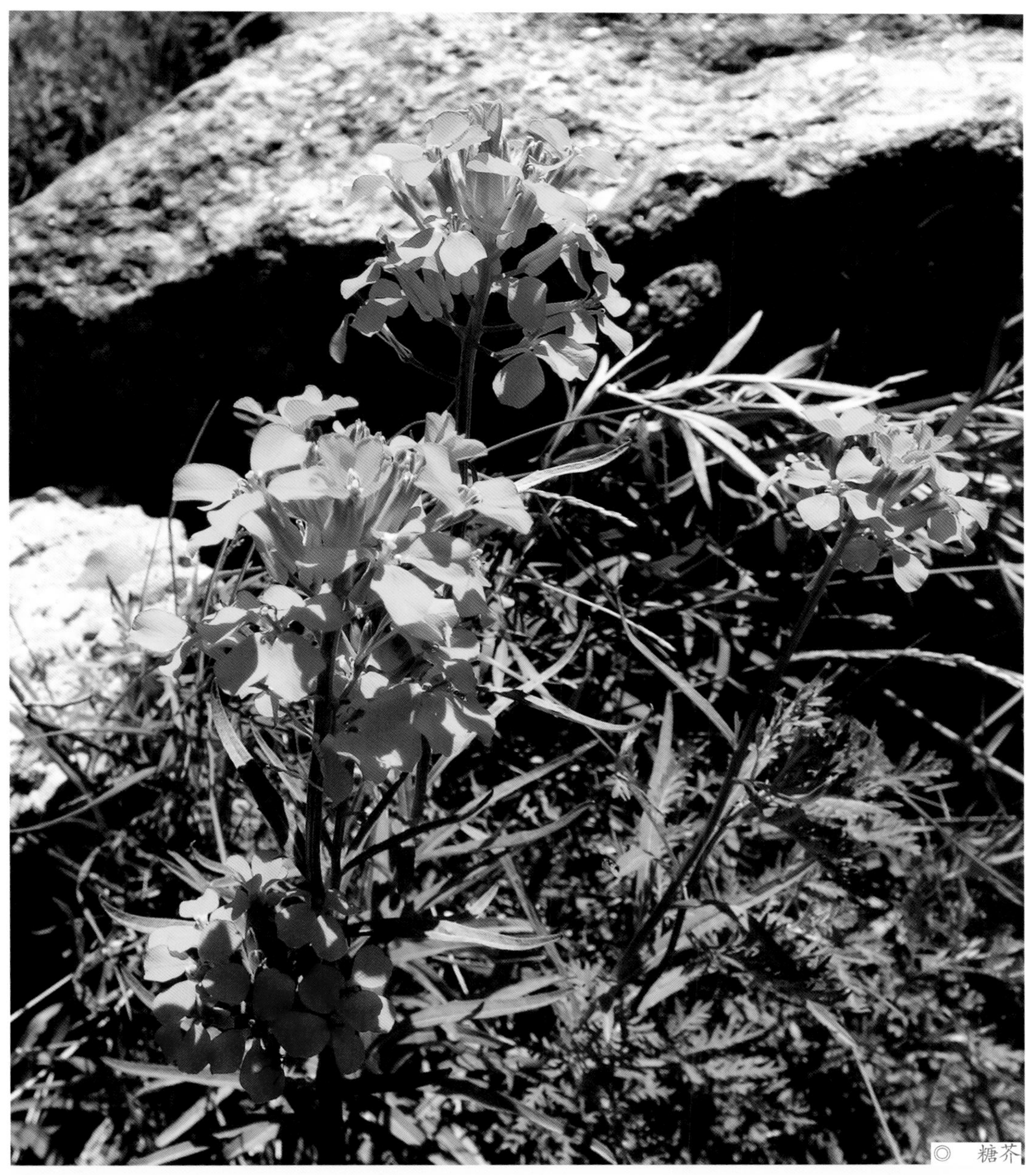
◎ 糖芥

来源　本品为十字花科植物糖芥 *Erysimum amurense* 的全草和种子。全草春、夏季采挖，种子于 7～9 月果熟时，割取全株，晒干，打下种子，扬净即得。

念珠芥属 *Neotorularia*

蚓果芥

别名　龙骨七、石格菜

【生长环境】生于林下、河滩、草地，海拔 1000 ~ 4200 m。

【植物形态】多年生草本，高 5 ~ 30 cm，被 2 叉毛，并杂有 3 叉毛，毛的分枝弯曲，有的在叶上以 3 叉毛为主；茎自基部分枝，有的基部有残存叶柄。基生叶窄卵形，早枯；下部的茎生叶变化较大，叶片宽匙形至窄长卵形，长 5 ~ 30 mm，宽 1 ~ 6 mm，顶端钝圆，基部渐窄，近无柄，全缘，或具 2 ~ 3 对明显或不明显的钝齿；中、上部的条形；最上部数叶常入花序而成苞片。花序呈紧密伞房状，果期伸长；

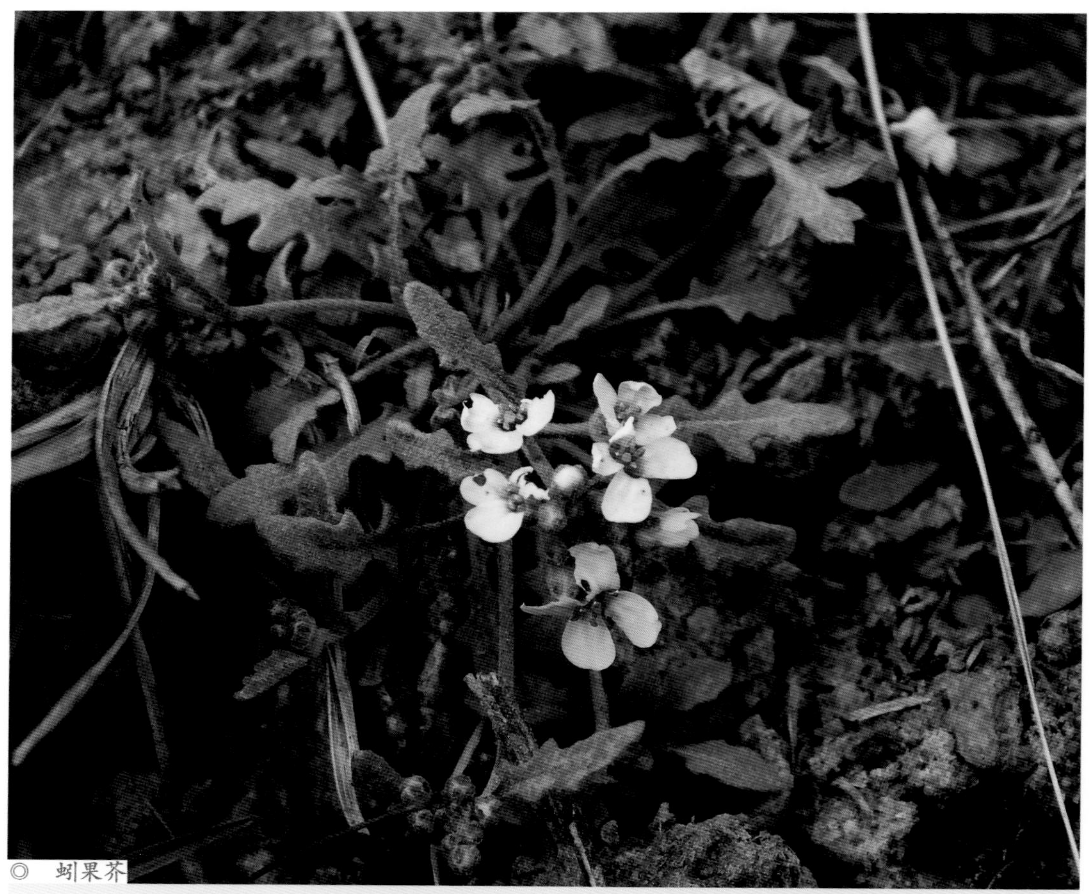

◎　蚓果芥

来源　本品为十字花科植物蚓果芥 *Neotorularia humilis* 的全草和种子。

萼片长圆形，长 1.5 ~ 2.5 mm，外轮的较内轮的窄，有的在背面顶端隆起，内轮的偶在基部略呈囊状，均有膜质边缘；花瓣倒卵形或宽楔形，白色，长 2 ~ 3 mm，顶端近截形或微缺，基部渐窄成爪；子房有毛。长角果筒状，长 8 ~ 20（30）mm，略呈念珠状，两端渐细，直或略曲，或作“之”形弯曲；花柱短，柱头 2 浅裂；果瓣被 2 叉毛；果梗长 3 ~ 6 mm。种子长圆形，长约 1 mm，橘红色。花期 4 ~ 6 月。

【性味】辛、苦，温。

【功能主治】解毒，健胃。主治食物中毒、腹痛、消化不良。

大蒜芥属 *Sisymbrium*

垂果大蒜芥

别名　龙骨七、石格菜

【生长环境】生于林下、阴坡、河边，海拔 900 ~ 3500 m。

【植物形态】一年或二年生草本，高 30 ~ 90 cm。茎直立，不分枝或分枝，具疏毛。基生叶为羽状深裂或全裂，叶片长 5 ~ 15 cm，顶端裂片大，长圆状三角形或长圆状披针形，渐尖，基部常与侧裂片会合，全缘或具齿，侧裂片 2 ~ 6 对，长圆状椭圆形或卵圆状披针形，下面中脉有微毛，叶柄长 2 ~ 5 cm；上部的叶无柄，叶片羽状浅裂，裂片披针形或宽条形，总状花序密集，呈伞房状，果期伸长；花梗长 3 ~ 10 mm；萼片淡黄色，长圆形，长 2 ~ 3 mm，内轮的基部略成囊状；花瓣黄色，长圆形，长 3 ~ 4 mm，顶端钝圆，具爪。长角果线形，纤细，长 4 ~ 8 cm，宽约 1 mm，常下垂；果瓣略隆起；果梗长 1 ~ 1.5 cm。种子长圆形，长约 1 mm，黄棕色。花期 4 ~ 5 月。

【性味归经】甘，凉。归肺经。

【功能主治】止咳化痰，清热，解毒。内服主治急慢性气管炎、百日咳，全草可治淋巴结核；外敷可治肉瘤。

【用法用量】内服：煎汤，10 ~ 15 g。外用：鲜草适量，捣敷。

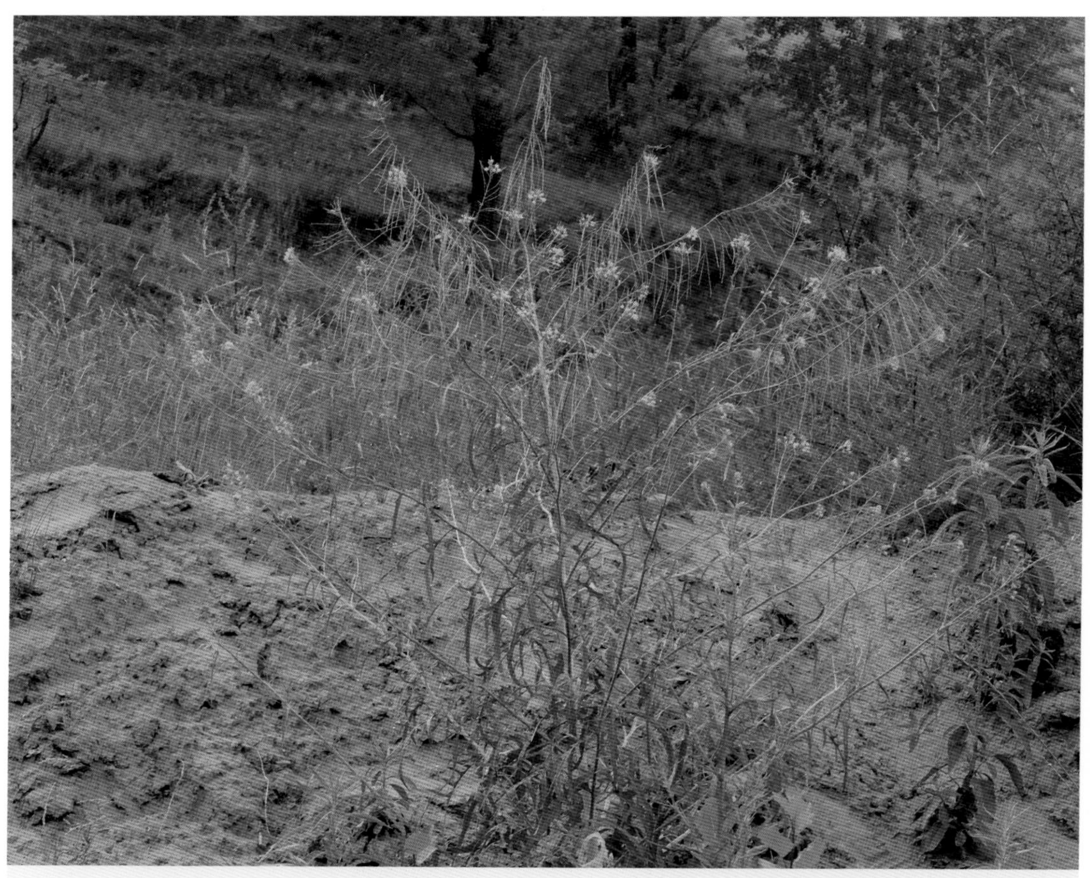

来源 本品为十字花科植物垂果大蒜芥 *Sisymbrium heteromallum* 的干燥成熟种子。5~6 月果实成熟时采收，晒干。

石竹科——CARYOPHYLLACEAE

一年生或多年生草本，稀亚灌木。茎节通常膨大，具关节。单叶对生，稀互生或轮生，全缘，基部多少连合；托叶有膜质或缺。花辐射对称，两性，稀单性，排列成聚伞花序或聚伞圆锥花序，稀单生，少数呈总状花序、头状花序、假轮伞花序或伞形花序，有时具闭花授精花；萼片5，稀4，草质或膜质，宿存，覆瓦状排列或合生成筒状；花瓣5，稀4，无爪或具爪，瓣片全缘或分裂，通常爪和瓣片之间具2片状或鳞片状副花冠片，稀缺花瓣；雄蕊10，二轮列，稀5或2；雌蕊1，由2~5合生心皮构成，子房上位，3室或基部1室，上部3~5室，特立中央胎座或基底胎座，具一至多数胚珠；花柱（1）2~5，有时基部合生，稀合生成单花柱。果实为蒴果，长椭圆形、圆柱形、卵形或圆球形，果皮壳质、膜质或纸质，顶端齿裂或瓣裂，开裂数与花柱同数或为其2倍，稀为浆果状、不规则开裂或为瘦果；种子弯生，多数或少数，稀1粒，肾形、卵形、圆盾形或圆形，微扁；种脐通常位于种子凹陷处，稀盾状着生；种皮纸质，表面具有以种脐为圆心的、整齐排列为数层半环形的颗粒状、短线纹或瘤状凸起，稀表面近平滑或种皮为海绵质；种脊具槽、圆钝或锐，稀具流苏状篦齿或翅；胚环形或半圆形，围绕胚乳或劲直，胚乳偏于一侧；胚乳粉质。

石竹属 *Dianthus*

瞿麦

别名　巨句麦、大兰、山瞿麦、瞿麦穗、南天竺草、麦句姜、剪绒花、龙须、四时美、圣芷草子

【生长环境】常生于住宅旁、路边或草地上，也有作药用或观赏而栽培。

【植物形态】

瞿麦　多年生草本，高 50 ~ 60 cm，有时更高。茎丛生，直立，绿色，无毛，上部分枝。叶片线状披针形，长 5 ~ 10 cm，宽 3 ~ 5 mm，顶端锐尖，中脉特显，基部合生成鞘状，绿色，有时带粉绿色。花 1 或 2 朵生枝端，有时顶下腋生；苞片 2 ~ 3 对，倒卵形，长 6 ~ 10 mm，约为花萼 1/4，宽 4 ~ 5 mm，顶端长尖；花萼圆筒形，长 2.5 ~ 3 cm，直径 3 ~ 6 mm，常染紫红色晕，萼齿披针形，长 4 ~ 5 mm；花瓣长 4 ~ 5 cm，爪长 1.5 ~ 3 cm，包于萼筒内，瓣片宽倒卵形，边缘缝裂至中部或中部以上，通常淡红色或带紫色，稀白色，喉部具丝毛状鳞片；雄蕊和花柱微外露。蒴果圆筒形，与宿存萼等长或微长，顶端 4 裂；种子扁卵圆形，长约 2 mm，

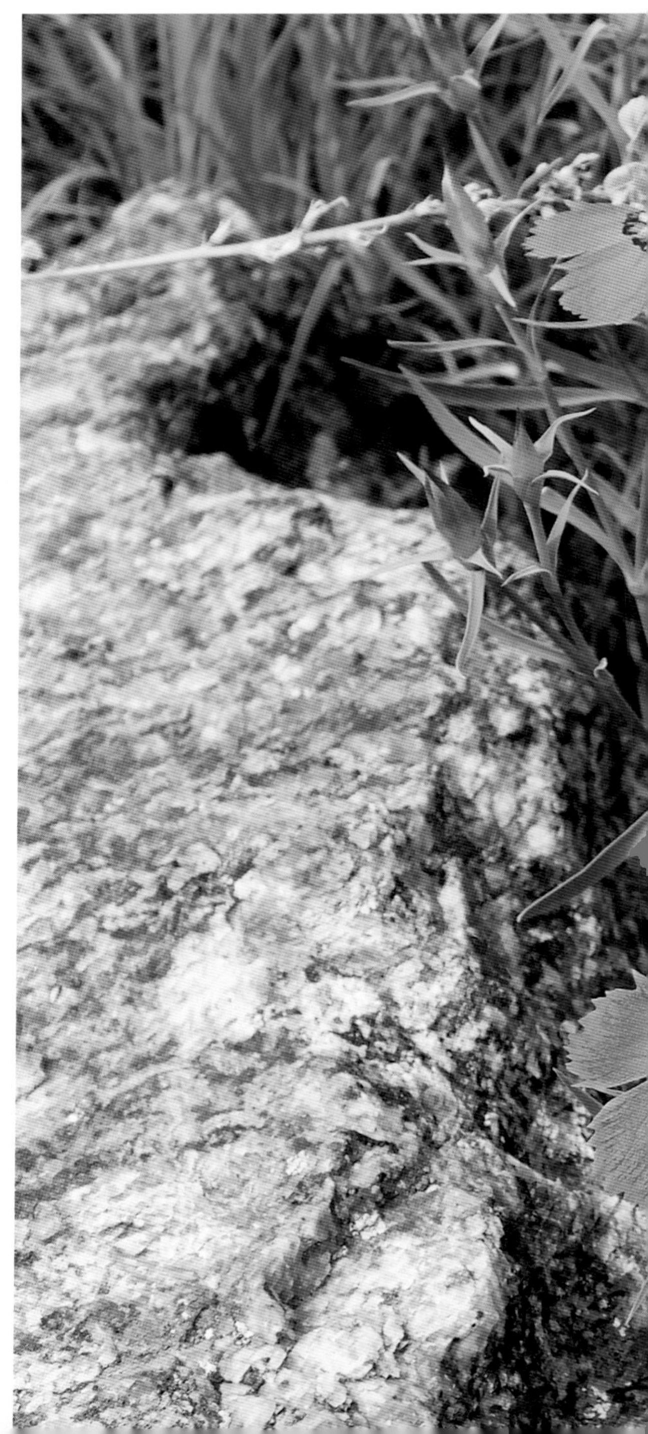

来源　本品为石竹科植物瞿麦 *Dianthus superbus* L.、石竹 *Dianthus chinensis* L. 和高山瞿麦 *Dianthus superbus* subsp. *alpestris*. 的地上部分。夏、秋花果期割取全草，除去杂草和泥土，切段或不切段，晒干。

黑色，有光泽。花期6～9月，果期8～10月。

石竹 多年生草本，高30～50 cm，全株无毛，带粉绿色。茎由根颈生出，疏丛生，直立，上部分枝。叶片线状披针形，长3～5 cm，宽2～4 mm，顶端渐尖，基部稍狭，全缘或有细小齿，中脉较显。花单生枝端或数花集成聚伞花序；花梗长1～3 cm；苞片4，卵形，顶端长渐尖，长达花萼1/2以上，边缘膜质，有缘毛；花萼圆筒形，长15～25 mm，直径4～5 mm，有纵条纹，萼齿披针形，长约5 mm，直伸，顶端尖，有缘毛；花瓣

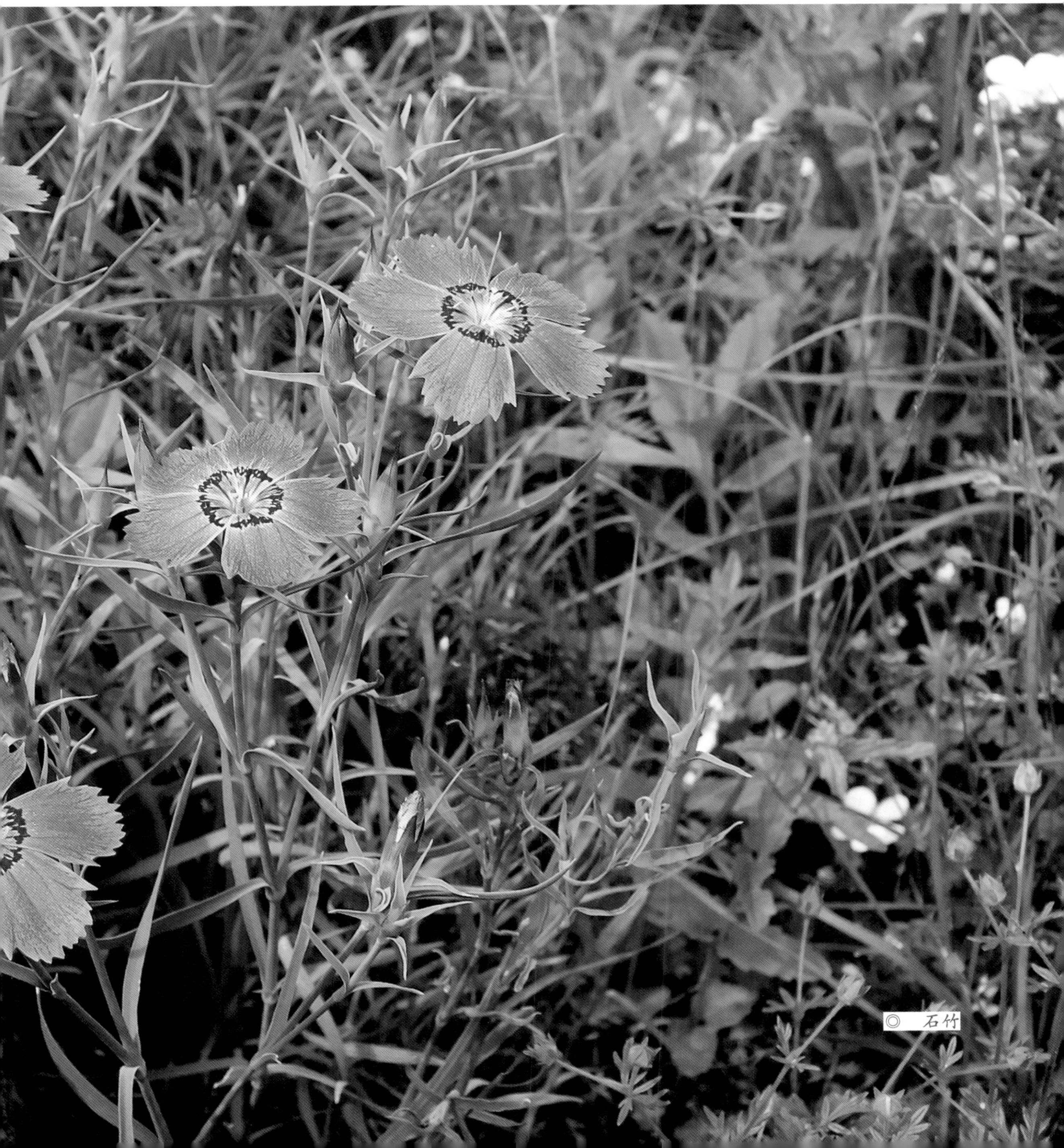

◎ 石竹

长 16 ~ 18 mm，瓣片倒卵状三角形，长 13 ~ 15 mm，紫红色、粉红色、鲜红色或白色，顶缘不整齐齿裂，喉部有斑纹，疏生髯毛；雄蕊露出喉部外，花药蓝色；子房长圆形，花柱线形。蒴果圆筒形，包于宿存萼内，顶端 4 裂；种子黑色，扁圆形。花期 5 ~ 6 月，果期 7 ~ 9 月。

高山瞿麦　植株较矮，稀疏分枝。花较大，直径 4.5 ~ 5 cm；苞片椭圆形至宽卵形，顶端具钻形尖（长 2 ~ 5 mm）；花萼较短而粗，带紫色，长 2.5 ~ 3 cm，直径 4 ~ 7 mm；花瓣较原变种宽。

【性味归经】苦，寒。归心、小肠经。

【功能主治】利尿通淋，破血通经。用于热淋、血淋、石淋、小便不通、淋沥涩痛、月经闭止。

【用法用量】内服：9 ~ 15 g。

【注意】孕妇慎用。

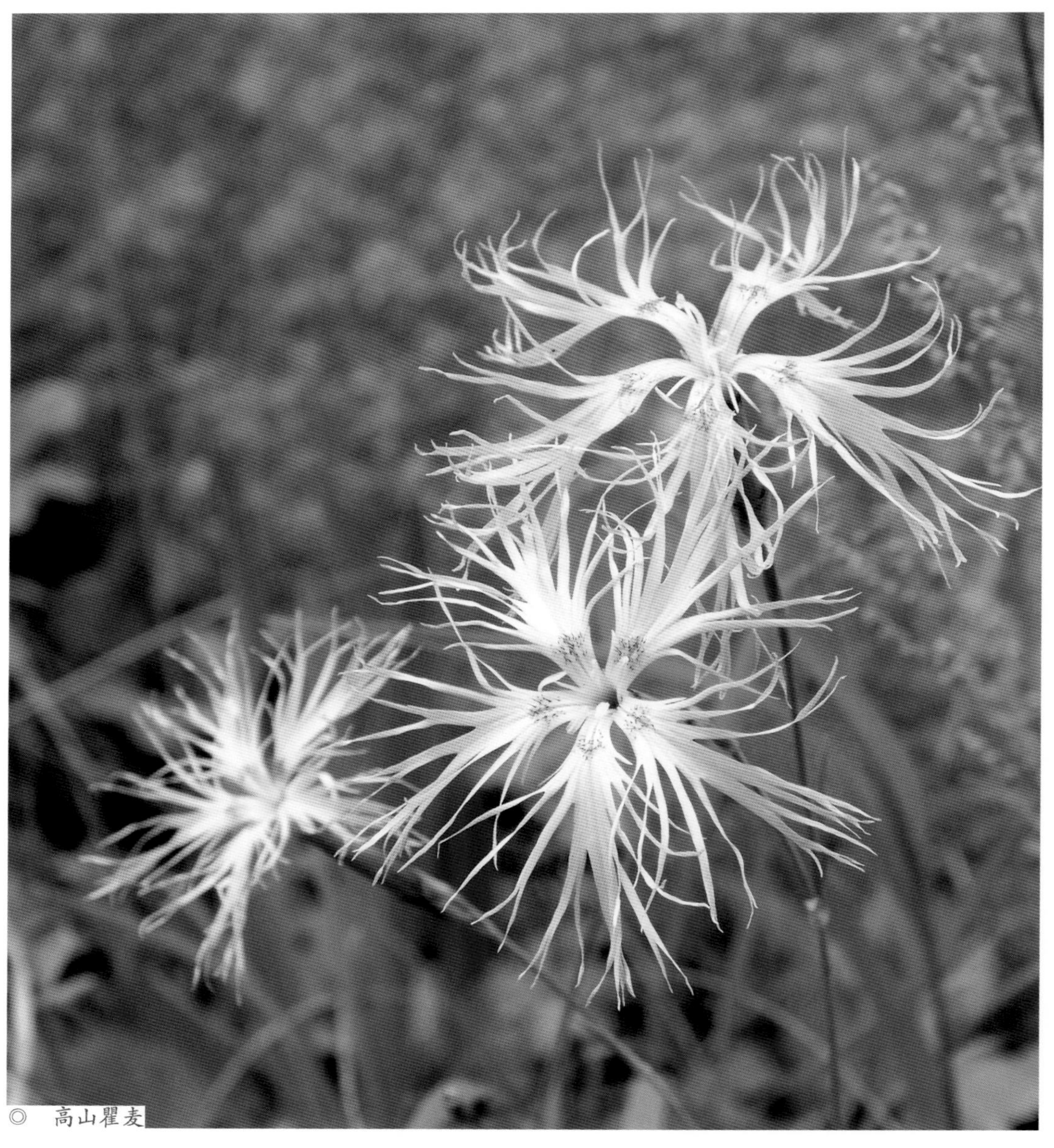

◎ 高山瞿麦

水龙骨科——POLYPODIACEAE

中型或小型蕨类，通常附生，少为土生。根状茎长而横走，有网状中柱，通常有厚壁组织，被鳞片；鳞片盾状着生，通常具粗筛孔，全缘或有锯齿，少具刚毛或柔毛。叶一型或二型，以关节着生于根状茎上，单叶，全缘，或分裂，或羽状，草质或纸质，无毛或被星状毛。叶脉网状，少为分离的，网眼内通常有分叉的内藏小脉，小脉顶端具水囊。孢子囊群通常为圆形或近圆形，或为椭圆形，或为线形，或有时布满能育叶片下面一部或全部，无盖而有隔丝。孢子囊具长柄，有 12～18 个增厚的细胞构成的纵行环带。孢子椭圆形，单裂缝，两侧对称。

石韦属 *Pyrrosia*

石韦

别名　石皮、金星草、石兰、生扯拢、虹霓剑草、石剑、虹霓剑草、金汤匙、肺心草、会全草、石耳朵、蛇舌风、小叶下红

【生长环境】附生荫湿岩石上。海拔200～2500 m。

【植物形态】

华北石韦　植株高5～10 cm。根状茎略粗壮而横卧，密被披针形鳞片；鳞片长尾状渐尖头，幼时棕色，老时中部黑色，边缘具齿牙。叶密生，一型；叶柄长2～5 cm，基部着生处密被鳞片，向上被星状毛，禾秆色；叶片狭披针形，中部最宽，向两端渐狭，短渐尖头，顶端圆钝，基部楔形，两边狭翅沿叶柄长下延，长5～7 cm，中部宽0.5～1.5（2）cm，全缘，干后软纸质，上面淡灰绿色，下面棕色，密被星状毛，主脉在下面不明显隆起，上面浅凹陷，侧脉与小脉均不显。孢子囊群布满叶片下表面，幼时被星状毛覆盖，棕

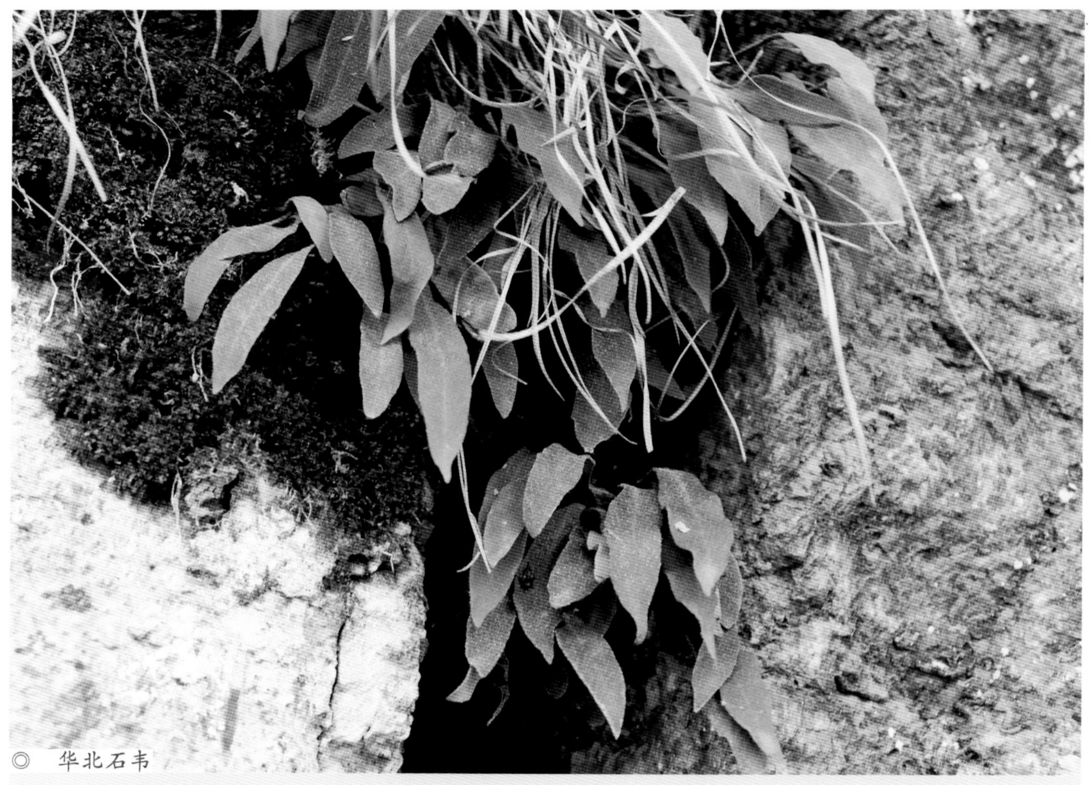

◎　华北石韦

来源　本品为水龙骨科植物华北石韦 *Pyrrosia davidii* 的叶。春、夏、秋均可采收，除去根茎及须根，晒干。

色，成熟时孢子囊开裂而呈砖红色。

相近石韦 植株高 5 ~ 15（20）cm。根状茎长而横走，密被线状披针形鳞片；鳞片边缘睫毛状，中部近黑褐色。叶近生，一型；无柄；叶片线形，长度变化很大，通常为 6 ~ 20（26）cm，上半部通常较宽，达 2 ~ 10 mm，钝圆头，向下直到与根状茎连接处几不变狭而呈带状，干后淡棕色，纸质，上面疏被星状毛，下面密被茸毛状长臂星状毛。主脉粗壮，在下面明显隆起，在上面稍凹陷，侧脉与小脉均不显。孢子囊群聚生于叶片上半部，无盖，幼时被星状毛覆盖，成熟时扩散并会合而布满叶片下面。

【性味归经】

苦、甘，寒。归肺、肾、膀胱经。

【功能主治】

利水通淋，清肺化痰，凉血止血。主治淋病、水肿、小便不利、痰热咳喘、咯血、吐血、衄血、崩漏、外伤出血。

【用法用量】

内服：煎汤，9 ~ 15 g；或研末。外用：适量，研末涂敷。

【注意】阴虚及无湿热者忌服。

藤黄科——CLUSIACEAE

乔木或灌木，稀为草本，在裂生的空隙或小管道内含有树脂或油。叶为单叶，全缘，对生或有时轮生，一般无托叶。花序各式，聚伞状，或伞状，或为单花；小苞片通常生于花萼之紧接下方，与花萼难予区分。花两性或单性，轮状排列或部分螺旋状排列，通常整齐，下位。萼片（2）4~5（6），覆瓦状排列或交互对生，内部的有时花瓣状。花瓣（2）4~5（6），离生，覆瓦状排列或旋卷。雄蕊多数，离生或成 4~5（10）束，束离生或不同程度合生。子房上位，通常有 5 或 3 个多少合生的心皮，1~12 室，具中轴或侧生或基生的胎座；胚珠在各室中 1 至多数，横生或倒生；花柱 1~5 或不存在；柱头 1~12，常呈放射状。果为蒴果、浆果或核果；种子 1 至多颗，完全被直伸的胚所充满，假种皮有或不存在。

金丝桃属 *Hypericum*

红旱莲

别名　湖南连翘、黄花刘寄奴、金丝蝴蝶、伞旦花、大汗淋草、大黄心草、房心草、假连翘、箭花茶、一枝箭、金丝桃、鸡心茶、牛心茶、大金雀、大茶叶、大精血、长柱金丝桃、牛心菜、大箭草、鹧鸪草、土黄芩、小黄心草、大头草、刘寄奴

【生长环境】生于山坡林下、林缘、灌丛间、草丛或草甸中、溪旁及河岸湿地等处。

【植物形态】多年生草本，高 0.5 ~ 1.3 m。茎直立或在基部上升，单一或数茎丛生，不分枝或上部具分枝，有时于叶腋抽出小枝条，茎及枝条幼时具 4 棱，后明显具 4 纵线棱。叶无柄，叶片披针形、长圆状披针形或长圆状卵形至椭圆形，或狭长圆形，长（2）4 ~ 10 cm，宽（0.4）1 ~ 2.7（3.5）cm，先端渐尖、锐尖或钝形，基部楔形或心形而抱茎，全缘，坚纸

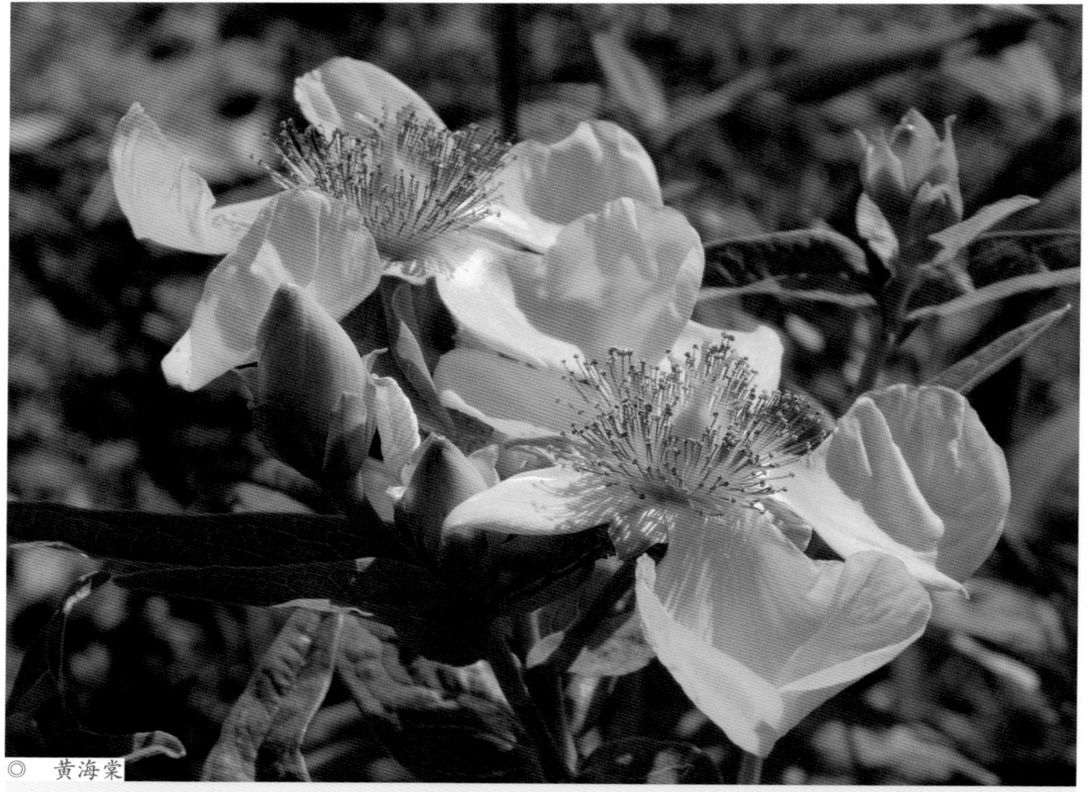

◎　黄海棠

来源　本品为藤黄科植物黄海棠 *Hypericum ascyron* L. 的全草。7 ~ 8 月果实成熟时，割取地上部分，用热水泡过，晒干。

质，上面绿色，下面通常淡绿色且散布淡色腺点，中脉、侧脉及近边缘脉下面明显，脉网较密。花序具1～35花，顶生，近伞房状至狭圆锥状，后者包括多数分枝。花直径（2.5）3～8 cm，平展或外反；花蕾卵珠形，先端圆形或钝形；花梗长0.5～3 cm。萼片卵形或披针形至椭圆形或长圆形，长（3）5～15（25）mm，宽1.5～7 mm，先端锐尖至钝形，全缘，结果时直立。花瓣金黄色，倒披针形，长1.5～4 cm，宽0.5～2 cm，十分弯曲，具腺斑或无腺斑，宿存。雄蕊极多数，5束，每束有雄蕊约30枚，花药金黄色，具松脂状腺点。子房宽卵珠形至狭卵珠状三角形，长4～7（9）mm，5室，具中央空腔；花柱5，长为子房的1/2至为其2倍，自基部或至上部4/5处分离。蒴果为或宽或狭的卵珠形或卵珠状三角形，长0.9～2.2 cm，宽0.5～1.2 cm，棕褐色，成熟后先端5裂，柱头常折落。种子棕色或黄褐色，圆柱形，微弯，长1～1.5 mm，有明显的龙骨状突起或狭翅和细的蜂窝纹。花期7～8月，果期8～9月。

【性味归经】苦，寒。归肝经。

【功能主治】凉血止血，活血调经，清热解毒。主治血热所致之吐血、咯血、尿血、便血、崩漏、跌打损伤、外伤出血、月经不调、痛经、乳汁不下、风热感冒、疟疾、肝炎、痢疾、腹泻、毒蛇咬伤、烫伤、湿疹、黄水疮。

【用法用量】内服：煎汤，5～10 g。外用：适量，捣敷；或研末调涂。

赶山鞭

别名　小金丝桃、小茶叶、小金雀、女儿茶、小旱莲、刘寄奴

【生长环境】生于田野、半湿草地、草原、山坡草地、石砾地、草丛、林内及林缘等处，海拔在1100 m以下。

【植物形态】多年生草本，高（15）30～74 cm；根茎具发达的侧根及须根。茎数个丛生，直立，圆柱形，常有2条纵线棱，且全面散生黑色腺点。叶无柄；叶片长圆状卵形或卵状披针形至长圆状倒卵形，长（0.8）1.5～2.5（3.8）cm，宽（0.3）0.5～1.2 cm，先端圆钝或渐尖，基部渐狭或微心形，略抱茎，全缘，两面通常光滑，下面散生黑腺点，侧脉2对，与中脉在上面凹陷，下面凸起，边缘脉及脉网不明显。花序顶生，多花或有时少花，为近伞房状或圆锥花序；苞片长圆形，长约0.5 cm。花直径1.3～1.5 cm，平展；花蕾卵珠形；花梗长3～4 mm。萼片卵状披针形，长约5 mm，宽2 mm，先端锐尖，表面及边缘散生黑腺点。花瓣淡黄色，长圆状倒卵形，长1 cm，宽约0.4 cm，先端钝形，表面及边缘有稀疏的黑腺点，宿存。雄蕊3束，每束有雄蕊约30枚，花药具黑腺点。子房卵珠形，长约3.5 mm，3室；花柱3，自基部离生，与子房等长或稍长于子房。蒴果卵珠形或长圆状卵珠形，长0.6～10 mm，宽约4 mm，具长短不等的条状腺斑。种子黄绿、浅灰黄或浅棕色，圆柱形，微弯，长1.2～1.3 mm，宽约0.5 mm，两端钝形且具小尖突，两侧有龙骨状突起，表面有细蜂窝纹。花期7～8月，

果期8~9月。

【性味归经】苦，平。归心经。

【功能主治】止血，镇痛，通乳。内服用于咯血、吐血、子宫出血、风湿关节痛、神经痛、跌打损伤、乳汁缺乏、乳腺炎；外用治创伤出血、痈疖肿毒。

【用法用量】内服：煎汤，9~15 g。外用：适量，鲜品捣敷或干品研粉撒敷。

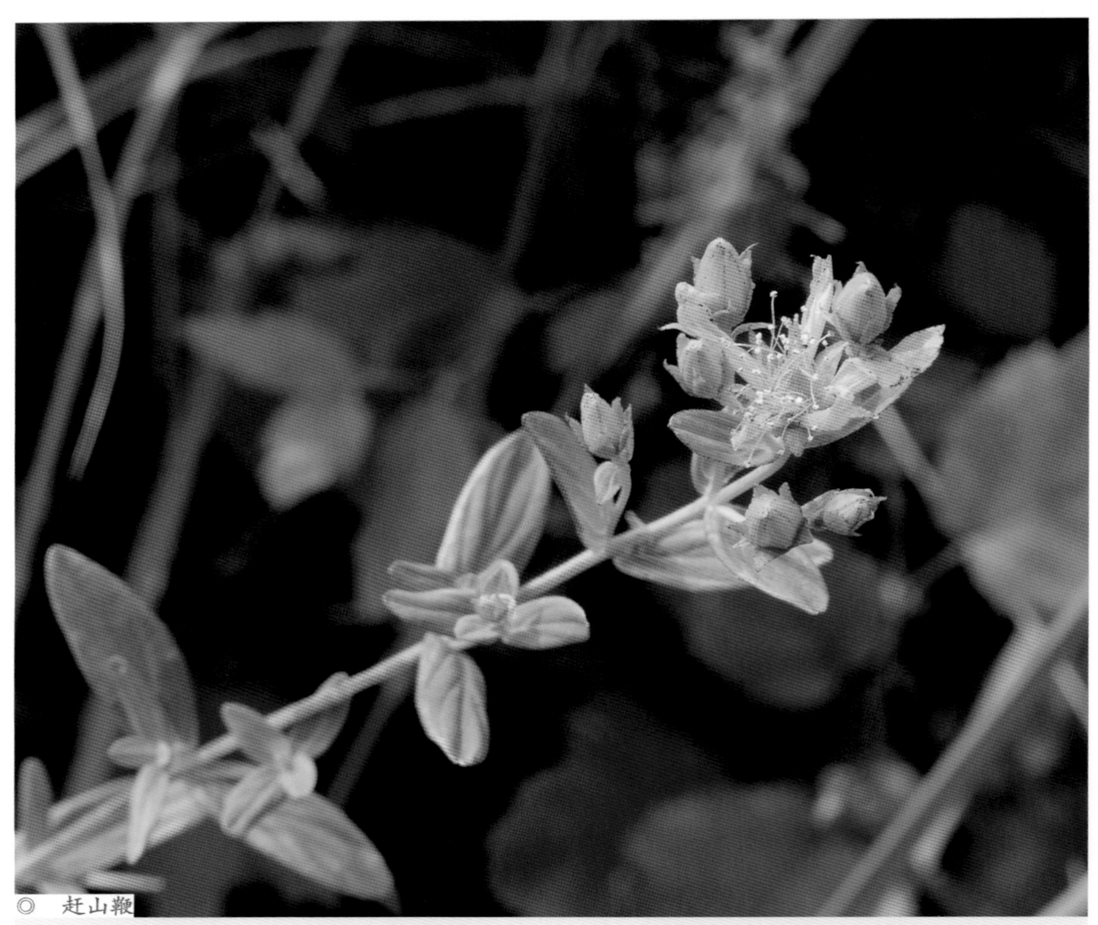

◎ 赶山鞭

来源 本品为金丝桃科金丝桃属植物赶山鞭 *Hypericum attenuatum* 的全草。秋季采集，晒干。

大对经草

别名 大花金丝桃、大叶刘寄奴、老君茶、王不留行、大萼金丝桃、具梗金丝桃

【生长环境】生于山坡及河边灌丛等处，海拔2740~3400 m。

【植物形态】多年生草本，高0.3~0.5 m，全体无毛。茎多数，圆柱形，具

多数叶，不分枝或有时在上部具腋生小枝。叶无柄，叶片向茎基部者渐变小而靠近，茎最下部者为倒卵形，向茎上部者为卵形或卵状椭圆形，长 2 ~ 5 cm，宽 1 ~ 2.5（3）cm，先端钝形且常微缺，基部心形而抱茎，全缘，坚纸质，上面绿色，下面白绿色，散布淡色腺点，侧脉约 4 对，与中脉在上面凹陷，下面凸起，脉网稀疏，只在下面隐约可见。花序顶生，为了花的聚伞花序，有时连同侧生小花枝组成伞房花序或为圆锥状。花直径约 2 cm，开展；花蕾长卵珠形，先端锐尖；花梗伸长，长达 3（4）cm。萼片直伸，长圆形，不等大，长 8 ~ 10 mm，宽 2 ~ 4 mm，边缘全缘但常呈波状，无腺点，果时萼片增大，长达 15 mm，宽 5 mm。

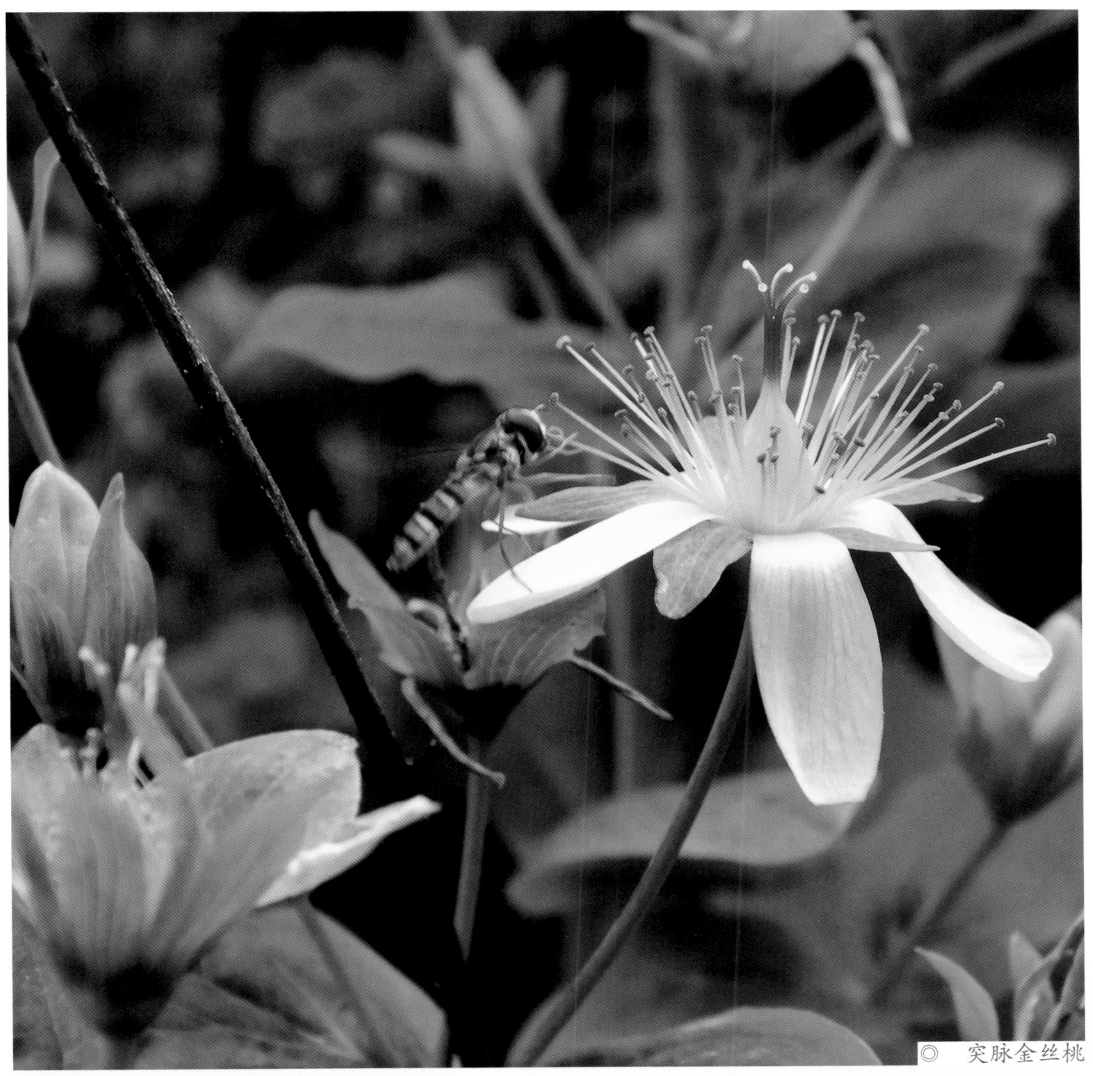
◎ 突脉金丝桃

来源 本品为藤黄科植物突脉金丝桃 *Hypericum przewalskii* Maxim. 的全草。夏季采集，洗净，切碎，晒干。

花瓣5，长圆形，稍弯曲，长约14 mm，宽约为长的1/2。雄蕊5束，每束有雄蕊约15枚，与花瓣等长或略超出花瓣，花药近球形，无腺点。子房卵珠形，长6~8 mm，5室，光滑；花柱5，长约6 mm，自中部以上分离。蒴果卵珠形，长约1.8 cm，宽1.2 cm，散布有纵线纹，成熟后先端5裂。种子淡褐色，圆柱形，长5 mm，两端锐尖，一侧有龙骨状突起，表面有细蜂窝纹。花期6~7月，果期8~9月。

【性味归经】苦、微辛，平。归肺、心、肾经。

【功能主治】活血调经，祛风湿，水肿。主治月经不调、跌打损伤、外伤出血、骨折、风湿疼痛、水肿、小便不利、夏令伤暑。

【用法用量】内服：煎汤，9~15 g。外用：适量，研末撒。

铁角蕨科——ASPLENIACEAE

多为中型或小型的石生或附生（少有土生）草本植物，有时为攀援。根状茎横走、卧生或直立，被具透明粗筛孔的褐色或深棕色的披针形小鳞片，无毛，有网状中柱。叶远生、近生或簇生，草质、革质或近肉质，光滑或有时疏被不规则的星芒状薄质小鳞片，有柄，基部不以关节着生；叶柄草质，常为栗色并有光泽，或为淡绿色或青灰色，上面有纵沟，基部有维管束两条，横切面呈卵圆形或椭圆肾形，左右两侧排成八字形，向上结合成X字形，在羽状叶上的各回羽轴上面有1条纵沟，两侧往往有相连的狭翅，各纵沟彼此不互通；叶形变异极大，单一（披针形、心脏形或圆形）、深羽裂或经常为一至三回羽状细裂，偶为四回羽状，复叶的分枝式为上先出，末回小羽片或裂片往往为斜方形或不等边四边形，基部不对称，边缘为全缘，或有钝锯齿或为撕裂。叶脉分离，上先出，一至多回二歧分枝，小脉不达叶边，有时向叶边多少结合，在细裂叶的种类，每一末回裂片仅有1条单脉。孢子囊群多为线形，有时近椭圆形，沿小脉上侧着生，罕有生于相近脉的下侧，通常有囊群盖（在药蕨属近退化）；囊群盖厚膜质或薄纸质，全缘，以一侧着生于叶脉，通常开向主脉（中脉），或有时相向对开，在细裂叶的种类中，每一末回裂片只有1条叶脉及孢子囊群，囊群盖通常开向上侧叶边；孢子囊为水龙骨型，环带垂直，间断，约由20个增厚细胞组成。孢子两侧对称，椭圆形或肾形，单裂缝，周壁具褶皱，褶皱连接形成网状或不形成网状，表面具小刺或光滑，但常因不同的分类群而变化很大，外壁表面光滑。

铁角蕨属 *Asplenium*

过山蕨

别名 马蹬草、过桥草

【生长环境】生林下石上，海拔 300 ~ 2000 m。

【植物形态】植株高达 20 cm。根状茎短小，直立，先端密被小鳞片；鳞片披针形，黑褐色膜质，全缘。叶簇生；基生叶不育，较小，柄长 1 ~ 3 cm，叶片长 1 ~ 2 cm，宽 5 ~ 8 mm，椭圆形，钝头，基部阔楔形，略下延于叶柄；能育叶较大，柄长 1 ~ 5 cm，叶片长 10 ~ 15 cm，宽 5 ~ 10 mm，披针形，全缘或略呈波状，基部楔形或圆楔形以狭翅下延于叶柄，先端渐尖，且延伸成鞭状（长 3 ~ 8 cm），末端稍卷曲，能着地生根，行无性繁殖。叶脉网状，仅上面隐约可见，有网眼 1 ~ 3 行，靠近主脉的 1 行网眼狭长，与主脉平行，其外的 1 ~ 2 行网眼斜上，网眼外的小脉分离，不达叶边。叶草质干后暗绿色，无毛。孢子囊群线形或椭圆形，在主脉两

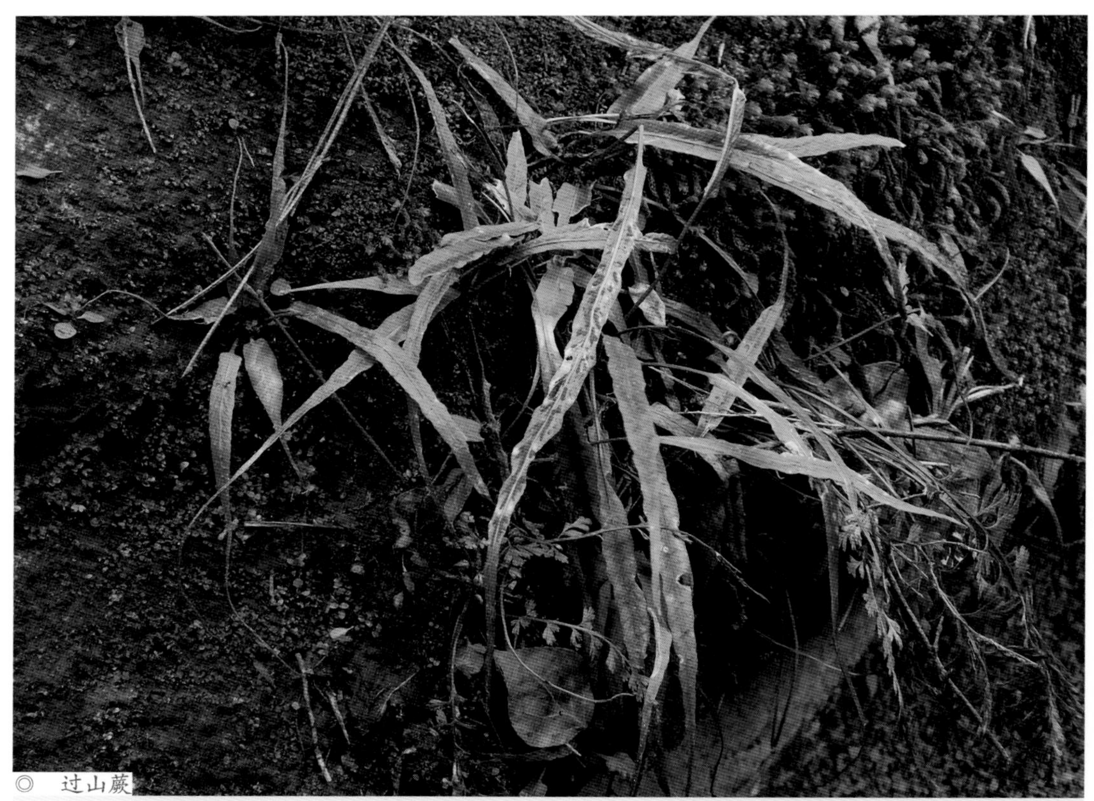

◎ 过山蕨

来源 本品为蕨类铁角蕨科过山蕨 *Asplenium ruprechtii* 的全草。

侧各形成不整齐的 1～3 行，通常靠近主脉的 1 行较长，生于网眼向轴的一侧，囊群盖向主脉开口，其外的 1～2 行如成对地生于网眼内时则囊群盖相对开，如单独地生于网眼内时则囊群盖开向主脉或叶边；囊群盖狭，同形，膜质，灰绿色或浅棕色。

【性味】淡，平。

【功能主治】凉血，止血。主治外伤出血、子宫出血。

【用法用量】内服：1.5～4.5 g。外用：适量。

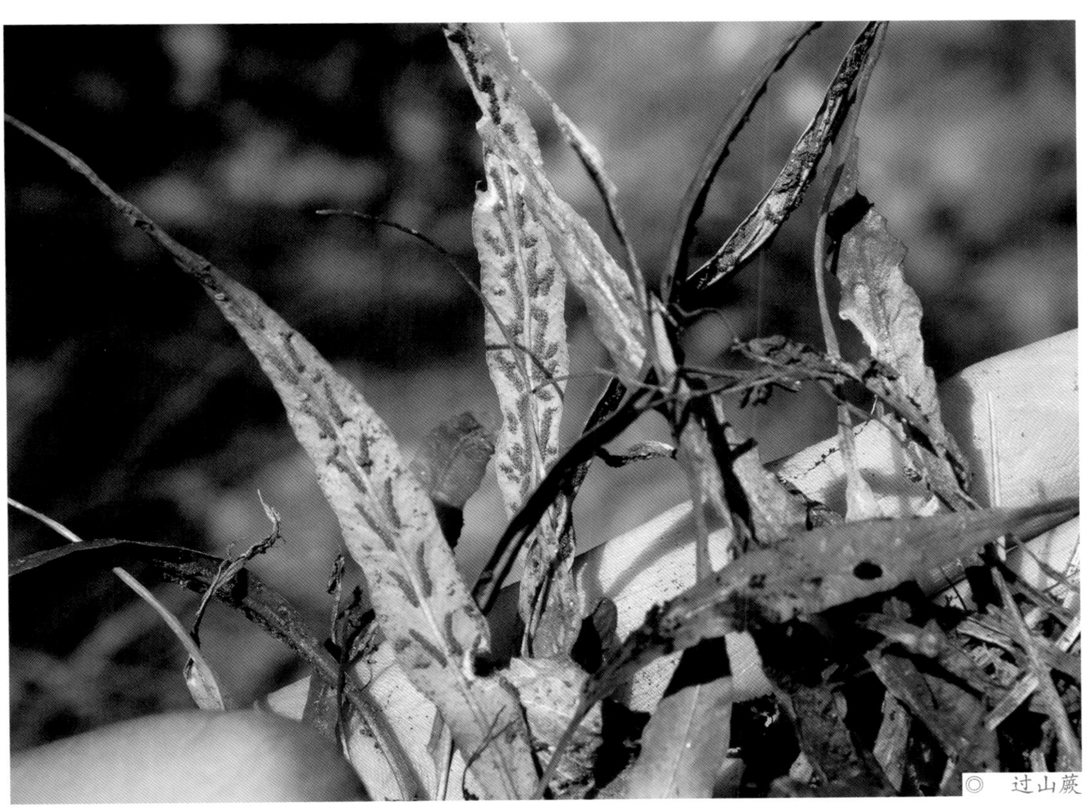

◎ 过山蕨

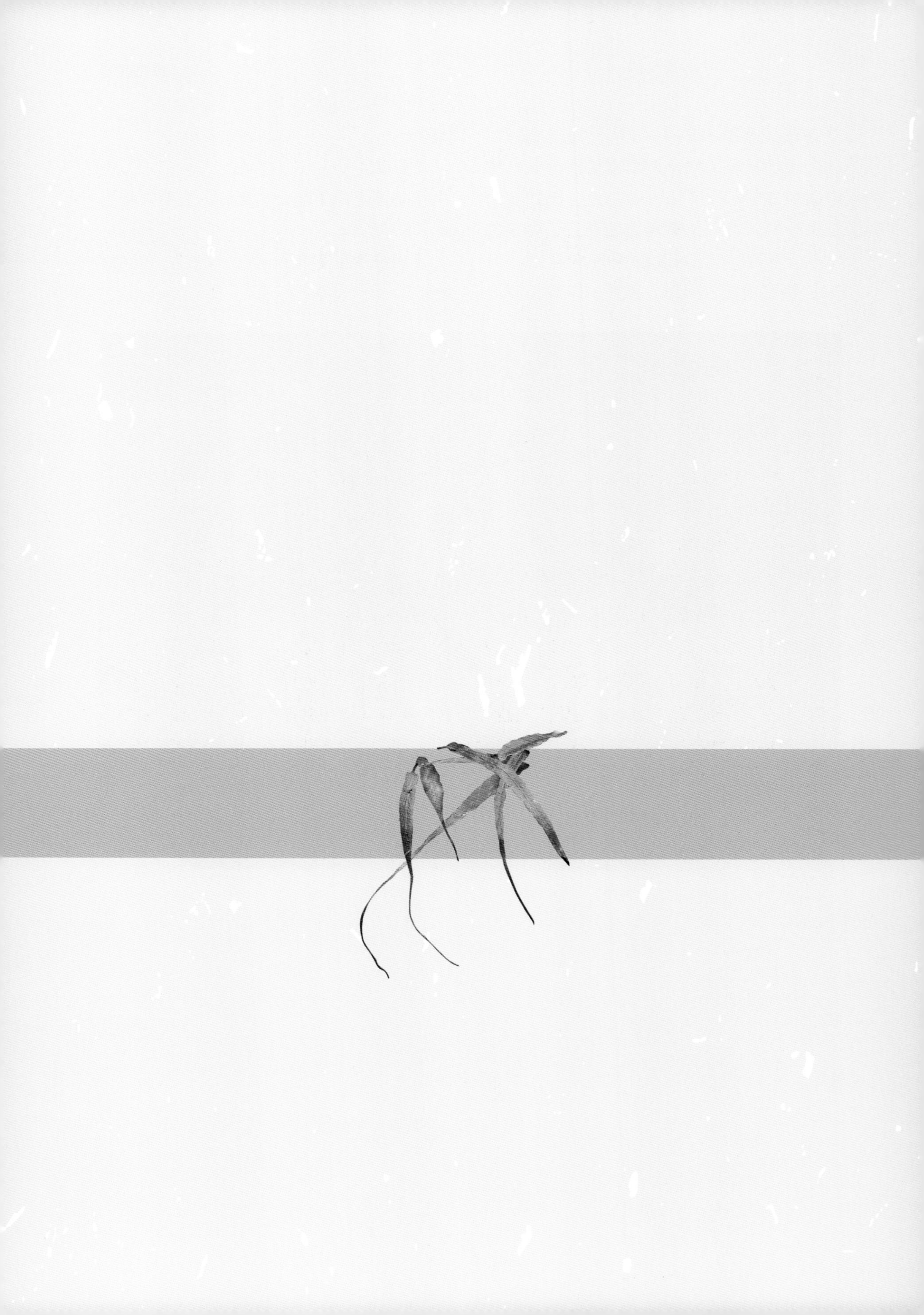

卫矛科——CELASTRACEAE

常绿或落叶乔木、灌木或藤本灌木及匍匐小灌木。单叶对生或互生，少为三叶轮生并类似互生；托叶细小，早落或无，稀明显而与叶俱存。花两性或退化为功能性不育的单性花，杂性同株，较少异株；聚伞花序1至多次分枝，具有较小的苞片和小苞片；花4～5数，花部同数或心皮减数，花萼、花冠分化明显，极少萼冠相似或花冠退化，花萼基部通常与花盘合生，花萼分为4～5萼片，花冠具4～5分离花瓣，少为基部贴合，常具明显肥厚花盘，极少花盘不明显或近无，雄蕊与花瓣同数，着生花盘之上或花盘之下，花药2室或1室，心皮2～5，合生，子房下部常陷入花盘而与之合生或与之融合而无明显界线，或仅基部与花盘相连，大部游离，子房室与心皮同数或退化成不完全室或1室，倒生胚珠，通常每室2～6，少为1，轴生，室顶垂生，较少基生。多为蒴果，亦有核果、翅果或浆果；种子多少被肉质具色假种皮包围，稀无假种皮，胚乳肉质丰富。

卫 矛 属 *Euonymus*

八宝茶

别名 甘青卫矛

【生长环境】生于山坡林阴处。

【植物形态】小灌木，高 1 ~ 5 m；茎枝常具 4 棱栓翅，小枝具 4 窄棱。叶窄卵形、窄倒卵形或长方披针形，长 1 ~ 4 cm，宽 5 ~ 15 mm，先端急尖，基部楔形或近圆形，边缘有细密浅锯齿，侧脉 3 ~ 5 对；叶柄短，长 1 ~ 3 mm。聚伞花序多为 1 次分枝，3 花或达 7 花；花序梗细长丝状，长 1.5 ~ 2.5 cm；小花梗长 5 ~ 6 mm，中央花小花梗与两侧小花梗等长；苞片与小苞片披针形，多脱落；花深紫色，偶带绿色，直径 5 ~ 8 mm；萼片近圆形；花瓣卵圆形；花盘微 4 裂；雄蕊着生花盘四角的突起上，无花丝；子房无花柱，柱头稍圆，胚珠通常每室 2 ~ 6。蒴果紫色，扁圆倒锥状或近球状，顶端 4 浅裂，长 5 ~ 7 mm，最宽直

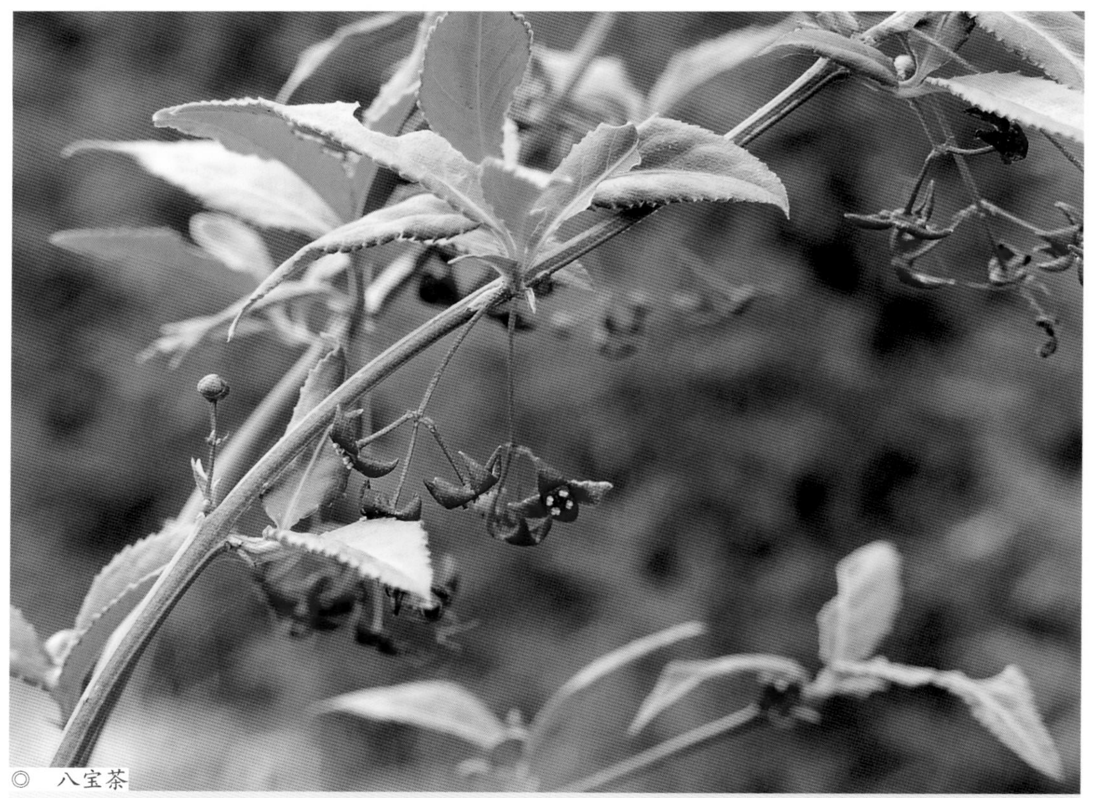

◎ 八宝茶

来源 本品为卫矛科植物八宝茶 *Euonymus przewalskii* Maxim. 的带翅枝。夏、秋季采收，切段晒干。

径 5 ~ 7 mm；果序梗及小果梗均细长；种子黑紫色，橙色假种皮包围种子基部，可达中部。

【性味归经】苦、辛，微寒。归肝经。

【功能主治】祛瘀调经，通络止痛。主治月经不调，产后瘀阻腹痛，跌打肿痛，半身不遂。

【用法用量】内服：煎汤，3 ~ 9 g；或浸酒。外用：适量，煎汤熏洗。

【注意】孕妇慎服。

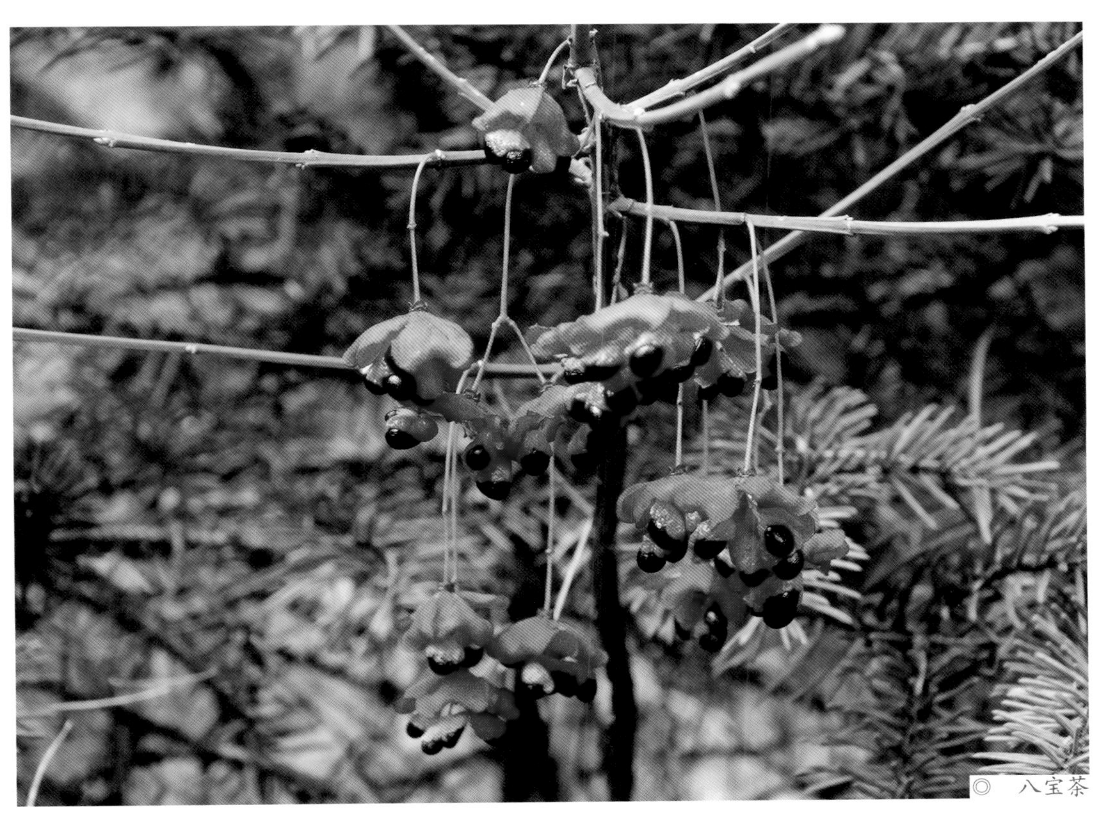

◎ 八宝茶

五加科——ARALIACEAE

乔木、灌木或木质藤本，稀多年生草本，有刺或无刺。叶互生，稀轮生，单叶、掌状复叶或羽状复叶；托叶通常与叶柄基部合生成鞘状，稀无托叶。花整齐，两性或杂性，稀单性异株，聚生为伞形花序、头状花序、总状花序或穗状花序，通常再组成圆锥状复花序；苞片宿存或早落；小苞片不显著；花梗无关节或有关节；萼筒与子房合生，边缘波状或有萼齿；花瓣 5～10，在花芽中镊合状排列或覆瓦状排列，通常离生，稀合生成帽状体；雄蕊与花瓣同数而互生，有时为花瓣的两倍，或无定数，着生于花盘边缘；花丝线形或舌状；花药长圆形或卵形，丁字状着生；子房下位，2～15 室，稀 1 室或多室至无定数；花柱与子房室同数，离生；或下部合生上部离生，或全部合生成柱状，稀无花柱而柱头直接生于子房上；花盘上位，肉质，扁圆锥形或环形；胚珠倒生，单个悬垂于子房室的顶端。果实为浆果或核果，外果皮通常肉质，内果皮骨质、膜质或肉质而与外果皮不易区别。种子通常侧扁，胚乳均一或嚼烂状。

本科植物在经济上有多方面的用途。有许多种类在医药上有重要经济意义，如人参、三七、五加、通脱木、楤木、食用土当归等是著名的药材；鹅掌柴、鹅掌藤、白簕、红毛五加、刺五加、无梗五加、黄毛楤木、辽东楤木、虎刺楤木、树参、变叶树参、幌伞枫、短梗幌伞枫、刺通草、罗伞、大参、掌叶梁王茶、刺参、多蕊木、五叶参、常春藤等是民间常用的中草药。有些种类如刺楸、刺五加等种子含油脂可榨油供制肥皂用。有些种类如刺楸、五加、食用土当归等的嫩叶可供蔬用。乔木的种类其木材具有种种用途，刺楸可制家具及铁路枕木，鹅掌柴适宜于制作蒸笼及筛斗，通脱木的髓可做手工艺品。有些种类具美丽的树冠或枝叶，如幌伞枫、鹅掌柴、常春藤等常栽培供观赏用。鹅掌柴是南方冬季的蜜源植物。

人参属 Panax

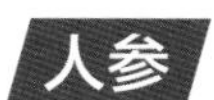

人参

别名 人街、鬼盖、黄参、玉精、血参、土精、地精、金井玉阑、孩儿参、棒锤

【生长环境】分布于辽宁东部、吉林东半部和黑龙江东部，现吉林、辽宁栽培甚多，河北、山西有引种。生于海拔数百米的落叶阔叶林或针叶阔叶混交林下。

【植物形态】多年生草本；根状茎（芦头）短，直立或斜上，不增厚成块状。主根肥大，纺锤形或圆柱形。地上茎单生，高30～60 cm，有纵纹，无毛，基部有宿存鳞片。叶为掌状复叶，3～6枚轮生茎顶，幼株的叶数较少；叶柄长3～8 cm，

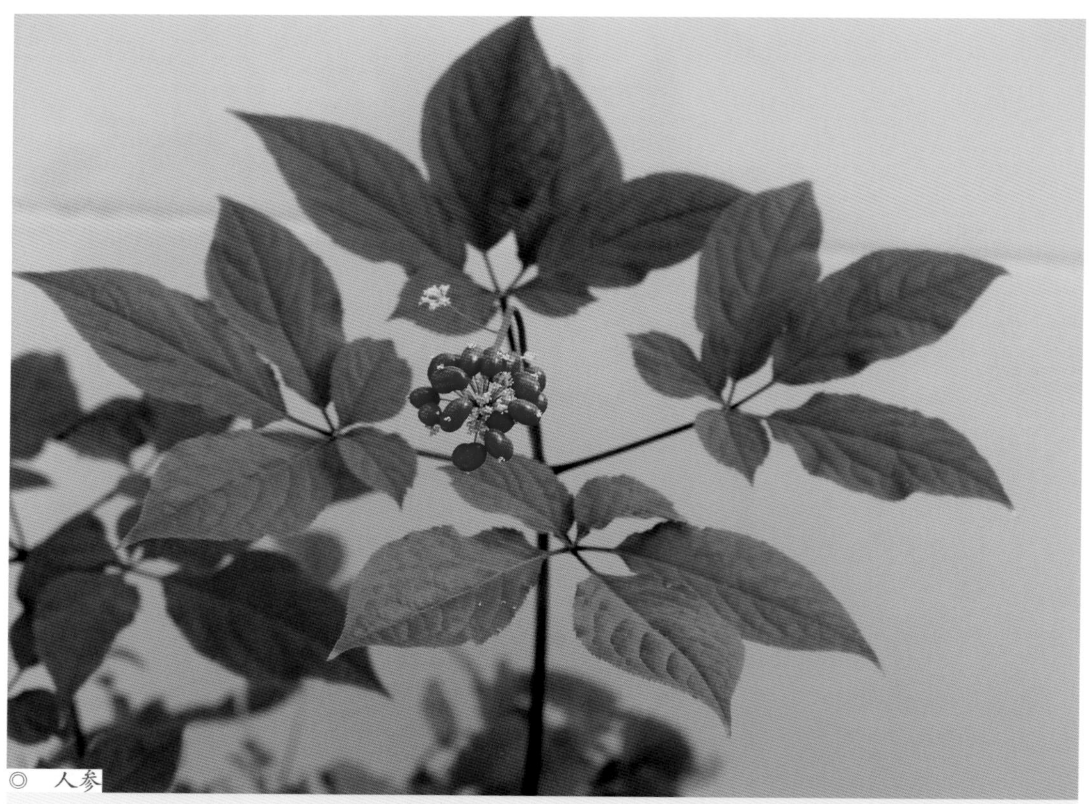

◎ 人参

来源 本品为五加科植物人参 *Panax ginseng* C. A. Meyer 的干燥根。栽培者为“园参”，野生者为“山参”。多于秋季采挖，洗净；园参经晒干或烘干，称“生晒参”；山参经晒干，称“生晒山参”；经水烫，浸糖后干燥，称“白糖参”；蒸熟后晒干或烘干，称“红参”。

有纵纹，无毛，基部无托叶；小叶片 3 ~ 5，幼株常为 3，薄膜质，中央小叶片椭圆形至长圆状椭圆形，长 8 ~ 12 cm，宽 3 ~ 5 cm，最外 1 对侧生小叶片卵形或菱状卵形，长 2 ~ 4 cm，宽 1.5 ~ 3 cm，先端长渐尖，基部阔楔形，下延，边缘有锯齿，齿有刺尖，上面散生少数刚毛，刚毛长约 1 mm，下面无毛，侧脉 5 ~ 6 对，两面明显，网脉不明显；小叶柄长 0.5 ~ 2.5 cm，侧生者较短。伞形花序单个顶生，直径约 1.5 cm，有花 30 ~ 50 朵，稀 5 ~ 6 朵；总花梗通常较叶长，长 15 ~ 30 cm，有纵纹；花梗丝状，长 0.8 ~ 1.5 cm；花淡黄绿色；萼无毛，边缘有 5 个三角形小齿；花瓣 5，卵状三角形；雄蕊 5，花丝短；子房 2 室；花柱 2，离生。果实扁球形，鲜红色，长 4 ~ 5 mm，宽 6 ~ 7 mm。种子肾形，乳白色。

【性味归经】甘、微苦，平。归脾、肺、心经。

【功能主治】大补元气，复脉固脱，补脾益肺，生津，安神。用于体虚欲脱、肢冷脉微、脾虚食少、肺虚喘咳、津伤口渴、内热消渴、久病虚羸、惊悸失眠、阳痿宫冷、心力衰竭、心源性休克。

【用法用量】内服：3 ~ 9 g，另煎兑入汤剂服；野山参若研粉吞服，一次 2 g，一日 2 次。

【注意】不宜与藜芦同用。

【贮藏】置阴凉干燥处，密闭保存，防蛀。

五加属 *Eleutherococcus*

刺五加

别名　坎拐棒子、一百针、刺拐棒、老虎镣子、刺木棒

【生长环境】生于森林或灌丛中，海拔数百米至 2000 m。

【植物形态】灌木，高 1 ~ 6 m；分枝多，一、二年生的通常密生刺，稀仅节上生刺或无刺；刺直而细长，针状，下向，基部不膨大，脱落后遗留圆形刺痕，叶有小叶 5，稀 3；叶柄常疏生细刺，长 3 ~ 10 cm；小叶片纸质，椭圆状倒卵形或长圆形，长 5 ~ 13 cm，宽 3 ~ 7 cm，先端渐尖，基部阔楔形，上面粗糙，深绿色，脉上有粗毛，下面淡绿色，脉上有短柔毛，边缘有锐利重锯齿，侧脉 6 ~ 7 对，两面明显，网脉不明显；小叶柄长 0.5 ~ 2.5 cm，有棕色短柔毛，有时有细刺。伞形花序单个顶生，或 2 ~ 6 个组成稀疏的圆锥状花序，直径 2 ~ 4 cm，有花多数；总花梗长 5 ~ 7 cm，无毛；花梗长 1 ~ 2 cm，无毛或基部略有毛；花紫黄色；萼无毛，边缘近全缘或有不明显的 5 小齿；花瓣 5，卵形，长 2 mm；雄蕊 5，长 1.5 ~ 2 mm；子房 5 室，花柱全部合生成柱状。果实球形或卵球形，有 5 棱，黑色，

直径 7 ~ 8 mm，宿存花柱长 1.5 ~ 1.8 mm。花期 6 ~ 7 月，果期 8 ~ 10 月。

【性味归经】微苦、辛，温。归脾、肾、心经。

【功能主治】补肾强腰，益气安神，活血通络。主治肾虚体弱、腰膝酸软、小儿行迟、脾虚乏力、气虚浮肿、食欲不振、失眠多梦、健忘、胸痹疼痛、风寒湿痹、跌打肿痛。

【用法用量】内服：煎汤，6 ~ 15 g；或入丸、散；泡酒。外用：适量，研末调敷；或鲜品捣敷。

【注意】阴虚火旺者慎服。

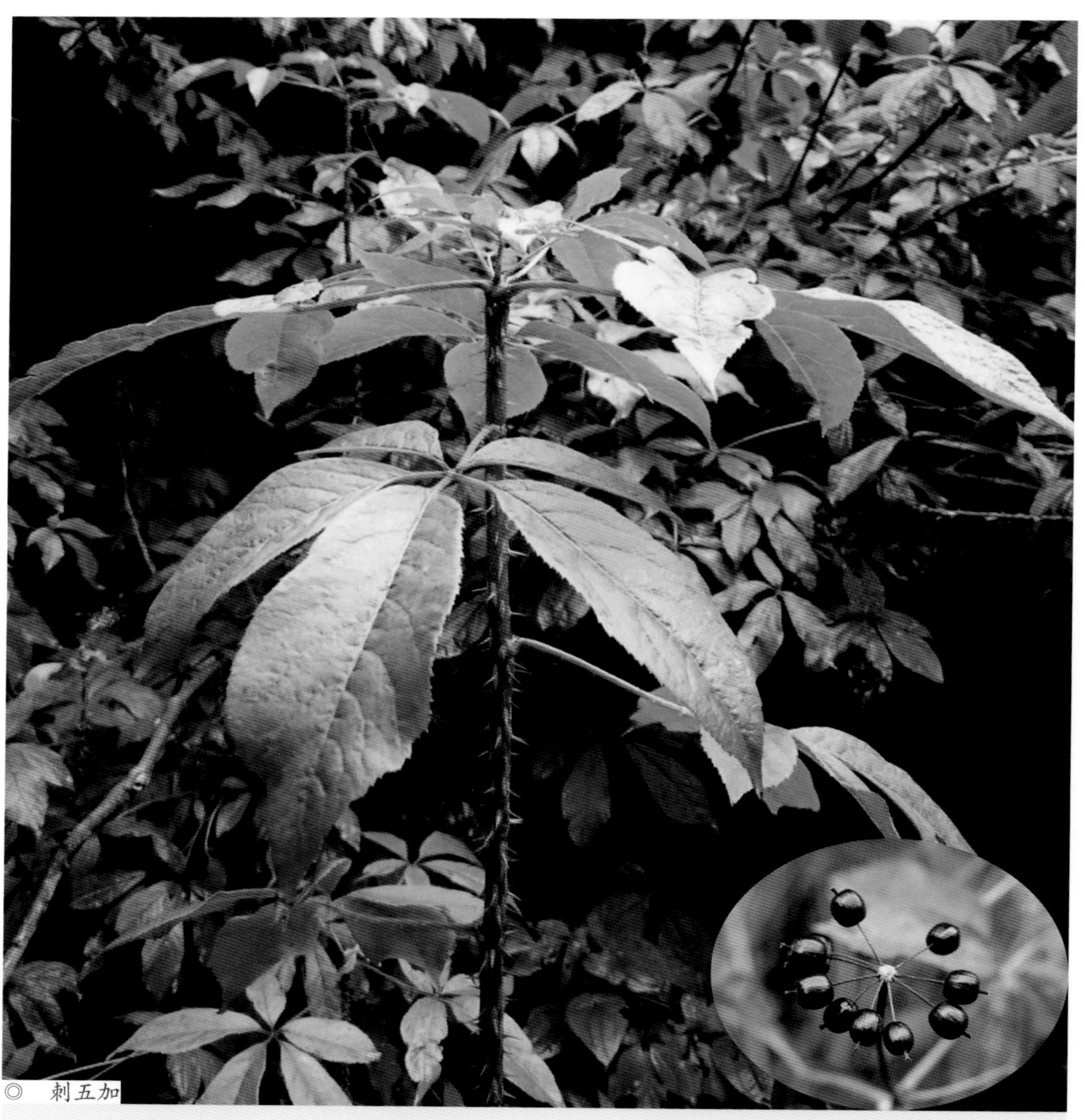

◎ 刺五加

来源 本品为五加科植物刺五加 *Eleutherococcus senticosus* 的干燥根及茎或叶。春、秋二季采收，洗净，干燥。

小檗科——BERBERIDACEAE

灌木或多年生草本，稀小乔木，常绿或落叶，有时具根状茎或块茎。茎具刺或无。叶互生，稀对生或基生，单叶或 1～3 回羽状复叶；托叶存在或缺；叶脉羽状或掌状。花序顶生或腋生，花单生，簇生或组成总状花序、穗状花序、伞形花序、聚伞花序或圆锥状花序；花具花梗或无；花两性，辐射对称，小苞片存在或缺如，花被通常 3 基数，偶 2 基数，稀缺；萼片 6～9，常呈花瓣状，离生，2～3 轮；花瓣 6，扁平，盔状或呈距状，或变为蜜腺状，基部有蜜腺或缺；雄蕊与花瓣同数而对生，花药 2 室，瓣裂或纵裂；子房上位，1 室，胚珠多数或少数，稀 1 枚，基生或侧膜胎座，花柱存在或缺，有时结果时宿存。浆果，蒴果，蓇葖果或瘦果。种子 1 至多数，有时具假种皮；富含胚乳；胚大或小。

小檗属 Berberis

黄芦木

别名　狗奶根、刀口药、黄连、刺黄檗、小檗、大叶小檗

【生长环境】生于山地灌丛中、沟谷、林缘、疏林中、溪旁或岩石旁。海拔1100～2850 m。

【植物形态】落叶灌木，高2～3.5 m。老枝淡黄色或灰色，稍具棱槽，无疣点；节间2.5～7 cm；茎刺三分叉，稀单一，长1～2 cm。叶纸质，倒卵状椭圆形、椭圆形或卵形、长5～10 cm，宽2.5～5 cm，先端急尖或圆形，基部楔形，上面暗绿色，中脉和侧脉凹陷，网脉不显，背面淡绿色，无光泽，中脉和侧脉微隆起，网脉微显，叶缘平展，每边具40～60细刺齿；叶柄长

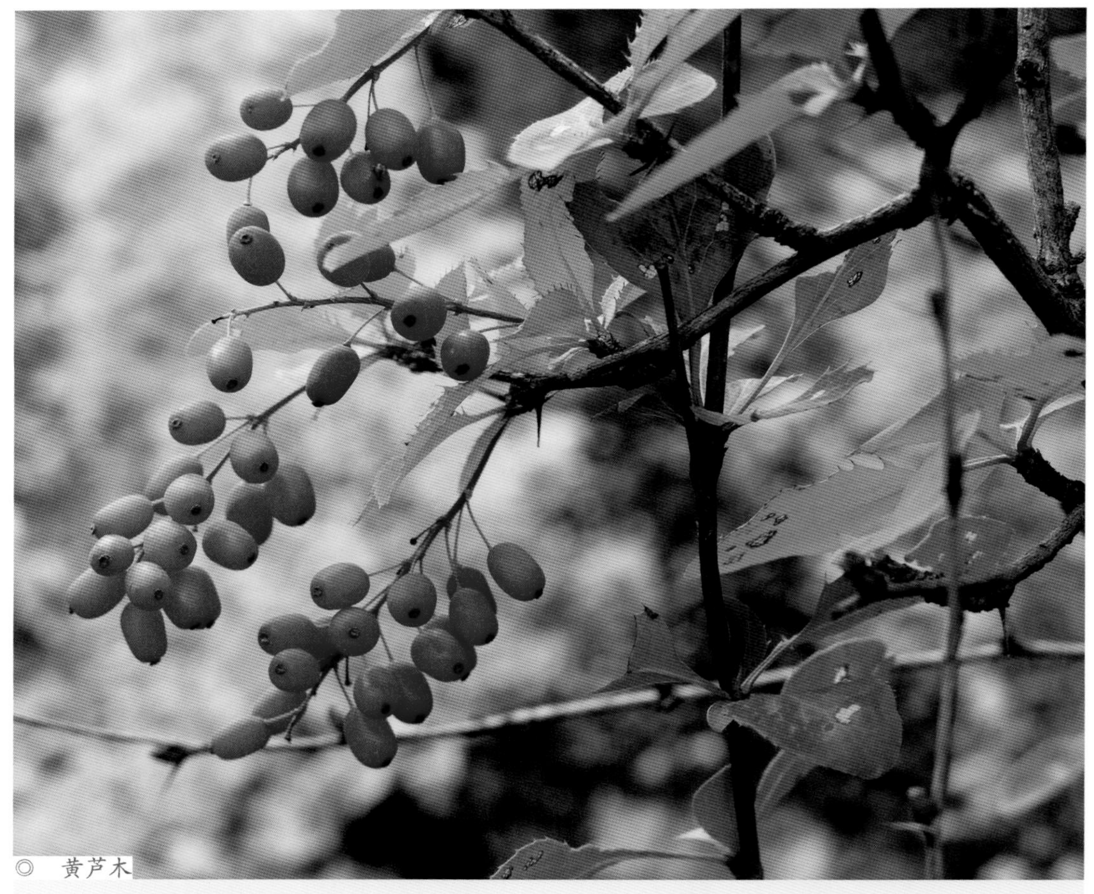

◎　黄芦木

来源　本品为小檗科植物黄芦木 *Berberis amurensis* Rupr. 的根和茎、枝。春、秋季采挖根及茎，洗净，晒干。

5～15 mm。总状花序具 10～25 朵花，长 4～10 cm，无毛，总梗长 1～3 cm；花梗长 5～10 mm；花黄色；萼片 2 轮，外萼片倒卵形，长约 3 mm，宽约 2 mm，内萼片与外萼片同形，长 5.5～6 mm，宽 3～3.4 mm；花瓣椭圆形，长 4.5～5 mm，宽 2.5～3 mm，先端浅缺裂，基部稍呈爪形，具 2 枚分离腺体；雄蕊长约 2.5 mm，药隔先端不延伸，平截；胚珠 2 枚。浆果长圆形，长约 10 mm，直径约 6 mm，红色，顶端不具宿存花柱，不被白粉或仅基部微被霜粉。花期 4～5 月，果期 8～9 月。

【性味】苦，寒。

【功能主治】清热燥湿，解毒。主治肠炎、痢疾、慢性胆囊炎、急慢性肝炎、无名肿毒、丹毒湿疹、烫伤、目赤、口疮。

【用法用量】

内服：煎汤，5～20 g。外用：适量，研粉撒敷或调敷；煎水洗或点眼。

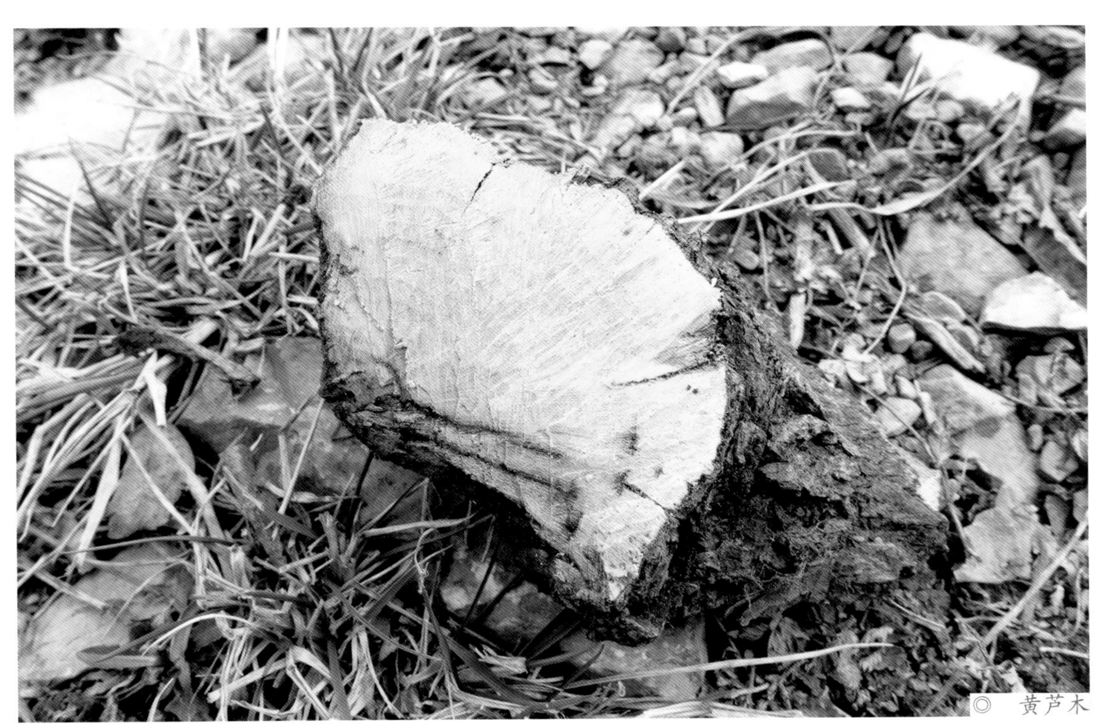

◎ 黄芦木

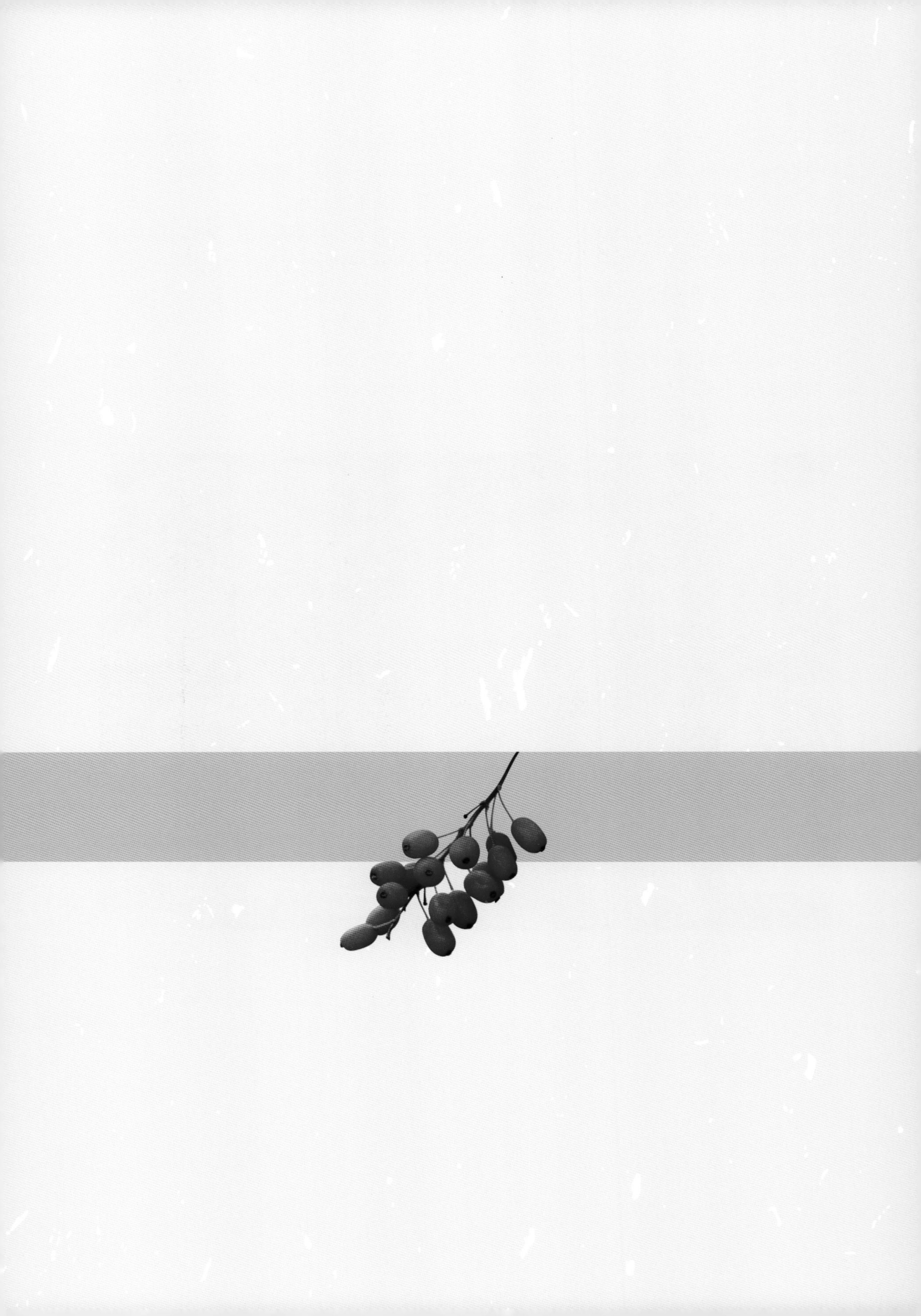

玄参科——SCROPHULARIACEAE

草本、灌木或少有乔木。叶互生、下部对生而上部互生或全对生或轮生，无托叶。花序总状、穗状或聚伞状，常合成圆锥花序，向心或更多离心。花常不整齐；萼下位，常宿存；花冠4～5裂，裂片多少不等或作二唇形；雄蕊常4枚，而有1枚退化，少有2～5枚或更多，花药1～2室，药室分离或多少会合；花盘常存在，环状、杯状或小而似腺；子房2室，极少仅有1室；花柱简单，柱头头状或2裂或2片状；胚珠多数，少有各室2枚，倒生或横生。果为蒴果，少有浆果状，具生于1游离的中轴上或着生于果爿边缘的胎座上；种子细小，有时具翅或有网状种皮，脐点侧生或在腹面，胚乳肉质或缺少；胚伸直或弯曲。

小米草属 *Euphrasia*

小米草

别名　芒小米草、药用小米草

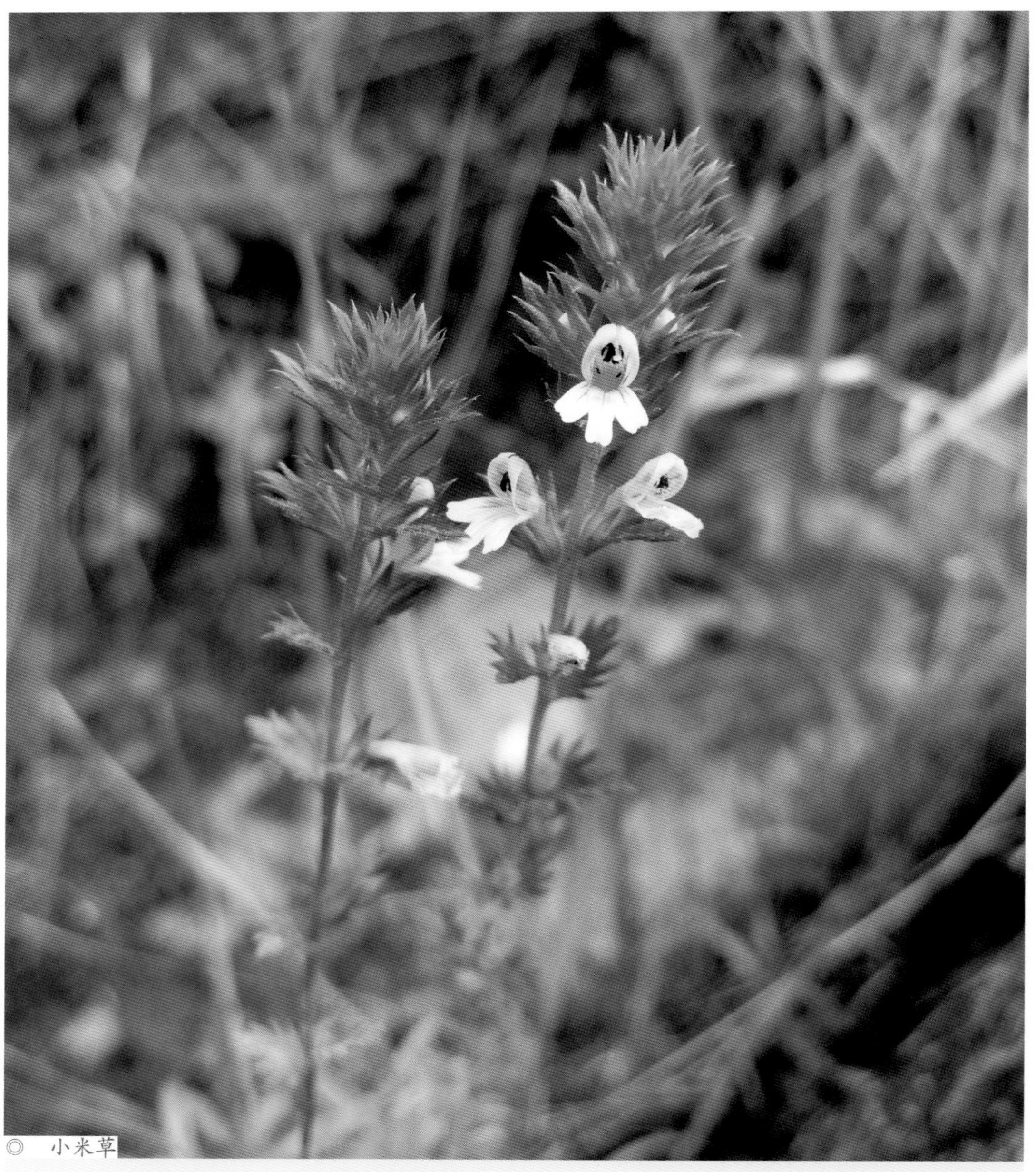

◎　小米草

来源　本品为玄参科植物小米草 *Euphrasia pectinata* 的全草。

【生长环境】生阴坡草地及灌丛中。

【植物形态】植株直立，高 10 ~ 30（45）cm，不分枝或下部分枝，被白色柔毛。叶与苞叶无柄，卵形至卵圆形，长 5 ~ 20 mm，基部楔形，每边有数枚稍钝、急尖的锯齿，两面脉上及叶缘多少被刚毛，无腺毛。花序长 3 ~ 15 cm，初花期短而花密集，逐渐伸长至果期果疏离；花萼管状，长 5 ~ 7 mm，被刚毛，裂片狭三角形，渐尖；花冠白色或淡紫色，背面长 5 ~ 10 mm，外面被柔毛，背部较密，其余部分较疏，下唇比上唇长约 1 mm，下唇裂片顶端明显凹缺；花药棕色。蒴果长矩圆状，长 4 ~ 8 mm。种子白色，长 1 mm。花期 6 ~ 9 月。

【性味归经】苦，微寒。归膀胱经。

【功能主治】清热解毒，利尿。主治热病口渴、头痛、肺热咳嗽、咽喉肿痛、热淋、小便不利、口疮、痈肿。

【用法用量】内服：煎汤，6 ~ 10 g。

柳穿鱼属 *Linaria*

柳穿鱼

【生长环境】生于固定或半固定沙丘、沙质地、草原、干山坡、山沟路旁等处。

【植物形态】多年生草本，高 20 ~ 70 cm。主根细长，黄白色，茎直立，单一或分枝。叶多互生，无柄或近无柄；叶片线状披针形或线形，先端尖，全缘，无毛。总状花序顶生，花较密；苞片披针形；花萼长 3 mm，5 裂，披针形；花冠 2 唇形，花筒长，基部有距，长 20 ~ 30 mm，喉部闭合，淡黄色，在下唇的凸起处有橙黄色斑点；雄蕊 4，2 枚较长；雌蕊子房上位，2 室。蒴果近球形，长 9 ~ 10 mm。花期 6 ~ 9 月，果期 8 ~ 10 月。

【性味归经】咸、苦，平。归肺、脾、大肠经。

【功能主治】清热解毒，利尿。内服用于黄疸、小便不利；外用治痔疮。

【用法用量】内服：10 ~ 15 g。外用：适量，煎水熏洗。

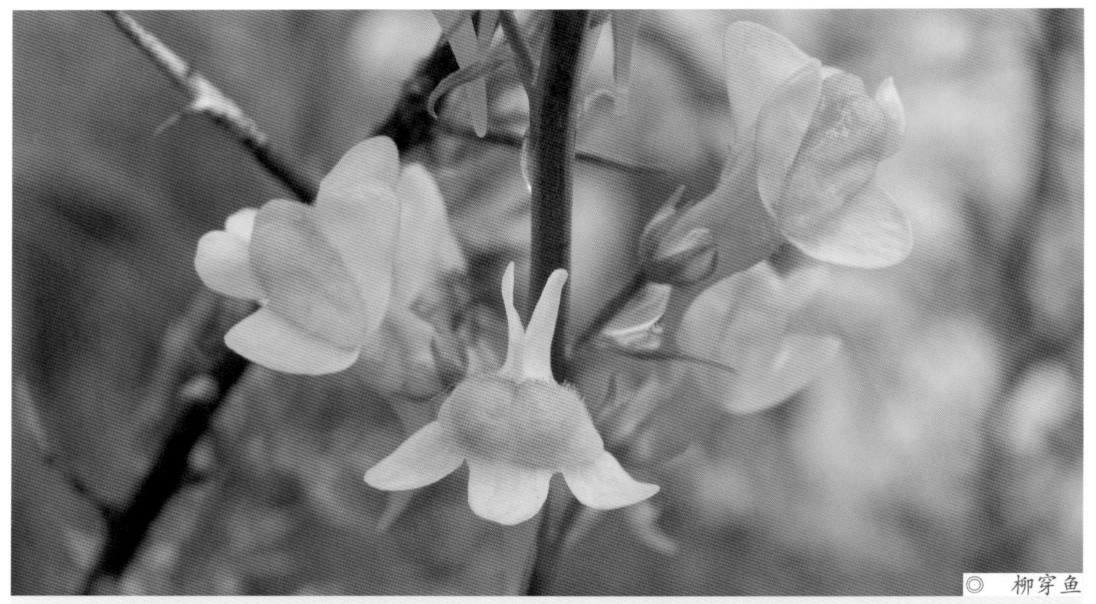
◎ 柳穿鱼

来源 本品为玄参科柳穿鱼属植物长距柳穿鱼 *Linaria longicalcarata* 的地上全草。秋季开花时采集，晒干。

通泉草属 *Mazus*

通泉草 别名 脓泡药、汤湿草、猪胡椒、野田菜、鹅肠草、绿蓝花、五瓣梅、猫脚迹

【生长环境】生于海拔2500m以下的湿润的草坡、沟边、路旁及林缘。

【植物形态】一年生草本，高3～30 cm，无毛或疏生短柔毛。主根伸长，垂直向下或短缩，须根纤细，多数，散生或簇生。本种在体态上变化幅度很大，茎1～5支或有时更多，直立，上升或倾卧状上升，着地部分节上常能长出不定根，分枝多而披散，少不分枝。基生叶少到多数，有时成莲座状或早落，倒卵状匙形至卵状倒披针形，膜质至薄纸质，长2～6 cm，顶端全缘或有不明显的疏齿，基部楔形，下延成带翅的叶柄，边缘具不规则的粗齿或基部有1～2片浅羽裂；茎生叶对生或互生，少数，与基生叶相似或几乎等大。总状花序生于茎、枝顶端，常在近基部即生花，伸长或上部成束状，通常3～20朵，花稀疏；花梗在果期长达10 mm，上部的较短；花萼钟状，花期长约6 mm，果期多少增大，萼片与萼筒近等长，卵形，端

急尖，脉不明显；花冠白色、紫色或蓝色，长约 10 mm，上唇裂片卵状三角形，下唇中裂片较小，稍突出，倒卵圆形；子房无毛。蒴果球形；种子小而多数，黄色，种皮上有不规则的网纹。花果期 4 ~ 10 月。

【性味】苦，平。

【功能主治】止痛，健胃，解毒。内服用于偏头痛、消化不良；外用治疔疮、脓疱疮、烫伤。

【用法用量】内服：15 ~ 25 g。外用：适量，捣烂敷患处。

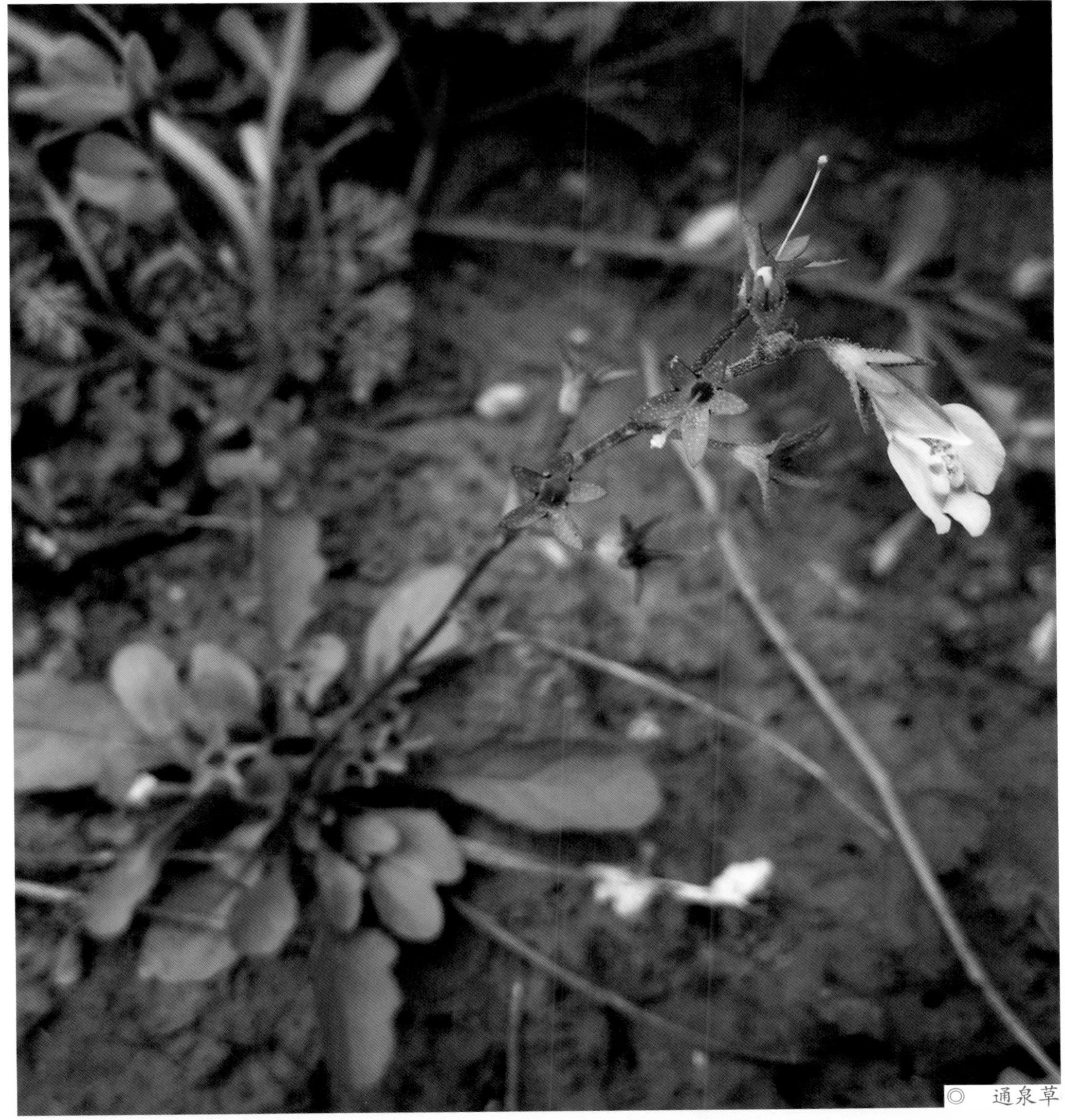

◎ 通泉草

来源　本品为玄参科通泉草属植物通泉草 *Mazus pumilus*（N. L. Burman）Steenis 的全草。春、夏、秋可采收，洗净，鲜用或晒干。

疗齿草属 *Odontites*

齿叶草

别名 疗齿草

【生长环境】多见于海拔 2000 m 以下的湿草地。

【植物形态】一年生草本。植株高 20～60 cm，全体被贴伏而倒生的白色细硬毛。茎常在中上部分枝，上部四棱形。叶无柄，披针形至条状披针形，长 1～4.5 cm，宽 0.3～1 cm，边缘疏生锯齿。穗状花序顶生；苞片下部的叶状；花萼长 4～7 mm，果期多少增大，裂片狭三角形；花冠紫色、紫红色或淡红色，长 8～10 mm，外被白色柔毛。蒴果长 4～7 mm，上部被细刚毛。种子椭圆形，长约 1.5 mm。花期 7～8 月。

【性味】苦，凉，小毒。

【功能主治】清热泻火，活血止痛。主治温病发热、肝火头痛、胁痛、瘀血疼痛。

【用法用量】内服：煎汤，3～15 g。

来源　本品为玄参科植物疗齿草 *Odontites vulgaris* Moench 的地上部分。

马先蒿属 *Pedicularis*

藓生马先蒿

别名 土人参

【生长环境】生于海拔 1750～2650 m 的杂林、冷杉林的苔藓层中，也见于其他阴湿处。

【植物形态】多年生草本，干时多少变黑，多毛。根茎粗，有分枝，端有宿存鳞片。茎丛生，在中间者直立，在外围者多弯曲上升或倾卧，长达 25 cm，常呈密丛。叶有柄，柄长达 1.5 cm，有疏长毛；叶片椭圆形至披针形，长达 5 cm，羽状全裂，裂片常互生，每边 4～9 枚，有小柄，卵形至披针形，有锐重锯齿，齿有凸尖，面有疏短毛，沿中肋有密细毛，背面几光滑。花皆腋生，自基部即开始着生，梗长达 15 mm，一般较短，密被白长毛至几乎光滑；萼圆筒形，长达 11 mm，前方不裂，主脉 5 条，上有长毛，齿 5 枚，

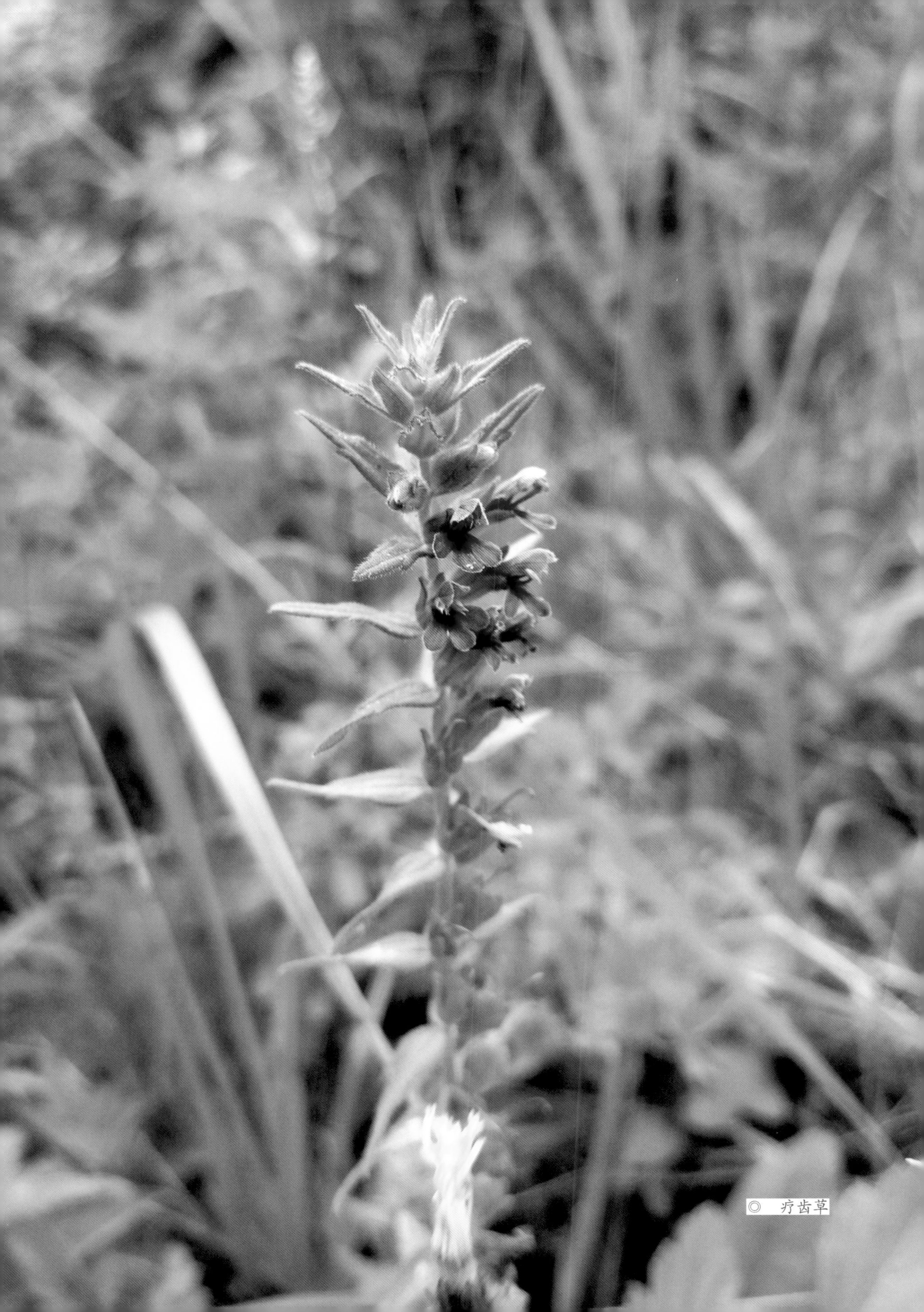

◎ 疗齿草

略相等，基部三角形而连于萼管，向上渐细，均全缘，至近端处膨大卵形，具有少数锯齿；花冠玫瑰色，管长 4 ~ 7.5 cm，外面有毛，盔直立部分很短，几在基部即向左方扭折使其顶部向下，前方渐细为卷曲或 S 形的长喙，喙因盔扭折之故而反向上方卷曲，长达 10 mm 或更多，下唇极大，宽达 2 cm，长亦如之，侧裂极大，宽达 1 cm，稍指向外方，中裂较狭，为长圆形，长约 8 mm，宽 6.5 mm，钝头；花丝两对均无毛，花柱稍稍伸出于喙端。蒴果稍扁平，偏卵形，长 1 cm，宽 7 mm，为宿萼所包。花期 5 ~ 7 月，果期 8 月。

【性味归经】甘、微苦，温。归脾、心经。

【功能主治】补气固表，安神。主治气血不足、体虚多汗、心悸乏力。

【用法用量】内服：煎汤，6 ~ 9 g。

【注意】反藜芦。

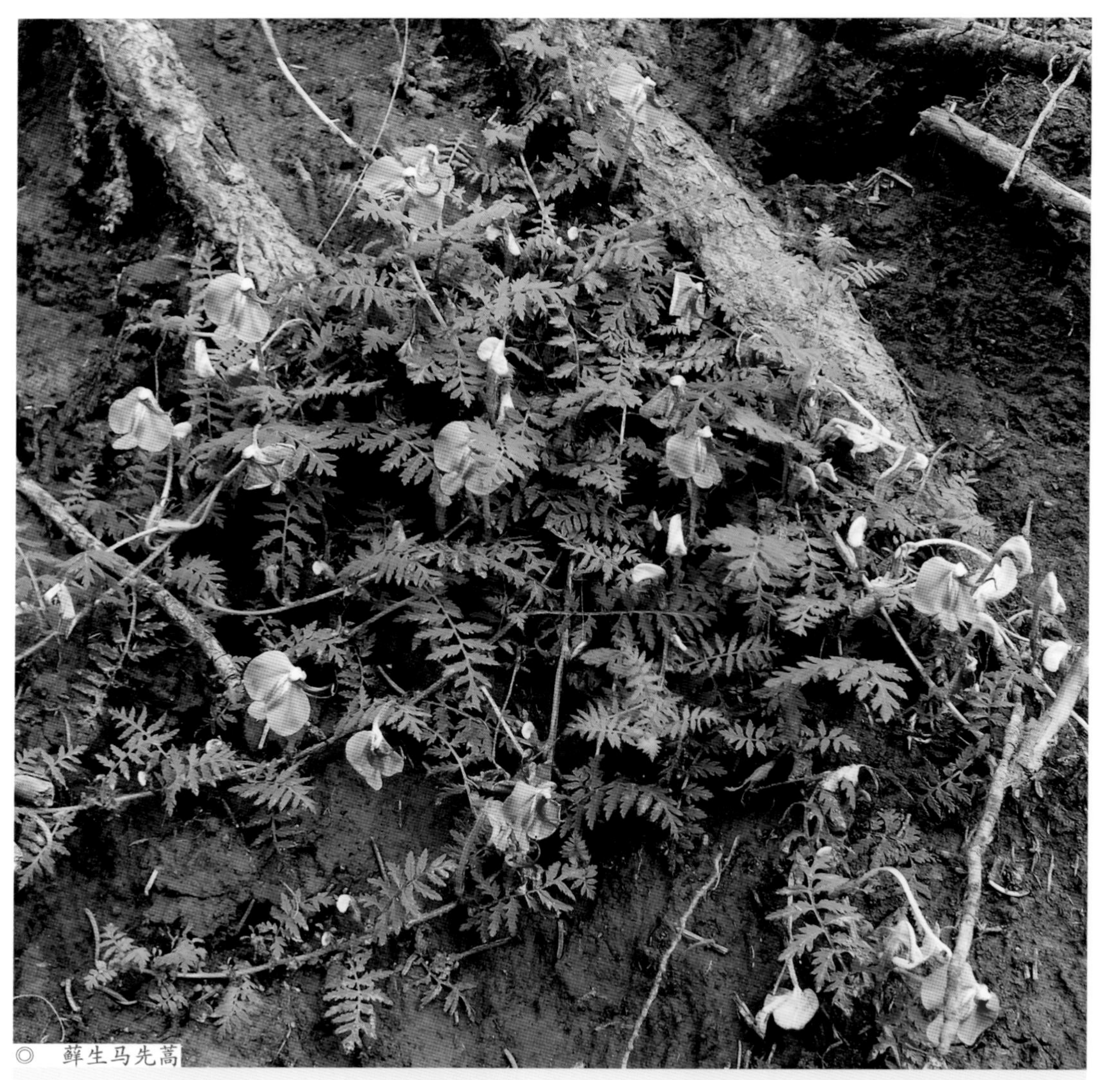

◎ 藓生马先蒿

来源 本品为玄参科植物藓生马先蒿 *Pedicularis muscicola* Maxim. 的根。

轮叶马先蒿

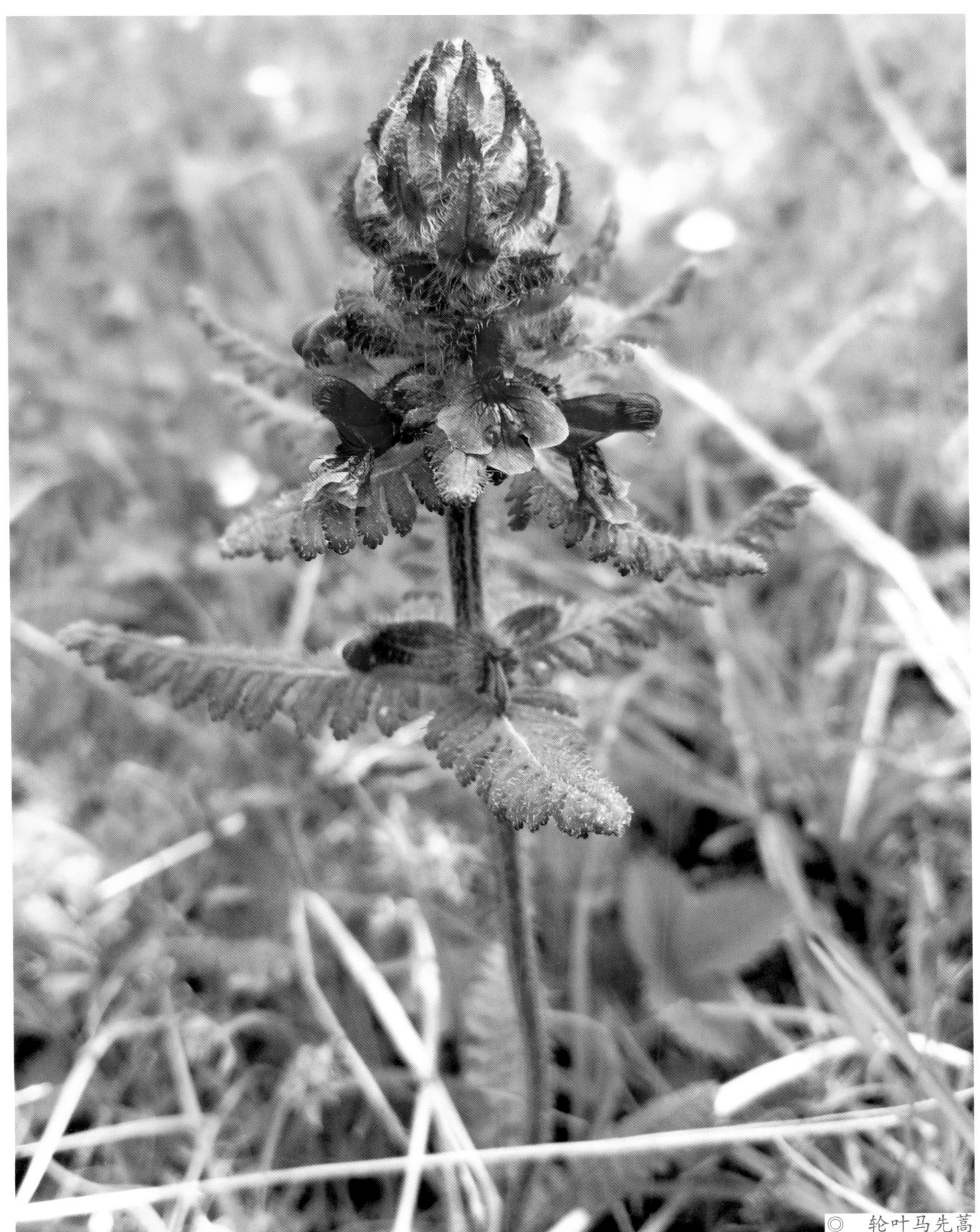

◎ 轮叶马先蒿

来源 本品为玄参科植物轮叶马先蒿 *Pedicularis verticillata* L. 的根。

【生长环境】生于海拔 2100 ~ 3350 m 的湿润处。

【植物形态】多年生草本，干时不变黑，高达 15 ~ 35 cm，有时极低矮。主根多少纺锤形，一般短细，极偶然在多年的植株中肉质变粗，径达 6.5 mm，须状侧根不发达；根茎端有三角状卵形至长圆状卵形的膜质鳞片数对。茎直立，在当年生植株中常单条，多年者常自根颈成丛发出，多达 7 条以上，中央者直立，外方者弯曲上升，下部圆形，上部多少四棱形，具毛线 4 条。叶基出者发达而长存，柄长达 3 cm 左右，被疏密不等的白色长毛；叶片长圆形至线状披针形，下面微有短柔毛，羽状深裂至全裂，长 2.5 ~ 3 cm，裂片线状长圆形至三角状卵形，具不规则缺刻状齿，齿端常有多少白色胼胝，茎生叶下部者偶对生，一般 4 枚成轮，具较短之柄或几无柄，叶片较基生叶为宽短。花序总状，常稠密，唯最下一二花轮多少疏远，仅极偶然有全部花轮均有间歇；苞片叶状，下部者甚长于花，有时变为长三角状卵形，上部者基部变宽，膜质，向前有锯齿，有白色长毛；萼球状卵圆形，常变红色，口多少狭缩，膜质，具 10 条暗色脉纹，外面密被长柔毛，长 6 mm，前方深开裂，齿常不很明显而偏聚于后方，后方 1 枚多独立，较小，其前侧方者与后侧方者多合并成一个三角形的大齿，顶有浅缺或无，缘无清晰的锯齿而多为全缘；花冠紫红色，长 13 mm，管红在距基部 3 mm 处以直角向前膝曲，使其上段由萼的裂口中伸出，上段长 5 ~ 6 mm，中部稍稍向下弓曲，喉部宽约 3 mm，下唇约与盔等长或稍长，中裂圆形而有柄，甚小于侧裂，裂片上有时红脉极显著，盔略镰状弓曲，长 5 mm 左右，额圆形，无明显的鸡冠状凸起，下缘之端似微有凸尖，但不显著；雄蕊药对离开而不并生，花丝前方 1 对有毛；花柱稍稍伸出。蒴果形状大小多变，多少披针形，端渐尖，不弓曲，或偶然有全长向下弓曲者，或上线至近端处突然弯下成 1 钝尖，而后再在下基线前端成 1 小凸尖，长 10 ~ 15 mm，宽 4 ~ 5 mm；种子黑色，半圆形，长 1.8 mm，有极细而不显明的纵纹。花期 7 ~ 8 月。

【性味】甘、苦，温。

【功能主治】益气生津，养心安神。主治气血不足、体虚多汗、多悸怔忡。

【用法用量】内服：煎汤，6 ~ 9 g。

【注意】反藜芦。

红纹马先蒿

【生长环境】生于海拔 1300 ~ 2650 m 的高山草原中及疏林中。

【植物形态】多年生草本，高达 1 m，直立，干时不变黑；根粗壮，有分枝。茎单出，或在下部分枝，老时木质化，壮实，密被短卷毛，老时近于无毛。叶互生，基生者成丛，至开花时常已枯败，茎叶很多，渐上渐小，至花序中变为苞片，叶片均为披针形，长达 10 cm，宽 3 ~ 4 cm，羽状深裂至全裂，中肋两旁常有翅，裂片平展，线形，边缘有浅锯齿，齿有胼胝，叶柄在基叶中与叶片等长或稍短，长达 8 ~ 10 cm，茎生叶柄较短。花序穗状，伸长，稠密，偶然下部的花疏远，或在结果时稍疏，长 6 ~ 22 cm，轴被密毛；苞片三角形，或披针形，下部者多少叶状而有齿，上部者全缘，短于花，无毛或被卷曲缘毛；萼钟形，长 10 ~ 13 mm，薄革质，被疏毛，齿 5 枚，不相等，后方 1 枚较短，三角形，侧生者两两结合成端有 2 裂的大齿，缘有卷曲之毛；花冠黄色，具绛红色的脉纹，长 25 ~ 33 mm，管在喉部以下向右扭旋，使花冠稍偏向右方，其长红等于盔，盔强大，向端作镰形弯曲，端部下缘具 2 齿，下唇不很张开，稍短于盔，3 浅裂，侧裂斜肾脏形，中裂宽过于长，迭置于侧裂片之下；花丝有 1 对被毛。蒴果卵圆形，两室相等，稍稍扁平，有短凸尖，长 9 ~ 16 mm，宽 3 ~ 6 mm，约含种子 16 颗；种子极小，近扁平，长圆形，或卵圆形，黑色。花期 6 ~ 7 月，果期 7 ~ 8 月。

【性味归经】苦，凉。归肝、肾经。

【功能主治】温肾壮阳，利水消肿。内服用于肾阳虚衰之水肿、小便不利症；外用治毒蛇咬伤。

【用法用量】内服：3 ~ 5 g。

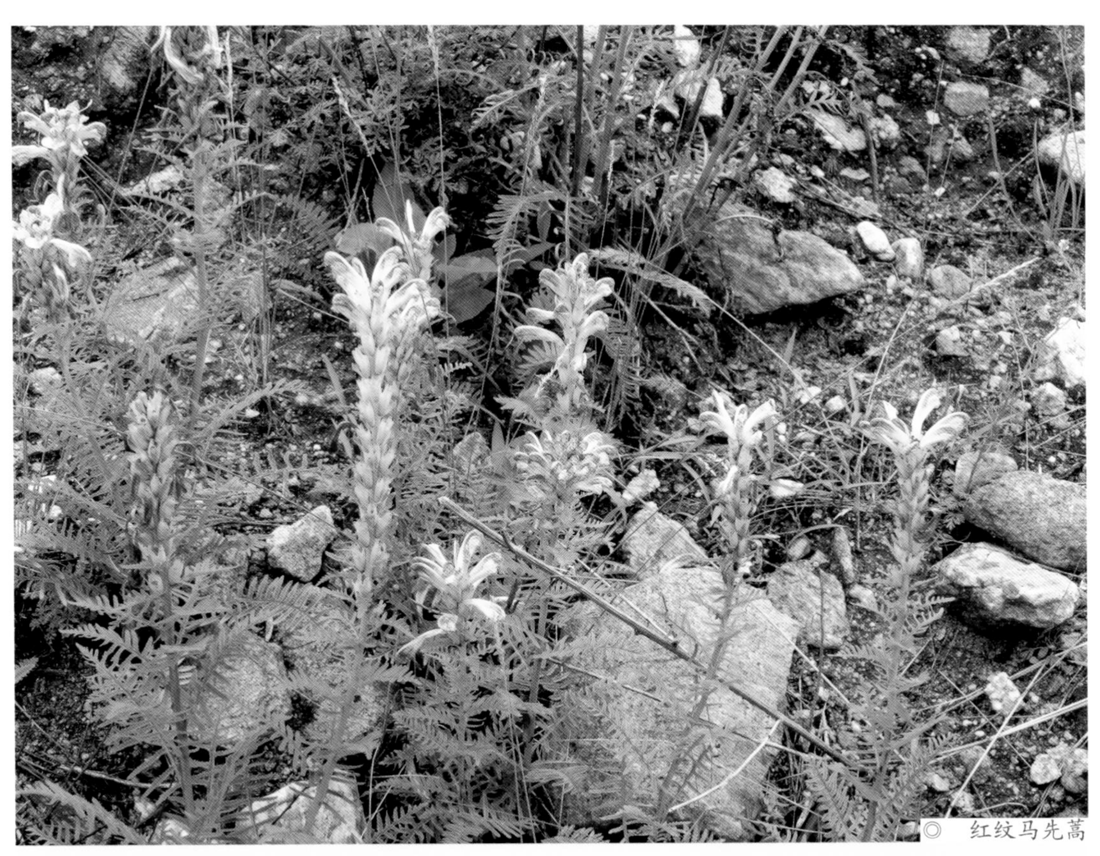

◎ 红纹马先蒿

来源　本品为玄参科植物红纹马先蒿 *Pedicularis striata* Pall. 的全草。

欧氏马先蒿

【生长环境】生于海拔 2600 ~ 4000 m 以上的高山沼泽草甸和阴湿的林下。

【植物形态】多年生草本，体低矮，高 5 ~ 10 cm，极少有达 15 cm 以上者，有时变为黑色。根多数，多少纺锤形，粗者径可达 1 cm 左右，肉质；根颈粗，顶端常生有少数卵形至披针状长圆形的宿存膜质鳞片。茎草质多汁，常为花葶状，其大部长度均为花序所占，多少有绵毛，有时几变光滑，有时很密。叶多基生，宿存成丛，有长柄，柄长者达 5 cm，一般较短，毛被亦多变，叶片长 1.5 ~ 7 cm，线状披针形至线形，羽状全裂，在芽中为拳卷，其羽片则垂直相迭而作鱼鳃状排列，此种特征

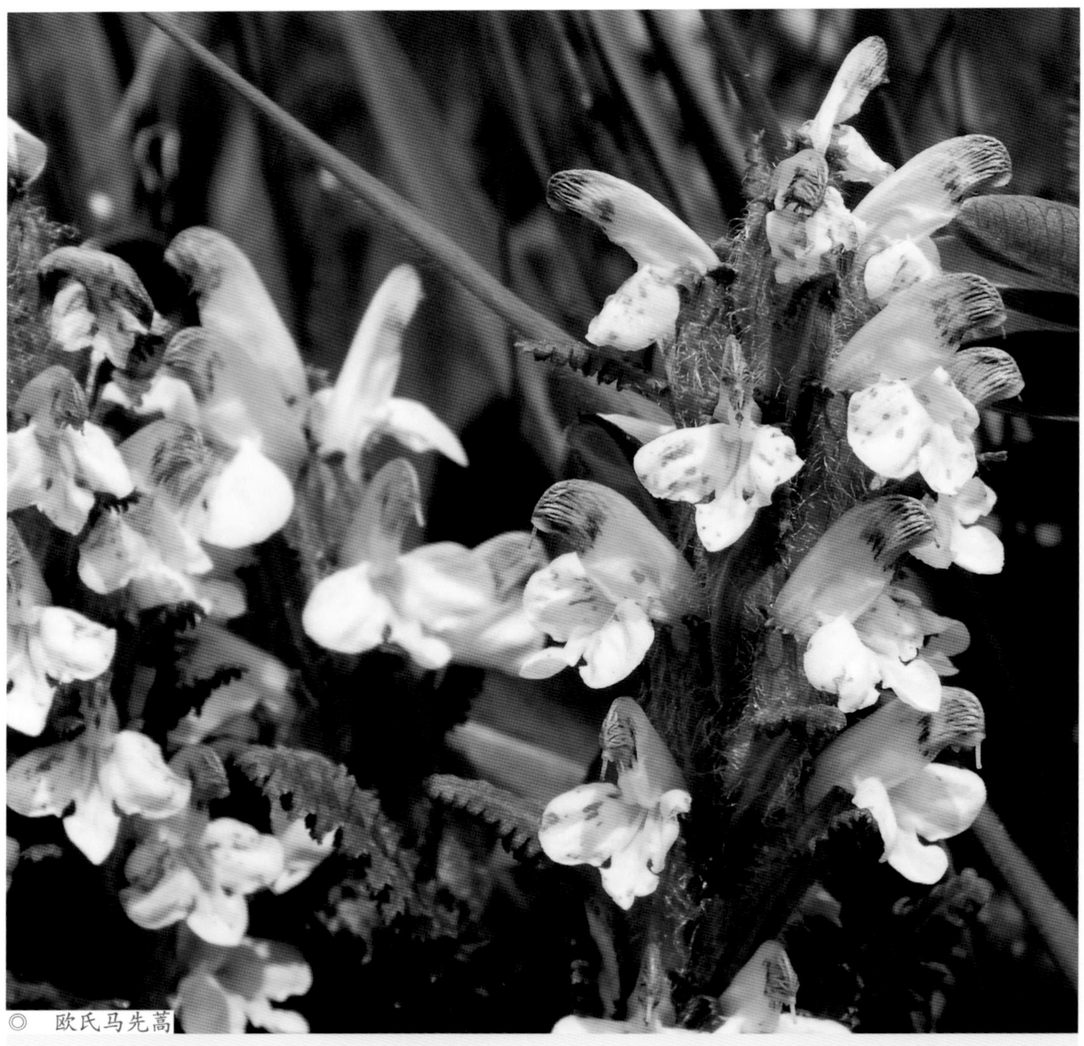

◎ 欧氏马先蒿

来源 本品为玄参科植物欧氏马先蒿 *Pedicularis oederi* Vahl 的全草。

有时在叶子舒放后很久尚留存，裂片多数，常紧密排列，其间的距离一般小于羽片本身，其数每边 10 ~ 20，多少卵形至长圆形，长达 5 mm，一般较短，锐头至钝头，缘有锯齿，齿常有胼胝而多反卷，面常无毛，背面有时脉上有毛，茎叶常极少，仅 1 ~ 2 枚，与基叶同而较小。花序顶生，变化极多，常占茎的大部长度，仅在茎相当高升的情况中较短，长者可达 10 cm 以上，一般仅 5 cm 左右，其花开次序显然离心；苞片多少披针形至线状披针形，短于花或等长，几全缘或上部有齿，常被绵毛，有时颇密；萼狭而圆筒形，长 9 ~ 12 mm，主脉 5 条，次脉很多，多纵行而少网结，齿 5 枚，披针形，锐头，几相等；花冠多二色，盔端紫黑色，其余黄白色，有时下唇及盔的下部亦有紫斑，管长 12 ~ 16 mm，在近端处多少向前膝曲使花前俯，盔与管的上段同其指向，几伸直，长约 9 mm，宽 3.5 mm，额圆形，前缘之端稍稍作三角形凸出，下唇大小很多变化，竟甚过于长，长 5 ~ 7 mm，侧裂斜椭圆形，甚大于多少圆形的中裂，后者几完全不向前方伸出；雄蕊花丝前方 1 对被毛，后方 1 对光滑；花柱不伸出于盔端。蒴果因花序离心，故在顶上者生长常最良好，而下部之花往往不实，长达 18 mm，宽可达 7 mm，一般较小，长卵形至卵状披针形，两室强烈不等，但轮廓则不甚偏斜，端锐头而有细凸尖；种子灰色，狭卵形锐头，有细网纹，长 1.8 mm，宽 0.7 mm。花期 6 月底至 9 月初。

【功能主治】用于肉食中毒、胃病、固齿。

地 黄 属 *Rehmannia*

地黄

别名　地黄、野地黄、酒壶花、山烟根

【生长环境】生于海拔 50 ~ 1100 m 之砂质壤土、荒山坡、山脚、墙边、路旁等处。

【植物形态】体高 10 ~ 30 cm，密被灰白色多细胞长柔毛和腺毛。根茎肉质，鲜时黄色，在栽培条件下，直径可达 5.5 cm，茎紫红色。叶通常在茎基部集成莲座状，向上则强烈缩小成苞片，或逐渐缩小而在茎上互生；叶片卵形至长椭圆形，上面绿色，下面略带紫色或呈紫红色，长 2 ~ 13 cm，宽 1 ~ 6 cm，边缘具不规则圆齿或钝锯齿以至牙齿；基部渐狭成柄，叶脉在上面凹陷，下面隆起。花具长 0.5 ~ 3 cm 之梗，梗细弱，弯曲而后上升，在茎顶部略排列成总状花序，或几全部单生叶腋而分散在茎上；萼长 1 ~ 1.5 cm，密被多细胞长柔毛和白色长毛，具 10 条隆起的脉；萼齿 5 枚，矩圆状披针形或卵状披针形抑或多少三角形，长 0.5 ~ 0.6 cm，宽 0.2 ~

0.3 cm，稀前方2枚各又开裂而使萼齿总数达7枚之多；花冠长3～4.5 cm；花冠筒多少弓曲，外面紫红色，被多细胞长柔毛；花冠裂片，5枚，先端钝或微凹，内面黄紫色，外面紫红色，两面均被多细胞长柔毛，长5～7 mm，宽4～10 mm；雄蕊4枚；药室矩圆形，长2.5 mm，宽1.5 mm，基部叉开，而使两药室常排成一直线，子房幼时2室，老时因隔膜撕裂而成1室，无毛；花柱顶部扩大成2枚片状柱头。蒴果卵形至长卵形，长1～1.5 cm。花果期4～7月。

【性味归经】鲜地黄：甘、苦，寒。生地黄：甘，寒。归心、肝、肾经。

【功能主治】

鲜地黄：清热生津，凉血，止血。用于热病伤阴、舌绛烦渴、发斑发疹、吐血、衄血、咽喉肿痛。

生地黄：清热凉血，养阴，生津。用于热病舌绛烦渴、阴虚内热、骨蒸劳热、内热消渴、吐血、衄血、发斑发疹。

【用法用量】内服：鲜地黄12～30 g，生地黄9～15 g。

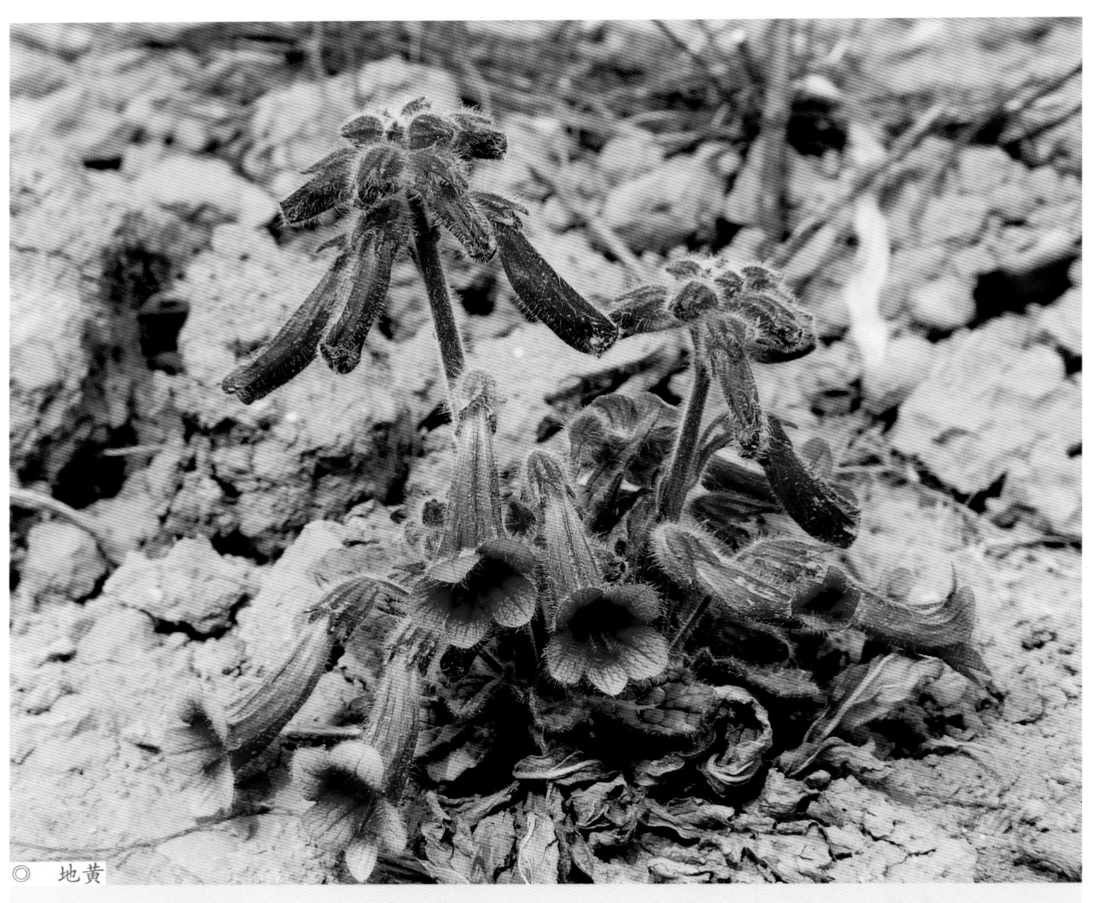

◎ 地黄

来源 本品为玄参科通泉草属植物地黄 *Rehmannia glutinosa* Libosch. 的新鲜或干燥块根。秋季采挖，除去芦头、须根及泥沙，鲜用；或将地黄缓缓烘焙至约八成干。前者习称“鲜地黄”，后者习称“生地黄”。

婆婆纳属 *Veronica*

光果婆婆纳

【生长环境】生于海拔 2000 ~ 3600 m 的山坡。

【植物形态】植株高 17 ~ 40 cm。茎直立，通常不分枝，极少下部分枝，有两列多细胞柔毛。叶无柄，卵状披针形至披针形，长 1.5 ~ 8 cm，宽 0.4 ~ 2 cm，基部圆钝，边缘有三角状尖锯齿，两面疏被柔毛或变无毛。总状花序 2 至数支，侧生于茎顶端叶腋，几乎垂直上升，花期长 2 ~ 7 cm，果期伸长达 15 cm，各部分被柔毛；苞片条形，通常比花梗长；花萼裂片条状椭圆形，花期长约 3 mm，果期伸长达 4 ~ 6 mm，后方那 1 枚很小或缺失；花冠蓝色或紫色，长 3 ~ 4 mm，后方裂达 1/2，前方裂达 3/5，裂片倒卵圆形至椭圆形，筒内无毛；花丝远短于花冠，大部贴生于花冠上；子房及蒴果均无毛，极少有几根毛。蒴果卵形至长卵状锥形，渐狭而顶端钝，长 4 ~ 8 mm，宽 2.5 ~ 4 mm，花柱长约 1 mm。花期 7 ~ 8 月。

【性味】苦，寒。

【功能主治】清热，愈疮，生肌，止血。用于疮疖、创伤、炎症。

【用法用量】内服：2 ~ 6 g。

【贮藏】置通风干燥处。

来源　本品为玄参科植物光果婆婆纳 *Veronica rockii* H. L. Li 的干燥全草。7~9 月采集全草，洗净，晒干。

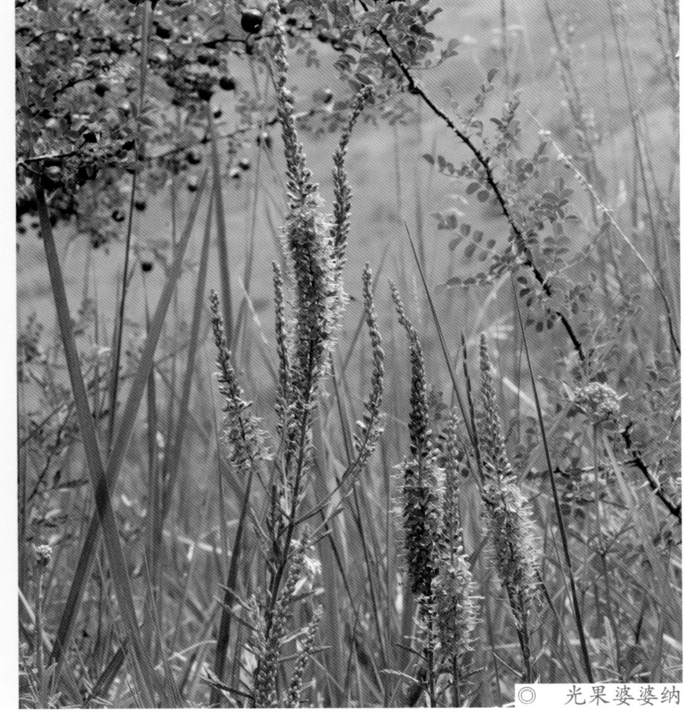

◎　光果婆婆纳

北水苦荬

别名 半边山、谢婆菜、水莴苣，水菠菜、大仙桃草、水仙桃草、仙桃草、鸭儿草、虫虫草、仙人对座草、水对叶莲、水泽兰、蚊子草、蚧蛙草、接骨桃、水上浮萍、水波浪、水窝窝、芒种草、二代草

【生长环境】生于水边及沼地。

【植物形态】多年生（稀为一年生）草本，通常全体无毛，极少在花序轴、花梗、花萼和蒴果上有几根腺毛。根茎斜走。茎直立或基部倾斜，不分枝或分枝，高 10～100 cm。叶无柄，上部的半抱茎，多为椭圆形或长卵形，少为卵状矩圆形，更少为披针形，长 2～10 cm，宽 1～3.5 cm，全缘或有疏而小的锯齿。花序比叶长，多花；花梗与苞片近等长，上升，与花序轴成锐角，果期弯曲向上，使蒴果靠近花序轴，花序通常不宽于 1 cm；花萼裂片卵状披针形，急尖，长约 3 mm，果期直立或叉开，不紧贴蒴果；花冠浅蓝色、浅紫色或白色，直径 4～5 mm，裂片宽卵形；雄蕊短于花冠。蒴果近圆形，长宽近相等，几乎与萼等长，顶端圆钝而微凹，花柱长约 2 mm。花期 4～9 月。

【性味归经】苦，凉。归肺、肝、肾经。

【功能主治】清热解毒，活血止血。主治感冒、咽痛、痨伤咯血、痢疾、血淋、月经不调、疮肿、跌打损伤。

【用法用量】内服：煎汤，10～30 g；或研末。外用：适量，鲜品捣敷。

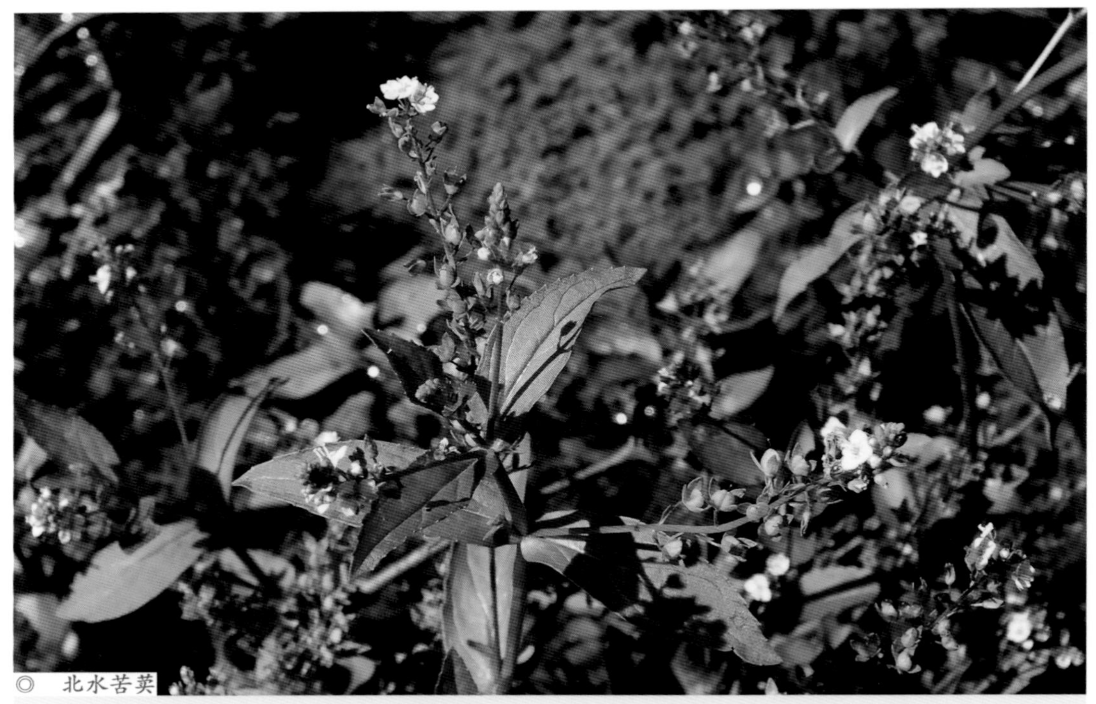

◎ 北水苦荬

来源 本品为玄参科婆婆纳属植物北水苦荬 *Veronica anagallis-aquatica* Linnaeus 的全草。

旋花科——CONVOLVULACEAE

草本、亚灌木或灌木，偶为乔木，在干旱地区有些种类变成多刺的矮灌丛，或为寄生植物；被各式单毛或分叉的毛；植物体常有乳汁；具双韧维管束；有些种类地下具肉质的块根。茎缠绕或攀援，有时平卧或匍匐，偶有直立。叶互生，螺旋排列，寄生种类无叶或退化成小鳞片，通常为单叶，全缘，或不同深度的掌状或羽状分裂，甚至全裂，叶基常心形或戟形；无托叶，有时有假托叶（为缩短的腋枝的叶）；通常有叶柄。花通常美丽，单生于叶腋，或少花至多花组成腋生聚伞花序，有时总状、圆锥状、伞形或头状，极少为二歧蝎尾状聚伞花序。苞片成对，通常很小，有时叶状，有时总苞状，或在盾苞藤属苞片在果期极增大托于果下。花整齐，两性，5数；花萼分离或仅基部连合，外萼片常比内萼片大，宿存，有些种类在果期增大。花冠合瓣，漏斗状、钟状、高脚碟状或坛状；冠檐近全缘或5裂，极少每裂片又具2小裂片，蕾期旋转折扇状或镊合状至内向镊合状；花冠外常有5条明显的被毛或无毛的瓣中带。雄蕊与花冠裂片等数互生，着生花冠管基部或中部稍下，花丝丝状，有时基部稍扩大，等长或不等长；花药2室，内向开裂或侧向纵长开裂；花粉粒无刺或有刺；在菟丝子属中，花冠管内雄蕊之下有流苏状的鳞片。花盘环状或杯状。子房上位，由2（稀3~5）心皮组成，1~2室，或因有发育的假隔膜而为4室，稀3室，心皮合生，极少深2裂；中轴胎座，每室有2枚倒生无柄胚珠，子房4室时每室1胚珠；花柱1~2，丝状，顶生或少有着生心皮基底间，不裂或上部2尖裂，或几无花柱；柱头各式。通常为蒴果，室背开裂、周裂、盖裂或不规则破裂，或为不开裂的肉质浆果，或果皮干燥坚硬呈坚果状。种子和胚珠同数，或由于不育而减少，通常呈三棱形，种皮光滑或有各式毛；胚乳小，肉质至软骨质；胚大，具宽的、褶皱或折扇状、全缘或凹头或2裂的子叶，菟丝子属的胚线形螺蜷，无子叶或退化为细小的鳞片状。

菟丝子属 *Cuscuta*

菟丝子

别名　豆寄生、无根草、黄丝、黄丝藤、无娘藤、金黄丝子

【生长环境】生于海拔 2500 ~ 4000 m 高山及亚高山地带草甸、灌丛或林缘、岩石缝隙间。

【植物形态】

菟丝子　一年生寄生草本，茎缠绕，黄色，纤细，直径约 1 mm，无叶。花序侧生，少花或多花簇生成小伞形或小团伞花序，近于无总花序梗；苞片及小苞片小，鳞片状；花梗稍粗壮，长仅 1 mm 许；花萼杯状，中部以下连合，裂片三角状，长约 1.5 mm，顶端钝；花冠白色，壶形，长约 3 mm，裂片三角状卵形，顶端锐尖或钝，向外反折，宿存；雄蕊着生花冠裂片弯缺微下处；鳞片长圆形，边缘长流苏状；子房近球形，花柱 2，等长或不等长，柱头球形。蒴果球形，直径约 3 mm，几乎全为宿存的花冠所包围，成熟时整齐的周裂。种子 2 ~ 49，淡褐色，卵形，长约 1 mm，表面粗糙。

金灯藤　一年生寄生缠绕草本，茎较粗壮，肉质，直径 1 ~ 2 mm，黄色，常带紫红色瘤状斑点，无毛，多分枝，无叶。

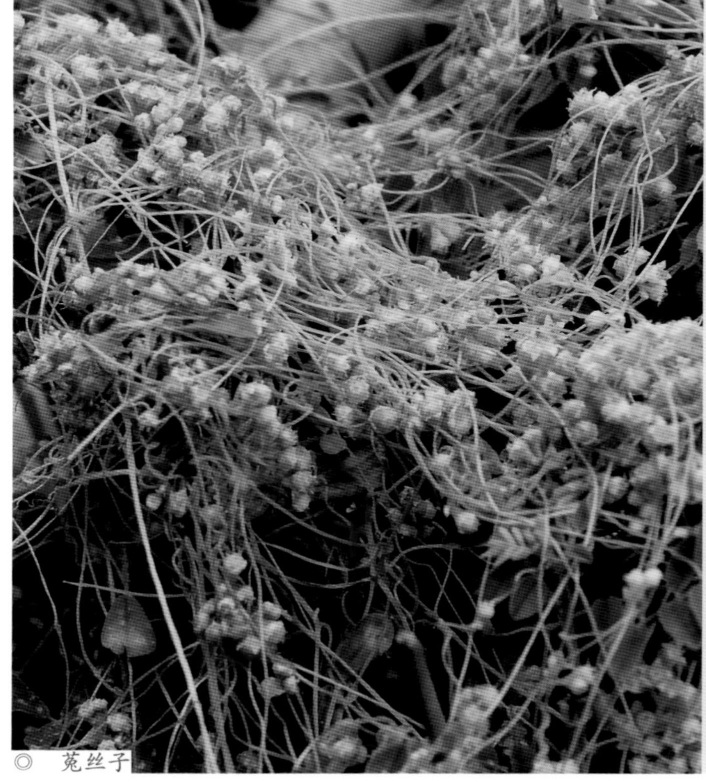

◎　菟丝子

来源　本品为旋花科植物菟丝子 *Cuscuta chinensis* Lam. 和金灯藤 *Cuscuta japonica* 的干燥成熟种子。秋季果实成熟时采收植株，晒干，打下种子，除去杂质。

花无柄或几无柄，形成穗状花序，长达 3 cm，基部常多分枝；苞片及小苞片鳞片状，卵圆形，长约 2 mm，顶端尖，全缘，沿背部增厚；花萼碗状，肉质，长约 2 mm，5 裂几达基部，裂片卵圆形或近圆形，相等或不相等，顶端尖，背面常有紫红色瘤状突起；花冠钟状，淡红色或绿白色，长 3～5 mm，顶端 5 浅裂，裂片卵状三角形，钝，直立或稍反折，短于花冠筒 2～2.5 倍；雄蕊 5，着生于花冠喉部裂片之间，花药卵圆形，黄色，花丝无或几无；鳞片 5，长圆形，边缘流苏状，着生于花冠筒基部，伸长至冠筒中部或中部以上；子房球状，平滑，无毛，2 室，花柱细长，合生为 1，与子房等长或稍长，柱头 2 裂。蒴果卵圆形，长约 5 mm，近基部周裂。种子 1～2 个，光滑，长 2～2.5 mm，褐色。花期 8 月，果期 9 月。

【性味归经】

甘，温。归肝、肾、脾经。

【功能主治】补益肝肾，固精缩尿，安胎，明目，止泻；外用消风祛斑。内服用于肝肾不足、腰膝酸软、阳痿遗精、遗尿尿频、肾虚胎漏、胎动不安、目昏耳鸣、脾肾虚泻；外治白癜风。

【用法用量】内服：煎汤，6～15 g；或入丸、散。外用：适量，炒研调敷。

【注意】

（1）《本草经疏》："肾家多火，强阳不痿者忌之，大便燥结者亦忌之。"

（2）《得配本草》："孕妇、血崩、阳强、便结、肾脏有火、阴虚火动，六者禁用。"

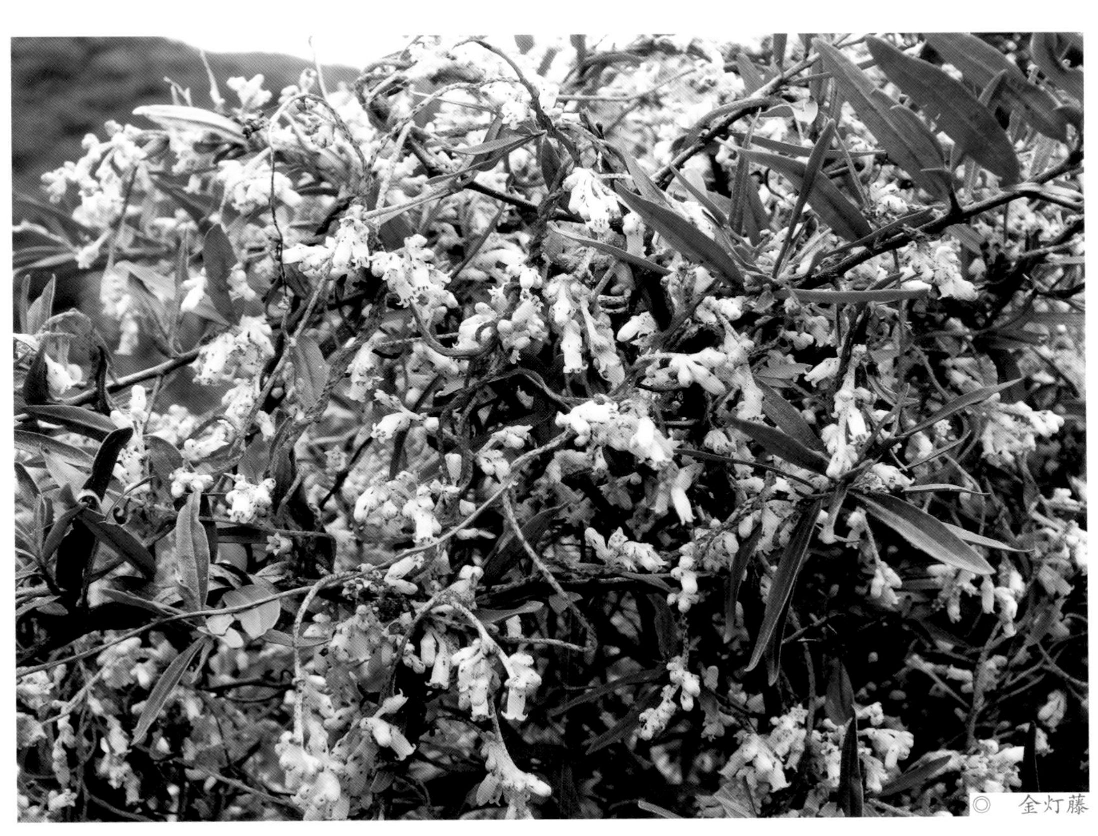

◎ 金灯藤

旋 花 属 *Convolvulus*

田旋花

别名 中国旋花、箭叶旋花、扶田秧、扶秧苗、白花藤、面根藤、三齿草藤、小旋花、燕子草、田福花

【生长环境】生于田野及村边草地。分布东北、西北等地。

【植物形态】多年生草本，根状茎横走，茎平卧或缠绕，有条纹及棱角，无毛或上部被疏柔毛。叶卵状长圆形至披针形，长 1.5～5 cm，宽 1～3 cm，先端钝或具小短尖头，基部大多戟形，或箭形及心形，全缘或 3 裂，侧裂片展开，微尖，中裂片卵状椭圆形、狭三角形或披针状长圆形，微尖或近圆；叶柄较叶片短，长 1～2 cm；叶脉羽状，基部掌状。花序腋生，总梗长 3～8 cm，1 或有时 2～3 至多花，花柄比花萼长得多；苞片 2，线形，长约 3 mm；萼片有毛，长 3.5～5 mm，稍不等，2 个

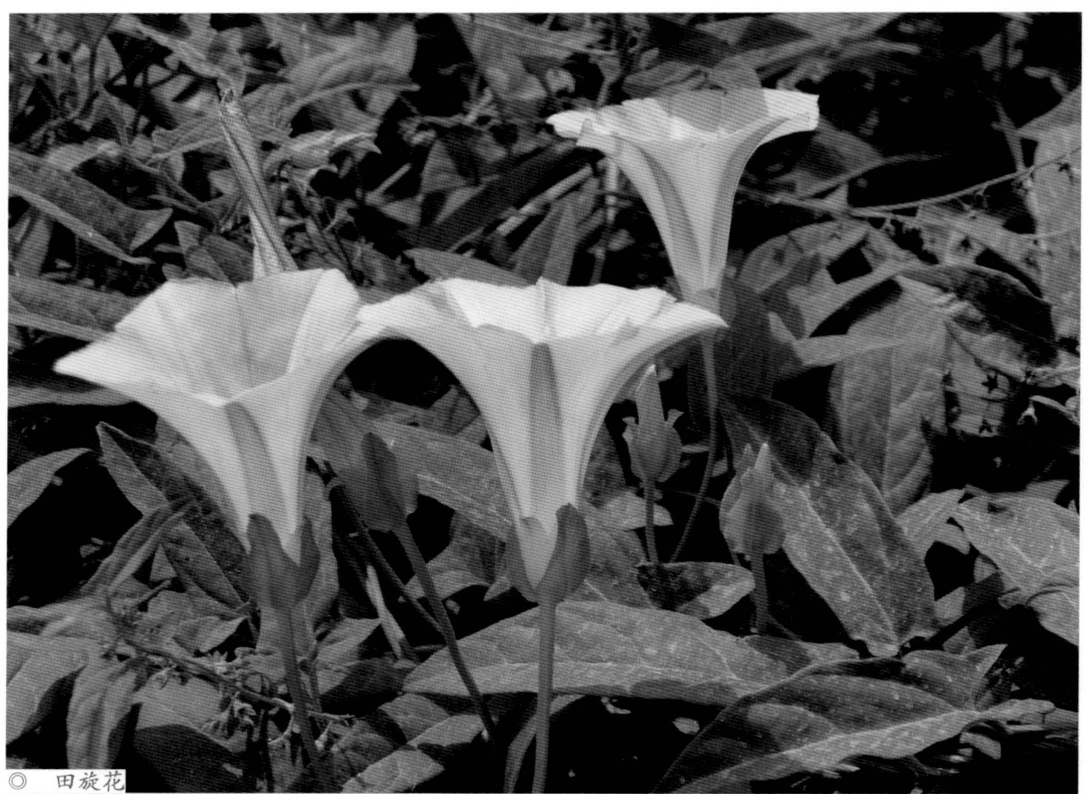

◎ 田旋花

来源 本品为旋花科田旋花 *Convolvulus arvensis* L. 的全草、花、根。夏、秋采全草，鲜用。夏季花期采花，阴干。秋季采根，晒干。

外萼片稍短，长圆状椭圆形，钝，具短缘毛，内萼片近圆形，钝或稍凹，或多或少具小短尖头，边缘膜质；花冠宽漏斗形，长 15 ~ 26 mm，白色或粉红色，或白色具粉红或红色的瓣中带，或粉红色具红色或白色的瓣中带，5 浅裂；雄蕊 5，稍不等长，较花冠短一半，花丝基部扩大，具小鳞毛；雌蕊较雄蕊稍长，子房有毛，2 室，每室 2 胚珠，柱头 2，线形。蒴果卵状球形，或圆锥形，无毛，长 5 ~ 8 mm。种子 4，卵圆形，无毛，长 3 ~ 4 mm，暗褐色或黑色。

【性味归经】辛，温，有毒。归肾经。

【功能主治】祛风止痒，止痛。主治风湿痹痛、牙痛、神经性皮炎。

【用法用量】内服：煎汤，6 ~ 10 g。外用：适量，酒浸涂患处。

牵牛属 *Pharbitis*

牵牛子

别名　牵牛、黑丑、白丑、二丑、喇叭花子

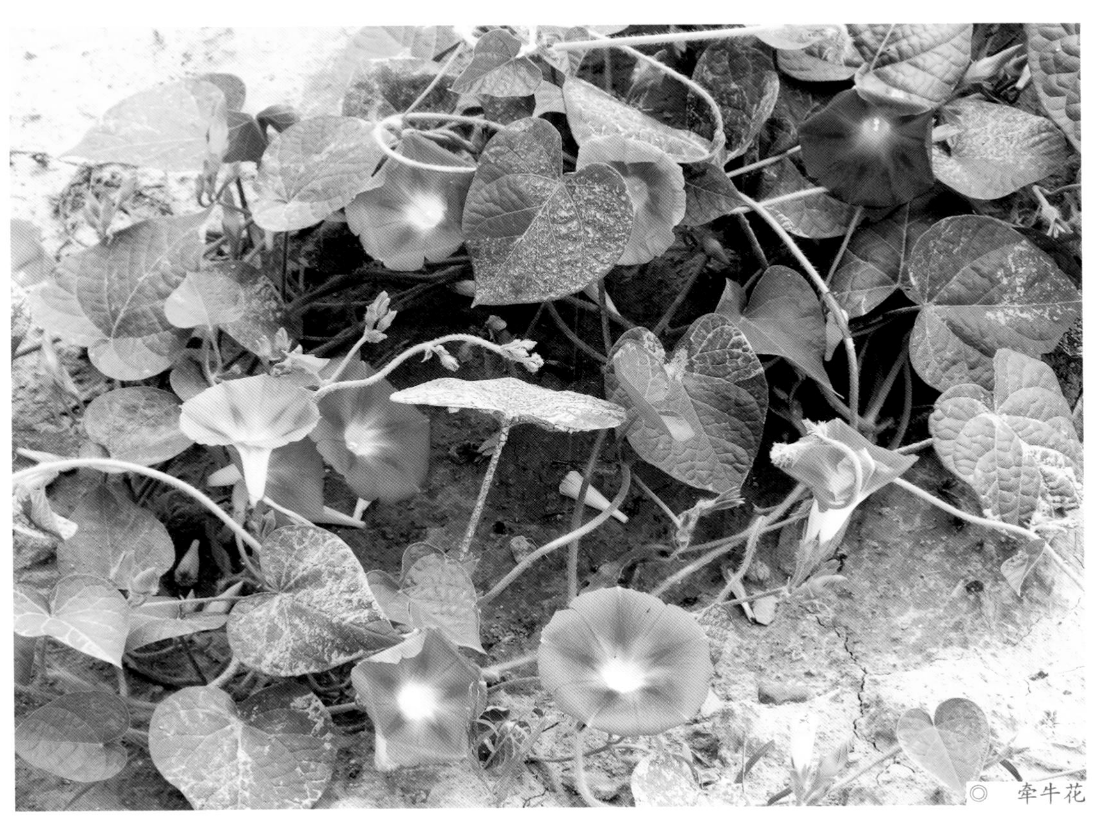

◎　牵牛花

【生长环境】生于海拔100～200（1600）m的山坡灌丛、干燥河谷路边、园边宅旁、山地路边，或为栽培。

【植物形态】一年生缠绕草本，茎上被倒向的短柔毛及杂有倒向或开展的长硬毛。叶宽卵形或近圆形，深或浅的3裂，偶5裂，长4～15 cm，宽4.5～14 cm，基部圆，心形，中裂片长圆形或卵圆形，渐尖或骤尖，侧裂片较短，三角形，裂口锐或圆，叶面或疏或密被微硬的柔毛；叶柄长2～15 cm，毛被同茎。花腋生，单一或通常2朵着生于花序梗顶，花序梗长短不一，长1.5～18.5 cm，通常短于叶柄，有时较长，毛被同茎；苞片线形或叶状，被开展的微硬毛；花梗长2～7 mm；小苞片线形；萼片近等长，长2～2.5 cm，披针状线形，内面2片稍狭，外面被开展的刚毛，基部更密，有时也杂有短柔毛；花冠漏斗状，长5～8（10）cm，蓝紫色或紫红色，花冠管色淡；雄蕊及花柱内藏；雄蕊不等长；花丝基部被柔毛；子房无毛，柱头头状。蒴果近球形，直径0.8～1.3 cm，3瓣裂。种子卵状三棱形，长约6 mm，黑褐色或米黄色，被褐色短茸毛。

【性味归经】苦、寒，有毒。归肺、肾、大肠经。

【功能主治】泻水通便，消痰涤饮，杀虫攻积。用于水肿胀满、二便不通、痰饮积聚、气逆喘咳、虫积腹痛、蛔虫、绦虫病。

【用法用量】内服：3～6 g。

【注意】孕妇禁用，不宜与巴豆、巴豆霜同用。

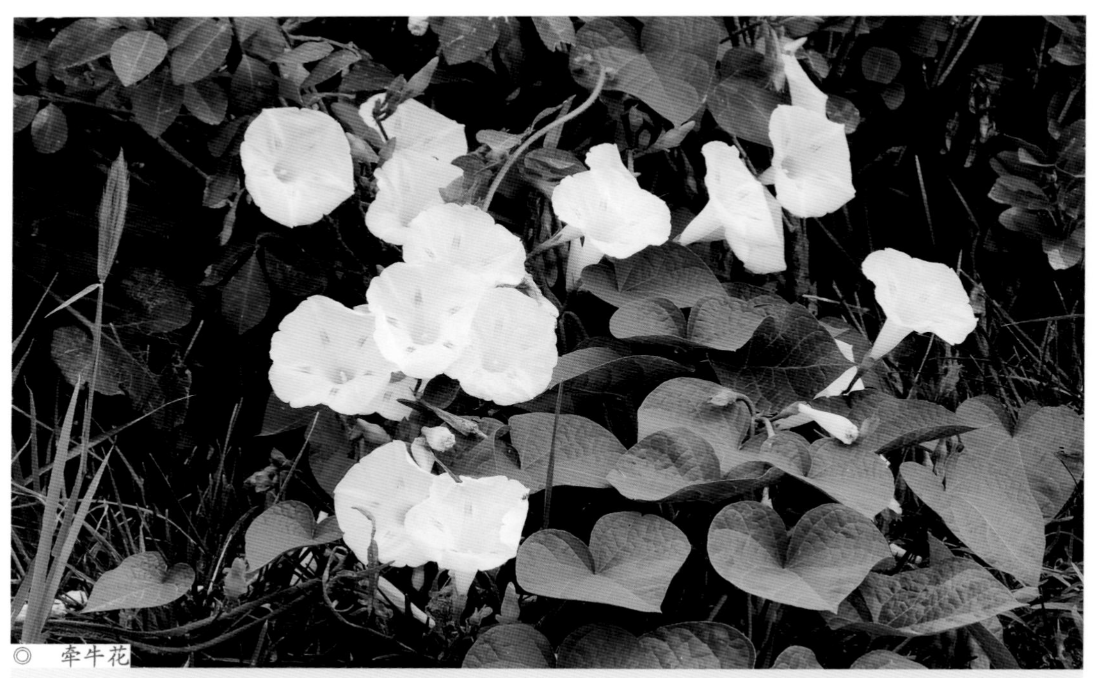

◎ 牵牛花

来源 本品为旋花科植物牵牛 *Ipomoea nil* 的干燥成熟种子。秋末果实成熟、果壳未开裂时采割植株，晒干，打下种子，除去杂质。

荨麻科——URTICACEAE

草本、亚灌木或灌木，稀乔木或攀援藤本，有时有刺毛；钟乳体点状、杆状或条形，在叶或有时在茎和花被的表皮细胞内隆起。茎常富含纤维，有时肉质。叶互生或对生，单叶；托叶存在，稀缺。花极小，单性，稀两性，风媒传粉，花被单层，稀2层；花序雌雄同株或异株，若同株时常为单性，有时两性（即雌雄花混生于同一花序），稀具两性花而成杂性，由若干小的团伞花序排成聚伞状、圆锥状、总状、伞房状、穗状、串珠式穗状、头状，有时花序轴上端发育成球状、杯状或盘状多少肉质的花序托，稀退化成单花。雄花：花被片4~5，有时3或2，稀1，覆瓦状排列或镊合状排列；雄蕊与花被片同数，花药2室，成熟时药壁纤维层细胞不等收缩，引起药壁破裂，并与花丝内表皮垫状细胞膨胀运动协调作用，将花粉向上弹射出；退化雌蕊常存在。雌花：花被片5~9，稀2或缺，分生或多少合生，花后常增大，宿存；退化雄蕊鳞片状，或缺；雌蕊由1心皮构成，子房1室，与花被离生或贴生，具雌蕊柄或无柄；花柱单一或无花柱，柱头头状、画笔头状、钻形、丝形、舌状或盾形；胚珠1，直立。果实为瘦果，有时为肉质核果状，常包被于宿存的花被内。种子具直生的胚；胚乳常为油质或缺；子叶肉质，卵形、椭圆形或圆形。

荨麻属 *Urtica*

狭叶荨麻

别名　螯麻子、小荨麻、哈拉海

【生长环境】生于海拔 800 ~ 2200 m 山地河谷溪边或台地潮湿处。

【植物形态】多年生草本，有木质化根状茎。茎高 40 ~ 150 cm，下部粗达 8 mm，四棱形，疏生刺毛和稀疏的细糙毛，分枝或不分枝。叶披针形至披针状条形，稀狭卵形，长 4 ~ 15 cm，宽 1 ~ 3.5（5.5）cm，先端长渐尖或锐尖，基部圆形，稀浅心形，边缘有粗牙齿或锯齿，9 ~ 19 枚，齿尖常前倾或稍内弯，上面粗糙，生细糙伏毛和具粗而密的缘毛，下面沿脉疏生细糙毛，基出脉 3 条，其侧生的 1 对近直伸达上部齿尖或与侧脉网结，侧脉 2 ~ 3 对；叶柄短，长 0.5 ~ 2 cm，疏生刺毛和糙毛；托叶每节 4 枚，离生，条形，长 6 ~ 12 mm。雌雄异株，花序圆锥状，有时分枝短而少近穗状，长 2 ~ 8 cm，序轴纤细；雄花近无梗，在芽时直径约 0.2 mm，开放后径约 2. 5 mm；花被片 4，在近中部合生，裂片卵形，外面上部疏生小刺毛和细糙毛；退化雌蕊碗状，长约 0.2 mm；雌花小，近无梗。瘦果卵形或宽卵形，双凸透镜状，长 0.8 ~ 1 mm，近光滑或有不明显的细疣点；宿存花被片 4，在下部合生，外面被稀疏的微糙毛或近无毛，内面两枚椭圆状卵形，长稍盖过果，外面两枚狭倒卵形，较内面的短约 1/3，伸达内面花被片的中部，稀中上部。花期 6 ~ 8 月，果期 8 ~ 9 月。

【性味】苦、辛，温，有小毒。

【功能主治】祛风通络，平肝定惊，消积通便，解毒。主治风湿痹痛、产后抽风、小儿惊风、小儿麻痹后遗症、高血压病、消化不良、大便不通、荨麻疹、跌打损伤、虫蛇咬伤。

【用法用量】内服：煎汤，5 ~ 10 g。外用：适量，捣汁擦；或捣烂外敷；或煎水洗。

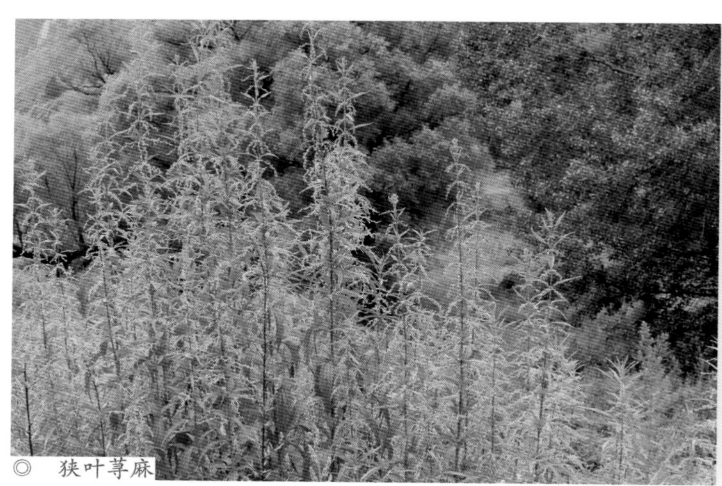

◎　狭叶荨麻

来源　本品为荨麻科植物狭叶荨麻 *Urtica angustifolia* 等的全草。

亚麻科——LINACEAE

通常为草本或稀为灌木。单叶，全缘，互生或对生，无托叶或具不明显托叶。花序为聚伞花序、二歧聚伞花序或蝎尾状聚伞花序（此时花序外形似总状花序）；花整齐，两性，4～5数；萼片覆瓦状排列，宿存，分离；花瓣辐射对称或螺旋状，常早落，分离或基部合生；雄蕊与花被同数或为其2～4倍，排成1轮或有时具一轮退化雄蕊，花丝基部扩展，合生成筒或环；子房上位，2～3（5）室。心皮常由中脉处延伸成假隔膜，但隔膜不与中柱胎座联合，每室具1～2胚珠；花柱与心皮同数，分离或合生，柱头各式。果实为室背开裂的蒴果或为含1粒种子的核果。种子具微弱发育的胚乳，胚直立。

亚麻属 Linum

野亚麻

别名 亚麻、疔毒草

【生长环境】生于海拔 630 ~ 2750 m 的山坡，路旁和荒山地。

【植物形态】一年生或二年生草本，高 20 ~ 90 cm。茎直立，圆柱形，基部木质化，有凋落的叶痕点，不分枝或自中部以上多分枝，无毛。叶互生，线形、线状披针形或狭倒披针形，长 1 ~ 4 cm，宽 1 ~ 4 mm，顶部钝、锐尖或渐尖，基部渐狭，无柄，全缘，两面无毛，6 脉 3 基出。单花或多花组成聚伞花序；花梗长 3 ~ 15 mm，花直径约 1 cm；萼片 5，绿色，长椭圆形或阔卵形，长 3 ~ 4 mm，顶部锐尖，基部有不明显的 3 脉，边缘稍为膜质并有易脱落的黑色头状带柄的腺点，宿存；花瓣 5，倒卵形，长达 9 mm，顶端啮蚀状，基部渐狭，淡红色、淡紫色或蓝紫色；雄蕊 5 枚，与花柱等长，基部合生，通常有退化雄蕊 5 枚；子房 5 室，有 5 棱；

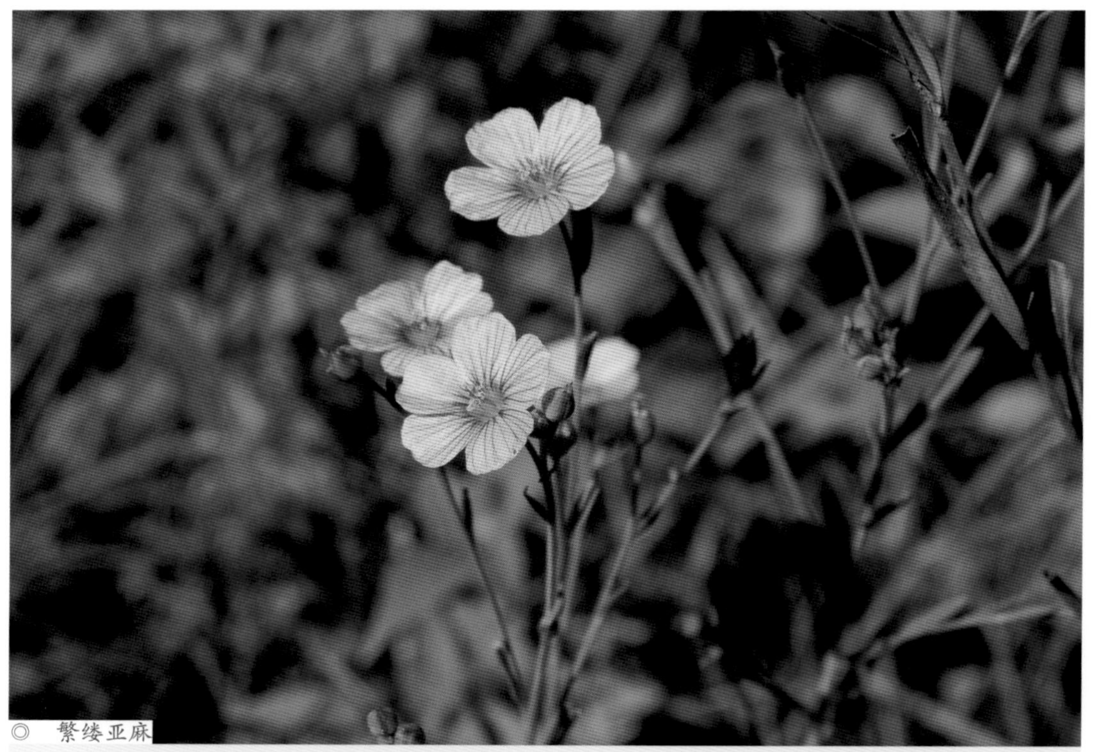

◎ 繁缕亚麻

来源 本品为亚麻科亚麻属植物繁缕亚麻 *Linum stellarioides* Planch. 的地上部分及种子。秋季果实成熟时，割取地上部分，晒干，打下种子，分别处理。

花柱5枚，中下部结合或分离，柱头头状，干后黑褐色。蒴果球形或扁球形，直径3～5 mm，有纵沟5条，室间开裂。种子长圆形，长2～2.5 mm。花期6～9月，果期8～10月。

【性味】甘，平。

【功能主治】养血润燥，祛风解毒。用于血虚便秘、皮肤瘙痒、荨麻疹、疮疡肿毒。

【用法用量】内服：煎汤，5～15 g。外用：全草适量捣烂敷患处。

【注意】大便滑泄者慎用。

亚麻

别名　鸦麻、胡麻饭、山西胡麻、山脂麻、胡脂麻、胡麻

【生长环境】全国各地皆有栽培，但以北方和西南地区较为普遍；有时逸为野生。

【植物形态】一年生草本。茎直立，高30～120 cm，多在上部分枝，有时自茎基部亦有分枝，但密植则不分枝，基部木质化，无毛，韧皮部纤维强韧弹性，构造如棉。叶互生；叶片线形、线状披针形或披针形，长2～4 cm，宽1～5 mm，先端锐尖，基部渐狭，无柄，内卷，有3（5）出脉。花单生于枝顶或枝的上部叶腋，组成

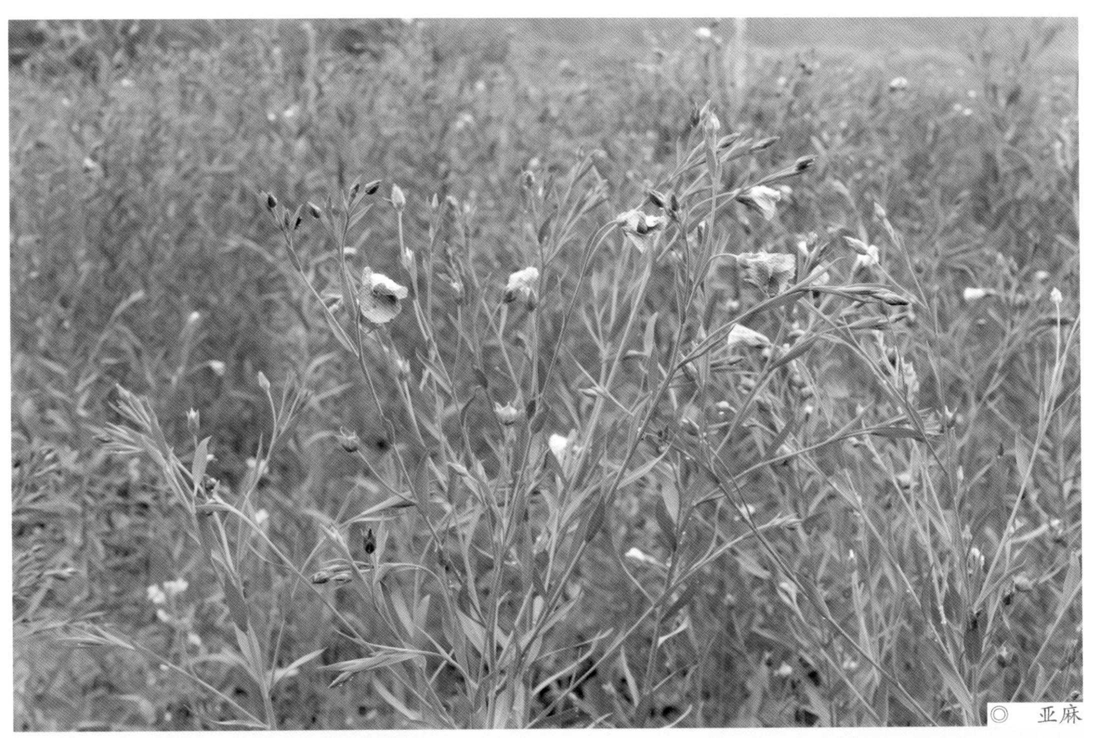

◎　亚麻

来源　本品为亚麻科植物亚麻 *Linum usitatissimum* L. 的根、茎、叶。

疏散的聚伞花序；花直径 15～20 mm；花梗长 1～3 cm，直立；萼片 5，卵形或卵状披针形，长 5～8 mm，先端凸尖或长尖，有 3（5）脉；中央一脉明显凸起，边缘膜质，无腺点，全缘，有时上部有锯齿，宿存；花瓣 5，倒卵形，长 8～12 mm，蓝色或紫蓝色，稀白色或红色，先端啮蚀状；雄蕊 5 枚，花丝基部合生；退化雄蕊 5 枚，钻状；子房 5 室，花柱 5 枚，分离，柱头比花柱微粗，细线状或棒状，长于或几等于雄蕊。蒴果球形，干后棕黄色，直径 6～9 mm，顶端微尖，室间开裂成 5 瓣；种子 10 粒，长圆形，扁平，长 3.5～4 mm，棕褐色。花期 6～8 月，果期 7～10 月。

【性味归经】辛、甘，平。归肝、胃、大肠经。

【功能主治】平肝，活血。主治肝风头痛、跌打损伤、痈肿疔疮。

【用法用量】

内服：煎汤，根，15～30 g。外用：适量，捣烂敷；研末调敷。

亚麻子

别名　亚麻仁、胡麻子

【性味归经】甘、平。归肺、肝、大肠经。

【功能主治】润燥，祛风。用于肠燥便秘，皮肤干燥瘙痒，毛发枯萎脱落。

【用法用量】内服：9～15 g。

【注意】大便滑泻者忌用。

【贮藏】置阴凉干燥处，防蛀。

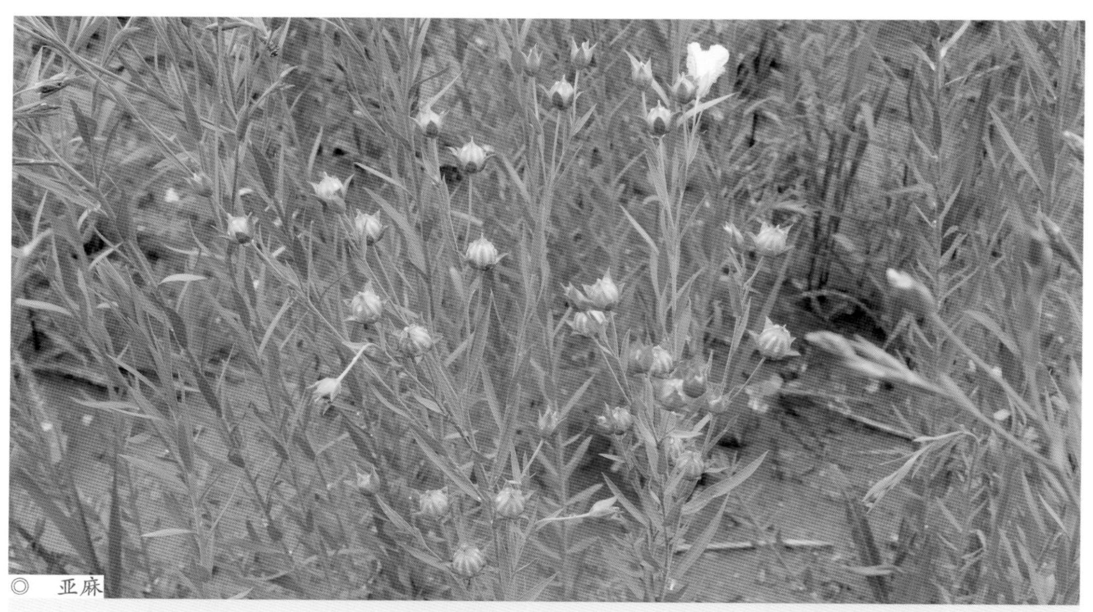

◎　亚麻

来源　本品为亚麻科亚麻属植物亚麻 *Linum usitatissimum* L. 的干燥成熟种子。秋季果实成熟时采收植株，晒干，打下种子，除去杂质，再晒干。

罂粟科——PAPAVERACEAE

草本或稀为亚灌木、小灌木或灌木，极稀乔木状（但木材软），一年生、二年生或多年生，无毛或被长柔毛，有时具刺毛，常有乳汁或有色液汁。主根明显，稀纤维状或形成块根，稀有块茎。基生叶通常莲座状，茎生叶互生，稀上部对生或近轮生状，全缘或分裂，有时具卷须，无托叶。花单生或排列成总状花序、聚伞花序或圆锥花序。花两性，规则的辐射对称至极不规则的两侧对称；萼片 2 或不常为 3~4，通常分离，覆瓦状排列，早脱；花瓣通常 2 倍于花萼，4~8 枚（有时近 12~16 枚）排列成 2 轮，稀无，覆瓦状排列，芽时皱褶，有时花瓣外面的 2 或 1 枚呈囊状或成距，分离或顶端粘合，大多具鲜艳的颜色，稀无色；雄蕊多数，分离，排列成数轮，源于向心系列，或 4 枚分离，或 6 枚合成 2 束，花丝通常丝状，或稀翅状或披针形或 3 深裂，花药直立，2 室，药隔薄，纵裂，花粉粒 2 或 3 核，3 至多孔，少为 2 孔，极稀具内孔；子房上位，2 至多数合生心皮组成，标准的为 1 室，侧膜胎座，心皮于果时分离，或胎座的隔膜延伸到轴而成数室，或假隔膜的连合而成 2 室，胚珠多数，稀少数或 1，倒生至有时横生或弯生，直立或平伸，具两层珠被，厚珠心，珠孔向内，珠脊向上或侧向，花柱单生，或短或长，有时近无，柱头通常与胎座同数，当柱头分离时，则与胎座互生，当柱头合生时，则贴生于花往上面或子房先端成具辐射状裂片的盘，裂片与胎座对生。果为蒴果，瓣裂或顶孔开裂，稀成熟心皮分离开裂或不裂或横裂为单种子的小节，稀有蓇葖果或坚果。种子细小，球形、卵圆形或近肾形；种皮平滑、蜂窝状或具网纹；种脊有时具鸡冠状种阜；胚小，胚乳油质，子叶不分裂或分裂。

本科植物富含异哇啉类生物碱，如前鸦片碱、异紫堇碱、罂粟碱、吗啡、可待因，还有血根碱、白屈菜碱、博落回碱、痕迹那可汀、蒂巴因等。

本科植物有些种类入药，如血水草、荷青花、白屈菜、博落回、多种绿绒蒿、角茴香、紫金龙、荷包牡丹、多种紫堇，尤其紫堇属中的延胡索类，为著名的中药材，罂粟为鸦片的原植物，富含吗啡、可待因等，中药名为罂粟壳。

白屈菜属 *Chelidonium*

白屈菜

别名　土黄连、水黄连、水黄草、断肠草、小人血七、小野人血草、雄黄草、见肿消、观音草、黄连、八步紧、山黄连

【**生长环境**】生于海拔 500 ~ 2200 m 的山坡、山谷林缘草地或路旁、石缝。

【**植物形态**】多年生草本，高 30 ~ 60（100）cm。主根粗壮，圆锥形，侧根多，暗褐色。茎聚伞状多分枝，分枝常被短柔毛，节上较密，后变无毛。基生叶少，早凋落，叶片倒卵状长圆形或宽倒卵形，长 8 ~ 20 cm，羽状全裂，全裂片 2 ~ 4 对，倒卵状长圆形，具不规则的深裂或浅裂，裂片边缘圆齿状，表面绿色，无毛，背面具白粉，疏被短柔毛；叶柄长 2 ~ 5 cm，被柔毛或无毛，基部扩大成鞘；茎生叶叶片长 2 ~ 8 cm，宽 1 ~ 5 cm；叶柄长 0.5 ~ 1.5 cm，其他同基生叶。伞形花序多花；花梗纤细，长 2 ~ 8 cm，幼时被长柔毛，后变无毛；苞

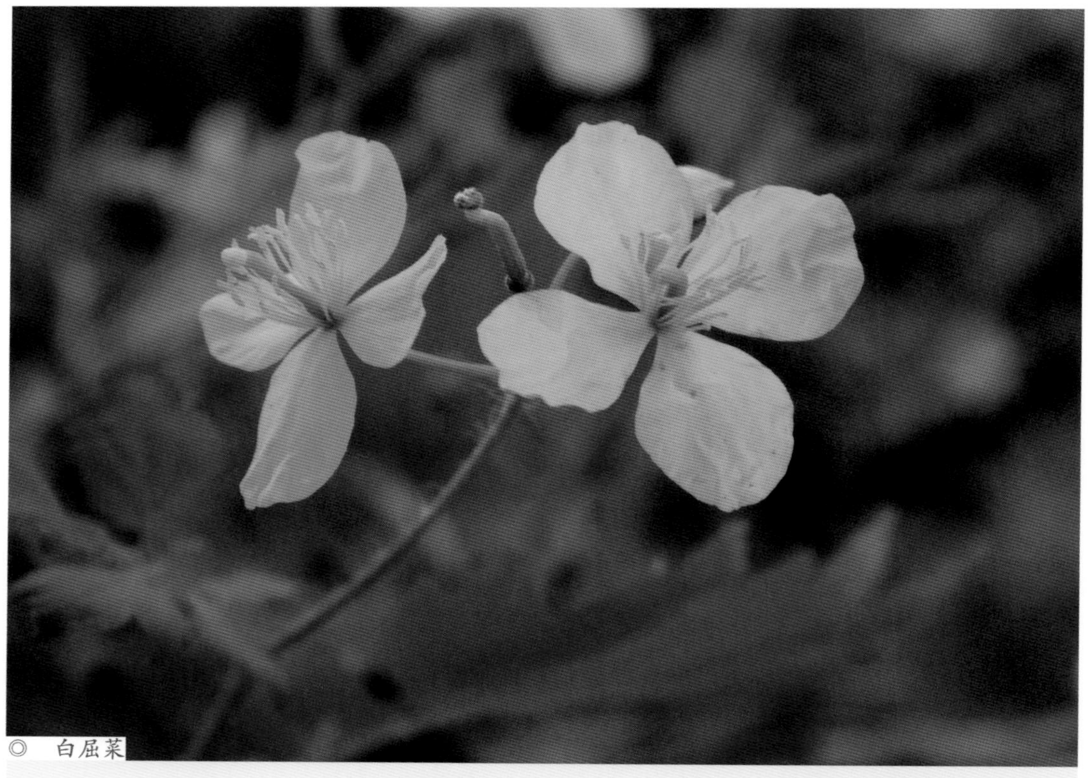

◎　白屈菜

来源　本品为罂粟科植物白屈菜 *Chelidonium majus* L. 的干燥全草。夏、秋二季采挖，除去泥沙，阴干或晒干。

片小，卵形，长 1 ~ 2 mm。花芽卵圆形，直径 5 ~ 8 mm；萼片卵圆形，舟状，长 5 ~ 8 mm，无毛或疏生柔毛，早落；花瓣倒卵形，长约 1 cm，全缘，黄色；雄蕊长约 8 mm，花丝丝状，黄色，花药长圆形，长约 1 mm；子房线形，长约 8 mm，绿色，无毛，花柱长约 1 mm，柱头 2 裂。蒴果狭圆柱形，长 2 ~ 5 cm，粗 2 ~ 3 mm，具通常比果短的柄。种子卵形，长约 1 mm 或更小，暗褐色，具光泽及蜂窝状小格。花果期 4 ~ 9 月。

【性味归经】苦，凉，有毒。归肺、胃经。

【功能主治】解痉止痛，止咳平喘。用于胃脘挛痛、咳嗽气喘、百日咳。

【用法用量】内服：9 ~ 18 g。

【贮藏】置通风干燥处。

紫堇属 *Corydalis*

苦地丁

别名　地丁、地丁草、扁豆秧

【生长环境】生于近海平面至 1500 m 的多石坡地或河水泛滥地段。

【植物形态】二年生灰绿色草本，高 10 ~ 50 cm，具主根。茎自基部铺散分枝，灰绿色，具棱。基生叶多数，长 4 ~ 8 cm，叶柄约与叶片等长，基部多少具鞘，边缘膜质；叶片上面绿色，下面苍白色，二至三回羽状全裂，一回羽片 3 ~ 5 对，具短柄，二回羽片 2 ~ 3 对，顶端分裂成短小的裂片，裂片顶端圆钝。茎生叶与基生叶同形。总状花序长 1 ~ 6 cm，多花，先密集，后疏离，果期伸长。苞片叶状，具柄至近无柄，明显长于长梗。花梗短，长 2 ~ 5 mm。萼片宽卵圆形至三角形，长 0.7 ~ 1.5 mm，具齿，常早落。花粉红色至淡紫色，平展。外花瓣顶端多少下凹，具浅鸡冠状突起，边缘具浅圆齿。上花瓣长 1.1 ~ 1.4 cm；距长 4 ~ 5 mm，稍向上斜伸，末端多少囊状膨大；蜜腺体约占距长的 2/3，末端稍增粗。下花瓣稍向前伸出；爪向后渐狭，稍长于瓣片。内花瓣顶端深紫色。柱头小，圆肾形，顶端稍下凹，两侧基部稍下延，无乳突而具膜质的边缘。蒴果椭圆形，下垂，长 1.5 ~ 2 cm，宽 4 ~ 5 mm，具 2 列种子。种子直径 2 ~ 2.5 mm，边缘具 4 ~ 5 列小凹点；种阜鳞片状，长 1.5 ~ 1.8 cm，远离。

【性味归经】苦，寒。归心、肝、大肠经。

【功能主治】清热解毒，散结消肿。用于时疫感冒、咽喉肿痛、疔疮肿痛、痈疽发背、痄腮丹毒。

【用法用量】内服：9 ~ 15 g。外用：适量，煎汤洗患处。

【贮藏】置干燥处。

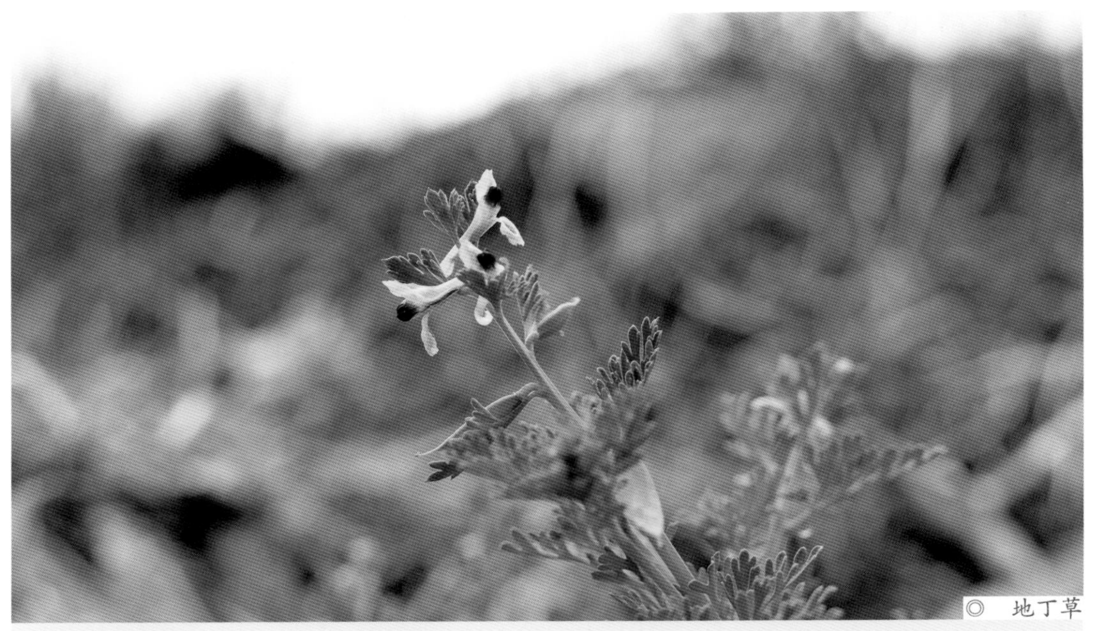
◎ 地丁草

来源 本品为罂粟科植物地丁草 *Corydalis bungeana* Turcz. 的干燥全草。夏季花果期采收，除去杂质，晒干。

齿瓣延胡索

别名 蓝雀花、蓝花菜、元胡

【生长环境】生于林缘、杂木疏林下、河漫滩及溪沟边。

【植物形态】多年生草本，高 10 ~ 30 cm。块茎圆球形，直径 1 ~ 3 cm，质色黄，有时瓣裂。茎多少直立或斜伸，通常不分枝，基部以上具一枚大而反卷的鳞片；鳞片腋内有时具一腋生的块茎或枝条；茎生叶腋通常无枝条，但有时常见于栽培条件下的个体。茎生叶通常 2 枚，二回或近三回三出，末回小叶变异极大，有全缘的，有具粗齿和深裂的，有篦齿分裂的，裂片宽椭圆形、倒披针形或线形，钝或具短尖。总状花序花期密集，具 6 ~ 20（30）花。苞片楔形，蓖齿状多裂，稀分裂较少，约与花梗等长。花梗花期长 5 ~ 10 mm，果期长 10 ~ 20 mm。萼片小，不明显。花蓝色、白色或紫蓝色。外花瓣宽展，边缘常具浅齿，顶端下凹，具短尖。上花瓣长 2 ~ 2.5 cm；距直或顶端稍下弯，长 1 ~ 1.4 cm；蜜腺体占距长的 1/3 至 1/2，末端钝。内花瓣长 9 ~ 12 mm。柱头扁四方形，顶端具 4 乳突，基部下延成 2 尾状突起。蒴果线形，长 1.6 ~ 2.6 cm，具一列种子，多少扭曲。种子平滑，直径约 1.5 mm；种阜远离。

【性味归经】辛、苦，温。归肝、胃经。

【功能主治】活血散瘀，行气止痛。主治心腹腰膝诸痛、痛经、产后瘀阻腹痛、跌打肿痛。

【用法用量】内服：煎汤，3~10 g；研末，1.5~3 g；或入丸、散。

【注意】孕妇及体虚者慎服。

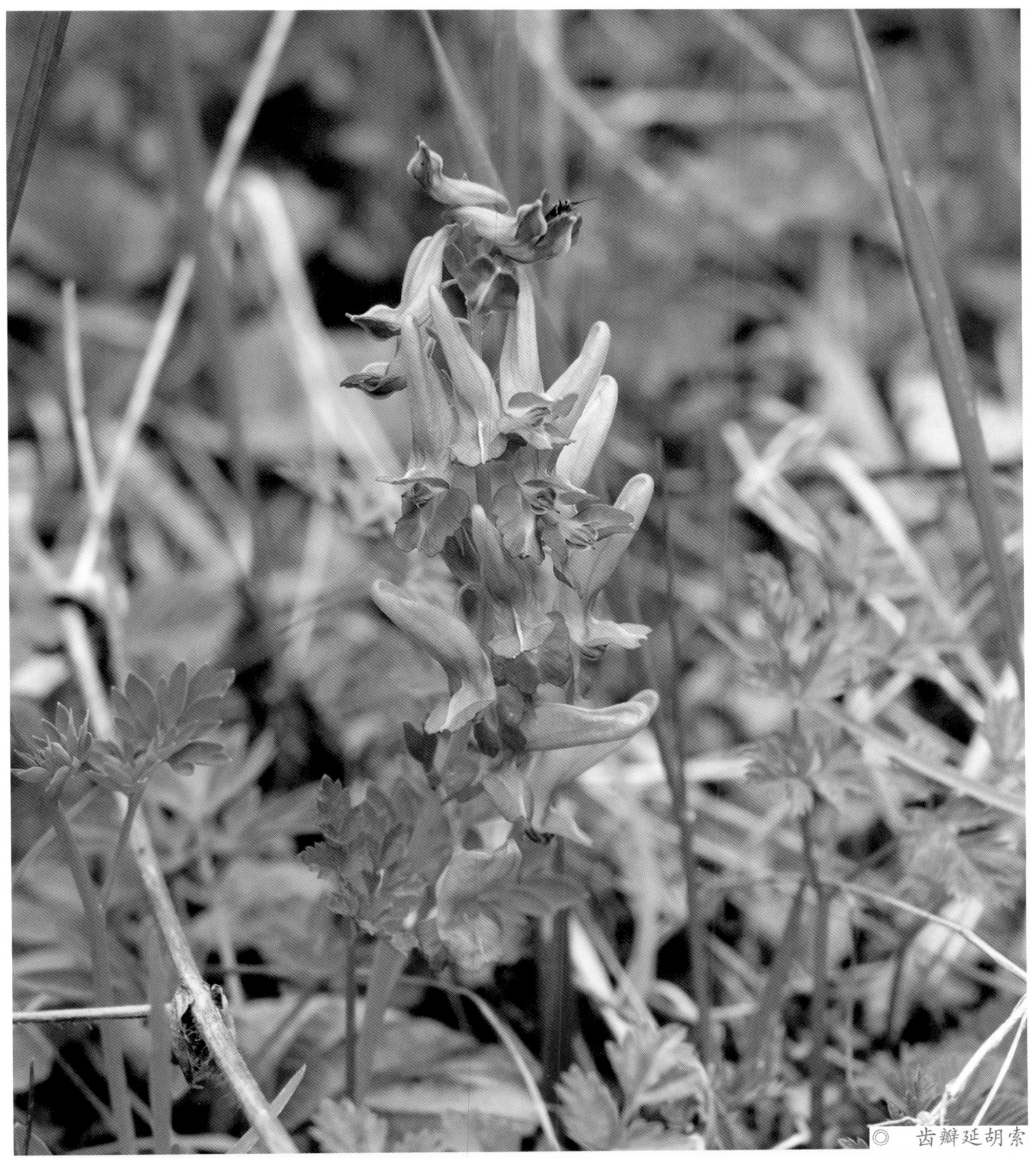

◎ 齿瓣延胡索

来源 本品为罂粟科植物齿瓣延胡索 *Corydalis turschaninovii* Bess. 的块茎。5月上旬茎叶枯萎时采挖，搓去浮皮，洗净，按大、中、小分成三档，分别放入80℃~90℃的水中煮3~4分钟，小块茎2分钟，随时翻动，至内无白心，呈黄色时捞出，晒干。

罂粟属 *Papaver*

野罂粟

别名 山大烟、山罂粟、毛罂粟、野大烟、山米壳、丽春花、冰岛罂粟、山罂粟、冰岛虞美人

【生长环境】 生于海拔（210）1400~2300 m 的林缘、山坡草地、草原、草甸或沟谷。

【植物形态】 多年生草本，高达 60 cm。根茎粗短，常不分枝，密被残枯叶鞘。茎极短。叶基生，卵形或窄卵形，长 3~8 cm，羽状浅裂、深裂或全裂，裂片 2~4 对，小裂片狭卵形、披针形或长圆形，两面稍被白粉，被刚毛，稀近无毛；叶柄长（1）5~12 cm，基部鞘状，被刚毛。花葶 1 至数枝，被刚毛，花单生花葶顶端。花芽密被褐色刚毛。萼片 2，早落；花瓣 4，宽楔形或倒卵形，长（1.5）2~3 cm，具浅波状圆齿及短爪，淡黄色、黄色或橙黄色，稀红色；花丝钻形；柱头 4~8，辐射状。果窄倒卵圆形、倒卵圆形或倒卵状长

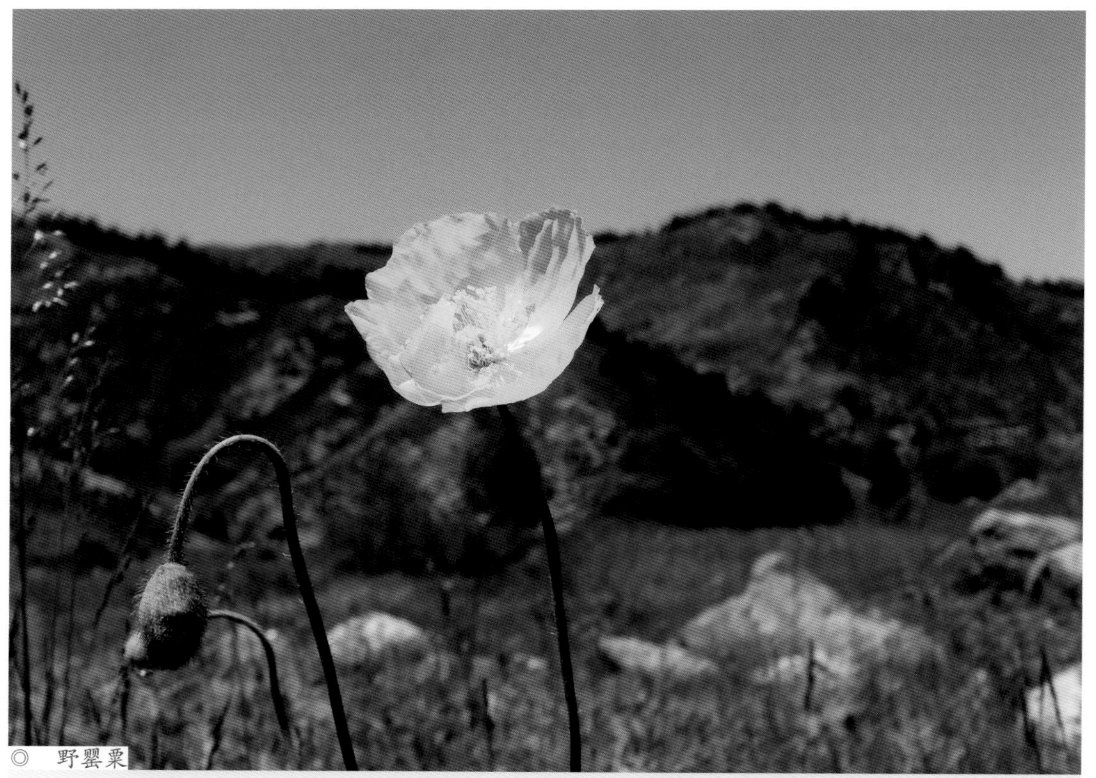

◎ 野罂粟

来源 本品为罂粟科植物野罂粟 *Papaver nudicaule* L. 的果实、果壳或带花的全草。夏、秋二季采挖，除去泥沙，阴干或晒干。

圆形，长1～1.7 cm，密被平伏刚毛，具4～8肋；柱头盘状，具缺刻状圆齿。种子近肾形，褐色，具条纹及蜂窝小孔穴。花果期5～9月。

【性味归经】酸、微苦，涩、凉，有毒。归肺、肾、胃、大肠经。

【功能主治】敛肺止咳，涩肠止泻，镇痛。主治久咳喘息、泻痢、便血、脱肛、遗精、带下、头痛、胃痛、痛经。

虞美人

别名 丽春花、赛牡丹、锦被花、百般娇、蝴蝶满园春、虞美人花

【生长环境】原产于欧洲，我国各地常见栽培，为观赏植物。

【植物形态】一年生草本，高达90 cm。茎、叶、花梗、萼片被淡黄色刚毛。茎分枝。叶披针形或窄卵形，长3～15 cm，二回羽状分裂，下部全裂，裂片披针形再次羽状浅裂，上部深裂或浅裂，裂片披针形，最上部粗齿状羽状浅裂，上面叶脉稍凹；下部叶具柄，上部叶无柄。花单生茎枝顶端。花芽下垂。花梗长10～15 cm；萼片2，宽椭圆形，长1～1.8 cm；花瓣4，圆形、宽椭圆形或宽倒卵形，长2.5～4.5 cm，全缘。

【功能主治】花和全株入药，含多种生物碱，有镇咳、止泻、镇痛、镇静等功效；种子含油40%以上。

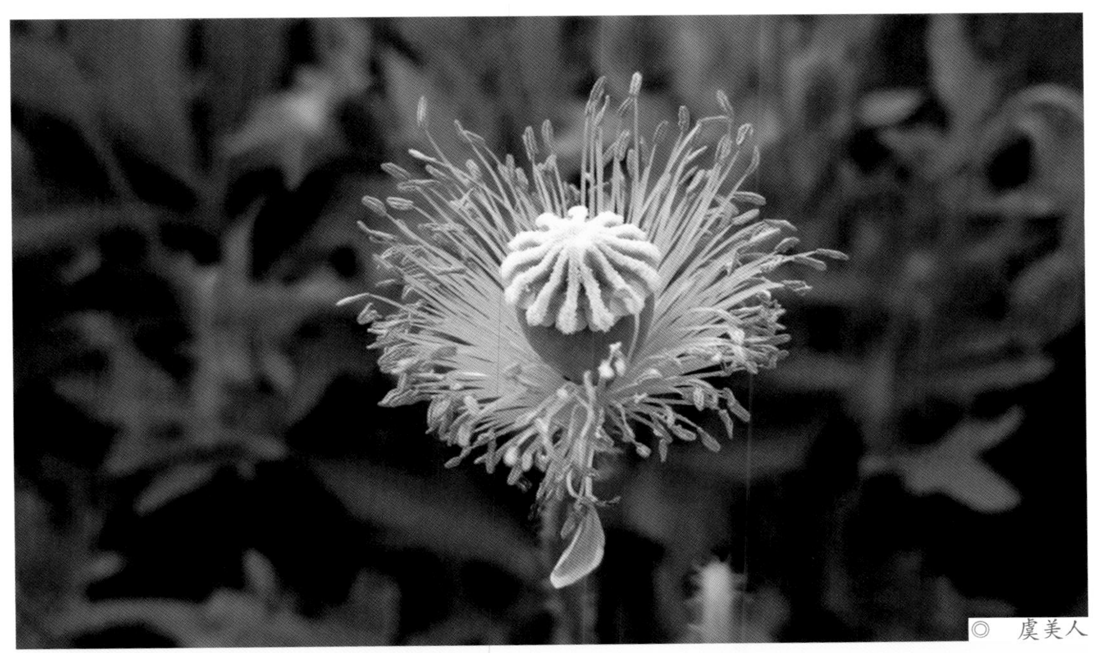

◎ 虞美人

来源 本品为罂粟科植物虞美人 *Papaver rhoeas* 的果实、果壳或带花的全草。夏、秋二季采挖，除去泥沙，阴干或晒干。

角茴香属 *Hypecoum*

角茴香

别名 节裂角茴香、角苗香、咽喉草、麦黄草、黄花草、雪里青、秦根花、山黄连

【生长环境】细果角茴香生于海拔（1700）2700～5000 m的山坡、草地、山谷、河滩、砾石坡、砂质地。角茴香生于海拔400～1200（4500）m的山坡草地或河边砂地。

【植物形态】

细果角茴香 一年生草本，高达60 cm。茎丛生，多分枝。基生叶窄倒披针形，长5～20 cm，叶柄长1.5～10 cm，二回羽状全裂，裂片4～9对，宽卵形或卵形，长0.4～2.3 cm，近无柄，羽状深裂，小裂片披针形、卵形、窄椭圆形或倒卵形，长0.3～2 mm；茎生叶具短柄或近无柄。花茎多数，高达40 cm，常二歧分枝；苞叶轮生，卵形或倒卵形，长0.5～3 cm，二回羽状全裂；二歧聚伞花序，花径5～8 mm，每花具数枚刚毛状小苞片。萼片卵形或卵状披针形，长2～3（4）mm，边缘膜质；花瓣淡紫色，外面两枚宽倒卵形，长0.5～1 cm，内面两枚3裂近基部，中裂片匙状圆形，侧裂片较长，长卵形或宽披针形；雄蕊长4～7 mm，花丝丝

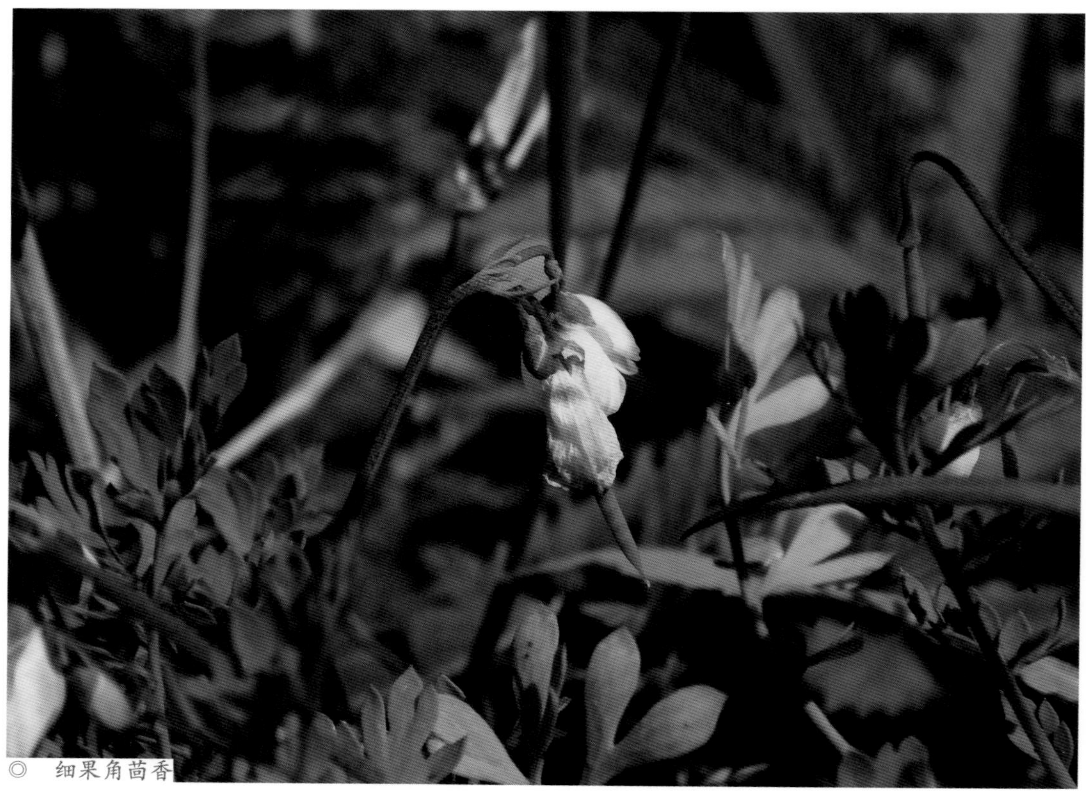

◎ 细果角茴香

状，扁平，基部宽，花药卵圆形；子房长5～8 mm，无毛，柱头2裂，裂片外弯。蒴果直立，圆柱形，长3～4 cm，两侧扁，在关节处分离，每节具一种子。种子扁平，宽倒卵形或卵形，被小疣。花果期6～9月。

角茴香 一年生草本，高达30 cm。基生叶倒披针形，长3～8 cm，羽状细裂，裂片线形，先端尖，叶柄基部具鞘；茎生叶同基生叶，较小。花茎多，二歧聚伞花序；苞片钻形，长2～5 mm。萼片卵形，长约2 mm；花瓣淡黄色，长1～1.2 cm，无毛，外面两枚倒卵形或近楔形，先端3浅裂，中裂片三角形，长约2 mm，内面两枚倒三角形，3裂至中部以上，侧裂片较宽，长约5 mm，具微缺刻，中裂片窄匙形，长约3 mm，雄蕊长约8 mm，花丝宽线形，下半部宽，花药窄长圆形，子房长约1 cm，花柱长约1 mm，柱头2深裂，裂片两侧伸展。果长圆柱形，长4～6 cm，顶端渐尖，两侧稍扁，2瓣裂。种子近四棱形，两面具十字形突起。花果期5～8月。

【性味归经】

苦，寒，小毒。归肺、肝、胆经。

【功能主治】清热解毒，凉血。主治感冒发热、头痛、咽喉疼痛、目赤肿痛、关节疼痛、肺炎、肝炎、胆囊炎、痢疾、吐血、衄血、便血。

【用法用量】

内服：煎汤，6～9 g；或研末。

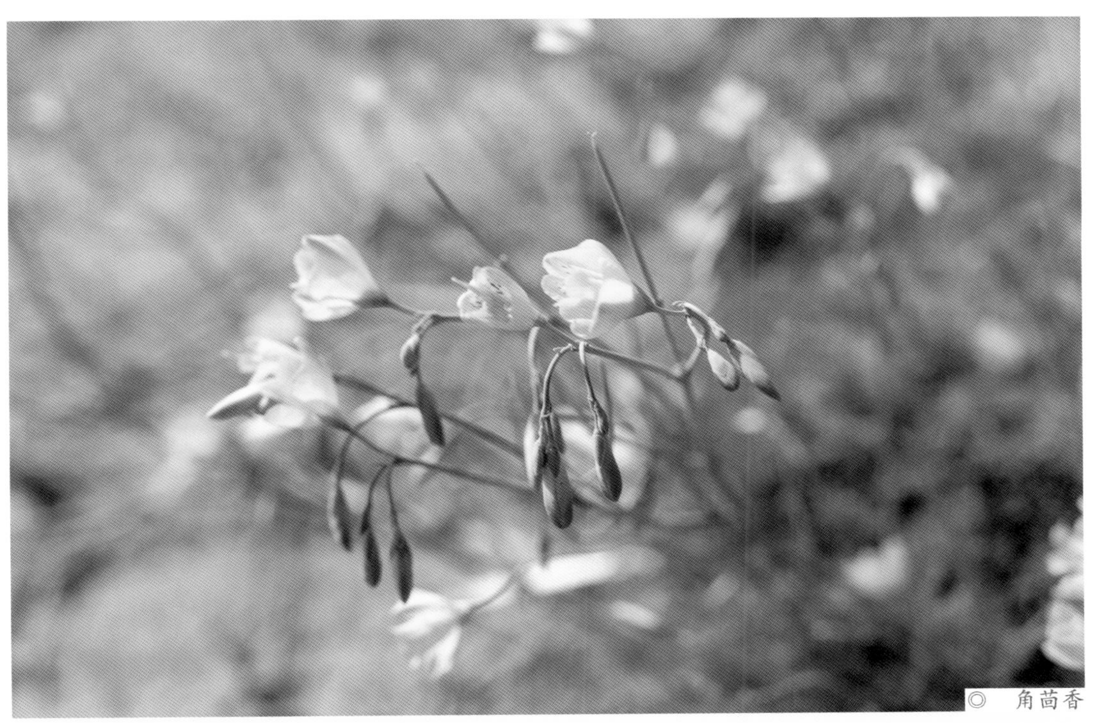

◎ 角茴香

来源 本品为罂粟科植物细果角茴香 *Hypecoum leptocarpum*、角茴香 *Hypecoum erectum* 的干燥全草。夏、秋二季采挖，除去泥沙，阴干或晒干。

榆科——ULMACEAE

乔木或灌木；芽具鳞片，稀裸露，顶芽通常早死，枝端萎缩成1小距状或瘤状凸起，残存或脱落，其下的腋芽代替顶芽。单叶，常绿或落叶，互生，稀对生，常二列，有锯齿或全缘，基部偏斜或对称，羽状脉或基部3出脉（即羽状脉的基生1对侧脉比较强壮），稀基部5出脉或掌状3出脉，有柄；托叶常呈膜质，侧生或生柄内，分离或连合，或基部合生，早落。单被花两性，稀单性或杂性，雌雄异株或同株，少数或多数排成疏或密的聚伞花序，或因花序轴短缩而似簇生状，或单生，生于当年生枝或去年生枝的叶腋，或生于当年生枝下部或近基部的无叶部分的苞腋；花被浅裂或深裂，花被裂片常4~8，覆瓦状（稀镊合状）排列，宿存或脱落；雄蕊着生于花被的基底，在蕾中直立，稀内曲，常与花被裂片同数而对生，稀较多，花丝明显，花药2室，纵裂，外向或内向；雌蕊由2心皮连合而成，花柱极短，柱头2，条形，其内侧为柱头面，子房上位，通常1室，稀2室，无柄或有柄，胚珠1枚，倒生，珠被2层。果为翅果、核果、小坚果或有时具翅或具附属物，顶端常有宿存的柱头；胚直立、弯曲或内卷，胚乳缺或少量，子叶扁平、折叠或弯曲，发芽时出土。

榆 属 *Ulmus*

大果榆

别名 黄榆、山榆、毛榆

【生长环境】生于海拔 700 ~ 1800 m 地带之山坡、谷地、台地、黄土丘陵、固定沙丘及岩缝中。阳性树种，耐干旱，能适应碱性、中性及微酸性土壤。

【植物形态】落叶乔木或灌木，高达 20 m，径可达 40 cm；树皮暗灰色或灰黑色，纵裂，粗糙，小枝有时（尤以萌发枝及幼树的小枝）两侧具对生而扁平的木栓翅，间或上下亦有微凸起的木栓翅，稀在较老的小枝上有 4 条几等宽而扁平的木栓翅；幼枝有疏毛，一、二年生，枝淡褐黄色或淡黄褐色，稀淡红褐色，无毛或一年生枝有疏毛，具散生皮孔；冬芽卵圆形或近球形，芽鳞背面多少被短毛或无毛，边缘有毛。叶宽倒卵形、倒卵状圆形、倒卵状菱形或倒卵形，稀椭圆形，厚革质，大小变异很大，通常长 5 ~ 9 cm，宽 3.5 ~ 5 cm，最小之叶长 1 ~ 3 cm，宽 1 ~

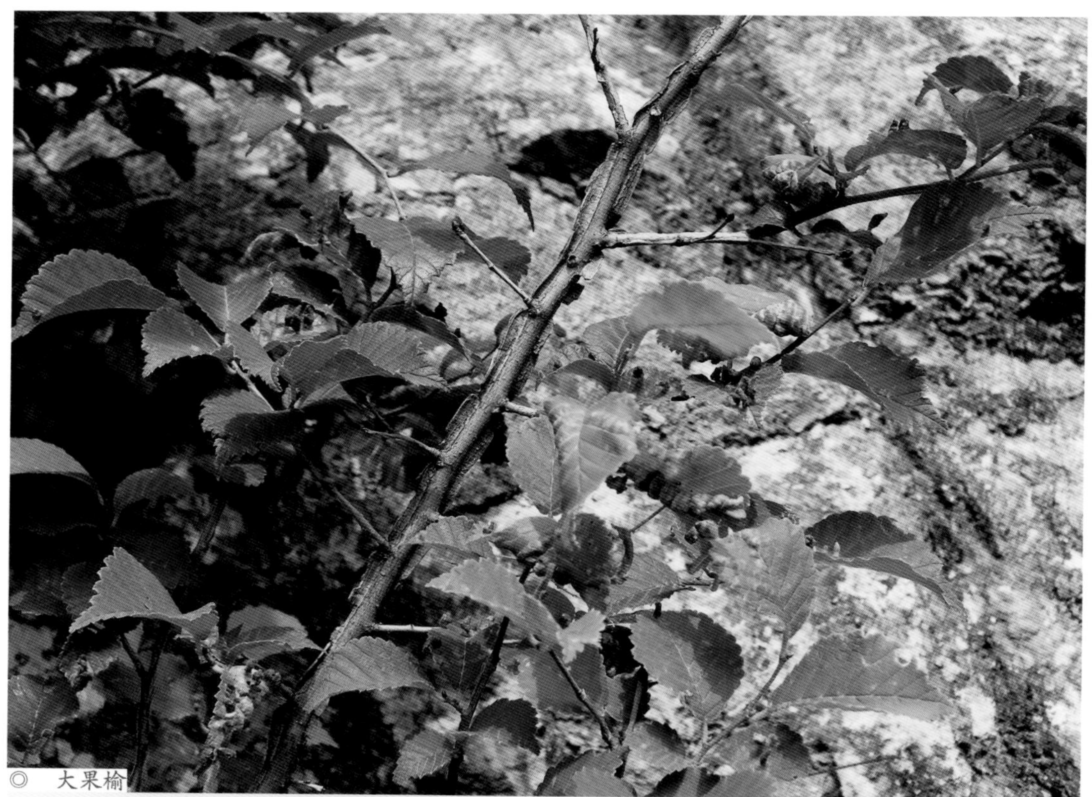
◎ 大果榆

来源 本品为榆科大果榆 *Ulmus macrocarpa* Hance 的果实。

2.5 cm，最大之叶长达14 cm，宽至9 cm，先端短尾状，稀骤凸，基部渐窄至圆，偏斜或近对称，多为心脏形或一边楔形，两面粗糙，叶面密生硬毛或有凸起的毛迹，叶背常有疏毛，脉上较密，脉腋常有簇生毛，侧脉每边6～16条，边缘具大而浅钝的重锯齿，或兼有单锯齿，叶柄长2～10 mm，仅上面有毛或下面有疏毛。花自花芽或混合芽抽出，在去年生枝上排成簇状聚伞花序或散生于新枝的基部。翅果宽倒卵状圆形、近圆形或宽椭圆形，长1.5～4.7（常2.5～3.5）cm，宽1～3.9（常2～3）cm，基部多少偏斜或近对称，微狭或圆，有时子房柄较明显，顶端凹或圆，缺口内缘柱头面被毛，两面及边缘有毛，果核部分位于翅果中部，宿存花被钟形，外被短毛或几无毛，上部5浅裂，裂片边缘有毛，果梗长2～4 mm，被短毛。花果期4～5月。

【性味】

辛、苦，温。

【功能主治】

祛痰，利尿，杀虫。

芜荑

【来源】榆科榆属植物大果榆 *Ulmus macrocarpa* Hance 的种子经加工后的成品。

【性味】辛、苦，平。

【功能主治】消积杀虫。用于小儿疳积、蛔虫病、蛲虫病。

【用法用量】内服：3～9 g。

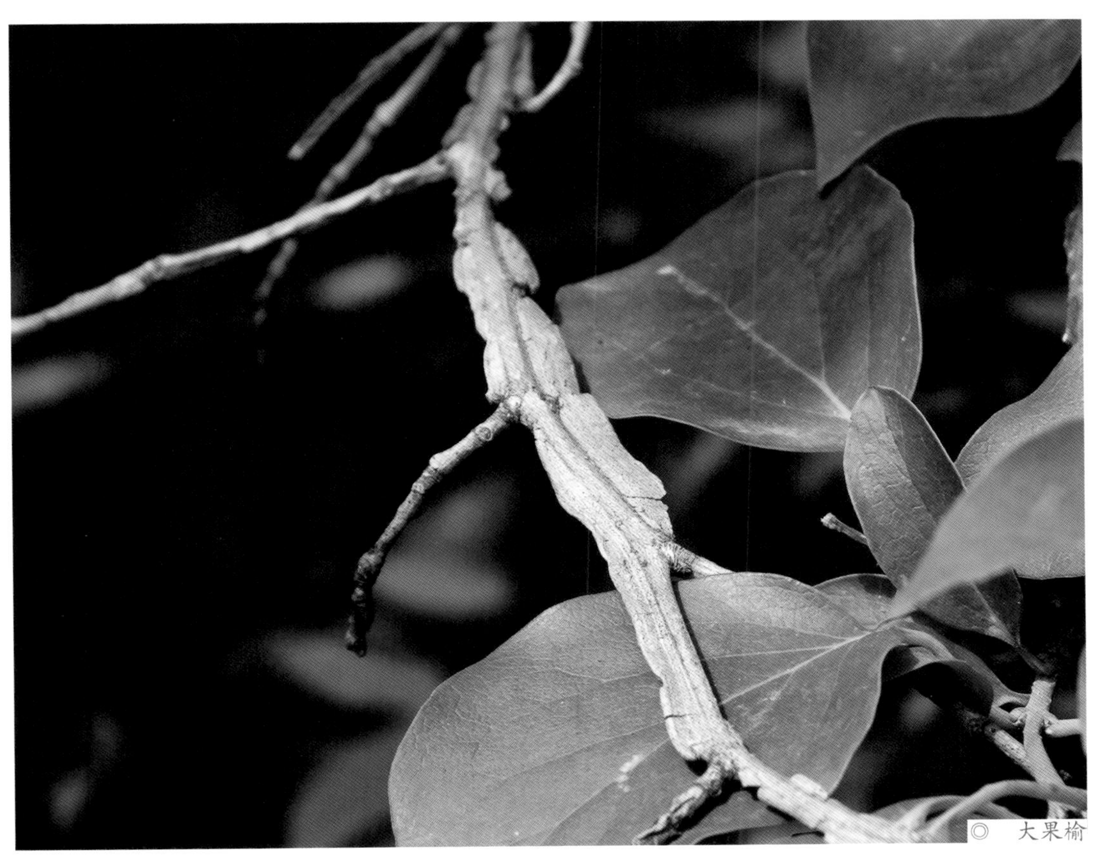

◎　大果榆

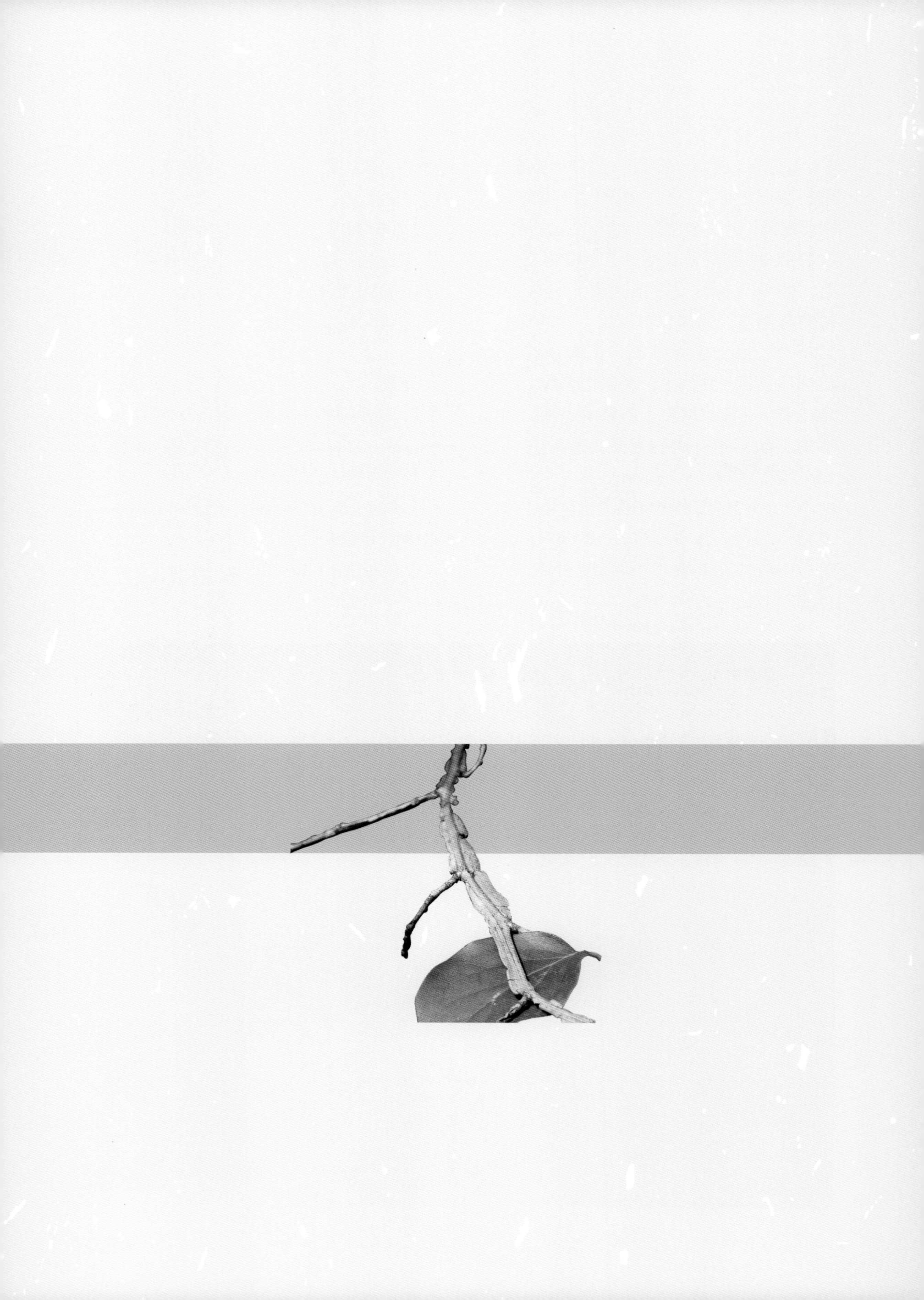

鸢尾科——IRIDACEAE

多年生，稀一年生草本。地下部分通常具根状茎、球茎或鳞茎。叶多基生，少为互生，条形、剑形或为丝状，基部呈鞘状，互相套叠，具平行脉。大多数种类只有花茎，少数种类有分枝或不分枝的地上茎。花两性，色泽鲜艳美丽，辐射对称，少为左右对称，单生、数朵簇生或多花排列成总状、穗状、聚伞及圆锥花序；花或几花序下有1至多个草质或膜质的苞片，簇生、对生、互生或单一；花被裂片6，两轮排列，内轮裂片与外轮裂片同形等大或不等大，花被管通常为丝状或喇叭形；雄蕊3，花药多外向开裂；花柱1，上部多有3个分枝，分枝圆柱形或扁平呈花瓣状，柱头3~6，子房下位，3室，中轴胎座，胚珠多数。蒴果，成熟时室背开裂；种子多数，半圆形或为不规则的多面体，少为圆形，扁平，表面光滑或皱缩，常有附属物或小翅。

射干属 *Belamcanda*

射干

别名　乌扇、乌蒲、黄远、乌蓮、夜干、乌翣、乌吹、草姜、鬼扇、凤翼、扁竹根、仙人掌、紫金牛、野萱花、扁竹、地萹竹、较剪草、黄花扁蓄、开喉箭、黄知母、冷水丹、冷水花、扁竹兰、金蝴蝶、金绞剪、紫良姜、铁扁担、六甲花、扇把草、鱼翅草、山蒲扇、剪刀草、老君扇、高搜山、凤凰草

【生长环境】生于山坡、草原、田野旷地、杂木林缘，常见栽培。喜温暖干燥气候，耐寒、耐旱。

【植物形态】多年生草本。根茎粗壮，横生，鲜黄色，呈不规则的结节状，着生多数细长的须根。茎直立，高 50 ~ 150 cm，实心，下部生叶。叶互生，扁平，宽剑形，对折，互相嵌叠，排成 2 列，长 20 ~ 60 cm，宽 2 ~ 4 cm，先端渐尖，基部抱茎，全线，绿色带白粉；叶脉数条，

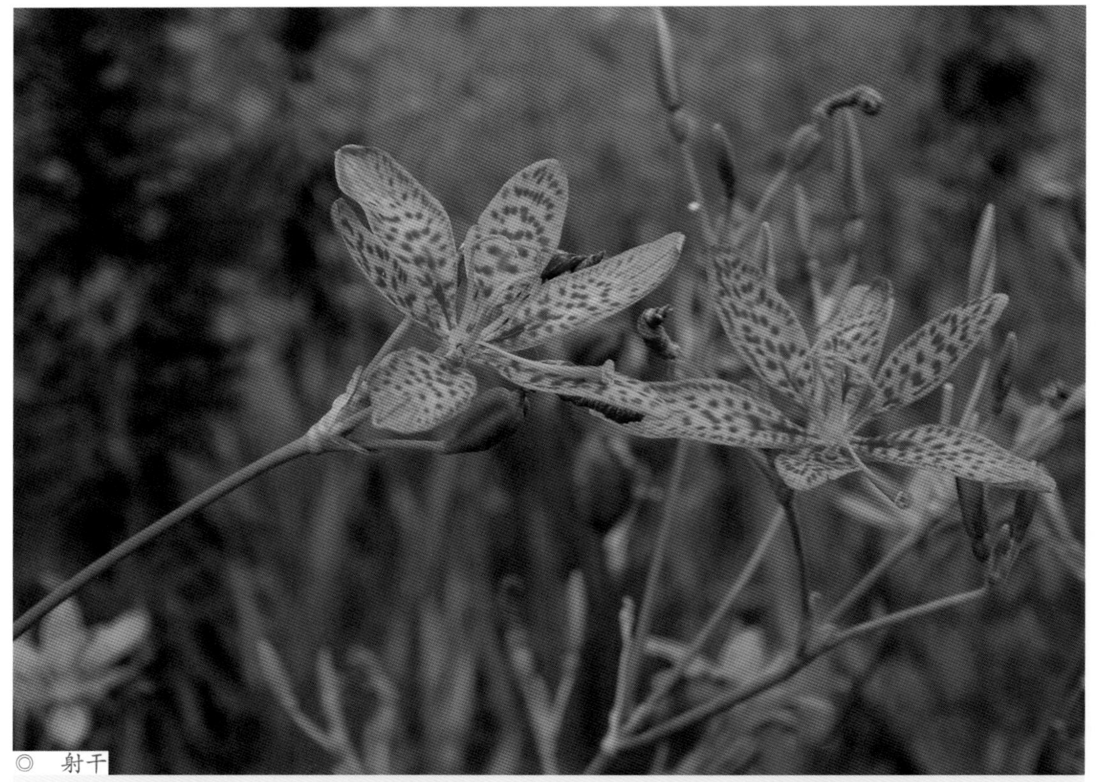

◎　射干

来源　本品为鸢尾科植物射干 *Belamcanda chinensis* 的根茎。栽后 2 ~ 3 年收获，春、秋季挖掘根茎，洗净泥土，晒干，搓去须根，再晒至全干。

平行。聚伞花序伞房状顶生，二叉状分枝，枝端着生数花，花梗及分枝基部均有膜质苞片；苞片披针形至狭卵形；花被片 6，2 轮，外轮花被裂片倒卵形或长椭圆形，长约 2.5 cm，宽 1 cm，内轮 3 片略小，倒卵形或长椭圆形，长 2 ~ 2.5 cm，宽 1 cm，橘黄色，有暗红色斑点；雄蕊 3，贴生于外花被片基部，花药外向；雌蕊 1，子房下位，3 室，中轮胎座，柱头 3 浅裂。蒴蒴果倒卵形或长椭圆形，长 2 ~ 4 cm，具 3 纵棱，成熟时室背开裂，果瓣向外弯曲。种子多数，近圆形，黑紫色，有光泽，直径约 5 mm。花期 6 ~ 8 月，果期 7 ~ 9 月。

【性味归经】苦，寒。归肺、肝经。

【功能主治】清热解毒，祛痰利咽，消瘀散结。主治咽喉肿痛、痰壅咳喘、瘰疬结核、疟母癥瘕、痈肿疮毒。

【用法用量】内服：煎汤，5 ~ 10 g；入丸、散；或鲜品捣汁。外用：适量，或研末吹喉；或捣烂敷。

【注意】病无实热，脾虚便溏者及孕妇禁服。

白花射干

别名　冷水丹、搜山虎、金盏子花、二歧鸳尾、白花鸢尾、歧花鸢尾、射干鸢尾、扇扇草

来源　本品为鸢尾科植物野鸢尾 *Iris dichotoma* Pall. 的根茎或全草。春季采收全草，秋季采收根茎，鲜用或切段晒干。

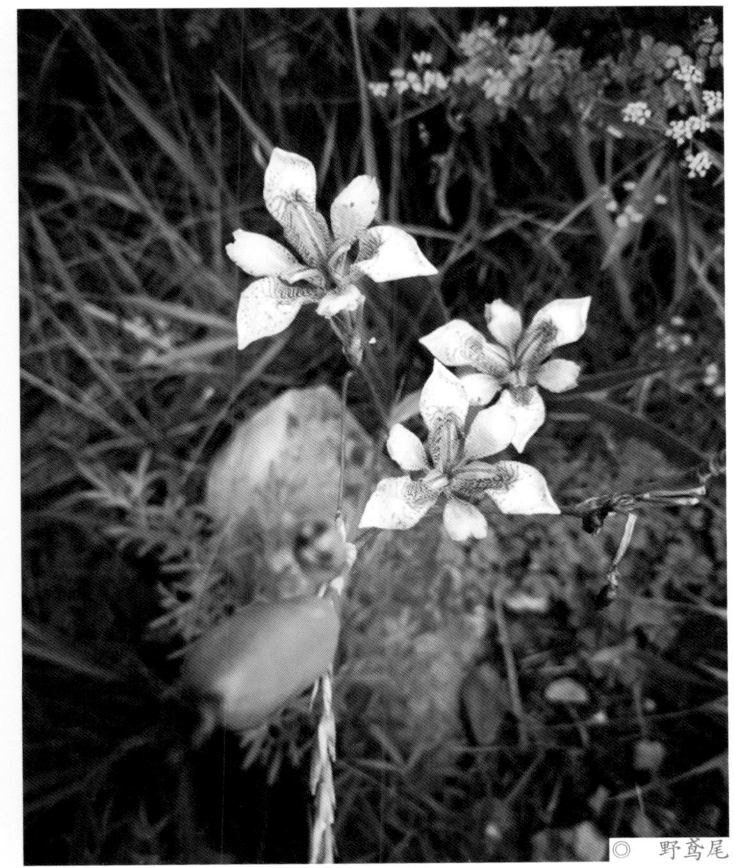

◎ 野鸢尾

【生长环境】生于砂质草地、山坡石隙等向阳干燥处。

【植物形态】多年生草本。高 25～75 cm。根茎常呈不规则结节状，棕褐白或黑褐色。须根发达，粗而长，黄白色。叶基生或在花茎基部互生；叶片剑形，长 20～30 cm，宽 1.5～3 cm，灰绿色，先端尖，基部套褶状。花葶高 40～60 cm，上部二歧分枝，每分枝处有披针形的茎生叶，下部有 1～2 枚抱茎的茎生叶，花序生于分枝顶端；苞片 4～5 枚，膜质，绿色，边缘白色，披针形，内包 3～5 朵花；花蓝紫色或浅蓝色，有棕褐色斑点，直径 4～4.5 cm，外轮 3 枚花被裂片宽倒披针形，上部向外反折，内轮 3 枚花被裂片倒披针形，先端微凹；子房下位，花柱分枝扁平，花瓣状，先端裂片狭三角形。蒴果圆柱形，长 3.5～5.5 cm，直径 1～1.2 cm，种子暗褐色，椭圆形，有小翅。花期 7～9 月，果期 8～9 月。

【性味归经】苦、辛，寒，有小毒。归肺、胃、肝经。

【功能主治】清热解毒，活血消肿，止痛止咳。主治咽喉、牙龈肿痛，痄腮、乳痈、胃痛、肝炎、肝脾肿大、肺热咳喘、跌打损伤、水田性皮炎。

【用法用量】内服：煎汤，3～9 g；入丸、散或绞汁。外用：适量，鲜根茎切片贴或捣敷；或煎汤洗。

【注意】脾虚便溏者禁服。

川射干

别名　乌园、乌鸢、紫蝴蝶、蓝蝴蝶、老鸦扇、扁竹叶、九把刀、燕子花、扁竹兰、扁竹、蒲扇风、老君扇、扁柄草、铁扁担、交剪七、鲤鱼尾

【生长环境】生于林下、山脚及溪边的潮湿地。

【植物形态】多年生草本。根茎匍匐多节，节间短，浅黄色。叶互生，2 列，剑形，长 30～45 cm，宽约 2 cm。花青紫色，1～3 朵排列成总状花序，花柄基部有一佛焰花苞，覆船状，长 4～5 cm；远比花柄为长；花被 6，2 轮，筒部纤弱，长约 3 cm，外轮 3 片圆形，直径可达 5 cm，上面有鸡冠状突起，白色或蓝色，内轮 3 片较小，常为横形；雄蕊 3，着生于外轮花被的基部，药线形；雌蕊 1，子房下位，3 室；花柱 3 分枝，花瓣状。蒴果长椭圆形，有 6 棱，长 3～4 cm。种子多数，圆形，黑色。花期 4～5 月。果期 10～11 月。

【性味归经】苦，寒。归肺经。

【功能主治】清热解毒，祛痰，利咽。用于热毒痰火郁结、咽喉肿痛、痰涎壅盛、咳嗽气喘。

【用法用量】内服：6～10 g。

来源　本品为鸢尾科植物鸢尾 *Iris tectorum* Maxim. 的干燥根茎。全年均可采挖，除去须根及泥沙，干燥。

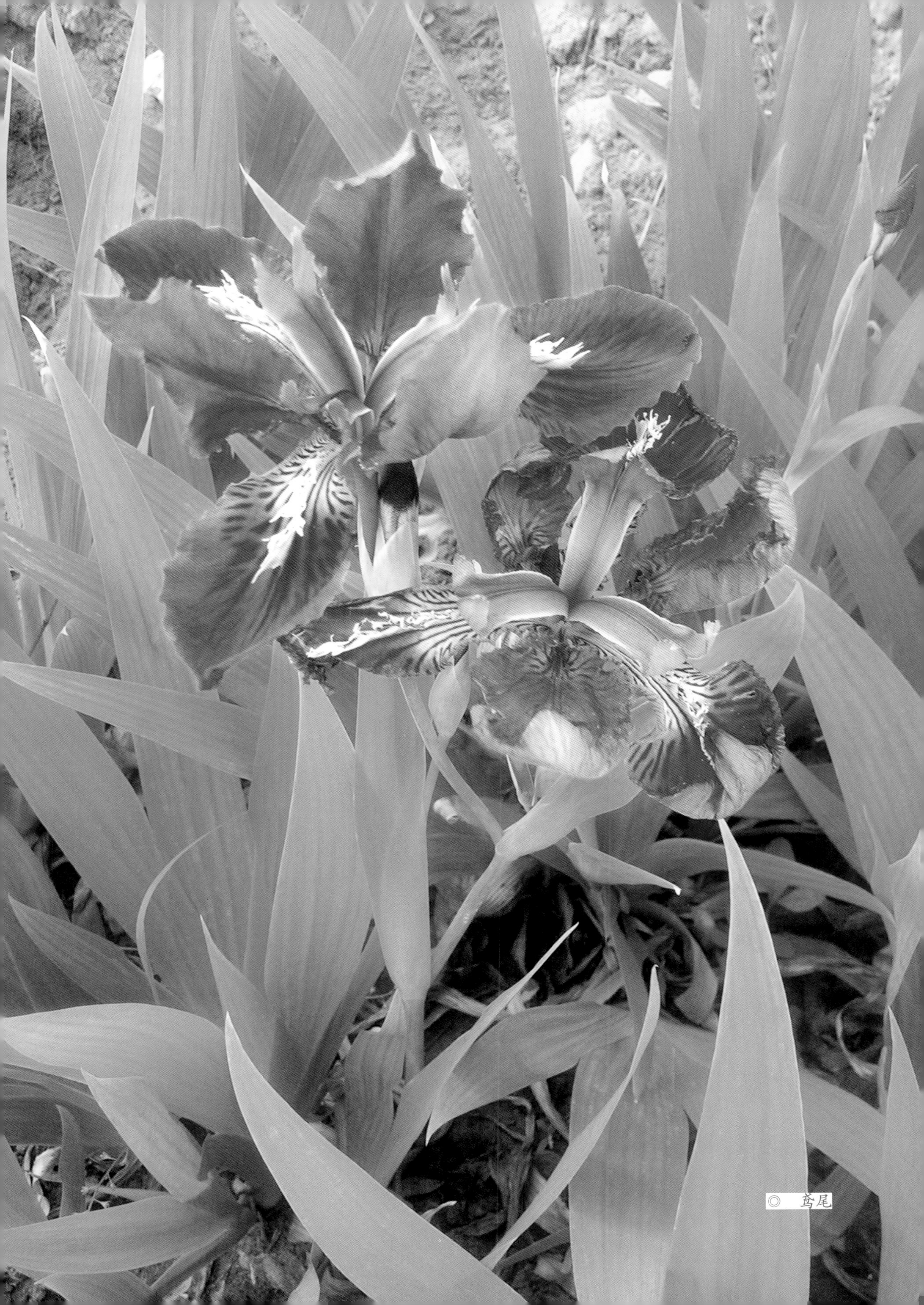

◎ 鸢尾

鸢尾属 *Iris*

马蔺花

别名　剧荔花、蠡草花、马楝花、潦叶花、旱蒲花

【生长环境】生于荒地、路旁、山坡草地，尤以过度放牧的盐碱化草场上生长较多。

【植物形态】多年生密丛草本。根状茎粗壮，木质，斜伸，外包有大量致密的红紫色折断的老叶残留叶鞘及毛发状的纤维；须根粗而长，黄白色，少分枝。叶基生，坚韧，灰绿色，条形或狭剑形，长约50 cm，宽4～6 mm，顶端渐尖，基部鞘状，带红紫色，无明显的中脉。花茎光滑，高3～10 cm；苞片3～5枚，草质，绿色，边缘白色，披针形，长4.5～10 cm，宽0.8～1.6 cm，顶端渐尖或长渐尖，内包含有2～4朵花；花乳白色，直径5～6 cm；花梗长4～7 cm；花被管甚短，长约3 mm，外花被裂片倒披针形，长

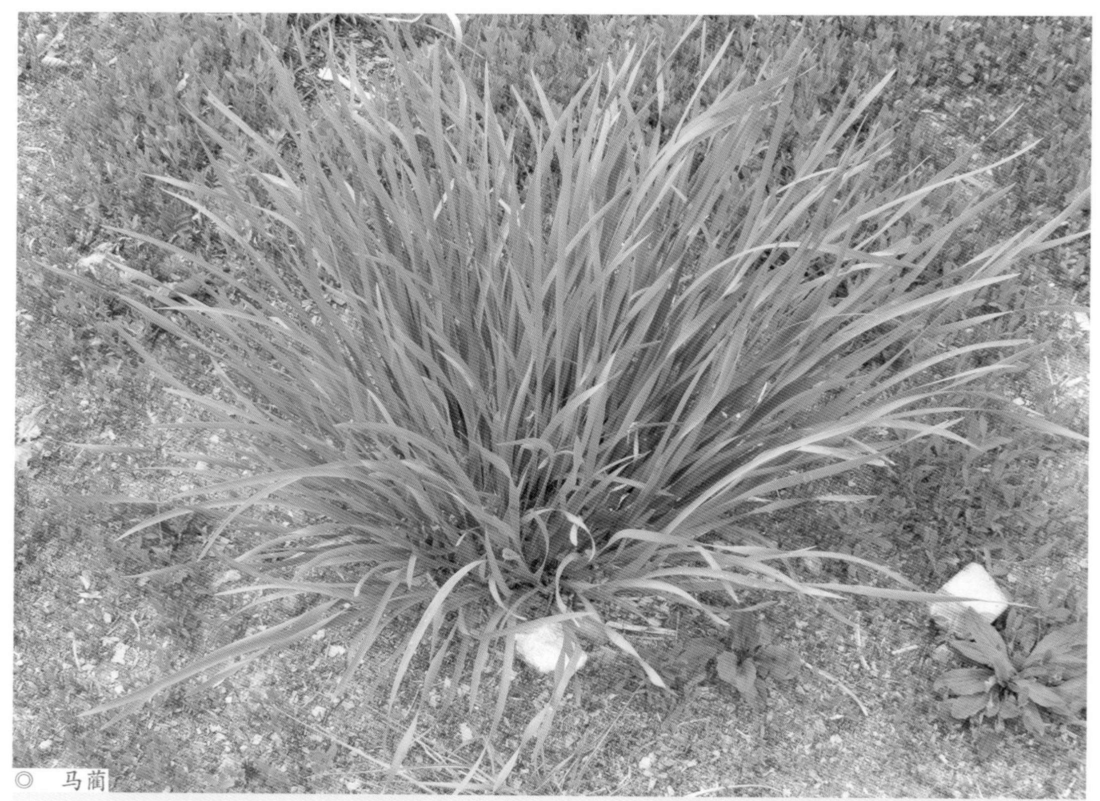

◎　马蔺

来源　本品为鸢尾科植物马蔺 *Iris lactea* 的根茎。4月开花后，择晴天采摘，晒干或阴干。勿沾露水，以免变色。贮藏于干燥通风处，以防霉烂。

4.5 ~ 6.5 cm，宽 0.8 ~ 1.2 cm，顶端钝或急尖，爪部楔形，内花被裂片狭倒披针形，长 4.2 ~ 4.5 cm，宽 5 ~ 7 mm，爪部狭楔形；雄蕊长 2.5 ~ 3.2 cm，花药黄色，花丝白色；子房纺锤形，长 3 ~ 4.5 cm。蒴果长椭圆状柱形，长 4 ~ 6 cm，直径 1 ~ 1.4 cm，有 6 条明显的肋，顶端有短喙；种子为不规则的多面体，棕褐色，略有光泽。花期 5 ~ 6 月，果期 6 ~ 9 月。

【性味归经】微苦、辛、微甘，寒。归胃、脾、肺、肝经。

【功能主治】清热解毒，凉血止血，利尿通淋。主治喉痹、吐血、衄血、崩漏、便血、淋证、疝气、痔疮、痈疽、烫伤。

【用法用量】

内服：煎汤，3 ~ 6 g；或入丸、散；或绞汁。

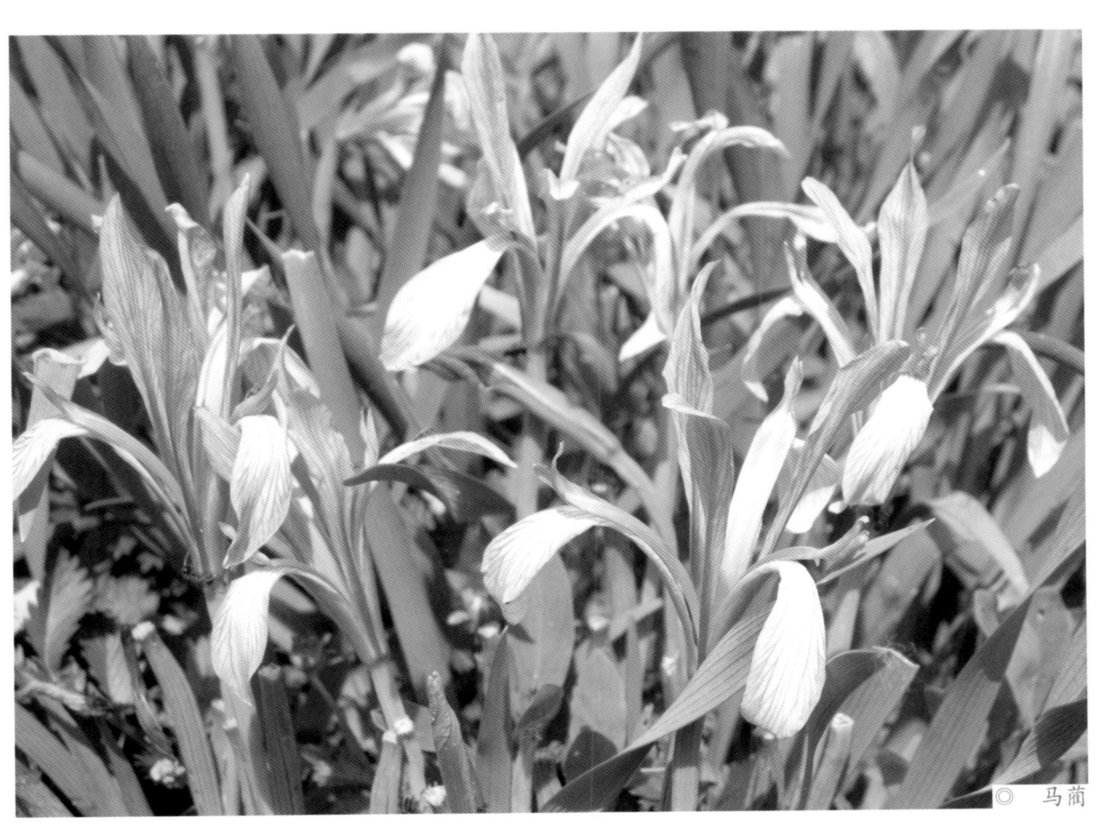

◎ 马蔺

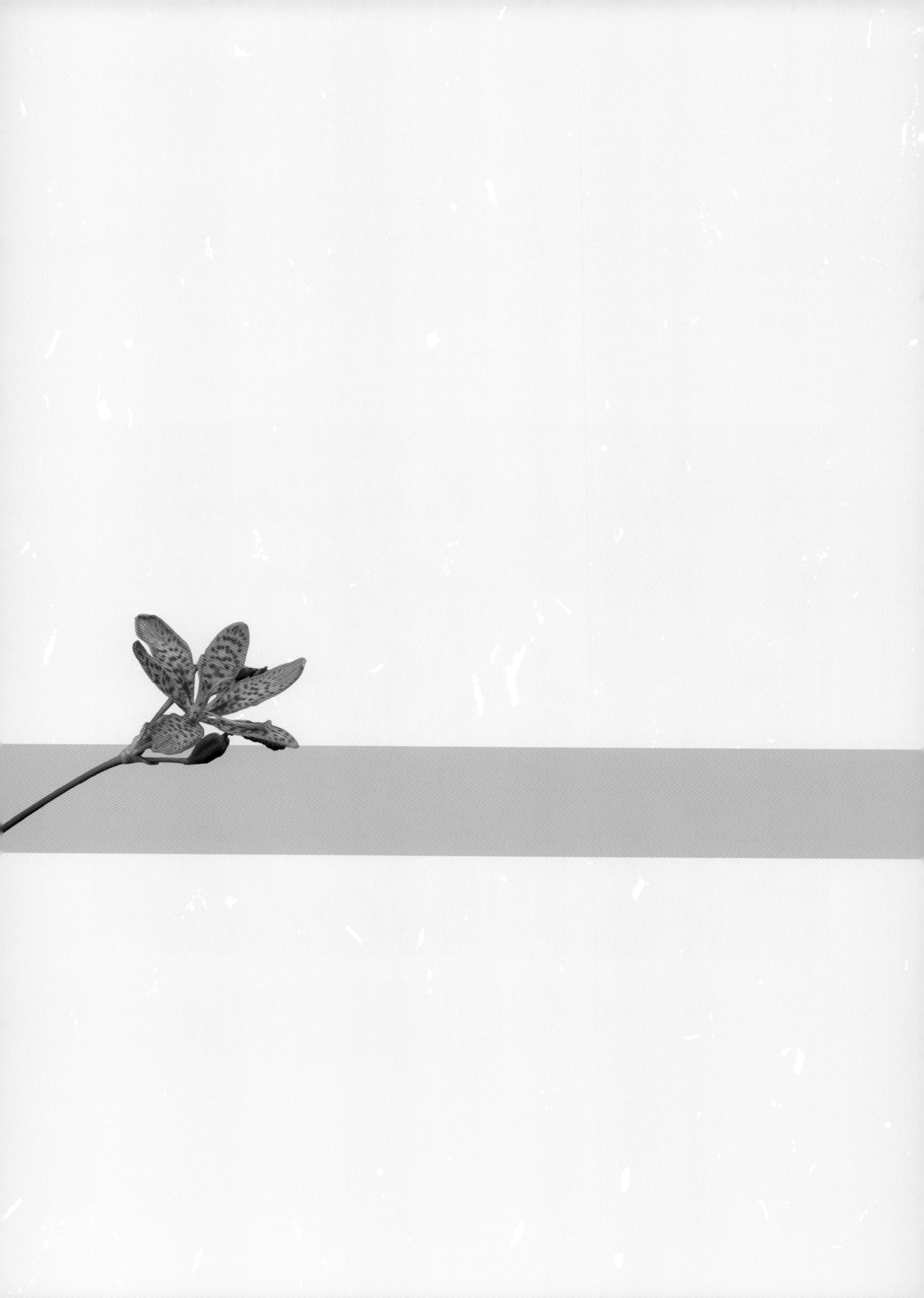

远志科——POLYGALACEAE

一年生或多年生草本，或灌木或乔木，罕为寄生小草本。单叶互生、对生或轮生，具柄或无柄，叶片纸质或革质，全缘，具羽状脉，稀退化为鳞片状；通常无托叶，若有，则为棘刺状或鳞片状。花两性，两侧对称，白色、黄色或紫红色，排成总状花序、圆锥花序或穗状花序，腋生或顶生，具柄或无，基部具苞片或小苞片；花萼下位，宿存或脱落，萼片5，分离或稀基部合生，外面3枚小，里面两枚大，常呈花瓣状，或5枚几相等；花瓣5，稀全部发育，通常仅3枚，基部通常合生，中间1枚常内凹，呈龙骨瓣状，顶端背面常具一流苏状或蝶结状附属物，稀无；雄蕊8，或7、5、4，花丝通常合生成向后开放的鞘（管），或分离，花药基底着生，顶孔开裂；花盘通常无，若有，则为环状或腺体状；子房上位，通常2室，每室具一倒生下垂的胚珠，稀1室具多数胚珠，花柱1，直立或弯曲，柱头2，稀1，头状。果实或为蒴果，2室，或为翅果、坚果，开裂或不开裂，具种子2粒，或因1室败育，仅具一粒。种子卵形、球形或椭圆形，黄褐色、暗棕色或黑色，无毛或被毛，有种阜或无，胚乳有或无。

远 志 属 *Polygala*

远志

别名　萋绕、蕀蒬、棘菀、细草、小鸡腿、小鸡眼、小草根

【生长环境】生于砂质土、石砾和石灰岩山地灌丛，林缘或草地，海拔200～3300（4300）m。

【植物形态】

远志　多年生草本，高15～50 cm；主根粗壮，韧皮部肉质，浅黄色，长达10 cm。茎多数丛生，直立或倾斜，具纵棱槽，被短柔毛。单叶互生，叶片纸质，线形至线状披针形，长1～3 cm，宽0.5～1（3）mm，先端渐尖，基部楔形，全缘，反卷，无毛或极疏被微柔毛，主脉上面凹陷，背面隆起，侧脉不明显，近无柄。总状花序呈扁侧状生于小枝顶端，细弱，长5～7 cm，通常略俯垂，少花，稀疏；苞片3，披针形，长约1 mm，先端渐尖，早落；萼片5，宿存，无毛，外面3枚线状披针

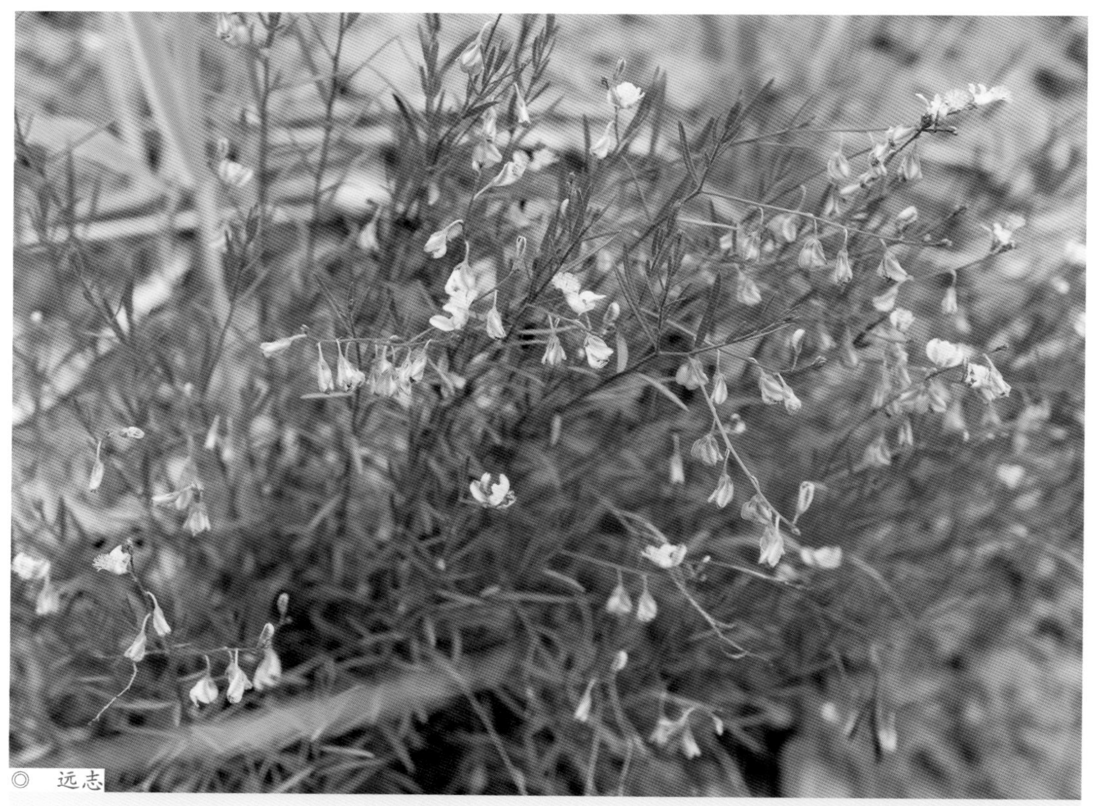

◎　远志

来源　本品为远志科植物远志 *Polygala tenuifolia* Willd. 或卵叶远志 *Polygala japonica* Houtt. 的干燥根。春、秋二季采挖，除去须根及泥沙，晒干。

形，长约2.5 mm，急尖，里面两枚花瓣状，倒卵形或长圆形，长约5 mm，宽约2.5 mm，先端圆形，具短尖头，沿中脉绿色，周围膜质，带紫堇色，基部具爪；花瓣3，紫色，侧瓣斜长圆形，长约4 mm，基部与龙骨瓣合生，基部内侧具柔毛，龙骨瓣较侧瓣长，具流苏状附属物；雄蕊8，花丝3/4以下合生成鞘，具缘毛，3/4以上两侧各3枚合生，花药无柄，中间两枚分离，花丝丝状，具狭翅，花药长卵形；子房扁圆形，顶端微缺，花柱弯曲，顶端呈喇叭形，柱头内藏。蒴果圆形，径约4 mm，顶端微凹，具狭翅，无缘毛；种子卵形，径约2 mm，黑色，密被白色柔毛，具发达、2裂下延的种阜。花果期5~9月。

卵叶远志　多年生草本，高10~30 cm；根直立或斜生，木质。茎丛生，通常直立，被短柔毛。叶互生，叶片纸质至亚革质，下部叶小卵形，长约6 mm，宽约4 mm，先端钝，上部者大，披针形或椭圆状披针形，长1~2 cm，宽3~6 mm，先端钝，具骨质短尖头，基部楔形，全缘，略反卷，绿色，两面被短柔毛，主脉上面凹陷，背面隆起，侧脉不明显，具短柄。总状花序腋外生或假顶生，通常高出茎顶，被短柔毛，具少数花；花长6~10 mm，具3枚小苞片，钻状披针形，长约2 mm，被短柔毛；萼片5，宿存，背面被短柔毛，具缘毛，外面3枚披针形，长约3 mm，里面两枚花瓣状，近镰刀形，长约7.5 mm，

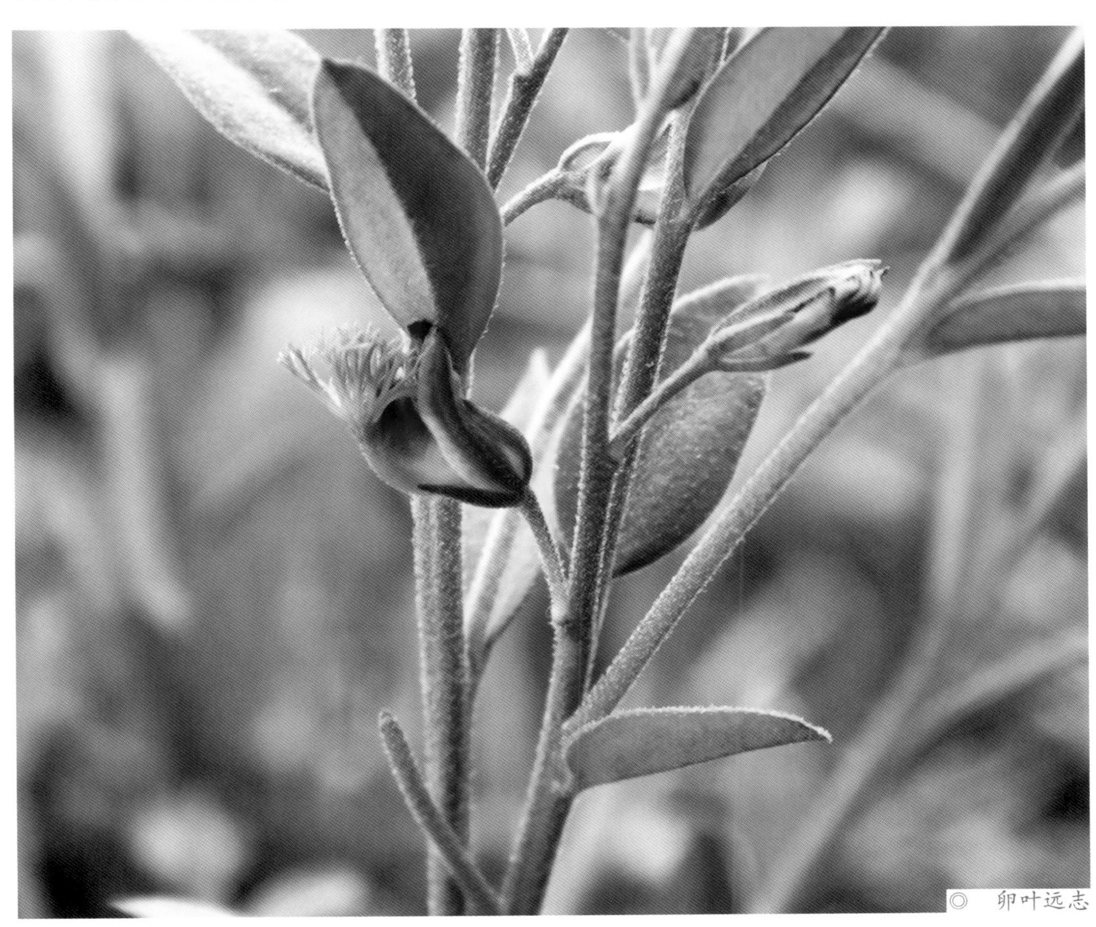

◎　卵叶远志

宽约 3 mm，先端具突尖，基部具爪，淡绿色，边缘色浅；花瓣 3，蓝紫色，侧瓣倒卵形，长 5 ~ 6 mm，2/5 以下与龙骨瓣合生，先端圆形，微凹，基部内侧被柔毛，龙骨瓣较侧瓣长，背面被柔毛，具流苏状、鸡冠状附属物；雄蕊 8，花丝长 5 ~ 6 mm，2/3 以下合生成鞘，且具缘毛，花药卵形，顶孔开裂；子房倒卵形，径约 2 mm，顶端具缘毛，花柱肥厚，顶端弯曲，长约 5 mm，柱头 2，间隔排列。蒴果近倒心形，径约 5 mm，顶端微缺，具狭翅及短缘毛。种子长圆形，扁，长约 1.5 mm，黑色，密被白色柔毛，具白色种阜。花期 4 ~ 7 月，果期 5 ~ 8 月。

【性味归经】苦、辛、温。归心、肾、肺经。

【功能主治】安神益智，祛痰，消肿。用于心肾不交引起的失眠多梦、健忘惊悸、神志恍惚、咳痰不爽、疮疡肿毒、乳房肿痛。

【用法用量】内服：3 ~ 9 g。

紫草科——BORAGINACEAE

多数为草本，较少为灌木或乔木，一般被有硬毛或刚毛。叶为单叶，互生，极少对生，全缘或有锯齿，不具托叶。花序为聚伞花序或镰状聚伞花序，极少花单生，有苞片或无苞片。花两性，辐射对称，很少左右对称；花萼具 5 个基部至中部合生的萼片，大多宿存；花冠筒状、钟状、漏斗状或高脚碟状，一般可分筒部、喉部、檐部三部分，檐部具 5 裂片，裂片在蕾中覆瓦状排列，很少旋转状，喉部或筒部具或不具 5 个附属物，附属物大多为梯形，较少为其他形状；雄蕊 5，着生花冠筒部，稀上升到喉部，轮状排列，极少螺旋状排列，内藏，稀伸出花冠外，花药内向，2 室，基部背着，纵裂；蜜腺在花冠筒内面基部环状排列，或在子房下的花盘上；雌蕊由 2 心皮组成，子房 2 室，每室含 2 胚珠，或由内果皮形成隔膜而成 4 室，每室含 1 胚珠，或子房 2~4 裂，每裂瓣含 1 胚珠，花柱顶生或生在子房裂瓣之间的雌蕊基上，不分枝或分枝；胚珠近直生、倒生或半倒生；雌蕊基果期平或不同程度升高呈金字塔形至锥形。果实为含 1~4 粒种子的核果，或为子房 2~4 裂瓣形成的 2~4 个小坚果，果皮多汁或大多干燥，常具各种附属物。种子直立或斜生，种皮膜质，无胚乳，稀含少量内胚乳；胚伸直，很少弯曲，子叶平，肉质，胚根在上方。

紫筒草属 *Stenosolenium*

紫筒草

别名　白毛草、伏地蜈蚣草

【生长环境】生于低山、丘陵及平原地区的草地、路旁、田边等处。

【植物形态】多年生草本；根细锥形，根皮紫褐色，稍含紫红色物质。茎通常数条，直立或斜升，高 10 ~ 25 cm，不分枝或上部有少数分枝，密生开展的长硬毛和短伏毛。基生叶和下部叶匙状线形或倒披针状线形，近花序的叶披针状线形，长 1.5 ~ 4.5 cm，宽 3 ~ 8 mm，两面密生硬毛，先端钝或微钝，无柄。花序顶生，逐渐延长，密生硬毛；苞片叶状。花具长约 1 mm 的短花梗；花萼长约 7 mm，密生长硬毛，裂片钻形，果期直立，基部包围果实；花冠蓝紫色，紫色或白色，长 1 ~ 1.4 cm，外面有稀疏短伏毛，花冠筒细，明显较檐部长，通常稍弧曲，檐部直径 5 ~ 7 mm，裂片开展；雄蕊螺旋状着生花冠筒中部之上，内藏；花柱长约为花冠筒的 1/2，先端 2 裂，柱头球形。小坚果的短柄长约 0.5 mm，着生面居短柄的底面。花果期 5 ~ 9 月。

【性味归经】苦，温。归肝经。

【功能主治】祛风除湿。主治小关节疼痛。

【用法用量】内服：全草 15 g，水煎服，长期服用或加桑椹 15 g 同煎，效果更好，也可制成散剂服用。

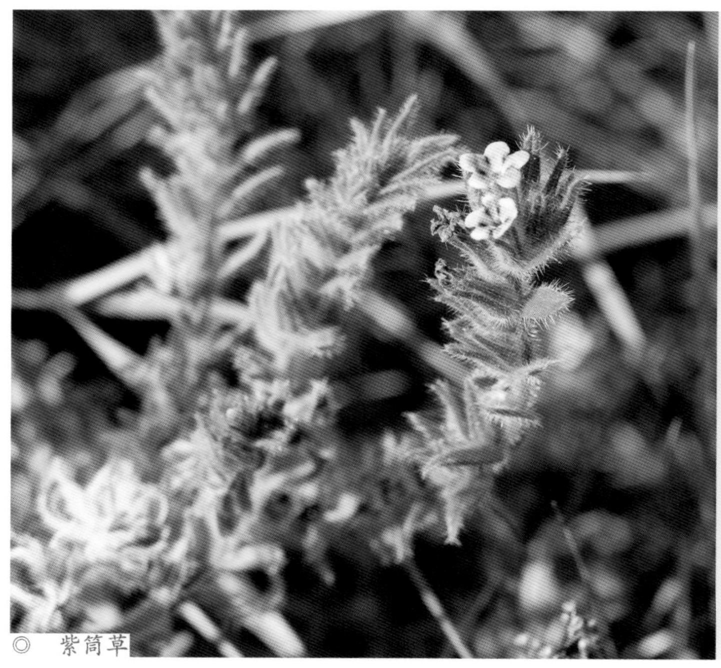

◎　紫筒草

来源　本品为紫草科紫筒草 *Stenosolenium saxatile* (Pallas) Turczaninow 的全草。

紫葳科——BIGNONIACEAE

乔木、灌木或木质藤本，稀草本；常具卷须、吸盘及气根。叶对生、互生或轮生，单叶或羽状复叶，稀掌状复叶；顶生小叶或叶轴有时成卷须状，卷须顶端有时钩尖或具吸盘，无托叶。花两性，左右对称，常大而美丽，组成顶生或腋生聚伞、圆锥或总状花序，稀老茎生花。花萼钟状、筒状，平截，或具齿；花冠合瓣，钟状或漏斗状，常二唇形，5 裂；能育雄蕊 4，具一枚后方退化雄蕊，有时能育雄蕊 2，稀 5 枚雄蕊能育；具花盘；子房上位，2 室，稀 1 室，或因隔膜发达而成 4 室，中轴胎座或侧膜胎座，胎珠多数，叠生；花柱丝状，柱头 2 唇形。蒴果，室间或室背开裂，常下垂，稀肉质不裂。种子常具翅或两端有束毛，薄膜质，极多数；无胚乳。

角蒿属 *Incarvillea*

角蒿

别名 羊角草、羊角蒿、羊羝角棵、落豆秧、透骨草、草藤、大力草、野芝麻、老鹳嘴棵、鳖肚草、独角虎、羊犄角、鸡嘴儿、猪牙菜

【生长环境】生于山坡、田野，海拔 500～2500（3850）m。

【植物形态】一年生至多年生草本，具分枝的茎，高达 80 cm；根近木质而分枝。叶互生，不聚生于茎的基部，二至三回羽状细裂，形态多变异，长 4～6 cm，小叶不规则细裂，末回裂片线状披针形，具细齿或全缘。顶生总状花序，疏散，长达 20 cm；花梗长 1～5 mm；小苞片绿色，线形，长 3～5 mm。花萼钟状，绿色带紫红色，长和宽均约 5 mm，萼齿钻状，萼齿间皱褶 2 浅裂。花冠淡玫瑰色或粉红色，有时带紫色，钟状漏斗形，基部收缩成细筒，长约 4 cm，直径粗 2.5 cm，花冠裂片圆形。雄蕊 4，2 强，着生于花冠筒近基部，花药成对靠合。花柱淡黄色。蒴果淡绿色，细圆柱形，顶端尾状渐尖，长 3.5～5.5（10）cm，粗约 5 mm。种子扁圆形，细小，直径约 2 mm，四周具透明的膜

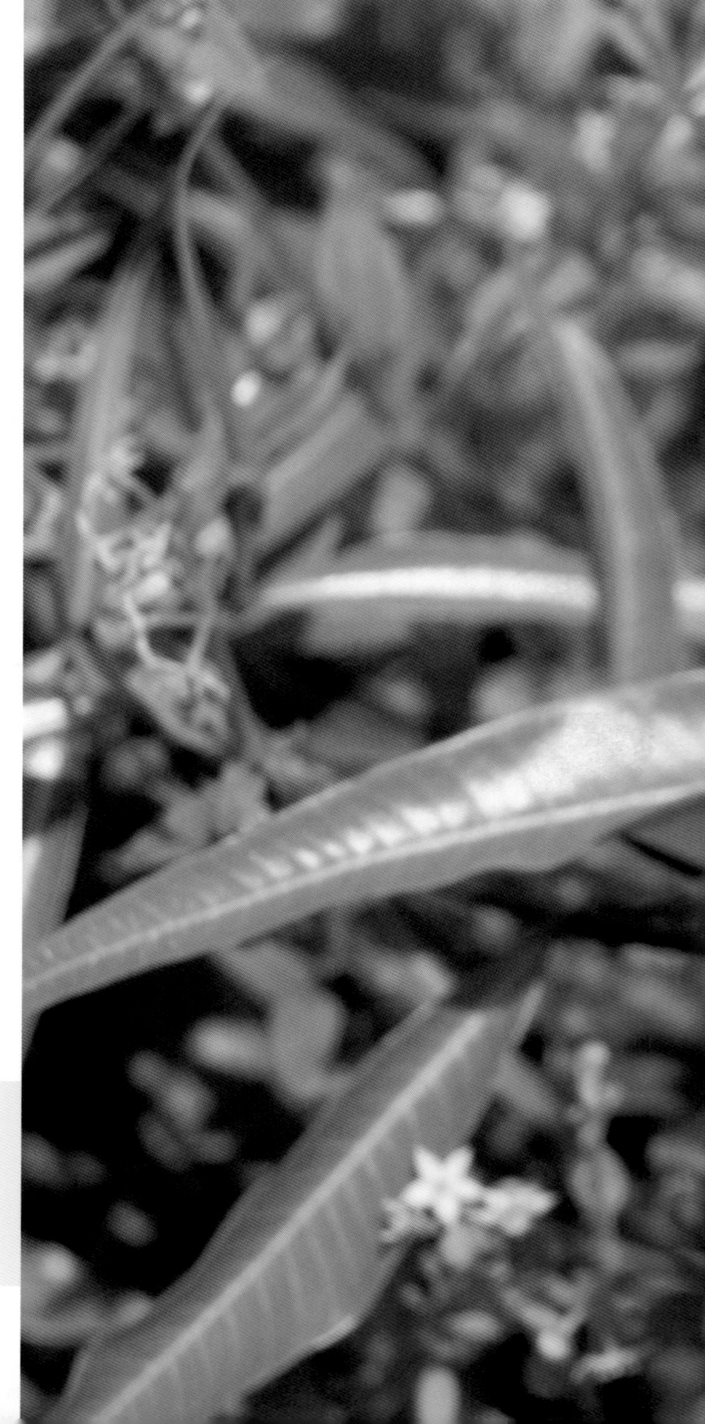

来源 本品为紫葳科植物角蒿 *Incarvillea sinensis* 的全草。夏、秋季采收，切段，晒干。

质翅，顶端具缺刻。花期 5 ~ 9 月，果期 10 ~ 11 月。

【性味归经】辛、苦，寒，小毒。归肝、脾、肾经。

【功能主治】祛风湿，解毒，杀虫。主治风湿痹痛、跌打损伤、口疮、齿龈溃烂、耳疮、湿疹、疥癣、阴道滴虫病。

【用法用量】外用：适量，烧存性研末掺，或煎汤熏洗。

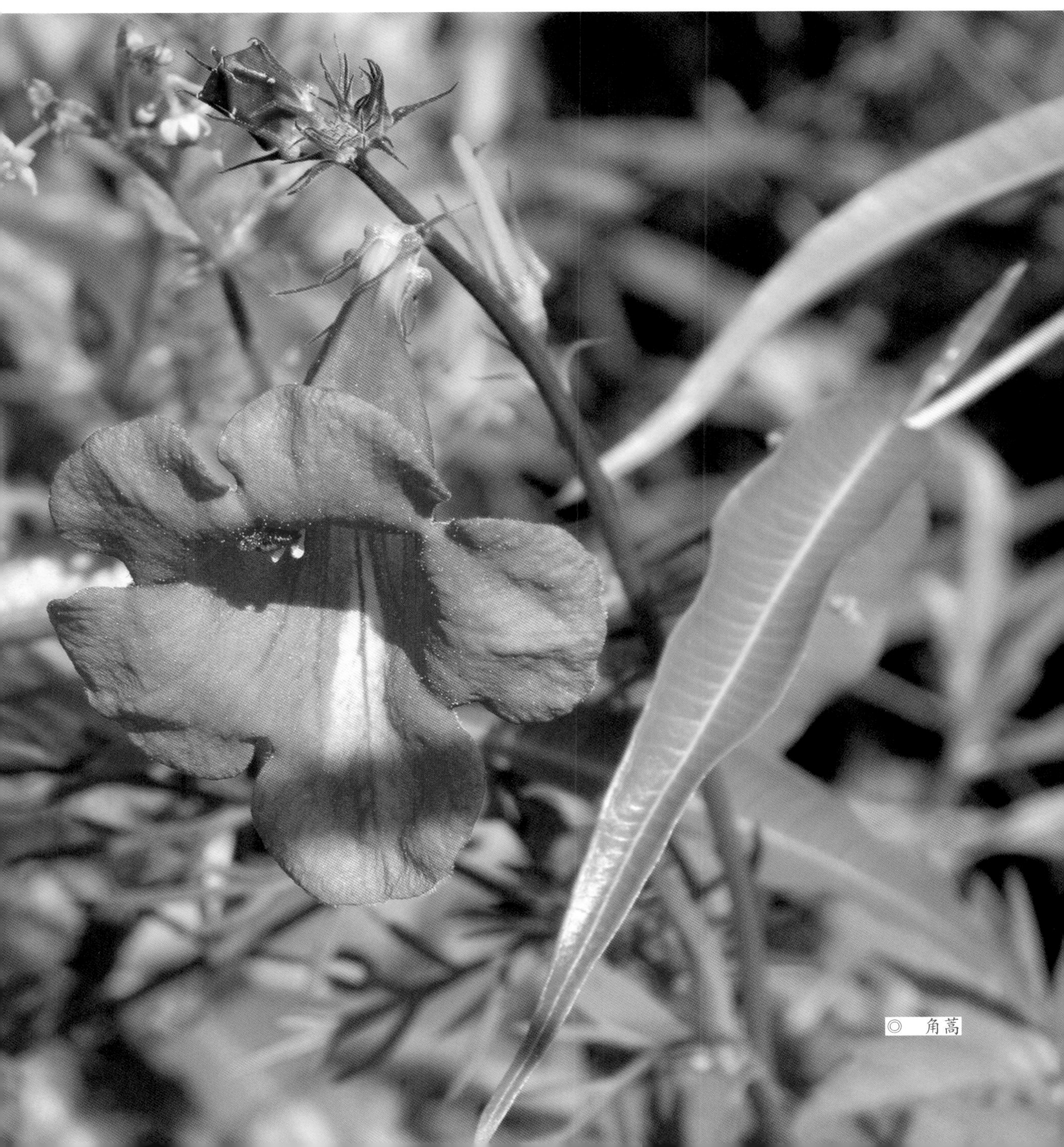

◎ 角蒿

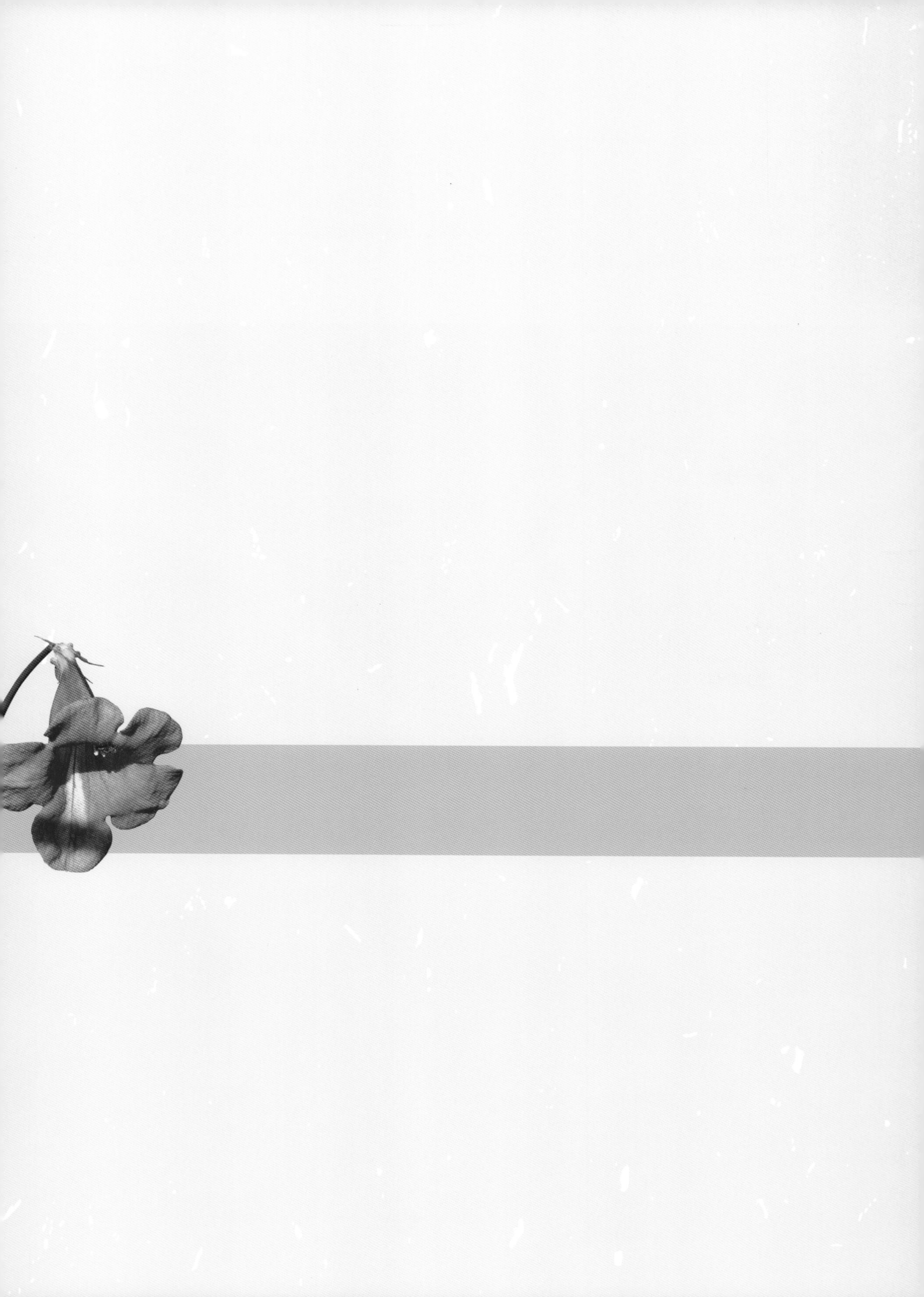

动物类——ANIMALS

动物类中药是指用动物的整体或动物体的某一部分、动物体的生理或病理产物、动物体的加工品等供药用的一类中药。常用动物类中药按药用部位入药的情况可分为：动物的干燥整体、除去内脏的动物体、动物体的某一部分（如角类、鳞甲类、贝壳类、脏器类等）、动物的生理产物如分泌物、动物的排泄物、动物的病理产物以及动物体某一部分的加工品等。动物类中药是中药的重要组成部分，早我国的应用有着悠久的历史。按照中医治疗原则，动物类中药以其“血肉有情”之性，在疾病的治疗中体现出重要的价值。近年来，动物类中药已经逐渐深入研究，广泛应用于临床治疗各科疾病。

动物类

斑蝥

别名　**花斑蝥、花壳虫**

【**生长环境**】喜群集栖息和取食。复变态，幼虫共6龄，成虫4～5月开始损害植物的叶、芽及花等器官，7～8月最烈。我国大部分地区均有分布。

【**原形态**】

南方大斑蝥　又名大斑蝥。

体长15～30 mm，底色黑色，被黑绒毛。头部圆三角形，具粗密刻点，额中央有1条光滑纵纹。复眼大，略呈肾脏形。触角1对，线状，11节，末端数节膨大呈棒状，末节基部狭于前节。前胸长稍大于阔，前端狭于后端；前胸背板密被刻点，中央具一条光滑纵纹，后缘前面中央有1凹陷，后缘稍向上翻，波曲形。小楯片长

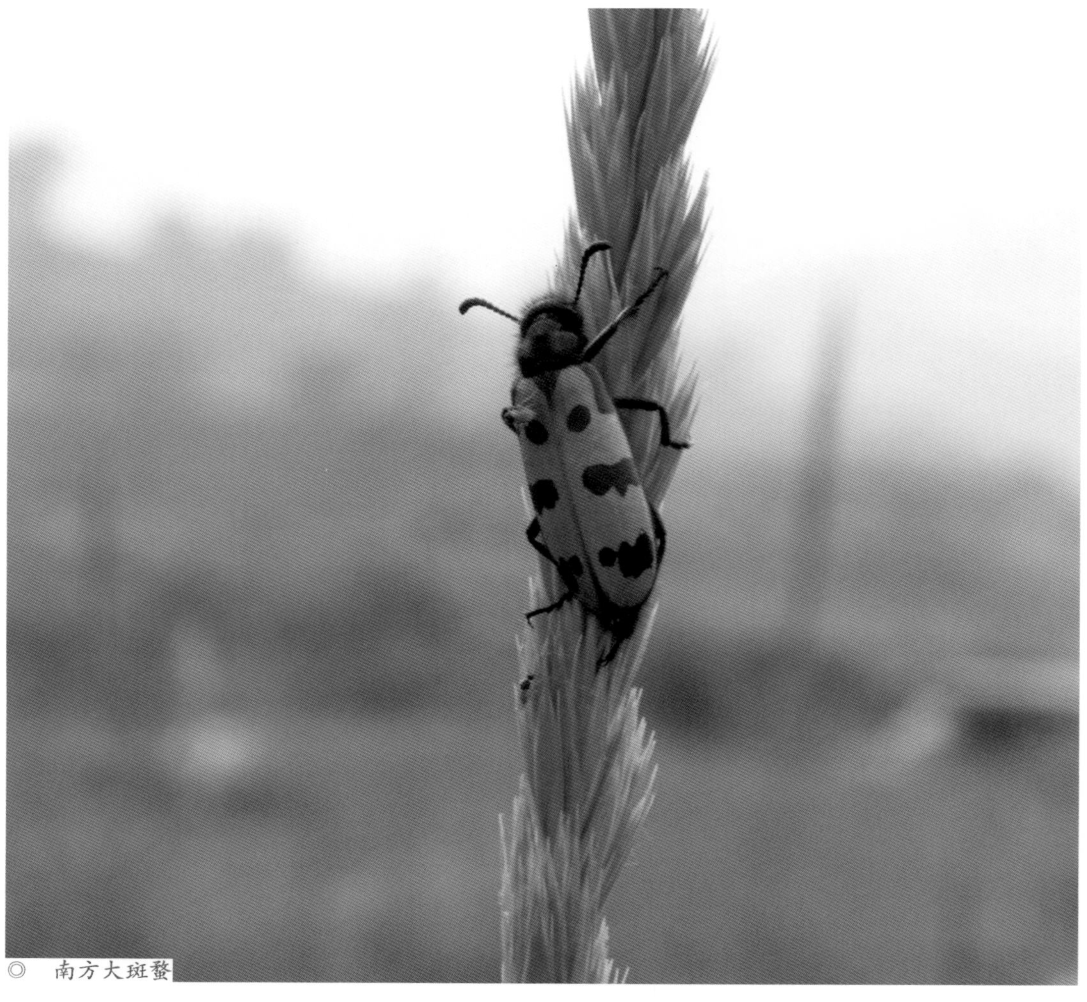

◎　南方大斑蝥

形，末端圆钝。鞘翅端部阔于基部，底色黑色，每翅基部各有两个大黄斑，个别个体中斑点缩小；翅中央前后各有1黄色波纹状横带；翅面黑色部分刻点密集，密生绒毛，黄色部分刻点及绒毛较疏。鞘翅下为1对透明的膜质翅，带褐色。足3对，有黑色长绒毛，前足和中足跗节均为5节；后足的跗节则为4节，跗节先端有2爪；足关节处能分泌黄色毒液，接触皮肤，能起水泡。腹面亦具黑色长绒毛。具复变态，幼虫共6龄，以假蛹越冬。成虫4~5月开始为害，7~9月为害最烈，多群集取食大豆之花、叶，花生、茄子叶片及棉花的芽、叶、花等。我国大部分地区均有分布。

黄黑小斑蝥 又名黄斑芫青。

外形与上种极相近，体小型，长10~15 mm。触角末节基部与前节等阔。生活习性及分布同上种。

【性味归经】辛，热，有大毒。归肝、胃、肾经。

【功能主治】破血消癥，攻毒蚀疮，引赤发疱。用于癥瘕肿块、积年顽癣、瘰疬、赘疣、痈疽不溃、恶疮死肌。

【用法用量】内服：0.03~0.06 g，炮制后多入丸、散用。外用：适量，研末或浸酒醋，或制油膏涂敷患处，不宜大面积用。

【注意】注意本品有大毒，内服慎用，孕妇禁用。

【贮藏】置通风干燥处，防蛀。

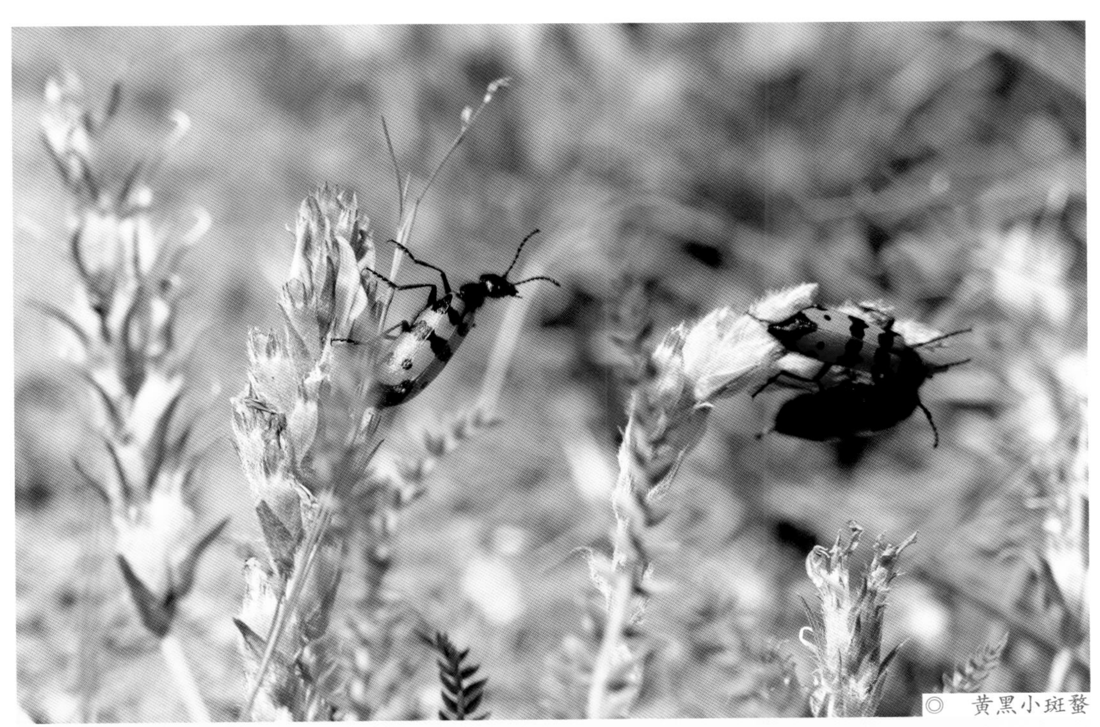
◎ 黄黑小斑蝥

来源 本品为芫菁科昆虫南方大斑蝥 *Mylabris phalerata* Pallas 或黄黑小斑蝥 *Mylabris cichorii* Linnaeus 的干燥体。7~8月间于清晨露水未干时捕捉，捕捉时宜戴手套及口罩，以免毒素刺激皮肤、黏膜。

蟾蜍

别名　蟾诸、去甫、蟾、癞虾蟆、石蚌、癞蛤蟆、癞格宝、癞巴子、癞蛤蚆、蚧蛤蟆、蚧巴子

【原形态】

中华大蟾蜍　体长一般在10 cm以上，体粗壮，头宽大于头长，吻端圆，吻棱显着；鼻孔近吻端；眼间距大于鼻间距；鼓膜明显，无犁骨齿，上下颌亦无齿。前肢长而粗壮，指、趾略扁，指侧微有缘膜而无蹼，指长顺序3、1、4、2，指关节下瘤多成对，常突2，外侧者大。后肢粗壮而短，胫跗关节前达肩部，左右跟部不相遇，趾侧有缘膜，蹼常发达，内跖变形长而大，外跖突小而圆。皮肤极粗糙，头顶部较平滑，两侧有大而长的耳后膜，其余部分满布大小不等的圆开瘰疣，排列较规则的为头的瘰疣，斜行排列几与耳后腺平行。此外，沿体侧之瘰疣排列亦较规则，胫部之瘰疣更大，个别标本有不明显跗褶，腹面皮肤不光滑，有小疣。颜色亦异颇大，生殖季节雄性背面多为黑绿色，体侧有浅色的斑纹；雌性背面色较浅，瘰疣乳黄色，有时自眼后沿体侧有斜行之黑色纵斑，腹面乳黄色，有棕色或黑色细花纹。雄性个体较小，内侧3指有黑色婚垫，无声囊。

黑眶蟾蜍　体长7~10 cm，雄性略小；头高，头宽大于头长；吻端圆，吻棱明显，鼻孔近吻端，眼间距大于鼻间距，鼓膜大，无犁骨齿，上下颌均无齿，舌后端无缺刻。头部沿吻棱、眼眶上缘、鼓膜前缘及上下颌缘有十分明显的黑色骨质棱或黑色线。头顶部显然下凹，皮肤与头骨紧密相连。前肢细长；指、趾略扁，末端色黑；指长顺序为3、1、4、2；指关节下瘤多成对常突大，内侧者略小，均为棕色，后肢短，胫跗关节前达肩后方，左右跟部不相遇；足短于胫；趾侧有缘膜，相连成半蹼，

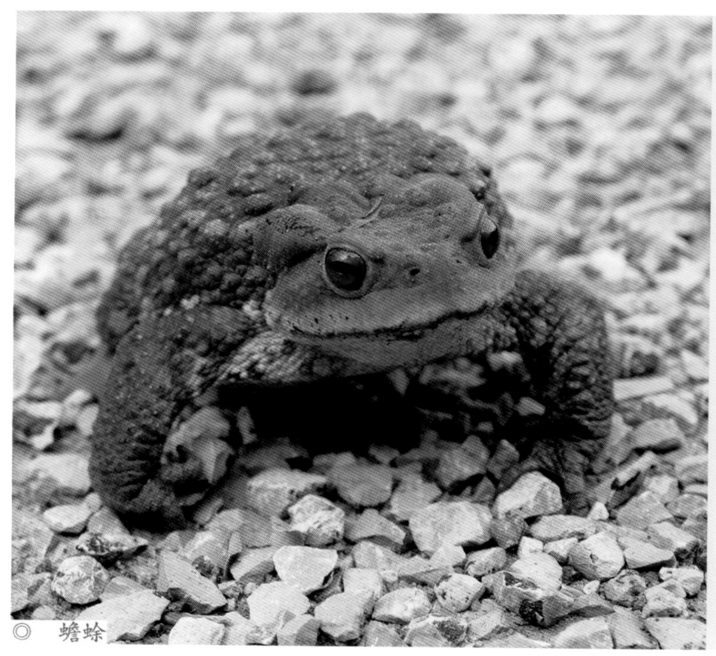

◎　蟾蜍

来源　本品为蟾蜍科动物中华大蟾蜍 *Bufo gargarizan* 或黑眶蟾蜍 *Bufo melanostictus* Schneider 的全体。夏、秋季捕捉。

关节下瘤不明显；内跖突略大于外跖突。皮肤极粗糙，除头顶部无疣外，其余布满大小不等之圆形疣粒，疣粒上有黑点或刺；头两侧为长圆形之耳腺；近脊中线由头后至臀部有2纵行排列较规则的大疣粒。体大的黑眶蟾蜍腹面满布小棘。生活时体色变异较大，一般为黄棕色略具棕红色斑纹。雄性第1、2指基部内侧有黑色婚垫，有单咽下内声囊。

【性味归经】辛，凉，有毒。归心、肝、脾、肺经。

【功能主治】破癥结，行水湿，化毒，杀虫，定痛。主治疔疮、发背、阴疽、瘰疬、恶疮、癥瘕癖积、鼓胀、水肿、小儿疳积、慢性气管炎。

【用法用量】内服：煎汤，1只；或入丸、散，7.5～25 g。外用：烧存性研末或熬膏摊贴。

【注意】表热、虚脱者忌用。

蜻蜓

别名 负劳、蜻蛉、桑根、仓、胡蝶、狐梨、诸乘、胡蝌、马大头、纱羊、青娘子

【原形态】

碧尾蜓 体部呈长圆柱形，长4.5～6.5 cm，宽约1 cm，体色带绿。头部半球形，宽约1 cm；下唇黄色，上唇赤黄色，具宽的黑前缘；额黄绿色，前额上有1宽的黑色横带；两复眼甚大，呈棕褐色，在头顶中央有很长一段相接触。胸部黄绿色；具翅2对，膜质透明，略带黄色，前缘脉黄色，翅痣黄褐色。腹部第一、二两节膨大，第一节绿色；其余各节背面黑

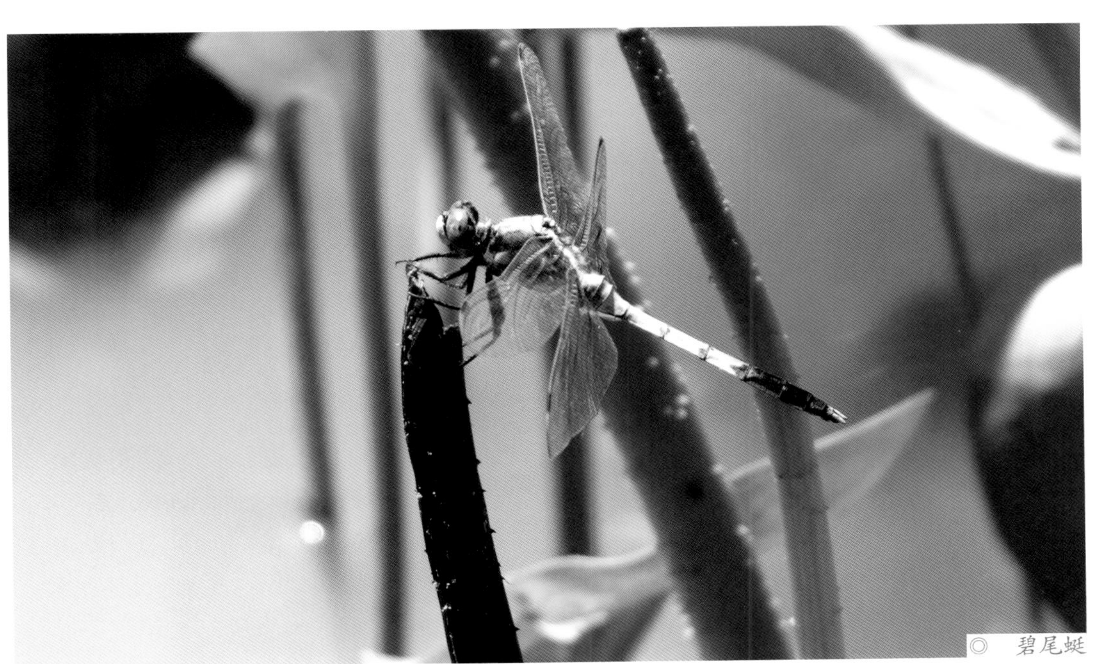

◎ 碧尾蜓

色，侧面褐色。

夏赤蜻 体较小，长 2～3 cm，宽约 0.5 cm。下唇淡灰黄色，上唇淡赤褐色，额赤黄褐色，两复眼暗褐色，在头顶前方以一点相接触。胸部侧板暗黄色，胸部背板及腹部背板为暗赤色。翅透明，翅痣长方形，褐色，二后翅臀域淡黄褐色。

【性味归经】 咸，微温。归肾经。

【功能主治】 益肾壮阳，强阴秘精。主治肾虚阴痿、遗精、喘咳。

【用法用量】 内服：0.8～1.5 g。

【贮藏】 置阴凉干燥处，防蛀，防压。

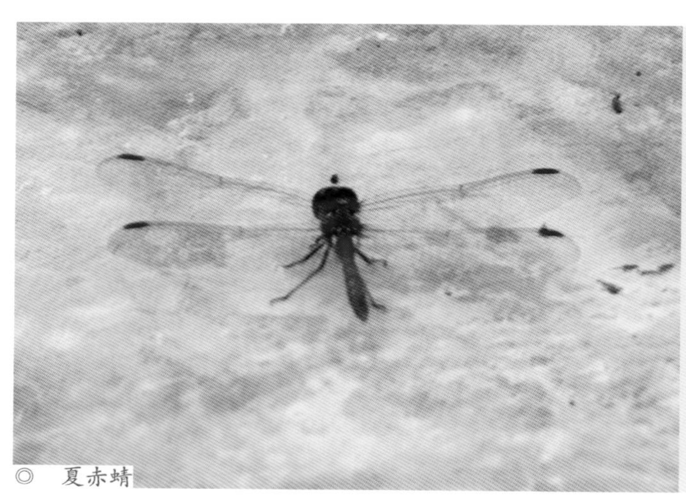

◎ 夏赤蜻

来源 本品为蜓科昆虫碧尾蜓 *Anax parthenope julius* Brauer 或蜻科昆虫夏赤蜻 *Sympetrum darwinianum* Selys 的干燥虫体。夏、秋捕捉。

地胆

别名 蚖青、杜龙、青虹、蛇要、青蠡、青蠵

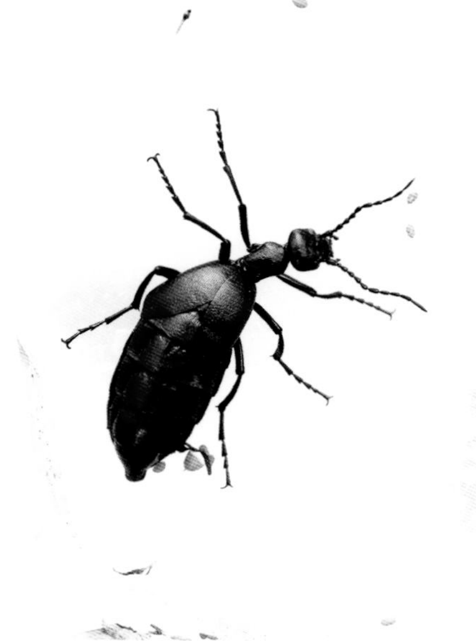

◎ 地胆

来源 本品为芫青科动物长地胆 Meloe violcews Linnaeus 的全虫。夏、秋捕捉，用沸水烫死、晒干或烘干。

【生长环境】成虫常栖于草丛，常生活于田边、路边及林缘草丛中。

【原形态】体长 18–30 mm，全体黑蓝色，稍带紫色，有光泽。头部大，复眼圆形，黑褐色。触角蓝色。前胸背板狭长，圆柱形。鞘翅极短，叶片状，色黑，具粗大刻点。腹部大部分外露。脚黑色，密生毛。

【性味归经】味辛；性微温；有毒。肺经。

【功能主治】攻毒；逐瘀；消症。主瘰疬；恶疮；鼻息肉；症瘕痞块。

【用法用量】外用：适量，研末敷贴，发泡或酒煮涂搽。内服：入丸、散，0.3–0.6 g，或 1–2 只。

【注意】内服宜慎，体虚者及孕妇禁服。

蜂房

别名 蜂肠、革蜂窠、百穿、蜂剿、大黄蜂窠、紫金沙、马蜂包、马蜂窝、虎头蜂房、野蜂房、纸蜂房、长脚蜂窝、草蜂子窝、蜂巢

【生长环境】群栖性，营巢于树木上或屋檐下。

【性状】本品呈圆盘状或不规则的扁块状，有的似莲房状，大小不一。表面灰白色或灰褐色。腹面有多数整齐的六角形房孔，孔径 3 ~ 4 mm 或 6 ~ 8 mm；背面有 1 个或数个黑色短柄。体轻，质韧，略有弹性。气微，味辛淡。质酥脆或坚硬者不可供药用。

【性味归经】甘，平。归胃经。

【功能主治】祛风，功毒，杀虫，止痛。用于龋齿牙痛、疮疡肿毒、乳痈、瘰疬、皮肤顽癣、鹅掌风。

【用法用量】内服:3 ~ 5 g。外用：适量，研末，油调敷患处；煎水漱或擦洗患处。

【贮藏】置通风干燥处，防压，防蛀。

来源 本品为胡蜂科昆虫果马蜂 *Polistes olivaceous*（DeGeer）、日本长脚胡蜂 *Polistes japonicus* Saussure 或异腹胡蜂 *Parapolybia varia* Fabricius 的巢。秋、冬采收。

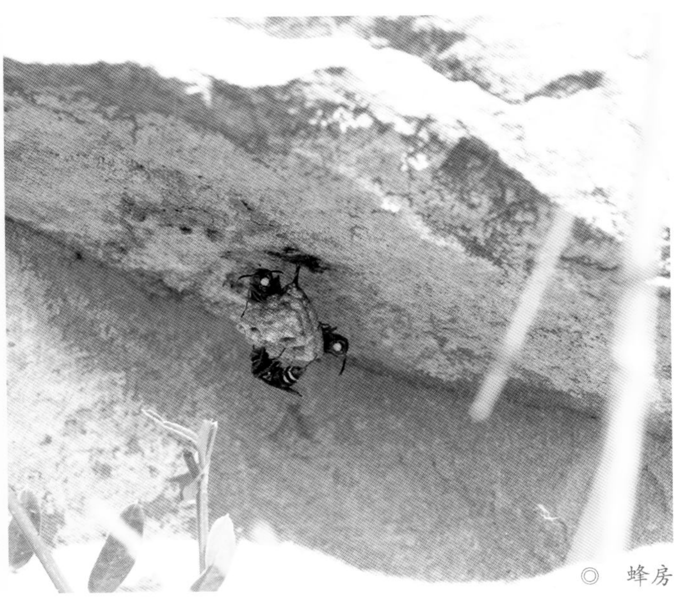

◎ 蜂房

林蛙

别名　山蛤、田鸡、红肚田鸡、哈什蟆、雪蛤、蛤蟆、吧拉蛙

【生长环境】栖息在阴湿的山坡树丛中，离水体较远，9月底至次年3月营水栖生活。在严寒的冬季都成群地聚集在河水深处的大石块下进行冬眠。

【原形态】外形极像青蛙，体长平均5 cm，雌蛙较大。头较扁平，头宽略大于头长；口阔，吻端钝圆，略突出于下颌，吻棱较钝；口内锄骨齿2短斜行；鼻孔位于吻、眼之间，鼻间距大于眼间距而与上眼睑等宽；眼大，凸出，眼后方鼓膜显着。皮肤上有很多细小痣粒，背侧褶不平直，在鼓膜上方略斜向外侧，随即又折向中线，再向后延伸达胯部，在颞部形成曲折状；侧褶间有少数分散的疣粒，在肩部有排成“八”形的。皮肤颜色随季节而变，秋冬为褐色，夏季则为黄褐色，鼓膜处有三角形黑斑，四肢背侧有显著的黑横纹；腹面皮肤光滑，乳白色，衬以许多小红点。前肢较短壮；指端圆，指较细长而略扁，指长顺序3、1、4、2；关节下瘤、指基下瘤及内外掌突均较显著。后肢长，胫跗关节前达眼或略超过之；趾端钝圆，第3、5趾等长；蹼发达，关节下瘤小而明显；内跖突窄长，外跖突小圆。雄蛙有1对咽侧下内声囊；第1指上有极发达的灰色婚垫。

【性味归经】甘、咸，凉。归肺、肾经。

【功能主治】补肺滋肾，利水消肿。主治虚劳咳嗽、小儿疳积、水肿腹胀、疮痈肿毒。

【用法用量】内服：炖食，1~3个。外用：适量，捣敷。

【注意】痰湿咳嗽及便溏者忌用。

【贮藏】置通风干燥处，防腐。

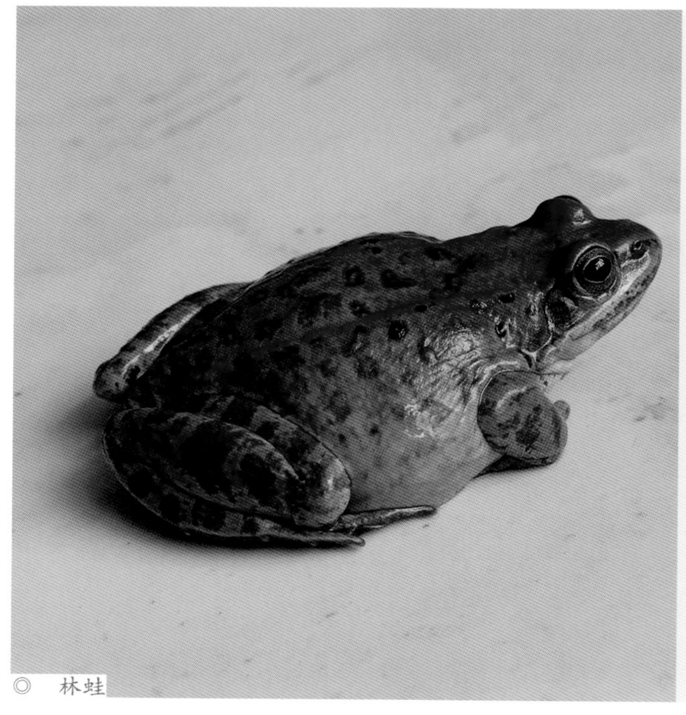

◎　林蛙

来源　本品为蛙科动物中国林蛙 *Rana tamporaria chensinensis* David 和高山蛙 *Alterana parkeri* Stejneger 的干燥全体。

羊角

【性状】

山羊角　本品角小而直，长圆锥形，长 10 ~ 15 cm，角基直径 2 ~ 3 cm，表面呈灰黑色，具突起的环纹，角尖光滑，常向后略弯。气无，味淡。

绵羊角　角大而弯曲，呈半环状，长 30 ~ 45 cm，角基直径 5 ~ 7 cm，表面呈蜡黄色，角尖扁平。

【性味归经】苦、咸，寒。归肝、心经。

【功能主治】清热，镇惊，明目，解毒。用于风热头痛、温病发热神昏、烦闷、吐血、小儿惊痫、惊悸、青盲内障、痈肿疮毒。

【用法用量】内服：9 ~ 30 g。

【贮藏】置通风干燥处。

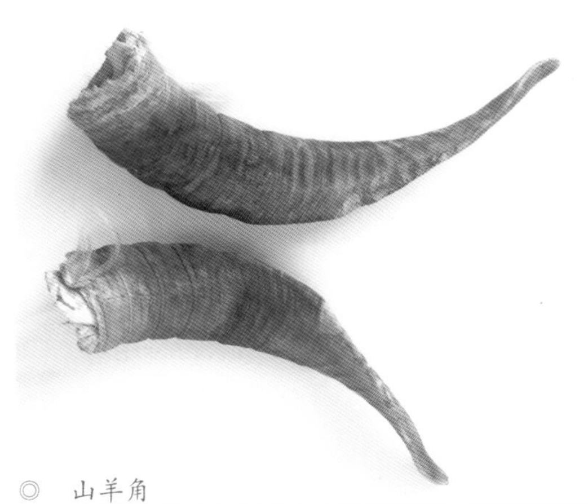

◎　山羊角

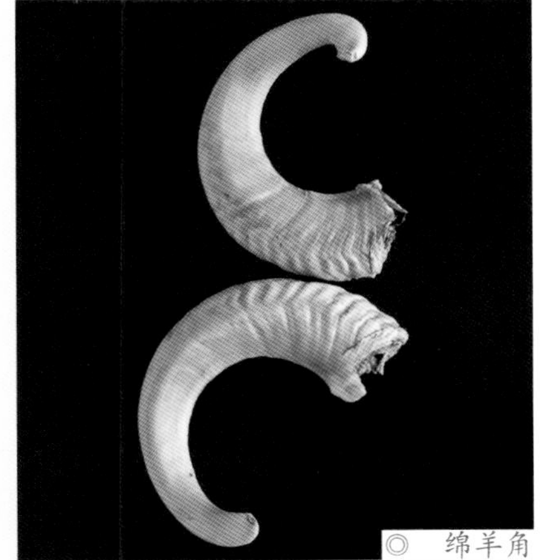

◎　绵羊角

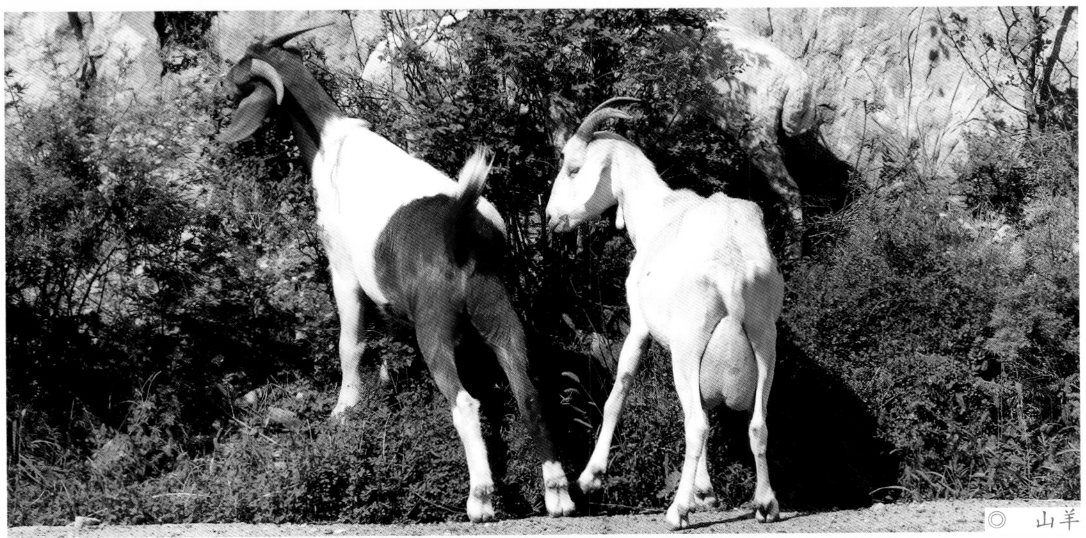

◎　山羊

来源　本品为牛科动物山羊 *Capra hircus* Linnaeus 或绵羊 *Ovis aries* Linnaeus 的角。屠宰羊时，收集羊角，除去杂质，洗净，风干。

石蚕

别名　沙虱、石蠹虫、石下新妇

【生长环境】成虫多出现于水边的草木上。卵产于水边的石上或草根上，幼虫孵化后入水中，用丝腺的分泌物缀合叶片、木片、砂石等造成各种管状的栖管而藏身其中，露出头，胸及足匍行于水底，食水草或小虫，渐次化蛹而为成虫。

【原形态】体形如蛾，黄褐色，长约2 cm，展翅阔6 cm。头部略呈卵形，黄色，头顶密被黄色及白色刚毛。复眼1对，单眼3个。口器退化，小颚与下唇形成短吻管，适于啜吸。触角1对，基节及末端均黄色，其中央则呈黑褐色。前胸短小，前胸背密生黄色及白色刚毛。中胸背大，两侧各有1黑褐纹。翅2对，密生短毛，不透明，后翅大于前翅；前翅的前缘黄褐色，散布有小形的褐纹，中央有1黑色大纵条，内缘及后缘皆灰褐色，有褐色棱纹，后翅深黄色，外缘暗黑色。足3对，黄色，腿节及跗节的大部为黑褐色。尾端有突出的长刺2条。幼虫略似蚕，有胸足3对，腹部有原足1对，并有腮。

【性味归经】咸，寒。归肺、脾经。

【功能主治】主五癃、破石淋、堕胎、内解结气、利水道、除热。

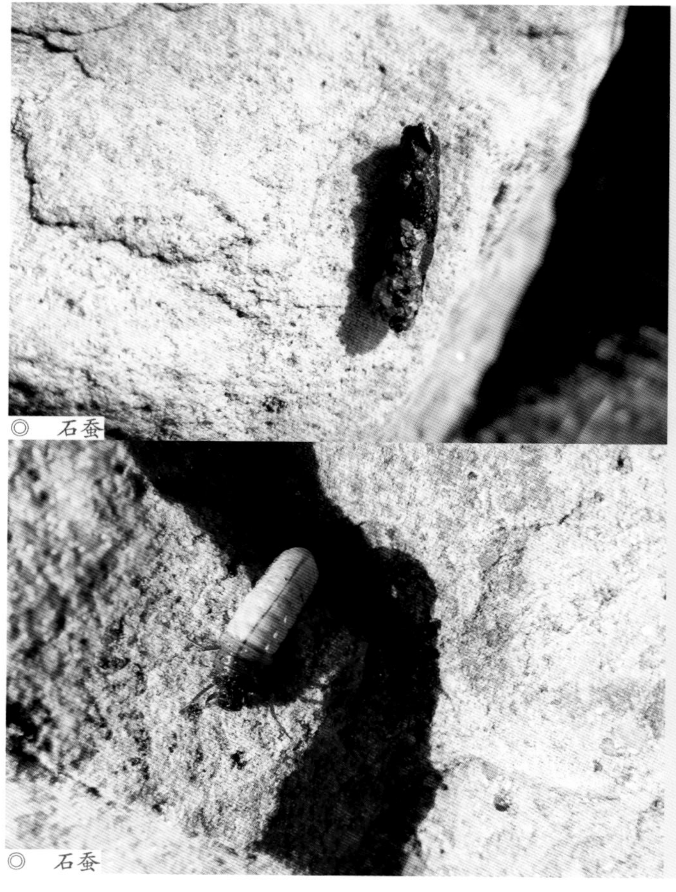
◎　石蚕

◎　石蚕

来源　本品为石蚕科昆虫石蛾 *Caddisfly* 或其近缘昆虫的幼虫。

雉

别名　华虫、疏趾、野鸡、雉鸡

【生长环境】主要栖息在漫生草丛或其他荫蔽植物的丘陵中。常成对活动，鸣声洪亮。脚强善走，不善飞翔。杂食性。巢筑于草地山坡，4～7 月繁殖，1 年 2 窝，每窝产卵 6～14 枚。

【原形态】环颈雉，体长约 90 cm。雌雄异色，雄者羽色华丽。头顶黄铜色，两侧有微白眉纹。颏、喉和后颈均呈黑色，而有金属反光。颈下有 1 显著的白圈，背部前方主要金黄色，向后转为栗红，再后则为橄榄绿色，均杂有黑、白斑纹。腰侧纯蓝灰色，向后转为栗色。尾羽很长，先端锐尖，中央黄褐色，两侧紫栗色；其中央部贯以多数黑色横斑，至两侧横斑也转为深紫栗色；翼上覆羽大多黄褐而杂以栗色，向外转为银灰色；飞羽暗褐而缀以白斑；胸部呈带紫的铜红色，羽端具锚状黑斑；胁金黄，亦散缀以黑斑；腹乌褐；尾下覆羽栗、褐相杂。雌鸟体形小而尾短，体羽大都为沙褐色，背面满杂以栗色和黑色的斑点。尾上黑斑缀以栗色。无距。虹膜栗红色；眼周裸出皮肤；脚红灰褐色，爪黑。

【性味归经】甘、酸，温。归脾、胃、肝经。

【功能主治】补中益气，生津止渴。主治脾虚泄痢、胸腹胀满、消渴、小便频数、痰喘、疮瘘。

【用法用量】内服：适量，煮食；烧存性研末，每次 3～6 g。

【注意】有痼疾者慎服。

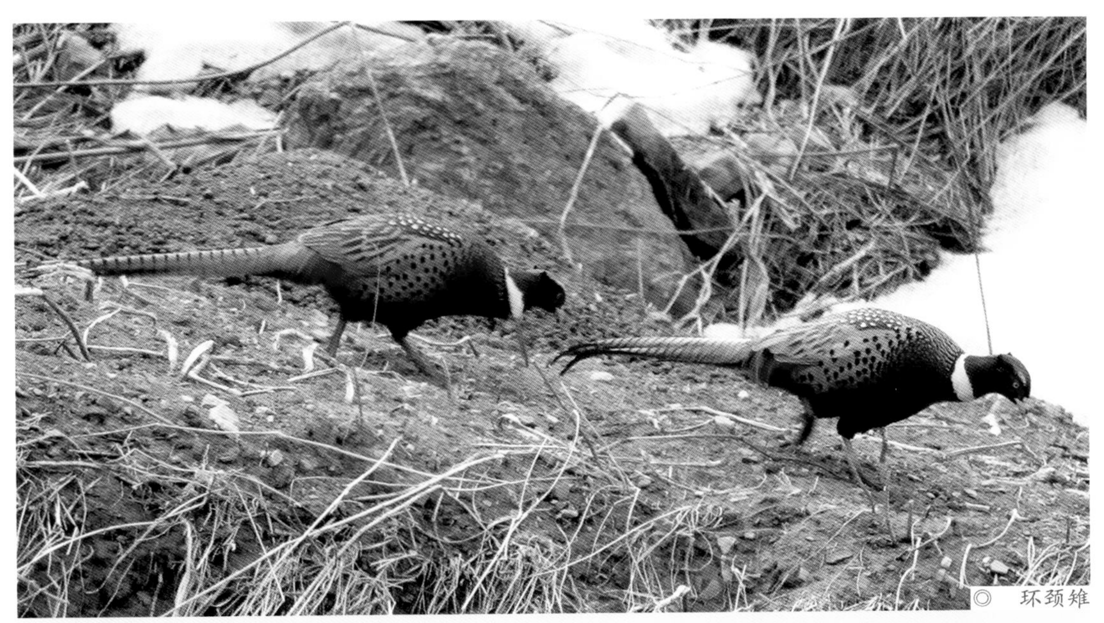

◎　环颈雉

来源　本品为雉科动物环颈雉 *Phasianus colchicus* L. 的肉。四季均可捕捉，以冬季为佳。

雉脑

【来源】为雉科动物环颈雉的脑髓。

【性味归经】甘，温。归肺经。

【功能主治】化瘀敛疮。主治冻疮。

【用法用量】外用：适量，熬膏涂。

雉肝

【来源】为雉科动物环颈雉的肝脏。

【性味归经】微苦、咸，凉。归肝、脾经。

【功能主治】消疳。主治小儿疳积。

【用法用量】内服：研末，每次0.7～1.5 g。

雉尾

【来源】为雉科动物环颈雉的尾羽。捕捉后取下尾羽，洗净，烘干。

【性味归经】甘，温。归肝经。

【功能主治】解毒。主治丹毒、中耳炎。

【用法用量】外用：适量，烧灰研末，涂敷。

野猪肉

别名　野猪、野彘

【生长环境】多栖息于灌木丛、较潮湿的草地或混交林、阔叶林中晨昏或夜间活动；性极凶猛；一般成群活动。杂食性，植物根茎、野果、动物尸体及各种昆虫均食，亦盗食农作物。

【原形态】野猪，形似家猪。体长约1.5 m，体重约150 kg，最大雄猪可达250 kg。其头部较宽大，吻部十分突出，呈圆锥形，末端具裸露的软骨垫。雄猪犬齿特别发达，上下犬齿皆向上翘，称为獠

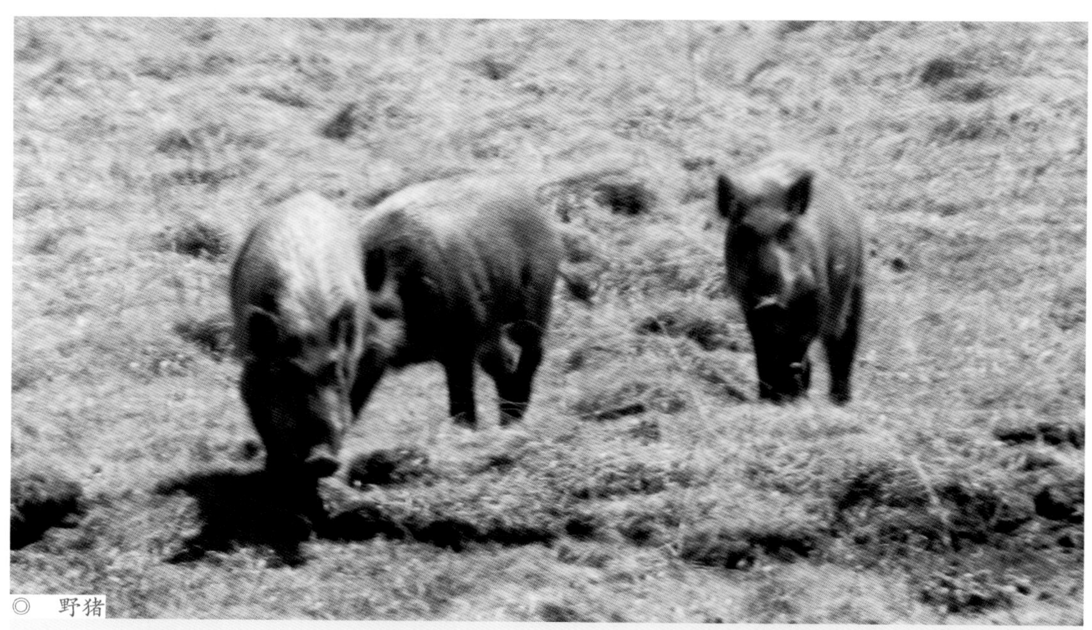

◎　野猪

来源　本品为猪科动物野猪 *Sus scrofa* Linnaeus 的肉。

牙，露出唇外，雌猪獠牙不发达。耳直立，四肢较短，尾细小。身体被刚硬的针毛，背脊鬃毛显着，这些毛的尖端大多分叉。一般为棕黑色，面颊、胸部杂有灰白、污白色毛。幼猪躯体呈淡黄褐色，背部有6条淡黄色纵纹，俗称“花猪”。

【性味归经】甘，平。归肺、脾、大肠经。

【功能主治】补五脏，润肌肤，祛风解毒。主治虚弱羸瘦、癫痫、便血、痔疮出血。

【用法用量】内服：煮食，50～250 g。

野猪黄

【来源】为猪科动物野猪胆囊中的结石。捕杀后，剥皮，剖腹，取出胆囊中的结石，晾干。

【性味归经】辛、苦，凉。归肺、心、肝、大肠经。

【功能主治】清热解毒，息风镇惊。主治癫痫、惊风、血痢、金疮。

【用法用量】内服：研末，0.15～0.3 g。外用：适量，研末敷。

野猪头骨

【来源】为猪科动物野猪的头骨。捕杀后，剥皮，剖腹，割取头颅，剔去其他杂质，洗净，将头骨敲成块，晾干。

【性味归经】咸，平。归肝、肾经。

【功能主治】截疟，利水。主治疟疾、水肿。

【用法用量】内服：煎汤，100～500 g；烧成炭研末，冲服。

野猪皮

【来源】为猪科动物野猪的皮。捕杀后，去毛，剥皮，晾干。

【性状】呈不规则的块状，皮厚0.9～2 cm，外表面灰黑色，密布细小的颗粒状突起及较深的皱褶，并带有较多黑色粗壮的硬毛。内表面较光滑，无纤维状露出物。断面黄棕色，较粗，半透明，表面颗粒突起较钝，质坚硬，味咸。

【性味归经】甘，平。归心、肺、脾、肾经。

【功能主治】解毒生肌，托疮。主治鼠瘘、恶疮、疥癣。

【用法用量】内服：烧灰，研末冲服，3～9 g。外用：适量，烧灰调敷。

野猪外肾

【来源】为猪科动物雄性野猪的睾丸。将雄性野猪捕杀后，取下睾丸，洗净用或切片晾干。

【性味归经】甘，温。归肝、肾、大肠经。

【功能主治】止血，止带。主治血崩、肠风下血、血痢、带下。

【用法用量】内服：烧存性，研末，3～9 g。

野猪脂

【来源】为猪科动物野猪的脂肪。捕杀后，取出脂肪，在锅中以小火炼出油，除去油渣，冷却后装入容器备用。

【性味归经】甘、咸，平。归肺、脾、胃经。

【功能主治】解毒，和胃。主治中毒性肝脏损害、胃溃疡、胃痉挛。

【用法用量】内服：熬油酒冲，适量。外用：涂敷，适量。

塞隆骨

别名　瞎老鼠、塞隆

【生长环境】多在低洼土壤、疏松湿润、硬度较小、杂草类生物量较高地方栖息。农田、高寒草甸、高寒灌丛、荒坡、山林、滩地和缓坡等食物丰富地段为其主要栖息场所。

【原形态】尾短，尾长度超过后足长；体形粗壮，耳壳退化，眼小，鼻垫呈僧帽状，尾及后足背面覆以密毛；前足指爪发达，适应于地下挖掘活动；躯体被毛柔软，并具光泽；鼻垫上缘及唇周为污白色；额部无白色斑；背腹毛色基本一致。成体被毛呈棕灰色，幼体呈蓝灰色。

【性味归经】咸，微温。归肝、肾经。

【功能主治】祛风散寒除湿，通络止痛，补益肝肾。用于风寒湿痹引起的肢体关节疼痛、肿胀、屈伸不利，肌肤麻木，腰膝酸软。

【用法用量】内服：5 ~ 10 g，水煎或泡酒服。

【注意】孕妇慎服。

【贮藏】置阴凉干燥处。

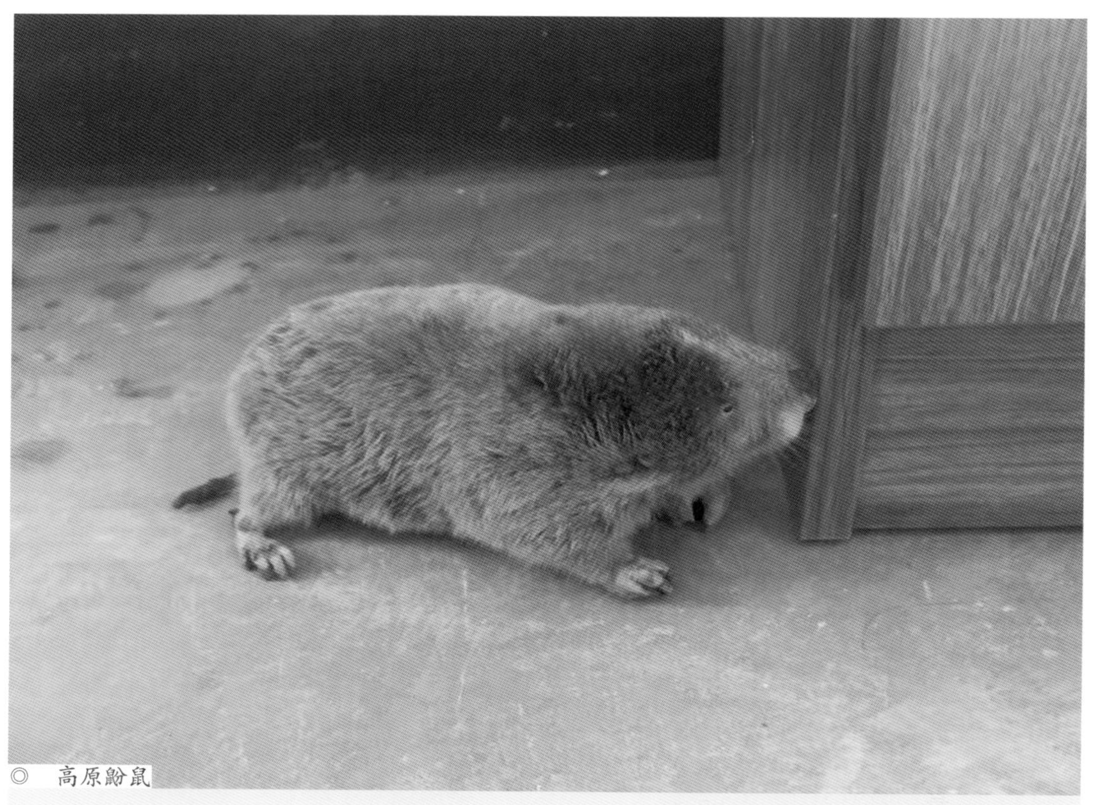

◎　高原鼢鼠

来源　本品为仓鼠科动物高原鼢鼠 *Myospalax baileyi* Thomas 去脑的干燥全架骨骼。夏、秋两季用捕捉。

图书在版编目（CIP）数据

山西中药资源图鉴 / 王兵，李翠红编著 . — 太原：山西科学技术出版社，2025.2
ISBN 978-7-5377-6110-9

Ⅰ . ①山… Ⅱ . ①王… ②李… Ⅲ . ①中药资源—山西—图集 Ⅳ . ① R282-64

中国版本图书馆 CIP 数据核字 (2021) 第 159653 号

山西中药资源图鉴

出 版 人 阎文凯
编　　著 王　兵　李翠红
策 划 人 宋　伟
责任编辑 杨兴华　翟　昕
助理编辑 文世虹　赵　鑫
封面设计 王宏晓

出版发行 山西出版传媒集团 · 山西科学技术出版社
地址：太原市建设南路 21 号　邮编　030012
编辑部电话 0351-4922078
发行部电话 0351-4922121
经　　销 各地新华书店
印　　刷 山西基因包装印刷科技股份有限公司

开　　本 787mm × 1092mm　1/16
印　　张 32
字　　数 643 千字
版　　次 2025 年 2 月第 1 版
印　　次 2025 年 2 月山西第 1 次印刷
书　　号 ISBN 978-7-5377-6110-9
定　　价 298.00 元